AF568885

van Cranenburgh

Wiederherstellung nach Hirnschädigung

Theorie und Praxis der

interdisziplinären Neurorehabilitation

Ben van Cranenburgh

Wiederherstellung nach Hirnschädigung

Theorie und Praxis der interdisziplinären Neurorehabilitation

2. Auflage

Übersetzung aus dem Niederländischen und Überarbeitung:
Wolfgang Vieten in Zusammenarbeit mit Frank Wittenhagen,
Christl Kiener und dem Autor

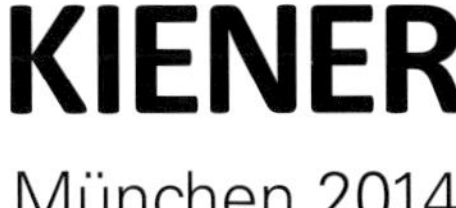

München 2014

Titel der Originalausgabe
Ben van Cranenburgh, Neurorevalidatie – Uitgangspunten voor therapie en training na hersenbeschadiging, Reed Business, Amsterdam 2013

Hinweis für den Benutzer
Die Erkenntnisse in der Medizin unterliegen einem laufenden Wandel durch Forschung und klinische Erfahrung. Der Verfasser dieses Werkes hat große Sorgfalt darauf verwendet, dass die in diesem Werk gemachten Angaben dem Wissenstand seiner Zeit entsprechen. Das entbindet den Nutzer dieses Werkes aber nicht von der Pflicht, anhand weiterer schriftlicher Informationsquellen zu überprüfen, ob die dort gemachten Angaben von den Angaben in diesem Buch abweichen und seine therapeutischen Maßnahmen in eigener Verantwortung zu treffen.

Bibliografische Information der Deutschen Nationalbibliothek
Die Deutsche Nationalbibliothek verzeichnet diese Publikation in der Deutschen Nationalbibliografie; detaillierte bibliografische Daten sind im Internet über http://dnb.d-nb.de abrufbar.

2. deutschsprachige Auflage 2014

15 16 17 18 19 5 4 3 2 1

Lektorat: Frank Wittenhagen, München; Christl Kiener, München
Übersetzung aus dem Niederländischen: Wolfgang Vieten, Köln und
Ben van Cranenburgh, Haarlem
Herstellung: Kadja Gericke, Arnstorf
Druck und Bindung: Drukarnia Dimograf, Bielsko-Biała/Polen
Umschlaggestaltung: SpieszDesign, Neu-Ulm

ISBN 978-3-943324-17-4

www.kiener-verlag.de

Geleitwort

Die Neurorehabilitation nach Hirnschädigung unterscheidet sich in wesentlichen Punkten von der Rehabilitation in anderen Fachbereichen:

- Ein Symptom kann durch eine direkte Schädigung der beteiligten Nervenbahnen gestört sein, aber es ist auch möglich, dass die Planung oder das Konzept für die Aufgabe gestört ist. Zum Beispiel wird ein Patient den Arm erschwert einsetzen können, wenn eine Parese oder propriozeptive Störung vorliegt. Es kann aber auch sein, dass der Patient an einer Apraxie leidet. Im Zentrum steht daher die genaue Problemanalyse und das erfordert in der Regel die Mitbeurteilung durch mehrere Fachdisziplinen.
- Ein Symptom tritt selten allein auf und in der Regel handelt es sich bei einer Hirnschädigung um ein Syndrom mit verschiedenen Symptomen. Bei einem Mediasyndrom können sowohl eine Parese, eine Sensibilitätsstörung, als zusätzlich auch eine Apraxie, ein Neglect oder eine Aphasie auftreten. Wie sollte der Patient mit zusätzlichem Neglect lernen, seinen paretischen Arm einzusetzen, wenn die Körperseite oder der Raum vernachlässigt wird? Wie sollte der Patient bei zusätzlicher Aphasie mit dem paretischen Arm Übungen durchführen, wenn er die Instruktionen der Physiotherapie nur unzureichend verstehen kann?
- Durch eine Hirnschädigung können Störungen bei der Aufmerksamkeit, Motivation oder Emotion auftreten. Diese können nicht nur eine Therapie erschweren, sondern sollten manchmal gerade das Hauptziel der Behandlung sein.
- Jede Rehabilitation ist ein Lernprozess. Jedoch ist im Fall einer Hirnschädigung das Organ, mit dem man lernt, selber geschädigt. Es ist daher notwendig, die biologischen Grundlagen von Lernprozessen zu kennen und zu wissen, wie diese Lernprozesse sich bei einer Hirnschädigung ändern und trotzdem sinnvoll genutzt werden können.
- Mehr als bei anderen körperlichen Schädigungen haben Hirnschädigungen, die häufig mit Einschränkungen von kognitiven Fähigkeiten einhergehen, eine Auswirkung auf die Interaktion mit anderen Menschen. Ein wichtiger Aspekt in der Neurorehabilitation ist daher die Problemanalyse auf allen Ebenen der sozialen Interaktion.

Alle diese Besonderheiten bedeuten, dass bei der Neurorehabilitation viele Therapeuten gleichzeitig involviert sind und machen die Neurorehabilitation zu einer ausgeprägten interdisziplinären Angelegenheit. Daher sollten alle Berufsgruppen die Grundlagen, die Möglichkeiten, aber auch die Grenzen der anderen wenigstens im Ansatz kennen.

Im Zentrum stehen die individuelle Problemanalyse und die Zielsetzung der Behandlung, die auf die Möglichkeiten und Bedürfnisse eines Patienten zugeschnitten sind. Dabei sollten auch die unterstützenden Aspekte der Umgebung berücksichtigt werden.

Ein wichtiger Teil dieses Buches beschäftigt sich mit Lernprozessen und Vorgängen, die während des Lernens im Gehirn auftreten. Vor allem mit der funktionellen Bildgebung kann die Beteiligung von Hirnarealen bei bestimmten Funktionen untersucht werden. Es wurde in den letzten Jahren gezeigt, dass auch das Gehirn von Erwachsenen nach einer Schädigung noch eine enorme Kapazität zu plastischen Veränderungen besitzt. Sowohl beim Lernen von neuen Fähigkeiten als auch während der Besserung nach einer Hirnschädigung findet eine Reorganisation in ausgedehnten, miteinander in einem Netz verbundenen Hirnteilen, statt. Im Lauf der funktionellen Besserung nach Hirnschädigung sind dabei unterschiedliche Phasen zu erkennen, in denen einmal mehr die intakte, dann wieder die geschädigte Hirnhälfte aktiv ist. Diese plastischen Änderungen sind abhängig vom Ort der Schädigung. Neue Therapien versuchen, über noch intakte Teile der Netze oder des Gehirns einen Eingang in das System zu finden, z. B. mit der Spiegeltherapie, mittels Imitationslernen (über das visuelle System) oder mit verbaler Selbstinstruktion (über das sprachliche System). In Zukunft sollte es möglich sein, aufgrund der Schädigung und des Aktivierungsmusters zu entscheiden, welche Therapie für einen Patienten mit einer bestimmten Hirnschädigung am aussichtsreichsten ist. Zum Beispiel kann dann die Frage beantwortet werden, wann es Sinn macht, mit Mental Practice (Bewegungsvorstellung) zu arbeiten, oder welcher Patient vom taktilen Training profitieren würde.

Es gab bisher keine vergleichbare Übersicht, in der alle diese Aspekte kompakt und für alle Berufsgruppen verständlich dargestellt werden. Das vorliegende Buch bietet einen Leitfaden für alle, die berufsmäßig mit Patienten mit Hirnschädigung arbeiten. Es ist in einer Weise geschrieben, dass auch die Sichtweisen und die biologischen Grundlagen der jeweils anderen Berufsgruppe leicht verständlich sind und in die eigene Therapie integriert werden können. Viele Fallbeispiele machen den interdisziplinären Ansatz der Neurorehabilitation anschaulich. Es werden Hinweise gegeben, wie eine individuelle Problemanalyse erstellt wird, wie ein Behandlungsplan zu entwickeln ist, wie dieser Plan evaluiert werden sollte und was zu tun ist, wenn während der Behandlung unvermutete Probleme auftreten.

Ben van Cranenburgh ist Neurowissenschaftler und interessiert sich seit langem für das Problem, wie alte und neue wissenschaftliche Erkenntnisse sinnvoll in die tägliche Praxis der Neurorehabilitation umgesetzt werden können. Er gibt seit über 30 Jahren in den Niederlanden und im deutschen Sprachraum interdisziplinäre Fortbildungen und dieses Buch ist auch eine Antwort auf die vielen praktischen und theoretischen Fragen, die ihm über die Jahre gestellt wurden.

Dr. Michel Rijntjes,
Neurologische Klinik
Universitätsklinikum Freiburg

Vorwort zur zweiten deutschen Auflage

Die Erkenntnis der Bedeutung von Neurorehabilitation verbreitet sich immer mehr! Die Folge ist: Vielerorts werden Ausbildungen auf diesem Fachgebiet angeboten. Doch für den Interessierten wird es bei dieser rasanten Entwicklung immer schwieriger, bei dem mittlerweile breiten Angebot von Kursen, ja man kann fast von Wildwuchs sprechen, die Spreu vom Weizen zu trennen.

Ein erfreulicher Aspekt bei der ganzen Sache: Auch in der klinischen Praxis setzt sich diese Tendenz durch: Neue Abteilungen für kognitive und Verhaltensrehabilitation werden errichtet, Prinzipien des „therapeutischen Milieus" werden konkret ausgearbeitet, edukative Programme angeboten und Arbeitsteams gebildet.

Vor dem Hintergrund, dass immer mehr Beweise für die Plastizität des Gehirns publiziert werden, nimmt auch das Interesse für die Neurorehabilitation in den Nachbarwissenschaften zu: Restitutionsprozesse werden mit verschiedenen Lernparadigmen in Zusammenhang gebracht und ihr Einfluss auf Art und Umfang der plastischen Veränderungen untersucht. Wie nie zuvor gehen Plastizität, Restitution und Lernen jetzt Hand in Hand. Eines ist für mich jedenfalls deutlich geworden: Auf dem Gebiet der Neurorehabilitation liegen die Möglichkeiten der klinischen Anwendung der Neurowissenschaften zum Greifen nahe.

Die Vorauflagen dieses Buches haben versucht, das Fachgebiet überschaubar zu machen, und sind in diesem Vorhaben gut angenommen worden. Auch die vorliegende Edition will diesen Beitrag leisten, den Interessierten an das Gedankengut der Neurorehabilitation heranzuführen und die Informationsfülle zur besseren Gesamtschau zu strukturieren. Zusätzlich wurde der grundlegende Wissensstand mit den neuen Forschungsbefunden aktualisiert.

Aufgrund meiner persönlichen Erfahrung aus der Praxis habe ich in diesem Buch einige Akzente gesetzt auf Aspekte, die meines Erachtens eine besondere Beachtung verdienen. Diese Schwerpunktsetzung bezieht sich auf

- die Bedeutung eines jeweils individuellen Ansatzes schon bei der Problemanalyse und letztlich bei der Behandlung;
- die Betonung der bio-psycho-sozialen Perspektive: Die Neurorehabilitation ist nicht eine nur medizinische Angelegenheit – die Rolle der Umgebung und des individuellen Kontextes ist von eminenter Bedeutung.
- die Erkenntnis, dass für viele Patienten der Schritt aus der Reha-Institution in das „wirkliche" Leben oft zu groß ist, dass die in der Klinik erreichten Fortschritte keine Entsprechung im Alltag finden, dass viele Rehabilitanden Probleme haben, wenn sie nach der Entlassung aus der Klinik versuchen, an ihr früheres Leben wieder anzuknüpfen, sei es in Bezug auf Arbeit, Familie oder Hobby.
- die sogenannte Edukation: Laien, sowohl Betroffene wie auch Angehörige, haben oft keine oder eine falsche Vorstellung über das Funktionieren des Gehirns und die Folgen einer Hirnschädigung; hier kann schon reine Aufklärung Wunder wirken, wenn sie die Erwartungen auf ein realistisches Niveau bringt.

In der Vergangenheit hat sich immer wieder erwiesen, dass mit Kooperation mehr und Besseres zu erreichen ist. In dieser Erkenntnis ist auch die Zusammenarbeit der Stiftung ITON mit der Fakultät der Bewegungswissenschaften der Freien Universität von Amsterdam begründet. Dieses Zusammenwirken ergibt sich aus der geteilten Überzeugung, dass Neurowissenschaften und Bewegungswissenschaften einander etwas zu bieten haben, und sie eröffnet Perspektiven für interessante Forschungsprojekte, den Austausch von Dozenten und gemeinsame Publikationen.

Leider traf uns im Januar 2010 ein schwerer Schicksalsschlag: Mein guter Freund und Kollege Wilbert Nieuwstraten starb unerwartet. Wilbert, Rehabilitationsarzt und seit 1995 Hauptdozent in den ITON-Seminaren, war ebenso wie ich ein begeisterter Verfechter des von mir oben propagierten individuellen Ansatzes. Durch seinen großen Einsatz und die Qualität seiner Lehre wurde unsere Neurorehabilitation-Ausbildung überall in den Niederlanden bekannt. Er lehrte auf der Grundlage seiner großen Erfahrung in der Betreuung von Patienten mit Hirnschädigung, und er war wegen seiner aufgeschlossenen Grundeinstellung bei seinen Schülern sehr beliebt. Sein plötzlicher Tod versetzte uns in einen Schockzustand und ließ uns zweifeln: Können wir ohne ihn weitermachen? Uns der Tatsache stets bewusst, dass Wilberts Fehlen immer spürbar sein wird, beschlossen wir – auch gestützt durch die Zusammenarbeit mit der Freien Universität –, unsere Aktivitäten so weit wie möglich fortzusetzen. Wilberts Einfluss manifestiert sich an vielen Stellen des Buches, aber insbesondere dort, wo es um die praktischen Anwendungen geht.

Ben van Cranenburgh,
Haarlem/Thun 2014

Vorwort zur ersten Auflage

Die Neurorehabilitation entwickelt sich immer rascher fort. Ein Patient nach Schlaganfall (engl. CVA = *cerebrovascular accident*) hat tatsächlich ein viel komplexeres Störungsbild als nur eine Parese. Die Zeiten, in denen die Betroffenen pauschal als „Hemiplegiker" bezeichnet wurden, sind vorbei. Inzwischen wird uns die naheliegende Tatsache immer mehr bewusst, dass wir mit Hilfe unseres Gehirns wissen, denken, begreifen, achtgeben, behalten, sprechen, verstehen, wahrnehmen, fühlen, regeln, handeln, suchen, navigieren, uns orientieren und noch viel mehr. Schädigungen des Gehirns bedürfen daher nicht nur einer motorischen, sondern auch einer kognitiven und einer Verhaltensrehabilitation. Schlussendlich geht es darum, dass der Patient wieder eine für sich akzeptable und befriedigende individuelle Rolle in der Welt spielen kann – mit oder ohne Lähmung, mit oder ohne Gedächtnisstörung.

Wir haben gelernt, dass die Qualität des Verhaltens und der Kognition darüber entscheidet, wie viel Erholung langfristig überhaupt erreichbar ist. Die weitere Entwicklung der kognitiven und Verhaltensrehabilitation muss darum kräftig unterstützt werden.

Die modernen Erkenntnisse über Plastizität eröffnen bislang nicht für möglich gehaltene Rehabilitationschancen. Auffassungen wie „einmal Läsion, immer gestört" sind fatalistisch und nicht mehr zeitgemäß. Wir können wieder Mut schöpfen und unsere Aufgaben optimistischer angehen.

Schon seit 1983 bietet das Instituut voor Toegepaste Neurowetenschappen (Stiftung ITON, Institut für angewandte Neurowissenschaften, Haarlem, NL) eine praxisorientierte Ausbildung in der Neurorehabilitation an. Innerhalb dieses Instituts sind wir bestrebt, die stets neuesten, in ihrer Vielzahl oft geradezu unübersichtlichen Entwicklungen auf dem Gebiet der Neurowissenschaften zu berücksichtigen und immer Wege zu finden, die neugewonnenen Erkenntnisse in eine praktische Anwendung überzuführen. Im Rahmen meiner dortigen Lehrtätigkeit haben mich die Fragen und eingebrachten Problemstellungen der Seminarteilnehmer gewissermaßen gezwungen, die Inhalte des Seminars ständig zu aktualisieren, was letztendlich auch diesem Buch zugutekommt.

Die Wiederherstellung nach Hirnschädigung und Neurorehabilitation wird heute als ein Lernprozess betrachtet. Die enge Beziehung zwischen Plastizität und Lernen erlaubt es uns, Grundsätze der Lerntheorie als Bausteine einer effektiven Reha einzusetzen: aus Fehlern lernen, fehlerfreies Lernen, Selbstinstruktion, Bewegungsvorstellung, Feedback, Shaping und Chaining – die Liste der brauchbaren Methoden wird immer länger, das therapeutische Repertoire immer größer. Die Frage lautet nicht mehr: „Gibt es eine Therapie?", sondern: „Wer bekommt welche Therapie zu welchem Zeitpunkt?" Wir sehen uns also vor das nicht einfache Problem der richtigen Auswahl gestellt.

Dieses Buch behandelt vorrangig die erworbenen Noxen des ZNS. Entwicklungsstörungen sowie degenerative und chronische Erkrankungen kommen nur beiläufig zur Sprache.

Schädel-Hirn-Traumen und Schlaganfälle sind die wichtigsten Ursachen für Schädigungen des Gehirns. Teile des Hirngewebes werden zerstört. Das Gehirn muss sich neu organisieren: Wie kann intakt gebliebenes Gewebe eingesetzt werden, welche Strategien sind angemessen? Offenbar ist vieles möglich. Wir kennen Aphasiepatienten, deren Sprachgebiete sich nach erfolgreicher Reha in die andere Gehirnhälfte verlagert haben. Bei der Wiederherstellung einer Lähmung können viele benachbarte Gebiete die ausgefallenen Funktionen übernehmen. Aber immer noch wissen wir nicht, warum die Rehabilitation bei dem einen Patienten gelingt und bei dem anderen nicht. In diesem Buch versuchen wir, die wichtigsten der zahllosen Einflussfaktoren erfolgreicher Rehabilitation zu besprechen.

Da Rehabilitation fast immer multidisziplinär ist, richtet sich dieses Buch nicht nur an eine Fachdisziplin. Die Fragmentierung der Rehabilitation in viele Disziplinen scheint logisch und übersichtlich, bringt aber auch Nachteile und Risiken mit sich: Liegen Physio- und Ergotherapeuten auf der gleichen Linie? Deckt sich der ärztliche Befund mit dem des Psychologen? Wer soll eigentlich das Schreibtraining durchführen? Der Logopäde als Spezialist für Sprechen und Sprache oder der Ergotherapeut als Spezialist für die Handmotorik?

Die Inhalte dieses Buches sollen allen teilnehmenden Disziplinen nützen und eine interdisziplinäre Zusammenarbeit fördern. Beispielweise können bei einem Patienten mit Gedächtnisstörung und eingeschränkter Krankheitseinsicht Techniken des fehlerfreien Lernens oder des prozedurales Lernen bei unterschiedlichen Aufgaben eingesetzt werden: das Schreiben, das Überqueren der Straße und das Erledigen von Einkäufen.

Die Palette der Störungen und der therapeutischen Methoden in der Neurorehabilitation ist vielfältig. Das Spektrum erstreckt sich auf der einen Seite von der Lähmung bis zur Denkfähigkeit und auf der anderen Seite von der Pille bis zur Selbstinstruktion. Die Neurorehabilitation überschneidet sich mit vielen anderen Disziplinen, u. a. Neurowissenschaften, Rehabilitationsmedizin, (Neuro-)Psychologie und Pädagogik. Diese Vielfalt macht einerseits den Reiz unseres Faches aus, hat aber gleichzeitig für mich die Entwicklung des richtigen Konzeptes für das Buch erschwert, nämlich bezüglich der Frage: Wie lässt sich die Informationsfülle ordnen? Schlussendlich habe ich mich für die Einteilung in drei Hauptabschnitte entschieden, die ich dem Leser hier kurz skizzieren möchte:

1 Biologische Grundlagen (Kap. 2, 3 und 4)

- Neurowissenschaftliche Erkenntnisse: Lokalisierung von Funktionen, neurale Basis von Motorik und Lernen.
- Plastizität als universelles Phänomen, vom Molekül bis zum Verhalten, auf allen ZNS-Niveaus (Peripherie, Rückenmark, Gehirn) und in jedem Funktionssystem (Motorik, Hören, Sehen, Fühlen) und in jedem Alter.
- Die vier Grundmechanismen der Funktionsrestitution: neurale Reorganisation, neurale Reaktivierung (Aufhebung der Diaschisis), funktionelle Reorganisation (Kompensation) und Anpassung der Umgebung.

2 Lerntheoretische Grundlagen (Kap. 5, 6 und 7)

- Grundlagen des Lernens und der Gedächtnisfunktion: die viele Formen von Lernen und Gedächtnis, die in der Neurorehabilitation ihre Anwendung haben können.
- Erlernen motorischer Fertigkeiten: drei anwendbare Theorien werden besprochen:
  - Engrammtheorie: Wie prägt sich Bewegung im Kopf ein?
  - Schema-Theorie: Wie entstehen Regeln der motorischen Grammatik?
  - Ökologische Theorie: Wir wirkt sich die dauernde Interaktion mit der Umgebung aus?
- Lernen und Verlernen von Verhalten: in der Praxis anwendbare verhaltenstherapeutische Strategien.

3 Praktische Anwendung (Kap. 8, 9, 10 und 11)

- In Kapitel 8 wird der Ansatz über den empirischen Zyklus erklärt mit einer Fallstudie eines Patienten mit Schlaganfall und Schwierigkeiten beim Ankleiden.

Danach wird der Entwurf einer konkreten Behandlung in drei Phasen (Kap. 9, 10 und 11) besprochen:

- Kapitel 9: Welche Prinzipien und Methoden stehen zur Verfügung? Diese sind geordnet in vier Abschnitte mit den Schwerpunkten:
  - der Patient und seine direkte Umgebung,
  - der Therapeut und sein Team,
  - die Übungen und das gesamte Behandlungsprogramm,
  - die Umgebung, in der dieses stattfindet.

Dazwischen werden in zehn Textboxen kurz und bündig praktische und brauchbare Reha-Techniken präsentiert.

- Kapitel 10: Welches sind die Möglichkeiten von Therapie/Training bei bestimmten Störungen? Eine Auswahl von elf Störungen, variierend von Parese und Sensibilitätsstörung bis hin zu eingeschränkter Krankheitseinsicht und gestörtem überlegtem Handeln. Es gibt viele Möglichkeiten, aber leider wissen wir oft (noch) wenig von der Effektivität.
- Kapitel 11: Wie entwirft man eine individuelle, patientenzentrierte Behandlung? Dreizehn

Leitsätze zur Gewährleistung der individuellen Ausrichtung werden besprochen. Anhand von zwei den Fallstudien
- Herr Jos jammert den ganzen Tag und
- Frau Ellie strauchelt und tut sich mit dem Lesen schwer

wird der Aufbau einer patientenzentrierten Behandlungsstrategie schrittweise dargestellt.
- In Kapitel 12 erfolgt ein Ausflug in die evidenzbasierte Medizin. Wir problematisieren: Interessiert uns nur das Ergebnis, oder entwickeln wir auch Konzepte? Wir sind der Ansicht, dass eine reine Leitlinienmedizin Gefahr läuft, individuelle Behandlungsbedürfnisse zu übertünchen und mit standardisierten Anleitungen zu einer Art Kochbuch degenerieren würde. Vielmehr müssen die personenbezogene Problemanalyse und der individuelle Behandlungsplan im Mittelpunkt stehen.

Die in diesem Buch beschriebenen Methoden und Konzepte beruhen einerseits auf den modernen Auffassungen über Plastizität und Lernen, andererseits auf den klassischen Grundlagen der Neurorehabilitation, die u. a. von Franz, Goldstein und Luria entwickelt wurden. Viele Methoden können nicht als „effektiv" oder „nichteffektiv" bezeichnet werden, ganz einfach, weil jeder Patient individuell betrachtet werden muss. Man vergleiche das mit der Musik: Mozarts Totenmesse rührt den einen zu Tränen und lässt den anderen gleichgültig! Es ist, wie es ist.

Dies bedeutet übrigens nicht, dass Effektivitätsmessungen überflüssig wären. Auch bei individuellen Patientenfällen ist eine gute Effektivitätsuntersuchung möglich. Darum geben wir in Kapitel 12 einige Empfehlungen für die wissenschaftliche Untersuchung von Therapieeffekten.

Dieses Buch wurde in der vollen Überzeugung geschrieben, dass die Neurowissenschaften etwas zu bieten haben, und es wurde versucht, realistische Informationen über Möglichkeiten von Funktionsrestitution nach einer Hirnschädigung zu geben. Es gilt, einen Mittelweg zu finden zwischen Fatalismus einerseits und unseriösem Medienhype andererseits (angebliche Möglichkeiten der Stammzellentransplantation, endgültige Heilung der Alzheimer-Krankheit). Oft geht es nicht um „Medizin", sondern um gesunden Menschenverstand und pädagogische Einsichten.

Mein Freund und Kollege Marc Kobus, Mitbegründer der Stiftung ITON, starb während meiner Arbeiten an diesem Buch unerwartet und viel zu früh. Nicht zuletzt wegen seiner kritischen Fragen und seiner ordnenden Hand war er ein sehr geschätzter Referent unseres Ausbildungsprogramms der Neurorehabilitation. Er hat sich im dritten Hauptkapitel über die praktischen Anwendungen verewigt, wofür ich ihm nachträglich immer dankbar bin.

Für weitere Hilfe und Unterstützung bedanke ich mich bei
- vielen Patienten, die mir ihre Probleme schilderten,
- vielen Seminarteilnehmern, die Fallbeschreibungen einbrachten,
- meinen kritischen Zweitlesern Wilbert Nieuwstraten, Gert-Jan de Haas und Karin Brügger,
- Evelijn Raven und Marloes Veldkamp für ihren kritischen Beitrag zum Thema Aphasietherapie,
- Joke Prins, die wieder alle Zeichnungen angefertigt hat,
- meiner Tochter Oda für das Abtippen der Literaturliste,
- und nicht zuletzt dem Eiger-Mönch-Jungfrau-Massiv für die inspirierende Aussicht aus meinem Arbeitszimmer.

Ben van Cranenburgh
Sulwald, Burgistein, Haarlem
2003–2004

Inhalt

Kapitel 1

Neurorehabilitation heute

In den letzten dreißig Jahren hat die Neurorehabilitation ein stabiles Fundament erhalten. Die Existenz neuronaler Plastizität wird nicht mehr bestritten. Viele Vorgänge wie beispielsweise die trainingsinduzierte Funktionsrestitution lassen sich durch bildgebende Verfahren sichtbar machen. Nach und nach werden die Mechanismen bekannt, die den manchmal bemerkenswerten Restitutionserfolgen zugrunde liegen. Unter Neurorehabilitation versteht man inzwischen weit mehr als nur das Einüben motorischer Funktionen. Die Rehabilitation der kognitiven und Verhaltensfunktionen entwickelt sich weiter. Wir erkennen, dass die Aufsplitterung in immer mehr Subdisziplinen (Ärzte, Psychologen, Physiotherapeuten, Logopäden, Ergotherapeuten usw.) nicht ideal ist, und suchen nach Wegen, unsere Patienten konsistent und ganzheitlich zu behandeln. Der Ansatz mittels des Modells des empirischen Zyklus kann ein verbindendes Element sein für ein interdisziplinäres Team.

1.1 Das Gehirn ist dynamisch, Plastizität ist kein Mythos mehr

Das Denken über das Gehirn entwickelt sich dauerhaft. Sehr lange hat sich die Auffassung gehalten, das Nervensystem des ausgewachsenen Menschen sei **statisch.** Während seiner Entwicklung entstünden Nervenzellen (Neuronen) mit ihren Verzweigungen (Axone, Dendriten) und Verbindungen (über Synapsen) und irgendwann sei dieser Prozess abgeschlossen und komme zum Stillstand. Ab diesem Zeitpunkt sei das Nervensystem nicht mehr veränderbar. In einem statischen System sind Struktur und Funktion festgelegt. Studenten lernen ein etabliertes Wissen über Kerne und Bahnen mit unveränderlichen Lokationen und Routen.

Leider wird dabei der Zusammenhang zwischen Gehirn, Alltagsverhalten und Lernvorgängen zu wenig berücksichtigt. Die Regenerationsfähigkeit des **peripheren** Nervensystems wird zwar anerkannt, für das **zentrale** Nervensystem wird dieselbe jedoch nur als eine Illusion betrachtet. Gemäß dieser Lesart würde man nach einer Schädigung des Gehirns für immer beeinträchtigt bleiben.

Es ist eigentlich unverständlich, dass sich diese Auffassung so hartnäckig gehalten hat und teilweise noch hält, weil bereits um 1900 die ersten Meinungsabweichler hirngeschädigte Patienten mit auffälliger Wiederherstellung der Funktion vorgestellt haben. In den letzten Jahren erleben wir dann endlich einen Paradigmenwechsel: Heute betrachten wir das Gehirn als **plastisch**.

Zwei Pioniere zum Thema Plastizität des Gehirns möchten wir hier erwähnen:

Während seiner ausführlichen anatomischen und histologischen Studien des Nervensystems verwandte ***Santiago Ramon y Cajal*** (1852–1932) eine im Jahre 1873 von *Golgi* entwickelte Technik zur Schwarzfärbung von Neuronen. Seine mikroskopischen Studien von Hirnläsionen brachten ihn entgegen der landläufigen Meinung zu der Auffassung, dass auch im ZNS regenerative Prozesse stattfinden können. Bereits 1913 konnte er im menschlichen Kortex Plastizität nachweisen. Abbildung 1.1 zeigt zahlreiche retrograde junge Axonaussprossungen nach einem Defekt im Bereich der kortikospinalen Bahnen. Er bezeichnete diesen Prozess mit dem Begriff „neuronale Plastizität". Dennoch hat Cajal es nicht gewagt, das statische Modell ganz zu verlassen, da er immer von der Notwendigkeit einer gewissen Strukturstabilität überzeugt war (De Felipe, 2002; Stahnisch und Nitsch, 2002).

Aufgrund einer ganz anderen Vorgehensweise kam der Philosoph und Psychologe ***William James*** (1842–1910) zum gleichen Schluss. Sein monumentales Werk „The Principles of Psychology" (besser bekannt unter der Bezeichnung „The Principles") beginnt mit der Abbildung eines

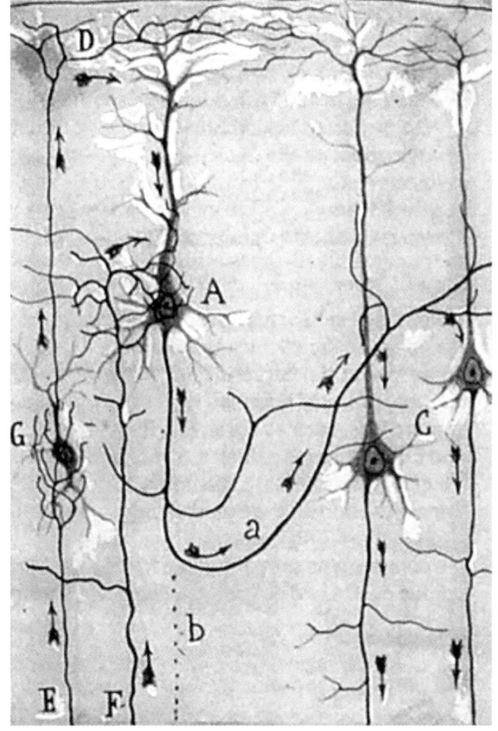

Abb. 1.1 Plastizität der Hirnrinde
Die Zeichnung zeigt die histologischen Folgen einer Läsion efferenter Axone der kortikalen Pyramidenzellen (A). Das geschädigte Axon degeneriert distal (b), vom proximalen Ende sprossen mehrere Axonen aus (u. a. bei a) und stellen Kontakt her mit Nachbarneuronen (C). Der Informationsfluss innerhalb der Hirnrinde wird also umgeleitet (nach De Felipe, 2002).

kleinen Kindes, das zum ersten Mal in seinem Leben mit dem Händchen eine Flamme ergreifen möchte. Bereits nach dem ersten Versuch hat es gelernt, dieses besser nicht noch einmal zu probieren (Abb. 1.2). *James* ist der Meinung, dass im Großhirn neue Verbindungen angelegt werden, wodurch das Kind beim Anblick von Feuer fortan sein Händchen zurückziehen wird. Er war auch der Auffassung, dass das Gehirn unser „Lernorgan" ist, was er im Kapitel über „Habits" und die Entstehung von Automatismen weiter ausarbeitet. Während des Lernprozesses würden im Gehirn ständig neue Verbindungen angelegt, die dafür sorgen, dass viele Fertigkeiten effizienter und besser durchgeführt werden. Auch James spricht von „Plastizität", betont aber – wie schon *Cajal* – die Notwendigkeit der Stabilität. Wir dürften nämlich nicht zum willkürlichen Spielball unserer Umgebung werden. Würde unser gesamtes Nervensystem sich ständig verändern, dann könnten wir – vergleichbar einem Gebäude, das täglich neu eingerichtet wird – nicht mehr angemessen funktionieren.

Die beiden erwähnten Protagonisten postulieren **Plastizität** innerhalb bestimmter Grenzen. **Stabilität** muss gewährleistet sein, sie darf aber nicht so starr sein, dass keine Anpassung möglich ist.

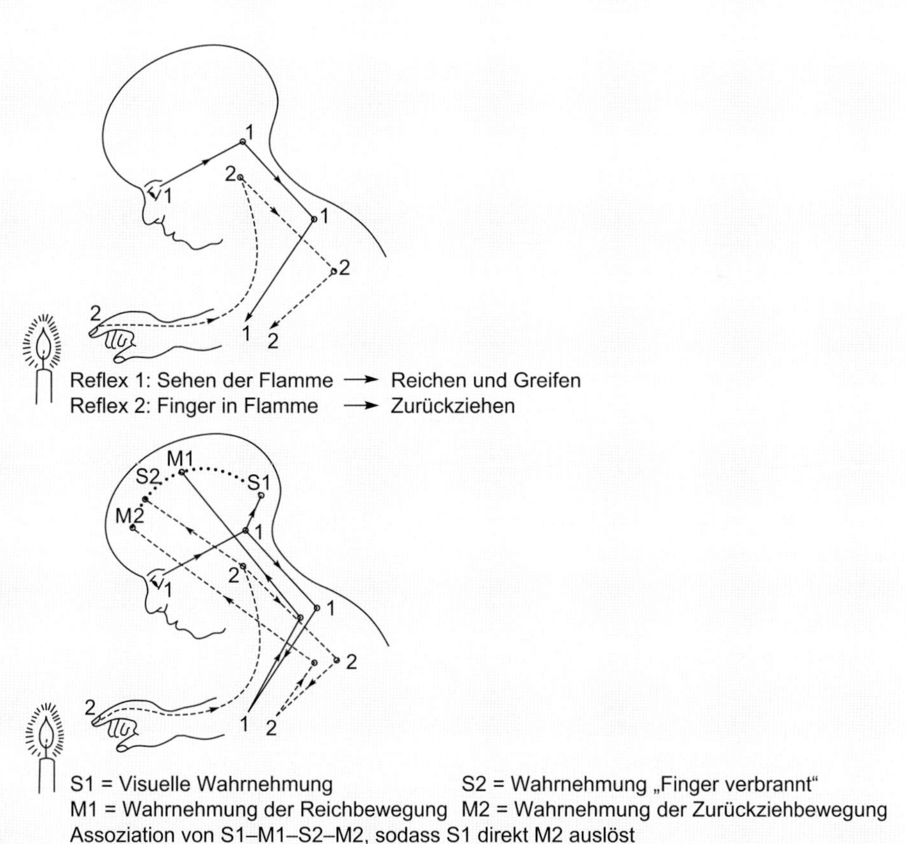

Abb. 1.2 Das Kind und die Flamme
William James beschrieb veränderte Reflexe nach einer Lernerfahrung. Zunächst greift das Kind nach der Flamme (oben), gewöhnt sich das aber schnell wieder ab. Im Großhirn entstehen Verbindungen, durch die das Kind beim Anblick einer Flamme seine Hand sofort zurückzieht (James, 1950; 1. Ausgabe 1890).

Interessanterweise steht das Thema „Plastizität versus Stabilität" nach hundert Jahren wieder im Fokus vieler philosophischer und neurowissenschaftlicher Diskussionen (Shaw und McEachern, 2000; Abraham und Robbins, 2005; Raskin, 2011).

Ein zweiter Grund, warum die Dominanz der rein statischen Strukturauffassung nicht ganz nachvollziehbar ist, ist die Tatsache, dass es öfter Beispiele von Patienten gab (z. B. nach CVI), die sich gut von einer Lähmung oder Aphasie erholten. Wollte man den Tatsachen einfach nicht ins Auge schauen? Passten solche Beispiele nicht zum Zeitgeist? Hatte man andere Erklärungen?

Bekannt ist der Fall des bedeutenden englischen Schriftstellers *Samuel Johnson,* der im 18. Jahrhundert eines Morgens mit einer Aphasie erwachte. Sein Arzt sagte ihm eine rasche Genesung voraus, die auch tatsächlich eintrat. Offensichtlich waren solche Fälle damals nicht ungewöhnlich. Aus der Praxis wissen wir von vielen Patienten mit kleinen Schlaganfällen, die sich auch spontan gut erholen und ihr normales Leben wiederaufnehmen können. Damals dachte man allerdings, dass die „Sprachlosigkeit" die Folge einer Kehlkopferkrankung sei (Kap. 4).

Gibt es denn wirklich nichts Neues? Wussten wir dies alles nicht auch schon vor hundert Jahren? Ich möchte das bezweifeln, aber am besten bilden Sie sich nach der Lektüre dieses Buches Ihr eigenes Urteil.

1.2 Biologie und Psychologie reichen sich die Hand

Bis etwa zum Jahr 1980 waren Biologie und Psychologie zwei distinkte Disziplinen.

Der **Biologe** studierte die Anatomie und Physiologie und interessierte sich kaum für Faktoren wie Umgebung, Verhalten, Stimmung oder Persönlichkeit. Und noch immer untersucht man Hirnfunktionen an Versuchstieren, die ihr Leben lang in einen kleinen Käfig eingesperrt sind, und meint, dass man damit zuverlässige und sinnvolle Informationen erhalten könne. Wenn das nicht sehr fragwürdig ist (Würbel, 2001)!

Löbliche Ausnahmen von dieser Praxis finden wir in der Ethologie: Forscher wie *Konrad Lorenz* und *Niko Tinbergen* studierten das Verhalten von Tieren in ihrer natürlichen Umgebung. Jüngere Beispiele sind die aktuellen Studien von *Frans de Waal* (siehe z. B. *Chimpanzee Politics,* 1982, und *Der Affe und der Sushimeister. Das kulturelle Leben der Tiere*, 2005).

Die **Psychologie** wurde dominiert vom Stimulus-Response-Modell, wonach das Verhalten des Individuums von Umgebungsfaktoren bestimmt wird. Subjektive Mentalprozesse und spontanes, gewolltes Verhalten wurden kaum berücksichtigt; das Gehirn als Träger von Gefühlen und Gedanken sowie als Erzeuger von Verhalten wurde ausgeblendet, da man diese Vorgänge nicht objektivieren konnte.

Der **Neurophysiologe** konnte sich damals (vor 1980) kaum vorstellen, dass die registrierten elektrischen Potenziale einmal mit dem Verhalten des Versuchstiers korreliert werden könnten. Erschwerend kam hinzu, dass das Tier auch noch in einem Schraubstock saß und außerdem über seine Erfahrungen keine Auskunft geben konnte.

Dieses hat sich inzwischen geändert. Moderne bildgebende Verfahren wie die funktionelle Magnetresonanztomografie (fMRT) und PET-Scan (Positronen-Emissions-Tomografie) ermöglichen uns die Kartierung aktiver Hirnregionen im Wachzustand und ohne operative Eingriffe. Bis zu einem gewissen Grad können wir heute sogar kognitive, perzeptive und motorische Funktionen untersuchen, obwohl das Individuum sich auch hier mit unbeweglichem Kopf dem Scanner unterwerfen muss. Noch ist es leider nicht möglich, die Hirnaktivität während eines Aufschlags beim Tennis zu messen.

Dennoch eröffnen sich faszinierende Perspektiven. Eine erste Übersicht über unsere Möglichkeiten erschien im Jahre 1994 von *Posner* und *Raichle* (deutsch: *Bilder des Geistes,* 1996). Inzwischen sind wir wieder ein Stück weiter: Via fMRT-Registrierung kann Hirnaktivität online dem Probanden rückgemeldet werden; Patienten mit chronischem Schmerz konnten so selbst ihren Schmerz beeinflussen (deCharms, 2007). Der Moment, an dem wir unsere Hirnaktivität auf unserem eigenen Laptop sehen können, ist sicher nicht mehr weit. Dadurch könnten wir vielleicht einmal aus erster Hand wahrnehmen, ob wir bei Therapie und Training auf dem guten Weg sind.

Inzwischen kooperieren Psychologen und Neurowissenschaftler, um die Abläufe im Gehirn während mentaler Prozesse zu untersuchen. Durch den Einsatz moderner bildgebender Verfahren kommt man immer mehr vom klassischen Lokalisationsmodell ab mit seinen anatomisch fest abgegrenzten und an bestimmte Orte gebundenen Funktionen und ersetzt dies durch ein Modell, wonach die Aktivitäten des täglichen Lebens immer mehrere Hirnregionen gleichzeitig betreffen: das „neurale Ensemble"-Konzept (Kap. 2).

Die folgenden vier Beispiele sollen verdeutlichen, wie mentale Prozesse im Gehirn biologisch verankert sind.

Beispiel 1: Übertreten sozialer Normen (Berthoz, 2002)

Mehrere gesunde Versuchspersonen hören sich kurze Anekdoten an, in denen beschrieben wird, wie soziale Normen in unterschiedlicher Art und Weise übertreten werden.

1. Szene – neutral: Sie sind Gast bei einem Essen. Sie nehmen Platz und beginnen mit der Vorspeise. Nach dem ersten Bissen äußern Sie Ihre Komplimente über den Geschmack und die gute Qualität.

2. Szene – unangenehmer Vorfall: Sie sind Gast bei einem Essen. Sie nehmen Platz und beginnen mit der Vorspeise. Nach dem ersten Bissen bekommen Sie einen Hustenanfall, bei dem Speisebröckchen über den Tisch fliegen. Sie entschuldigen sich.

3. Szene – unverschämtes Verhalten: Sie sind Gast bei einem Essen. Sie nehmen Platz und beginnen mit der Vorspeise. Den ersten Bissen spucken Sie gleich wieder aus und rufen „Pfui Teufel!". Den Rest der Vorspeise geben Sie zurück in die Schüssel.

Während des Zuhörens wird mittels PET-Scan die Hirnaktivität der Versuchspersonen registriert. Es werden deutliche Unterschiede beim Zuhören der drei Szenen gefunden. Insbesondere in den Szenen 2 und 3 werden präfrontale, orbitale und mediale Gebiete im Frontallappen aktiviert, und zwar in Szene 3 noch stärker als in Szene 2. Offensichtlich spielen diese Gebiete bei der Bewertung sozialer Ereignisse eine wichtige Rolle. Bekannt ist das Symptom des Dekorumverlusts bei Schädigung des Frontalhirns. Und nicht zufällig zeigt man jemandem, der sich in unseren Augen falsch verhält, auch schon mal den Vogel, indem man an die Stirn tippt, wohl wissend, dass beim Übeltäter hinter der Stirn etwas nicht in Ordnung ist.

Beispiel 2: Vertrautheit (Shah et al., 2001)

- Auf der Straße läuft jemand auf Sie zu. Zunächst fühlen Sie sich etwas unsicher, aber als Sie die Person erkennen, beruhigen Sie sich.
- Sie sind verärgert, weil das Telefon geht. Sobald Sie jedoch die Stimme des anderen erkennen, schlägt Ihr Ärger um in Freude. Vertrauen beruhigt.
- Das anderthalbjährige Kind weint, weil Papa sich den Bart abrasiert hat oder weil Mama beim Friseur war. Papas Stimme am Telefon verwirrt es. Was vertraut ist, hat sich im kindlichen Gehirn noch nicht mit allen seinen Varianten eingeprägt.

Wir können jemanden an seinem Gesicht (optisch) oder an seiner Stimme (auditiv) erkennen. »

» Der Verlauf optischer und akustischer Bahnen im Gehirn ist unterschiedlich (modalitätsgebundenes neurales System), aber das Erkennen des anderen und das entstandene Gefühl der Vertrautheit sind modalitätsunabhängig (Abb. 1.3). *Shah* und Mitarbeiter (2001) konnten zeigen, dass beim Sehen eines Gesichts (A) bilateral okzipitale Gebiete aktiviert werden.
Das Hören von Stimmen (B) aktiviert temporal auf beiden Seiten akustische Gebiete. Bei (C) werden vertraute Stimmen oder Gesichter mit nichtvertrauten Stimmen und Gesichtern verglichen. Wir sehen, dass dann ein Gebiet medial im hinteren limbischen System auftaucht. Das Gefühl von Vertrautheit hat offenbar mit Gebieten im Bereich des Gyrus cinguli posterior zu tun, der seit je mit Emotionen in Verbindung gebracht wird. In diesem Fall wird also die affektive Dimension der Wahrnehmung bedeutsam.

Daher verwundert es nicht, dass diese affektive Dimension auch „geschädigt" werden kann, z. B. durch ein CVI: Das Empfinden eines Musikers für seine Kunst kann verflachen, ein Mann findet Frauen nicht mehr attraktiv, ein Streicheln wird nicht mehr als angenehm erfahren. Patienten werden ängstlich, weil die Welt ihre Vertrautheit für sie verloren hat. Beim Capgras-Syndrom ist der Betroffene beim Sehen eines Bekannten überzeugt, dass er es mit einem Doppelgänger zu tun hat. Obwohl die Ähnlichkeit bis in Einzelheiten wahrgenommen werden kann, versagt die Erkennung der Identität und es fehlt das Gefühl von Vertrautheit (Frith 2004). Aussagen von Patienten wie „He, dieser Mann ist genau wie mein Bruder!" (es *ist* sein Bruder) werden jetzt verständlich.

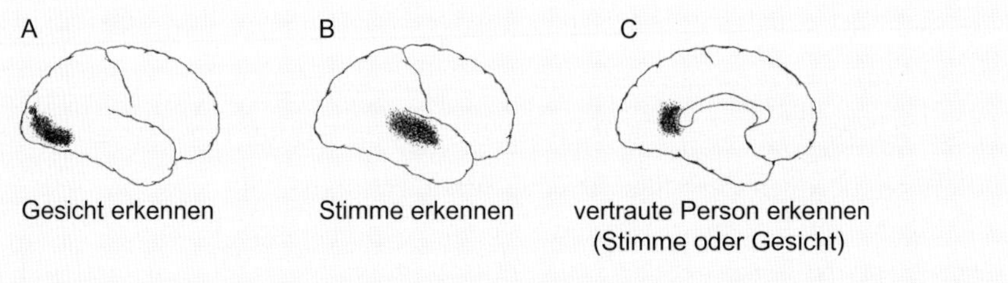

Abb. 1.3 Vertrautheit von Gesichtern und Stimmen
PET-Scans aktiver Hirnregionen. A. Sehen eines Gesichts: okzipital; B. Hören einer Stimme: temporal; C. Erkennen von vertrautem Gesicht und/oder vertrauter Stimme: hinterer Bereich des Gyrus cinguli. Die Empfindung von Vertrautheit ist modalitätsunabhängig, ihre morphologische Entsprechung befindet sich im hinteren limbischen System (frei nach Shah et al., 2001).

Beispiel 3: Erzählen einer Geschichte (Braun et al., 2001)

Herkömmlicherweise wird das Sprechen einerseits dem Broca-Gebiet (motorische Sprachregion) und andererseits dem Wernicke-Gebiet (sensorische Sprachregion) zugeordnet. Teilfunktionen wie die Wortfindung, das Erkennen von Wortklang und Wortbild usw. sind in umschriebenen Hirnregionen oder Zentren lokalisiert.

Bei der alltäglichen Kommunikation sind jedoch nie nur isolierte, scharf lokalisierte Hirnregionen einbezogen. *Braun* und Mitarbeiter (2001) untersuchten die Hirnaktivität von Personen, die über eine persönliche Erfahrung berichteten. Dabei verglichen sie die gesprochene Sprache mit der Gebärdensprache und fanden überraschenderweise nur sehr geringe Unterschiede. In beiden Fällen wurden das Broca- und das Wernicke-Gebiet aktiviert.

Noch wichtiger ist, dass außer diesen beiden klassischen Sprachzentren sowohl beim Sprechen als auch bei der Gestik auf beiden Seiten weitere große Hirnregionen aktiv waren (Abb. 1.4). Es betraf nahezu sich entsprechende Gebiete bei gesprochener Sprache und Gebärdensprache. Ganz offensichtlich sind die beim Abrufen und beim Äußern einer persönlichen Erfahrung stattfindenden Hirnaktivierungen weitgehend modalitätsunabhängig (d. h. unabhängig von Sinnesorgan oder Körperteil). Dies ändert sich erst in der letzten Phase einer sprachlichen Äußerung: beim Sprechen finden wir Aktivität in der Mund-, Zungen- und Hörrinde, bei der Gebärdensprache in der Arm-, Hand- oder Gesichtsrinde

Hinzuzufügen ist, dass in beiden Fällen der visuelle Kortex aktiviert ist. Offenbar werden beim Erzählen von einem Erlebnis visuelle Gedächtnisspuren aktiviert. Man kann sich das wie eine Art neuralen Film vorstellen, der uns hilft, einen roten Faden in der Geschichte beizubehalten. Des Weiteren fällt auf, dass in beiden Fälle präfrontale Gebiete aktiviert sind: Möglicherweise dient das der Funktion, eine bewusste Ordnung und Planung der Darlegung aufrechtzuerhalten (exekutive Funktion).

Bei angeborener Taubheit ist die Hörrinde übrigens auch während der Gebärdensprache aktiv (Kap. 3).

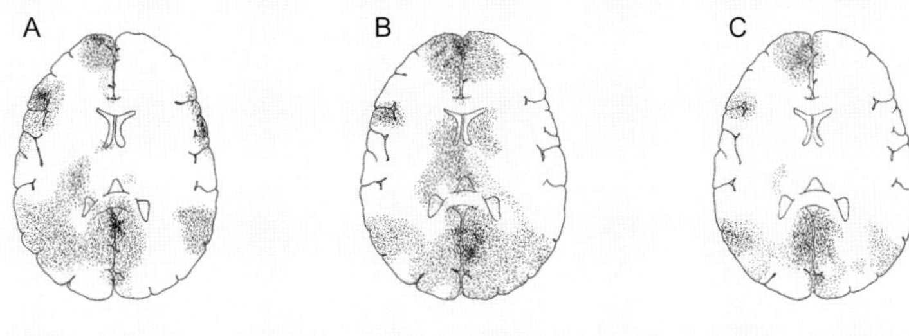

Abb. 1.4 Aktive Hirnregionen beim Erzählen einer Geschichte (PET-Scan)
A. Gebärdensprache; B. gesprochene Sprache; C. Gebiete, die während beider Sprachformen aktiv sind. Neben den klassischen Sprachzentren wie Broca links frontal werden während beider Äußerungsformen beidseitig, vorne und hinten sowie innen und außen zahlreiche weitere Gebiete aktiviert (frei nach Braun et al., 2001).

Beispiel 4: Kompensatorische Kreativität?

Bei bestimmten Formen von Demenz (sog. frontotemporale Demenz) degeneriert zuerst die Vorderseite des Gehirns, erst später auch andere Gebiete. In solchen Fällen finden sich die ersten Symptome auf dem Gebiet der Sprache (Aphasie). Der Patient hat zunehmend Mühe mit Wortfindung oder Schreiben.

Seeley und Mitarbeiter (2008) beschreiben eine Patientin, bei der zunächst vor allem der linke Frontallappen betroffen war. Sie entwickelte eine zunehmende Besessenheit, zu malen und zu zeichnen; die Gemälde waren besonders gekennzeichnet durch ihre ungewöhnliche Detailliertheit und räumliche Anordnung. Insbesondere entwickelte sie einen starken Impetus, Musik zu visualisieren. Sie fertigte ein Gemälde vom „Bolero" von Maurice Ravel: Jeder Takt ist ganz präzise wiedergegeben und für jede Tonart, Lautstärke, Klangfarbe und jeden Rhythmus hatte sie einen eigenen Code (Abb. 1.5).

Mit bildgebenden Verfahren wurde bei dieser Patientin nachgewiesen, dass rechts okzipital im Gehirn eine Zunahme der weißen und grauen Substanz stattgefunden hatte. Stellt sich die Frage: Wird Verfall links frontal eventuell kompensiert durch Wachstum rechts okzipital? Und geht diese Veränderung einher mit der veränderten Verhaltensweise? (Nebenbei bemerkt: Maurice Ravel hatte eine ganz ähnliche Krankheit!)

»

> Im Grund haben wir es hier mit einem viel allgemeineren Prinzip zu tun: Der Verfall eines bestimmten neuralen Systems wird kompensiert durch eine Zunahme der Kapazität von anderen Systemen: Blinde riechen, fühlen und hören empfindlicher, Taube zeigen eine gesteigerte visuelle Aufmerksamkeit. Wahrscheinlich finden wir hier auch eine Erklärung für das Phänomen des „Idiot savant", des mental Behinderten, der in bestimmten Funktionen außerordentliche Leistungen erbringt, etwa mit einem überdurchschnittlichen Gedächtnis für Zahlen oder Texte, mit besonderen Rechen- oder musikalischen Fähigkeiten (z. B. bei Autismus, Williams-Syndrom). In einem interessanten Artikel gibt *Schott* (2012) viele Beispiele von zugenommenen künstlerischen Fähigkeiten (vor allem Malen) bei verschiedenen Krankheiten des Gehirns. Der fesselnde Film *Tales About Music And the Brain* von *Oliver Sacks* zeigt einen 50-jährigen Mediziner, der vom Blitz getroffen wird. Danach hat er einen obsessiven Trieb, Klavier zu spielen. Er übt nächtelang, gibt sein Beruf als Orthopäde auf und wird Konzertpianist!

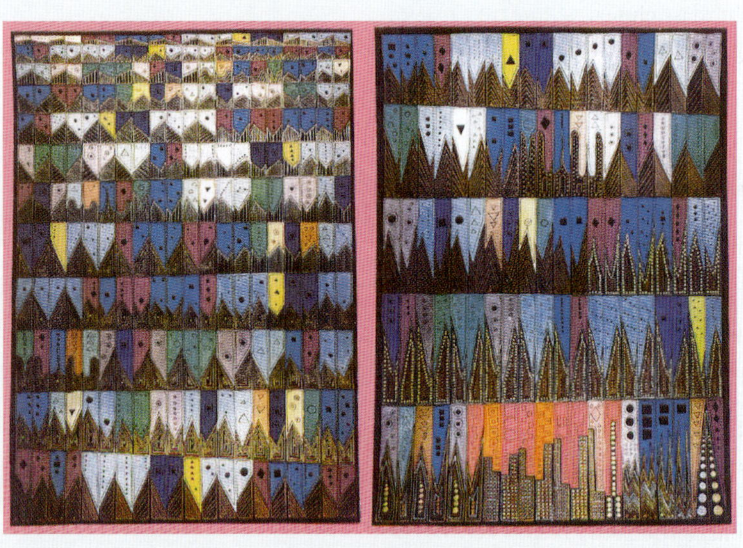

Abb. 1.5 Unravelling Bolero (Ann Adams in: Seeley et al., 2008).
Jeder der 240 Takte wird dargestellt durch eine spezifische Form und eine bestimmte Farbe, gemäß einem präzise definierten Code.

An dieser Stelle lässt sich festhalten: Die oben dargestellten vier Beispiele sprechen dafür, dass mentale Prozesse ihr biologisches Substrat im Gehirn haben.

1.3 Optimismus verdrängt Schwarzmalerei und therapeutischen Nihilismus

Die Chancen, sich nach einem Hirndefekt zu erholen, wurden aus medizinischer Sicht bislang eher negativ beurteilt. Wissenschaftlich unbegründete Aussagen wie „Physiotherapie hat auf die Funktion von Neuronen keinen Einfluss“ sind immer noch nicht ganz aus der Fachliteratur und klinischen Praxis verschwunden. Aussagen wie „Dieser Patient ist nicht rehabilitierbar“ betrifft meistens Patienten, mit denen die Ärzte oder Therapeuten nichts anzufangen wissen.

Dabei wissen wir es inzwischen besser: Neuronale Funktionen können durch Übung erheblich verändert werden. Und wir haben Grund zur Annahme, dass Logopädie bei Aphasie die Prognose verbessert (Rothi, 1998). Auch die Auffassung, dass nach einer Hirnläsion auftretende Verhaltensauffälligkeiten unveränderbar seien, ist falsch. In vielen Fällen lassen sich Verhaltensstörungen modifizieren oder umlernen, z. B. ein Patient lernt sein ungehemmtes Verhalten zu beherrschen. Die Ansicht, dass einmal verlorenes Hirngewebe nicht mehr nachwächst, ist zwar grundsätzlich richtig, aber zu fatalistisch. Wir wissen heute, dass das Gehirn über andere Wiederherstellungsmechanismen verfügt, so dass Regeneration von Hirngewebe nicht einmal notwendig ist. Übrigens: In jüngerer Vergangenheit wurde sogar die Neubildung von Neuronen nachgewiesen (Kap. 3.5). Die Aussage „Nach einem halben Jahr sind keine weiteren Fortschritte mehr zu erwarten“ lässt sich durch zahlreiche Gegenbeispiele entkräften.

Die Erforschung der sog. „Forced use“-Methode hat gezeigt, dass die Mobilität und Muskelkraft eines gelähmten Arms auch Jahre nach dem CVI noch zunehmen können. Wir kennen Aphasiker, die erst nach mehr als zwei Jahren wieder zu sprechen angefangen haben, und Patienten mit Wutanfällen, die allmählich wieder die Kontrolle über sich zurückerlangten.

Häufig wird die Rehabilitation für abgeschlossen erklärt, obwohl der Patient selbst noch schwerwiegende Störungen und Probleme aufweist. Die Entlassung des Patienten ist dann nicht so sehr als ein „Beweis für Genesung“, sondern als ein Zeichen von Unwissen und Machtlosigkeit zu deuten. In der Praxis der Neurorehabilitation hat es sich gezeigt, dass die Voraussagen oft mit einer erheblichen Fehlerquote belastet sind, das gilt sowohl für günstige wie für ungünstige Prognosen (s. Beispiele in Kap. 1.4).

Glücklicherweise beginnt sich der Trend umzukehren. Wurde ein Vortrag über neurale Plastizität in den achtziger Jahren von der ablehnenden Fraktion aus einer präpotenten Grundhaltung heraus als Erwecken falscher Hoffnungen abgetan, so konzentriert man sich heute immer stärker auf das, was machbar ist. **Plastizität liegt im Trend.** Eine Neulokalisation von Funktionen im Gehirn ist heute eine Realität: der Rückerwerb der Sprache beim Aphasiker geht einher mit der Aktivierung benachbarter und gegenüberliegender Hirnregionen (Musso, 1999; Buckner et al., 1996, in: Levin, 2000; Abb. 1.6). Bezüglich Plastizität, Lernen und Rehabilitation bildet sich jetzt auch in der medizinischen Welt ein positives Klima aus. Man kann den neuen Optimismus auf den Nenner bringen: Solange ein Gehirn noch Neuronen und Synapsen besitzt, sind auch Lernen und Veränderung möglich. „Man ist niemals zu alt, um zu lernen“, aber das wussten wir schon.

In diesem Zusammenhang ist die Bedeutung der Behandler-Motivation und der Patienten-Compliance nicht zu unterschätzen. Eine fatalistische Grundhaltung der Betreuer wirkt sich auch auf den Patienten und dessen Angehörige aus. Aussagen wie „Einmal gelähmt, immer gelähmt“ setzen sich in den Köpfen der Betroffenen fest und werden damit zu einer sich selbst erfüllenden Prophezeiung. Das ist ein Beispiel des sog. Nocebo-Effekts: ein nachteiliger Effekt, der auftritt

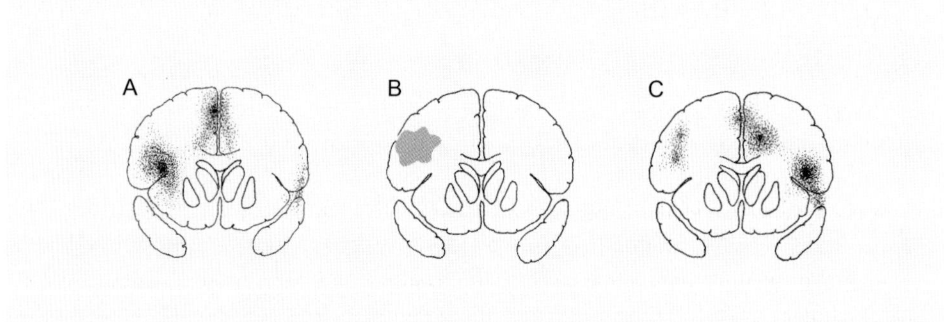

Abb. 1.6 Verlagerung der Sprachgebiete zur gegenüberliegenden Seite.
Homologe Gebiete der anderen Hemisphäre werden aktiviert. A. Gebiete, die normalerweise bei lautem Sprechen aktiv sind; B. Läsion bei Patient LF; C. Gebiete bei Patient LF, die nach Wiederherstellung der Sprachfunktion aktiv sind (Buckner et al., 1996),

durch die Erwartung einer negativen Wirkung, z. B. aufgrund mangelhafter oder falscher Information (durch Ärzte, Medien, Bekannte, Familienmitglieder).

Die Rehabilitation ist weitgehend abhängig von der Kognition und Motivation des Patienten (siehe unten: Beispiele *Toxopeus* und *Bach y Rita*). Heute wissen wir, dass ein Patient, der das Problem versteht, hart daran arbeiten will und zudem auch noch die Unterstützung eines Lebensgefährten erfährt, erheblich bessere Restitutionschancen hat.

1.4 Fälle von bemerkenswerter Restitution

Wenn nun Funktionsrestitution nach einer (nicht allzu großen) Läsion möglich ist – welche Faktoren begrenzen dann die Chancen auf Restitution? Ist es der Umfang einer Läsion, ihre Entstehungsgeschwindigkeit oder ihre Lokalisation? Gibt es andere Faktoren, die wir vielleicht noch nicht kennen?

Mit Sicherheit ist die Entstehungsgeschwindigkeit einer Hirnschädigung von entscheidender Bedeutung. Eine große Läsion, die plötzlich entsteht, verursacht einen weitaus größeren Schaden als eine gleich große Läsion, die sich nur Schritt für Schritt ausbreitet, z. B. ein langsam wachsender Tumor (Desmurget et al., 2007). Manchmal scheint auch nur der Umfang einer Schädigung entscheidend zu sein, wenn beispielsweise so viel Hirngewebe zerstört wurde, dass andere Systeme deren Funktionen nicht mehr übernehmen können. Gelegentlich mag auch die Lokalisation wichtig sein: Sind Schlüsselstellen oder Knotenpunkte im Gehirn beschädigt, z. B. bestimmte Gebiete der Capsula interna (motorische Bahnen) oder des Hippocampus (Gedächtnis), dann ist die Störung nachhaltig.

Wie mehrmals erwähnt, sind Motivation und Kognition weitere entscheidende Faktoren. Ein Patient mit einer relativ geringen Schädigung der rechten Hemisphäre hatte zum Beispiel viel Mühe, sich selbstständig anzukleiden, und es kam infolge eines Neglects immer wieder zu kleineren Unfällen. Bei diesem Patienten fehlte jede Krankheitseinsicht, immer wurden die Probleme externen Faktoren zugeschrieben: Entweder waren die Knopflöcher zu klein oder die Mitmenschen nicht aufmerksam genug. Schuld hatten immer die anderen.

In solchen Fällen kann sich die Therapie schwierig gestalten. Faktoren, die die Restitution beeinflussen, werden in Kapitel 4 eingehender besprochen.

Die überragende Bedeutung von Motivation und Unterstützung lässt sich an vielen Beispielen verdeutlichen:

- Entgegen dem ärztlichen Rat und dank des enormen Einsatzes ihres Lebensgefährten ist Helma Toxopeus nicht im Pflegeheim gelandet, sondern kann nach intensiver Rehabilitation wieder selbstständig zu Hause leben (Toxopeus, 1999) (Kap. 4, „Fallbeispiel 5").
- Der rechte Arm von Bach y Ritas Vater war nach einem Hirnstamminfarkt gelähmt. Von Beginn an zwang er den Arm jedoch bei jeder Gelegenheit zur Aktivität (Geschirrspülen, Schreiben mit der Schreibmaschine). Zwei Jahre später war der Arm wieder nahezu uneingeschränkt einsetzbar („Wo ein Wille ist, da ist auch ein Weg") (Bach y Rita, 1980; Kap. 4, „Fallbeispiel 3").
- Der Psychologe *Linge* beschreibt den Kampf gegen seine Wutausbrüche nach einer Hirnprellung. Nach zwei Jahren gewann er schließlich die Kontrolle zurück und nahm die Tätigkeit in seiner Psychotherapiepraxis wieder auf. Er ist sich seiner Schwächen bewusst (Gedächtnis und Aufmerksamkeit) und hat brauchbare Gegenstrategien entwickelt (z. B. häufiger Notizen machen) (Kapur, 1997).
- Infolge einer seltenen Neuropathie büßte Ian Waterman seine gesamte Propriozeption ein. Sein Hirn erhielt keine Informationen mehr über Stellung und Bewegung der Gliedmaßen. Seine Bewegungsvorstellung war jedoch ungestört (was bei Patienten mit Hirnschädigung nicht immer der Fall ist), und er konnte seine Bewegungen visuell kontrollieren. Er schien zum Rollstuhldasein verurteilt, weigerte sich aber, dies zu akzeptieren. Mit selbst erdachten kognitiven und visuellen Übungen erwarb er nach Jahren wieder Kontrolle über seine Bewegungen (Kap. 6 *The Man Who Lost His Body*) (Cole, 1995).

Bei langsam progredienten degenerativen Veränderungen im Gehirn finden fortlaufend plastische Kompensationsvorgänge statt. *Ward* und *Frackowiak* (2003) untersuchten in verschiedenen Altersgruppen die Beteiligung bestimmter Hirnregionen an Standardhandlungen wie dem Greifen. Bei vergleichbarer Leistung wurden im höheren Alter meist mehr Hirnregionen aktiv. Die Schlussfolgerung daraus: Integrative Plastizität versetzt unser motorisches System in die Lage, degenerative Veränderungen ohne Leistungsverlust auszugleichen.

Zu ähnlichen Ergebnissen kamen *Sabatini* und Mitarbeiter (2000) bei Parkinson-Patienten. Der Verlust dopaminerger Bereiche wurde durch plastische Änderungen von anderen motorischen Systemen ausgeglichen. Aufgrund dieses Mechanismus werden die ersten klinischen Symptome erst lange Zeit nach dem eigentlichen Beginn der Erkrankung manifest (s. a. Abb. 4.25).

Und wir wissen noch einen weiter gehenden Aspekt: Der Ausfall eines bestimmten neuralen Systems kann dazu führen, dass andere, intakte neurale Systeme ein qualitatives besseres Funktionieren entwickeln, wie oben an den Beispielen von Blinden und Tauben dargestellt wurde.

Durch das Studium solcher Einzelfälle in Verbindung mit den Ergebnissen aus der neurowissenschaftlichen Forschung können wir hoffentlich allmählich Gesetzmäßigkeiten formulieren, die unser therapeutisches Handeln steuern könnten. Leider gibt es in der heutige Praxis zu wenig Zeit, um derart bemerkenswerte Fälle eingehender zu studieren. Mit diesem Buch möchten wir dazu einladen, mehr Zeit einzuräumen für solche Fallstudien.

1.5 Was ist kognitive Rehabilitation?

Früher war „Rehabilitation" gleichbedeutend mit „motorischer Rehabilitation". Inzwischen haben wir jedoch verstanden, dass unser Gehirn mehr zu bieten hat als nur Motorik. Wir nehmen wahr, fühlen und können sogar denken. Mit kognitiver Rehabilitation versucht man, die kognitiven

Funktionen zu verbessern. Es hat den Anschein, dass jeder der irgendwie in der Rehabilitation arbeitet seine eigene Definition des Begriffs „kognitive Rehabilitation“ hat. Für den einen geht es ausschließlich um Gedächtnisübungen, andere wählen diesen Terminus für computergestütztes Training. Wir möchten darauf hinweisen, dass es ein Missverständnis wäre zu denken, dass kognitive Funktionen nur mit Hilfe des Computers einzuüben seien.

Da wir über keine allgemein akzeptierte Definition des Begriffs „Kognition“ verfügen, möchten wir einige praktische Beispiele anführen, womit deutlich werden soll, was wir – im Rahmen dieses Buches – unter „kognitiver Rehabilitation“ verstehen (s. a. Wilson, 2002):

- Ein Patient mit kurzer Aufmerksamkeitsspanne kann entweder lernen, diese auszudehnen, oder seine Umgebung wird so angepasst, dass seine Aufmerksamkeitsstörung nicht zu Problemen führt.
- Bei einem Patienten mit Gedächtnisstörungen wird nach Wegen gesucht, sowohl das Einprägen als auch das Behalten von Inhalten in Alltagssituationen zu verbessern.
- Ein Patient mit Störungen der Ordnung, Organisation und Systematik kann durch schrittweises Vorgehen wichtige Handlungsabfolgen wiedererlernen, beispielsweise die Organisation eines Ausflugs mit den Enkelkindern.
- Bei einem Patienten mit ideatorischer Apraxie (mit gestörtem Handlungskonzept) werden Übungen durchgeführt, um den richtigen Bewegungsentwurf wieder in den Kopf zu bekommen z. B. mit Hilfe von Bildserien.
- Zur kognitiven Rehabilitation gehören auch alle Übungen im Rahmen der Aphasie-Reha. Dies gilt auch für Lese- und Schreibtraining, soweit die zugrunde liegende Störung nicht primär optisch oder motorisch bedingt ist.

Dabei ist kognitive Rehabilitation nicht so neu, wie manchmal vermittelt wird. Vor mehr als siebzig Jahren entwarfen *Kurt Goldstein* und *Alexander Luria* Übungen für Patienten mit rationalen Denkstörungen, Störungen des mündlichen und schriftlichen Sprachverständnisses, des Rechnens, der räumlichen Funktionen und des Handelns. Noch älteren Datums sind die wichtigen Arbeiten von *Shepherd Ivory Franz* (1923) und *Walther Poppelreuter* (1918), die viel zu lange ignoriert wurden.

Gerade der Alltag ist voll mit kognitiven Aufgaben. Das Lernen des Notenlesens zum Klavierspielen, das Studieren einer Bedienungsanleitung für das Auto, Übungen, um einen richtigen Weg zu finden, die Einweisung darin, eine Heißwasserinstallation zu reparieren oder eine besondere Mahlzeit zuzubereiten – dies sind alles Aufgaben, die kognitive Funktionen beanspruchen. Nicht alles kann auf dem Computer nachgeahmt werden. Darüber hinaus sind am Computer eingeübte Fähigkeiten häufig auf der Ebene der Elementarfunktionen einzustufen, die nicht ohne Weiteres ins Alltagsverhalten übertragen werden. Die Effekte von Computertraining sind darum oft mager. Dies ist auch der Grund, warum die anfängliche Begeisterung für computergestütztes Training einer zunehmenden Zurückhaltung gewichen ist.

Jedoch bedeutet das wiederum nicht, dass ein Training am Computer sinnlos sei. In einer bestimmten Phase des Lernprozesses können elementare Übungen mit Hilfe des Computers sehr nützlich sein. Man kann dies vergleichen mit dem Training auf einer Kraftbank. Eine Zunahme der Kraft bedeutet nicht, dass damit automatisch auch die Fähigkeit in einer Sportdisziplin (z. B. Skislalom) zunimmt, aber ein bestimmtes Maß an Kraft ist sicher auch hier eine Grundbedingung, und darum kann es sinnvoll sein, daran zu arbeiten. In diesem Sinn kann auch ein Aufmerksamkeitstraining am Computer sinnvoll sein. Dann ist es aber immer wichtig, die Generalisierung der Leistung in der Realität zu überprüfen. Geht es beispielsweise um Aufmerksamkeit im Verkehr, kann man versuchen, so viele Elemente aus dem Verkehr

(Verkehrsschilder, Ampel, unerwartete Ereignisse) wie möglich im Computertraining zu verarbeiten.

Zurzeit werden vielerorts (Kliniken und Praxen) Abteilungen oder Arbeitsgruppen etabliert, die sich der kognitiven Rehabilitation widmen. Auch verstärkt sich die Aufmerksamkeit auf edukative Aspekte: So werden Kursprogramme durchgeführt, in denen Patienten Informationen und Anleitung bekommen, um schrittweise zu lernen, mit ihren Problemen umzugehen (siehe z. B. Niemeier et al., 2005). Die Entwicklung setzt sich fort, weg von der rein klinischen Therapie zu einer stärkeren Einbindung in „Real life"-Situationen (Wilson, 2002): Die jeweils patientenspezifischen Probleme werden analysiert und im konkreten Alltagskontext, in dem sie auftreten (Familie, Arbeit, Hobby usw.), behandelt (van Cranenburgh und Brügger, 2012).

Trotzdem bleibt es oft undeutlich, was wir genau verstehen unter kognitiver Rehabilitation. Es besteht die Notwendigkeit, den Begriff eindeutiger zu umreißen und zu definieren. Apraxietraining wird zum Beispiel meist nicht zur kognitiven Rehabilitation gezählt, wohl aber Gedächtnistraining. Warum ist das so? Gelegentlich werden sogar Emotionen den kognitiven Funktionen zugeordnet. Ist die Begriffsverwirrung nicht schon groß genug? Von irgendwoher wird der Begriff „kognitive Reha" in die Debatte geworfen und beginnt ein Eigenleben. Eine analoge Entwicklung sahen wir beim Begriff „exekutive Funktionen", womit Leistungen gemeint sind, die mit der bewussten, wohlüberlegten, zielgerichteten Steuerung und Kontrolle des Handelns und Denkens in Zusammenhang stehen.

In diesem Zusammenhang verweisen wir auf die interessanten Betrachtungen von *Parkin* (1998) und *Baddeley* (1998, Kap. 10.12 „Exekutive Funktionen"). Solche Begriffe werden meist eingeführt, um bestimmte Phänomene zu erklären (beispielsweise Patienten, die Mühe haben mit der Durchführung von Doppelaufgaben). Was dann aber fehlt, sind eine klare Definition und eine physiologische Zuordnung, wo im Gehirn diese Funktionen zu lokalisieren sind. Die bloße Einführung eines neuen Begriffs bedeutet eben noch keineswegs, dass ein damit bezeichnetes Phänomen auch wirklich existiert. Die Natur interessiert sich nicht für unsere konzeptionellen Bemühungen, sondern hat ein Gehirn geschaffen, das angepasstes Verhalten ermöglicht, wofür kognitive Funktionen ganz offensichtlich eine Voraussetzung sind.

Was kognitive Rehabilitation ist und nicht ist, steht noch immer zur Diskussion (siehe z. B. Wilson, 1997 und 2002; Prigatano, 1997; Rothi 1998). Zum Thema kognitive Rehabilitation gibt es aktuell gute Übersichten. Folgende Bücher sind zu empfehlen:

- Johnstone und Stonningtone (2009): angenehm lesbar, kritisch und sympathisch
- Ponsford (1995, 2004): bietet eine praktische, auf das Alltagsleben bezogene Vorgehensweise
- Sohlberg und Mateer (2001): Pioniere auf diesem Gebiet
- Halligan und Wade (2005): eine gute und kritische Übersicht über die heutigen Konzepte und Effekte
- Raskin (2011): In diesem wertvollen Buch wird eine Verbindung hergestellt zwischen plastischen Mechanismen und Interventionen auf kognitivem und motorischem Gebiet.

1.6 Wozu Verhaltensrehabilitation?

Nach einem Hirntrauma oder Schlaganfall durchlaufen viele Patienten eine Phase mit medizinischen Behandlungen und gelten danach als ausbehandelt. Der Patient versucht, sein bisheriges Leben wieder aufzugreifen, sieht sich aber unerwartet zahlreichen neuen Problemen gegenüber. Er ist zum Beispiel leichter ablenkbar, impulsiver, weniger gefühlvoll und weniger begeisterungsfähig als früher. Oder er verhält sich manchmal sozial unangemessen, beispielsweise in Form plötzlicher Wutausbrüche. Viele Patienten mit Hirnschädigung erfahren eine Änderung ihrer Identität und des Selbstgefühls: Teilweise sind sie erschrocken über ihr eigenes Verhalten oder fühlen sich dann minderwertig.

Diese Probleme manifestieren sich oft erst später, wenn der Patient versucht, sein altes Leben wiederaufzunehmen. Die beschriebenen Verhaltensstörungen verhindern eine wirkliche Reintegration des Patienten in seine Familie und/oder seine Arbeitsumgebung. Er wird zum Problemfall. Eine solche Entwicklung war infolge des strukturierten Tagesablaufs, der guten Betreuung und des menschlichen Verständnisses während der Rehabilitation oft nicht vorauszusehen. Vielleicht hat der Patient sich auch zu sehr auf die Wiedergewinnung seiner motorischen Fähigkeiten und Selbstständigkeit konzentriert. So ist die Enttäuschung dann doppelt groß.

Auf Verhaltensstörungen wie diese ist unser System nicht eingestellt. Während der Reha wird abweichendes Verhalten eher als ein Faktor gesehen, der die „wirkliche" Rehabilitation beeinträchtigt. Die meisten Zentren sind zu einer gezielten Verhaltensrehabilitation nicht ausgerichtet. Die Patienten werden dann zum Psychotherapeuten oder zum Psychiater überwiesen, denen ein spezifisches Wissen im Umgang mit Verhaltensauffälligkeiten nach Hirnschädigung fehlt und die darum häufig sinnlose oder sogar schädliche Therapien beginnen. Hilfe und Interventionen sollen darauf abzielen, dem Patienten sein neues „Selbst" zu vermitteln, den Rahmen seiner Möglichkeiten, was er kann und was er nicht kann, und somit zur Entwicklung einen adäquaten Selbstgefühls zu verhelfen („self-awareness", siehe Coetzer, 2008).

Für die Resozialisierung des Patienten ist eine gründliche Verhaltensanalyse in Kombination mit einer gezielten Verhaltensmodifikation von entscheidender Bedeutung. Darum haben wir diesem Thema ein ganzes Kapitel (Kap. 7) und eine Fallstudie gewidmet (Kap. 11.2). Darüber hinaus verweisen wir auf das sehr brauchbare Buch *Behavioral Approaches in Neuropsychological Rehabilitation* von *Barbara Wilson* und Mitarbeitern (2003) und den praktischen Leitfaden von *Ponsford* (1995, 2004).

1.7 Der empirische Zyklus: Nichts ist praktischer als eine gute Theorie

Intuitiv fühlen wir, dass therapeutisches Handeln immer begründet und systematisch zu sein hat. Bei einem Schlaganfallpatienten, der sich nicht mehr selbstständig ankleiden kann, versuchen wir herauszufinden, was genau die Ursache des Problems ist. Finden wir eine Apraxie, dann können wir diese gezielt behandeln. Im Idealfall ist der Therapeut in der Lage, dem Patienten haargenau zu erklären, warum gerade diese Übungen ausgewählt wurden und was damit erreicht werden soll. Mit anderen Worten: Die Durchführung beliebiger Standardübungen ist passé.

Es wird also das individuelle Problem genau analysiert und eine Hypothese zur Entstehung formuliert. Daraus ergeben sich zunächst eine Interventionshypothese und in deren Rahmen ein konkreter Behandlungsplan. Schließlich wird der Behandlungserfolg registriert und über weitere Maßnahmen und Modifikationen entschieden (Abb. 1.7).

Die einzelnen Schritte des empirischen Zirkels sind:

Problembeschreibung Möglichst genaue und eindeutige Beschreibung des Hauptproblems. Woraus genau besteht das Handicap des Patienten im Konkreten? Lässt er zum Beispiel beim Kochen Gegenstände aus der Hand fallen?

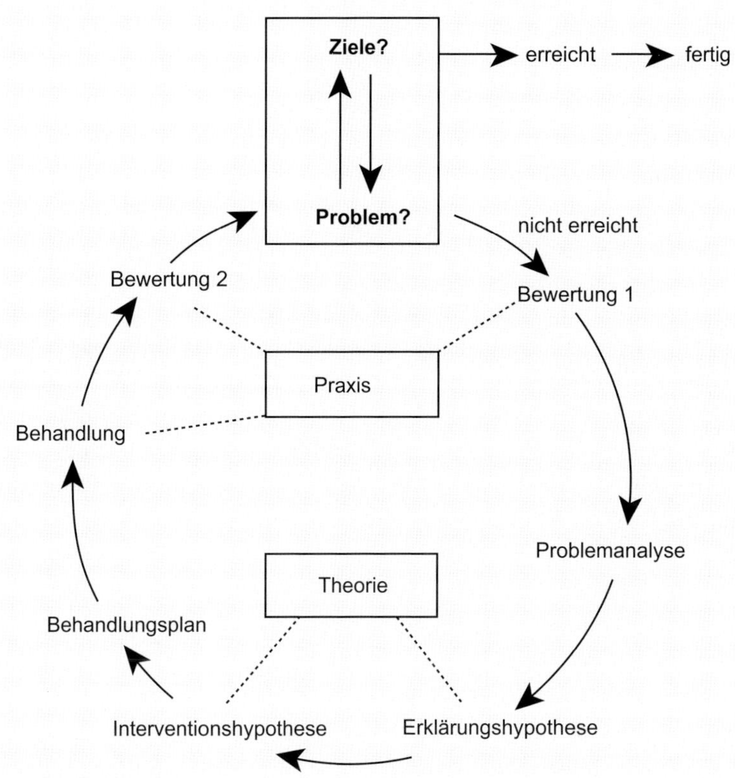

Abb. 1.7 Der empirische Zyklus
Mittels Problemanalyse und Hypothesenformulierung entsteht ein individueller Behandlungsplan. Gemessen wird, ob das Ziel erreicht wird.

Behandlungsziele Der Patient soll wieder in der Lage sein, angemessene Tätigkeiten in der Küche zu verrichten. Hierbei kann unterschieden werden zwischen Hauptziel und Nebenzielen, disziplinübersteigenden Teamzielen und disziplingebundenen sowie kurzfristigen und langfristigen Zielen (zu dieser Differenzierung s. Kap. 8).

Untersuchung (Evaluation 1) Anamnese/Geschichte des Patienten (Spontandarstellung/Narratives, gezielte Fragen), Beobachtung, Untersuchung (allgemein, körperlich, spezifisch, Tests), um Störungen und anderen wichtigen Faktoren auf die Spur zu kommen.

Problemanalyse Wie und in welchen Situationen werden die Probleme verursacht? Welche zusätzlichen Störungen spielen eine begleitende Rolle? Beispielsweise eine Sensibilitätsstörung der rechten Hand in Kombination mit einem rechtsseitigen Neglect.

Erklärungshypothese Wahrscheinliche Erklärung des Problems formulieren. Beispiel: Nichtwahrnehmen eines in der rechten Hand befindlichen Gegenstands infolge Sensibilitätsstörung, unzureichende visuelle Kompensation infolge Neglect rechts. Diese Störungen sind fatal, wenn die Aufmerksamkeit des Patienten auf die andere Seite (links) gerichtet wird (Extinktion). Gerade dann lässt der Patient Gegenstände aus der rechten Hand fallen.

Interventionshypothese Ausgehend von der Erklärungshypothese wird ein Vorschlag für eine sinnvolle Intervention formuliert, z. B. Übungen zur Sensibilitätsverbesserung rechts, Training zur adäquaten Verarbeitung gleichzeitiger, zweiseitiger Reize (Neglect-Training).

Entwurf eines Behandlungsplans Konkrete Umsetzung der allgemein formulierten Interventionshypothese in einem Behandlungsvorschlag; genaue Angabe darüber, was, wann und mit wessen Hilfe geübt wird.

Behandlung Beispielsweise täglich eine Stunde, sechs Wochen lang.

Erfolgsmessung (Evaluation 2) Wurde das Ziel erreicht? Beobachtung bei der Küchenarbeit (evtl. mittels eines Scores).

Oft werden bei der Erfolgsmessung die Untersuchungen und Tests der Eingangsuntersuchung wiederholt. Obwohl das manchmal nützlich sein könnte, geht es hier um etwas anderes, nämlich um die Feststellung, ob eine bestimmte Zielaktivität möglich ist bzw. ob das Problem gelöst ist.

Im Kapitel 8 ist die praktische Anwendung des empirischen Zyklus weiter nachzulesen an Hand von Fall „Jaap", der Mühe hat, sich anzukleiden.

Bei dieser Vorgehensweise steuern also unser Wissen und unser Denken unser therapeutisches Handeln:

- Wir wissen, dass die Sensibilität eine entscheidende Voraussetzung für erfolgreiches Handeln des Patienten ist (sensomotorischer Kreis, Kap. 2.4).
- Wir wissen, dass Aufmerksamkeit eine unabdingbare Voraussetzung für sicheres Handeln ist, beispielsweise im Straßenverkehr (Motorik und Kognition).
- Wir wissen, dass eine größere Variation der Übungen die Wahrscheinlichkeit der Generalisierung erhöht.
- Wir wissen, dass Feedback und Verstärkung bei der Induktion plastischer Veränderungen eine bedeutende Rolle spielen.
- Wir wissen, dass ohne Krankheitseinsicht des Patienten kaum Aussicht auf Erfolg besteht.
- Wir wissen, dass Änderungen des Verhaltens und der Persönlichkeit sich langfristig viel dramatischer auswirken als Einschränkungen der Motorik.

Gerade auf Grundlage dieser Wissensbausteine entscheiden wir uns für eine bestimmte Vorgehensweise mit definierten Prioritäten und Schwerpunkten.

Theoretische Konzepte verändern und entwickeln sich mit der Zeit und dem Wissenszuwachs. Demzufolge müssen sich auch die therapeutische Strategien und Interventionen verändern.

Dies sollen nachfolgende Beispiele veranschaulichen.

- Früher glaubte man, dass die Lösung von Spastizität eine Voraussetzung für die Verbesserung der Mobilität sei. Inzwischen konnte aber nachgewiesen werden (O'Dwyer, 1996), dass zwischen dem Rückgang einer Lähmung und dem Grad der Spastizität kaum ein Zusammenhang besteht. Das alte Konzept gerät also ins Wanken. Neue Prioritäten müssen her.
- Ein altes therapeutisches Prinzip lautet: „Man behandelt so viel wie möglich an der betroffenen Seite", mit anderen Worten: Die Stimulation der defekten Funktion hat Vorrang. Mit dieser Vorgehensweise entsteht jedoch bei Patienten mit Hemianopsie und schwerwiegendem Neglect das Risiko einer sensorischen Deprivation, was die gesamte Funktionsfähigkeit nur beeinträchtigen würde.
- Auch das Prinzip eines frühestmöglichen Therapiebeginns wird allgemein anerkannt. Zwingt man jedoch einen Patienten mit Armlähmung frühzeitig zum Gebrauch des paretischen Arms, indem man beispielsweise den gesunden Arm immobilisiert (Taub-Training), dann kann sich die Hirnschädigung weiter vergrößern (Schallert in: Levin, 2000). Dies wird verständlich, wenn man bedenkt, dass viele Neuronen im Grenzgebiet eines Infarkts nur noch grenzwertig funktionsfähig sind. Erhöht man nun deren elektrische Aktivität und damit ihren metabolischen

Bedarf, kann das zu ihrem Funktionsverlust führen. Die heute ziemlich populäre Forced-use-Methode birgt also ein Risiko.
- Bei einem Patienten, der sich wegen einer räumlichen Orientierungsstörung ständig verirrt, erscheint es sinnvoll, computerunterstützte Übungen zur Verbesserung der räumlichen Funktion durchzuführen. Lässt man den Patienten dann am Computer räumliche Übungsaufgaben lösen, gelingt ihm dies zwar immer besser, am Computer macht er Fortschritte, doch im Alltag verirrt er sich weiterhin. Die computerunterstützten Übungen werden also nicht notwendigerweise in die Alltagssituation generalisiert.

Zur Anwendung des empirischen Zyklus gehört, dass theoretische Konzepte eng mit der therapeutischen Praxis verknüpft werden. Getreu dem Motto „Nichts ist praktischer als eine gute Theorie" sollte man also zuerst nachdenken und dann erst handeln. Dies ist eine notwendige, aber nicht immer hinreichende Voraussetzung für den Behandlungserfolg (d. h., eine Therapie kann, obwohl gut unterbaut, erfolglos sein!).

Nun ist die Forderung nach einem statistischen Nutzennachweis natürlich sehr zu begrüßen. Immerhin ist bekannt, dass die Auswahl vieler Behandlungen eher willkürlich von der Person des Doktors oder Therapeuten als vom Problem des Patienten bestimmt ist. Auch besteht zwischen der Häufigkeit einer bestimmten Operation und der Anzahl von Chirurgen, die diese Technik beherrschen, ein direkter Zusammenhang. Und so hängt auch die Behandlung eines Schlaganfallpatienten mit Neglect und Gedächtnisstörungen davon ab, in welcher Reha-Einrichtung er landet. Es ist an der Zeit, sich des Problems der therapeutischen Beliebigkeit anzunehmen.

Der Nutzen einer Behandlung wird heute unter dem Stichwort „evidenzbasierte Medizin" dokumentiert. Evidenzbasierte Medizin bedeutet, dass Therapieeffekte mittels zuverlässiger Effektivitätsstudien bewiesen sind (Hamzei, 2008). Am aussagekräftigsten ist die randomisierte placebokontrolierte klinische Doppelblindstudie (RCT = randomized clinical trial). Andere Methoden wie beispielsweise Einzelfallstudien haben eine geringere Beweiskraft.

Doch ist eine ausschließliche Orientierung am Effektnachweis der evidenzbasierten Medizin auch kritisch zu betrachten:
- Der Schwerpunkt der evidenzbasierten Medizin liegt auf dem erzielten Effekt – dies entspricht dem Schritt Erfolgsmessung im empirischen Zyklus. Dabei ist die Berücksichtigung klarer und plausibler Konzepte – wenn überhaupt – eher zweitrangig. Doch haben stimmige Konzepte letztendlich immer für den medizinischen Fortschritt gesorgt. Deshalb sollte dieser Gesichtspunkt sicher auch im Rahmen der evidenzbasierten Medizin berücksichtigt werden.
- Der Status der Zwei-Gruppen-Forschung (Treatment-Gruppe, Kontrollgruppe) ist extrem hoch. Patienten sind jedoch Individuen, die sich kaum gruppieren lassen. Die Formierung von Gruppen impliziert also, dass die individuellen Besonderheiten zurückgestellt werden. Aber gerade in der Neurorehabilitation wird der individuelle Zuschnitt der Behandlung als sehr wichtig erachtet. Zur Verdeutlichung verweisen wir auf Kapitel 10 (mögliche Behandlungen bei bestimmten Störungen).
- Moderne Forschungserkenntnisse stehen immer hoch im Kurs, aber auch die Neurorehabilitation kennt ihre Klassiker. Keine Musik ohne Mozart und Bach, keine Reha ohne *Luria.*

Ein Vorgehen nach dem empirischen Zyklus ist mit den Grundsätzen evidenzbasierter Medizin durchaus gut im Einklang zu bringen, wobei jeder Therapeut seine ganz eigenen Akzente setzen kann (Kap. 12).

1.8 Das Behandlungsteam: mono-, multi- oder interdisziplinär?

Die in diesem Buch behandelten Themen sind nicht fachgebunden. Keine einzige Fachdisziplin kann für sich in Anspruch nehmen, allein die Probleme eines Patienten mit Hirnläsion behandeln zu können.

Ein Psychologe muss sich genauso gut mit Paresen, Spastizität und Hemianopsien auseinandersetzen wie der Physiotherapeut oder Logopäde mit Stimmung, Krankheitseinsicht, Krankheitsverarbeitung und Verhalten.

- So kann sich ein Psychologe beispielsweise einem Patienten gegenübersehen, der seine Probleme vorwiegend über seine Lähmung definiert. Seine Welt ist praktisch eingestürzt: „Könnte ich nur wieder gehen, dann käme der Rest von selbst wieder in Ordnung." Diesem Patienten ist erst dann zu helfen, wenn es gelingt, den wirklichen Einfluss der Hemiparese auf sein Leben herauszuarbeiten. Natürlich wird der Psychologe zunächst versuchen, einen Eindruck zu bekommen von der Motorik und Gehfähigkeit des Patienten. In diesem Fall würde ein gemeinsamer Spaziergang zur Einschätzung des Problems Sinn machen.
- Ein Ergotherapeut behandelt einen Patienten mit gelähmtem Arm. Vor seiner Erkrankung war der Mann ein geschickter und eifriger Hobbybastler. Der Ausfall ist nur geringfügig, seine Geschicklichkeit ist weitestgehend erhalten, seine Kognition ist kaum beeinträchtigt, und dennoch hat er aufgegeben. Er meint, seinen eigenen Ansprüchen nicht mehr gerecht zu werden. Der Ergotherapeut sollte zunächst einmal herausarbeiten, warum der Patient solch hohe Anforderungen an sich stellt, und dann versuchen, diese auf ein realistisches Niveau zurück zu bringen.

In beiden Beispielen wird deutlich, dass die motorischen und psychischen Aspekte nicht voneinander zu trennen sind.

Neurorehabilitation ist oft eine Angelegenheit des gesunden Menschenverstands, mit dem man beispielsweise vor folgende Fragestellungen gestellt wird:

- Entscheidet man sich für ein Funktionstraining oder für Kompensation? Mit anderen Worten: Setzt man therapeutisch am schwächsten Glied der Kette an, um es durch Üben zu verstärken, oder will man gerade die intakte, stärkere Funktion nutzen? Doch hierbei kann sich diese Komplikation ergeben: Die Krankenschwester empfiehlt ständig den Gebrauch des gesunden Arms, während der Physiotherapeut immer darauf besteht, dass der Patient so viel wie möglich den erkrankten Arm bewege – hier wird die Behandlung scheitern.
- Wie soll der Patient instruiert werden? Welche Art des Feedbacks ist am besten geeignet? Eher verbal oder eher nonverbal (z. B. visuell)?
- Wie reagiert man auf problematisches Verhalten? Ignoriert man es? Setzt man den Patienten vor die Tür? Oder bespricht man es mit ihm?

Die Art der Probleme von Patienten mit Hirnschädigung weist eine hohe Diversität auf: Im Vordergrund können physische, motorische, sensorische, kognitive, verhaltensmäßige, emotionelle usw. Probleme stehen. Obwohl es für den Patienten angenehm sein könnte, mit nur **einem** Therapeuten zu tun zu haben, ist diese Vielfalt von Problemen kaum von einer einzelnen Disziplin zu bewältigen. Im Fall eines **monodisziplinären Ansatzes** arbeitet jede Disziplin selbständig ohne Kommunikation mit anderen Disziplinen. Das hat natürlich Nachteile. Aus diesem Grund ist es naheliegend, dass multidisziplinäre Teams geformt werden.

Beim **multidisziplinären Ansatz** hat jeder Fachmann seine eigenen Aufgaben. Der Psychologe macht beispielweise seinen Gedächtnistest, der Ergotherapeut überprüft, ob der Patient seinen

Taschenkalender benutzt. Jeder für sich ist mit der Gedächtnisfunktion des Patienten beschäftigt und handelt entsprechend innerhalb der Grenzen seiner eigenen Kompetenz und Profession. Aus der Sicht des Patienten ist diese Situation jedoch nicht optimal. Ein multidisziplinäres Team kann ein angemessenes Vorgehen nicht gewährleisten, da die Disziplinen in der heutigen Praxis oft getrennt arbeiten. Und das impliziert Risiken (siehe oben das Beispiel von Krankenschwester und Physiotherapeut)! Kritiker sagen sogar, dass eine multidisziplinäre Arbeitsweise eine Garantie für einen inkonsistenten Ansatz sei!

Vom multidisziplinären Ansatz zu unterscheiden ist der **interdisziplinäre Ansatz,** den wir in diesem Buch stark favorisieren. In einem interdisziplinären Team bespricht man die Ergebnisse miteinander und versucht, einen therapeutischen Konsens zu erreichen. Die Fachdisziplinen tauschen sich kritisch und respektvoll untereinander aus (Abb. 1.8), immer steht das Problem des Patienten im Fokus. Dadurch wird verhindert, dass Widersprüche und Behandlungsinkonsistenzen zum Schaden des Patienten auftreten – ein Ideal, das man erstreben kann, das aber nicht so einfach erreicht werden kann.

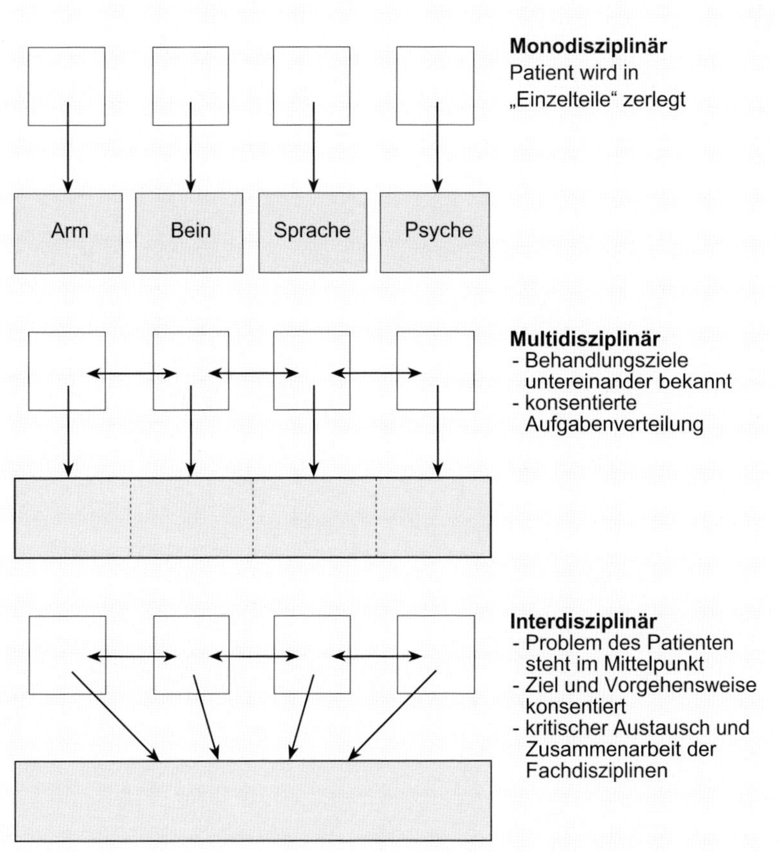

Abb. 1.8 Unterschiede zwischen mono-, multi- und interdisziplinären Therapieansätzen
Bei monodisziplinärem Arbeiten hat jeder seine eigene Aufgabe. Kommunikation mit anderen Fachrichtungen findet nicht statt. Im multidisziplinären Team sind die Ziele der verschiedenen Disziplinen bekannt – es herrscht jedoch strikte Aufgabenteilung. Interdisziplinäres Arbeiten besteht aus gegenseitiger Einflussnahme, Zusammenarbeit und Konsensfindung. Der Patient und sein Problem stehen zentral.

Beispiele von Situationen, die zu Behandlungsinkonsistenz führen können:
- Ein Schlaganfallpatient gibt selbst an, dass er zeit seines Lebens ein schlechtes Gedächtnis hatte. Er vergaß Termine und verlor Gegenstände.
- Der Neuropsychologe stellt mit Hilfe eines 15-Worte-Tests eine Gedächtnisstörung und eingeschränkte Lernfähigkeit fest.
- Der Ergotherapeut stellt fest, dass der Patient häufig Instruktionen vergisst, hat aber bemerkt, dass er sich zu helfen weiß. Der Patient verwendet erfolgreich ein kleines Heft mit ADL-Instruktionen.
- Die Krankenschwestern sind gelegentlich verärgert, weil der Patient immer wieder dieselben störenden Fehler macht, indem er beispielsweise die Bettpfanne umstößt.

In so einem Fall muss unbedingt ein interdisziplinärer Konsens darüber hergestellt werden, welches das größere Problem ist und wie man diesem gemeinsam begegnet (Kap. 9, „Struktur").

Eine erfreuliche Weiterentwicklung des interdisziplinären Ansatzes ist der **patientzentrierte Ansatz:** Hierbei ist die Intervention darauf ausgerichtet, was für den Patienten in seinem Lebensalltag von Bedeutung ist (Partizipation, Teilhabe), zum Beispiel:
- wieder Fahrradtouren machen können,
- mit den Enkeln Ausflüge machen können,
- seine Arbeit im Architekturbüro wiederaufnehmen,
- wieder am Vereinsleben im Dorf teilnehmen können.

Biologische Grundlagen

Kapitel 2

Wichtige neurowissenschaftliche Konzepte

Was ist wichtig? In diesem Buch werden vor allem die Themen behandelt, die einem Patienten mit Hirnschädigung weiterhelfen. Welche Konzepte können erklären, was ein Patient kann und was er nicht kann? Welche Konzepte haben Konsequenzen für die Behandlung? Und natürlich ist die getroffene Auswahl bis zu einem gewissen Grad subjektiv und persönlich.

Lange Zeit galten in der Neurophysiologie und der Psychologie nur das Reflex- und das Stimulus-Response-Modell. Seit 2000 gibt es wieder Raum für den Willen, für spontanes und selbstgesteuertes Verhalten mit einer eigenen neuralen Grundlage. Feste Lokalisierungen und Zentren machen Platz für flexible neurale Netze: „neurale Ensembles" mit Teilprozessen an unterschiedlichen Stellen und auf unterschiedlichen Ebenen des Gehirns. Eine solche neurale Verankerung bietet größere Flexibilität und eine Fähigkeit zur Selbstreorganisation.

Menschliches Handeln ist mehr als lediglich das Aktivieren von Muskeln. Der Rolle der Sinnesorgane und insbesondere die Kinästhesie sind von entscheidender Bedeutung. Die Vorstellung, dass Bewegung immer in einem Abschnitt der vorderen Zentralwindung (Gyrus praecentralis) beginne, wurde inzwischen von der Erkenntnis verdrängt, dass je nach Art einer Aufgabe (unbewusst oder bewusst, neu oder bekannt, nach visueller oder gesprochener Instruktion, spontan oder reaktiv) viele und ganz unterschiedliche Hirnregionen teilnehmen können.

2.1 Stimulus-Response versus spontanes Verhalten

Unser zentrales Nervensystem *verarbeitet* Informationen nicht nur, sondern *erzeugt* auch Informationen. Das heißt: Verhalten kann sowohl als Reaktion auf einen Reiz wie auch spontan erfolgen. In Praxis und Wissenschaft liegt jedoch der Schwerpunkt immer noch auf dem Denkmodell der reaktiven Informationsverarbeitung, also dem Anbieten von Reizen, der Aktivierung oder Abschwächung von Reflexen, der Veränderung von Umgebungsfaktoren und der Gestaltung von Struktur. Viele Therapien basieren auf diesem Prinzip, indem sie versuchen, geeignete Reize zu finden, mit deren Hilfe erwünschte Reaktionen ausgelöst werden, beispielsweise:
- Fazilitationstechniken zur Verbesserung der motorischen Kontrolle,
- Reize, Handgriffe oder Körperhaltungen zur Tonusminderung,
- passive Bewegungen zur Reaktivierung von Bewegungsmustern im Gehirn,
- vestibuläre Reizung zur Verbesserung des Gleichgewichts,
- Anbringen von Streifenmustern auf dem Fußboden zur Unterstützung des Gehens,
- schriftliche oder mündliche Instruktionen, z. B. während eines Transfers,
- Bilderserien zur Verdeutlichung einer Handlungskette,
- ein individueller Tagesplan für den Patienten,
- Einsatz von Musik zur Verbesserung der Motorik, der Stimmung und des Wohlbefindens.

In all diesen Fällen werden de facto Reize gebraucht um Motorik, Handeln oder Verhalten zu beeinflussen.

Alle diese Hilfestellungen können natürlich sehr nützlich sein. Jedoch, schlussendlich muss der Patient auch lernen, **selbst** Aktivitäten zu unternehmen. Um dieses Therapieziel zu fördern, interessiert also: Wo befindet sich der neurale Ursprung von spontanem, selbstausgelöstem Verhalten? Was bestimmt unseren *Handlungswillen*, und wie können wir diesen beeinflussen? Wir wissen jedenfalls, dass beim Stimulus-Response-Handeln („vom Stimulus zur Reaktion") und beim spontanen Verhalten („von der Motivation zur Aktion") grundverschiedene neurale Prozesse wirken.

Dieser Unterschied zwischen spontanem und reaktivem Verhalten zeigt sich an vielen Beispielen.
- Motorische Entwicklung: Bereits lange vor der Geburt gibt es neurale Aktivität, die u. a. zu fetalen Bewegungen führt. Dabei geht es nicht um Reflexe, wie oft behauptet wird. Die motorische Entwicklung des Kindes wurde früher als eine Art Kumulation von Reflexen mit einer immer komplexer werdenden Motorik angesehen. Heute gehen wir davon aus, dass das Kind zunächst spontane, später intendierte Bewegungen macht, die je nach Umgebungstyp unterschiedliche Folgen haben (Feedback, Reafferenz). Hierdurch bilden sich im Gehirn nachhaltige Gedächtnisspuren aus. Sogar in Gewebeproben ist dieses Prinzip der spontanen neuronalen Aktivität nachweisbar: bei der Züchtung von Neuronen aus Stammzellen entstehen neuronale Verbindungen und schließlich ein neuronales Netz. Ab diesem Moment kann man auch elektrische Spontanaktivität registrieren.
- Bildgebende Untersuchungen jüngeren Datums ergeben, dass die Spontanmotorik im Gehirn eher medial und die Reaktivmotorik eher lateral angeordnet ist (Abb. 2.1, 2.8 und Kap. 2.5.6 und „Interne und externe motorische Steuerung"). Beim medialen motorischen System ist auch das limbische System mit einbezogen: spontane Motorik ist oft emotional bestimmt (engl. *inner drive*). Beim lateralen System spielt vor allem der Kortex eine wichtige Rolle: Die Situation wird analysiert und verstanden, das Handeln ist mehr reaktiv und situationsabhängig.

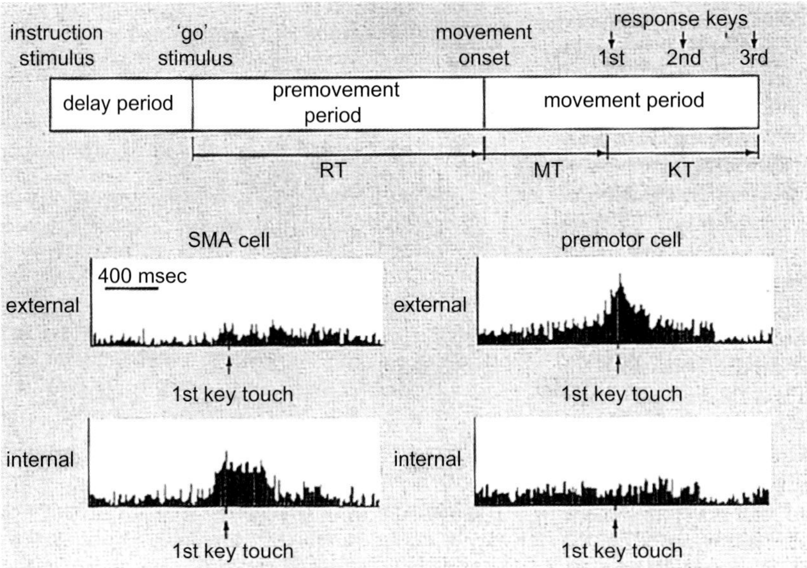

Abb. 2.1 Spontanmotorik gegenüber Reaktivmotorik
Affen lernen, einen Knopf zu betätigen, entweder spontan oder als Reaktion auf ein Signal. Trotz identischer Bewegungen sind während der Spontanbewegung (unten) die supplementär-motorischen Areale (SMA) und während der Reaktivbewegung (oben) die prämotorische Hirnrinde aktiv (Gazzaniga, 2002).

- Diese Systeme können unterschiedlich funktionieren, können separat gestört sein und können darum auch selektiv beeinflusst werden. Parkinson-Patienten haben oft große Startschwierigkeiten und versuchen verzweifelt, den ersten Schritt zu machen. Ein äußerer Reiz, beispielsweise das Fallenlassen eines Schlüsselbunds, kann die Starre bemerkenswerterweise durchbrechen. Manche „willenlose" Patienten mit einer medialen Frontalhirnschädigung reagieren auf bestimmte Reize adäquat. Aus eigenem Antrieb unternehmen sie zwar nichts, können aber Aufträge ausführen. Umgekehrt sehen wir auch Patienten (beispielsweise beim Waschen), die auf Instruktionen nicht angemessen reagieren, dafür aber spontan richtig handeln. Listen mit Handlungsschritten funktionieren demnach nicht bei jedem Reha-Patienten!
- Im Rahmen der Rehabilitation wird oft der Akzent darauf gelegt, den Patienten über Stimuli und Strukturgebung handlungsleitende Unterstützung zu geben. Aber mit solch einem Programm läuft man Gefahr, dass der Patient unter den Klinikbedingungen (kontinuierliche Struktur) gute Fortschritte macht, zu Hause aber in seinem individuellen Umfeld scheitert. Es kann also wichtig sein, Stimuli und Struktur nach und nach zugunsten von mehr Eigeninitiative zu verringern. Umgekehrt gibt es wiederum Patienten, bei denen man, um ihr impulsives Verhalten unter Kontrolle zu bringen, sie anleitet, mit Struktur und externen Hilfsmitteln (z. B. unter Mithilfe ihrer Partner) umzugehen.

2.2 Funktionen sind auf mehreren Ebenen verankert

Früher ging man davon aus, dass jede Hirnfunktion in einem eigenen Zentrum lokalisiert sei. Heute wissen wir es besser und sprechen von **multipler Repräsentation.** Funktionen sind demnach gleichzeitig an mehreren Orten des ZNS repräsentiert. Hierbei muss man sich sowohl eine vertikale wie auch eine horizontale Gliederung vor Augen halten.

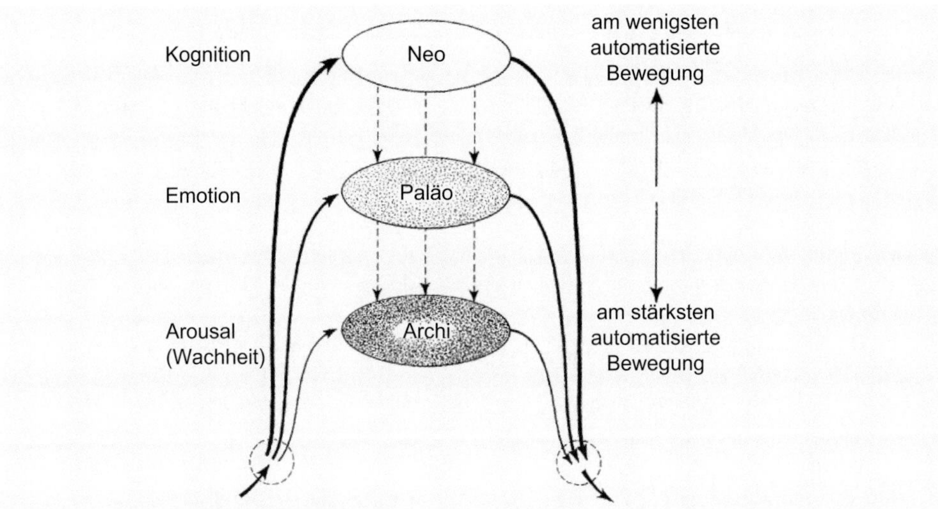

Abb. 2.2 Hierarchische Niveaus des ZNS
Die phylogenetisch jüngeren Systeme kontrollieren die älteren Systeme (gestrichelte Linien). Archi-, Paläo- und Neoniveau für Arousal, Emotion beziehungsweise Kognition.

Im Sinne der vertikalen Gliederung ist das Modell der hierarchischen Niveaus (Abb. 2.2) ausgesprochen hilfreich. Die Verarbeitung und Steuerung sensorischer und motorischer Aktivität kann sich – situationsabhängig – auf einem oder mehreren von drei Niveaus abspielen:

Ebene	**anatomische Struktur**	**verantwortlich für**
Archiniveau	Rückenmark (Medulla oblongata), Hirnstamm (Truncus cerebri)	vitale Funktionen, u.a. Arousal (Wachheit, Reaktionsbereitschaft) und Reflexe
Paläoniveau	limbisches System, Stammganglien	Emotionen, Automatismen
Neoniveau	Hirnrinde	Kognition, bewusste, komplexe Interaktionen

Die Begriffe „Archi-, Paläo- und Neo-" werden öfter im allgemeinen Sinn gebraucht für „alt, weniger alt und neu". Auch innerhalb der Kortex werden z. B. die Termini gebraucht: man spricht von Archicortex, Paläocortex und Neocortex; dies sollte nicht verwechselt werden mit dem hier erwähnten Gebrauch des Terminus.

Beispiel Motorik: Eine Ellenbogenbeugung kann über dreierlei Niveaus ablaufen:
- **Archiniveau:** als Rückzugsreflex, z. B. bei Schmerzreiz
- **Paläoniveau:** als körpersprachliche Gebärde als Ausdruck von Verzweiflung
- **Neoniveau:** als bewusste Handlung im Rahmen einer Übung

In Analogie dazu betrachten wir die Reaktionen auf sensorische Reize am Beispiel eines durch *Luria* beschriebenen Patienten mit Mutismus (verursacht durch ein Explosionstrauma). Die Explosion verursacht eine Art Schock des gesamten Hör-Sprech-Systems: der Patient spricht nicht und scheint nichts zu hören. Die Reaktionen auf Stimuli kehren zurück in einer bestimmten Reihenfolge:
- **Archiniveau:** Pupillenreflex; Erweiterung der Pupille beim In-die-Hände-Klatschen
- **Paläoniveau:** Orientierung; der Patient dreht den Kopf zum Geräusch hin
- **Neoniveau:** gesprochene Antwort; der Patient reagiert auf Ansprechen

Das hier skizzierte hierarchische Modell ist eine stark vereinfachende Darstellung, um den horizontalen etagenartigen Aufbau des Nervensystem anschaulich zu machen. Daneben gibt es Modelle, die gerade die vertikale Ordnung des Nervensystems akzentuieren: Parallelsysteme (Module) mit jeweils eigener Funktion (motorische, sensorische Systeme usw.). Das hierarchische Modell ist vor allem nützlich, um klinische Phänomene zu verdeutlichen, z. B. folgendes wichtige Prinzip:

Eine lokalisierte Hirnschädigung führt praktisch niemals zum kompletten Ausfall einer Funktion, sondern es bleiben immer bestimmte Restfähigkeiten erhalten, die mit unbeschädigten Niveaus zusammenhängen.

Wichtige diagnostische Aufgabe ist es deshalb, bei jedem Patienten diese Restfähigkeiten aufzudecken. Im Folgenden eine Auswahl von Beispielen:

Beispiele aus dem Bereich Motorik

Zentrale Fazialisparese: Ein Patient präsentiert ein schiefes Gesicht infolge einer zentralen motorischen Läsion, beispielsweise im Gyrus praecentralis. Auf Aufforderung kann er die Zähne nicht symmetrisch zeigen, beim Lachen und Weinen ist das Gesicht jedoch symmetrisch.

Die mehr bewusste, gewollte Bewegung ist gestört, die automatisch emotional ausgelöste Bewegung nicht. Dieses scheinbare Paradoxon ist ein deutlicher Hinweis auf eine zentralmotorische Störung. Läge der Defekt in der Peripherie, wären unabhängig vom Auslöser alle Bewegungen (gewollt und emotionell) gestört.

Apraxie: Patient ist nicht in der Lage, auf Kommando die Zunge herauszustrecken, wohl aber tut er es automatisch, wenn er eine Briefmarke anfeuchtet.

Apraxie: Ein Schlaganfallpatient ohne Parese kann seine Schnürsenkel nicht binden. Hört er währenddessen ein Nachrichtenprogramm, gelingt es ihm sogar gut.

Die beiden Apraxie-Beispiele sind ausgeprägte Formen eines Phänomens, das jeder aus dem Alltagsleben kennt. Viele Routinebewegungen verrichten wir problemlos, solange wir nicht über sie nachdenken müssen. Sobald wir uns jedoch auf sie konzentrieren, wird es schwieriger, beispielsweise das Binden einer Krawatte oder das Betätigen der Gangschaltung im Auto.

Paradoxe Kinese: Aufgrund eines starken emotionalen Reizes kann ein Parkinson-Patient plötzlich zielstrebig und effektiv handeln (beispielsweise ein kleines Kind ergreifen, das in ein Schwimmbecken zu fallen droht).

Visuelle Steuerung: Ein Parkinson-Patient, der sich normalerweise langsam und schlurfend fortbewegt, geht viel besser, hebt seine Füße wieder an, wenn sich auf dem Fußboden ein Streifenmuster oder Hindernisse befinden.

Beispiele aus dem Bereich Sensorik

Zentrale Blindheit: Patienten mit beidseitigen Läsionen im Bereich der Hinterhauptlappen können nicht „bewusst“ sehen. Zeigt man ihnen mit der Frage „Was ist das?“ einen Gegenstand, dann antworten sie: „Ich sehe nichts.“ Derselbe Patient weicht jedoch beim Gehen Hindernissen aus oder ergreift eine ausgestreckte Hand. Man spricht von **Blindsehen**. Die bewusste Wahrnehmung fehlt, optische Informationen werden aber dennoch auf automatischem Niveau verarbeitet. Blindsehen kommt auch vor bei Hemianopsie: In der blinden Gesichtshälfte nimmt der Patient „bewusst“ nichts wahr; doch auf „unbewusster“ Ebene kann der Patient offenbar wahrnehmen: er greift die Treppenlehne oder schlägt nach einer Fliege. Wir verweisen in diesem Zusammenhang auf die klassische Studie von *Weiskrantz* (1986), in der festgestellt wird, dass manche Anteile der optischen Information wie Form, Bewegung, einfache Wörter oder Abbildungen offensichtlich unbewusst oder automatisiert verarbeitet werden (Marcel, 1998; Stoerig und Cowey, 1997). Fraglich ist noch, auf welchen Wegen dieser Informationsfluss verläuft, beispielsweise über niedrige Niveaus wie das Tectum mesencephali oder über alternative kortikale Wege wie das dorsale Wo- und Wie-System (siehe unten) oder über die andere Hemisphäre (Rees et al., 2008). Der Gedanke, dass wir offenbar viel Information unbewusst verarbeiten, ist natürlich faszinierend. Hatte *Freud* mit seinen Auffassungen über das Unbewusste doch recht?

Visuelle Agnosie: Der Patient kann einen Gegenstand, ein Gesicht oder eine Abbildung nicht erkennen, ist sich jedoch des Vorhandenseins der visuellen Information bewusst. Manchmal gelingt es ihm, den Inhalt über Umwege abzuleiten. Zwar fehlt der automatische „Blitz des Erkennens", aber jedes Detail kann bewusst wahrgenommen werden (rationale Kompensation).

Zentrale Taubheit (selten, bei bitemporalen Läsionen): Bewusst hört der Patient nichts, reagiert aber auf Geräusche adäquat. Er nimmt beispielsweise den Telefonhörer ab oder schaut beim Laut einer Fahrradklingel in die richtige Richtung.

Hemianästhesie: Viele Schlaganfallpatienten haben Sensibilitätsstörungen. Berührungen oder passive Bewegungen werden – mit geschlossenen Augen – nicht wahrgenommen. Da jedoch eine kortikale Sensibilitätsstörung vorliegt, finden wir auch hier nach kräftiger Stimulation oder kräftiger passiver Bewegung unbewusste Effekte wie bessere Bewegungskontrolle, Anstieg der Herzfrequenz oder gestiegene Aufmerksamkeit für den betroffenen Körperteil (z. B. bei Neglect). Trotz des subjektiven Fehlens einer Empfindung können sogar emotionale Effekte auftreten. Beispielsweise fühlt der Patient sich nach einer Massage besser.

Visueller Neglect: Man zeigt dem Patienten zwei Fotos desselben Hauses. Auf dem linken Foto brennt die linke Haushälfte. Der Patient mit visuellem Neglect erkennt zwischen den beiden Aufnahmen keinen Unterschied, aber auf die Frage „In welchem der beiden Häuser möchten Sie wohnen?" wird er nachdrücklich auf das rechte Foto zeigen (das nicht brennende Haus).

Beispiele aus anderen Bereichen

Aphasie: Es ist bekannt, dass Aphasiepatienten sich mit emotionsgeladenen Sprachäußerungen leichter tun. Manch einer, der bei einem Gespräch oder einer Übung keinen Ton herausbringt, kann ein Lied singen, zählen oder die Wochentage aufzählen, Flüche oder Kraftausdrücke aussprechen.

Gedächtnis: Ein Patient mit Amnesie nach einem Hirntrauma kann keine Erfahrungen und Ereignisse behalten. Seinen Physiotherapeuten fragt er jeden Tag das Gleiche: „Warum bekomme ich jetzt erst Physiotherapie?" Derselbe Patient kann während der Physiotherapie vieles lernen, beispielsweise, sein Gleichgewicht besser zu kontrollieren, einen Transfer zu machen oder das Abwickeln des Fußes. Auch erkennt er das Gesicht des Physiotherapeuten wieder, ohne dessen Namen zu behalten! Gedächtnis ist also nicht „ein Ding" und darum auch nie im Ganzen verschwunden. Bei einer Amnesie ist vor allem das deklarative Gedächtnis (Gedächtnis für Erfahrungen, über die man bewusst berichten kann) gestört. Implizite, unbewusste Formen von Gedächtnis sind oft intakt, zum Beispiel das prozedurale Gedächtnis (Handlungen, Bedienung von Apparaten) oder das perzerptive Gedächtnis (Gesichter, Symbole).

In der Neurorehabilitation wollen wir jeweils die übrig gebliebenen Potenziale erkennen und nutzen. Am Beispiel der Armabduktion wollen wir *Lurias* Prinzip *„By changing the task, we can* »

» *change the functional possibilities*" (jeder Aufgabenwechsel birgt neue funktionelle Möglichkeiten) illustrieren.

Armabduktion: Der Therapeut gibt dem Patienten die folgenden Aufträge:

- Erste Variante: „Heben Sie den Arm so hoch wie möglich an." Der Arm wird bis 23° abduziert.
- Zweite Variante: Der Patient steht vor einer Tafel mit einer deutlich sichtbaren Skala von 0 bis 90°. Jetzt lautet der Auftrag: „Heben Sie den Arm bis 28° an." Der Arm wird bis 28° abduziert.
- Dritte Variante: Auf einer Ablage, deren Höhe einer Armabduktion von 35° entspricht, liegt eine Streichholzschachtel. Der Auftrag lautet: „Bitte reichen Sie mir die Streichholzschachtel." Der Patient ergreift das Objekt.

Die erzielte Leistung hängt offensichtlich in besonderem Maße davon ab, ob die Zielsetzung konkret und relevant genug ist (s. a. Kap. 9, „Übungen").

2.3 Ensembles, Kreise und Netzwerke

Der von *Luria* stammende Gedanke, dass verschiedene Hirnregionen zur Durchführung einer bestimmten Aktivität zusammenarbeiten, wurde erst kürzlich durch bildgebende Untersuchungen vollständig bestätigt (siehe z. B. Otten et al., 2012). Die Frage, ob Funktionen lokalisiert sind, kann jetzt mit einem klaren **Jein** beantwortet werden. **Nein,** weil Alltagshandlungen wie das Geschirrspülen, das Verschließen einer Tür, das Radfahren oder das Reparieren eines Zauns niemals nur eine einzige Hirnregion betreffen. **Ja,** weil einzelne Regionen und Teilfunktionen immer eine Rolle spielen, beispielsweise beim Verschließen einer Tür:

- Die linke Hand zieht die Tür an der Klinke ins Schloss.
- Das Auge sieht das Schlüsselloch.
- Die rechte Hand führt den Schlüssel ins Schlüsselloch, wobei die Orientierung des Schlüssels sich nach der Form des Schlüssellochs richtet.
- Die rechte Hand dreht den Schlüssel und überprüft das Ausmaß des Widerstands.
- Das Ohr nimmt ein Klicken wahr.
- Die linke Hand überprüft den Erfolg der Aktion.

Insgesamt eigentlich ein sehr komplexer Vorgang mit zahlreichen, sich gegenseitig ergänzenden Teilfunktionen (Bewegen der linken Hand, Bewegen der rechten Hand, Tasten, Hören) (Abb. 2.3).

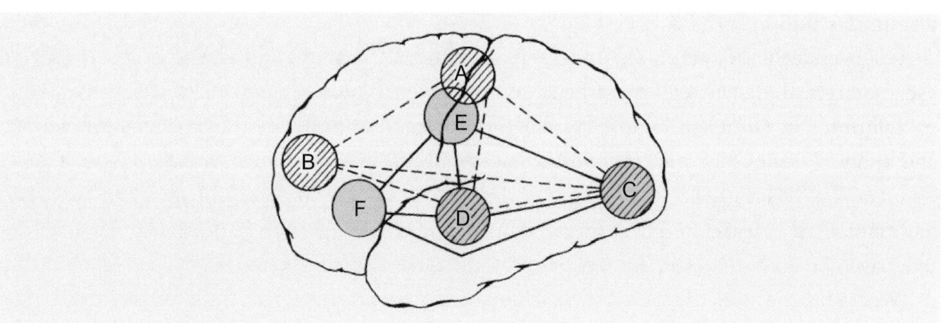

Abb. 2.3 Neurales Ensemble

Das Ziel (hier: zwei Musikaufgaben) ist nur zu erreichen, indem mehrere Teilgebiete ihre Aufgaben aufeinander abstimmen. Gestreifte Regionen: Ein neues Klavierstück wird vom Blatt gespielt; die Teilgebiete A, B, C und D sind aktiv. Graue Regionen: Ein bekanntes Lied wird vom Blatt gesungen; die Teilgebiete C, D, E und F sind aktiv. Zur Vereinfachung sind nur der Kortex und die linke Hemisphäre angedeutet, doch auch andere Niveaus und die rechte Hemisphäre sind mit einbezogen.

Dies kann man in Analogie zu einem Musikensemble setzen. Auch in einem Musikensemble sind die einzelnen Stimmen (analog den einzelnen Hirnregionen) außerordentlich wichtig, eine Sinfonie wird aber nur dann entstehen, wenn die einzelnen Musiker den Einsatz ihrer Instrumente richtig aufeinander abstimmen.

Im ZNS verläuft das Zusammenspiel über die subkortikalen Assoziationsbahnen, die alles mit allem verbinden (weiße Substanz). Das ist auch der Grund, dass schwerwiegende Funktionsstörungen entstehen können durch subkortikale Läsionen (d. h. Schädigungen der weißen Substanz wie bei Demenz oder multipler Sklerose). Läsionen der weißen Substanz erschweren auch die Bahnung von Umleitungen (Rerouting, Kap. 4) und können dadurch das Wiederherstellungspotenzial einschränken (Ling et al., 2012)

Mit diesem Ensemble-Modell lassen sich die Folgen von Läsionen und die Ergebnisse der entsprechenden Behandlungsstrategien gut darstellen.

Fällt ein Musiker aus, dann gibt es folgende Möglichkeiten:

- Ein Ersatzmusiker springt für dasselbe Instrument ein. Er muss dann zunächst seine Stimme einüben (analoge Region der anderen Hemisphäre),
- Ein anderes Instrument übernimmt die Stimme, wodurch sich der Klang der Sinfonie verändert (anderes funktionelles Gebiet), aber das braucht nicht schlimm zu sein,
- Die anderen Orchestermitglieder übernehmen und verteilen die Stimme untereinander; von denen wird dann natürlich mehr gefordert (funktionelle Überlagerung von Hirnregionen),
- Die Besetzung wird der Sinfonie angepasst (Vereinfachen der Aufgabe),
- Eine andere Sinfonie wird aufgeführt (Verzicht auf bestimmte Aufgaben).

Bei Läsionen der weißen Substanz ist es, als ob die Musiker nicht mehr miteinander kommunizieren, wie ein einspielendes Orchester: Der Einklang verschwindet.

Bei lokalisierten Läsionen sind alle Aktivitäten beeinträchtigt, an denen das betroffene Gebiet teilnimmt (viele Stücke können nicht mehr gespielt werden).

Beispiel: Ein Patient mit einer rechtsparietalen Läsion kann einen visuellen Neglect haben. Probleme entstehen beispielsweise beim Lesen, Schreiben, Rechnen, Ankleiden und Aufräumen.

Nur ganz einfache, elementare Aufgaben beschränken sich auf eine oder einige wenige Hirnregionen, wie zum Beispiel ein Wort nachsprechen oder ablesen, die Finger beugen, das Fühlen einer Handberührung, einen Lichtblitz im rechten Gesichtsfeld wahrnehmen oder ein Klickgeräusch hören. Schon normale Alltagsaufgaben sind erheblich komplexer. In Abb. 1.4 haben wir gesehen, dass beim Erzählen einer persönlichen Geschichte viel mehr Hirnregionen aktiv sind als nur das Broca- und das Wernicke-Areal. Abb. 2.4 zeigt die Hirnaktivität bei drei Konditionen: eine einfache Bewegung der Finger, Berühren der Hand und Abtasten und Erkennen eines Gegenstands. In den ersten beiden Fällen ist die Aktivität dort begrenzt und lokalisiert, wo man es aufgrund der aktuellen Lehrbücher auch erwarten würde. Im Fall des Einbezugs kognitiver Funktionen (drittes Bild, etwas erkennen) finden wir Aktivität in zahlreichen Hirnregionen. Etwas zu erkennen, in Erfahrung zu bringen, zu verstehen erfordert offenbar erhebliche Hirnaktivität. Bei sinnvollen alltäglichen Handlungen denken wir nicht mehr in „Zentren", sondern mehr in „Netzwerken" von zusammenarbeitenden Hirnarealen („neurale Ensembles").

Worin liegt nun die Bedeutung dieser Beobachtungen?

- Die Störungen, die uns nach der neurologischen und neuropsychologischen Diagnostik bekannt sind, haben nur eine beschränkte Bedeutung. Die neurologischen Funktionen wie Muskelkraft oder Sensibilität können intakt sein, und dennoch hat der Patient im Alltag große Schwierigkeiten. Der einzelne Musiker beherrscht sein Instrument immer noch ausgezeichnet, ist aber nicht mehr fähig, im Ensemble zu spielen. Erst wenn wir verstanden haben, welche Stücke der

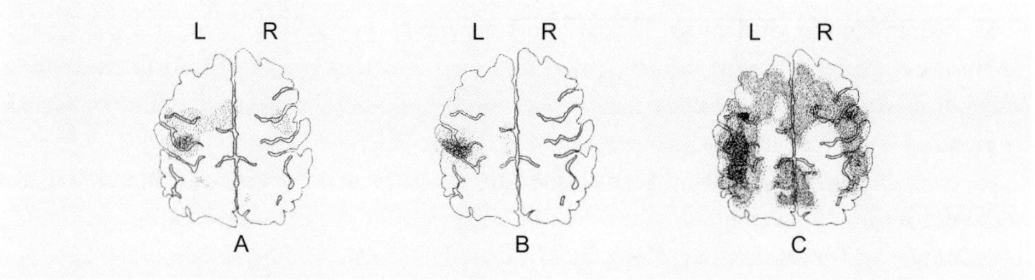

Abb. 2.4 PET-Scans bei drei verschiedenen Konditionen
A. Der Daumen berührt nacheinander die Kuppen des zweiten, dritten, vierten und fünften Fingers; B. Berühren der Finger mit einem vibrierenden Instrument; C. Formenerkennung mittels Abtasten. Die für die kognitive Aufgabe C erforderliche Hirnaktivität ist erheblich größer als die Summe der Aufgaben A und B. Aktive Gebiete sowohl links und rechts, vorne und hinten als auch innen und außen (frei nach: Roland und Seitz, 1990).

Patient spielen kann und will, können wir Aussagen zum Umfang seines Handicaps machen (Aktivitäts- und Partizipations-Ebene).

- Zur Behandlung dürfen wir uns nicht auf die eine Störung (den einen fehlenden Musiker) konzentrieren, sondern auf die Aktivitäten, die für diesen Patienten wichtig sind. Manchmal zeigt sich dann, dass bestimmte Störungen einfach nicht relevant sind („Die Musik klingt noch ausgezeichnet"), in anderen Fällen kann eine geringfügige Anpassung genügen. Aber leider kann eine Störung gelegentlich auch dramatische Folgen bis zum völligen Funktionsausfall haben (fehlt für ein Flötenkonzert die Flöte, muss das ganze Ensemble auf seinen Auftritt verzichten).

2.4 Sensomotorische Kreise, Perzeptions-Aktions-Zyklus

Zunächst einmal fassen wir kurz die Bedeutung der sensomotorischer Kreise für die Neurorehabilitation zusammen.

Motorik und Sensorik werden in Lehrbüchern zwar getrennt besprochen, lassen sich in ihrer Funktion aber kaum voneinander trennen. Jede zielführende Bewegung hat zwangsläufige sensorische Folgen: wir sprechen von **Reafferenz.** Aus bildgebenden Untersuchungen der letzten 20 Jahren ergibt sich deutlich, dass die Aktivitäten in motorischen und sensorischen Gebieten fast immer zusammen erfolgen. Die Bewegung eines Arms erzeugt immer eine kinästhetische Reafferenz, Sprechen erzeugt eine akustische Rückmeldung, Radfahren erzeugt ein kontinuierliches kinästhetisches Feedback und einen sich verändernden visuellen Input.

Daher sprechen Neurowissenschaftler auch gern von der **sensomotorischen Hirnrinde.** Manche gehen noch weiter und sagen, dass es im Gehirn von Anfang an keine Trennung zwischen Wahrnehmen und Handeln gegeben habe (Hommel et al., 2001). Die Wahrnehmung eines Gegenstands oder Ereignisses (ein zugeworfener Ball, eine Kneifzange, das Erblicken einer Beute oder eines Angreifers) aktiviert im Gehirn eo ipso sämtliche notwendigen Handlungsstrategien (den Ball fangen, die Kneifzange ergreifen und gebrauchen sowie angreifen oder fliehen).

Im Frontalhirn wurden sogenannte **Spiegelneuronen** identifiziert, die beim Betrachten, aber auch bei der Durchführung einer Handlung aktiviert werden (Areae 6 und 44, siehe weiter). Bezüglich der Schmerzempfindung kommt Patrick Wall zu einer ähnlichen Schlussfolgerung (van Cranenburgh, 2009). Die Schmerzempfindung ist nur darum sinnvoll, weil sie eine nützliche Verhaltensänderung erzwingt, beispielsweise Gliedmaße zurückziehen, versteifen, eine andere Körperhaltung einnehmen, schreien oder weinen. Auf diese Weise lassen sich auch Emotionen interpretieren. Hunger führt zum Essen, Durst zum Trinken, Angst zur Flucht. Immer wieder ist eine Handlung die Folge.

Welche Bedeutung hat der sensomotorische Zusammenhang für die Neurorehabilitation?

- Jede menschliche Handlung hat eine eigene sensorische Struktur (sensorische Handlungsanalyse, Kap. 6).
  - Zum Sprechen und Singen gehört das Gehör,
  - zum Gehen und Radfahren gehören die Kinästhesie und der Gleichgewichtssinn,
  - zur Teilnahme am Straßenverkehr das Sehen.
- Mit Hilfe der sensorischen Handlungsanalyse ermitteln wir, welche Handlungen insbesondere infolge einer sensorischen Störung behindert sein werden.
- Vor allem, wenn die Sensorik nicht ganz aufgehoben ist, kann man versuchen, den Informationsfluss im betroffenen Kreis zu verstärken, beispielsweise durch ein Hörgerät, durch Gehen auf bloßen Füßen oder durch helles Licht.
- Eine weitere Strategie besteht darin, die Handlung über einen anderen sensorische Kreis ausführen zu lassen, beispielsweise die visuelle Kontrolle der Armbewegungen beim Ausfall der Armsensibilität (Schneiden von Brot) oder der Schritte bei Sensibilitätsstörungen des Beins. Der Blinde kann eine Verkehrsstraße sicher überqueren, indem er die akustischen Signale deutet („Lautloch").
- Man kann den Patienten auch zum Gebrauch neuer sensorischer Kreise nachdrücklich veranlassen („forced use"). Wir haben beispielsweise gelernt, beim Autofahren nicht auf die Pedale zu schauen. Beim Pianospielen und beim Schreibmaschineschreiben ist dieser Nachdruck weniger stark, und wir sehen darum große motivational bedingte individuelle Unterschiede. Wollen wir den Patienten zwingen, beim Gehen stärker seine Kinästhesie zu gebrauchen, dann kann es sinnvoll sein, die visuelle Kontrolle auszuschalten, beispielsweise mit Hilfe eines Kragens aus Karton, der den Blick auf die Füße verstellt. Auf die gleiche Weise lernt der Blinde die Blindenschrift und der Gehörlose die Gebärdensprache.

Rehabilitation ist ein Lernprozess. Die Grundlage eines jeden Lernprozesses ist der sensomotorische Kreis, von dem auch direkt oder indirekt die Theorien über motorisches Lernen (Schema-Theorie, Engramme, Kap. 6) und über das Erlernen und Verlernen von Verhalten (Kap. 7) abgeleitet sind. Wir lernen, indem wir die Folgen unseres Verhaltens wahrnehmen und einprägen. Nützliches halten wir fest, Unnützes wird verworfen.

Durch seine Plastizität ist das Gehirn in der Lage, neue sensomotorische Verbindungen herzustellen und sensorische Gebiete einzuschalten, die vorher keine Rolle spielten (Kap. 3). Eine gezielte Änderung sensorischer Information kann also sinnvolle und effektive Behandlungsstrategien liefern (Kap. 9).

2.5 Die neurale Grundlage der Motorik: von der Kontraktion zur Aktion

Im Rahmen des vorliegenden Buches werden wir dieses umfangreiche und sehr komplexe Thema nur so weit streifen, wie für die Neurorehabilitation wichtig ist. Im Übrigen verweisen wir auf *Brooks* (1984), *Porter* und *Lemon* (1993), *Passingham* (1993), *Rothwell* (1994) und *Leonard* (1998). Im deutschsprachigen Raum finden wir neuere Darstellungen der Erkenntnisse über

Motorik, Physiotherapie und bildgebende Verfahren bei *Hamzei* (2008), *Dettmers* und Mitarbeitern (1998) sowie *Dettmers* und *Weiller* (2005).

2.5.1 Allgemeines

Allgemein bekannt ist das Bild des Homunculus, der in dem schmalen Streifen des Gyrus praecentralis (vordere Zentralwindung, primäre motorische Großhirnrinde) und parallel dazu im Gyrus postcentralis (hintere Zentralwindung, primäre somatosensorische Großhirnrinde) die Körperteile in einer bestimmten Reihenfolge repräsentiert. Es gibt jedoch viele Homunculi im Gehirn, z. B. in Nucleus caudatus, Cerebellum und Thalamus. Im Kortex finden wir Fuß und Bein medial, gefolgt von Rumpf und Arm. Hand und Gesicht befinden sich lateral. Eine elektrische Reizung des Gyrus praecentralis aktiviert Bewegungen der korrespondierenden Körperteile, und zwar nicht einzelne Muskeln, sondern Muskelgruppen. Obwohl dieses kleine Rindengebiet bei der Motorik eine Schlüsselrolle erfüllt, haben wir immer noch nicht verstanden, worin genau seine Funktion besteht.

Auf jeden Fall denkt das Gehirn nicht in „Muskeln".

Wie aber denkt es dann? Geht es um die Bewegung von Gelenken (Flexion–Extension) oder um Bewegungen im Raum (nach vorne, zur Seite)? Oder um gewünschte Ziele, Endpositionen oder um die zur Bewegung notwendige Kraft? Auf jeden Fall konnte die Neurophysiologie inzwischen nachweisen, dass die Eigenschaften der motorischen Neurone alles andere als homogen und statisch sind. Bekannt ist, dass sich neuronale Eigenschaften grundsätzlich verändern können und dass Gruppen von Neuronen durch Lernprozesse mit neuen Muskelgruppen verbunden werden können, also Plastizität (Kap. 3).

Funktionell befindet sich die primäre motorische Hirnrinde in direkter Nähe zum spinalen Motoneuron und zur nachgeschalteten Muskulatur. Eine Handlung stellt an das Gehirn jedoch höhere Anforderungen als nur die Aktivierung von Neuronen im primären motorischen Kortex.

2.5.2 Beteiligte Hirnregionen

An einer zielführenden (Alltags-)Handlung sind neben der primären motorischen Rinde auch zahlreiche Gebiete der parietalen und frontalen Hirnrinde (Haaland et al., 2000; Sanes, 2003) sowie die Stammganglien und das Kleinhirn beteiligt. Im Einzelnen hängt die Aktivität dieser Gebiete von der Art der jeweiligen Handlung ab, z. B.:

- Ist es eine neue oder eine Routinehandlung (Abb. 2.5)?
- Wird sie bewusst gesteuert (einen Brief tippen) oder verläuft sie automatisch (gehen)?
- Welche Sinnesorgane sind beteiligt (die Augen: Ballsportart; die Ohren: musizieren, sprechen)?
- Geht es um eine offene (z. B. sich im Straßenverkehr zurechtfinden) oder um eine geschlossene Fertigkeit (stabile Umgebung, z. B. Kaffeemachen)?
- Geht es um Eigeninitiative und Spontanmotorik (von Motivation bis Aktion) oder um Stimulus-Response-Motorik (Abb. 2.1 und „Interne und externe motorische Steuerung")?
- Geht es um eine emotionelle Ausdrucksbewegung (expressive Motorik), oder hat die Bewegung ein mechanisches Ziel?

Im Verlauf des Lernprozesses nimmt die Geschicklichkeit der Handlung zu (z. B. das Fangen eines Balles) und damit verändern sich die beteiligten Hirnregionen weitestgehend. Anfänglich waren noch bewusste Steuerung und hohe Konzentration notwendig, aber nach einiger Zeit verändert und verringert sich die Aktivität des Gehirns, man spricht von **neuraler Effizienz** (Abb. 2.5).

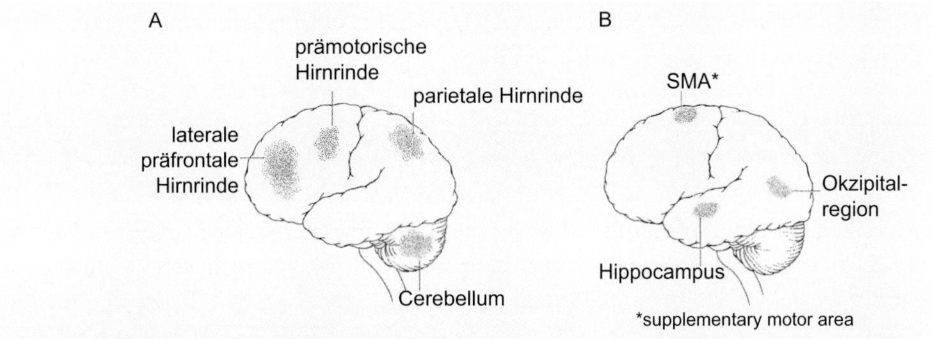

Abb. 2.5 Neue Fertigkeiten gegenüber Routinefertigkeiten
A. Beim Erlernen neuer motorischer Fertigkeiten werden vor allem Gebiete der präfrontalen, prämotorischen und parietalen Hirnrinde und des Kleinhirns aktiviert; B. Bereits bekannte Tätigkeiten lösen in anderen und weniger Regionen Aktivität aus, beispielsweise SMA und Hippocampus (frei nach: Gazzaniga, 2002).

Die oben beschriebenen Variablen kommen bei der Besprechung der neuralen Grundlage motorischer Fertigkeiten oft zu kurz. Ohnehin dürfte klar sein, dass ein Tennisaufschlag im Gehirn anders repräsentiert wird als der Beginnakkord der Kreutzer-Sonate, und dies jeweils bei einem Spitzenspieler und einem Starpianisten auch wieder anders als bei einem Amateursportler beziehungsweise einem Hobbymusiker.

Wenn zwei CVI-Patienten denselben Auftrag bekommen, z. B. einen Ball fangen, dann kann das für den einen Patienten eine relativ neue Anforderung sein, für den anderen dagegen eine gut bekannte Aktivität, weil er sein ganzen Leben mit Ballsport beschäftigt war. Eine eventuelle Läsion im präfrontalen Kortex erschwert diese Aufgabe für den ersten, aber nicht für den zweiten Patienten. Es ist also wichtig, sich zu vergegenwärtigen, dass dieselbe Übung, abhängig von der individuellen Vorerfahrung, bei den einzelnen Patienten sehr unterschiedliche Hirnaktivität erfordern kann.

Für die Neurorehabilitation bedeutet das, dass wir mit einem ausschließlichen muskel- und bewegungsorientierten Training vielleicht die falschen Hirnregionen aktivieren. Da jede spezifische Handlung ein einmaliges Verteilungsmuster der Hirnaktivität hervorruft, muss die Rehabilitation so handlungsorientiert wie irgend möglich ausgerichtet werden. Nur so wird es gelingen, im Gehirn die erwünschten plastischen Veränderungen in den richtigen Arealen auszulösen.

2.5.3 Das Kleinhirn (Cerebellum)

Lange Zeit wurde das Cerebellum als eine Hirnstruktur mit rein motorischen Aufgaben angesehen. Es ist sicher wahr, dass wir beim Ausführen von motorischen Aufgaben meistens auch Aktivität im Cerebellum sehen. Die gängige Auffassung hat sich jedoch verändert, nachdem deutlich wurde, dass das Cerebellum entscheidend ebenso an anderen Vorgängen beteiligt ist:

- beim Erlernen neuer Fertigkeiten (Thach, 1998): *Molinari* und Mitarbeiter (1997) konnten nachweisen, dass Patienten mit zerebellärer Schädigung Schwierigkeiten hatten, Handlungsreihen zu erlernen (prozedurales Gedächtnis). *Martin* und Mitarbeiter (1996) untersuchten, wie die Zielgenauigkeit beim Ballwerfen mit Prismabrillen verringert wird. Gesunde Probanden kompensierten die künstliche Sehstörung schnell und trafen wieder das Ziel. Patienten mit zerebellärer Schädigung gelang dieses viel schlechter.
- beim Erlernen und Verfeinern kognitiver Funktionen, z. B. von Sprache: Stellvertretend (Leiner, 1993) zitieren wir: „Das Kleinhirn perfektioniert die Funktionen all derjenigen Hirnregionen, mit denen es wechselseitig in Verbindung steht."

- bei sensorischer Stimulation: Forschung mit bildgebenden Verfahren (Leiner, 1993) hat gezeigt, dass bestimmte Gebiete im Cerebellum bei sensorischer Stimulation (akustisch, visuell) aktiviert werden. Bemerkenswert ist die Aktivierung bei Schmerz – hat dies zu tun mit der automatischen Anpassung der Motorik? Wenn man z. B. eine schmerzhafte Hüfte hat, verändert sich automatisch der Gang, darüber braucht man nicht nachzudenken.

Für die Neurorehabilitation bedeutet dies, dass bei Patienten mit zerebellären Defekten das Erlernen motorischer Fertigkeiten, beispielsweise ADL, mühsamer verlaufen könnte. Dies gilt wahrscheinlich auch für kognitives Lernen, zum Beispiel lernen, einen (mentalen) Stufenplan zu benutzen.

2.5.4 Sehen und Motorik

Spiegelneuronen

Entwicklungsgeschichtlich kann die Bedeutung der Beobachtung von Handlungen kaum überschätzt werden. Mittels Vormachen und Imitation wurden motorische Errungenschaften wie das Feuermachen, die Jagd und die Nahrungszubereitung weitergegeben (Kunst der Nachahmung). Auch heute sehen wir beim Kind, dass es auf dem gleichen Weg bestimmte Fertigkeiten der Eltern erlernt (Gemüse waschen, den Fernseher einschalten, Brot toasten, einen Nagel einschlagen). Darum ist es auch nicht verwunderlich, dass im Gehirn eine Art Kurzschlussverbindung zwischen dem Betrachten einer Handlung und ihrer Durchführung existiert (s. a. Box 6 in Kap. 9).

Abb. 2.6 illustriert das klassische Experiment von *Rizzolatti* (1998, 2006 und 2008). Der Untersucher ergreift mit Daumen und Zeigefinger ein Stückchen Futter und legt es auf einen Teller. Der beobachtende Affe weiß aus Erfahrung, dass er das Futter nehmen darf.

In Area 6 (prämotorische Hirnrinde) und Area 44 (Broca-Zentrum beim Menschen) werden sowohl beim Sehen der Handlung als auch beim Selbstergreifen des Futters dieselben Neuronen aktiviert (Spiegelneuronen). Interessant ist auch, dass diese Neuronen nicht aktiviert werden, wenn der Untersucher das Futterstückchen mit einer Gabel aufnimmt. Anscheinend müssen die vorgemachte und die imitierte Handlung gleich sein. Dieses visuell-motorische System ist genetisch angelegt, denn auch motorisch behinderte Kinder können Körperbewegungen gut wahrnehmen (Pavlova et al., 2003).

Ebenso hat sich gezeigt, dass Spiegelneuronen vor allem beim Betrachten sinnvoller und bekannter Handlungen aktiviert werden (Gallese, 1996). Beim Sehen einer bedeutungslosen Bewegung entsteht nur eine okzipitale Aktivität. Es ist also von Relevanz, ob eine demonstrierte Bewegung bedeutungsvoll oder bedeutungslos ist. In der Praxis zeigt sich auch, dass manche CVI-Patienten bedeutungsvolle Bewegungen besser imitieren können als bedeutungslose (z. B. Beugen des Unterarms).

Die Erkenntnisse implizieren, dass ein großer Unterschied besteht zwischen dem Betrachten, um sich etwas zu merken (perzeptives Ziel), und dem Betrachten, um etwas nachzumachen. Im ersten Fall werden Gebiete des visuellen Gedächtnisses (Decety, 1997), im zweiten Fall Gebiete im Frontallappen aktiviert. Es gibt also spezielle Gebiete für Imitation, womit auch das Auftreten **doppelter Dissoziationen** erklärt wäre, d.h. es gibt Patienten, die zwar in der Lage sind, eine bestimmte Handlung spontan durchzuführen, können sie aber nicht imitieren, und umgekehrt. Anders ausgedrückt: Es gibt Patienten ohne visuelle Störung, die dennoch wegen einer frontalen Störung nicht imitieren können. Es gibt aber auch Patienten mit einer visuellen Störung (okzipitale Läsion), die sehr wohl imitieren können.

Das Spiegelprinzip ist offenbar noch allgemeiner gültig und wirkt z.B. auch beim Imitieren von Klängen und Melodien und beim Nachspüren von Emotionen, die man bei anderen wahrnimmt

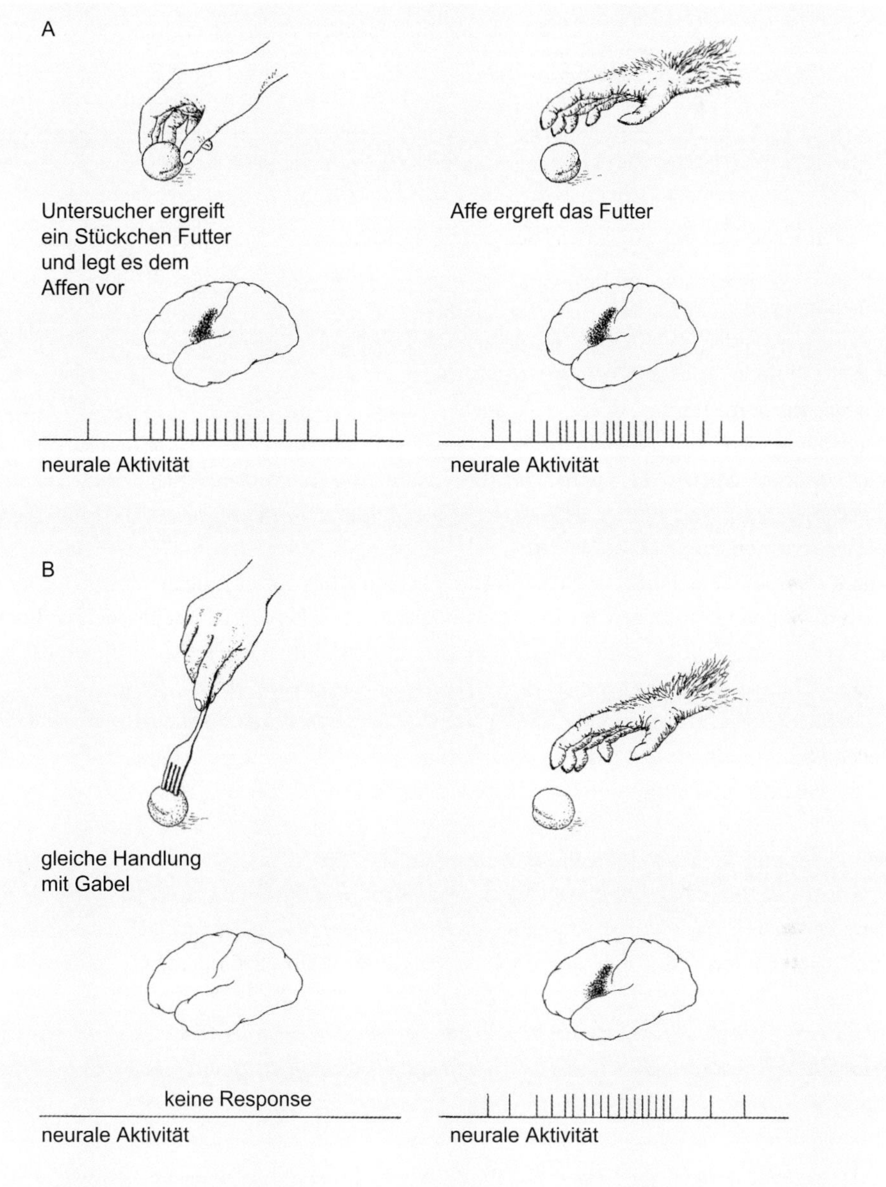

Abb. 2.6 Das Beobachten einer Handlung
A. Ein Affe beobachtet den Untersucher beim Aufnehmen eines Stückchens Futter; sein Gehirn zeigt Aktivität in den Areae 6 und 44. Die gleichen Gebiete werden aktiviert, wenn der Affe das Stückchen selbst ergreift (Spiegelneuronen). B. Dasselbe Futterstückchen wird nun auf eine Gabel gespießt und wieder abgelegt; jetzt entsteht in den Areae 6 und 44 keine Aktivität (frei nach: Rizzolatti und Arbib, 1998).

(manchmal sogar Schmerz). Wenn sie die Berührung eines anderen Menschen sehen, reagieren manche Leute mit erhöhter Aktivität in ihrem eigenen sensiblen Kortex (Blakemore et al., 2005).

Im Rahmen der Neurorehabilitation ist es wichtig, Folgendes zu wissen:

- Ist das Handlungsimitationssystem („Spiegelsystem") des Patienten intakt? Wenn ja, dann kann uns das beim Lernprozess nützlich sein.
- Manchmal werden Patienten als „nicht lernfähig" eingeschätzt, weil sie keine Fortschritte machen

bei der herkömmlichen verbalen Instruktion und Feedback-Gabe. Manche dieser Patienten (sogar Patienten mit Demenz) können (abhängig von der Lokalisation der Läsion) jedoch sehr wohl lernen mittels der Imitationsmethode.

- Man muss sich bewusst sein, dass man am besten diejenige Bewegung vormacht, die der Patient wiedererlernen soll. Zeigt man beispielsweise einem Hemiplegiker eine gesunde Person beim Gehen, dann wird sich das in seinem Gehirn kaum auswirken. Besser wäre es wahrscheinlich, dem Patienten die Bewegung vorzumachen, zu der er selbst in der Lage ist, also den typischen Hemiplegikergang mit Zirkumduktion des gelähmten Beins. Die demonstrierte Bewegung soll für den Patienten eine erreichbare Herausforderung sein, ein Prinzip, das auch in Sport und Musik eine goldene Regel ist.
- Imitationslernen gelingt oft besser bei bedeutungsvollen Handlungen als bei bedeutungslosen Bewegungen.

Das visuelle Wo-, Wie- und Was-System

Ein weiterer interessanter Aspekt des visuellen Systems ist die Einteilung in das Wo-, Wie- und Was-System.

- **Wo-System:** In diesem System wird die Lokalisation des visuellen Reizes oder des Objekts analysiert. Diese Analyse findet statt in der sogenannten dorsalen (parietalen) Route. Das Ziel dieses Systems ist also **Lokalisieren**.
- **Wie-System:** Hier wird „berechnet", wie man einen Objekt greifen oder anfassen soll. Dazu ist die dorsale Route weiter nach vorn (frontal) ausgebreitet. Das Ziel dieses Systems ist **Handeln**.
- **Was-System:** Via diese, ventral gelegene Route wird analysiert, „was" ein Objekt ist. Dieses System hat also ein perzeptiv-semantisches Ziel: **Kognition, Wissen erlangen.**

Für die Motorik ist das **visuelle „Wie-System"** bedeutend (dorsale visuelle Route). Dabei handelt es sich um ein System, das ein wahrgenommenes Objekt in eine effektive Greifbewegung oder adäquaten Handlung umsetzen kann (Milner und Goodale, 1995).

Wir nähern uns mit der Hand einem Kugelschreiber oder einer Kaffeetasse und stimmen dabei Handhaltung und Fingeröffnung automatisch auf Lage und Maß des Gegenstands ab. Die Hand, die einen einzelnen Tennisball aufhebt, öffnet sich anders als die Hand, die zwei nebeneinanderliegende Tennisbälle aufhebt. Auf diese Weise drehen wir auch einen Brief automatisch so, dass er durch den Briefschlitz passt. Nicht zufällig spricht man beim Spielen von Musikinstrumenten von „Griffen". Eigenartigerweise wird der Musiker beim Benennen einer geschriebenen Note schon mal einen Fehler machen, während er gleichzeitig den richtigen Griff anwendet (also eigentlich ein Form von Blindsehen). Offensichtlich funktioniert das Wie-System schneller und fehlerfreier als das kognitiv-perzeptive System.

Das kortikale, automatisierte Wie-System (dorsale Route) ist also deutlich getrennt vom **perzeptiv-semantisch-visuellen Was-System** (ventrale Route), das uns mitteilt, was das Wahrgenommene ist, beispielsweise ein Baum, ein Gesicht, ein Tier oder eine Vase (Jeannerod et al., 1995).

Auch diese beiden Systeme können unabhängig voneinander gestört sein. Manche Patienten mit einer parietalen Läsion haben die automatisierte motorische Abstimmung verloren. Wir sprechen in diesen Fällen von einer **visuellen Ataxie.** Zur Diagnostik legen Sie einen Kugelschreiber oder Bleistift in verschiedenen Richtungen auf den Tisch und bitten den Patienten, nach ihm zu ergreifen. Der Patient wird entweder mit einer verkehrten Handhaltung oder ganz daneben greifen. Perzeptiv hat er jedoch kein Problem: die visuelle Erkennung ist ungestört. Umgekehrt gibt es Patienten mit **visueller Agnosie,** bei denen die Erkennung des Gegenstands, nicht aber das visuell-motorische System gestört ist. Diese Patienten können einen Ball fangen und ergreifen fehlerlos eine Kaffeetasse.

Für die Neurorehabilitation bedeutet dies, dass eine Ungeschicklichkeit manchmal auf eine Störung des visuell-motorischen Wie-Systems zurückgeführt werden kann. Diese Patienten sind erheblich leistungsfähiger, wenn sie die Gegenstände nicht anschauen müssen, sondern nur ihren Tastsinn gebrauchen, beispielsweise beim Ankleiden, beim Knöpfen, beim Schließen des Hosengürtels, beim Krawattebinden, beim Öffnen und Schließen eines Reißverschlusses und beim Binden der Schnürsenkel.

2.5.5 Bewegungsvorstellung

Bei der Motorik können diverse mentale Aspekte eine Rolle spielen:

- **Mentale Vorbereitung (Präparation):** Damit wird die Konzentrationsphase bezeichnet, die der Durchführung vorausgeht und während deren das Gehirn sich gewissermaßen vorbereitet und ordnet. Wird der Tennisspieler unmittelbar vor dem Aufschlag durch das Rufen seines Namens gestört, dann wird er einen Fehler machen. Das Gleiche gilt für den Pianisten vor einem Konzert. Er beginnt erst dann, wenn es im Saal mucksmäuschenstill ist. Obwohl er für eine fehlerfreie Ausführung wichtig ist, wird der Aspekt der Vorbereitung (Präparation) in diesem Kapitel nicht weiter ausgeführt.
- **Mentale Konzentration** während der Bewegung, z. B.: Der Skifahrer konzentriert sich während des Trainings auf der Druckverteilung über den linken und rechten Ski, der Pianist arbeitet bewusst und gezielt an der unterstützenden Unterarmbewegung.
- **Bewegungsvorstellung** *(mental practice, motor imagery):* Man kann eine Bewegung rein gedanklich durchführen. Beispielsweise sitzt man an einem Tisch mit einer Kaffeetasse, schließt die Augen und stellt sich vor, wie man die Kaffeetasse mit der rechten Hand ergreift. Dabei erlebt man fast wirklich, wie der Arm sich in die richtige Richtung bewegt und wie sich die Hand vor dem Ziel richtig öffnet, um die Tasse am Henkel zu ergreifen.

„*Mental Practice*" wird oft verwechselt mit „visualisieren". Visualisieren einer Bewegung will sagen, dass man sich die Bewegung visuell vorstellt, das heißt, man sieht die Bewegung gedanklich vor sich. Mit „mental practice" und Bewegungsvorstellung wird jedoch gemeint, dass man die Bewegung selbst gedanklich ausführt.

Auf diesen Aspekt der Bewegungsvorstellung gehen wir jetzt näher ein. In der mentalen Bewegung sind viele Elemente der wirklichen Bewegung enthalten. Die Technik der Bewegungsvorstellung wird manchmal von Sportlern und Musikern angewendet. Wir denken an Skifahrer wie *Jean Claude Killy*, der vor jedem Start die gesamte Strecke einmal geistig bis in alle Details zurücklegte (Leonard, 1998). Oder ein Violinist, der auf der Zugfahrt zum Konzert seine schwierigen **Noten** gedanklich einmal ganz durchspielt. Dabei nimmt er sogar Fehler wahr, wenn er den Ton nicht richtig trifft oder merkt, dass sein Tempo zu schnell ist. Übrigens: Musiker können diverse Formen von *Mental Practice* ausüben:

- rein akustisch: man stellt sich den Klang vor (z. B. „Eine kleine Nachtmusik"),
- akustisch mit Noten: man liest die Noten (oder Partitur) und stellt sich den Klang vor,
- motorisch mit Noten: man liest die Noten und macht gedanklich die passenden Griffe oder Bewegungen,
- motorisch ohne Noten: man macht gedanklich die Griffe und Bewegungen, die zu einem bestimmten Musikstück gehören.

Aus bildgebenden Untersuchungen wissen wir, dass durch Bewegungsvorstellungen mit Ausnahme der primären motorischen Hirnrinde die gleichen Gebiete aktiviert werden wie bei wirklichen Bewegungen. Die Programmierung von Tempo, Umfang und Richtung findet wirklich statt, nur die letztendliche Durchführung wird noch zurückgehalten. Das Erlernen motorischer Fertigkeiten geht mit einer verfeinerten und zunehmenden Zuverlässigkeit der neuralen Steuerung einher. Und diese verbesserte Ordnung der Hirnaktivität in Raum und Zeit lässt sich auch rein gedanklich erzielen.

Mit *Mental Practice* übt man also Hirn- und nicht Muskelaktivität.

Crammond (1997) beschreibt ein Experiment, bei dem die Probanden die Spitze eines Bleistifts zwischen zwei Flächen auf und ab bewegen müssen. Je kleiner die Flächen sind, umso mehr Fehler werden gemacht und umso mehr Zeit kostet die Handlung. Zwischen Geschwindigkeit und Genauigkeit entsteht ein Kompromiss (engl. *speed accuracy trade off*). In Abb. 2.7 wird deutlich, dass die Kurven für wirkliche Bewegung und Bewegungsvorstellung praktisch gleich verlaufen. Bei Patienten mit einem Defekt der motorischen Hirnrinde sind sowohl die wirkliche Bewegung als auch die Bewegungsvorstellung übereinstimmend deutlich verlangsamt. Bei Patienten mit parietaler Läsion sehen wir aber, dass die wirkliche Bewegung nicht mehr übereinstimmt mit der Bewegungsvorstellung. Die wirkliche Bewegung ist deutlich verlangsamt, aber rein mental erreicht der Patient für ihn unrealistische Geschwindigkeiten.

Abb. 2.8 zeigt ein anderes interessantes Experiment (Pascual-Leone, 2004). Die Probanden müssen üben, vier Tasten in einer bestimmten Reigenfolge einzudrücken. Gruppe 1 übte die wirklichen Bewegungen (Tasten eindrücken gemäß Muster). Gruppe 2 übte nur mental, das heißt, die Bewegungen werden nur gedanklich gemacht. Eine dritte Gruppe, die Kontrollgruppe, übte gar nicht. Die Anzahl der Fehler nahm bei den Gruppen 1 und 2 deutlich ab (bei Gruppe 1 etwas schneller). Nach fünf Tagen wurde ein gleiches Fertigkeitenniveau erreicht. Die Kontrollgruppe zeigte keinen einzigen Fortschritt. Gleichzeitig mit diesen Übungen wurde die Größe der kortikalen Fingergebiete bestimmt (mittels sog. transkranieller Magnetstimulation, TMS). Es ist deutlich zu sehen, dass die Verbesserung des Fertigkeitenniveaus mit eine Vergrößerung der kortikalen Repräsentationen der betreffenden Fingern einhergeht.

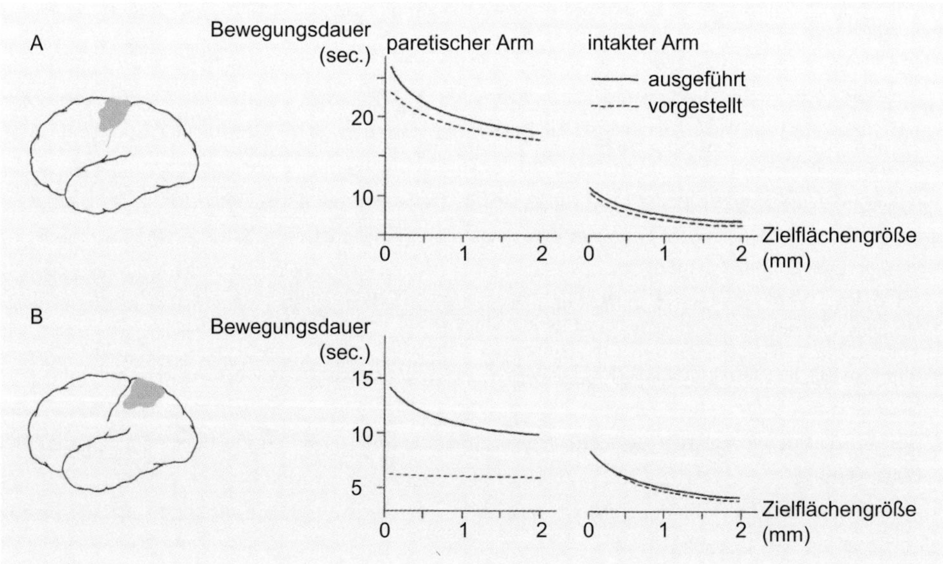

Abb. 2.7 Vergleich zwischen Bewegungsvorstellung und wirklicher Bewegung
Die Probanden sollen die Spitze eines Bleistifts zwischen zwei Flächen auf und ab bewegen. Je kleiner die Flächen sind, umso mehr Zeit kostet die Handlung. A. Bei Patienten mit einer Parese infolge Läsion der motorischen Hirnrinde sind sowohl die wirkliche Bewegung als auch die Bewegungsvorstellung übereinstimmend deutlich verlangsamt; B. Bei Patienten mit parietaler Läsion ist nur die wirkliche Bewegung verlangsamt; wirkliche Bewegung und Bewegungsvorstellung stimmen nicht überein (frei nach Crammond, 1997).

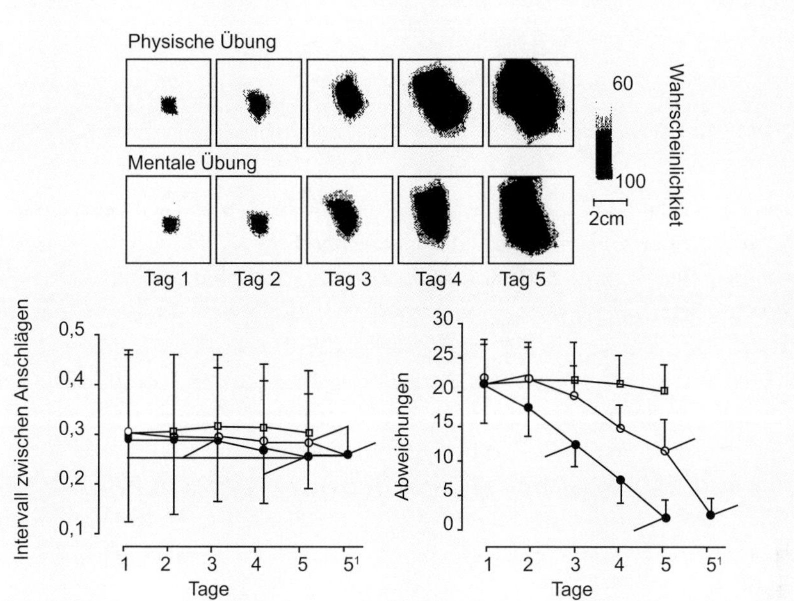

Abb. 2.8 Effekt von physischem und mentalem Üben
Die Probanden müssen vier Tasten in einer bestimmten Reihenfolge drücken. Die Veränderungen der vier kortikalen Fingergebiete wurden mittels transkranieller Magnetstimulation (TMS) bestimmt (schwarze Regionen oben). Intervall zwischen den Anschlägen (links unten). □ = keine Übung; ○ = mental Übung; ● = physische Übung. Deutlich ist zu sehen, dass auch sauberes mentales Üben die Fertigkeit verbessert (Pacual-Leone, 2003).

Für die Neurorehabilitation ergeben sich folgende Konsequenzen:

- Techniken der Bewegungsvorstellung können manchmal eingesetzt werden zum Einüben von Handlungen, beispielsweise aus dem Bett aufstehen, sich aus einem Sessel erheben oder eine Tasse ergreifen und zum Mund führen (Box 1 in Kap. 9).
- Voraussetzung ist, dass der Patient sich die Bewegung in allen Details gut vorstellen kann, vergleichbar einem Musiker, der die Bewegungsvorstellung auch erst dann einsetzen kann, wenn er die Fingersätze oder Griffe auf seinem Instrument kennt. Bei Bewegungsvorstellung wird also das deklarative Gedächtnis beansprucht. Im ersten Kapitel haben wir das bemerkenswerte Beispiel von Ian Waterman beschrieben, dessen Gehirn völlig intakt war; gerade darum war Mental Practice in seinem Fall eine sinnvolle Option.
- Abhängig vom Ort der Läsion macht die Anwendung dieser Technik nur dann Sinn, wenn zwischen der Bewegungsvorstellung und der wirklichen Bewegung eine Beziehung besteht.
- Auch bei Leuten mit „gesundem" Gehirn gibt es große individuelle Unterschiede. Nicht jeder kann oder will diese ziemlich abstrakte Methode anwenden.

Eine kritische, wissenschaftliche Würdigung der Bewegungsvorstellung findet sich in *Jeannerod* (1994). Das Buch von *Morris* (2005) gibt viele praktische Anwendungsmöglichkeiten, vor allem im Sport. In Kap. 9, Box 1, wird die praktische Anwendung dieser Methode für die Neurorehabilitation weiter ausgearbeitet.

2.5.6 Interne und externe motorische Steuerung

Weiter oben besprachen wir bereits die große Bedeutung des Unterschieds zwischen spontanen, selbstinitiierten Bewegungen (Musizieren, Stabhochspringen, Tennisauschlag) und Bewegungen als Reaktion auf einen äußeren Impuls (Startschuss, Straßenverkehr, Verkehrsampel, Return

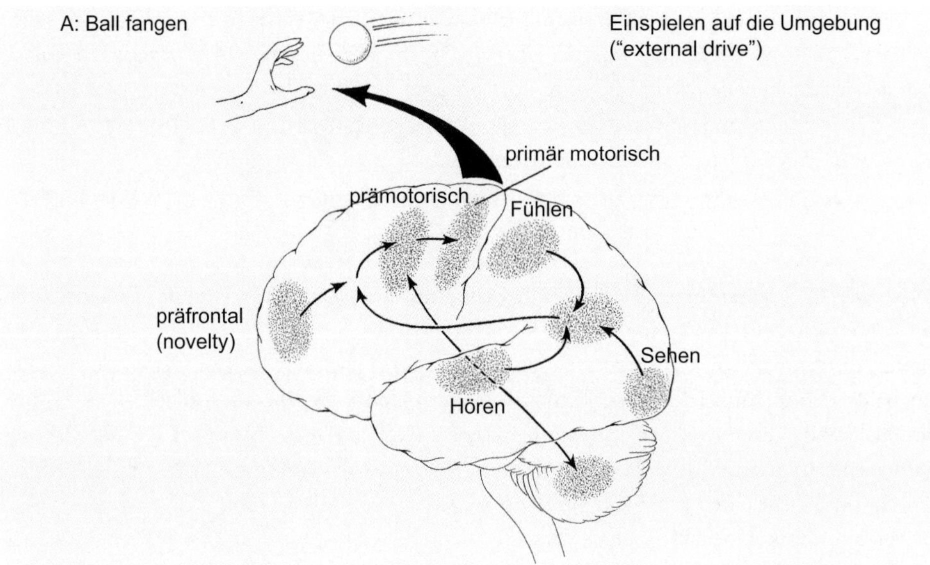

Abb. 2.9A Laterales motorisches System
Bei einer durch einen externen Stimulus ausgelösten Bewegung (Fangen eines Balls) sind zahlreiche, vor allem lateral gelegene Gebiete aktiv; durch Hören, Sehen und Tasten gewonnene Informationen werden in den hinteren Hirnregionen verarbeitet und in den lateralen Frontalregionen in eine adäquate Reizantwort umgesetzt.

beim Tennis). In Abb. 2.9 sehen wir medial und lateral lokalisierte motorische Systeme. Wird die Bewegung von einem externen Impuls ausgelöst (hier: Fangen eines Balls, Abb. 2.9A), dann werden mehr laterale Systeme aktiviert. Die Umgebungsreize werden über die optische, die akustische und die somatosensorische Hirnrinde aufgenommen und nach Bearbeitung zwecks Selektion und Programmierung einer adäquaten Reizantwort in die Frontalregion weitergeleitet (kognitives motorisches System).

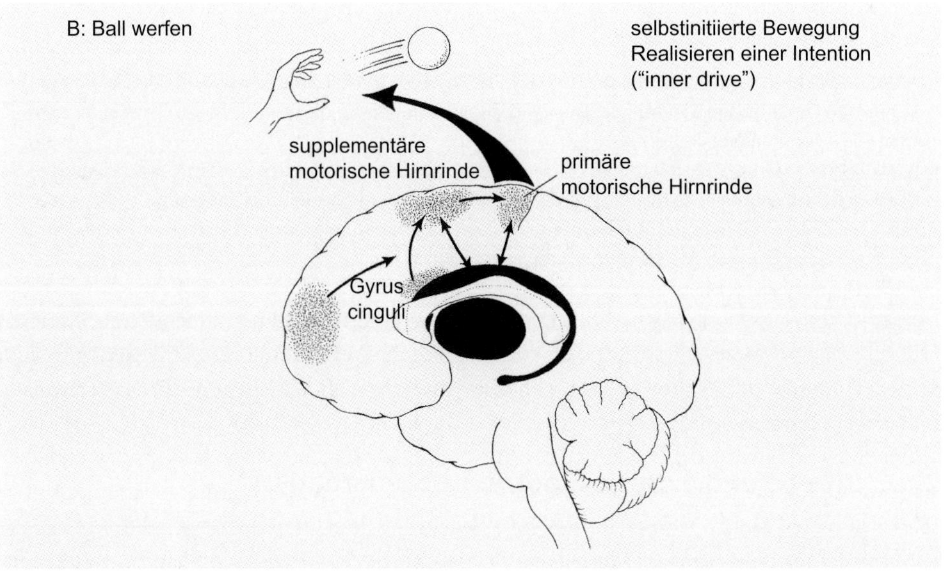

Abb. 2.9B Eine selbstinitiierte Spontanbewegung (Werfen eines Balles) aktiviert vor allem mediale Gebiete.

Eine selbstinitiierte Spontanbewegung (Abb. 2.9B, Werfen eines Balls) aktiviert vor allem mediale Gebiete wie die an der Innenseite des Lobus frontalis gelegene SMA (engl. *supplementary motor area*), die in enger Verbindung mit den vorderen Anteilen des limbischen Systems (Emotionen, *inner drive*) und bestimmten Anteilen der Stammganglien steht (emotionelle Expression, Automatismen, sog. emotionales motorisches System).

Der Therapeut sollte sich der Tatsache bewusst sein, dass extern ausgelöste Bewegungen andere neurale Systeme aktivieren als selbstinitiierte Bewegungen.

Jahanshahi und Mitarbeiter (1995) verglichen gesunde Probanden mit Parkinson-Patienten, indem sie mittels PET-Scan die aktiven Hirnregionen bei extern ausgelösten und bei selbstinitiierten Bewegungen registrierten. Bei den extern ausgelösten Bewegungen fanden sie zwischen den beiden Gruppen keine Unterschiede. Es wurden jeweils vor allem laterale Gebiete der präfrontalen und prämotorischen Hirnrinde aktiviert. Große Unterschiede fanden sich dagegen bei den selbstinitiierten Bewegungen. Die Aktivität der medialen motorischen Systeme war bei den Parkinson-Patienten erheblich geringer als bei den gesunden Probanden, was im Übrigen die bekannte Tatsache bestätigt, dass Parkinson-Patienten auf externe Stimuli gut reagieren, beispielsweise auditiv (rhythmische Musik, klatschen, zählen) oder visuell (Streifenmuster oder Hindernisse auf dem Fußboden, Treppensteigen) (Lewis et al., 2000). Mehrere Studien bescheinigen den beiden motorischen Systemen gravierende Unterschiede (Gerloff et al., 1998; Boecker et al., 1994; Passingham, 1993; Porter und Lemon, 1993).

Der nach einem Buch des Neurologen *Oliver Sacks* gedrehte Film „Zeit des Erwachens“ (amerik. Original *Awakenings*) zeigt (einigermaßen dramatisiert, aber realistisch), wie gänzlich versteifte Parkinson-Patienten durch den Anblick eines Schachbrettmusters im neuen Bodenbelag in Bewegung kommen. Auch beginnen sie erst zu essen, wenn eine Schallplatte mit (sehr rhythmischer!) Musik von Glenn Miller aufgelegt wird.

Andererseits ist zu beachten, dass Patienten mit weiter lateral gelegenen Hirnrindenläsionen oft Schwierigkeiten haben, angemessen auf Umgebungsreize zu reagieren, beispielsweise zu gehen oder Rollstuhl zu fahren auf einem stark frequentierten Flur. Solche Patienten tun sich viel leichter in einer ruhigen Umgebung, in der sie ihre Bewegungen selbst steuern können, ohne auf externe Reize reagieren zu müssen.

Die praktische Konsequenz ist (wie oben schon angemerkt) vor allem, dass der Patient im Reha-Zentrum viel „Struktur“ bekommt. Es gibt feste Termine, bei der Therapie werden klar umrissene Aufträge gegeben. Problematisch wird es dann, wenn der Patient wieder zu Hause ist und ihm dann plötzlich diese Struktur fehlt und der Patient in Passivität verfällt. Es ist also wichtig, dass der Patient lernt, selbst Initiative zu entwickeln, um während der gesamten Rehabilitationsperiode das mediale motorische System nicht zu vernachlässigen.

2.5.7 Bewegungssequenzen

Die Muster bestimmter Handlungsreihen liegen im Gehirn fest. Häufig vorkommende Wörter werden automatisch fehlerfrei getippt, ohne dass wir über jeden einzelnen Anschlag nachdenken müssen. Bestimmte Passagen eines Musikstücks verlaufen automatisiert, das Spielen eines allein stehenden Taktes ist jedoch ein bewusster Vorgang. Das Leisten einer Unterschrift ist eine feststehende Handlungskette. Niemand ist in der Lage, nur den mittleren Abschnitt seiner Unterschrift zu schreiben.

Zahlreiche andere, häufig vorkommende alltägliche Handlungen wie vom zweiten in den dritten Gang schalten, Kaffeekochen, die Körperpflege oder das Staubsaugen bestehen aus festen

Bewegungssequenzen. Aktivität besteht also nicht aus separaten einzelnen Bewegungen. Beinahe immer ist eine Bewegung ein Handlungsglied einer Reihe: Wir reichen nach der Tasse (Extension), bringen die Tasse zum Mund (Flexion), kippen die Tasse, um einen Schluck zu nehmen (Pronation-Supination), und setzen die Tasse dann wieder ab: eine ganze Reihe von nacheinander gekoppelten Bewegungen.

Zum Glück löst das Gehirn dieses vernünftig: Solche häufig vorkommenden Bewegungssequenzen werden in einem automatisch funktionierenden prozeduralen Gedächtnis als Ganzes gespeichert. Während des Lernprozesses werden gewissermaßen Einzelglieder (eng. *chuncking*) allmählich zusammengefügt zu längeren Ketten (eng. *chaining*). In dem faszinierenden Dokumentarfilm *Ivan. Living with Parkinson's Disease* wird gezeigt, wie Ivan, ein Mann mit Parkinson-Krankheit (übrigens ein Jugendfreund von John Lennon und Paul McCartney), dauernd Bewegungsreihen bedenken muss, um eine Teilbewegung machen zu können. Das Greifen eines Türgriffs wird eingepasst in allerlei sozusagen bahnende Bewegungen. Nur damit gelingt es Ivan, den Türgriff zu greifen. Auch bei vielen anderen Patienten könnte diese Strategie eine Option sein.

Allerdings ist noch nicht bekannt, wie der Lernvorgang auf der neuralen Ebene genau vor sich geht. Studien zur Sequenzbildung beschäftigen sich mit unterschiedlichen Aspekten:

- sinnlose oder sinnvolle Handlungsreihen, z. B. an einer Tastatur (u. a. Gerloff et al., 1997),
- selbstinitiiert oder extern ausgelöst (u. a. Halsband et al., 1993),
- Konzentration auf die Aufgabe (explizit) oder automatisiert (implizit) (u. a. Hazeltine et al., 1997; Honda et al., 1998),
- frühe oder späte Phase im Lernprozess (u. a. Hikosaka et al., 1999),
- bei Gesunden oder bei Patienten mit Hirndefekt.

Als gesichert gilt die Beteiligung mehrerer Hirnregionen wie der prämotorischen Hirnrinde, der SMA, des Corpus striatum und des Kleinhirns. Am expliziten Lernen, bei dem die Aufmerksamkeit bewusst auf die Aufgabe gelenkt wird, sind andere Gebiete beteiligt als am impliziten Lernen, bei dem Bewegungen eher gedankenlos ablaufen.

Bedeutung für die Neurorehabilitation:

Der Patient möchte wieder bestimmte Fertigkeiten beherrschen, beispielsweise aus dem Bett aufstehen, sich ankleiden, einen Brief schreiben. Dabei geht es häufig um Bewegungssequenzen, die sich mit verschiedenen Techniken einüben lassen. Zurzeit wissen wir noch nicht, welche Technik am besten geeignet ist. Da es um Hirnschädigungen geht, wissen wir nur, dass bereits kleine Veränderungen des Übungsprogramms große Folgen für die Leistung des Patienten haben können. Worauf ist beispielsweise die Aufmerksamkeit gerichtet? Und gibt es externe steuernde Reize?

Vergleichen wir dies einmal mit einem Musiker, der sein Musikstück auf ganz unterschiedliche Art einstudieren kann:

- Gilt die Konzentration den Noten, den Fingern oder dem Klang?
- Soll man zunächst langsam üben und dann erst die Geschwindigkeit erhöhen oder gleich mit Normalgeschwindigkeit üben?
- Alles vom Blatt oder gleich auswendig spielen, um Finger und Tasten beobachten zu können?
- Zuerst kurze Fragmente und diese dann zusammenfügen oder zuerst das Ganze und danach schrittweise verfeinern?
- Einsatz von sog. *forward chaining* (Vorwärtsansatz) oder *backward chaining* (Rückwärtsansatz) (siehe Kap. 9 Box 4).

Manchmal kann ein Strategiewechsel unerwartete Lernverbesserungen bewirken.

Kapitel 3

Plastizität

Plastizität bedeutet Veränderbarkeit, Verformbarkeit, Anpassungsfähigkeit. Sie ist eine Grundeigenschaft jedes Neurons und bildet die biologische Basis für Entwicklung, Wiederherstellung und Lernen. Plastizität ist überall: vom Molekül bis zum Verhalten, von der einzelnen Nervenzelle bis zum Nervensystem auf allen anatomischen Ebenen (Peripherie, Rückenmark, Großhirn), in jedem funktionellen System und dies lebenslang. Plastizität erklärt die Einzigartigkeit jedes Individuums.

Das Erlernen einer Fertigkeit erfordert plastische Veränderungen auf allen Niveaus. Beispielsweise nimmt die kortikale Repräsentation der Finger der linken Hand bei einem Violinisten zu. Menschen mit angeborener Blindheit nutzen ihre Sehrinde zum Erlernen von Blindenschrift, Gehörlose die Hörrinde zum Verstehen der Gebärdensprache. Sensorische

Systeme unterstützen sich wechselseitig. Selbst Nervenzellenneubildungen kommen vor, allerdings wissen wir noch nicht genau, unter welchen Voraussetzungen.
Jedes intakte Hirngewebe besitzt also Plastizität, die unter dem Einfluss von Lernen, Umgebung und körperlicher Aktivität steht.

3.1 Definitionen

Plastizität bedeutet Veränderbarkeit. Dies bezieht sich auf das Gehirn als Ganzes (Kaas: *The Mutable Brain,* 2001) wie auch auf die einzelnen Elemente des Nervensystems, die Neuronen und Synapsen (Abb. 3.2), beziehungsweise deren Eigenschaften (Abb. 3.1).

Die durch das ZNS fließenden Informationen erzeugen einen ständigen Veränderungsdruck (Abb. 3.1). Aufgrund der unterschiedlichen Informationen ist das Gehirn eines Musikers anders beschaffen als das eines Sportlers, eines Schreibers oder eines Sprechers. Die Fleckchen der Abb. 3.1 sind also nicht nur willkürlich, sondern sind sehr spezifisch und individuell ausgerichtet. Dies ist die Art von Plastizität, die *William James* beschrieben hat (Kap. 1).

Von wissenschaftlichem Interesse ist die **Plastizität auf neuronaler Ebene** (Abb. 3.2). Welche Strukturen verändern sich? Sind es die Synapsen, die Rezeptoren der postsynaptischen Membran, die Dendritenverzweigungen oder die Moleküle im Neuron oder im Zellkern selbst (Kap. 1)? Diese Plastizität beobachtete *Ramon y Cajal* mit dem Mikroskop. Insbesondere die Molekularbiologie, die leider auch für begabte Laien und gewöhnliche Intellektuelle nur schwer zugänglich ist, erfreut sich zurzeit in wissenschaftlichen Kreisen großer Beliebtheit.

Halten wir fest: Plastische Veränderungen treten auf, wenn Information durch das Nervensystem strömt. Die Information resultiert aus *Stimuli* (Reize) und aus *Aktionen.*

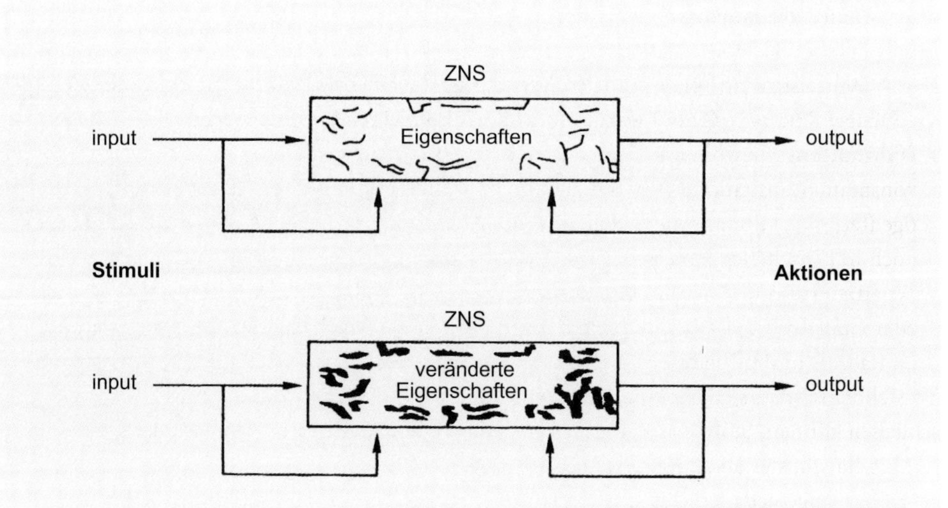

Abb. 3.1 Das Prinzip der Plastizität
Aufgrund des beständigen Informationsflusses verändern sich die Eigenschaften des Nervensystems (dunkle Flecke). Essenziell sind das Reizangebot (Stimuli) und Beschäftigung (Aktion).

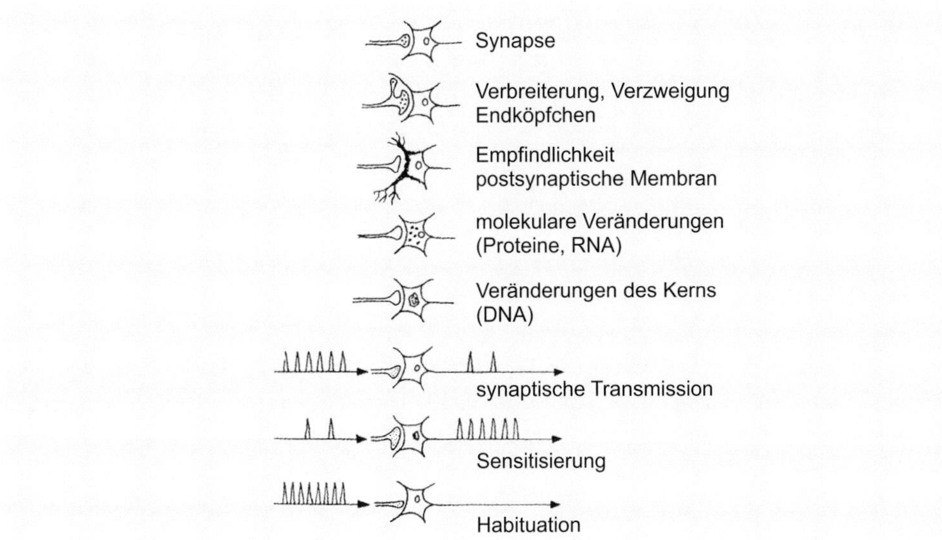

Abb. 3.2 Synaptische Plastizität
Grundlage der Plastizität sind morphologische und biochemische Veränderungen in unmittelbarer Nähe der Synapse. Die synaptische Informationsübertragung wird entweder verstärkt (Sensitisierung) oder abgeschwächt (Habituation).

Beispiel aus dem Alltag
Für ein heranwachsendes Kind, einen Auszubildenden oder einen Pflegepatienten muss das Umfeld ein bestimmtes Maß an Reizangeboten bieten. Andererseits ist Aktion wichtig: Je mehr ein Kind unternimmt (Spielen, Klavierstunde, Fußball usw.), desto größer ist die Chance, dass sich auch motorische Spuren im Gehirn ausformen. Genauso sollten einem Auszubildenden viele herausfordernde Tätigkeiten geboten werden. Und ideal wäre es, wenn es in einem Pflegeheim für die meist passiven Bewohner etwas zu erleben gäbe und ein Angebot an sinnvollen Aktivitäten bestünde **(therapeutisches Milieu)**.

Eine Schlüsselstruktur für neuronale Plastizität ist die Synapse. Für die Plastizität der neuronalen Synapse sind zwei Grundmechanismen von entscheidender Bedeutung:

- **Habituation** (Gewöhnung, verringerte Reizbarkeit): Bestimmte unwichtige oder lange Zeit konstante Informationen werden nicht mehr weitergeleitet. Beispiele: Man lernt, auf unwichtige Reize wie Hintergrundverkehr, brummenden Kühlschrank, Fluglärm nicht mehr oder nur noch in Einzelfällen zu reagieren.
- **Sensitisierung** (Steigerung der Empfindlichkeit, Erregbarkeit, Empfänglichkeit): Wichtige oder vitale Informationen werden verstärkt weitergegeben. Beispiel: Die Aufmerksamkeit des Radfahrers nimmt beim Geräusch eines herannahenden Autos zu.

Vorstellbar ist, dass sich über diese beiden Grundmechanismen Informationsbahnen öffnen oder schließen können. Stößt ein bestimmter Input auf ein neurales Netz, dann könnten so bestimmte Aktivitätsmuster ausgelöst werden (Abb. 5.3).

Es hat lange gedauert, bis sich die Forschung dem Thema der Mechanismen von Plastizität zugewendet hat, wie sie z. B. in der erhöhten Sensibilität des Blinden (Blindenschrift), dem differenzierteren Sehvermögen des Gehörlosen (Gebärdensprache), der Restitution des Schlaganfallpatienten oder dem Erlernen von Fertigkeiten (Spielen eines Musikinstruments) zum Ausdruck kommt. Die Situation hat sich zum Glück gewandelt: Derzeit sind zahlreiche wissenschaftliche Untersuchungen zu diesem Forschungsgegenstand im Gang und es entfaltet sich ein faszinierendes Gedankengut mit vielen Anwendungsmöglichkeiten.

Es soll betont werden, dass Plastizität keine Entität, nicht „ein Ding" ist: **die** Plastizität „besteht" nicht, Plastizität ist vielmehr eine allgemeine, sehr elementare Eigenschaft unseres Nervensystems, jedes lebenden Neurons und vermutlich auch aller übrigen Körperzellen. Plastizität ist gewissermaßen überall gegeben. Indem es Neuronen gibt, gibt es Plastizität. Sie existiert auch beim gealterten Organismus, bei Hirnläsionen und bei Demenz. Aussagen wie „Vermindern oder Fördern der Plastizität" klingen deshalb immer ein bisschen naiv.

Mit Plastizität verhält es sich also ähnlich wie mit dem Begriff „Presse", ein Phänomen, das in jeder Gesellschaft vorkommt. Sie erstreckt sich von der Gerüchteküche bis hin zu den Tagesthemen. Sie befindet sich im Laptop des Journalisten wie in der Druckerei des Reichstags. Wollen wir die Presse fördern? Nein, sie ist einfach da und stürzt sich auf allerlei Neuigkeiten. Wenn ich der Presse Beweise für die Bestechlichkeit eines hohen Politikers zuspiele, dann hat das mit Sicherheit einen großen Effekt (dieselbe Information über meinen Nachbarn hat allenfalls keinen Effekt!). Aber habe ich die Presse damit gefördert? Eigentlich nicht, weil sie war immer schon da und wird jetzt auf eine bestimmte Art und Weise aktiviert. Jede Ursache hat ihre Folgen.

Plastizität ist in seiner Phänomenologie vergleichbar mit dem Gedächtnis: Auch das Gedächtnis „besteht" nicht, Gedächtnis ist nicht ein Ding, aber es gibt mehrere Ausprägungsformen des Gedächtnisses. Auch Gedächtnis ist omnipräsent.

In gleicher Weise ist die Plastizität überall vorhanden, war immer schon da und wird aktiviert, wenn sich etwas ändert, sei es in Form des Auftretens einer degenerativen Erkrankung (Morbus Parkinson), eines peripheren Nervendefekts, einer Amputation, eines Schädel-Hirn-Traumas, eines Schlaganfalls, einer chronischen oder akuten Erblindung, eines Hörverlusts, des Erlernens neuer Fertigkeiten (Autofahren, Snowboarding, Musizieren) oder der Modifikation einer vorhandenen Fertigkeit (blind tippen lernen). All dieses geht mit plastischen Veränderungen des Nervensystems einher, deren Ziel die Optimierung und Anpassung an die neue Situation ist. Es ist unzweifelhaft, dass dieser wichtige Mechanismus in die Evolution eingebunden war. Neben unserer genetischen Struktur ist Plastizität eine Basis für unsere enorme Diversität: Jedes Individuum hat seine eigenen, einzigartigen Lernerfahrungen, hat seine eigenen, einzigartigen Krankheiten durchgemacht und funktioniert in seiner eigenen, einzigartigen Umgebung.

Durch Plastizität sind wir individuell noch unterschiedlicher, als wir es allein schon aufgrund unserer genetischen Ausstattung sind.

Über diesen Normalfall hinaus induzieren beispielsweise Hirnschädigungen (zerebrovaskuläre Insuffizienz, Trauma) noch weiter gehende plastische Veränderungen, wodurch die individuellen Unterschiede sogar noch zunehmen.

3.2 Entwicklung, Lernen und Wiederherstellung

Aus dem bisher Gesagten lässt sich ableiten, dass Plastizität in drei Bereichen von vitaler Bedeutung ist:

- Entwicklung des Nervensystems,
- Lernen und Gedächtnis (inklusive Übung, Training und Therapie),
- Wiederherstellung nach peripherer und zentraler Läsion.

3.2.1 Entwicklung des Nervensystems

Das kindliche Nervensystem besitzt eine ganz andere Plastizität als das eines Erwachsenen.

Man vergleiche das mit dem Bau eines Hauses: Beim Bau eines Hauses lassen sich während der Bauphase noch eingreifende Veränderungen des Grundrisses und des Baumaterials realisieren. Im Rohbau ist das Haus noch sehr plastisch, die Einrichtung ist noch nicht festgelegt. Andererseits ist das Haus in diesem Stadium jedoch noch nicht bewohnbar. Es gibt ja kein Inventar. Wird in dieser Phase kein stabiles Fundament gelegt, dann werden sich unwiderruflich Nachteile ergeben: das Haus versackt und bleibt schief.

Nach dem Rohbau folgt die Inneneinrichtung. Die Außenmauern stehen fest, aber die Inneneinteilung ist noch flexibel. Mit ein wenig Mühe kann sogar noch die eine oder andere Zwischenwand, ein Fenster oder eine Tür versetzt oder können sogar die Räumlichkeiten für Badezimmer und Küche getauscht werden. Die Möblierung ist noch völlig offen (sehr plastisch). Am Schluss wird das Haus mit allem gefüllt, was wir besitzen.

Auch das kindliche Gehirn ist in den frühen Stadien offen für Veränderungen (Rohbau) und in ihm sind noch kaum Erfahrungen gespeichert (Inventar).

Es wird oft behauptet, dass das Gehirn junger Menschen plastischer und restitutionsfähiger als das älterer Personen sei (engl. *early plasticity*): der sogenannte **Kennard-Effekt**. *Margareth Kennard,* experimentierte mit Affen, denen Teile der primären motorischen Hirnrinde entfernt wurden, und fand heraus, dass die Lähmungserscheinungen bei jungen Tieren schneller abklangen als bei älteren Tieren. Fälschlicherweise werden diese Ergebnisse auf jüngere versus ältere Schlaganfallpatienten extrapoliert. Diese Schlussfolgerung ist aus folgenden Gründen kritisch zu hinterfragen:

- *Kennards* Experimente betrafen nur primäre motorische Funktionen (Motorik, Parese) und erlauben keine Aussagen über höhere Funktionen wie Sprache und Intelligenz.
- Ein Unterschied zwischen Kindern und Erwachsenen erlaubt noch keine Rückschlüsse über Unterschiede zwischen Erwachsenen verschiedenen Alters.
- Ein höheres Alter hat nicht nur Nachteile (körperliche Gebrechen), sondern auch Vorteile (Erfahrung und Weisheit).
- Während der Entwicklung kann das Nervensystem auch besonders anfällig sein (sog. kritische Perioden). Wir wissen, dass beispielsweise emotionale Verwahrlosung und Stress während bestimmter Entwicklungsphasen schwerwiegende Folgen haben können. Der Einfluss der Umgebung auf die Entwicklung des Gehirns ist wissenschaftlich längst nachgewiesen (Renner und Rosenzweig, 1987; Kolb, 1995).
- Das Vorkommen perinataler Schädigungen: Hirnschädigung vor oder nach der Geburt (z. B. durch Anoxie) ist eine häufige Ursache für spastische und geistige Behinderung. Wenn die Plastizität in jungem Alter wirklich so viel größer wäre, würden diese Kinder nicht so schwere Störungen und gravierende Probleme haben!

Kennards Forschungsergebnisse sind also nicht allgemeingültig. *Bryan Kolb* (1995) merkt in diesem Zusammenhang kritisch an, dass bis zur Klärung dieses Missverständnisses wohl hundert Jahre vergehen werden. Der Einfluss des Alters ist als erheblich komplexer anzusehen, als *Kennards* Untersuchungen vermuten lassen (s. a. Anderson, 2011).

Damit soll aber keineswegs behauptet werden, dass das kindliche und das erwachsene Gehirn gleich seien. Es gibt durchaus fundamentale Unterschiede. Typische Prozesse des kindlichen Gehirns betreffen die Neuentstehung und Wanderung von Neuronen (Neurogenese, Neuronenmigration), die Myelinisierung und den programmierten Zelltod (Apoptose) (siehe „Zelltod: Nachteil oder Vorteil?"). Ausschließlich zur Entwicklungsphase gehörende plastische Phänomene sind beispielsweise Veränderungen des kortikalen Bandmusters vom linken und rechten

Auge bei Ausschaltung nur eines Auges (Abb. 3.16) oder die Fähigkeit zur funktionellen Anpassung nach sogenannter Kreuzinnervation (experimentelle Verwechslung der Nerveninnervation) (Kap. 3.6). Die Unterschiede zwischen dem kindlichen und dem Erwachsenengehirn lassen sich also nicht in einem einzigen Satz zusammenfassen. Zwar sind die Bausteine der Plastizität ziemlich gleich, doch verläuft die Restitution nach einer erworbenen Aphasie oder Hemiparese beim Erwachsenen grundsätzlich anders als die Entwicklung der Sprache und Motorik bei einem Heranwachsenden.

3.2.2 Lernen und Gedächtnis

Zu Beginn dieses Kapitels wurde schon apostrophiert, dass Habituation und Sensitisierung elementare Bausteine eines jeden Lernprozesses sind. Wir teilen denn auch *William James'* Schlussfolgerung vom Gehirn als dem exklusiven Lernorgan, dem wir unsere Individualität verdanken. Jeder Mensch ist anders, denkt anders, fühlt anders. Der eine wird Buchhalter, der andere wird Pianist. Der eine ist ein Stadtmensch und liebt gesellige Betriebsamkeit. Der andere lebt auf dem Land, weil ihm bereits der Anblick eines Einkaufszentrums Herzklopfen bereitet.

Synaptische Habituation und Sensitisierung bilden auch die Basis verschiedener Lernparadigmen wie der klassischen und der operanten Konditionierung (Kap. 5). An dieser Stelle mag vorläufig die Erkenntnis genügen, dass für den Erfolg der Neurorehabilitation Lernprozesse entscheidend sind und dass Lernprozesse Hand in Hand gehen mit plastischen Veränderungen. Im Rahmen seiner plastischen Möglichkeiten findet der Patient durch Therapie, Übungen und Anpassungsleistungen an die Umgebung während der Rehabilitation ein neues Optimum. Und das gelingt nur, wenn wir die plastischen Mechanismen des Gehirns beanspruchen.

3.2.3 Wiederherstellung

Wahrscheinlich beruhen Lernen und Wiederherstellung auf den gleichen elementaren Mechanismen. Durch Sensitisierung und Habituation werden entweder neue Wege gebahnt oder bestehende Wege verschlossen (engl. *rerouting*). Neue Hirnregionen werden erschlossen oder bestehende Regionen werden verstärkt. Das alles wird ausführlich in Kap. 4 dargestellt.

3.3 Plastizität überall und immer

Nehmen wir einmal an, Sie nehmen Geigenstunden. Nach einem Jahr fleißigen Lernens sind Sie in der Lage, eine einfache Melodie fehlerfrei zu spielen. Ein Jahr vorher konnten Sie das noch nicht. Es hat sich also etwas verändert. Was müssen wir tun, um herauszufinden, wo die Plastizität zu suchen ist, die den Lernerfolg ermöglicht hat? Wir können diese Frage auf vielen Ebenen angehen.

- **Erfolgsmessung:** Wir machen jeden Monat eine Tonbandaufnahme der gleichen Melodie und lassen den Fortschritt jeweils von einer fachkundigen Jury beurteilen.
- **Bewegungsanalyse:** Wir untersuchen, in welcher Form und in welchem Maße sich die Bewegungen des linken und des rechten Arms im Lauf der Zeit verändert haben.
- **Physiologische Analyse:** Wir konzentrieren uns auf die Untersuchung der anatomischen und physiologischen Eigenschaften der kleinen Handmuskeln links (Greifhand) und der Armflexoren und Armextensoren rechts (Streicharm).
- **Muskelbiopsie:** Wir entnehmen Gewebe aus einem Muskel der linken Hand und analysieren die roten und weißen Fasern.

- **Laboranalyse:** Wir veranlassen eine Untersuchung biochemischer Veränderungen in den Muskelzellen (Enzyme, Eiweiße, mRNA, genetische Informationen).

Alle genannten Untersuchungsverfahren sind auf verschiedenen Niveaus legitim. Aber untersuchen wir damit wirklich gezielt genug? In dem obigen Beispiel haben wir zwar bestimmte Erkenntnisse gesammelt: Die Beschreibung der Bewegungen und des Klangs liefert sicher relevante Informationen. Allerdings können wir kaum die präzisen Ursachen der Leistungsverbesserung benennen; wir sprechen dann nur in vagen Termen wie „Übung macht den Meister" oder „Talent". Auf dem mikroskopischen Analyseniveau des Muskelbiopsats verlassen wir sogar das spezifische Gebiet der Geigenfertigkeiten vollends. Die ermittelten Veränderungen können nicht nur beim Geigenspielen, sondern auch beim Stricken oder beim Reparieren von Fahrrädern auftreten. Der Violinist selbst zuckt über so etwas nur die Schultern. Die Analysemethoden sind dem Untersuchungsgegenstand nicht angemessen.

Unsere Untersuchung wäre sicher erfolgreicher, wenn wir auch Hirnprozesse mit einbeziehen würden. Was geschieht beispielsweise im Großhirn und im Kleinhirn? Wir würden entdecken, dass die motorische und die sensorische Repräsentation der linken Hand größer geworden sind (Elbert et al., 1995). Auch die Hörrinde hat sich verändert, was übrigens in den genannten Beispielen des Strickens und des Fahrradreparierens nicht der Fall wäre. Unser Verständnis wächst weiter, wenn wir beginnen, die verschiedenen Niveaus miteinander zu verbinden. Und da ist wieder unser Problem: Wie überspringen wir die Niveaus *(„level jumping")*? Was genau sollen wir untersuchen und wie stellen wir die Verbindungen her? In ihrem Buch *Towards a Theory of Neuroplasticity* (2001) gehen *Shaw* und *McEachern* das Problem auf die gleiche Weise an.

3.3.1 Von Molekülen bis Verhalten

Die Wissenschaft liefert auf den verschiedenen Ebenen jeweils Erkenntnisfragmente. Im Folgenden wollen wir versuchen, diese Fragmente zu einem Ganzen zu verbinden. Auf unserer Reise vom Kleinen zum Großen machen wir verschiedene Entdeckungen:

Gene In Hinterhornneuronen werden bei einer Schädigung des Gewebes bestimmte Gene aktiviert: dadurch wird das verletzte Körpergebiet überempfindlich. Ähnliches geschieht in Motoneuronen während der Regenerierung nach einer Nervenverletzung: bestimmte Gene aktivieren Sprouting-Prozesse (engl. *sprouting* = Aussprossung).

Makromoleküle Bestimmte Makromoleküle der Zelloberfläche (engl. CAM, *cell adhesion molecules*) haben die Aufgabe, Neuronen miteinander zu verkleben, wodurch wahrscheinlich auch ihre funktionelle Aktivität gekoppelt wird (Fields und Itoh, 1996; Stein, 1995).

Gap Junctions (engl. *gap* = Loch) Es konnte nachgewiesen werden, dass zwischen Gliazellen und/oder Neuronen auch ohne Synapsen interzelluläre Verbindungsstellen existieren. Damit entsteht beispielsweise während motorischer Lernvorgänge die Möglichkeit einer elektrischen Verbindung, so dass sich feste Koordinationsmuster herausbilden können (Kiehn und Tresch, 2002).

Neurotrophe Faktoren Das sind Stoffe, die das Wachstum von Nervenfortsätzen fördern. Es gibt zahlreiche Varianten, beispielsweise den Wachstumsfaktor BDNF (*brain-derived neurotrophic factor),* den Nervenwachstumsfaktor (NGF; *nerve growth factor*) oder Neurotrophine mit unterschiedlichen Auswirkungen auf Neuronen und Synapsen (Schinder und Poo, 2000; Levi-Montalcini et al., 1996; Isacson, 1993; Stein et al., 1995; Kolb, 1995; Squire et al., 2003).

Elektrische Phänomene im Bereich der Synapse, z. B. Langzeitpotenzierung (LTP, *long-term potentiation*), Langzeitdeprimierung (LTD, *long-term depression*) und deren Varianten (Fisher et al., 1997): Je nach Art der Reizung erhöht oder verringert sich die Empfindlichkeit von Synapsen. LTP und LTD wurden in mehreren Hirnregionen nachgewiesen, u. a. im Hippocampus (relevant für die Gedächtnisfunktion) (Shaw und McEachern, 2001; Frey und Morris, 1998). *Cotman und Lynch* (1981) beschreiben LTP als ein Phänomen, das durch einen kurzen Reiz ausgelöst wird und dann über Stunden bis Tage anhält. LTP kommt nur in Synapsen mit sogenannten NMDA-Rezeptoren (*N*-Methyl-D-Aspartat) vor. Im Tierexperiment wurde sie vor allem im explorierenden Wachzustand nachgewiesen. Wahrscheinlich spielen LTP und LTD eine wichtige Rolle im Rahmen des Lernens und der Gedächtnisfunktion (Cooke und Bliss, 2006). Der endgültige Beweis hierfür konnte aber noch nicht geliefert werden.

Synaptische Erregbarkeit Bereits 1949 formulierte *Donald Hebb* nach zahlreichen Experimenten das nach ihm benannte Prinzip: Die wiederholte gleichzeitige Reizung von zwei Neuronen führt zu einer Verstärkung des synaptischen Kontakts zwischen diesen Neuronen nach dem Motto: „*Firing together, wiring together.*" Man spricht von Hebb-Synapsen. Das Hebb-Prinzip ist zwar die übliche Erklärung von Lernvorgängen, steht aber noch immer zur Diskussion. Allgemein akzeptiert ist die Tatsache, dass Lernprozesse durch Veränderungen der Synapse zustande kommen (Montgomery und Madison, 2009; Fu und Zuo, 2011)

Denervationsüberempfindlichkeit Sie ist in gewisser Weise das Gegenteil von Hebbs Prinzip. Vermindert sich der Input eines Neurons oder einer Muskelzelle, dann erhöht sich ihre Empfindlichkeit für den restlichen Input. Eine deafferenzierte kortikale Region (d. h. ein Gebiet, das seine Afferenz verloren hat) kann dadurch empfänglicher werden für Inputs, die vorher subliminal waren (z. B. Input aus benachbarten Regionen). Dieser Vorgang könnte eine Rolle spielen bei der kortikalen Reorganisation als Reaktion auf eine Amputation oder Nervenläsionen und bei Restitutionsprozessen nach lokaler Hirnschädigung.

Dentritische Spines (engl. *dendritic spines*) Auf Dendritenverzweigungen kommen zahlreiche dornenartige Ausstülpungen vor (Abb. 3.3), die ständig in Bewegung sind und auch ihre Form verändern können. Es scheint, als ob sich der Hals des Dornfortsatzes verengen oder verbreitern kann, so dass die Effektivität des synaptischen Inputs reguliert werden kann („spine" als

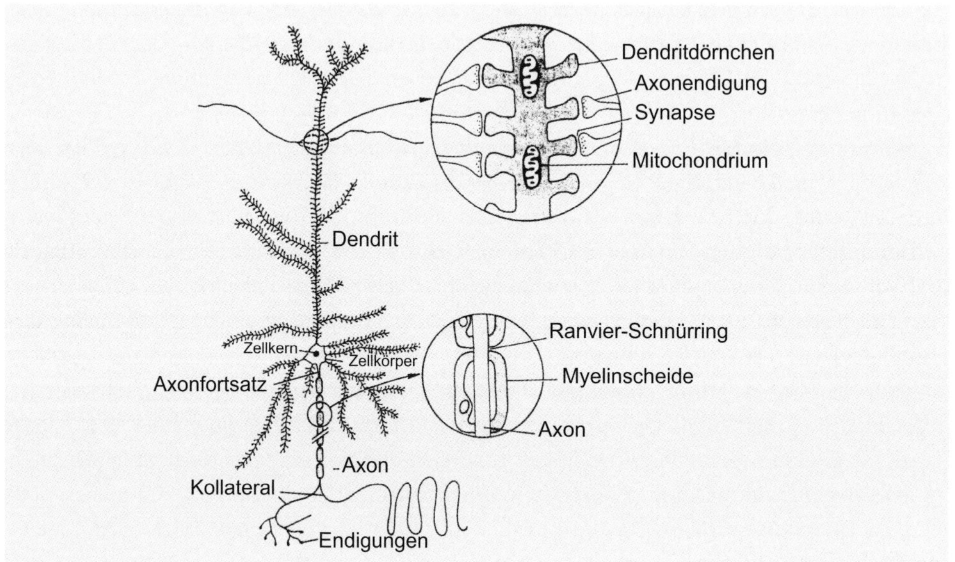

Abb. 3.3 Dendritverzweigungen und Dornfortsätze
Normalerweise besitzt ein Neuron einen stark verzweigten und mit dornenförmigen Ausstülpungen übersäten Dendritenbaum, der über zahlreiche Synapsen Informationen aufnimmt. Die Dornfortsätze haben eine wichtige Funktion im Rahmen der Plastizität (aus Kolb, 1995).

eine Art Schleuse). Auch wenn die Mechanismen nicht genau bekannt sind, spielen sie wahrscheinlich eine wichtige Rolle in der funktionellen Plastizität, beim Lernen und bei der Gedächtnisfunktion (Segal et al., 2000; Keller, 2002; Dunaevsky und Mason, 2003; Kasai et al., 2003).

Aussprossung (engl. *sprouting*) Die von Dendriten und Axonen ausgehenden Verzweigungen liegen nicht für immer fest, sondern können sich weiter verzweigen, aber auch schrumpfen. Im Falle peripherer Läsionen können Axonsprossungen große Distanzen überbrücken. Im Zentralnervensystem können jedoch schon durch Aussprossungen von wenigen Millimetern neue funktionelle Verbindungen entstehen.

Synaptogenese Neuformung von Synapsen, wodurch bestehende neurale Netzwerke sich verändern können *(connectivity)*. Synaptogenese kann auch auftreten als Reaktion auf Degeneration oder Verfall von neuralen Systeme; man spricht dann auch von reaktiver Synaptogenese (Abb. 4.25).

Neurogenese Neuformung von Neuronen (Kap. 3.5 „Neurogenese: Neubildung von Neuronen?“).

Neuroglia Dies ist der weitaus häufigste Zelltyp im ZNS. Gliazellen können eine Rolle spielen bei plastischen Veränderungen: über Gap Junctions (siehe oben) formen sie ein Glianetzwerk, das sich plastisch veränderen kann (Dierig, 1994; Giaume und McCarthy, 1996). Die Glianetzwerke stehen funktionell in Verbindung mit Neuronennetzen. Mikrogliazellen (Hortega-Zellen) sind wichtig für die Abwehr und Immunität, u. a. durch Phagozytose von Zellresten (die entstehen können durch Beschädigung oder Degeneration). Sie spielen auch eine wichtige Rolle für das Gleichgewicht von Degeneration und Regeneration. Wenn die Mikroglia schlecht funktioniert, werden Regenerationsprozesse erschwert und es können Störungen einer Krankheit manifest werden (Neumann et al., 2009).

Strukturelle Veränderungen in der grauen und weißen Substanz Heute gibt es bildgebende Verfahren, die die Volumenanteile von weißer und grauer Substanz in bestimmten Hirnarealen sichtbar machen können (bei lebenden Menschen!). Die Forschung hat gezeigt, dass diesbezüglich deutliche Veränderungen auftreten bei körperliche Aktivität, bei Lernprozessen und als Reaktion auf degenerative Krankheiten (Kap. 1, Beispiel 4) (May, 2011).

Reflexe und Schaltkreise sind grundsätzlich plastischer Natur. Besonders deutlich wird dies am Muskelspindelreflex (Wolpaw, 1997). Bei Störungen der Haltung ändert sich das Zusammenspiel der Haltungsreflexe dramatisch, was in Experimenten mit sich verschiebenden oder rotierenden Plattformen eindrucksvoll nachgewiesen wurde (Nashner in: Kandel, 1991; siehe Abb. 3.7). Beim Erlernen einer Fertigkeit können sich neue neuronale Schaltkreise oder Netze bilden: die „Verdrahtung“ verändert sich *(connectivity)*. So wird beispielsweise beim Autofahren eine Verbindung zwischen Dorsal- und Plantarflexion des rechten Fußes und einer Verlangsamung oder Beschleunigung des Fahrzeugs hergestellt, die ihrerseits visuell oder vestibulär wahrgenommen wird. Es geht hier um eine Verbindung, die vor dem Erlernen des Autofahrens nicht bestand. Beim Erlernen des Spielens eines Blasinstruments entstehen neue Kopplungen zwischen den kortikalen Arealen für Mund und Zunge einerseits und denjenigen für Sensorik und Motorik der Finger andererseits (Griffe und Zungenbewegungen müssen synchronisiert erfolgen).

Rezeptive Felder und neurale Repräsentationen Auf jedem Niveau des ZNS (z. B. peripher, spinal, Hirnstamm, Thalamus, Kortex) und in jedem funktionellen System herrscht eine spezifische Ordnung. Ein einziges Neuron ist immer für einen definierten Abschnitt der Peripherie zuständig. Im Bereich der Sensibilität spricht man von **rezeptiven Feldern.** Im Bereich der Motorik findet man entsprechende Ordnungsprinzipien: Man spricht hier von **kortikomotoneuralen Kolonien,** worunter man die Gesamtheit aller spinalen Motoneurone versteht, die durch ein einziges Neuron in der primären motorischen Rinde beeinflusst werden können. Umgekehrt sind einem bestimmten Punkt in der Peripherie (eine Punkt auf dem Haut, im Gesichtsfelds oder einer bestimmten Tonfrequenz) eine gewisse Anzahl zentraler Neuronen (ein Gebiet, ein Feld, ein Projektionsareal, eine Repräsentation) zugeordnet. Überall, wo man die Beziehung zwischen peripheren und zentralen Feldern untersucht hat, zeigte sie einen plastischen Charakter.

Hirnaktivität Durch bildgebende Verfahren wie fMRI und PET-Scan sind wir in der Lage, eine regional begrenzte Hirnaktivität während der Durchführung von Tätigkeiten, im Rahmen von Lernprozessen und nach peripheren und zentralen Läsionen sichtbar zu machen. Die Untersuchung dieser sich verändernden Muster hat uns zahlreiche neue Erkenntnisse gebracht.

Verhalten Dies ist der Kern, um den sich alles dreht. Man kann die klassische und die operante Konditionierung (assoziatives Lernen), aber auch komplexere Lernformen examinieren. Unser Verhalten ist hoffentlich plastisch genug, um beim Überqueren einer Straße in England zuerst nach rechts und dann erst nach links zu schauen. Dies klingt zwar einfach, dennoch ist die neurale Basis dieser vitalen Anpassungsfähigkeit immer noch spekulativ. Leider können wir elementare physiologische Variablen meist nicht im Moment des Verhaltens selbst registrieren und wissen daher noch immer nicht, ob beispielsweise Langzeitpotenzierung die biologische Grundlage von Gedächtnis und Lernen darstellt.

Wir erheben an dieser Stelle keinen Anspruch auf Vollständigkeit und verweisen für weitergehende Lektüre auf Shaw und McEachern (2001) sowie Raskin (2011).

3.3.2 Plastizität von unten nach oben, von peripher nach zentral

Plastizität kann auf allen Ebenen des ZNS vorkommen (Abb. 3.4).

- **Periphere afferente Fasern:** Sie können sich bei Gewebedefekten sensitisieren und aussprossen.
- **Muskeln:** Die Anteile roter und weißer Fasern eines Muskels hängen von der Art seiner Belastung ab (z. B. explosive Kraftanstrengungen gegenüber Dauerbelastung) (Abb. 3.5).
- **Hinterhornneuronen:** Sie können z. B. bei Gewebeschädigungen sensitisiert werden (nützlich!), können aber auch plastisch „entarten“, z. B. beim komplexen regionalen Schmerzsyndrom (Dystrophie-Schmerz).
- **Motorische Vorderhornneuronen:** Sie können sowohl habituieren als auch sensitisieren, z. B. bei Beanspruchung des Gleichgewichts (beim Ausbalancieren auf einem Boot, beim Snowboarden, beim Eislaufen).
- **Hinterstrangkerne:** In ihnen werden der feine Tastsinn und die Propriozeption umgeschaltet; nach peripheren Nervenläsionen oder Amputationen finden hier weitgehende Reorganisationsprozesse statt (Kaas, 2001) (Abb. 3.4).
- **Hirnstammkerne:** In verschiedenen Hirnstammkernen, wie z. B. dem Nucleus ruber, verändert sich infolge klassischer Konditionierung die Synapsenverteilung (Abb. 3.8,Tsukahara, 1981). Plastische Veränderungen in der periaquäduktalen grauen Substanz des Mesenzephalons können eine Rolle spielen bei der Chronifizierung von Schmerzen (van Cranenburgh, 2014).
- **Thalamus:** In verschiedenen Zonen des Thalamus sind Veränderungen möglich, z. B. eine veränderte Körperrepräsentation durch chronische Schmerzen, plastische Veränderungen des thalamokortikalen Schlaf-wach-Rhythmus, der wahrscheinlich die Gedächtnisfunktion beeinflusst (Steriade, 1999), Veränderungen nach Amputation (Abb. 3.4).
- **Kleinhirnkerne, Kleinhirnrinde:** Das Cerebellum ist am Erlernen neuer Aufgaben beteiligt. Klassische Beispiele sind die Umkehrung des vestibulären okulären Reflexes (VOR) nach Aufset-

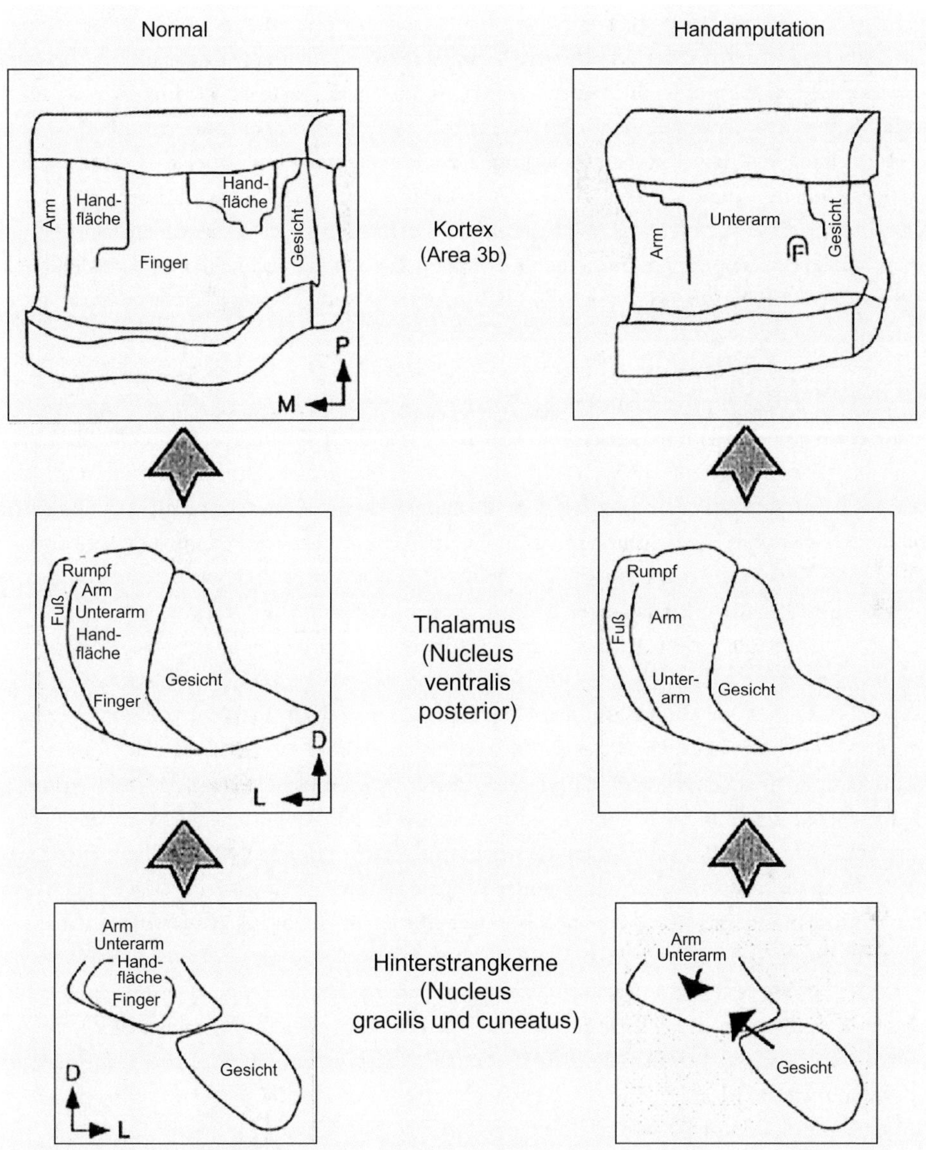

Abb. 3.4 Plastizität auf allen Ebenen
Nach der Amputation eines Körperteils (hier: eine Hand) finden auf vielen Niveaus im ZNS Reorganisationen statt. Dieses Bild zeigt die Veränderungen der Körperrepräsentationen in Hinterstrangkernen (unten), Thalamus (Mitte) und Hirnrinde (oben). Links: normale Organisation. Rechts: Reorganisation nach Handamputation (Kaas, 2001).

zen einer Brille mit Umkehrprismen-Gläsern, aber auch kognitive Aufgaben wie das Zuordnen von Verben zu Gegenständen (sog. *Verb Generation Task,* z. B. Stuhl - sitzen, Topf - kochen).

- **Stammganglien:** Sie sind noch wenig erforscht, aber sicherlich sehr plastisch, z. B. wurde eine saisonale Plastizität des Corpus striatum bei Singvögeln gezeigt (Tramontin und Brenowitz, 2000).
- **Limbisches System** (einschließlich Amygdala)**:** Belegt sind Veränderungen nach Angstkonditionierung (Maren, 1999; Schafe et al., 2001) und bei chronischen Schmerzen.

- **Hirnrinde:** Hierzu existieren zahllose Studien. Nachgewiesen wurden eine kortikale Reorganisation beim Erlernen von Fertigkeiten (Geige spielen, Blindenschrift lesen), nach Hirnschädigung, nach dem Ausfall von Sinnensorganen (intermodale Plastizität), nach peripheren Nervenläsionen und Amputationen (Abb. 3.4).

Der Vollständigkeit halber erwähnen wir noch die umfangreichen plastischen Veränderungen, denen z. B. der Blutdruck, die Herzfrequenz, die Atemfrequenz, das Knochengewebe sowie Gelenke und Bänder infolge von körperlichem Training unterliegen. Auch die Adaptation an geografische Höhenunterschiede ist eine Herausforderung unseres plastischen Potenzials. Zahlreiche solche Anpassungsleistungen physiologischer Regelkreise finden infolge veränderter Steuerung durch das Nervensystem statt.

3.3.3 Alle funktionellen Systeme

Plastizität ist eine elementare Eigenschaft neuraler Systeme. Unabhängig von ihrer Funktion verfügen alle neuralen Systeme grundsätzlich über die gleichen plastischen Eigenschaften. In Abb. 3.18 wird der analoge Verlauf plastischer Vorgänge auf allen Niveaus des optischen, des akustischen, des somatosensorischen und des motorischen Systems dargestellt (in der Zeichnung werden nur der Kortex und die Peripherie abgebildet). Im Kap. 3.4 wollen wir anhand einiger Beispiele die Plastizität der unterschiedlichen funktionellen Systeme besprechen.

3.3.4 Plastizität immer

Oft wird behauptet, dass nur das junge Gehirn plastisch sei. Das ist offenbar nicht zutreffend. Eingangs wurde bereits der sog. *Kennard*-Effekt diskutiert und es wurde schlussgefolgert, dass die Beziehung zwischen Plastizität und Alter nicht einen einfachen linearen Zusammenhang wiedergibt (Anderson, 2011). Und es hätte negative Implikationen. Wenn wir in der Praxis davon ausgehen müssten, dass das jüngere Gehirn plastischer ist als das ältere, dann könnte das zu einer negativen Attitüde bezüglich älterer Patienten führen. Sie würden z. B. weniger Therapie bekommen („Hat sowieso keinen Sinn") oder würden in einem Reha-Zentrum nicht akzeptiert („Ab ins Pflegeheim").

Tatsächlich ist auch das erwachsene Gehirn offenbar plastisch. In einer Studie sollten Probanden verschiedenen Alters lernen, mit drei Bällen zu jonglieren (Boyke et al., 2008). Bei den Älteren wurden schließlich dieselben Veränderungen in der grauen Substanz des Gehirns wahrgenommen wie bei den 20-Jährigen. Offenbar verfügt das ältere Gehirn also über plastische Mechanismen, die Lernprozesse noch möglich machen.

Oft wird auch angenommen, dass mentaler Rückgang Hand in Hand gehe mit dem Älterwerden. Auch dieser Zusammenhang ist nicht verallgemeinerbar. Es gibt viele Studien über das kognitive Funktionieren von sehr alten, sogar 100-jährigen Probanden (Perls, 2004). Es gibt 100-Jährige, die kein Zeichen von Demenz zeigen. Noch interessanter ist der Umstand, dass manche deutliche pathologisch-anatomische Veränderungen im Gehirn aufweisen, wie sie charakteristisch sind für die Alzheimer-Krankheit, trotzdem zeigt sich kein Anhaltspunkt für eine kognitive Beeinträchtigung! Offenbar können durch plastische Mechanismen die nachteiligen Folgen von degenerativen Krankheiten kompensiert werden. Ähnliches gilt für Kraft- und Dauertraining, die auch im hohen Alter effektiv sein können.

Plastizität ist lebenslang; und mit Blick auf die Plastizität gibt es keinen Grund, ältere Menschen zu diskriminieren!

3.4 Beispiele aus der experimentellen Neurowissenschaft

Nach einer langen Zeit des Desinteresses laufen derzeit viele Studien zur Plastizität. Der gesunde Menschenverstand und der Volksmund haben das Wesen der Plastizität immer schon verstanden. So ist es Allgemeingut, dass für ein heranwachsendes Kind eine Umgebung reich an Reizen wichtig ist und dass der Tast- und der Geruchssinn eines Blinden besser sind als bei einem Sehenden. Sprichwörter wie „Übung macht den Meister", „Kunst kommt von Können" und „Man ist nie zu alt zum Lernen" sind weitere Bestätigungen dieses Sachverhalts. Der zugrunde liegende biologische Mechanismus ist wahrscheinlich in allen Fällen der gleiche.

3.4.1 Einfluss der Umgebung

Wir erinnern zunächst an klassische wissenschaftliche Erkenntnisse: das Gehirn wild lebender Katzen ist größer und schwerer als das ihrer domestizierten Artgenossen. Dies erscheint uns sofort logisch, da die wilde Katze viel größere Anstrengungen unternehmen muss, um an ihr Fressen zu kommen. Die Hauskatze bekommt ihr Dosenfutter ohne Anstrengung! Daraufhin untersuchten *Rosenzweig* und Mitarbeiter (1969) den Einfluss angereicherter und reizarmer Umgebungen auf das Gehirn von Tieren. In der einen Gruppe lebte jedes für sich isoliert in einer sensorisch verarmten Umgebung (kleiner Käfig, geringer Bewegungsspielraum, Reizarmut), in der anderen Gruppe lebte jedes Tier gemeinsam mit seinen Artgenossen in einem großen, behaglichen und gut ausgestatteten Käfig. Die in der Gruppe lebenden Tiere besaßen größere Neuronen, mehr Dendritenverzweigungen und mehr Dornfortsätze sowie mehr und größere Synapsen.

Die Art der Umgebung (sensorisches Angebot) kann also einen tiefgehenden Einfluss auf die Struktur und Funktion des Gehirns haben. Das wissenschaftliche Interesse an der Frage dieses Einflusses hat sich bis heute erhalten (Finger und Stein, 1982; Stein, 1995; Kolb, 1995; Walsh und Greenough, 1976, Sale et al., 2008). An der Einrichtung unserer Krabbelgruppen und Kindergärten zeigt sich, dass wir uns dieses Zusammenhangs bewusst sind. Im Bereich der Krankenhäuser, Alten- und Pflegeheime ist das jedoch leider nicht immer klar. Dass auch die Jahreszeit Einfluss auf die Plastizität des Nervensystems haben kann, lässt sich am Beispiel der Singvögel nachvollziehen (Tramontin und Brenowitz, 2000; Brenowitz und Beecher, 2005). Während der Saison treten in den Hirnregionen, die den Gesang der Vögel steuern (u. a. Corpus striatum), deutliche neuroanatomische und physiologische Veränderungen auf. Diese vorübergehenden plastischen Veränderungen ermöglichen es, dass das heranwachsende Vögelchen den spezifischen Gesang der Eltern lernen kann (also Imitationslernen).

Wenn man der Umgebungsstruktur größere Aufmerksamkeit widmen würde, wäre damit vielen Patienten sicherlich geholfen. Wir sprechen in diesem Zusammenhang von „therapeutischem Milieu", von „Milieutherapie" oder von „Lernlandschaften" (Kap. 9 und 10).

In einer kritischen Würdigung der heutigen Versuchstierhaltung kommt *Hano Würbel* (2001) zu der Schlussfolgerung, dass derartige „reizarme" Umgebungen sich so außerordentlich stark von den Bedingungen in freier Wildbahn unterscheiden, dass über die Organisation bestimmter Hirnfunktionen praktisch keine Rückschlüsse möglich sind. Dies sollten wir bei der praktischen Umsetzung neurowissenschaftlicher Erkenntnisse immer berücksichtigen.

3.4.2 Motorik

Abb. 3.5 zeigt das sog. Mosaikbild des Muskels: einen histologischen Querschnitt des M. quadriceps eines Gewichthebers und eines Marathonläufers. Der Gewichtheber besitzt einen großen

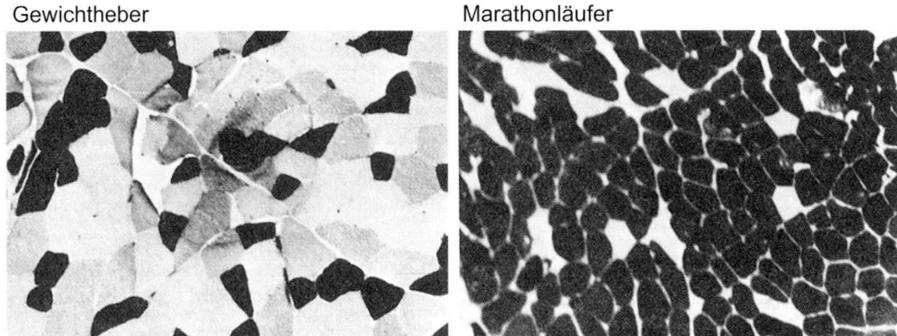

Abb. 3.5 Plastizität von Muskeln
Viele Muskeln setzen sich aus roten (aerobe Energiegewinnung), weißen (anaerobe Energiegewinnung) und intermediären Muskelfasern zusammen, verhalten sich aber plastisch, hier am Beispiel des M. quadriceps: Gewichtheber (relativ viele weiße Fasern, explosive Kraftentfaltung); Marathonläufer (fast nur rote Fasern, Ausdauerarbeit) (Vrbova, 1991).

Anteil weiße Fasern (anaerobe Energiegewinnung, explosive Kraftentfaltung), der Marathonläufer ausschließlich rote Fasern (aerobe Energiegewinnung, Ausdauer). Offensichtlich bestimmt die Art der Muskelbeanspruchung seinen Aufbau – ein Beispiel hoher Plastizität und Adaptationsfähigeit. Kraft- und Ausdauertraining sind auch sinnvoll bei Älteren. Wie gesagt: Plastizität ist lebenslang.

Kreuzinnervation

Das Prinzip der Kreuzinnervation wird in Abb. 3.6 wiedergegeben. Die den Flexor (Agonist) und den Extensor (Antagonist) versorgenden Nerven werden abgetrennt und kreuzweise mit dem jeweils anderen Muskel wieder chirurgisch verbunden. Nach vollständiger Reinnervation sind die entsprechenden Muskeln jetzt umgekehrt mit dem Nervensystem verbunden. Der Flexor wird von Extensor-Motoneuronen und der Extensor von Flexor-Motoneuronen versorgt (Abb. 3.6A und C). Im Tierversuch war häufig, mitunter schon nach kurzer Zeit, eine Wiederherstellung der Funktion zu beobachten (Luria, 1963; Cotman, 1978). Eine Voraussetzung war aber, dass die afferente Innervation intakt war.

Wichtig ist zu verstehen, dass eine Alltagsbewegung wie das plötzliche Beugen des Ellenbogens nicht nur durch die Aktivierung irgendeines Flexornervs zustande kommt, sondern dass für sie ein räumliches und zeitliches Impulsmuster notwendig ist, das aus drei Exzitationsphasen besteht, denen eine Inhibitionsphase vorausgeht (siehe vereinfachte Wiedergabe in Abb. 3.6B). Wird dieses Muster auf die kreuzinnervierten Muskeln angewendet, dann wird die resultierende Bewegung eine plötzliche Extension sein. Abbildung 3.6D zeigt jedoch, dass unser Nervensystem offensichtlich in der Lage ist, dieses Impulsmuster so zu verändern, dass doch wieder eine Flexionsbewegung entsteht. Die Art der Verdrahtung ist demnach weniger wichtig als das bezweckte Ziel.

Damit haben wir auch eine Erklärung für den Erfolg chirurgisch angepasster Sehneninsertionen gefunden. Der Patient erlernt schnell die Steuerung mit Hilfe anderer Muskeln, wobei allerdings das Vorhandensein von Reafferenz eine notwendige Voraussetzung bildet. Bekommt das Nervensystem über die Umsetzung der abgeschickten Befehle kein Feedback, dann kann auch keine Anpassung entstehen.

Versuchsweise wurden selbst Kreuzinnervationen des N. vagus mit dem N. radialis durchgeführt. Dadurch musste das Versuchstier bei einer Reizung des Vorderfußes anfänglich husten.

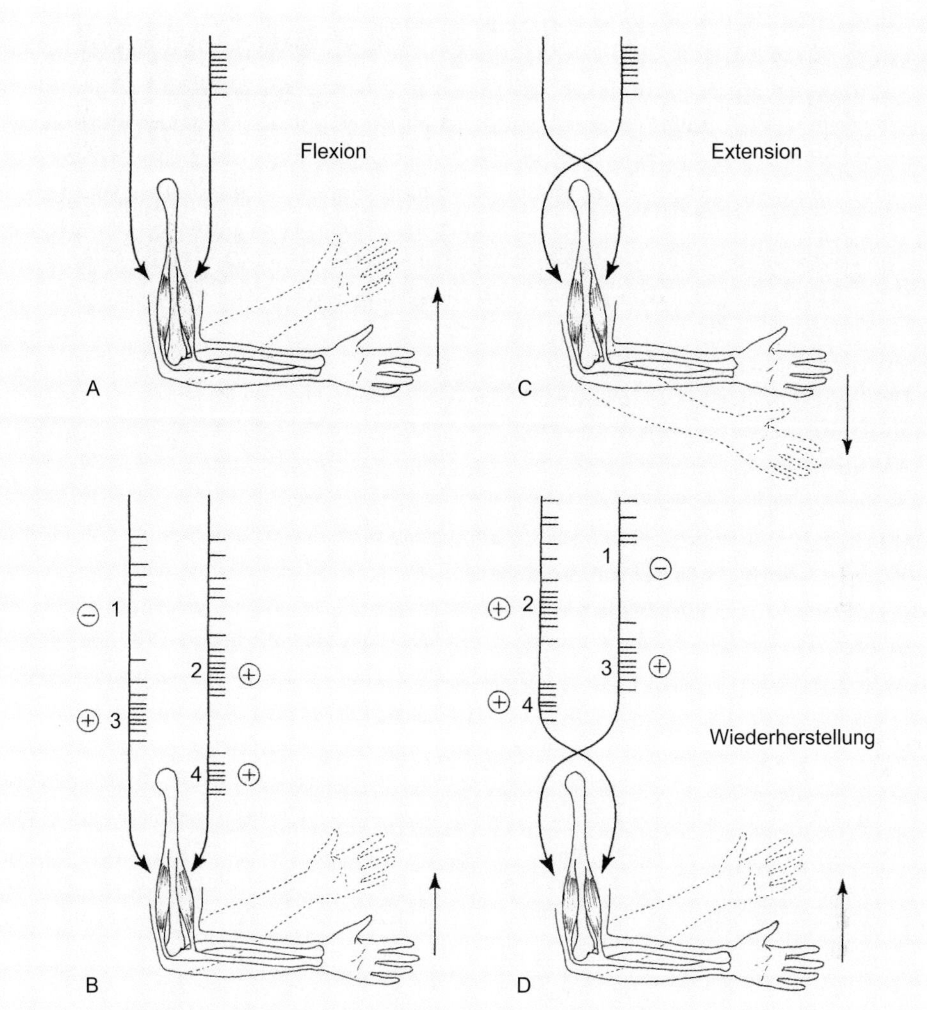

Abb. 3.6 Kreuzinnervation
A. Vereinfachte Darstellung des Zustandekommens einer Flexionsbewegung.
B. In Wirklichkeit entsteht eine plötzliche Flexion in mehreren Phasen, 1. Inhibition der Extensoren, 2. Exzitation der Flexoren (Beginn der Bewegung), 3. Exzitation der Extensoren (Abbremsen der Bewegung), 4. späte Exzitation der Flexoren (Funktion ist umstritten, möglicherweise Verhinderung des Rückschlags).
C. Nach Vertauschen der Innervation entsteht bei einem Flexionsversuch Extension.
D. Die ursprüngliche Funktion stellt sich jedoch recht schnell wieder ein, da das Gehirn offensichtlich in der Lage ist, das komplexe Geschehen unter B so weit „umzupolen", dass eine Flexionsbewegung entsteht. Dieser Effekt entsteht im Übrigen nur dann, wenn die Bewegung zu einer Reafferenz führt, wenn sie also sensorische Folgen hat.

Diese sinnlose Reaktion klang aber nach einiger Zeit ab, und der Vorderfuß wurde wieder ganz normal in das Bewegungsschema aufgenommen. Fortan wurde er über den N. vagus gesteuert (Luria, 1963).

Dies erlaubt jedoch nicht den Schluss, dass alle Innervationen beliebig sind und wir mit Hilfe der Plastizität sämtliche Funktionen verändern könnten. Andere Studien fanden erfolgreiche Kreuzinnervationen nur bei Jungtieren und kamen zu dem Schluss, dass die „falsche" Reaktion nach Kreuzinnervation bei erwachsenen Tieren nicht reversibel sei (Sperry in: Trevarthen, 1990).

Haltungssteuerung

In Abb. 3.7 sind die wesentlichen Elemente der sogenannten Plattformexperimente wiedergegeben (Nashner in: Kandel, 1991). Im ersten Versuch (siehe A) bewegt sich die Plattform – vergleichbar einem abbremsenden Zug – viermal plötzlich nach hinten. Zunächst zeigt der Wadenmuskel kaum Reaktion (siehe Registrierung rechts). Nach dem vierten Versuch hat sich der Dehnungsreflex des Muskels jedoch deutlich sensibilisiert und verhindert einen Sturz der Versuchsperson. Im Versuch B dreht sich die Plattform plötzlich – vergleichbar der Situation in einem kleinen schwankenden Boot oder wenn man beim Skifahren über einen Buckel fährt. Auch diesmal wird der Wadenmuskel gedehnt, jedoch führt der Dehnungsreflex zum Hintenüberfallen der Versuchsperson. Diese kontraproduktive Reaktion verschwindet allmählich und wird spätestens beim vierten Versuch ganz unterdrückt (Habituation).

Obwohl der Wadenmuskel in beiden Fällen gedehnt wird, der auslösende Reiz also gleich ist, ist die Response ganz unterschiedlich. Offensichtlich gibt es keine feststehenden Reflexstereotypien, sondern eine situationsabhängige Verstärkung oder Unterdrückung.

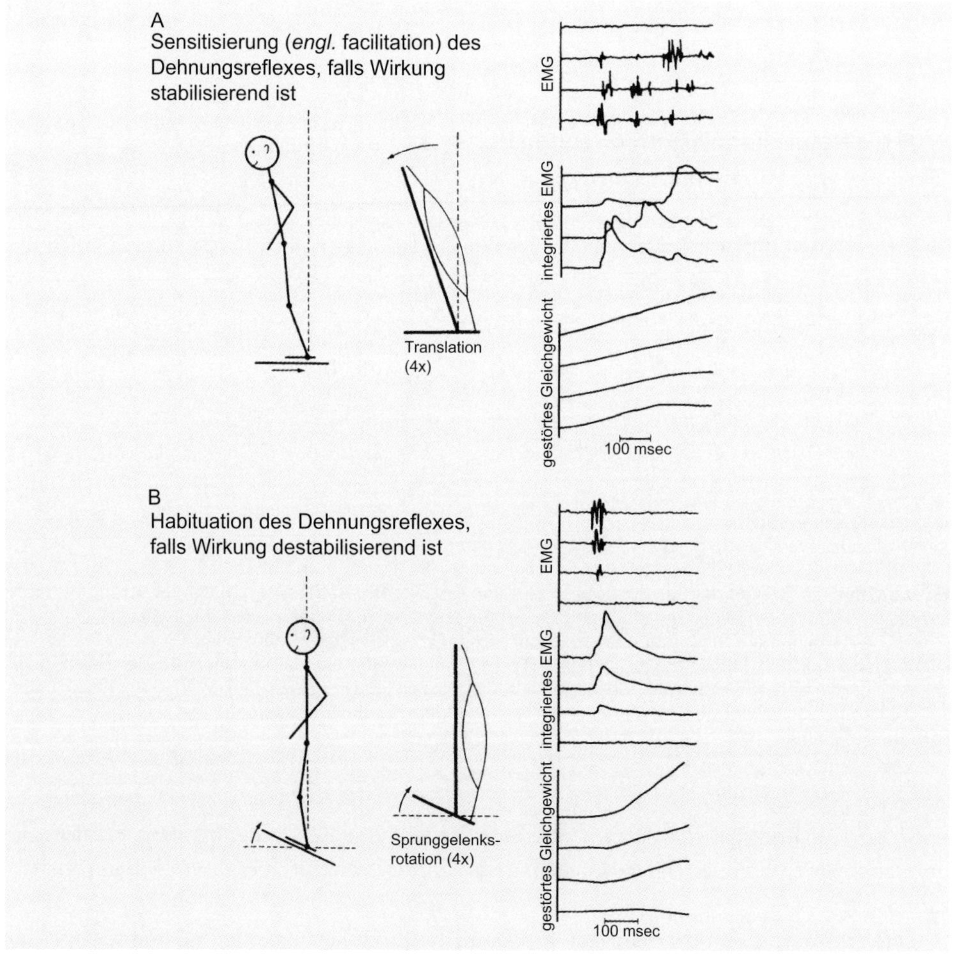

Abb. 3.7 Stehenbleiben

Plötzliche Translation (z. B. abbremsender Zug) oder Rotation (z. B. kleines Boot) einer Plattform. A. Translation: Die Wadenmuskulatur erlernt rasch die richtige Reflexantwort (Sensibilisierung). B. Rotation: Der Proband lernt die Wadenkontraktion zu unterdrücken (Habituation) (Nashner in: Kandel, 1991).

Die Art der Reaktion ist also kontextabhängig (Zug oder Boot). Dies wird besonders deutlich, wenn man in einem Zug steht, der sich jeden Moment in Bewegung setzen kann. Fährt stattdessen ein benachbarter Zug an, dann wird man das Gleichgewicht verlieren, weil sich die Haltungsreflexe bereits auf das Anfahren des eigenen Zuges eingestellt hatten. Steht man auf einem Bahnsteig, dann tritt dieser Effekt nicht auf, da Bahnsteige bekanntlich nicht anfahren. Ginge es hier um reine Spinalreflexe, dann wären diese Effekte nicht möglich. Aber hier geht es um „höhere“ Einflüsse, und man spricht von einem funktionellen Dehnungsreflex, an dem auch kortikale Regionen beteiligt sind (engl. *long loop reflex*).

Das angeführte Beispiel lehrt uns drei Dinge:

1. Plastische Veränderungen können ziemlich schnell entstehen (hier nach viermaligem Auftreten).
2. Die Gesamtsituation (Kontext) und Erwartung haben Einfluss (Kognition).
3. Die Art der plastischen Veränderung hängt davon ab, ob der auftretende Effekt erwünscht ist (engl. *law of effect*).

Bei einem Patienten mit Hemiparese, der zum ersten Mal versucht, frei zu stehen, entsteht ein vergleichbarer Effekt. Verteilt er sein Gewicht gleichmäßig auf beide Beine, dann wird er zur Seite des gelähmten Beins hin stürzen. Also wird er andere Gewichtsverteilungen ausprobieren und recht schnell bemerken, dass eine Verteilung von beispielsweise 80 : 20 % am effektivsten ist. Die Dehnungsreflexe beider Beine stellen sich auf die neue Situation ein.

Klassische Konditionierung über den Nucleus ruber

Cotman und *Lynch* (1990) beschreiben ein sehr aufschlussreiches Experiment von *Tsukahara* (Abb. 3.8). Ein nicht-bedingter Reiz (nicht-konditionierter Stimulus: NS) wird mit einem neutralen Reiz (konditionierter Stimulus: CS) verknüpft. Das Versuchstier lernt, auf den ursprünglich neutralen Reiz zu reagieren.

Gemeinsam mit dem kortikospinalen System (Pyramidenbahn) gehören der Nucleus ruber und der Tractus rubrospinalis zu den entwicklungsgeschichtlich jungen Systemen für die distale Feinmotorik. Im Übrigen scheint der Tractus rubrospinalis von der Pyramidenbahn „verdrängt“ worden zu sein, wodurch er bei Primaten und beim Menschen kaum noch Bedeutung hat. Erhält der Vorderfuß des Versuchstiers einen kräftigen Schmerzreiz (unbedingter Reiz, NS), dann wird es über den Nucleus ruber jeweils mit dem gleichen Rückzugsreflex reagieren. Erhält der Nucleus ruber mittels einer Drahtelektrode einen geringen elektrischen Reiz (neutraler Reiz, CS), dann hat dieser normalerweise keinen Effekt. Wird der geringe elektrische Reiz jedoch unmittelbar vor dem kräftigen Schmerzreiz verabreicht, dann entsteht zwischen beiden Reizen eine Verbindung. Nach mehrmaliger Wiederholung findet eine klassische Konditionierung statt. Der bislang nur nach NS auftretende Rückzugsreflex tritt jetzt bereits nach CS auf (konditionierter Reflex), was außerordentlich sinnvoll ist; denn das vorzeitige Zurückziehen verhindert das Erleiden des kräftigen (schädlichen) Reizes.

Für diesen Lernprozess ist die richtige Reihenfolge der Reize entscheidend. Die Konditionierung entsteht nur dann, wenn der neutrale Reiz dem nicht-bedingten Reiz unmittelbar vorausgeht. Kehrt man diese Reihenfolge um (CS folgt nach NS), dann erlischt die Konditionierung (Extinktion), und das Versuchstier reagiert nicht mehr auf den isolierten konditionierten Reiz.

Das Besondere dieses Experiments war, dass parallel zum Lernprozess die histologischen Veränderungen im Nucleus ruber registriert wurden: Es traten Axonaussprossungen und eine Vermehrung von Synapsen auf dem Zellkörper des Neurons auf, die damit wahrscheinlich die neuroanatomische Grundlage des Lernprozesses bildeten. Auffallend war, dass bei einer Läsion im

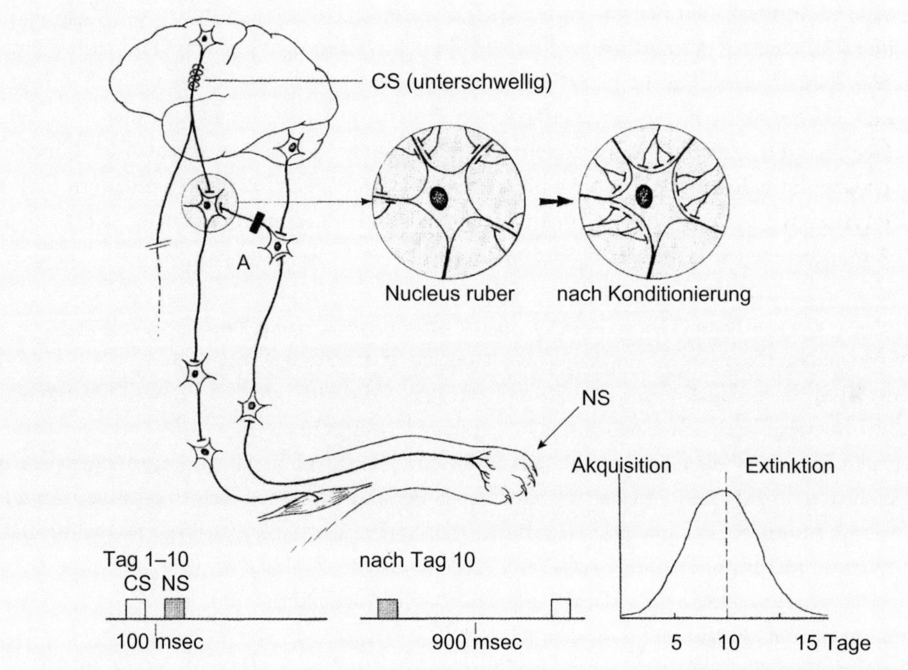

Abb. 3.8 Klassische Konditionierung
Der unbedingte Reiz (engl. *non-conditioned stimulus,* NS) löst über Aktivierung des Nucleus ruber eine Flexionsbewegung aus. 100 Millisekunden zuvor wird ein geringfügiger elektrischer Reiz gegeben (neutraler Reiz, engl. *conditioned stimulus,* CS). Das Tier lernt dadurch, auf CS mit einer Flexionsbewegung zu reagieren. Kehrt man die Reihenfolge der Reizverabreichung um, dann erlischt die Konditionierung wieder (Extinktion). Während der Konditionierung treten im Nucleus ruber synaptische Veränderungen auf, die auch nach einer Läsion bei A zu beobachten sind (frei nach Tsukahara in: Cotman und Lynch, 1990).

Bereich von A (Cerebellum) ähnliche Axonaussprossungen entstanden. Offensichtlich können also auch beim Ausfall von Input solche plastische Veränderungen entstehen, was die Vermutung nahelegt, dass Lern- und Restitutionsprozesse eine ähnliche biologische Basis haben.

Einige Elemente des Experiments sind für die Neurorehabilitation von Bedeutung:

- Der unbedingte Reiz ist emotional begleitet (hier: Schmerz; möglich wären auch Angst oder Schreck).
- Die Reihenfolge ist bedeutsam. Der neutrale Reiz geht dem unbedingten Reiz voraus. Zuerst hören wir den Starter, dann erst fährt das Auto an. Wir lernen also, auf das Geräusch des Starters zu reagieren. Der Pfiff des Schaffners geht dem Anfahren des Zuges voraus, also beschleunigen wir unseren Schritt. Bei der umgekehrten Reizreihenfolge, aber auch bei gleichzeitiger Reizung entsteht keine Konditionierung. Würde der Pfiff erst nach der Abfahrt des Zuges erfolgen, würde niemand mehr mit Schrittbeschleunigung reagieren (aber wohl frustriert sein, den Zug verpasst zu haben).
- Die Art des neutralen Reizes ist unerheblich. Er kann visuell, akustisch oder taktil sein. Auch braucht er nicht kräftig zu sein, muss aber im ZNS ankommen. Ein leises Geräusch bei einem Schwerhörigen funktioniert nicht.

Ein praktisches Beispiel:

Nehmen wir an, Sie nähern sich einer Schlaganfallpatientin sichtbar von der linken Seite und begrüßen sie mit den Worten „Guten Morgen“. Darauf wendet die Patientin ihren Kopf aber nach rechts (also in die falsche Richtung). Offensichtlich liegen ein akustischer und ein visueller Neglect vor. Die Untersuchung ergibt, dass sie auf taktile Reize richtig reagiert. Tippen wir ihre linke Schulter an, dann wendet sie ihren Kopf sofort nach links. Jetzt nutzen wir das Prinzip der klassischen Konditionierung:

- neutraler Reiz (CS): Ansprechen von links.
- nicht-bedingter Reiz (NS): Antippen der linken Schulter.

Nun sprechen wir die Patientin an und tippen ihr dann gleich danach auf die Schulter, wodurch sie lernt, den Kopf nach links zu wenden, wenn sie angesprochen wird. Kehren wir die Reihenfolge um oder tun wir beides gleichzeitig, was in der Praxis oft geschieht, dann stellt sich der Lerneffekt nicht ein.

Bei einer Patientin mit einem solchen Defizit haben wir also zwei Optionen:

- Wir ziehen die Aufmerksamkeit nach links via intakte Stimulusmodalität (in diesem Fall taktil). Jeder in der Umgebung dieser Patientin bekommt die Empfehlung, sie auf der linken Schulter anzutippen. Wir benützen also die **bestehenden Möglichkeiten.**
- Mittels klassischer Konditionierung versuchen wir, das Reaktionsmuster zu verändern. Wir sind also nicht zufrieden mit den bestehenden Möglichkeiten, sondern verändern etwas mittels eines **Lernprozesses.** In diesem zweiten Fall ist der „Status" des Antippens also anders: die Reaktion auf Antippen muss verbunden werden mit einem anderen Reiz.

Motorisches Lernen und Dendritenverzweigungen

In einem Tierversuch an Ratten ließ *Greenough* nur einen der beiden Vorderfüße motorisch trainieren (Cotman und Lynch, 1990). Nach Abschluss des Trainingsprogramms hatte sowohl bei jungen wie auch bei erwachsenen Tieren die Anzahl der Dendritenverzweigungen in der zur trainierten Extremität gehörenden Hirnrinde deutlich zugenommen (Abb. 3.9). Entsprechend *Tsukaharas* Versuchsergebnissen waren auch mehr Synapsen entstanden, und ihre räumliche Anordnung hatte sich verändert.

Motorisches Lernen verändert also nicht nur den Muskel, sondern auch das Gehirn – eine Erkenntnis, die sich übrigens in der Sportpraxis langsam durchzusetzen beginnt.

Die „Moving Motor Map"

Mittels Mikrostimulation reizte *Asanuma* (1991) die motorische Hirnrinde von Ratten im Bereich der Vorderfußprojektion, worauf der Vorderfuß mit rhythmischen Muskelzuckungen reagierte. Bereits nach einigen Stunden hatte das motorische Repräsentationsfeld des Vorderfußes erheblich an Größe zugenommen (Abb. 3.10), wobei Gebiete, die bislang die Schnurrhaare bewegt hatten, jetzt den Vorderfuß bewegten.

Natürlich ist ein solches Experiment nicht besonders praxisnah. Am ehesten entspricht die elektrische Reizung der Hirnrinde dem Geschehen während eines epileptischen Anfalls. *Nudo* und Mitarbeiter konnten jedoch zeigen, dass das gleiche Prinzip auch für Alltagsbewegungen gilt (in: Levin und Grafman, 2000; Raskin, 2011). Sie ließen Affen eine Bewegung einüben, bei der sie mit zwei Fingern kleine Gegenstände aus Löchern nesteln mussten. Die motorische Projektion der Finger in der Hirnrinde hatte sich nach dem Training deutlich ausgebreitet.

Die gewonnenen Erkenntnisse sind aus mehreren Gründen für die Neurorehabilitation wichtig:

- Wiederholte Reizungen und wiederholte Bewegungen bewirken einen Effekt.
- Motorische Projektionsgebiete können sich erheblich (bis zu fünffach) vergrößern.
- Die Veränderungen treten schnell auf. Innerhalb einer Stunde oder eines Tages ist vieles möglich. Die Herausforderung besteht darin, jeweils die adäquate Maßnahme zu finden.

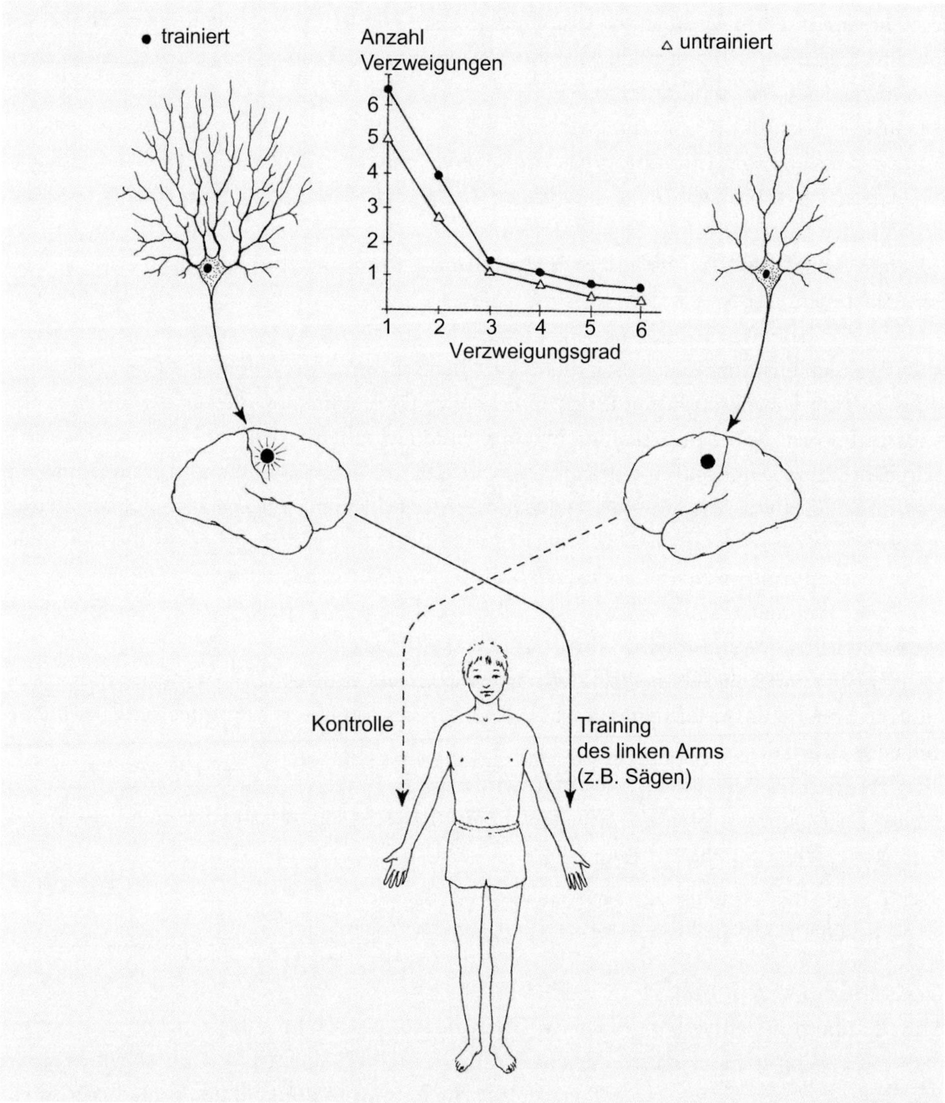

Abb. 3.9 Motorisches Lernen und Dendritenverzweigungen
Trainiert man den linken Arm (z. B. Sägen), dann nimmt die Zahl der Dendritenverzweigungen in der rechten motorischen Hirnrinde deutlich zu. Die Grafik zeigt die unterschiedlichen Verzweigungsgrade (frei nach Greenough, 1990).

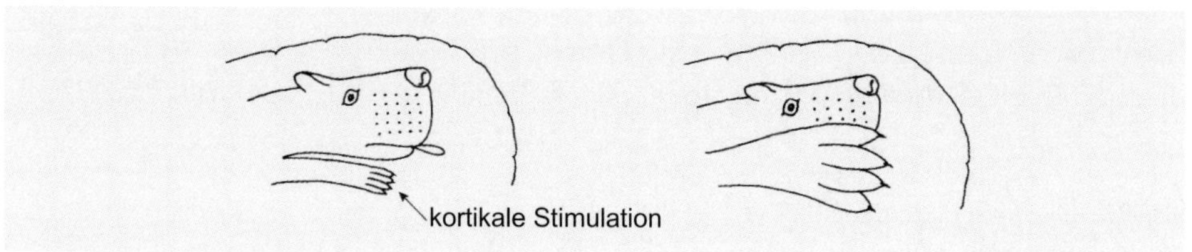

Abb. 3.10 Die Moving Motor Map
Kortikale Reizung im Bereich des Vorderfußes führt innerhalb weniger Stunden zu einer erheblichen Ausbreitung des Repräsentationsfeldes (*Asanuma*, 1991).

Auch der umgekehrte Effekt kann beobachtet werden: Durchtrennt man den N. facialis, der die Gesichtsmuskulatur einschließlich der Schnurrhaare bewegt, dann weiten sich die benachbarten Gebiete aus, u. a. das des Vorderfußes (Porter und Lemon, 1993). Auch Unterbrechungen des afferenten Inputs (Deafferenzierung) sowie Amputationen führen zu einer Reorganisation kortikaler Motorgebiete, und zwar nicht nur in der betroffenen, sondern auch in der anderen Hemisphäre (sog. transcallosaler Effekt; Werhahn et al., 2002).

Die flexible Beziehung zwischen Muskulatur und Hirnrinde

Fetz et al. (1987) führten an Affen Versuche mit positiver Verstärkung *(reinforcement)* durch (Abb. 3.11). Gleichzeitig wurden registriert:

- die Aktivität eines kortikalen Neurons (Unit-Ableitung),
- das EMG von zwei Oberarmmuskeln (Bizeps und Trizeps) und
- das EMG von zwei Unterarmmuskeln (Flexor und Extensor).

Durch Belohnung und das Vorenthalten von Belohnung wurde das Versuchstier gelehrt, eine bestimmte Kombination von Muskel- oder Neuronaktivität zu erzeugen. Offenbar ist vieles möglich:

- Am Beispiel rechts unten in Abb. 3.11 wird deutlich, dass das Tier in der Lage ist, die Verbindung zwischen der Aktivität des kortikalen Neurons und der entsprechenden Muskulatur vollständig zu unterbrechen.
- Links oben und links unten sieht man dagegen, dass das Tier ebenso in der Lage ist, eine Verbindung zwischen der Aktivität des kortikalen Neurons und der entsprechenden Muskulatur herzustellen.

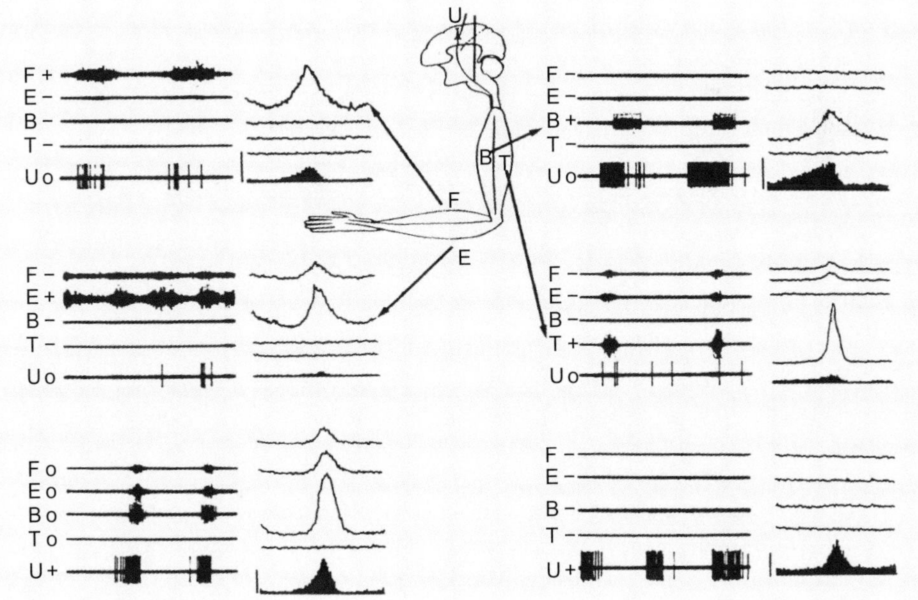

Abb. 3.11 Flexible Beziehung zwischen Muskulatur und Hirnrinde
Gleichzeitige Registrierung von einem motorischen Rindenneuron und vier Armmuskeln (M. biceps brachii, M. triceps brachii, M. flexor carpi radialis und M. extensor carpi radialis longus). Bei (+) wird die Aktivität positiv verstärkt, bei (–) wird das Unterdrücken der Aktivität belohnt, (0) bedeutet ohne Einfluss. Oben links und oben rechts ist die neuronale Aktivität deutlich mit der Muskelaktivität verknüpft (F = Flexor, B = Bizeps). Über positive Verstärkung kann diese Verbindung jedoch vollständig entkoppelt werden (insbesondere unten rechts) (aus Fetz und Cheney, 1987).

Diese Experimente zeigen deutlich, dass es keine fixierten Leitungen gibt zwischen motorischem Kortex und Muskeln. Die Beziehung zwischen Hirnrinde und Muskulatur ist also veränderbar. Mittels eines gezielten Lernprozesses wird bestimmt, welche kortikalen Neuronen bei einer bestimmten Bewegung eingesetzt werden. Das unterstreicht übrigens die Auffassung, dass die Aktivität der Hirnrinde sich mehr auf Handlungen als auf Muskeln bezieht. Das eröffnet z. B. die Möglichkeit, Muster, die für bestimmte Tätigkeiten erlernt wurden, auch für andere Tätigkeiten einzusetzen.

In gleichem Maße ist die Beziehung zwischen Rückenmark und Muskeln flexibel: Bei Plexusläsionen von Neugeborenen nimmt der Anteil von Segmenten, die zur Läsion benachbart liegen, bei der Muskelinnervation zu.

Für die Neurorehabilitation bedeutet dies, dass infolge der Schädigung einer bestimmten Hirnregion nicht automatisch die Kontrolle über bestimmte Muskeln oder Körperteile verloren geht. Neuronen aus intakten Regionen können die Kontrolle übernehmen, wobei positive Verstärkung eine wichtige Rolle spielt. Die Bewegungsversuche müssen für den Patienten etwas Gewünschtes oder Nützliches liefern: Das Essen ist die Belohnung für das selbstständige Schmieren des Butterbrotes; nicht um Hilfe bitten zu müssen ist die Belohnung für selbstständiges Ankleiden, und den Moment des Kaffeetrinkens selbst bestimmen zu können ist die Belohnung für selbstständiges Kaffeemachen.

3.4.3 Somatosensorik

Blindenschrift (Braille-Schrift)

Bei Blinden, aber auch bei Sehfähigen, die mit dem rechten Zeigefinger das Lesen der Blindenschrift einüben, verändern sich die zum rechten Zeigefinger gehörenden Regionen der motorischen und der sensorischen Hirnrinde. Zur Messung dieses Effekts verwendet man evozierte Potenziale, welche man oberhalb der somatosensorischen Hirnrinde ableitet. Das gleiche Ergebnis lässt sich mittels Magnetstimulation erzielen. Dabei wird mit einem starken Magnetimpuls kurzzeitig die kortikale Aktivität unterdrückt, wobei man überprüft, in welcher Region die taktile Wahrnehmung gestört ist (Pascual-Leone und Torres, 1993).

Im Ergebnis hat der Umfang insbesondere derjenigen Rindengebiete zugenommen, die zu dem Braille lesenden Zeigefinger gehören. Bei Blinden nimmt auch der Umfang anderer Gebiete zu, allerdings weniger stark. Wir beobachten also einen spezifischen und einen unspezifischen Effekt. Aufgrund der Tatsache, dass ein Blinder ohnehin seine Tastsinne schärft, nimmt der Umfang aller sensiblen Rindengebiete zu (unspezifisch). Am deutlichsten ist die Zunahme in den Regionen, die speziell trainiert wurden (spezifisch).

Die Ausweitung der somatosensorischen Hirnrinde ist demnach nicht nur die (passive) Folge eines Ausfalls des visuellen Inputs, sondern wird auch von Übungen und anderen Stimulationen gezielt beeinflusst.

Menschen mit angeborener Blindheit setzen beim Lesen von Braille auch ihre Sehrinde ein, was bei Sehenden nicht immer der Fall ist. Falls doch, dann ist der wahrscheinliche Grund, dass taktile Informationen bei manchen Personen visuelle Gedächtnisspuren von Wörtern oder Buchstaben aktivieren (siehe unten).

Operantes Lernen

Jenkins und *Merzenich* (1987) kamen zu den gleichen Ergebnissen wie *Asanuma*, allerdings für sensible Stimulation. In Abb. 3.12 sehen wir eine Ausweitung der sensiblen Repräsentationsfelder des zweiten und dritten Fingers nach taktilem Training. Mit Hilfe von etwa hundert Unit-Ableitungen taktiler Reize wurde zunächst einmal festgestellt, welche der registrierten Neuronen zu welchen Handgebieten gehören. Auf diese Weise wurde die Projektion der Hand in der sensorischen Hirnrinde festgestellt (kortikale Funktionskarte, engl. *cortical mapping*). In den Abb. 3.12 B und D sind unten links die Stellen der Unit-Ableitungen angegeben. Unten rechts (C und E) sieht man die Felder für die proximalen (p), mittleren (m) und distalen (d) Abschnitte der fünf Finger. Deutlich ist zu sehen, dass die distale Projektion erheblich größer ist als die mittlere und die proximale Projektion, was angesichts der überragenden Bedeutung der Fingerspitzen für Alltagstätigkeiten nicht anders zu erwarten war („Fingerspitzengefühl").

Da die kortikalen Funktionskarten große individuelle Unterschiede ergeben, stellt sich die Frage, ob diese Unterschiede angeboren sind (Talent) oder ob das Tier sie durch spezielle Tätigkeiten im Lauf seines Lebens erlernt hat. Dazu wurde dem Tier eine taktile Aufgabe gestellt (Abb. 3.12A). Es musste lernen, mit seinen Fingerspitzen (zweiter und dritter Finger) einen bestimmten Druck auf eine drehende Scheibe auszuüben, so dass die raue Oberfläche der Scheibe unter seinen Fingern glitt. War der Druck zu hoch oder zu niedrig, dann hörte die Scheibe auf, sich zu dre-

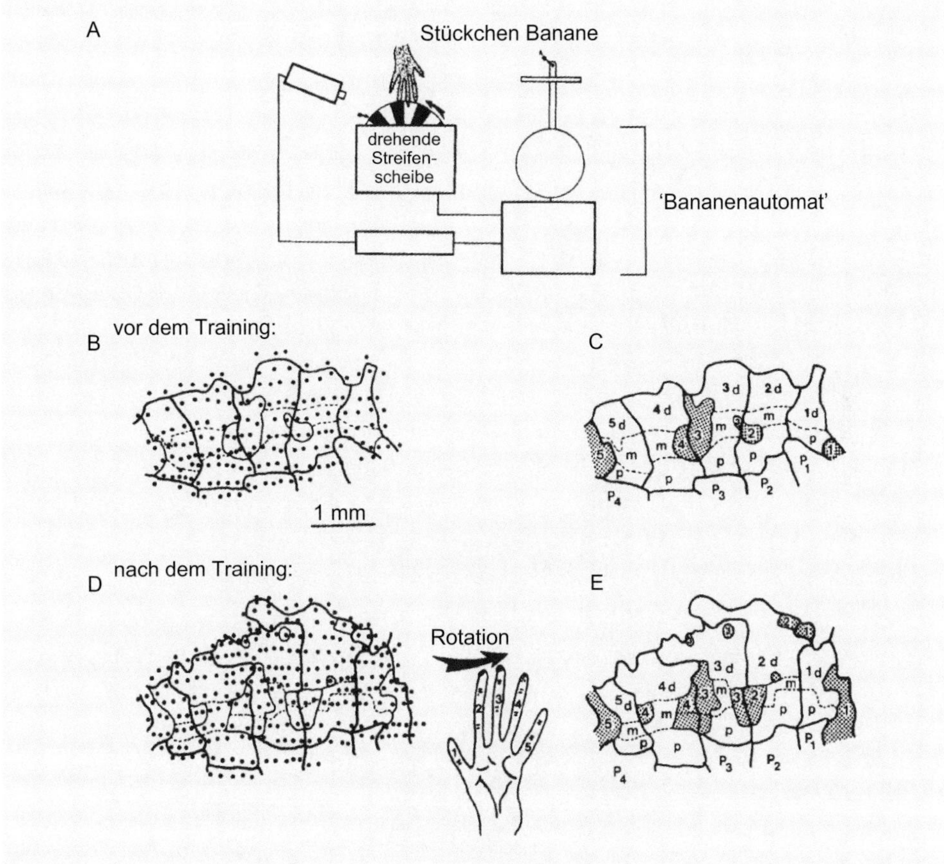

Abb. 3.12 Bananen verdienen
Plastizität somatosensorischer Repräsentationsfelder. A. Übungsgerät des Versuchstiers (Affe). Gelingt es dem Affen, die drehende Scheibe nur leicht zu berühren, dann beginnt sich die Scheibe zu drehen und gibt das Gerät zur Belohnung ein Stückchen Banane frei. B und C. Mit Hilfe von etwa hundert Unit-Ableitungen wird das sensorische Projektionsgebiet der Hand bestimmt (kortikale Funktionskarte/*cortical map*). D und E. Nach Abschluss des Trainings haben sich die Projektionsgebiete des zweiten und dritten Fingers deutlich vergrößert (Jenkins und Merzenich, 1987).

hen. Bei richtiger Dosierung des Drucks drehte sie sich jedoch so lange, bis das Gerät nach zehn Umdrehungen (einstellbar) ein Stückchen Banane freigab. Der Affe ist motiviert, sein Bestes zu tun, weil er ist hungrig! Wir sprechen von *operanter Konditionierung* – vergleichbar dem Vorgang, mit dem wir als Kind gelernt haben, einen Schokoladenriegel aus einem Automaten zu ziehen.

Nach einigen Tagen des Übens hatten die Repräsentationsfelder des zweiten und dritten Fingers deutlich gegenüber den anderen Fingern zugelegt. Das Einüben einer bestimmten Fertigkeit findet also seine biologische Entsprechung in einer Veränderung bestimmter Kortexgebiete. Mit Hilfe anderer Experimente wurden weitere Variablen untersucht:

- **Unterschiede in Cortical Maps zwischen verschiedenen Affenrassen und individuellen Affen.** Individuelle Unterschiede sind häufig größer als Unterschiede zwischen Rassen.
- **Effekte peripherer Nervenverletzungen.** Kortikale Reorganisation, bei der das frei gewordene Gebiet von benachbarten Gebieten übernommen wird. Auch andere Studien ergeben Hinweise auf kortikale Reorganisation nach peripherer Nervenläsion. In Abb. 3.13 (Nudo in: Levin und Grafman, 2000) ist zu sehen, wie umfangreich solche Veränderungen sein können. Normalerweise wird das Bein über Äste des N. ischiadicus und des N. femoralis (u. a. N. saphe-

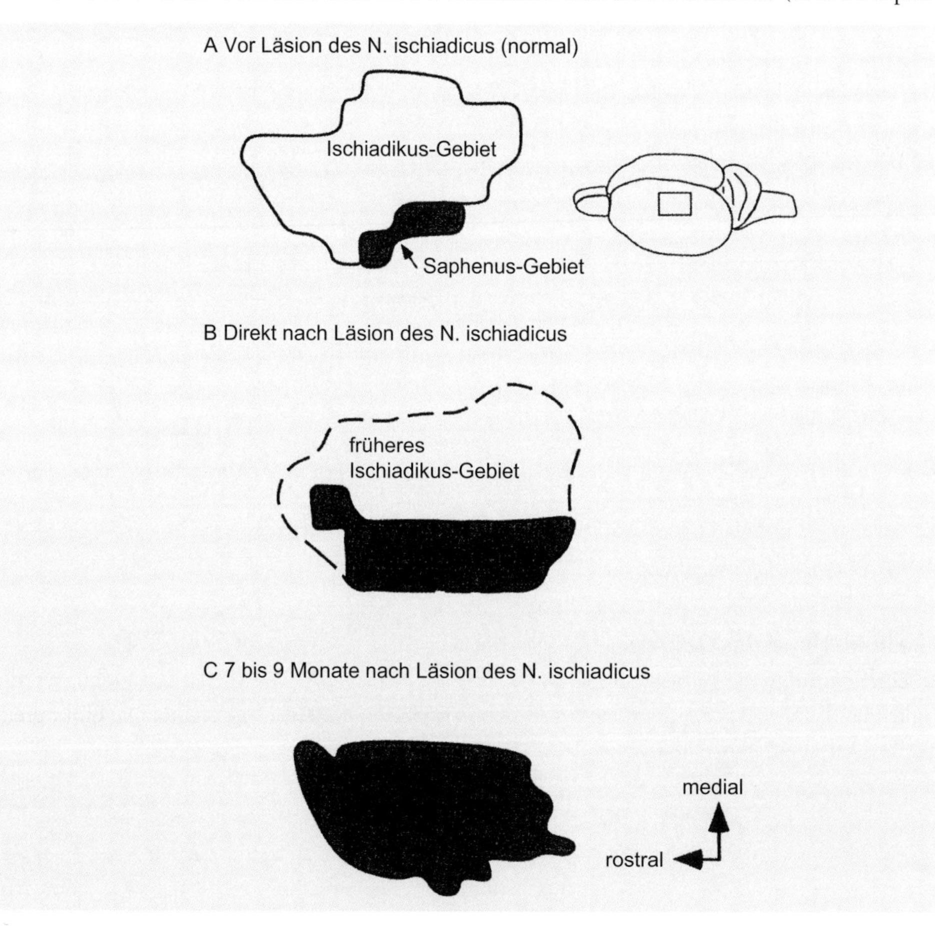

Abb. 3.13 Kortikale Reorganisation nach einer Verletzung des N. ischiadicus
Die Abbildung zeigt die vom N. ischiadicus und vom N. saphenus (Zweig des N. femoralis) aktivierten sensorischen Kortexgebiete. A Normal, B unmittelbar nach Durchtrennung des N. ischiadicus, C sieben bis neun Monate später. Die Ausweitung der Saphenus-Projektion beginnt sofort nach Ausfall des N. ischiadicus. Sieben bis neun Monate später ist das gesamte Ischiadikus-Gebiet eingenommen worden. Rasch und gründlich hat eine neurale Reorganisation stattgefunden (aus Nudo in: Levin und Grafman, 2000).

nus) innerviert. Abbildung 3.13A zeigt die Verteilung der kortikalen Repräsentationsfelder. Nach der Durchtrennung des N. ischiadicus wird ein größes Kortexgebiet depriviert, worauf der Umfang des relativ kleinen Repräsentationsfeldes des vom N. femoralis stammenden N. saphenus rasch zunimmt (B). Nach sieben bis neun Monaten (C) wird das frei gewordene Gebiet ganz vom N. saphenus eingenommen.

- **Amputationen.** Sie haben ähnliche Konsequenzen wie periphere Nervenläsionen.
- **Folgen lokaler Hirnschädigungen.** Siehe Kap. 4.
- **Lebensalter.** Die beschriebenen plastischen Veränderungen konnten in allen Altersgruppen nachgewiesen werden, womit auch die Auffassung widerlegt ist, dass nur ein junges Gehirn Plastizität besitze (siehe auch „Plastizität überall und immer").
- **Differenzierungsfähigkeit der kortikalen Projektion.** Bindet man zwei Finger aneinander fest, dann können sie zum gleichen Zeitpunkt nur gleiche Bewegungen ausführen. Die Grenze zwischen den Repräsentationsfeldern dieser beiden Finger verschwimmt und der Umfang der gemeinsamen Projektionsfläche nimmt ab. Offensichtlich verringert sich die Feinmaschigkeit der kortikalen Projektion.

Was bedeutet dies alles für die Praxis? Als Beispiel betrachten wir ein Training zur Verbesserung der Handfunktion.

- Motivation. Wähle eine Aktivität, woran der Patient Freude hat (Basteln, Stricken, Klavierspielen usw.). Versuche also zu erfahren, was jemand in seinem Leben gerne tut oder getan hat. Patient Jos, der in Kap.11.2 besprochen wird, war apathisch und initiativlos. Er hatte früher Schlagzeug gespielt. Sobald im Pflegeheim eine Trommel zur Verfügung stand, wurde Jos wieder aktiv.
- Positive Verstärkung (Reinforcement). Wählen Sie eine Bewegung aus, an deren Ende eine Belohnung steht. Ein Affe möchte eine Banane. Beim Menschen muss man sich schon ein paar mehr Gedanken machen. Nicht alle Kinder lieben Süßigkeiten, nicht alle Erwachsenen einen Kaffee.
- Wählen Sie einen Schwierigkeitsgrad, der zu bewältigen ist. Ein Tier verliert sehr schnell das Interesse, wenn eine Aufgabe unlösbar ist. Dies gilt bis zu einem gewissen Grad auch für Kinder. Ist die Herausforderung unangemessen hoch, dann entsteht kein Lerneffekt.
- Sorgen Sie für differenzierte Fingerbewegungen; denn nur solche fördern die Entstehung feinmaschiger kortikaler Projektionen. Einfache Bewegungen wie grobes Greifen oder synchrones Beugen und Strecken könnten vielleicht die Entwicklung der Feinmotorik behindern.

Aufgrund dieser plastischen Mechanismen ist es sinnvoll, über die konkrete Umsetzung eines Handfunktionstrainings nachzudenken: Geht es um Flexion – Extension, Pronation/Supination, Greifen usw. oder geht es um feine differenzielle Fingerbewegungen wie Klavierspielen, iPhone bedienen, Basteln mit Metallbaukasten. Experimentieren Sie also nicht ins Blaue hinein.

Die linke Hand des Geigers

In einer vielzitierten Studie stellten *Elbert* und Mitarbeiter (1995) fest, dass bei Violinisten die linke Hand eine viel größere somatosensorische Projektion besitzt als die rechte. Die Linke greift auf den Saiten die einzelnen Töne ab, die Rechte führt den Bogen. Auch ist die somatosensorische Projektion der linken Hand viel größer als bei Nichtviolinisten. Je früher jemand mit dem Geigespielen beginnt, umso größer ist das Projektionsgebiet.

Bei Veränderungen dieser Art denkt man unwillkürlich an mühsame Lernprozesse über viele Jahre, z. B. sechs Jahre Konservatorium, immer viel üben und doch nur Mittelmaß erreichen. Jedoch sind auch schnelle Veränderungen möglich. *Braun* und Mitarbeiter (2001) entdeckten bei Versuchen mit rechts- und linkshändigem Schreiben, dass unsere Hirnrinde auf neue Aufgabenstellungen (Schreiben, Geigespielen, Tastaturschreiben, Stricken) mit einer raschen Neuausrichtung der betroffenen Kortexgebiete reagiert. Die entsprechenden Funktionskarten liegen bereit und brauchen nur ausgewechselt zu werden (also auch „Moving Sensory Map").

Phantome im Gehirn

Jenkins und *Merzenich* konnten zeigen, dass die Amputation eines Fingers zu einer Vergrößerung der kortikalen Gebiete führt, die dem deafferenzierten Gebiet direkt benachbart sind. Im Verlauf der kortikalen Reorganisation verteilt sich die gesamte zur Verfügung stehende Hirnrinde auf die restlichen Finger, wodurch die sensorische Funktion der Hand erhalten bleibt. Untersuchungen dieses Phänomens sind jedoch nicht eindeutig (siehe beispielsweise Moore und Schady, 2000; Vega-Bermudez und Johnson, 2002).

Die von *Jenkins* und *Merzenich* beschriebene Reorganisation betrifft Veränderungen, die nur wenige Millimeter groß waren. Die ersten Reaktionen auf ihr Experiment waren dann auch von Skepsis geprägt, da man diese Neuaufteilung als sehr beschränkt einschätzte. So war es nur schwer vorstellbar, dass solch geringe Veränderungen für die Neuordnung nach einer Hirnschädigung verantwortlich sein konnten.

Darum war ein wichtiger Fortschritt, dass später kortikale Reorganisationen auch über mehrere Zentimeter nachgewiesen werden konnten, wobei insbesondere *Ramachandrans* Studien über kortikale Reorganisation nach Amputationen ausschlaggebend waren (siehe sein faszinierendes Buch *Phantoms in the Brain*, 1998). Darin beschreibt er auffällige Sinneswahrnehmungen von Patienten nach Abtrennung eines Körperteils. Beispielsweise waren nach einer Handamputation durch Reizung nicht nur proximaler Armregionen, sondern auch der ipsilateralen Gesichtshälfte Phantomgefühle der nicht mehr vorhandenen Hand zu erzeugen (Abb. 3.14). Man spricht von *„referred sensations"*. Einige Patienten teilten auch mit, dass sie beim Rasieren Phantomsensationen fühlen würden.

Das scheint auf den ersten Blick überraschend, doch wird es nachvollziehbar, wenn man bedenkt, dass die Repräsentationsfelder von Hand und Gesicht im Kortex unmittelbar benach-

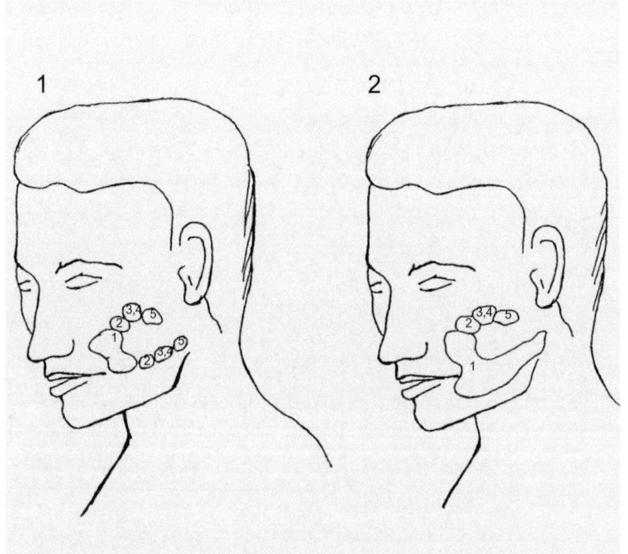

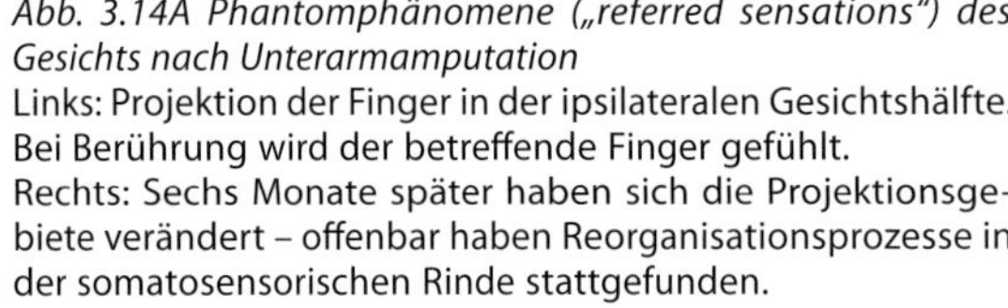

Abb. 3.14A Phantomphänomene („referred sensations") des Gesichts nach Unterarmamputation
Links: Projektion der Finger in der ipsilateralen Gesichtshälfte. Bei Berührung wird der betreffende Finger gefühlt.
Rechts: Sechs Monate später haben sich die Projektionsgebiete verändert – offenbar haben Reorganisationsprozesse in der somatosensorischen Rinde stattgefunden.

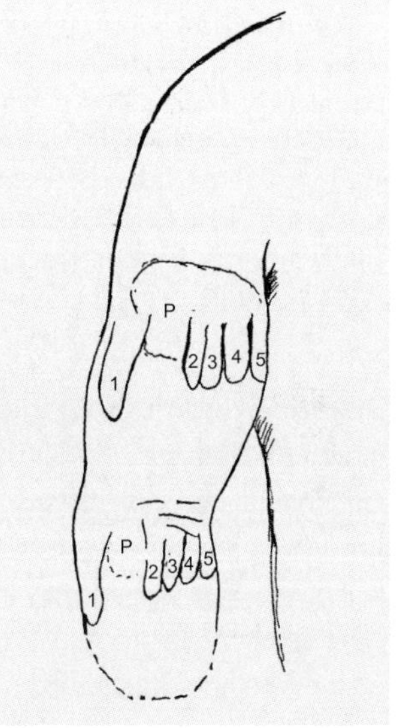

Abb. 3.14B Neue sensible Projektionen am Oberarm nach Unterarmamputation
Bei diesem Patienten bestanden sogar zwei Projektionen, sehr präzise und vollständig getrennt (P = Handfläche) (Ramachandran, 1995).

bart sind. Immerhin bestehen zahlreiche funktionelle Verbindungen zwischen Hand und Gesicht: Zum Beispiel saugen wir am Daumen, führen mit der Hand Nahrung zum Mund und unterstützen unser Sprechen mit Handgebärden und Mimik usw. In der Hirnrinde befindet sich die Repräsentanz des Gesichts lateral jener der Hand. Der Arm befindet sich direkt medial der Hand (siehe Homunculus). Die merkwürdigen Fehlsensationen werden offenbar ausgelöst durch Reizung der Kortexregionen, die in unmittelbarer Nachbarschaft der deafferenzierten Kortexregion liegen.

Eine mögliche Erklärung finden wir in Abb. 3.15 auf der Grundlage von Divergenzen und Überlagerungen kortikaler Inputs. Das betroffene Rindengebiet verliert auf einen Schlag wesentliche Reizinformationen: durch **Deafferenzierung**. Durch die daraus resultierende erhöhte Erregbarkeit (Denervationsüberempfindlichkeit) wird jetzt der Input aus angrenzenden Gebieten wahrgenommen. Das deafferenzierte Gebiet wird also doch aktiviert. Aber was genau wird jetzt gefühlt? Offensichtlich fühlen wir immer noch die Empfindung, die bisher zu diesem kortikalen Gebiet gehörte, was in bestimmten Situationen durchaus nützlich sein könnte. Man stelle sich nur einmal vor, dass unsere Hand z. B. kältebedingt eine Zeitlang gefühllos war und nach wiedergewonnener Sensibilität die kortikale Repräsentanz verschwunden wäre! Die stattfindenden

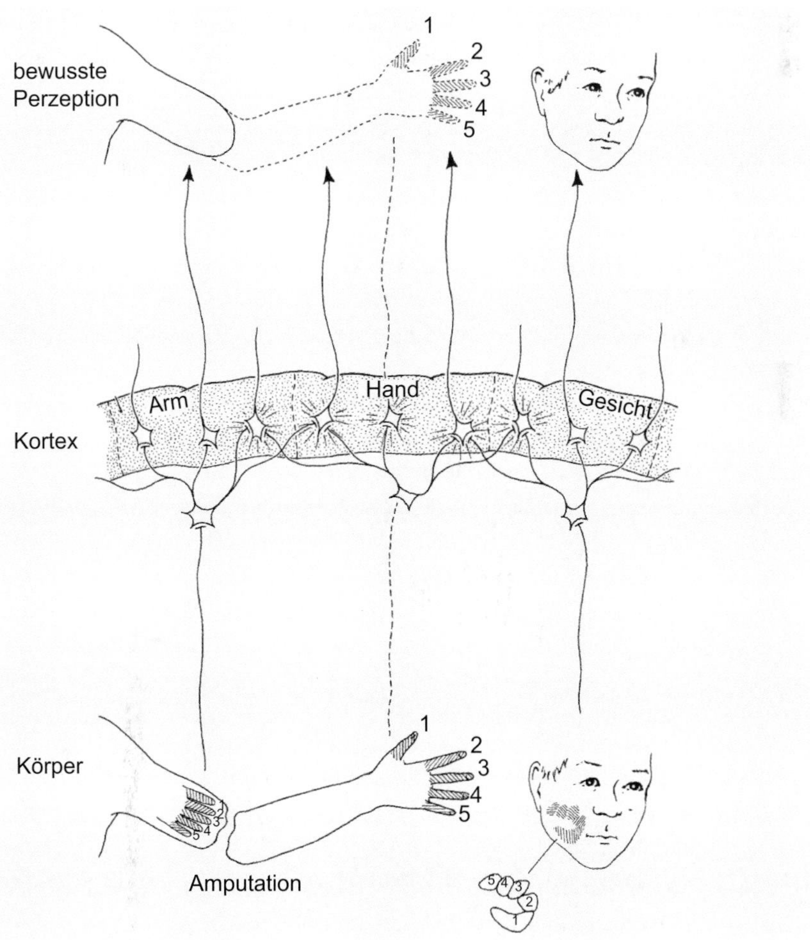

Abb. 3.15 Kortikale Reorganisation nach Unterarmamputation
Infolge der Deafferenzierung entsteht im Bereich der Hand eine Denervierungsüberempfindlichkeit. Das vormalige Handgebiet reagiert jetzt auf Inputs aus dem Oberarm und aus der ipsilateralen Gesichtshälfte.

Reorganisationen sind ziemlich umfangreich. Angrenzende Gebiete „invadieren" bis zu mehreren Zentimetern das deafferenzierte Gebiet.

Auch andere Erklärungen sind möglich wie beispielsweise ein **Ausfall von Inhibition,** wodurch bisher latente Verbindungen aktiv werden können. Die weitreichende kortikale Reorganisation nach Amputationen ist auch eine mögliche Erklärung für hartnäckige Phantomschmerzen (van Cranenburgh, 2014).

Ähnliche Mechanismen spielen bei **peripheren Nervenläsionen** eine Rolle. Auch dann verliert das Gehirn Input aus einem Körpergebiet. Jedenfalls wurde festgestellt, dass Patienten mit peripheren Nervenläsionen manchmal auch merkwürdige *„referred sensations"* erfahren, z. B. empfindet ein Patient mit einer rechtsseitigen Ulnarisläsion ein Kribbeln in seiner gefühllosen Hand, wenn er auf seiner rechten Wange berührt wird (Pourrier et al., 2010).

Zusammenfassend lässt sich mit Blick auf die zahlreichen Untersuchungen, die die Plastizität des somatosensorischen Kortex überzeugend belegen, feststellen, dass in der Praxis der Neurorehabilitation überraschend wenig Aufmerksamkeit dem Trainieren von Sensibilität (z. B. bei CVI-Patienten) geschenkt wird.

3.4.4 Visuelles System

Eine normales Angebot von visuellen Informationen ist ein wichtiger, wenn nicht gar notwendiger Faktor für die normale Entwicklung der Neuronen und Synapsen im visuellen System (inkl. des visuellen Kortex). Hell und dunkel allein reicht also nicht aus, sondern es müssen auch Formen, Farben und Raum hinzukommen.

Visuelle Deprivation

Damit ist gemeint, dass ein Individuum ganz oder teilweise von seinen visuellen Informationen abgeschnitten wird. So hat man beispielsweise zu Forschungszwecken bei Küken direkt nach dem Schlüpfen ein Augenlid versiegelt. Eine solche Deprivation hat vor allem während einer kritischen Entwicklungsphase schwerwiegende neuroanatomische und physiologische Folgen.

Lässt man eine Katze in einer Umgebung aufwachsen, die nur aus horizontalen Linien besteht, wird sie später auf vertikale Linien nicht reagieren. Offensichtlich hängen die Eigenschaften der visuellen Neuronenverbände stark von der Umgebungsstruktur ab.

Interessanterweise ist eine phylogenetisch alte Funktion wie der Pupillenreflex erheblich unempfindlicher für visuelle Deprivation. Es hat den Anschein, als sei die „Verdrahtung" dieser Funktion stabiler als die der evolutionär jüngeren Rindenfunktion, die via Kortex verläuft.

Visuelle Deprivation hat zur Folge, dass die Neuronen der Sehrinde kleiner sind und weniger Synapsen und Dendritenverzweigungen besitzen. Es gibt auch physiologische Folgen: Nach dem Aufheben der Deprivation waren weniger Neuronen zu aktivieren, und die Anzahl der Neuronen, die auf Reize aus dem nichtdeprivierten Auge reagierten, hatte stark zugenommen – eine Kompensation, wobei sich das Gehirn auf Reize aus dem funktionierenden Auge ausrichtet. Das wird elegant sichtbar gemacht durch die kortikalen Bandmuster des linken und rechten Auges (Abb. 3.16). Die Bänder des deprivierten Auges (schwarz) sind deutlich schmäler.

Einen ähnlichen Effekt sieht man infolge Schielens durch einen verkürzten Augenmuskel. Das Gehirn konzentriert sich während der Entwicklung auf nur ein Auge. Das andere Auge wird „träge". In der visuellen Rinde können sich dann keine oder weniger Neuronen entwickeln, die auf Informationen aus beiden Augen reagieren.

Diese während der Entwicklung auftretenden plastischen Veränderungen können sehr hartnäckig sein. Bekannt sind Beispiele von Menschen mit einer angeborenen Blindheit, die nach

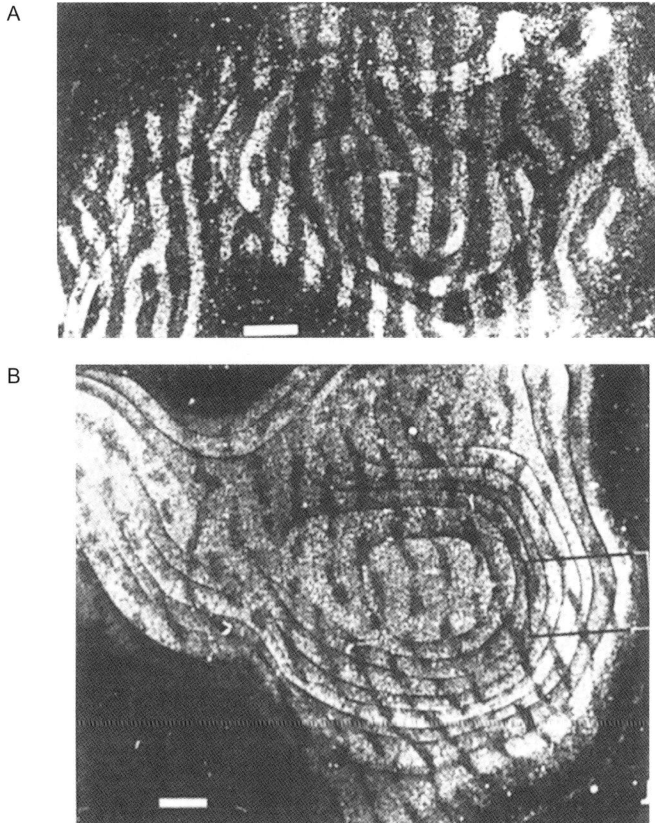

Abb. 3.16 Kortikale Bandmuster des linken und rechten Auges nach Deprivation eines Auges
A. Normales Bandmuster, B. Bandmuster nach Ausschaltung des entsprechenden Auges. Die (schwarzen) Bänder sind verschmälert (*Kandel* und *Schwartz,* 1991).

Jahren ihr Sehvermögen durch eine Operation zurückbekamen. Die plötzliche Informationsflut war jedoch so unbekannt und überwältigend, dass sie sich schnell wieder in ihre vertraute Welt aus taktilen und akustischen Informationen zurückzogen. Die Verdrahtung des Blindengehirns war tiefgehend und endgültig verändert.

Ein Kind, das im Flachland aufgewachsen ist, tut sich als Erwachsener schwer, die Entfernungen, Steigungen und Proportionen von Berglandschaften richtig einzuschätzen (ein Holländer nimmt einen Hang von 40 Grad als ziemlich „senkrecht" wahr).

Aus der Gesamtheit der gewonnenen Einsichten lässt sich für Rehabilitationsziele folgern, dass nicht nur die Menge (die Quantität), sondern auch die Struktur und das Wesen (die Qualität) der angebotenen Informationen wichtig sind.

Verlagerung des gelben Flecks?

Als gelber Fleck (Macula lutea) wird der Retinabereich bezeichnet, mit dem wir scharf sehen können. Diesen Text können Sie beispielsweise nur dann lesen, wenn Sie Ihren Blick auf die gedruckten Worte richten. Obwohl die Retina in der Lage ist, die Buchseite als Ganzes zu erfassen, bewegen sich die Augen beim Lesen ständig hin und her. Patienten mit okzipitalen Läsionen (Schlaganfall, Schussverletzung) haben manchmal eine Hemianopsie. Sie sehen dann von allem, was sie betrachten, nur die Hälfte. Der Patient selbst ist sich dessen oft nicht bewusst, da seine Augen sich automatisch anders ausrichten. Um ein vollständiges Bild zu bekommen, wird er bei einer rechtsseitigen Hemianopsie beispielsweise die Augen immer ein wenig nach rechts drehen, also rechts an den Dingen vorbeischauen. Die Objekte werden dadurch außerhalb des gelben Flecks abgebildet.

Luria (1963) beschreibt, dass solche Patienten wieder lernen, scharf zu sehen. Durch die beständige Übung hat sich der gelbe Fleck sozusagen ein wenig verschoben. Der Neuropsychologe *Bryan Kolb* hatte selbst einen Schlaganfall im rechten Hinterhauptslappen und beschrieb die resultierende Hemianopsie sehr genau und systematisch in einem Tagebuch. Um vollständige Bilder zu erhalten, hatte er unbewusst seinen Fixationspunkt kompensatorisch verschoben (Kolb in: Kapur, 1997).

Eine abweichende Augenstellung bei einer Hemianopsie ist also keine pathologische Zwangsstellung, sondern eine sehr nützliche Kompensation. Das gesunde Halbfeld der Retina erlernt dadurch das Scharfsehen.

In jüngster Zeit richtet sich wieder mehr Aufmerksamkeit auf ein Training bei Hemianopsie. *Zihl* (1985, 2000) konnte nachweisen, dass das erblindete Gebiet durch Lichtblitze im Grenzgebiet zwischen dem ausgefallenen und dem blinden Halbfeld verkleinert werden kann, was auf eine Reorganisation der Sehrinde zurückzuführen ist. Wie schon bei der Motorik, so ist wahrscheinlich auch hier die Beziehung zwischen einem Punkt der Sehrinde und der Peripherie (Retina, Gesichtsfeld) flexibel.

Blinde Flecke, Skotome

Bei einer lokalen Retinaschädigung, beispielsweise infolge eines Infarkts oder bei Glaukom, entsteht ein blinder Fleck im Gesichtsfeld (sog. Skotom). Das Gehirn hat jedoch die Fähigkeit, die entstandene Lücke auszufüllen (Filling-in-Phänomen). Dasselbe Phänomen findet sich physiologisch im Zusammenhang mit dem sog. blinden Fleck, dem Ort, wo die Fasern des N. opticus austreten (Optikuspapille, medial von der Augenachse gelagert). Unser Gehirn akzeptiert einfach keine Informationslücken, vergleichbar einem Baum mit einem Loch darin. In unserem visuellen Gedächtnis sind verschiedene gängige Bäume gespeichert; dadurch kann jede Lücke mit visuellem Gedächtnisinhalt gefüllt werden, was im Grunde einer Phantomempfindung gleichkommt. Auf diese Weise kann das Gehirn bis zu einem gewissen Umfang sogar mehrere Retinaschädigungen kompensieren, allerdings stößt es auch hier an Grenzen, z. B. bei

- unerwarteten Reizen (Straßenverkehr),
- unbekannten Objekten (keine Gedächtnisspuren),
- großflächigem Ausfall.

Dieser intramodale Kompensationsmechanismus sorgt dafür, dass Patienten mit Glaukom sehr lange Zeit wenige oder keine Beschwerden haben. Auch ein sehr großer Gesichtsfeldausfall braucht subjektiv noch keine Beschwerden zu erzeugen. Das ist einerseits angenehm, führt aber andererseits auch dazu, dass es für eine Diagnose (und damit auch eine Therapie) zu spät sein kann.

3.4.5 Akustisches System

Obwohl das akustische System weniger gut erforscht ist, begegnen wir wieder den gleichen Prinzipien. In Analogie zum visuellen und somatosensorischen System analysiert das Gehirn sehr genau die räumliche Quelle der uns erreichenden Geräusche. In unserem Kopf befindet sich eine Art akustische Raumkarte (engl. *auditory space map*, DeBello und Knudsen in: Shaw und McEachern,

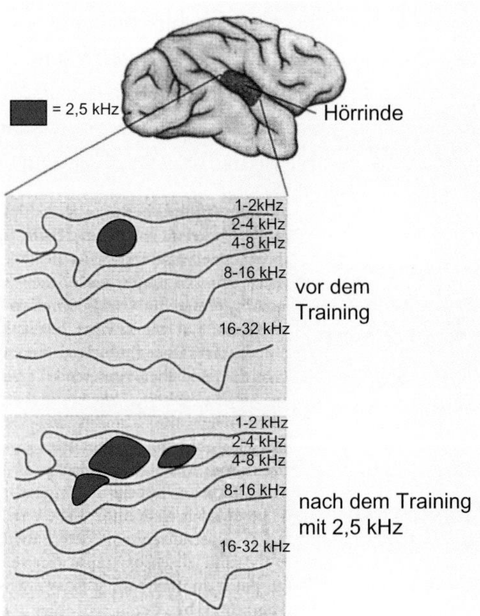

Abb. 3.17 Hörtraining
Recanzone und Mitarbeiter (1995) erprobten die Differenzierung bestimmter Tonhöhen an Versuchstieren und konnten nachweisen, dass der Umfang der entsprechenden Repräsentationsfelder in der Hörrinde erheblich zunahm (aus Gazzaniga, 2001).

2001), durch die wir uns im Raum orientieren (Straßenverkehr) und mit der wir sogar Situationen richtig erkennen können (vorbeifahrender Lkw). Die akustische Raumkarte ist sehr plastisch. Das Gehirn versucht, die akustischen und visuellen Grundrisse zur Deckung zu bringen. Gelingt dies nicht, dann geraten wir in Verwirrung. Verschieben wir mittels eines Prismenglases unsere visuelle Welt um einige Grade, dann passt sich die akustische Raumkarte der veränderten Situation an (King und Moore, 1991).

In der Hörrinde sind die verschiedenen Tonfrequenzen angeordnet wie auf einer Klaviertastatur. Das Besondere an dieser Tastatur ist jedoch, dass vielgebrauchte und wichtige Frequenzen einen größeren Raum einnehmen. Dazu einige Forschungsergebnisse:

Recanzone (1993) lehrte Versuchstiere die Unterscheidung bestimmter Tonhöhen (Abb. 3.17), wonach die zu diesen Tonhöhen gehörenden Rindengebiete erheblich an Umfang zunahmen. Beispielsweise ist bei Fledermäusen das Rindenareal im Bereich von 60 000 Hz, also dem Ultraschallgebiet, mit dem sie sich während des Fluges orientieren, besonders groß.

Pantev (2001) untersuchte die Aktivität der Hörrinde bei Berufsmusikern und stellte fest, dass der Klang eines Musikinstruments erheblich mehr Aktivität auslöste als ein Sinuston mit der gleichen Frequenz. Auch entstand beim Berufsmusiker insgesamt mehr Rindenaktivität als beim Laien, wobei die Aktivität beim Hören des eigenen Instruments am stärksten war (siehe auch Peretz und Zatorre, 2003). Durch plastische Veränderungen innerhalb der Hörrinde lernen wir, die Sauberkeit einer Quinte, also des Tonintervalls zwischen den Saiten, herauszuhören: das Musikgehirn formt sich.

Erfreuliche Schlussfolgerung: Jeder kann das Stimmen einer Geige erlernen.

Eine ähnliche Leistung erbringt unser Gehirn bei der Diskriminierung und Produktion sprachlicher Laute, wobei eine frühe Programmierung wichtig zu sein scheint. Ab einem bestimmten

Alter ist das akzentfreie Erlernen einer anderen Sprache fast nicht mehr möglich, da die Hörrinde die feineren Klangunterschiede einfach nicht mehr erfassen kann.

Werden die feinen Haarzellen des Corti-Organs beispielsweise infolge Altersschwerhörigkeit oder berufsbedingter Lärmbelastung geschädigt, dann findet in der Hörrinde eine Reorganisation statt mit interessanterweise diametral entgegengesetzten Wirkungen. Einerseits hat es den Anschein, dass Frequenzen im Randbereich des verloren gegangenen Frequenzgebiets verstärkt werden (Thai-Van et al., 2002, 2003), was als ein Versuch interpretiert werden kann, die Hörlücke irgendwie aufzufüllen (analog zum blinden Fleck der Retina). Auf jeden Fall ist es bemerkenswert, dass auch Menschen mit schwersten Hörschäden noch in der Lage sind, Sprachlaute und Musikinstrumente zu unterscheiden (Abb. 3.19). Auch hier zeigt sich wieder die Bedeutung von Gedächtnisspuren. Hat sich der Klang einer Klarinette einmal festgesetzt, dann benötigen wir nur den Bruchteil des Klangfrequenz-Spektrums um die ganze Empfindung hervorzurufen.

Andererseits entsteht im deprivierten akustischen Neuronenverband eine Überempfindlichkeit, was eine mögliche Erklärung ist für das Auftreten von **Tinnitus** (unangenehme spontane Ohrgeräusche): ein Art von akustischem Phantom (Eggermont und Roberts, 2004).

Obwohl es noch Probleme gibt mit dieser neuen Erklärung von Tinnitus (Weisz et al., 2005), ist doch ein wichtiger Schritt gemacht. Traditionell wurde angenommen, dass eine Reizung der N. cochlearis die Ursache des Tinnitus sei. Blockaden des N. cochlearis waren jedoch meistens nicht effektiv. Dann wurde die Ursache „höher" gesucht: „Sie ist psychisch!"

Die Veränderung des Denkens über Tinnitus ist gut vergleichbar mit dem über Phantomschmerz: Zunächst wurde gedacht, dass Fasern im Stumpf gereizt würden. Als die Anästhesie des Stumpfes dann nicht effektiv war, wurde angenommen, dass psychische Mechanismen eine Rolle spielen würden. Heute wissen wir aber, dass plastische Mechanismen (neurale Reorganisation) eine Rolle spielen, die nichts zu tun haben mit psychischen Störungen. Dies ist ein wichtiger Erkenntnisgewinn, weil dadurch zu neuen Therapien inspiriert wurde (z. B. Spiegeltherapie, siehe Box 8 in Kap. 9).

3.4.6 Sprache

Sprache setzt sich zunächst mündlich und dann in Form von Lese- und Schreibkompetenz im Gehirn fest. Mittels PET-Scan verglichen *Castro-Caldas* und Mitarbeiter (1998) die Hirnaktivität von analphabetischen und nicht analphabetischen portugiesischen Frauen der gleichen sozialen Schicht beim Lösen unterschiedlicher sprachlicher Aufgaben (z. B. gehörte Wörter nachsprechen). Sie stellten fest, dass die gleiche Aufgabe in den beiden Gruppen zur Aktivierung unterschiedlicher Hirnregionen führte, und schließen daraus, dass Lesen- und Schreibenlernen die Strategien von Spracheverstehen und -produktion des Gehirns beeinflusst (zur Kommentierung siehe Frith, 1998). Dies ist nicht weiter verwunderlich; denn gesprochene Sprache besteht aus einem ununterbrochenen Schwall von Klängen. Beim Lesen und Schreiben besteht dagegen eine Segmentierung. Die Leertasten zwischen den einzelnen Wörtern ermöglichen eine Strukturierung und erleichtern die Verarbeitung.

Fragmentierung ist auch der Grund, dass das Lesen einer Fremdsprache oft leichter fällt als das Verstehen von gesprochener Sprache.

In der Musik geschieht etwas Vergleichbares, nur dass es um eine kleinere Gruppe geht, weil nicht jeder musikalische Fertigkeiten entwickelt. Jemand, der ein Musikinstrument spielt, verarbeitet und interpretiert musikalische Klänge anders („Etwas zu hoch für ein Cello"). Kommt das Beherrschen der Notenschrift hinzu, verändert sich die Verarbeitung ein weiteres Mal („Hübsch, die Triole beim Cello").

3.4.7 Intermodale Reorganisation: Hören, Sehen und Fühlen

Wir unterscheiden zwischen intramodaler und intermodaler (kreuzmodaler) Plastizität oder Reorganisation (*Luria* spricht von intra- und intersystemischer Reorganisation):

- Bei **intramodaler** Plastizität findet die Reorganisation komplett innerhalb desselben funktionellen Systems statt und verläuft zum größten Teil automatisch oder unbewusst (Luria, 1963) (Abb. 3.18).
- Bei **intermodaler** Plastizität (Abb. 3.19) sind mehrere Systeme beteiligt, oder einfacher ausgedrückt: Die Sinnesorgane unterstützen sich gegenseitig.

Dabei handelt es sich übrigens um eine Tatsache, die wir schon seit Langem aus der Alltagserfahrung kennen. Es war bekannt, dass Blinde besser fühlen und riechen und dass Gehörlose besser sehen können. Die Wissenschaft stand diesem Laienwissen zwar lange Zeit skeptisch gegenüber, inzwischen wird jedoch an der Existenz einer intermodalen Plastizität nicht mehr gezweifelt (Rauschecker in: Kaas, 2001).

Unser Bild von der Welt entsteht normalerweise dadurch, dass das Gehirn die Informationen mehrerer Sinnesorgane zu einem einzigen Datensatz integriert. Der größte Teil dieses Integrationsprozesses verläuft unbewusst. Während eines Gesprächs verstehen wir, was der Gesprächspartner meint, können aber nicht angeben, wie viel davon jeweils auf seine Worte, seine Gebärden, seine Intonation und seine Mimik zurückzuführen ist. Es findet also eine Informationsverarbeitung via mehrere parallele Kanäle statt, und das erlaubt eine Kommunikation unter den verschiedensten Umständen. Wie wichtig diese Aspekte sind, fällt erst unter Extrembedingungen auf, beispielsweise wenn wir das Gespräch mitten in einer dunklen, stampfenden Diskothek unter gleichzeitigem Beschuss eines Stroboskoplasers führen wollen. Auch am Telefon sind die Informationskanäle eingeschränkt.

Brauchbare Übersichten zum Thema intermodale Plastiziät finden wir bei *Kaas: The Mutable Brain* (2001), bei *Kujala et al.: Cross-modal Reorganization of Human Cortical Functions* (2000) sowie bei *Rauschecker: Compensatory Plasticity and Sensory Substitution in the Cerebral Cortex* (1995).

Visuelle Rinde und Blindenschrift

Im Folgenden besprechen wir einige Beispiele von intermodaler Plastizität. Man würde denken, die visuelle Rinde sei bei Blinden weniger aktiv. Dies ist aber nicht der Fall (Büchel, 1998; Sadato et al., 1998). Bei Menschen mit angeborener oder früh erworbener Blindheit wird beim Lesen von Blindenschrift und übrigens ebenso beim Ertasten anderer Formen auch die Sehrinde und nicht, wie man meinen könnte, nur die somatosensorische Rinde aktiviert. *Ptito* und Mitarbeiter (2005) lehrten kongenital Blinden, Buchstaben zu lesen mittels elektrischer Reizung von Punkten auf der Zunge: auch in diesem Fall wurde der visuelle Kortex aktiviert. Die visuelle Rinde erlernt hier die Verwertung taktiler Informationen. Wir sprechen in solchen Fällen von intermodaler oder kreuzmodaler Plastizität.

Wurde die Blindheit erst später erworben, dann stellt sich die Situation anders dar. Das Lesen der Blindenschrift aktiviert jetzt vor allem die somatosensorische Rinde. Für das Auftreten intermodaler Plastizität spielt offenbar das Lebensalter eine Rolle. Das scheint logisch, weil jemand, der visuelle Erfahrung hat, ein visuelles Innenleben und Gedächtnisspuren aufgebaut hat. Ein zweiter Faktor ist das Alter, in dem man mit Braille zu lernen beginnt. Kinder mit einer zur Erblindung führenden Augenerkrankung, die frühzeitig die Blindenschrift erlernen, obwohl sie noch zum visuellen Lesen in der Lage sind, gebrauchen später als Blinde auch ihre visuelle Rinde (Büchel, 1998).

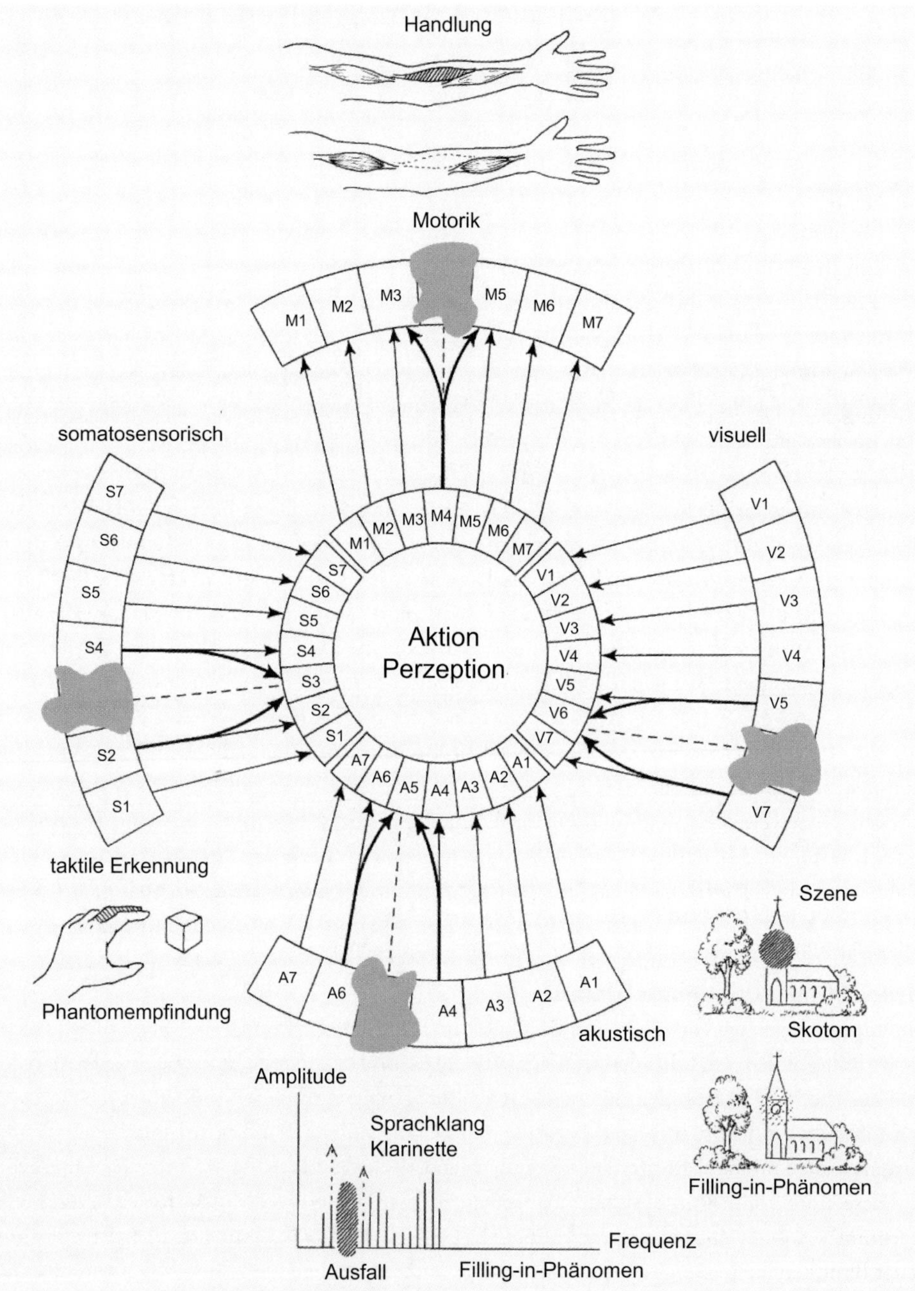

Abb. 3.18 Intramodale Plastizität bei peripheren Läsionen, Übersicht
Im äußeren Kreis ist die Peripherie mit motorischem Vorderhorn sowie Muskulatur, Retina, Gehör und Haut dargestellt. Im inneren Kreis befinden sich die entsprechenden kortikalen Repräsentationsfelder. Zur Vereinfachung sind jeweils sieben benachbarte Projektionsflächen angegeben. Entfällt ein Teil der peripheren Information (graue Felder), dann beginnt eine kortikale Reorganisation, bei der die deprivierten Rindengebiete aus den benachbarten peripheren Zonen aktiviert werden. Hierdurch entstehen Phantomempfindungen im Finger (somatosensorisch), Phantomgeräusche (akustisch) oder Phantombilder (Filling-in-Phänomen). Die plastischen Vorgänge im motorischen System verlaufen analog dazu (oben). Infolge Ausfalls einer Gruppe von Motoneuronen verliert das Rindengebiet M4 sein Ziel. Während der folgenden motorischen Reorganisation werden benachbarte Neuronenverbände aktiviert (M3 und 5). Im Ergebnis gibt es kein brachliegendes Kortexgebiet mehr.

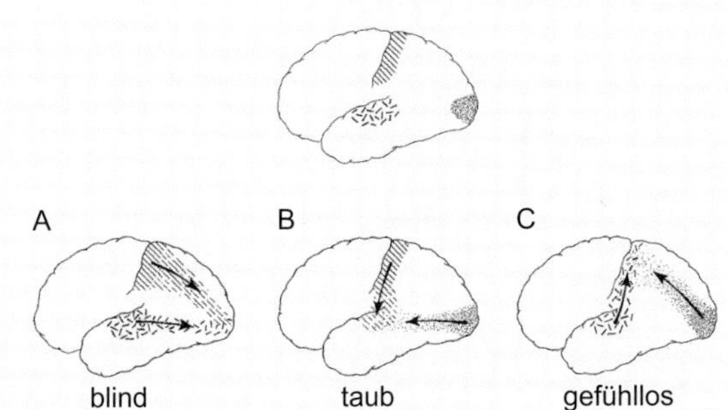

Abb. 3.19 Intermodale Plastizität, Übersicht
Lokalisierung der Hör-, Seh- und Tastrinde bei Gesunden (oben). A. Bei Blinden nimmt der Umfang der somatosensorischen und akustischen Rindengebiete zu. B. Bei Gehörlosen erweitern sich die somatosensorischen und visuellen Gebiete. C Bei Anästhesie (Verlust des Tastsinns) vergrößern sich die optischen und akustischen Gebiete. Ist die Störung angeboren oder frühkindlich erworben, dann ist der Effekt maximal.

Gothe und Mitarbeiter (2002) stimulierten mittels transkranieller Magnetstimulation (TMS) die Sehrinde gesunder, sehbehinderter und blinder Personen. Normalerweise führt diese Reizung zur Entstehung sog. **Phosphene** (bewusst wahrgenommene blitzartige Lichterscheinungen). Alle Sehenden, aber nur 60 Prozent der Sehbehinderten und 20 Prozent der Blinden nahmen Phosphene wahr. Offensichtlich verliert die Sehrinde nach langanhaltender Deprivation ihre Fähigkeit, bewusste visuelle Wahrnehmungen zu erzeugen.

Blinde Katzen: Schnurrhaare und Gehör

Erblindet eine Katze, beispielsweise infolge Glaukom, dann nimmt die Länge ihrer Schnurrhaare erheblich zu (Rauschecker, 1995). Gleichzeitig sieht man, dass sich die zu einem Schnurrhaar gehörenden Rindengebiete erweitern. Fehlen visuelle Informationen, dann wird den Schnurrhaaren mehr Hirnrinde zur Verfügung gestellt. Auch die erblindete Katze ist dadurch noch in der Lage, nachts auf die Fensterbank zu klettern, ohne etwas umzustoßen. Auch fand man bei blinden Katzen eine stark verbesserte Geräuschlokalisierungsfähigkeit. Ihre kortikalen Hörgebiete waren deutlich größer als bei sehenden Katzen.

Spätere Untersuchungen mit Lautlokalisierungsaufgaben bei kongenital blinden Menschen haben nachgewiesen, dass bei ihnen auch der visuelle Kortex aktiviert wird (Rauschecker in: Peretz und Zatorre, 2003). Es hat sich gezeigt, dass Blinde, verglichen mit augenverbundenen Sehenden, überlegen sind in räumlichen Navigationsaufgaben (Routen). Das Volumen ihres Hippocampus war signifikant größer (Fortin et al., 2008).

Diese Untersuchungen zeigen alle deutlich, dass der visuelle Kortex nicht dahin gehend „vorbestimmt" ist, nur visuelle Information zu verarbeiten. Vor allem bei kongenital und früh erworbener Blindheit kann der visuelle Kortex supplementär für andere Sinne eingesetzt werden (Schepers et al., 2012). Das Gehirn eines kongenital Blinden hat eine völlig andersgeartete Verdrahtung *(connectivity)*, bei der sogar Gebiete wie z. B. der präfrontale Kortex einbezogen werden, die sonst anderen Funktionen dienen (Liu et al., 2007; Ma und Han, 2011).

Gehörlose und visuelle Aufmerksamkeit

Neville untersuchte evozierte Potenziale bei Gehörlosen, denen visuelle Bewegungs- und Farbreize angeboten wurden (in Shaw und McEachern, 2001). In Abb. 3.20 wird deutlich, dass der Gehörlose viel stärker auf den Bewegungsreiz anspricht als der Sehende, während sich die Reaktion auf den Farbreiz kaum von der des Sehenden unterscheidet. Intuitiv verstehen wir, dass in

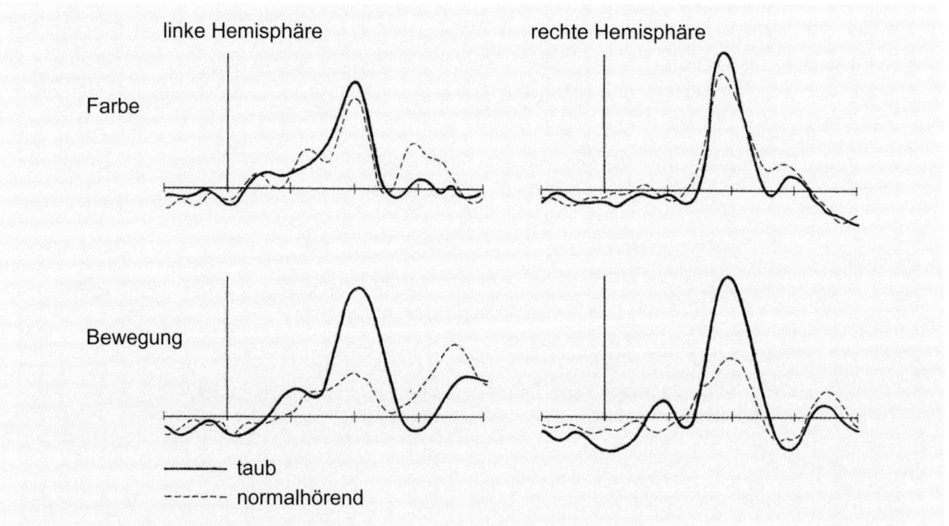

Abb. 3.20 Sehen von Bewegung bei Gehörlosen
Evozierte Potenziale der linken und rechten Hemisphäre auf Farbveränderung (oben) und auf Bewegung (unten) bei Gehörlosen (durchgezogene Linie) und bei Sehenden (gestrichelte Linie). Bei Gehörlosen ist vor allem die kortikale Reaktion auf Bewegung verstärkt (frei nach Neville in: Shaw und McEachern, 2001).

der Natur das Erkennen von Bewegung das Überleben eher sichert als das Erkennen von Farben. Ein Schwarzweißfilm enthält ja im Allgemeinen bereits alle wesentlichen Informationen.

Akustische Rinde und Gebärdensprache

Die Situation Gehörloser ist gänzlich analog der Situation von Blinden, die Blindenschrift lesen. Mittels funktioneller Magnetresonanztomographie (fMRT) verglichen *MacSweeney* und Mitarbeiter (2002, 2008) die Sprachverarbeitung von drei Personengruppen, und zwar angeboren Gehörlosen bei der Wahrnehmung von Gebärdensprache, Hörenden bei der Wahrnehmung von Gebärdensprache und Hörenden beim Anhören gesprochener Sprache (Abb. 3.21). Einige Zonen wurden bei allen drei Gruppen aktiviert, darunter das Broca- und das Wernicke-Areal, die somit modalitätsunabhängig sind. Auch die hemisphärische Links-rechts-Verteilung war nicht sehr unterschiedlich, womit der Mythos widerlegt ist, dass Gebärdensprache hauptsächlich rechts verarbeitet werde. Ähnliche Ergebnisse bezüglich der Aktivierung von Hirnregionen hatten sich auch beim Erzählen einer Geschichte ergeben (Abb. 1.4).

Angeborene Gehörlose, die so früh wie möglich die Gebärdensprache erlernen und anwenden, aktivieren dabei auch ihre Hörrinde. Bei Hörenden, die z. B. beruflich Gebärdensprache einsetzen müssen (Lehrer an der Gehörlosenschule) oder gehörlose Eltern haben, sieht man vor allem eine Aktivierung der Sehrinde (Okzipitalkortex). Ihre Hörrinde ist gewissermaßen „reserviert“ für die akustische Verarbeitung. Gehörlose, die das Lippenlesen beherrschen, aktivieren auch ihren akustischen Kortex (Lee et al., 2007). Wie bei den kongenital Blinden gilt für die kongenital Gehörlosen, dass sie ihre ansonsten brachliegende Hirnregion, hier den akustischen Kortex, einsetzen können für andere Sinne (intermodale Plastizität).

Kochleaimplantate

Heute werden manchmal elektronische Hörprothesen bei Gehörlosen angewendet. Ein Kochleaimplantat ist ein elektronisches Gerät, das nahe dem Gehörnerv implantiert wird. Es empfängt Lautsignale und wandelt sie in elektrische Impulse um, womit dann der Gehörnerv gereizt wird.

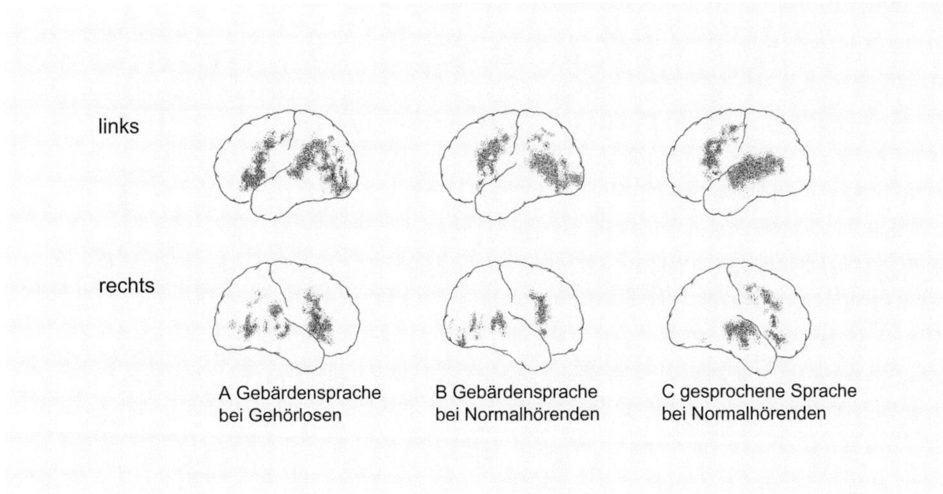

Abb. 3.21 Hirnaktivität bei der Wahrnehmung von Gebärdensprache und gesprochener Sprache
Oben: linke Hemisphäre; unten: rechte Hemisphäre. A Bei Gehörlosen werden Seh- und Hörrinde aktiviert, B Hörende, die Gebärdensprache beherrschen, aktivieren vorwiegend die Sehrinde, C Beim Anhören gesprochener Sprache aktivieren Hörende vorwiegend die Hörrinde. Vor allem angeboren Gehörlose aktivieren ihre Hörrinde zur Kommunikation mittels Gebärdensprache. In allen Fällen ist die Aktivierung beidseitig (frei nach MacSweeney et al., 2002).

Auf diesem Weg empfängt der akustische Kortex Lautsignale. Gehörlose können dadurch lernen, Laute wahrzunehmen (lebenswichtige Funktion im Verkehr!) und manchmal sogar Sprache zu verstehen. Die Resultate sind jedoch sehr uneinheitlich. Der Erfolg setzt außerdem eine Lernphase voraus. Implantationen in jungem Alter sind deutlich erfolgreicher. Das hat wahrscheinlich mit dem Ausmaß der neuralen Reorganisation zu tun, die stattgefunden hat: Ist das Gehirn einmal reorganisiert (d. h., ist der akustische Kortex schon einbezogen in andere Sinne), dann ist ein Implantat wenig wirksam. Offenbar sind die Möglichkeiten der neuralen Reorganisation begrenzt (Sandmann et al., 2012; Doucet et al., 2006; Kral und Sharma, 2012).

Vestibuläre Störung

Borel und Mitarbeiter (2002) untersuchten die Stabilität von Kopf und Rumpf nach einer Resektion des betroffenen N. vestibulocochlearis bei Patienten mit Morbus Menière. Nach drei Monaten war unter Tageslichtbedingungen die frühere Stabilität von Kopf und Rumpf wiederhergestellt. Im Dunkeln blieb die Instabilität jedoch bestehen. Offensichtlich kann eine vestibuläre Störung durch das visuelle System kompensiert werden. *Dieterich* und Mitarbeiter (2007) untersuchten zehn Patienten mit unterbundenem vestibulärem Input und zeigten mit fMRT-Registration, dass visuelle Kortexgebiete kompensatorisch eingesetzt wurden. Fraglich ist, ob die umgekehrte Konstellation entsprechende ausgleichende Wirkungen zeitigt: *Schmidt* (1988) untersuchte die Gleichgewichtsregulation bei Blinden, fand aber keine besseren Resultate als bei Sehenden.

Sensibilitätsstörungen (Anästhesie)

Bei peripheren Nervenläsionen fällt – wie im Fall von Blindheit oder Taubheit – der Input weg. Das Gehirn bekommt keine oder weniger sensible Informationen. Man würde also erwarten, dass bei Patienten mit (z. B. diabetisch bedingten) Neuropathien auch neurale Reorganisationsprozesse auftreten. Neuropathien sind ein häufiges Krankheitsbild; es ist deshalb verwunderlich, dass es bislang so wenig Forschung auf diesem Gebiet gegeben hat. *Day* und *Cole* (2002) untersuchten die Auswirkungen einer seltenen Neuropathie: Ihr Patient Ian Waterman erhielt unterhalb des Halsniveaus weder Tast- noch propriozeptive Informationen (Kap. 1.4 und 6.4). Durch ein intensives Training gewann er jedoch mit Hilfe des visuellen Systems die Kontrolle über seine Motorik zurück. Vestibuläre Reizung löste bei ihm erheblich stärkere Haltungsreflexe aus als bei gesunden Kontrollpersonen.

Einen analogen Mechanismus sehen wir bei Patienten mit sensorischer Ataxie infolge Hinterstrangläsion (Abb. 4.20). Der Verlust an Kinästhesie wird visuell kompensiert. Mit geöffneten Augen kann der Patient problemlos gerade stehen, mit geschlossenen Augen beginnt er zu schwanken (Romberg-Test).

Aktuell wird mit recht großem Aufwand die Erforschung der Plastizität betrieben. Darum erwarten wir in absehbarer Zeit eine zunehmende Zahl von Beispielen und Belegen der Plastizität.

3.5 Neurogenese: Neubildung von Neuronen?

Lange Zeit galt als gesichert, dass im ZNS keine Neubildung von Neuronen möglich ist. Jedoch konnte *Kaplan* bereits in den siebziger Jahren nachweisen, dass unter dem Einfluss einer visuell angereicherten Umgebung in der IV. Schicht (innere Körnerschicht) der Sehrinde neue Neuronen entstehen (vgl. Kaplan, 2001). Eine übersichtliche Darstellung der Neurogenese findet sich bei *Ormerod* und *Galea* (in: Shaw und McEachern, 2001).

Die Unterbewertung der früheren Ergebnisse schreibt *Kaplan* der Tatsache zu, dass es damals noch unmöglich war, den technischen Beweis von Neubildungen zu führen. Aber wie so häufig in wissenschaftlichen Fragen wurde auch diese Diskussion von einem dogmatischen Zeitgeist mitbestimmt, der einfach nicht wahrhaben wollte, dass Plastizität Realität ist. Seit dem endgültigen Sturz des Dogmas im Jahre 1999 wird die Existenz von Neurogenese wissenschaftlich nicht mehr angezweifelt. In einem Übersichtsartikel über Neurogenese beschreibt *Kazanis* (2009) „ein klopfendes Herz im Zentrum des Gehirns, das dauernd neue Neurone liefert". Inzwischen hat die Forschung zu diesem Thema erheblich zugenommen, was auch teilweise auf die unrealistische Hoffnung zurückzuführen ist, Erkrankungen wie Alzheimer, Huntington, Parkinson oder Schlaganfall endgültig heilen zu können. Noch besteht jedoch nur wenig Grund für Optimismus, und die Medizingeschichte gibt uns genug Anlass, mit Erwartungen „endgültiger" Heilungen äußerst zurückhaltend zu sein.

Zunächst gilt es herauszubekommen, wo, wann und warum Neurogenese stattfindet. Erst wenn wir dieses wissen, finden wir vielleicht auch praktische Anwendungsmöglichkeiten für die Therapie.

3.5.1 Neurogenese – wo?

Neurogenese findet in der Nähe des Hippocampus und des Gyrus dentatus, im Bulbus olfactorius (Riechnerv, Frontallappen) und im Grenzbereich der lateralen Ventrikel statt (subventrikuläre Zone). Die subventrikuläre Zone ist ein Gebiet das parallel zu den Ventrikeln gelagert ist und sich in Form eines großen Kommas tief in den Lappen des Gehirns erstreckt (Wexler und Palmer, 2002). Wenn man von der Notwendigkeit einer Erreichbarkeit unterschiedlicher Hirnregionen ausgeht, ist diese Lage strategisch wertvoll. Und wahrscheinlich ist es denn auch kein Zufall, dass sich gerade hier die sog. **neuralen Stammzellen** befinden, die sich zu Neuronen weiterentwickeln können.

3.5.2 Neurogenese – wann?

Es gibt Hinweise darauf, dass sowohl lokale als auch generalisierte Ischämien eine Neurogenese auslösen können (Kokaia und Lindvall, 2003). Als weitere Einflussfaktoren werden Hirnschädigungen, Hormone, beispielsweise Geschlechts- und Stresshormone, saisonbedingte Einflüsse und mit Stimuli angereicherte Umgebungen genannt.

3.5.3 Neurogenese – warum?

Zurzeit spielt sich eine intensive Diskussion ab über die Funktion der Neurogenese. Zum Beispiel wird ein Unterschied gemacht zwischen *Proliferation* (Vermehrung) und *Survival* (Überleben) von Neuronen. Es hat den Anschein, dass Proliferation und Überleben unterschiedlich reguliert werden. Die Entstehung neuer Neuronen ist insbesondere in neuen, unbekannten Umgebungen von Nutzen, da ihre hohe Plastizität noch zahlreiche Möglichkeiten der funktionellen Anpassung bietet. Das Überleben bereits existierender Neuronen dient dann eher der Erhaltung bestehender Funktionen (Konsolidierung).

Ferner wird unterschieden zwischen **Stammzellen** im engeren Sinne, die sich noch in mehrere Richtungen differenzieren können, und sog. **Progenitorzellen,** deren Differenzierungsmöglichkeiten erheblich eingeschränkter sind (Seaberg und van der Kooy, 2003; Pevny und Rao, 2003). In einem sehr informativen Übersichtsartikel zeigt *Kempermann* (2008) auf, dass die Möglichkeit von Neurogenese in der Nähe des Hippocampus eine Art von „neuraler Reserve" bietet, wodurch das Individuum plastisch und flexibel bleibt, um sich via Lernprozesse anzupassen an neue und komplexe Situationen. *Coras* und Mitarbeiter (2010) wiesen nach, dass eine verminderte Neurogenese bei Menschen einhergeht mit Gedächtnisstörungen. Viele neugebildete Neurone migrieren zum Bulbus olfactorius, wo sie eine Rolle spielen bei der Formung und Verfeinerung von neuralen Schaltkreisen für den Geruchsinn (Lledo und Saghatelyan, 2005; Lazarini und Lledo, 2010).

Analog zu Knochenmarktransplantationen (engl. bone-marrow) wird zurzeit über Transplantationen oder Injektionen neuraler Stammzellen nachgedacht (engl. brain-marrow) (Scheffer et al., 1999; Kempermann und Gage, 1999).

Neurogenese und moderne Techniken wie Stammzellinjektionen und -transplantationen gehören zum Repertoire einer zweifelhaften heroischen Hochleistungsmedizin, mit der wir der Natur beweisen wollen, wer hier eigentlich der Herr im Haus ist. Dass das kaum gelungen ist, passt dann nicht in das unbescheidene Denkmodell, bei dem die Wissenschaftler im Wettlauf um die jeweils fetteste Schlagzeile sind.

3.6 Zelltod: Nachteil oder Vorteil?

In Abb. 3.22 ist der Verlauf der Synapsenzahl in der Sehrinde während der Entwicklung des Nervensystems abzulesen. Die Form dieser Kurve hat den Charakter einer Naturkonstante. Sie gilt auch für die Zahl der Neuronen, für die lokale Durchblutung und für verschiedene andere Variablen. Offensichtlich verlieren wir im Lauf der Entwicklung auch eine nennenswerte Anzahl von Neuronen und Synapsen. Man spricht vom programmierten Zelltod. Und natürlich - wie nicht anders zu erwarten – wird dieses als eine behandlungswürdige Abweichung betrachtet, die wir mit Kraft bekämpfen müssen. Unsinnige Therapien (z. B. Behandlungsräume mit Lärm und Lichtblitzen) bei heranwachsenden Kindern sind die unvermeidliche Folge.

Besser wäre es, erst einmal die Funktion des programmierten Zelltods als einen natürlichen

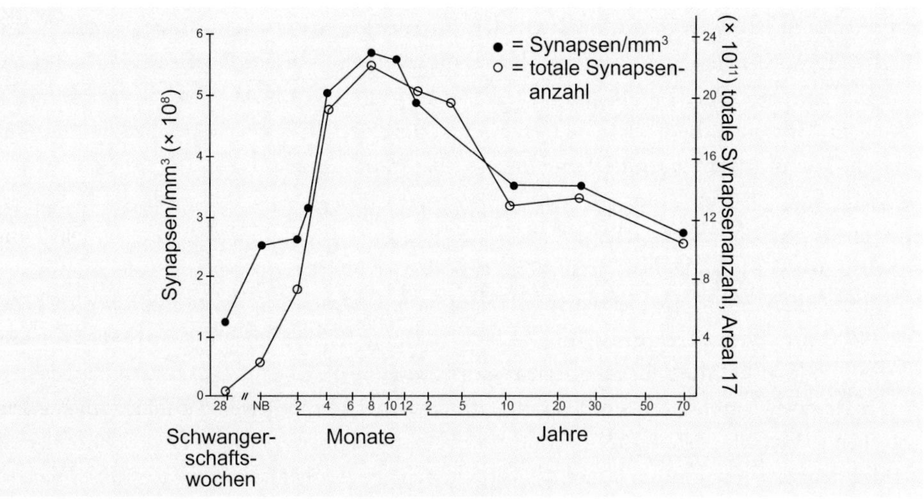

Abb. 3.22 Zunahme und Abnahme von Neuronen und Synapsen
Zählungen haben ergeben, dass die Zahl der Synapsen in der Sehrinde während des ersten Lebensjahrs zunächst bis zu einem Maximum ansteigt und danach rasch wieder abnimmt. Im Alter von zehn Jahren besitzt man noch 60 Prozent, mit siebzig nur noch 50 Prozent des Maximums. Dieser Kurvenverlauf wurde auch für andere Variablen nachgewiesen (Hüttenlocher in: Johnson, 1993).

Prozess zu verstehen (De la Rosa und De Pablo, 2000; Squire, 2003). *Squire* (2003) thematisiert in diesem Zusammenhang folgende Gesichtspunkte:

- Die eliminierten Neuronen haben ohnehin keine Funktion mehr,
- Sie haben ungünstige oder gar schädliche Eigenschaften,
- Sie haben eine nur vorübergehender Bedeutung, beispielsweise zur Koordination oder Steuerung neuronaler Systeme während der Entwicklungsphase.
- Durch Zelltod könnten fehlerhafte Kontakte beseitigt werden.

Vielleicht ist eine Analogie hilfreich zum Verständnis der biologischen Funktion des Zelltods: Stellen Sie sich einen Schrank vor, der lange Zeit nicht aufgeräumt, sondern immer nur weiter vollgestopft wurde. Während der schließlich stattfindenden Aufräumaktion wird vieles aus unterschiedlichen Gründen entsorgt. Warum?

- Der Schrank war zu voll und soll übersichtlicher werden → zu viele Neuronen behindern eine optimale Funktion.
- Manche Gegenstände sind nutzlos → manche Neuronen haben keine Funktion mehr.
- Andere Gegenstände sind gefährlich oder riskant, beispielsweise ein beschädigter Klebstoffbehälter, ein starkes Medikament oder ein Gefäß mit Beize. → Während jeder Zellproliferation entstehen genetisch abweichende Exemplare, die eine maligne Entartung auslösen können.

Keine der oben genannten potenziellen Bedeutungen des Zelltods wurde bisher belegt oder widerlegt. Es liegt also noch einiges an Forschungsarbeit vor uns.

3.7 Metaplastizität: lernen vom Lernen?

Aus vielen wissenschaftlichen und Alltagsbeispielen wissen wir, dass Wiederholungen den Lerneffekt verbessern. Versuche mit Schnecken haben ergeben, dass häufige Wiederholung eines Reizes die Sensibilisierung und die klassische Konditionierung beschleunigt. Neuronen lernen vom Lernen. Langzeitpotenzierung und Langzeitdeprimierung erzeugen in den betroffenen Nervenzellen einen dauerhaften Effekt, wodurch diese Prozesse künftig rascher auftreten werden. Offensichtlich spielen hierbei auch dauerhafte Veränderungen an NMDA-Rezeptoren eine Rolle (Abraham und Bear, 1996).

Übt man die Zuordnung von Verben zu Gegenständen (sog. *verb generation task,* siehe oben), dann stellt man fest, dass diese Übung beim ersten Mal eine gewisse Zeit beansprucht und u. a. im Cerebellum und im Frontallappen eine bestimmte Aktivität hervorruft. Dasselbe mit einer zweiten Liste geht dann schon schneller und ruft eine geringere Hirnaktivität hervor. Das Gehirn hat das Prinzip verstanden und arbeitet jetzt effizienter.

In einem Land mit mehreren Verkehrssprachen, wie Belgien oder der Schweiz, hat man weniger Mühe mit dem Erlernen einer weiteren Sprache. Zweisprachigkeit hat einen positiven Einfluss auf die kognitive Entwicklung, und es gibt auch Hinweise darauf, dass sie eine Art von „kognitiver Reserve" bietet, so dass die Manifestationen einer Demenz weniger stark zum Ausdruck kommen (Bialystok et al., 2012).

Wer bereits ein Musikinstrument beherrscht, der hat weniger Mühe mit dem Erlernen eines zweiten, verwandten Instruments, beispielsweise ein Cellist mit dem Geigespielen oder ein Klarinettist mit dem Saxophonspielen (Lerntransfer).

Darum halten wir es für sehr wahrscheinlich, dass Menschen, die sich während ihres Lebens ständig fortgebildet haben, nach einer Hirnschädigung eine größere Chance auf erfolgreiche Rehabilitation haben. Aber auch das wäre erst noch wissenschaftlich besser zu belegen.

3.8 Beeinflussbarkeit der Plastizität

Natürlich wird intensiv nach Möglichkeiten gesucht, Plastizität zu fördern oder die Bedingungen für plastische Veränderungen zu optimieren. Es gibt diverse Faktoren, die Plastizität im positiven Sinn beeinflussen können, z.B. körperliches und kognitives Training, Anreicherung der Umgebung oder TMS (transkranielle Magnetstimulation) (siehe Cramer et al., 2011). Insbesondere zwei Faktoren wird ein tiefgreifender Einfluss auf die Plastizität nachgesagt:

- der **körperlichen Bewegung** im Speziellen und
- dem **Lebensstil** im Allgemeinen.

Cotman und Mitarbeiter (2002) untersuchten den Einfluss körperlicher Anstrengung auf Plastizität und Lernfähigkeit, indem sie Ratten in Laufräder setzten, in denen sie unterschiedliche Distanzen zurücklegen mussten. Nach Ablauf der Trainingsperiode wurden die verschieden stark aktivierten Ratten miteinander verglichen. Es stellte sich heraus, dass Ratten mit hoher Laufleistung eine zweifach höhere Konzentration am Wachstumsfaktor BDNF (engl. *brain-derived neurotrophic factor,* s. Kap. 3.3.1 „Von Molekülen bis Verhalten") aufwiesen als die eher passiven Ratten. Auch wurde gezeigt, dass das Volumen an grauer Substanz im Hippocampus erheblich zugenommen hatte.

Kramer und *Erickson* (2007) beschreiben die morphologischen Veränderungen im Gehirn (graue und weiße Substanz) von Menschen, die ein körperlich aktives Leben führen. Sie argumentieren, dass ein aktiver Lebensstil die Hirnfunktion und Kognition verbessere und uns gegen die Folgen von degenerativen Krankheiten wie Alzheimer und Parkinson schütze (Abb. 3.23).

Es gibt zahlreiche Belege für den günstigen Einfluss eines aktiven Lebensstils, des Essverhaltens und kognitiv herausfordernder Aktivitäten auf die Neurogenese, die synaptische Plastizität und die vaskuläre Funktion im Gehirn (van Praag, 2008; Cotman et al., 2007). Natürlich ist es von sehr großer gesellschaftlicher Bedeutung, wenn man durch einen entsprechenden Lebensstil die deletären Auswirkungen von degenerativen Krankheiten aufschieben kann. *Belleville* und Mitarbeiter (2010) zeigten mittels fMRT, dass ein Gedächtnistraining bei Menschen mit geringer kognitiver Beeinträchtigung (die also ein erhöhten „Alzheimer-Risiko“ haben) plastische Veränderungen im Gehirn bewirkte:

Auch das sich zurückbildende Gehirn hat plastisches Potenzial!

Bei einer Gruppe von 92 Menschen stellten *Staff* und Mitarbeiter (2004) fest, dass die kognitive Funktionsfähigkeit einen Zusammenhang zeigte mit Ausbildung und Beruf (nicht aber mit dem Hirnvolumen!): Kognitive Herausforderungen kreieren eine Art von „neuraler Reserve“.

Angesichts der alten Volksweisheit vom gesunden Geist, der in einem gesunden Körper wohnt, verwundert uns dieses Ergebnis nicht (denke auch an die Terme „Gymnasium“ = Ort der geistigen und körperlichen Ertüchtigung und „Gymnastik“ = allgemeine Ausbildung des Körpers).

Sowohl die Wissenschaft als auch die Medizin sind oft einseitig auf medikamentöse oder operative oder andere invasive Interventionen ausgerichtet, obwohl deren Resultate im Allgemeinen eher mager sind. Eine ausgewogene und kritische Übersicht bieten *Stein* und Mitarbeiter in ihrem Buch *Brain Repair* (1995). Zum Nutzen von Transplantationen äußert *Landau* (1998) sich ausgesprochen kritisch; mit Nachdruck widerspricht er angeblichen Erfolgsgeschichten über Transplantationen bei Parkinson.

Medikamente zur Beschleunigung des Lernens oder zur Verbesserung des Gedächtnisses sind weder jetzt noch in absehbarer Zukunft zu erwarten. Ein solcher Stoff müsste die Entwicklung der unterschiedlichsten plastischen Vorgänge in die gleiche gewünschte Richtung bringen. Und das ist kaum denkbar.

Umgekehrt konnte bereits nachgewiesen werden, dass Arzneistoffe nachteilig sein können. Viele Medikamente, wie Psychopharmaka, Tranquilizer oder Antiepileptika, dämpfen die Hirnfunktionen und damit oft auch die wichtige Wachheit (engl. *arousal*). Ein schläfriges Hirn lernt und reagiert nur suboptimal. Auch wissen wir, dass viele Stoffe auf Neuronen und Synapsen ein-

BRIAN DECIDES TO GO FOR A JOG...
4×y+7 = 19
Physical activity and cognition
FIVE MINUTES LATER...
4y²+r+7
(2y-1)(7-r²)
√y = 8³×r

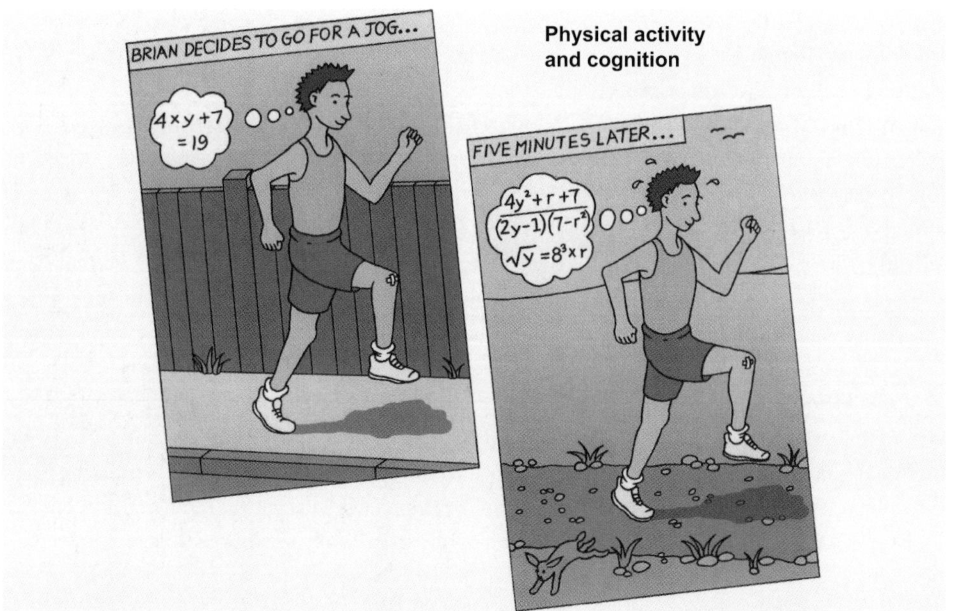

Abb. 3.23 Der Einfluss von körperliche Aktivität auf die Kognition (Kramer und Erickson, 2007)

wirken, also dort, wo der Schlüssel aller plastischen Veränderungen verborgen ist. Der Parkinson-Patient „Ivan" beschreibt, dass er seine Erfahrungen am Billardtisch, wenn er „on the pill" ist (also L-Dopa), nicht benutzen kann, wenn er „off the pill" ist.

Zum Ausmaß und zur Geschwindigkeit kortikaler Reorganisationen gibt es nur wenige unmittelbare Studien. *Ziemann* und Mitarbeiter (2001) konnten beispielsweise zeigen, dass eine ischämische Nervenblockade (Deafferenzierung) in Kombination mit motorischem Training die plastische Reorganisation der motorischen Hirnrinde fördert, was sie einer veränderten Inhibition durch GABA (Gamma-Aminobuttersäure) zuschreiben. Tierexperimentelle Untersuchungen haben gezeigt, dass manche Substanzen die Wiederherstellung nach Hirnschädigung fördern bzw. eine Degeneration oder Atrophie hemmen können (Kap. 4). Ein Nachteil von Pharmaka ist die Tatsache, dass sie ihren Effekt nicht nur im angezielten Gebiet haben, sondern auch in anderen Hirnarealen. So würde eine neurotrophe Substanz in einem bestimmten Gebiet günstig wirken, indem sie das Sprouting fördert und die Synapsenausbildung stimuliert. In anderen Hirnarealen könnten sich dieselben Effekte jedoch gerade ungünstig auswirken. Die pharmakologische Beeinflussung ist also noch nicht reif für praktische klinische Anwendung.

In den letzten Jahren sind immer mehr Publikationen über den Einfluss von transkranieller Magnetstimulation (TMS) auf der Plastizität erschienen. *Stefan* und Mitarbeiter (2000) weisen darauf hin, dass die gleichzeitige Stimulation des N. medianus zentral mittels TMS und peripher mittels elektrischer Reizung zu plastischen Veränderungen der motorischen Rinde führt (Kap. 4).

Im Gegensatz zu den scheinbar unvermeidlichen Versuchen, Plastizität durch Arzneimittel oder künstliche Prozeduren in den Griff zu bekommen, scheint es uns angeraten und förderlich, in erster Linie ganz allgemeine und gut bekannte Lernprinzipien zu beachten, die inzwischen auch wissenschaftlich ausreichend untermauert sind.

Konsequenzen daraus für die Förderung von Plastizität sind:
- Schaffung einer stimulierenden Umgebung beziehungsweise Vermeidung von Deprivation.
- Sorge dafür tragen, dass die Patienten körperlich aktiv sind; Sport und körperliche Leistung wirken günstig.
- Aktivitäten anbieten, vor allem gewünschte und selbst gewählte Aufgaben, nicht nur, um den Patienten zu beschäftigen, sondern als Maßnahme, um die Plastizität des Gehirns zu optimieren. Dies ist insbesondere angezeigt in den Fällen einer beginnenden degenerativen Krankheit.
- Die Motivation des Patienten fördern (Motto: Wo ein Wille ist, da ist auch ein Weg).
- Emotionen fördern. Begleitende Gefühle verstärken den Lerneffekt. Eine Aktivität, über die sich der Patient freut, wird schneller gelernt. Umgekehrt kann auch die Befürchtung zu stürzen ein Lauftraining günstig beeinflussen.
- Ohne Preis kein Fleiß. Jede Übung sollte dem Patienten einen merklichen Vorteil bringen, also etwas Gewünschtes liefern. Wir haben bereits zahlreiche Beispiele für die Bedeutung positiver Verstärkung (Reinforcement) bei plastischen Veränderungen gegeben.

In Kapitel 9 gehen wir noch intensiver auf diese und weitere Grundsätze ein.

Die Plastizität des ZNS bietet eine robuste biologische Basis für die Effektivität von Lernprozessen, Training und Therapie. Das statische Hirnmodell ist nicht mehr gültig. Die Zeit des therapeutischen Nihilismus ist vorbei. Wurde das Phänomen der Plastizität in den achtziger Jahren noch angezweifelt, ist es inzwischen auf allen Ebenen bewiesen: vom Molekül bis zum manifesten Verhalten, von peripher bis zentral, in jedem funktionellen System. Es hat sich gezeigt, dass die Möglichkeiten von plastischen Veränderungen wesentlich umfangreicher und tiefgreifender sind, als wir zunächst gedacht haben. Das Fundament für die Neurorehabilitation hat sich erheblich verstärkt.

Kapitel 4

Wiederherstellungsfähigkeit des Nervensystems

Das ZNS selbst verfügt über Restitutionsmechanismen, die durch zielgerichtete Übungen und Anpassungen der Umgebung stimuliert werden können. Nach einer peripheren Nervenschädigung liegt der Schwerpunkt auf der Wiederherstellung der ursprünglichen Nervenverbindungen – zunächst mittels einer vorläufigen, später mittels einer endgültigen Wiederherstellung der Innervation. Zentrale Schädigungen erfordern ein anderes Vorgehen mit den Zielen einer neuen Aufgabenverteilung der beteiligten Hirnregionen (neurale Reorganisation), des Aktivierens von Hirnregionen (Überwindung einer Diaschisis), der Zuhilfenahme anderer Funktionen (Kompensation) und einer Anpassung der Umgebung. Die Umsetzung neuer Strategien erfolgt phasenweise und kann sich über Jahre hinziehen. Sie betrifft nicht nur die Motorik (das Gehen), sondern auch die Sprache, das Gedächtnis, die Aufmerksamkeit, die Emotionalität, das Interesse und die Sozialkompetenz des Patienten. Der Erfolg der Rehabilitation lässt sich medizinisch (Medikamente, Transplantationen, andere Erkrankungen), vor allem aber auch nichtmedizinisch steuern (Motivation, Krankheitseinsicht, Unterstützung, Wohnumgebung, Physiotherapie, Logopädie, Ergotherapie).

4.1 Einleitung

4.1.1 Vorgeschichte

Hirnschädigung hat es schon immer gegeben. In unseren Breiten waren Hirnschäden bis etwa 1950 vorwiegend die Folge von Schlaganfällen oder Kriegsverletzungen, danach zunehmend von Unfällen im Straßenverkehr. Trotz aller Präventionsmaßnahmen wird das Problem größer, da zum einen die Menschen immer älter werden (dadurch erhöhte Zahl an Schlaganfällen) und zum anderen dank einer besseren Notfallversorgung immer öfter ein Schädel-Hirn-Trauma überlebt wird. In Entwicklungsländern nimmt die Inzidenz von Schädel-Hirn-Traumen aufgrund des zunehmend höheren Lebensalters und erhöhter Unfallereignisse in der Schwerindustrie und im Verkehr zu. Wir wissen aber auch, dass ungefähr 10 Prozent aller Patienten mit leichtem Schädel-Hirn-Trauma (sog. Gehirnerschütterung) langanhaltend oder dauerhaft Probleme empfinden (z. B. Aufmerksamkeitsstörungen oder Persönlichkeitsveränderungen). Angesichts des beachtlichen Ausmaßes dieser Problematik sind das Desinteresse und die Ignoranz in der medizinischen Welt gegenüber dieser Patientengruppe nur schwer nachvollziehbar.

Der Fortschritt unserer Disziplin hängt also weiterhin ab von der Leistung weniger Einzelkämpfer wie beispielsweise schon *John Hughlings Jackson,* der als Begründer der modernen Neurologie bereits im Jahre 1880 das sogenannte „lesion momentum“, also die Plötzlichkeit, mit der eine Hirnschädigung entsteht, zum wichtigsten prognostischen Faktor erklärt hat. Die Störungen nach einer großen Schädigung, die in kurzer Zeit entsteht (Trauma, Schlaganfall), sind demnach erheblich schlimmer als ein langsam fortschreitender Prozess oder mehrere kleine Defekte nacheinander (Tumor, TIA). Jackson beschrieb auch die funktionelle Ordnung über mehrere Ebenen, wodurch bei jeder lokalen Läsion immer eine Anzahl Restmöglichkeiten übrig bleibt.

Um das Jahr 1915 herum formulierte *Shepherd Ivory Franz* einige „neuro-edukative“ Grundsätze für Patienten mit Hirnschädigung, und *Poppelreuter* entwarf Tests und Übungen für Menschen mit Schädigungen des Hinterhauptlappens.

In den 20er-Jahren des letzten Jahrhunderts begründete *Karl Lashley* das Prinzip der Äquipotenz, wonach jede Hirnregion alle funktionellen Möglichkeiten besitzt und das bis heute als Erklärung für die Restitution nach Hirnschädigung von Bedeutung ist. Etwa zur gleichen Zeit entwickelte *Constantin von Monakow* die Hypothese, dass Hirnläsionen schädliche Fernwirkungen in unbeteiligten Regionen auslösen können (Diaschisis). Eine Läsion kann also schlagartig das gesamte System lahmlegen, umgekehrt kann die Aufhebung dieser Diaschisis zur Wiederherstellung beitragen.

Zwischen 1930 und 1960 arbeitete der Neurologe *Kurt Goldstein* intensiv mit hirngeschädigten Patienten. Er entwarf viele Trainingsformen (z. B. Schreibtraining), für deren Erfolge sich die Motivation des Patienten und das richtige therapeutische Milieu als wichtige Erfolgsfaktoren herausstellten. Kurz darauf machte in Russland *Alexander Luria* von sich reden, dessen Arbeiten bis heute die wichtigste Grundlage der Neurorehabilitation bilden. Wegen des Zweiten Weltkriegs und des nachfolgenden Kalten Krieges wurden *Goldsteins* und *Lurias* Arbeiten im Westen nicht in gebührendem Maß wahrgenommen. Doch inzwischen ist *Lurias* Buch *Restoration of Function After Brain Injury* (1963) in der Neurorehabilitation eines der am häufigsten zitierten Werke. Es ist verständlich geschrieben und bietet eine ausgewogene Mischung neurowissenschaftlicher, lerntheoretischer und praktischer Aspekte.

Nach 1963 wurde es um die Neurorehabilitation eine Weile still. Ihr Image galt als langweilig, das Gehirn als statisches Organ, und alle wollten Kardiologe werden. Erst durch die Professionalisierung der Physio-, Logo- und Ergotherapie entstand wieder ein größeres Interesse, wodurch sich auch die Rehabilitationsmedizin wieder stärker profilieren konnte. Seitens der Wissenschaften erschienen in den achtziger Jahren des letzten Jahrhunderts zwei Schlüsselpublikationen: *Recovery of Function, Theoretical Considerations for Brain Injury Rehabilitation* (Paul Bach y Rita, 1980) und *Brain Damage and Recovery* (Finger und Stein, 1982).

Doch erst in den Neunzigern erlebten wir eine endgültige Zeitenwende auf dem Gebiet der Neurorehabilitation, auf allen Ebenen wurde nunmehr Plastizität erforscht (Kaas, 2001). Die Einführung bildgebender Techniken machte die zerebrale Restitution („Erholung") sogar sichtbar. Das Image wandelte sich zum Positiven, das Interesse an der therapeutischen Beeinflussbarkeit neuraler Reorganisation nahm zu (Levin und Grafman, 2000; Kolb und Gibb in: Stuss et al., 1999; Stein et al., 1995; Reintjes und Weiller, 2001; Mudie und Matyas, 2000; Johansen-Berg et al., 2002).

Wenn man heute die neuere Fachliteratur sichtet, erkennt man jedoch, dass die wichtigsten Restitutionstheorien eigentlich bereits vor achtzig Jahren formuliert wurden. Aber erst die neuere Zeit konnte auch die erforderlichen harten Fakten und Beweise liefern.

4.1.2 Was verstehen wir unter Restitution?

Gemeinplatz ist die Aussage „Die beste Wiederherstellung nach einem Schlaganfall findet in den ersten sechs Monaten statt". In der Praxis ist es aber immer schwierig, diesem Satz eine konkrete inhaltliche Bedeutung beizumessen, wenn Patienten jahrelang mit den Folgen ihrer Hirnschädigung zu kämpfen haben. Darum sollten wir einmal kurz innehalten bei der Frage, was wir eigentlich unter „Wiederherstellung" verstehen. Meinen wir damit

- die Genesung von der Läsion selbst,
- das Wiedererlangen von Muskelkraft,
- die Rekonstitution des Gehvermögens,
- die Ermöglichung der Aktivitäten des täglichen Lebens,

- die Wiederherstellung der Selbstständigkeit,
- die Erlangung eines erfüllten Lebens?

Und was genau meinen wir, wenn von „ganz" oder „teilweise wiederherstellt" die Rede ist? Ist jemand, der alle seine Fähigkeiten wiedererlangt hat, diese ihm aber 10 Prozent mehr Anstrengung abverlangen, „ganz" oder „teilweise" erholt?

In jedem Einzelfall ist, wenn es um den Begriff „Wiederherstellung" geht, der Ist-Zustand so eindeutig wie möglich darzustellen unter Angabe des jeweiligen Bezugs:

- **Läsion (Gewebeschädigung):** Wurde das untergegangene Hirngewebe ersetzt oder repariert?
- **Störung:** Ist eine elementare Funktion zurückgekehrt oder ist eine Störung, z. B. eine Lähmung oder eine Aphasie, abgeklungen?
- **Einschränkung bzw. Behinderung:** Kann eine bestimmte Aktivität, beispielsweise das Gehen, wieder aufgenommen werden?
- **Handicap:** Kann der Patient wieder ungehindert und nach freien Stücken am gesellschaftlichen Leben teilnehmen (Partizipation)?

Um Missverständnisse zu vermeiden, sollte man also immer festlegen, welche Bedeutung des Begriffs „Wiederherstellung" im konkreten Fall gemeint ist.

Nicht selten kommt es vor, dass Ärzte Patienten als „wiedergeherstellt" nach Hause entlassen, während der unglückliche Ehepartner denselben als „im Wesen stark verändert" empfindet.

Damit die Erfolgseinschätzungen nicht in dargestellter Form diskrepant ausfallen, sollte der Ist-Zustand anhand folgender Überspitzungen kritisch hinterfragt werden:

- Die Muskelkraft ist wieder da, aber der Patient kann nicht gehen.
- Der Patient kann wieder gehen, aber er will nicht.
- Der Patient kann wieder gehen, weiß aber nicht, wohin oder verirrt sich.
- Der Patient geht wieder überall hin, fühlt sich aber todunglücklich.
- Der Patient fühlt sich prima, aber der Lebenspartner ist bestürzt.

Auch vielverwendete Begriffe wie „Spontanrückbildung" und „natürlicher Verlauf" sind alles andere als eindeutig. Was steckt konkret dahinter? Ist damit gemeint eine Wiederherstellung,

- ohne dass der Patient übt,
- ohne Therapie,
- ohne medizinische oder paramedizinische Bemühungen?

Und damit in Zusammenhang stehen die Fragen: Was meinen wir

- mit Therapie,
- mit Üben,
- mit „medizinisch" und „paramedizinisch"?

Insgesamt handelt es sich um problematische Begriffsklärungen. „Spontan" und „natürlich" bedeuten meist das Gegenteil von „durch Therapie herbeigeführt". Was aber ist Therapie? Gehört zur Therapie auch der freundliche Nachbar, der mit dem Aphasiker Sprechübungen macht?

Es ist nicht das Anliegen dieses Buches zu versuchen, diese Unschärfen hier endgültig zu klären. Zur Vermeidung von Missverständnissen möchten wir jedoch für einen stringenteren Sprachgebrauch plädieren. *Finger* und Mitarbeiter (1988) beschreiben sinnvolle Überlegungen zur Definition von „Restitution" bzw. „Wiederherstellung".

4.1.3 Vier Restitutionsmechanismen

Die Restitutionsmechanismen lassen sich grundsätzlich den vier folgenden Kategorien zuordnen (Abb. 4.1):

- **Neurale Reorganisation:** Neuordnung innerhalb eines einzelnen neuralen Systems = intrasystemische Reorganisation
  Beispiel: Patient kann zwar schreiben, setzt dafür aber eine andere Hirnregion ein (1a),
  Beispiel: Patient kann zwar schreiben, setzt dafür aber andere Bahnen ein (1b). Wir nehmen an, dass wir durch **aktives Üben** diese Mechanismen stimulieren.
- **Neurale Reaktivierung:** Aufhebung der Diaschisis/Schock
  Beispiel: Patient kann zwar schreiben, aber nur mit großer Anstrengung (2). Kräftige **Stimulierung** könnte dazu beitragen, den Schock aufzuheben.
- **Funktionelle Reorganisation oder Kompensation:** Einsatz eines anderen funktionellen Systems = intersystemische Reorganisation
  Beispiel: Patient kann zwar schreiben, aber nur mit der anderen Hand (3). Natürlich muss die Kompensation erklärt und geübt werden.
- **Anpassung an die Umgebung:** Optimierung von Umgebungsfaktoren
  Beispiel: Patient kann auf einem Tastenbrett tippen, aber das ist kein Schreiben (4).

Diese verschiedenen Restitutionsmechanismen sind in Abb. 4.1 dargestellt. Die Mechanismen unter 1a, 1b und 2 (neurale Reorganisation und neurale Reaktivierung) kann man als eine maximale biologische Wiederherstellung betrachten. Diese unterscheiden sich damit grundsätzlich von 3 (Kompensation) und 4 (Anpassung der Umgebung).

Weil Laien meistens keine Ahnung von diesen Mechanismen haben, wäre es zu empfehlen, sich die Zeit zu nehmen und anhand von Abb. 4.1 zu erklären, was im jeweiligen Fall die Möglichkeiten sind. Durch diese Maßnahme kann man verhindern, dass der Patient (und/oder Partner) unbegründete negative Erwartungen bezüglich der Prognose hat („Geschädigtes Hirngewebe kann man nicht wiederherstellen"), und sie stattdessen für eine Therapie motivieren. Um Patienten und Angehörigen die Wiederherstellungsmöglichkeiten nach Hirntrauma zu erklären, dient das Poster „Hirnschädigung – Wiederherstellung" (Hippocampus-Verlag 2014).

Hierbei lassen sich die üblichen Behandlungsstrategien parallel zu den genannten Restitutionsmechanismen einordnen:

- Funktionstraining des schwächsten Gliedes (= Üben)
- Stimulation/Reaktivierung schwacher Glieder
- Kompensationstraining via starker oder intakter Glieder
- Anreicherung oder Anpassung der Umgebung

Die konkreten Maßnahmen hängen aber auch vom Grad der Störung ab und können sich gemäß dem ICF-Modell, auf verschiedene Ebenen eines Problems beziehen:

- Ist eine **Elementarfunktion** gestört?
- Sind bestimmte **Aktivitäten** eingeschränkt?
- Ist die **Partizipation** am sozialen Geschehen behindert

Beispiel: Eine Frau mit einem rechtsseitigen CVI hat sich nach vier Wochen motorisch gut erholt. Sie äußert als ihren Herzenswunsch, wieder für ihre Familie kochen zu können. Bei der Ergotherapie wird darum mit einem Kochkurs begonnen. In einer späteren Phase geht die Ergotherapeutin mit ihr nach Hause und bereitet zusammen mit ihr eine Probemahlzeit für die Familie zu (Partizipation). Aus der Analyse der Probleme wird ersichtlich, dass ihr das Lesen von Rezepten schwerfällt: sie übersieht manchmal Teile des Textes (Störung: Neglect-Dyslexie). Darum wird dem Lesen spezielle Aufmerksamkeit gewidmet (Aktivitätsebene). Die Patientin liest das Rezept von einer vergrößerten Kopie laut ab, wobei an der linken Seite eine rote fluoreszierende Linie angebracht ist. Sie wird aufgefordert, die Augen immer nach links zu bewegen, bevor sie mit der neuen Zeile beginnt. Während der Logopädie werden noch weitere Leseübungen durchgeführt.

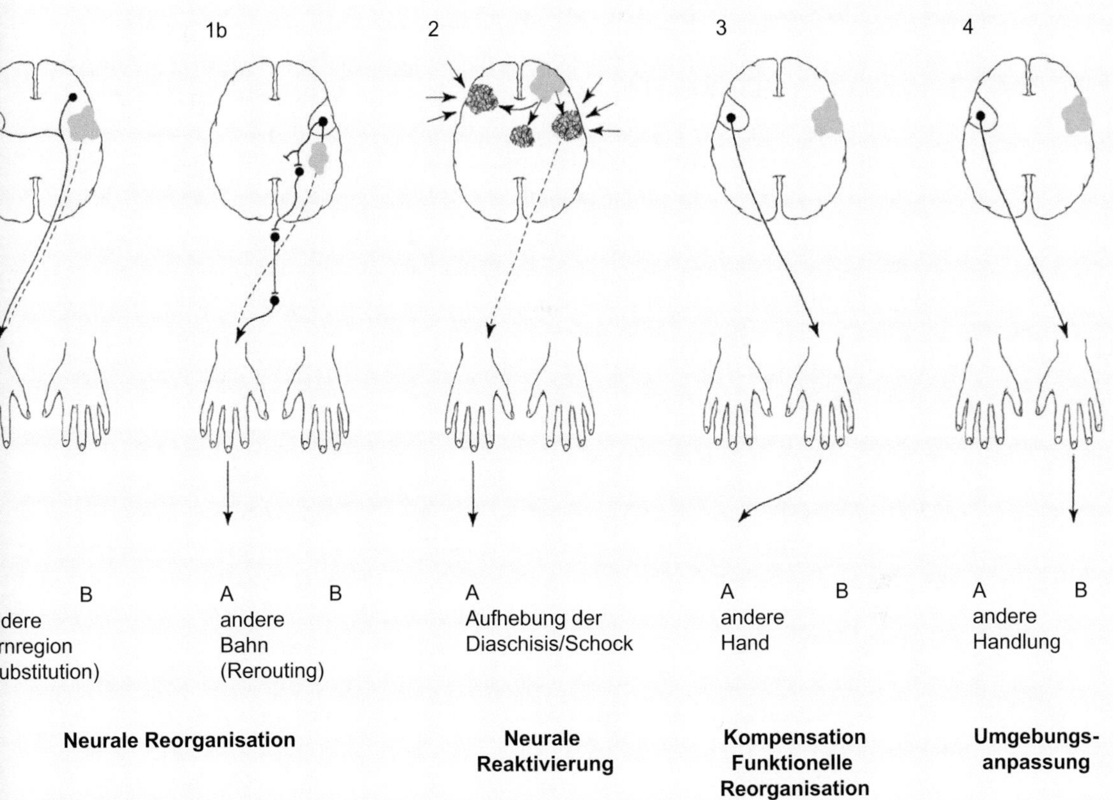

Abb. 4.1 Restitutionsmechanismen
Die funktionelle Wiederherstellung kann auf vier verschiedenen Niveaus stattfinden, hier am Beispiel des Schreibens (A). 1a, 1b. Neurale Reorganisation (Substitution und Rerouting): Ersatz durch andere Hirnregion oder andere Bahnen. Der Patient erlangt die Fähigkeit, mit der gleichen Hand zu schreiben, zurück. 2. Neurale Reaktivierung: Aufhebung der Diaschisis, Wiedergewinnung der ursprünglichen Handfunktion. 3. Funktionelle Reorganisation oder Kompensation: Erlernen des Schreibens mit der anderen Hand. 4. Anpassen der Umgebung: Der Patient verzichtet fortan auf das Schreiben mit der Hand und verwendet stattdessen eine Tastatur (B).

In diesem Fall wird das Problem also von mehreren Seiten gleichzeitig angegangen:

- linke Auslassungen beim Lesen = schwächstes Glied → Augen bewusst nach links steuern und
- lautes Lesen = Kompensationsstrategie;
- vergrößerte Schrift auf der Kopie und fluoreszierende Linie → Anpassung der Umgebung.

Heute ist unzweifelhaft bewiesen (u. a. Knecht 2004), dass man mit den verschiedensten Übungen den Wiederherstellungsprozess günstig beeinflussen kann.

Dadurch verändern sich die neuronalen Eigenschaften und Restitutionsmechanismen werden angestoßen. Der Patient durchläuft einen Lernprozess. Allerdings basieren die Restitutionsfortschritte nicht ausschließlich auf den medizinischen oder paramedizinischen Maßnahmen. Von Natur aus ist dem Menschen ein zäher Lebens- und Überlebenswillen zu eigen. Auch ohne Physiotherapie wird spontan versucht, beispielsweise einen gelähmten Arm wieder funktionsfähig zu machen; ein Aphasiker sucht auch ohne logopädische Unterstützung nach alternativen Möglichkeiten der Kommunikation. Ein wesentlicher Heilungsfaktor ist also die Motivation zur Restitution!

4.1.4 Der Wille zur Wiederherstellung

Patienten mit Hirnschädigung ist mit einer ausschließlich medizinisch-organisch ausgerichteten Behandlung nicht gedient. Der Wille zur Restitution ist zwar eine notwendige, aber keine ausreichende Voraussetzung. Bei spektakulären Wiederherstellungserfolgen kann man immer wieder das Vorhandensein eines strikten Genesungswillens und einer hohen Motivation feststellen. Leider ist es nicht immer so, es gibt keine einfache Gesetzmäßigkeit: Neben Patienten, die trotz hoher Motivation kaum Verbesserungen zeigen, findet man vereinzelt nichtmotivierte Patienten mit spontaner Wiederherstellung. Und dann gibt es wieder Fälle mit guter Prognose, denen es jedoch an Willen oder Einsicht in die Übungsnotwendigkeit mangelt. Es gelten hier dieselben Regeln wie bei jeder Form von Lernen. Ein unwilliges Kind wird, auch wenn es noch so viel Unterricht bekommt, kein Klaviervirtuose werden.

Doch man darf in diesem Zusammenhang nicht übersehen: auch der Wille selbst ist irgendwie im Gehirn gelagert und kann daher beeinträchtigt sein. Wille und Motivation sind jedoch nicht eindeutig lokalisierbar, vielmehr entfalten sie sich auf drei Niveaus (Archi-, Paläo- und Neoniveau):

- **Arousal (Hirnstamm):** der „Strom", die Energie. Der infolge einer Hirnstammläsion somnolente Patient unternimmt nichts.
- **Emotionen:** Wille im engeren Sinn. Tätigkeiten müssen dem Patienten Spaß machen. Defekte des vorderen limbischen Systems (medio-frontal) können zu einer Art Willenlosigkeit (Abulie) Anlass geben. Der Patient ist emotional verflacht und völlig desinteressiert.
- **Kognition:** Denken kommt häufig vor Handeln. Fehlt jedoch jede Einsicht der Erkrankung oder Situation, dann wird der Patient auch nicht den Nutzen von Übungen einsehen. Bekannt sind Patienten mit Läsionen der rechten Hemisphäre, die ihre Störung entweder leugnen oder bagatellisieren (Anosognosie).

In Abb. 4.2 sind zwei Patienten mit hirnorganischer Läsion dargestellt, deren Einsichts- und Steuerungsfähigkeit beeinträchtigt ist. Störungen dieser Art erschweren die Rehabilitation erheblich und stellen den Therapeuten vor die Frage, ob und wie die Motivation beeinflusst werden kann (s. a. „Lernphasen" in Kap. 5)

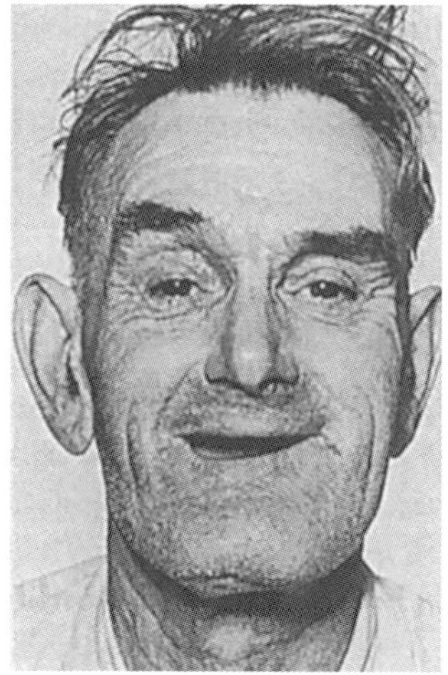

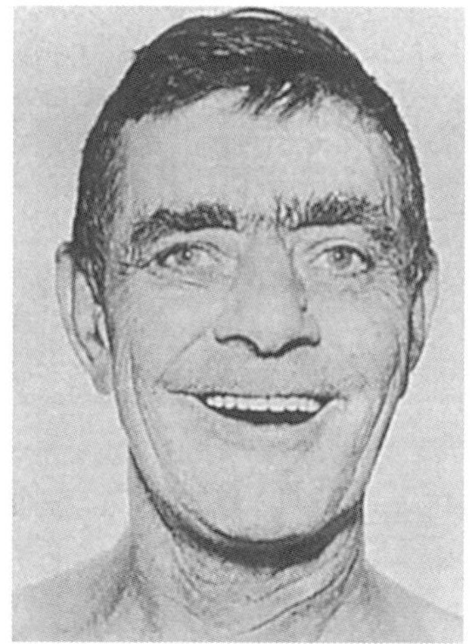

Abb. 4.2 Euphorie bei Schädigung des Frontalhirns
Links: Dieser Patient war nicht mehr arbeitsfähig. Er klagte ein wenig über Kopfschmerzen, witzelte aber in Ermangelung jeglicher Krankheitseinsicht ständig herum. Er fühlte sich jeden Tag als Superstar. Rechts: Patient hatte kurz zuvor zwei epileptische Anfälle, klagte aber nicht über irgendwelche Beschwerden, fühlte sich bestens und wollte wieder arbeiten. Die Familienanamnese ergab, dass sich ein vorbestehender Charakterzug erheblich verstärkt hatte (Spillane, 1975).

4.1.5 Hirnschädigung – mehr als nur eine Parese

Rehabilitation richtet sich im Allgemeinen vorrangig auf die Motorik. Das ist insofern verständlich, als eine Lähmung immer konkret und deutlich wahrnehmbar ist. Häufig herrscht sowohl beim Patienten als auch bei seinem Umfeld die Meinung vor, wenn der Betroffene erst wieder gehen könne, komme alles wieder in Ordnung.

Fehlprognosen resultieren häufig gerade daraus, dass die Motorik als überwertiges Kriterium gewählt wird: Ist die Muskelkraft wieder zurück und kann der Patient wieder gehen, gilt der Patient gemäß dieser Sichtweise als „wieder hergestellt".

Zahlreiche Publikationen haben sich in letzter Zeit mit dem Thema der motorischen Rehabilitation (vor allem „Gehen" und „Armfunktion") auseinandergesetzt. Wir können schlussfolgern, dass eine tiefgreifende neurale Reorganisation möglich ist: Funktionen können sich verschieben, andere Gebiete können eingesetzt werden, die „Verdrahtung" des neuralen Systems kann sich ändern, Umleitungen können geformt werden. Heute betrachten wir das als selbstverständliche logische Folgen eines Lernprozesses. Im Gehirn steckt jedoch viel mehr als nur Motorik. Die Restitutionsmechanismen, die eine Rolle spielen bei der Motorik, sind allgemeingültig und können auch eingesetzt werden für die Kognition und das Verhalten. Allmählich werden Untersuchungen unternommen über Restitution anderer wichtiger Funktionen wie:

- Schluckfähigkeit (Hamdy und Rothwell, 1998),
- Sensibilität, Gesichtsfelder, Sprache (Reintjes und Weiller, 2001),
- Lesen, Schreiben, Aufmerksamkeit und Gedächtnis, Handlungsfähigkeit (Apraxie), Wiedererkennung (Agnosie), Verhaltens- und Persönlichkeitsveränderung.

Die Weiterentwicklung der kognitiven Rehabilitation und Verhaltensrehabilitation ist ein Schritt in die richtige Richtung.

Einige Leitsätze, die wir in diesem Buch festhalten:

- Eine Hirnschädigung ist mehr als nur eine Parese.
- Wille und Motivation des Patienten zur Wiederherstellung sind keine nebensächlichen (begünstigenden oder erschwerenden) Faktoren, sondern die notwendige Voraussetzung jeglicher Wiederherstellung. Die Stärkung des Willens und der Motivation ist darum oft ein (Teil-)Ziel der Rehabilitation.
- Körperteile wie Arme, Beine, Augen oder Ohren sind im Grunde genommen nicht gestört; die Störung befindet sich im Gehirn.
- Die Neurorehabilitation beabsichtigt die Auslösung, Beschleunigung oder Optimierung neuraler oder funktioneller Reorganisationsvorgänge. Sie kann dies leisten, da die meisten Interventionen die physiologischen und morphologischen Eigenschaften von Neuronen verändern.
- Die Wiederherstellung von Funktionen beruht zumindest teilweise auf Lernprozessen. Lernen und Wiedererlernen verlaufen nach denselben Prinzipien.
- Die Restitutionsmechanismen, die während der Wiederherstellung nach Hirnschädigung stattfinden, sind von universellem Charakter, das heißt, sie spielen auch eine Rolle bei der Wiederherstellung von kognitiven Funktionen, Emotionen oder Verhalten.

4.2 Wiederherstellung nach peripherer Nervenverletzung

Wir besprechen in diesem Buch auch die Wiederherstellung nach peripheren Nervenläsionen, weil dieses Thema ebenso zum Gebiet der Neurorehabilitation gehört. Auch in der Peripherie finden neurale Restitutionsprozesse statt, die sich therapeutisch beeinflussen lassen. Außerdem ist die Plastizität peripherer Prozesse weitgehend analog der Plastizität zentraler Prozesse. Und schließlich kommt es als Reaktion auf eine periphere Nervenläsion im Zentralnervensystem

(Rückenmark, Gehirn) zu zahlreichen plastischen Prozessen. Durch Verminderung oder Wegfall von Input können bestimmte Hirngebiete überempfindlich werden (sog. Denervationsüberempfindlichkeit nach Deafferenz). Man kann das sehen als einen letzten Versuch, den Kontakt mit dem Körperteil zu gewährleisten. Manchmal kehrt der Mechanismus sich gegen uns, indem Überempfindlichkeit und Schmerz entstehen (van Cranenburgh, 2014).

Zur Regeneration und Reinnervation des peripheren Nervensystems existiert eine umfangreiche „klassische" Fachliteratur. Leider hat das Thema heute viel weniger Aufmerksamkeit. In den folgenden Abschnitten wollen wir nur einige Aspekte besprechen. Als weiterführende Literatur empfehlen wir Mummentaler (1977) und Bradley (1974).

4.2.1 Gesetzmäßigkeiten

Die Regenerationsfähigkeit des peripheren Nervengewebes scheint einigen allgemeinen Gesetzmäßigkeiten zu unterliegen.

- Peripheres Nervengewebe ist wesentlich regenerationsfähiger als zentrales Nervengewebe.
  - Häufig wachsen ursprüngliche Verbindungen durch Axonsprossung wieder zusammen.
  - Vorübergehende Ausgleichsmechanismen wie die Entstehung kollateraler Innervation sind in der Peripherie wahrscheinlich effektiver als im zentralen Nervensystem.
- Die Wiederherstellung verläuft umso schneller und vollständiger, je phylogenetisch älter die betroffene Funktion oder Struktur ist. Demgegenüber wird nach einer Läsion des N. ulnaris häufig die feine Handmotorik oder die Tastfunktion gestört bleiben. Von dieser Gesetzmäßigkeit lassen sich weitere Regeln ableiten:
  - Dünne Fasern regenerieren besser als dicke Fasern.
  - Die vitale Sensibilität erholt sich besser und schneller als die gnostische Sensibilität.
  - Die posturale und automatische Motorik erholt sich besser und schneller als die höher entwickelte bewusste Feinmotorik wie Mimik, Sprechen, Handfunktion.
  - Vegetative Funktionen erholen sich besser und schneller als somatische Funktionen.
- Je weiter distal sich eine Läsion befindet, umso größer sind ihre Wiederherstellungschancen. Trotz verschiedener Restitutionsmechanismen ist die Erholung meistens nicht komplett und es bleiben Defekte bestehen. Wie nachteilig das ist, hängt von der individuellen Situation ab: Ein gefühlloser Kleinfinger ist fatal für einen Geiger. Die Schädigung eines kleinen Nervenausläufers in der Hand kann jedoch fast vollständig ausheilen.

4.2.2 Mechanismen

Nach einer peripheren Nervenschädigung werden, eventuell kombiniert, verschiedene Mechanismen in Gang gesetzt.

- **Kollaterale Aussprossung (engl. *sprouting*):** Neuinnervation des denervierten Gebiets durch Einwachsen von Verzweigungen benachbarter Nervenfasern (Haut, Muskel) liefert eine „vorläufige" Innervation.
- **Denervationsüberempfindlichkeit:** Wird die Nervenversorgung einer Muskelzelle unterbrochen, dann bereitet die Muskelzelle sich auf neue Kontakte vor, indem sie die Rezeptivität für Acetylcholin über ihre gesamte Membran ausbreitet. Hierdurch erhöht sich die Erfolgswahrscheinlichkeit der kollateralen Aussprossung, indem jeder Ast im Prinzip funktionsfähig werden kann. Sobald ein funktionsfähiger Kontakt entstanden ist, verkleinert sich das übererregbare Gebiet wieder.
- **Direkte Aussprossung (engl. *regenerative sprouting*):** Sich verzweigendes Neuwachstum von Nervenfasern aus dem proximalen Axon. Es formt sich ein Knäuel von Nervenästen (Neu-

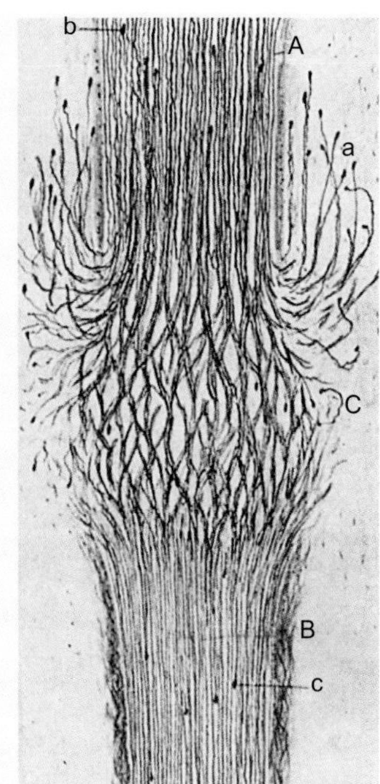

Abb. 4.3 Aussprossung
(Zeichnung von Ramon y Cajal), A. proximal, B. distal. Proximal sprossen zahlreiche Fasern aus. Diejenigen Fasern, die mit dem distalen Fragment Kontakt aufnehmen, wachsen weiter aus (De Felipe, 2002).

rom, Abb. 4.3). Sobald die Lücke gefüllt ist, nachdem eine der Aussprossungen einen distalen Anschlusspunkt gefunden hat, wächst das neue Axon mit einer Geschwindigkeit von mehreren Millimetern pro Tag distalwärts. Je weiter proximal sich die Läsion befindet, umso länger dauert also die direkte Reinnervation.

- **Veränderungen des Zellkörpers** (z B. Spinalganglien, motorisches Vorderhorn, Grenzstrang, Abb. 4.4): Nach einer Beschädigung seiner Ausläufer werden im Zellkern des Neurons verschiedene Gene aktiviert, wodurch sich seine Eigenschaften grundlegend verändern. So wird beispielsweise die Informationsverarbeitung unterbrochen, indem sich mehrere Faserendi-

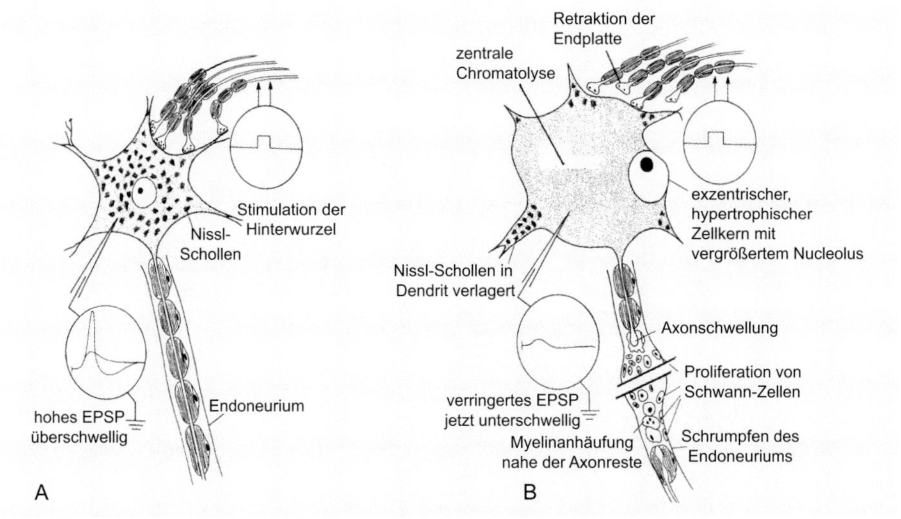

Abb. 4.4 Veränderungen im Zellkörper des Motoneurons nach peripherer Nervenverletzung

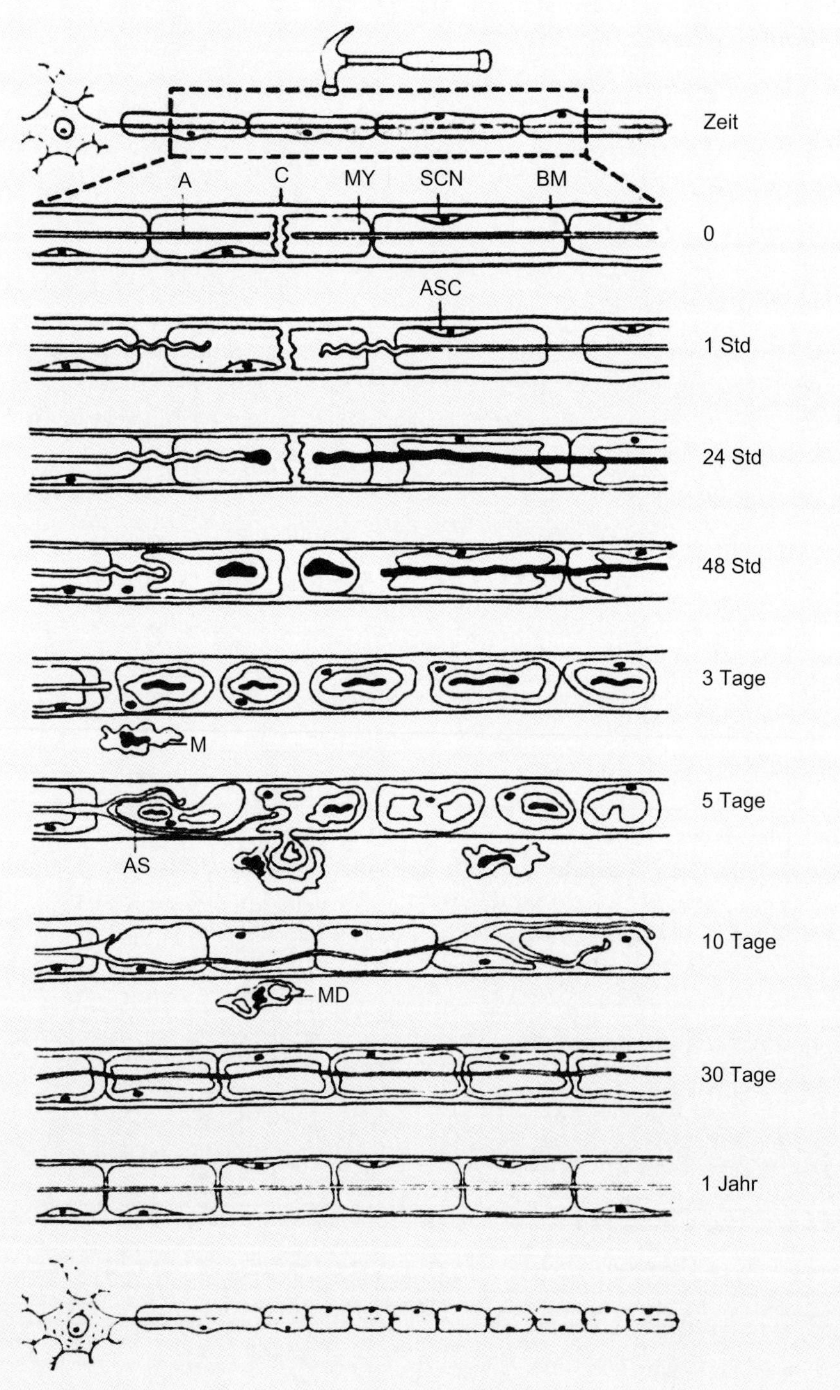

Abb. 4.5 Degeneration und Regeneration einer myelinisierten Nervenfaser
Distal der Läsion gehen Axon und Myelinscheide zugrunde. Nach der Aussprossung eines neuen Axons (nach etwa 14 Tagen) bilden sich neue Myelinscheiden. Diese sind kürzer als die ursprünglichen (Bradley, 1974). A= Axon; C=Nervenhülle; MY = Myelinscheide; SCN=Schwann-Zelle; M=Mikroglia.

gungen zurückziehen (s. Abb. 4.4, rechts). Stattdessen wird die zum Wachstum erforderliche Eiweißsynthese gestartet.

- Für die Regeneration sind die Aktivierung der **Axoplasmaströmung** und **neurotrophe Faktoren** von entscheidender Bedeutung (Summer, 1980).
- **Veränderungen der Myelinscheide:** Anfänglich geht Myelin verloren, da Schwann-Zellen sich teilen und das Myelin phagozytieren. Nach Einwachsen des Axons bilden die Schwann-Zellen jedoch eine neue Myelinumhüllung. Neuronen und Neuroglia arbeiten also Hand in Hand (Bradley, 1974) (Abb. 4.5).

4.2.3 Restitutionsphasen (Sensibilität)

Um 1900 herum beschrieb *Henry Head* die Veränderungen der Sensibilität nach einer peripheren Nervenschädigung. Dazu durchtrennte er bei sich selbst einen Unterarmnerv. Solange der betroffene Nerv eine bestimmte Größe nicht überschreitet, lassen sich die folgenden Phasen unterscheiden (siehe korrespondierende Nummerierung in Abb. 4.6).

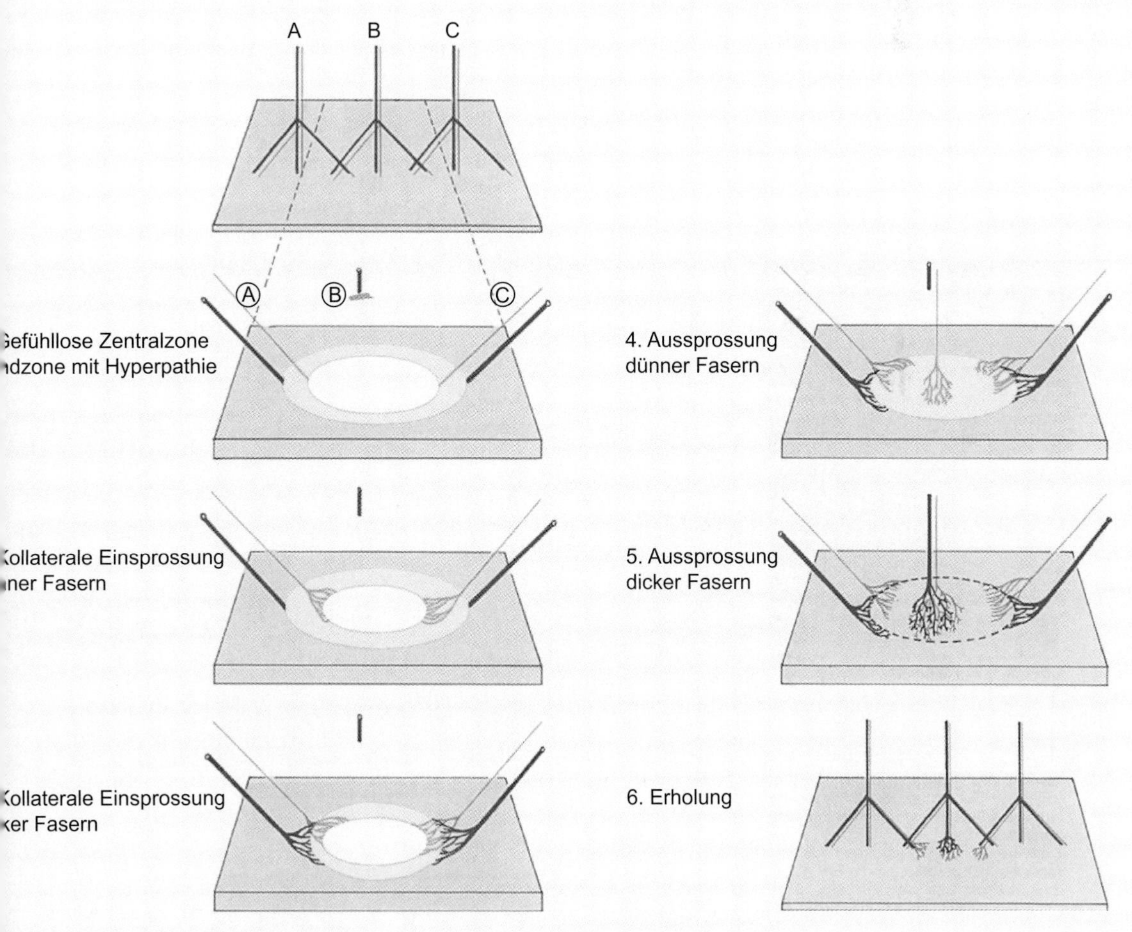

Abb. 4.6 Regenerationsphasen der Sensibilität nach einer peripheren Nervenläsion
1. Anfänglich bestehen eine gefühllose zentrale Zone und eine Randzone mit veränderter Sensibilität, 2. und 3. Kollaterale Einsprossung dünner und dicker Fasern aus benachbarten Gebieten, 4. und 5. Direkte Aussprossung, 6. Die Sensibilität ist wiederhergestellt.

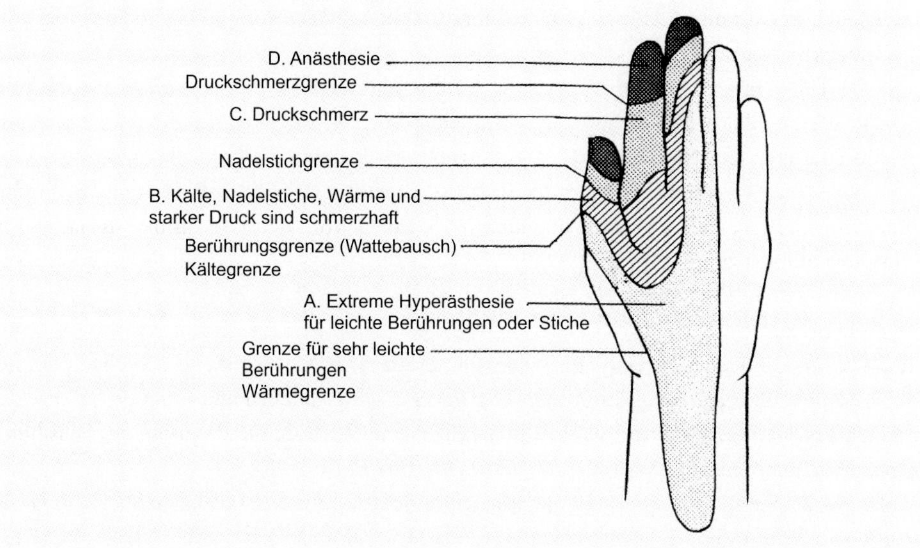

Abb. 4.7 Randzonen nach peripherem Ausfall, unmittelbar nach einer Läsion des N. medianus
Ein peripherer Nerv enthält zahlreiche Fasertypen, die sich unterschiedlich stark mit Fasern überlappen, die aus benachbarten Nerven stammen. Darum entstehen nach dem Ausfall eines einzigen Nervs mehrere Zonen (A bis C) mit unterschiedlich ausgeprägter Überempfindlichkeit (Druckschmerz, Wärme- und Kälteempfindlichkeit, Hyperästhesie) um eine zentrale Ausfallszone (D) herum. In den überempfindlichen Randzonen herrscht ein relativer Mangel an dicken Fasern, wodurch auf Rückenmarksniveau eine Enthemmung (Disinhibition) stattfindet (Ruch und Patton, 1979)

1. Direkt nach der Läsion entsteht ein zentrales Gebiet, in dem die gesamte Sensibilität (Tast-, Schmerz- und Temperatursinn) aufgehoben ist. Da die für den feinen Tastsinn zuständigen dicken A-Fasern sich weniger mit benachbarten Nervenfasern überlappen als die dünneren C-Fasern (Schmerz), ist der Tastsinn über eine größere Fläche gestört (oder aufgehoben) als der Schmerzsinn.
2. Diese unterschiedliche Überlappung führt zu Sensibilitätsveränderungen im Randbereich der Läsion. Dort liegt darum ein anderes Verhältnis zwischen dicken und dünnen Fasern vor als in der normalen Situation, wodurch ein dort ankommender Reiz ein anderes Spektrum von elektrischer Aktivität und damit auch eine veränderte Empfindung hervorrufen wird. Darum finden wir in den Randzonen Sensibilitätsstörungen wie Hyperpathie, Allodynie, Hyperalgesie oder Hyperästhesie. Die oben stehende Erklärung für die Randzonen von veränderter Sensibilität ist konsistent mit der Tatsache, dass diese Zonen direkt nach der Läsion bestehen. Abb. 4.7 gibt ein Beispiel derartiger Randzonen.
3. Kollaterale Einsprossung dünner Fasern aus benachbarten Gebieten. Infolge eines relativen Übergewichts von C-Fasern werden anfänglich gefühllose Gebiete jetzt überempfindlich. Die bereits bestehende überempfindliche Randzone breitet sich weiter aus, während das Gebiet des Totalausfalls schrumpft oder – im Falle kleiner Defekte – ganz verschwindet.
4. Die kollaterale Einsprossung der dickeren Fasern erfolgt später, wonach sich zwischen den dicken und dünnen Fasern wieder ein gewisses Gleichgewicht einstellt. Die Sensibilität in der Randzone normalisiert sich, während sie im Zentrum der Läsion noch immer gestört ist.
5. Aus der proximalen Nervenendigung wachsen neue Fasern in das denervierte Gebiet ein (direkte Aussprossung). Dieser Vorgang verläuft bei den dünnen Fasern erheblich schneller, wodurch die zentrale Region anfänglich nur von dünnen Fasern besiedelt und das gesam-

te Gebiet überempfindlich wird. Die vorübergehende, gelegentlich unangenehme Überempfindlichkeit ist also ein gutes Zeichen.

6. Schließlich wachsen auch dicke Fasern in das denervierte Gebiet ein. Nach Erreichen eines ausgewogenen Verhältnisses zwischen dünnen und dicken Fasern hat sich auch die Sensibilität wieder normalisiert.

Man kann den Fortschritt der beiden zuletzt beschriebenen Prozesse, die die eigentliche Reinnervation darstellen, überprüfen, indem man den Nerv vom Ort der Läsion aus nach distal perkutiert. Bereits funktionierende Axone werden durch die Perkussion aktiviert, was im Versorgungsgebiet des Nervs eine elektrische Stromempfindung auslöst (Hoffmann-Tinel-Zeichen) und zwar bis zu der Stelle, wohin das neue Axon sich erstreckt. Der Test verschafft jedoch nur einen groben Eindruck. Ein negatives Ergebnis ist kein Beweis für das Nichtvorhandensein von Reinnervation, und auch ein positives Hoffmann-Tinel-Zeichen ohne Reinnervation kann vorkommen. Dennoch hat der Test in der Klinik seinen Wert für die Prognose der Sensibilität bewiesen (Mummentaler, 1977).

Nach Verletzungen großer Nerven ist eine vollständige Wiederherstellung der Sensibilität selten. Die vitale Sensibilität erholt sich zumeist gut, während die gnostische Sensibilität gestört bleibt (z. B. feine Tastfunktion der Hand). Infolge von Ungenauigkeiten der zeitlichen und örtlichen Abstimmung empfindet der Patient Fehlsensationen wie beispielsweise Ausstrahlung von Reizgefühlen, **Nachempfindungen** oder **Synästhesien** (Verwechslung sensibler Modalitäten) und **Allästhesie** (Empfindung eines Reizes an einer anderen Stelle), was insbesondere bei der Durchführung feinmotorischer Arbeiten wie dem Knöpfen, dem Drehen einer Mutter auf eine Schraube oder dem Geigenspielen störend ist.

Zugleich mit dem Schmerzsinn erholen sich in der Regel auch die vegetativen Funktionen. Kehrt die Schweißabsonderung in einem Hautgebiet zurück, dann ist das ein prognostisch günstiges Zeichen.

Henry Head durchtrennte bei sich selbst den N. cutaneus antebrachii lateralis (Abb. 4.8) und registrierte anschließend akribisch die Wiederherstellung der Sensibilität:

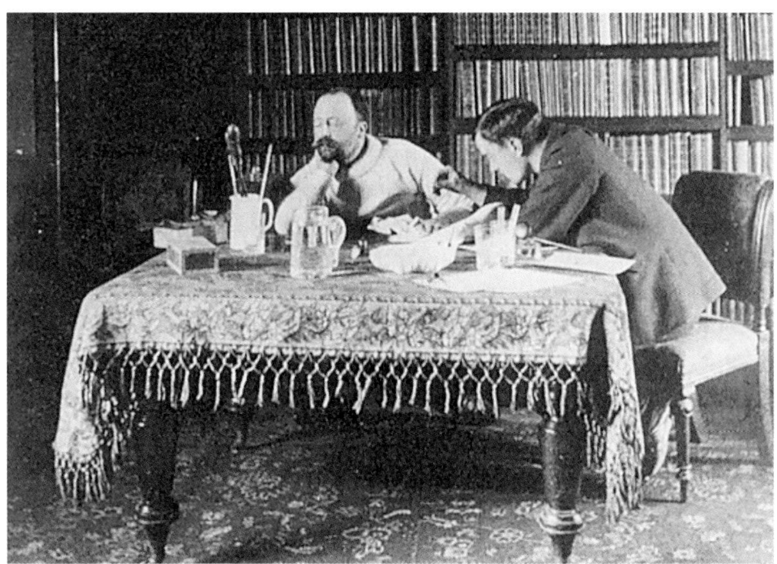

Abb. 4.8 Henry Head *durchtrennte bei sich selbst einen Zweig des N. radialis. Hier lässt er gerade von seinem Kollegen Rivers die Sensibilität prüfen (aus:* Garrison, *1969).*

- nach 43 Tagen: Schmerzempfindung und Schweißsekretion,
- nach 112 Tagen: Kälteempfindung,
- nach 116 Tagen: Wärmeempfindung,
- nach 336 Tagen: Tastsinn.

Diese Ergebnisse konnten seitdem nicht immer reproduziert werden und sollten daher nicht allzu stringent genommen werden (van Boven, 1994).

Unstrittig ist, dass sich die vollständige Wiederherstellung nach einer peripheren Nervenläsion über Monate hinzieht. Der Laie denkt eher in Tagen oder Wochen und wird danach oft ungeduldig und besorgt.

4.2.4 Wiederherstellung der motorischen Innervation

Die Vorgänge zur Wiederherstellung der Motorik verlaufen hierzu größtenteils analog. Partielle Nervenschädigungen führen zu Kollateralinnervationen in dem Muskel, da intakt gebliebene Nervenfasern sich verzweigen und mit denervierten Muselfasern, die inzwischen für Acetylcholin überempfindlich geworden sind, Kontakt aufnehmen. Hierdurch findet eine Neuordnung der Muskelinnervation statt, die die Grundlage einiger charakteristischer Beobachtungen ist.

1. Die motorischen Einheiten werden größer, wodurch die Funktion an Genauigkeit einbüßt und der Einsatz von Muskelkraft grobschlächtiger wird.
2. Neugruppierung von Muskelfasern (engl. *type-grouping*) (Abb. 4.9). Das zuständige Motoneuron entscheidet darüber, ob die Muskelfasern eher zum roten oder eher zum weißen Typ gehören. Kollateralinnervation bewirkt, dass die Anzahl der zur motorischen Einheit gehörenden Muskelfasern zunimmt, wodurch sich das normalerweise vorhandene Mosaik in ein Gruppenmuster verändert: die Fasern der beiden Grundtypen rot und weiß liegen dann mehr in Gruppen beieinander.
3. Der Patient empfindet Faszikulationen (unwillkürliche Kontraktionen einzelner Muskelbündel). Diese werden wahrscheinlich verursacht durch spontane Entladung der durch kollaterale Innervation stark vergrößerten motorischen Einheiten. Im EMG (Elektromyogramm)

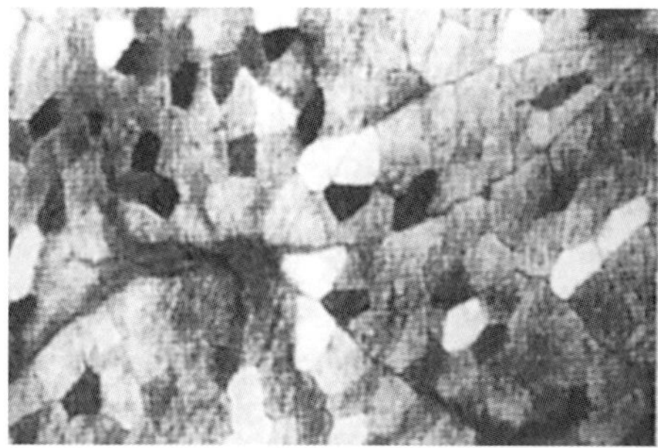

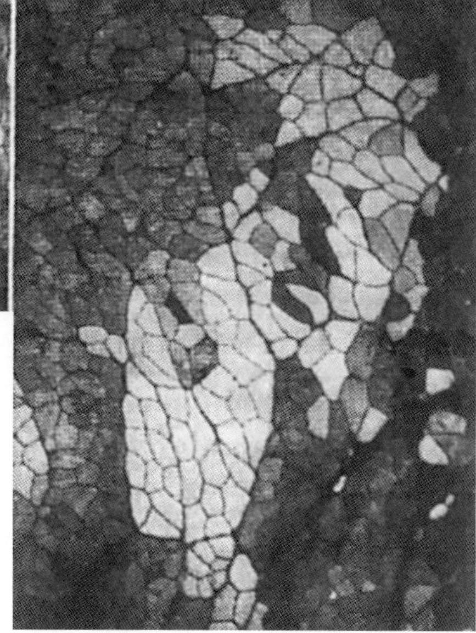

Abb. 4.9 Neugruppierung von Muskelfasern (engl. *type grouping) nach partieller Denervierung*
Links: normales Mosaikbild (rote, weiße und intermediäre Fasern). Rechts: Infolge Kollateralinnervation nimmt die Anzahl der zur motorischen Einheit gehörenden Muskelfasern zu. Da die Innervation den Muskelfasertyp bestimmt, entstehen Gruppen des gleichen Typs (hier: weiß) (Desmedt, 1973).

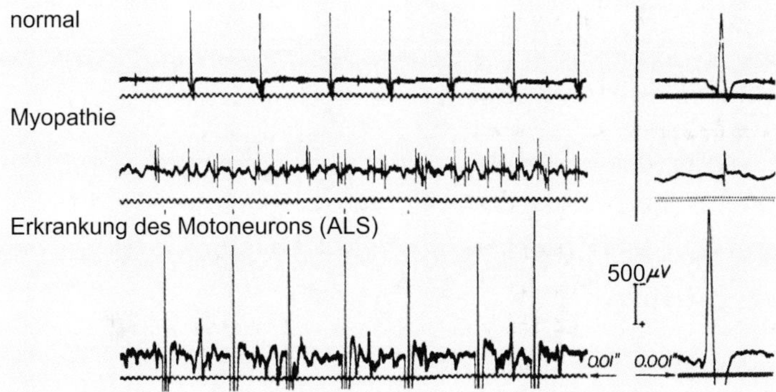

Abb. 4.10 EMG-Potenziale
Oben: normal. Mitte: stark verringerte Amplitude, Myopathie. Unten: sogenannte Faszikulationspotenziale *(Giant Potentials)* bei Erkrankungen des Motoneurons (z. B. ALS = amyotrophische Lateralsklerose).

imponieren Faszikulationen als sogenannte Faszikulationspotenziale (eng. *giant potentials*) (Abb. 4.10). Anmerkung: Fibrillationen sind spontane Kontraktionen einzelner, durch Denervation überempfindlich gewordener Muskelfasern.

Eine Reinnervation durch Axoneinsprossung kann mit verschiedenen elektromyografischen Untersuchungstechniken nachgewiesen werden. Bei klassischer Registrierung der sogenannten IT-Kurve wird der Muskel mittels Elektroden Reizen verschiedener Intensität und Dauer ausgesetzt. Ein deutliches Abknicken der Kurve weist auf eine teilweise Reinnervation des Muskels hin (Abb. 4.11). Das Phänomen erlaubt die Vorhersage einer Rückkehr zu bewussten Bewegungen. Reinnervationen sind auch mit Hilfe von EMG-Untersuchungen sichtbar zu machen.

Auch die Wiederherstellung der Motorik erfolgt oft nur teilweise. Wir erinnern an das Auftreten von **Synkinesien** im Gesicht (Mitbewegungen, z. B. nach peripherer Fazialisparese) oder in der Hand (z. B. nach Nervus-ulnaris-Läsion).

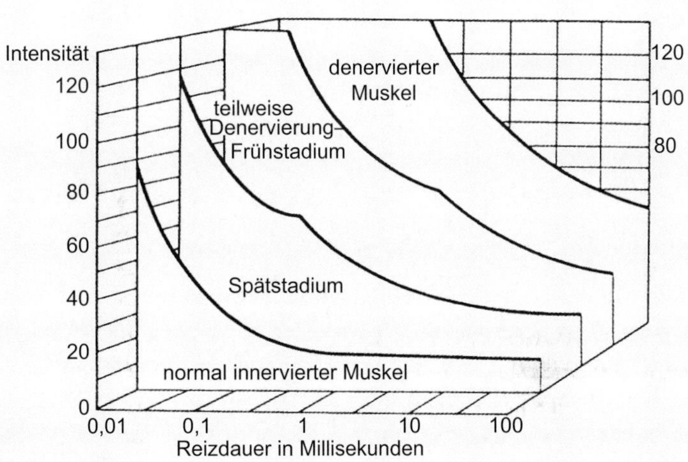

Abb. 4.11 Abknicken der IT-Kurve
Das Abknicken der Kurve weist auf eine teilweise Reinnervation des Muskels hin und geht einer Wiederherstellung der Funktion voraus (Lenman und Ritchie, 1977).

Während der Wiederherstellung nach einer peripheren Nervenläsion kommen zahlreiche plastische Mechanismen zum Tragen. Grundlegende Vorgänge sind Aussprossung und Denervierungsüberempfindlichkeit, die auch bei den Reorganisationsprozessen im zentralen Nervensystem eine wichtige Rolle spielen. Früher wurden vor allem die Unterschiede zwischen dem peripheren und dem zentralen Nervensystem betont, heute betrachten wir eher die Analogien.

4.3 Fallbeispiele funktioneller Restitution nach Hirnschädigung

Im Folgenden wollen wir anhand von Fallstudien einige frappierende Beispiele für eine Wiederherstellung nach Hirnschädigung besprechen. Diese Fälle sind nicht repräsentativ, sondern wurden ausgewählt, um exemplarisch einige besonders wichtige Aspekte von Hirnläsionen aufzuzeigen.

Leider enthalten die Lehrbücher der Neurologie immer noch kaum Daten über die langfristigen Restitutionschancen. Die klinische Neurologie beschränkt sich weitgehend auf die akute Diagnostik oft mit Hilfe aufwendiger und beeindruckender Diagnoseverfahren sowie auf klassische medizinische Behandlungen wie die Gabe von Medikamenten, das Beheben von Läsionen oder die Transposition von Gefäßen. Mit groß angelegten, randomisierten klinischen Studien (RCT) versucht man dahinterzukommen, ob bei Schlaganfall die Gabe von Salicylsäure sinnvoll ist. Dem Schlaganfallpatienten selbst haben diese Studien nur wenige Vorteile gebracht. Heute gilt die Aufmerksamkeit der transkraniellen Magnetstimulation (TMS): Mittels kräftiger Magnetpulse wird hierbei die elektrische Aktivität in Neuronenkreisen beeinflusst. Das kann sich offenbar günstig auf der Wiederherstellung auswirken, doch wir haben keine Ahnung, wie das funktioniert!

In der täglichen Praxis fällt als Erstes auf, wie unterschiedlich die individuellen Restitutionsverläufe auch bei vergleichbaren Hirnschädigungen sind. Wir erklären uns dies mit einem starken Einfluss nichtmedizinischer Faktoren wie beispielsweise

- Wille, Motivation,
- Ausdauer, Zähigkeit,
- Unterstützung durch den Lebenspartner oder andere mittelbar Betroffene,
- neurale Reserven aus Ausbildung und Lernerfahrungen (Sport, Musik usw.)
- automatisierte Fertigkeiten, die der Patient benutzen kann (ADL, Beruf usw.)
- Umgebungsstruktur (eintönig oder stimulierend).

Vielleicht ist die Durchführung großflächiger Doppelblindstudien gerade dadurch mehr oder weniger zum Scheitern verurteilt, dass individuell sehr unterschiedliche Patienten „in einen Topf" geworfen werden, obwohl die richtige Wahl einer Behandlungsmethode gerade im Idealfall auf individuellen Patientenmerkmalen basiert (siehe unsere kritischen Anmerkungen zur evidenzbasierten Medizin in Kap. 1 und 12).

Soll eine Therapie erfolgversprechend sein, dann muss der Behandler sich in die individuellen Besonderheiten seines Patienten einarbeiten. Dies mag zwar nicht besonders wissenschaftlich scheinen, ist aber der einzige Weg zum Verständnis der Faktoren, die im konkreten Fall eine Rolle spielen. Sogenannte Standardbehandlungen bringen dagegen oft wenig, es geht immer um personengebundene Lernprozesse. Diese erfordern Zeit und einen individuellen Zuschnitt.

Fallbeispiel 1: Pflaster auf dem Kehlkopf

Schon lange ist das Phänomen von Spontanerholungen bekannt, wie es folgendes Beispiel zeigt (Stein, 1974).

Nachdem ein untalentierter Maler versucht hatte, ihn zu porträtieren, begab sich der englische Schriftsteller Dr. Samuel Johnson im Juni 1783 zu Fuß auf den Heimweg. Trotz seiner gewaltigen Leibesfülle und seiner 73 Jahre legte er den recht langen Weg zu Fuß zurück. Zu Hause angekommen, legte er sich wie jeden Abend zur Ruhe. Nachts um drei erwachte er und bemerkte zu seinem Schreck, dass er nicht mehr sprechen konnte. Sofort überprüfte er seine intellektuellen Fähigkeiten, indem er ein lateinisches Gedicht verfasste (eine Passion von ihm), was ihm auch gut gelang. Anschließend versuchte er erneut, seine Stimme wiederzugewinnen, indem er ganz gegen seine Prinzipien einen Schluck Wein nahm. Doch die einzige Folge war, dass er wieder in Schlaf fiel.

Am nächsten Morgen konnte er immer noch nicht sprechen, bemerkte aber, dass er andere gut verstehen und selbst schreiben konnte – wenn auch nicht fehlerfrei. Sein Arzt, ein angesehener Londoner Spezialist, verschrieb Pflaster mit Hirschhornsalz, die beidseitig vom Kehlkopf bis zu den Ohren auf dem Hals angebracht wurden, und versprach rasche Besserung, die auch tatsächlich eintrat. Nach zwei Tagen hatte Johnson seine Sprache zurück. Nach einem Monat war er vollkommen erholt.

Die Selbstverständlichkeit, mit der hier die Prognose gestellt wurde, lässt vermuten, dass Fälle wie dieser auch in ihrem Verlauf durchaus bekannt waren. Die Theorien der Ärzte konzentrierten sich aber auf den Kehlkopf, wodurch eine falsche Therapie an einer falschen Stelle angesetzt wurde. Die Wiederherstellung wurde – naheliegend – dieser Therapie zugeschrieben, ein Missverständnis, das wohl auch heute noch vielfach vorkommt, etwa:

- ein Krafttraining bei einer Parese, deren Ursache im Gehirn zu lokalisieren ist,
- teure Spezialstühle, Chiropraktik oder Operationen bei psychosozial bedingten chronischen Rückenschmerzen,
- Beruhigungsmittel bei jemandem, der wegen einer nörgelnden Krankenschwester einen Wutanfall bekommt.

Im diesem Fall ging es wahrscheinlich um einen relativ kleinen Infarkt im Strömungsgebiet der linken A. cerebri media, der vorwiegend das Broca-Gebiet betraf. Die Folge war eine isolierte motorische Aphasie ohne Lähmung von Gliedmaßen oder Störungen des Sprachverständnisses. Sicherlich war der geringe Umfang der Läsion für die rasche Wiederherstellung entscheidend. Auch heute wird betont, dass isolierte expressive Aphasien nach Schlaganfall eine gute Prognose haben.

Weiterhin ist bemerkenswert, dass der Schriftsteller sofort eine Selbstanalyse machte und seine Fähigkeiten testete, indem er ein Gedicht verfasste, das Schreiben versuchte und sein Verständnis prüfte. Viele Patienten reflektieren über ihre Situation und kommen zu wichtigen Schlüssen, für die sich der Behandler interessieren sollte – ein Grundsatz, der in der Praxis leider nur selten gelebt wird.

Fallbeispiel 2: Hemisphärektomie

Am Beispiel des folgenden Falles (Glees in: Bach y Rita, 1980), der kein Einzelfall ist, zeigt sich, welches Ausmaß die Funktionsübernahme im Gehirn haben kann.

Der kleine D. W. entwickelt sich nach der Geburt zunächst normal. Im zweiten Lebensjahr kommt es zu einigen epileptischen Anfällen und einer Lähmung des rechten Arms und des rechten Beins. Ab jetzt verzögert sich seine geistige und körperliche Entwicklung, und es folgen wiederholte Krankenhausaufnahmen wegen Epilepsie.

Das zehnte bis sechzehnte Lebensjahr verbringt der Junge in einem Epilepsiezentrum. Als er gelernt hat, mit seiner Behinderung zu leben, wird er nach Hause entlassen. »

» Er leidet jedoch weiterhin an zunehmenden Verhaltensstörungen. Die regelmäßigen epileptische Anfälle und eine spastische Lähmung der rechten Extremitäten verhindern eine normale Lebensführung.

Als D. W. zwanzig ist, entschließt man sich zur Entfernung der gesamten linken Hemisphäre. Unmittelbar nach der Operation geht die Spastik der rechten Extremitäten zurück, jedoch hat sich die Armfunktion gegenüber der präoperativen Situation verschlechtert. Auch bestehen Sensibilitätsstörungen. Die Bewegungsfähigkeit des rechten Beins hat sich dagegen deutlich verbessert.

Während eines Reha-Aufenthalts verbessert sich die Armfunktion teilweise, wonach D. W. zunächst in einem Privathaushalt und dann in einem Krankenhaus Gärtnerarbeiten übernimmt. Bei seinem zweiten Arbeitgeber wird er wieder entlassen, weil er zu langsam arbeitet. Er lässt sich aber nicht entmutigen und lernte weiter, u.a. Fotografieren, Korbflechten und Tanzen. Auf Drängen seines Arztes bekommt er ein weiteres Jahr später einen Job bei einem Autohersteller, wo er sich so gut bewährt, dass ihm eine feste Stelle angeboten wird. Fünf Jahre nach der Hemisphärektomie hat er die vollständige Kontrolle über seinen rechten Arm und die rechte Hand wiedererlangt.

Abb. 4.12 macht deutlich, was sich in D. W.s Gehirn abgespielt haben könnte. Durch die bereits bei der Geburt vorhandene Störung der linken Hemisphäre war die rechte Hemisphäre schon während der frühen Entwicklung gezwungen, einige Funktionen zu übernehmen und damit an der Steuerung der rechten Körperhälfte teilzunehmen. Die von der linken Hemisphäre ausgehende Epilepsie sorgte immer wieder für Störungen der normal funktionierenden rechten Hemisphäre, was die Funktionsübernahme der rechten Seite überlagerte und zu einer stetigen Verschlechterung des klinischen Zustands führte.

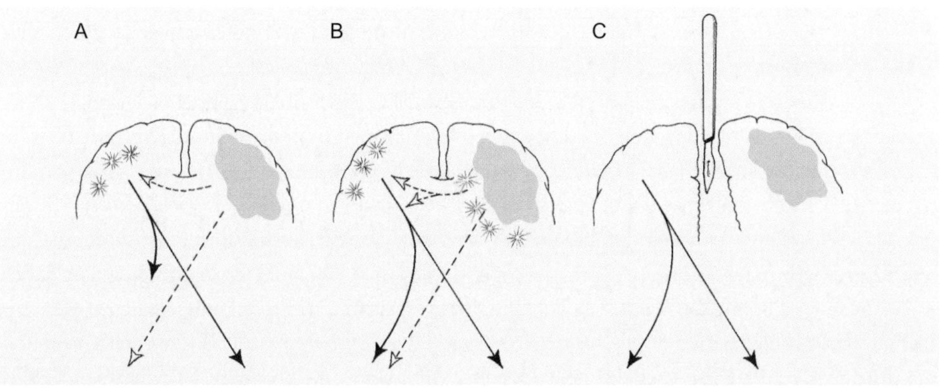

Abb. 4.12 Patient D. W., Hemisphärektomie
A. Mit zwei Jahren Epilepsie, Hemiparese; mit zehn bis sechzehn Jahren teilweise Rückbildung der Hemiparese, Funktionsübernahme durch die gesunde Hemisphäre? B. Mit zwanzig Jahren zunehmende Epilepsie und Hemiparese, Auftreten von Verhaltensstörungen; die erkrankte Hemisphäre verhindert die normale Funktion der gesunden Hemisphäre. C. Mit einundzwanzig Jahren Hemisphärektomie, Abklingen der Epilepsie, Rückbildung der Hemiparese; fünf Jahre später symmetrische Arm- und Beinfunktionen (Glees in: Bach y Rita, 1980).

Mit der Entfernung der erkrankten Hemisphäre wurde auch die Störungsquelle entfernt und es konnte sich im Lauf einiger Jahre eine annähernd symmetrische Arm- und Beinfunktion entwickeln (Abb. 4.13).

Die Funktionsübernahme durch die gesunde rechte Hemisphäre ist in diesem Fall lange latent geblieben. Die gesunde Hemisphäre wurde sozusagen durch die gestörten Funktion der kranken Hemisphäre im wahrsten Sinn des Wortes in Mitleidenschaft gezogen.

A

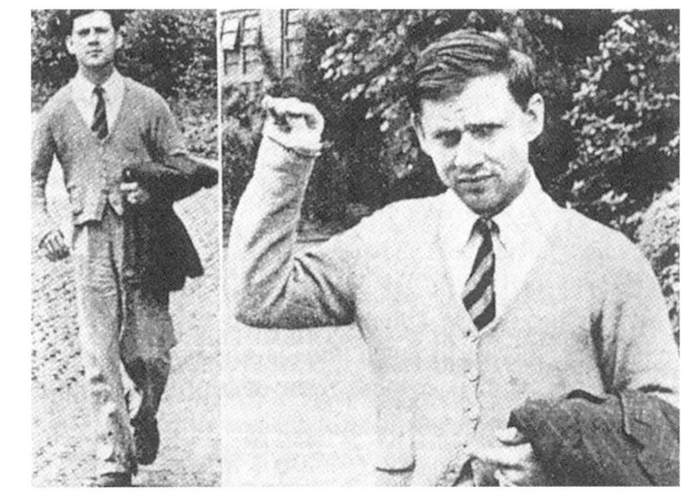

B

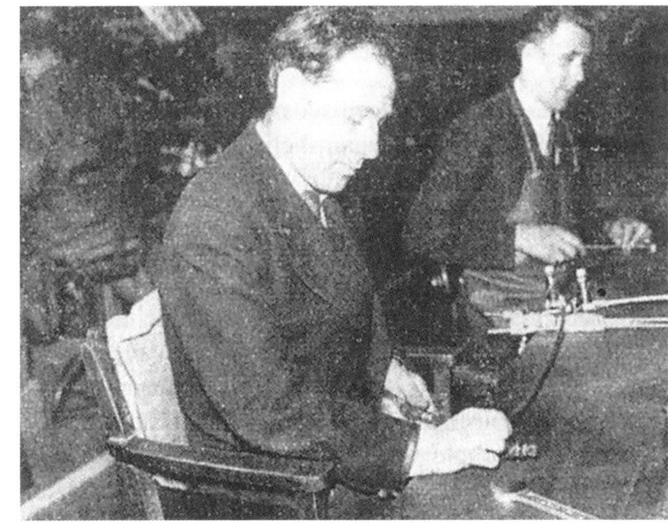

Abb. 4.13 Patient D. W. nach der Hemisphärektomie
A. Drei Jahre nach Hemisphärektomie: problemloses Gehen und Anheben des rechten Arms. B. Bei Arbeiten mit der rechten Hand in einer Autofabrik (Glees in: Bach y Rita, 1980).

In diesem Fall ist es wahrscheinlich entscheidend, dass die linke Hirnhälfte von Beginn an gestört war, wodurch sich die gesunde Hälfte anders entwickeln musste. Obwohl auch nach Läsionen im Erwachsenenalter ipsilaterale Verbindungen entstehen können, sind die Möglichkeiten doch sehr beschränkt (Mbwana et al., 2009). Es ist durchaus denkbar, dass solche extremen Funktionsverlagerungen nur in bestimmten, kritischen Entwicklungsstadien möglich sind.

Aus der Fallstudie ist ferner abzuleiten, dass die reine Masse des untergegangenen Nervengewebes noch keine Rückschlüsse auf das Funktionieren des Patienten erlaubt. Andererseits sind einzelne Erfolgsgeschichten wie diese für Patienten mit Hirnschädigung nicht repräsentativ. In diesem Fall bestand die Läsion seit der Geburt und hat die plastischen Potenziale des Gehirns auf das Äußerste aktiviert.

Aus einem von *Glees* beschriebenen mehr oder weniger analogen Fall ist zu ersehen, dass auch kognitive Funktionen von anderen Hirnregionen übernommen werden können. Dabei ging es um einen Patienten, der nach einer Hemisphärektomie erfolgreich ein Universitätsstudium absolvierte. Solche Fälle werden dann leider von den Medien aufgegriffen und führen zu undifferenzierten Aussagen wie „Man kommt mit einer Hälfte aus" oder „Die meisten Neuronen sind überflüssig".

Fallbeispiel 3: Der Vater von Bach y Rita: Wo eine Wille ist, ist auch ein Weg
Der folgende Fall, in dem der Neurowissenschaftler Bach y Rita seinen Vater beschreibt (Bach y Rita, 1980), zeigt noch einmal die Bedeutung von Einsatz und Motivation.

Der Vater, ein 65 Jahre alter Professor, hatte drei Jahre nach einem Schlaganfall des Hirnstamms wieder vollständig seine frühere Ganztagsbeschäftigung aufgenommen. Bis zu seinem Tod infolge eines Herzinfarkts mit 72 Jahren blieb er sehr aktiv. Die Obduktion ergab, dass im linken Hirnstamm nur noch drei Prozent der Pyramidenfasern vorhanden waren. Auch rechts in Rückenmark wurden nur drei Prozent intakte Fasern gefunden (die Fasern kreuzen!).

Während der Erholungsphase, die einige Jahre dauerte, durchlief der Patient ein sehr aktives häusliches Übungsprogramm neben wöchentlich drei Stunden Physiotherapie im ersten Jahr. Die Feinmotorik in Form von Tastaturschreiben, Handschrift und Knöpfeschließen verbesserte sich stetig.

Der Rehabilitand war immer sehr aktiv und fleißig und erfand auch neue Übungsaufgaben. So beschloss er beispielsweise, einige Monate nach dem Schlaganfall täglich selbst das Geschirr zu spülen – eine Aufgabe, die ihn anfänglich Stunden kostete. Zunächst hing der rechte Arm nutzlos im Spülwasser, beteiligte sich jedoch in der Folgezeit mehr und mehr an der Tätigkeit. Auch weigerte sich der Patient, mit links zu schreiben (obwohl er das konnte). Gleichzeitig übte er das Schreiben auf einer Schreibmaschine. Seine Bewegungen waren anfänglich sehr grob. Er war zwar in der Lage, den Arm in eine Position über der Tastatur zu bringen, konnte ihn dann aber nur mit dem Mittelfinger auf den ausgewählten Buchstaben fallen lassen. Durch stetige Wiederholung dieser Übung beteiligten sich immer mehr distale Muskeln, zunächst der Schulter, dann des Handgelenks und schließlich auch der Finger. Im Lauf der Jahre steigerte er zudem die Tippgeschwindigkeit.

Fünf Jahre nach dem Schlaganfall war der Professor für einen Nichtmediziner wieder völlig unauffällig und genauso aktiv wie vor dem Ereignis.

Das Besondere an diesem Fall ist, dass durch die Obduktion sowohl der Ort der Läsion als auch ihre neuroanatomischen Folgen (Degeneration von 97 Prozent aller Pyramidenfasern) genau bekannt waren.

In Abb. 4.14 sind die mögliche Entstehungswege neuer Verbindungen dargestellt. Die Neuverbindungen entstehen durch diverse Aussprossungsvorgänge (*Rerouting*, dünne Linien) und können auf mehreren Ebenen stattfinden:

- Kollaterale Aussprossungen von Interneuronen der Hirnrinde; dadurch Zunahme der Synapsenanzahl auf den restlichen drei Prozent intakter Pyramidenbahnneuronen,
- Aussprossungen aus den proximalen Endigungen der geschädigten Pyramidenfasern; dadurch mögliche Verbindungen zu anderen absteigenden Systemen, beispielsweise zum Tractus reticulospinalis,
- Aussprossungen der restlichen drei Prozent intakter Pyramidenfasern im Rückenmark; dadurch Verbindungen zu mehr oder zu sämtlichen Motorneuronen,
- Aussprossungen der kontralateralen Pyramidenfasern im Rückenmark; dadurch Verbindungen zum deprivierten Vorderhorn,

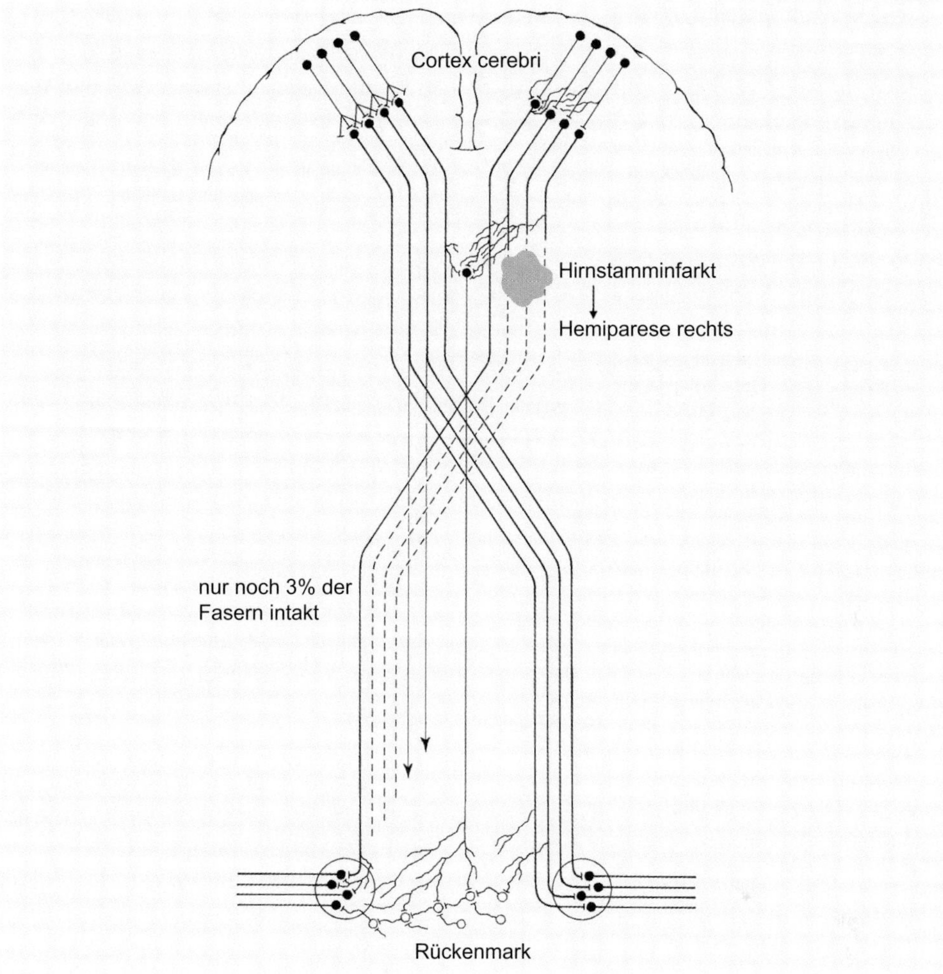

Abb. 4.14 Rerouting nach Wiederherstellung bei einem Schlaganfallpatient mit Läsion im linken Hirnstamm
Nur drei Prozent der Pyramidenbahn sind noch intakt. Bemerkenswerte Restitutionserfolge im Lauf mehrerer Jahre. Die Läsion kann auf unterschiedliche Weise „umgangen" werden. Nähere Erläuterungen im Text.

- Aussprossungen von Fasern anderer absteigender Bahnen wie beispielsweise der Pyramidenvorderstrangbahn und des Tractus reticulospinalis zum deprivierten Vorderhorn hin.

Jeder dieser Aussprossungsvorgänge wurde im Tierversuch nachgewiesen.

Eine Alternative für obenstehende Erklärungen könnte das Zurückgreifen auf bestehende, aber latente neuronale Verbindungen sein (Demaskierung, engl. *unmasking*). Im Nervensystem ist ja alles mit allem verbunden, jedoch ruhen die meisten Verbindungen funktionell. Durch Denervationsüberempfindlichkeit können jedoch bestehende Synapsen durchgängiger werden und bislang inaktive Bahnen sich öffnen. Auch dieser Mechanismus wurde bereits experimentell nachgewiesen.

Rezente Untersuchungen zeigen, dass die oben beschriebenen Mechanismen von Sprouting und Unmasking realistisch sind (Blesch und Tuszinsky, 2008; Ueno et al., 2012; Soleman et al., 2012).

Wahrscheinlich spielen beide Mechanismen eine Rolle; wir wissen nur nicht genau, wie. Sicher ist nur, dass die Nervenimpulse sich in einem Labyrinth endloser Möglichkeiten einen neuen Weg gebahnt haben.

Bach y Rita kommentiert dazu, dass Restitution auch bei großen Läsionen und im höheren Alter möglich sei und ein entscheidender Faktor dabei die Motivation sei („Wo ein Wille ist, da ist auch ein Weg", hier dann sehr buchstäblich). Das Übungsprogramm war vollständig eingebaut in den Tagesablauf des Patienten (in heutiger Terminologie: ökologisch valide).

Die Therapie braucht offensichtlich nicht professionell zu sein. Der gesunde Verstand kann auch vieles leisten!

Fallbeispiel 4: Pedunkulotomie

Hier geht es um einen vielzitierten Fall, an dem deutlich wird, dass die motorische Bedeutung der Pyramidenbahn erheblich geringer ist, als im Allgemeinen angenommen wird (Phillips und Porter, 1977). Sogar die Feinmotorik der Finger kann sich ziemlich gut wiederherstellen.

Ein 70-jähriger Mann litt unter heftigem Hemiballismus (unwillkürliche Schleuderbewegungen) des linken Arms und des linken Beins, die dadurch für ihn unbrauchbar waren.

Zur Behandlung wurde unten im Mesenzephalon der rechte Pedunculus cerebri durchtrennt, durch den die Pyramidenbahn für die linke Körperhälfte verläuft.

Unmittelbar nach der Operation bestand links eine schlaffe Hemiparese. Nach 24 Stunden war der Patient in der Lage, die Zehen zu bewegen und mit der linken Hand Greifbewegungen zu machen. Am zehnten Tag konnte er ohne Hilfe stehen und den linken Arm bis über Kopfniveau anheben. Die Fähigkeit zur bewussten Bewegung distaler Strukturen wie Hände, Finger, Füße und Zehen nahm während des folgenden Monats rasch weiter zu. Auch die feinen Fingerbewegungen machten Fortschritte. Links blieben jedoch eine geringe Spastik und leicht erhöhte Reflexe sowie eine geringe Fazialisparese.

Nach sieben Monaten schien die maximal mögliche Wiederherstellung erreicht zu sein. Das Gesicht war wieder symmetrisch, und die Greifkraft sowie die Fingergeschicklichkeit der linken Hand hatten fast wieder das Niveau der rechten Hand erreicht. Muskeltonus und Reflexe waren links nur noch leicht erhöht. Auf dem linken Bein konnte der Patient fast ebenso gut hinken wie auf dem rechten Bein.

Zweieinhalb Jahre danach verstarb der Patient an einer Herzinsuffizienz und einem Karzinom (außerhalb des ZNS). Die Obduktion ergab, dass infolge der Operation mindestens 83 Prozent der Pyramidenfasern durchtrennt worden waren. In der korrespondierenden Hirnhälfte waren 90 Prozent der Betz-Zellen untergegangen (retrograde Degeneration).

Eine operative Läsion wie die oben beschriebene könnte man mit einer plötzlichen Läsion der Capsula interna (durch die hindurch die Fasern der Pyramidenbahn verlaufen) vergleichen, beispielsweise infolge einer kapsulären Blutung. Dennoch ist dieser Fall nicht repräsentativ für alle kapsulären, also rein motorischen Hemiplegien. Angesichts des bestehenden Hemiballismus muss bereits vor der Operation ein Defekt mit entsprechenden plastischen Veränderungen vorgelegen haben.

Allerdings ist bekannt, dass sich die Motorik nach bestimmten Läsionen der Capsula interna relativ gut erholen kann (Fries et al., 1993).

Fallbeispiel 5: Helmas Sturz

Dieser Fall einer 44-jährigen Frau (beschrieben von ihrem damaligen Lebenspartner *Peter H. Toxopeus* in einem empfehlenswerten Buch, 1999) soll die besondere Bedeutung der Unterstützung durch den Lebenspartner illustrieren.

Aus heiterem Himmel stürzt Helma im Jahre 1989 – wahrscheinlich aufgrund einer Hirnblutung – mit dem Fahrrad. Bei dem Sturz prallt ihr Kopf so heftig auf den Boden auf, dass sie zudem ein schweres Hirntrauma erleidet. In komatösem Zustand wird sie in der Notaufnahme eingeliefert. Einige Stunden später wird eine komplizierende Hirnblutung festgestellt. Die Ärzte bezweifeln, ob ein Eingreifen noch Sinn hat. Dennoch wird sie zur Entlastung des Hämatoms operiert, wobei sich eine schwere Schädigung der linken Hemisphäre herausstellt. Helma liegt sechs Wochen lang im Koma.

Ihr Ehemann Peter lässt sich krankschreiben und widmet sich voller Energie der Rehabilitation seiner Frau. Nach sechs Wochen erwacht sie aus dem Koma, befindet sich aber im Delir, kann nicht sprechen (Mutismus) und macht den Pflegekräften das Leben schwer. Was soll man nur tun?

Auf Seiten der Medizin stößt Peter nur auf Schwarzseher, deren Kommentare: „Das wird nichts mehr“, „Ab ins Pflegeheim“, „Sie ist nicht kooperativ“ und „Reha ist sinnlos“.

Er lässt sich aber nicht entmutigen, sondern setzt eine Rehabilitation durch, wodurch sich rasch Fortschritte einstellen. Aus dem Mutismus wird eine (expressive) Aphasie. Nach sechs Monaten kann Helma sich wieder einigermaßen ausdrücken. Nach zwei Jahren bestehen nur noch geringe Wortfindungsstörungen.

Zu der Zeit berichtet sie auch, ihre Denkfähigkeit nach einer anfänglichen „geistigen Leere“ und „Orientierungslosigkeit“ nun wieder im Griff zu haben. Nach fünf Jahren ist auch ihr Interesse an kulturellen und anderen Dingen wieder zurück.

Peter bekämpft ihre anfängliche retrograde und anterograde Amnesie, indem er mit ihr an viele Orte, wo sie früher gewesen waren, zurückgeht; das hilft, ihre Vergangenheit zu rekonstruieren. Zur Kompensation der gestörten Einprägung stellt er Lesebücher, Fotoalben und Tonbänder zusammen. Fünf Jahre später funktioniert ihr Gedächtnis wieder ausgezeichnet.

Nur ein Minuspunkt: Die Hemiparese hat sich nicht vollständig zurückgebildet. Helma kann zwar freihändig, aber nur langsam gehen; ihr rechter Arm ist nicht funktionstüchtig. Dennoch ist sie selbstständig, aktiv und an ihrer Umgebung interessiert.

Einen solchen Fortschritt hätte niemand erwartet.

4.4 Restitutionsmechanismen

Am Anfang dieses Kapitels wurden die verschiedenen Kategorien von Restitutionsmechanismen vorgestellt: neurale Reorganisation, neurale Reaktivierung (Aufhebung der Diaschisis), funktionelle Reorganisation oder Kompensation sowie Anpassung der Umgebung. Im Folgenden wollen wir etwas tiefer auf diese vier Mechanismen eingehen.

4.4.1 Neurale Reorganisation

Was ist neurale Reorganisation?

Stellen Sie sich eine Reorganisation in einem großen Betrieb vor, für die es verschiedene Gründe geben kann: Zum Beispiel könnte wichtiges Sachverständnis fehlen („zentrale Läsion“) oder die Nachfrage nach einem Produkt wegfallen („periphere Läsion“). Als Konsequenz werden Aufgaben neu verteilt, die einzelnen Abteilungen bekommen andere Funktionen, neue Kommunikationsregeln werden beschlossen. Bei der neuralen Reorganisation ist das genau so.

In Kap. 3 wurde bereits festgestellt, dass funktionelle Systeme sich auf allen Niveaus plastisch verändern können (Abb. 3.4), Abb. 3.19 zeigt die Reorganisationsprinzipien, die im Fall peripherer Veränderungen stattfinden; die Analogien zwischen verschiedenen funktionellen Systemen wurden veranschaulicht. Eine periphere Störung wie eine Verletzung oder die Erblindung eines Auges wird durch eine Reorganisation auf zentralem Niveau ganz oder teilweise wiedergutgemacht. Abb. 3.19 ist nur ein vereinfachtes Schema und zeigt nur die Peripherie und die Hirnrinde, also die beiden Endpunkte des funktionellen Systems. Wir sollten uns aber immer vor Augen halten, dass auch die dazwischen liegenden Niveaus an der Reorganisation beteiligt sind.

Bei zentralen Läsionen setzen analoge Erholungsprozesse ein, die in Abb. 4.15 zusammengefasst sind. Auch hier sind nur das periphere und das zentrale Ende sichtbar, jedoch wissen wir, dass jede Hirnregion mit anderen Hirnregionen funktionell in Verbindung steht (Konzept des neuralen Ensembles). In der Abbildung sind dies unter anderem direkt angrenzende Gebiete, doch im Grunde geht es um alle Regionen, die mit dem von der Läsion betroffenen Gebiet funktionell in Kontakt stehen. Solche Gebiete können auch weit entfernt liegen, man denke z. B. an die langen Verbindungsbahnen wie das Corpus callosum (Links-rechts-Verbindung) und den Fasciculus longitudinalis (Vorn-hinten-Verbindung).

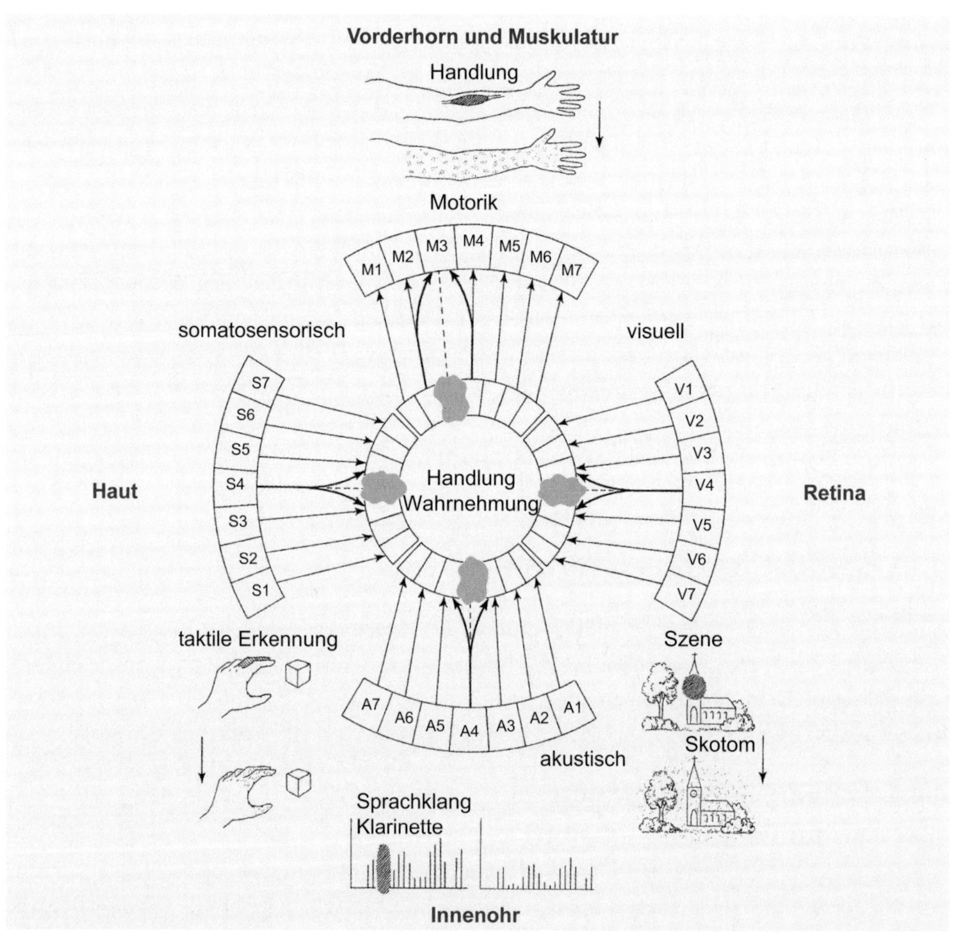

Abb. 4.15 Neurale Reorganisation bei zentralen Läsionen
Im äußeren Kreis ist die Peripherie mit motorischem Vorderhorn und Muskulatur, Retina, Gehör und Haut dargestellt. Im inneren Kreis befinden sich die entsprechenden kortikalen Repräsentationsfelder. Zur Vereinfachung sind jeweils sieben benachbarte Projektionsflächen angegeben. Bei einer (nicht zu großen) kortikalen Läsion (graue Flächen) entsteht zunächst ein lokalisierte Ausfall der Funktion: Parese, Skotom, Hörbereichsstörung, gefühlloses Gebiet). Der periphere Input verschafft sich jedoch Zugang zu intakten, benachbarten Rindengebieten und erwirbt sich damit eine neue kortikale Repräsentanz (kortikale Reorganisation). Auch bei der Motorik übernehmen benachbarte Gebiete die Funktion. Durch die gleichmäßige Verteilung der Last auf mehrere Akteure klingt die Störung ab.

Zur Verdeutlichung denken wir einmal an eine Hüpfburg mit acht hüpfenden Kindern, Abb. 4.16A). In dem Augenblick, wo ein Kind in das Kissen einsinkt, werden die sieben übrigen ein wenig in die Höhe gedrückt. Verlässt ein Kind die Hüpfburg, dann sinken die übrigen sieben ein wenig tiefer ein. Ist ein Kind schwerer, verstärkt sich der Effekt. Zwischen den acht Kindern besteht also eine gewichtsabhängige Wechselwirkung. Diese Wechselwirkung kommt völlig automatisch zustande (via die Gesetze der Physik); man kann diese Wirkungen also als eine Eigenschaft des Systems betrachten.

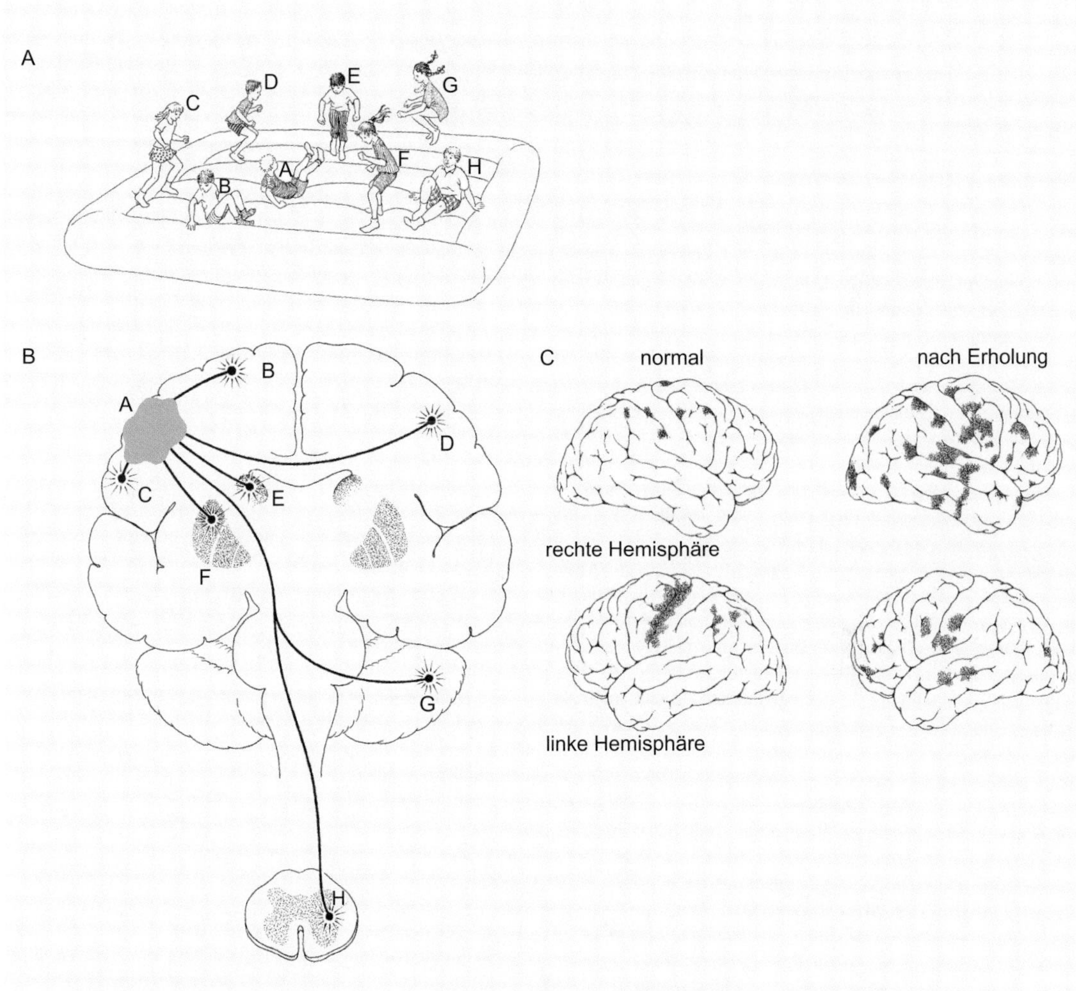

Abb. 4.16 Neurale Reorganisation

A. Hüpfburg. Jedes der hüpfenden Kinder A bis H befindet sich in einer Wechselwirkung mit den sieben übrigen Kindern. Jedes Ereignis an einer einzigen Stelle wirkt sich auf alle anderen Stellen aus.

B. Neurale Entsprechung. Das funktionelle Netzwerk A bis H erfüllt eine motorische Aufgabe. Eine Läsion im Gebiet A beeinflusst die Aktivität der Gebiete B bis H (Disinhibition? Denervationsüberempfindlichkeit?), die dadurch zur Übernahme der Funktion befähigt werden.

C. fMRT-Scan nach Rückbildung einer Parese

Links: Aktive Gebiete der rechten und linken Hemisphäre bei einer Gruppe gesunder Versuchspersonen beim Öffnen und Schließen der rechten Hand. Rechts: Die gleiche Aufgabe, diesmal von Patienten nach Schlaganfall in der linken Hemisphäre mit anfänglicher Parese der rechten Hand und Rückbildung nach Rehabilitation. Nach kortikaler Reorganisation werden zahlreiche Gebiete der rechten und linken Hemisphäre aktiviert (frei nach: Holloway, 2003).

Eine vergleichbare Wechselwirkung besteht zwischen zahlreichen, miteinander zusammenhängenden Hirnregionen. In Abb. 4.16B ist die neurowissenschaftliche Seite des Hüpfburgeffekts dargestellt. In diesem Beispiel eines funktionellen motorischen Netzwerks steht das Gebiet A mit den Gebieten B bis H in Verbindung. Eine Läsion im Gebiet A führt zu einer Unterbrechung des Inputs der Gebiete B bis H. Dadurch nehmen die Erregbarkeit dieser Gebiete und ihr Beitrag zur motorischen Aufgabe zu.

Dieser Automatismus kann über verschiedene Mechanismen verlaufen:

1. Reziproke Inhibition: Die Gebiete A bis H hemmen sich normalerweise gegenseitig. Bei einer Läsion entsteht also eine Enthemmung **(Disinhibition)** (Abb. 4.16B).
2. Die Gebiete A bis H geben sich normalerweise gegenseitig Input. Wird dieser unterbrochen, dann entsteht **Denervationsüberempfindlichkeit.**
3. **Kollaterale Aussprossung:** Längerfristig kann auch dieser Mechanismus eine Rolle spielen; denn durch eine Läsion in A verlieren B bis H Input, was in anderen, noch intakten Afferenzen Aussprossungen auslöst.

Die Frage ist jetzt nicht, welche Mechanismen genau eine Rolle spielen. Auf jeden Fall sind die drei beschriebenen Mechanismen biologisch plausibel und teilweise evidenzbasiert. Das Beispiel sollte nur zeigen, dass neurale Reorganisation im Grunde genommen ein automatischer Prozess ist.

Abb. 4.16C zeigt den fMRI-Scan einer Gruppe von Patienten nach Schlaganfall und vollständiger Rückbildung einer Lähmung des rechten Arms und der rechten Hand (nach eine „forced use"-Behandlung). Wir sehen Gebiete, die während der Flexions-Extensions-Bewegung der rechten Finger aktiviert werden. Sowohl benachbarte als auch entfernte Gebiete in der anderen Hemisphäre sind beteiligt, eine Tatsache, die in den letzten Jahren durch mehrere Untersuchungen bestätigt wurde (z. B. Gerloff et al., 2006).

Abb. 4.17 zeigt eine Ausarbeitung des möglichen Mechanismus. Neuron X, das ein langes, absteigendes Axon abgibt, wird normalerweise von einem Interneuron aktiviert, das sich jetzt im Gebiet der Läsion befindet. Gleichzeitig steht es unter dem Einfluss anderer Neuronen, die sich außerhalb der Läsion befinden. Verliert ein Neuron einen Teil seines Inputs, dann reagieren die übrigen Afferenzen kompensatorisch durch kollaterale Aussprossung. Überdies kann sich eine Denervationsüberempfindlichkeit einstellen, was insgesamt zu einem stärkeren Einfluss bislang

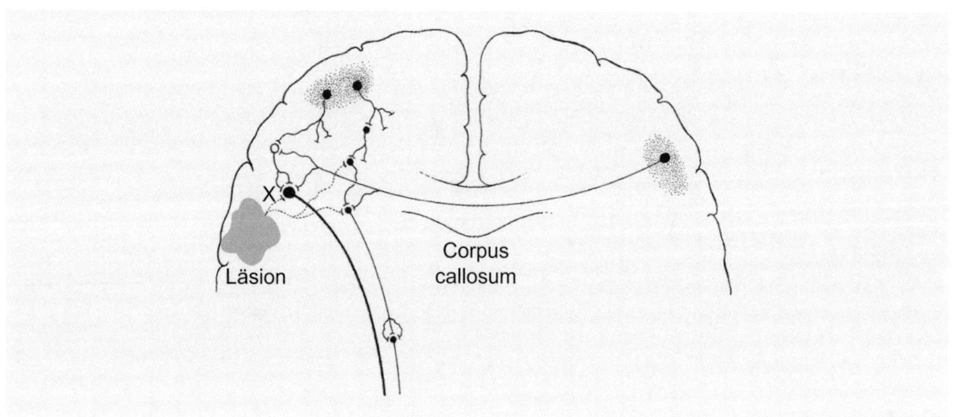

Abb. 4.17 Restitutionsmechanismen nach einer lokalen Läsion der Hirnrinde
Das Neuron X wird von einem Interneuron aktiviert, das sich im Gebiet der Läsion befindet. Bedingt durch die Läsion, nimmt der Einfluss angrenzender Gebiete und von Gebieten der anderen Hemisphäre zu. Bislang ruhende Verbindungen werden aktiviert (Demaskierung; engl. *unmasking*).

leher unbeteiligter Gebiete auf das betroffene Neuron führt. Diese Veränderung findet infolge des Wegfalls von einem Teil des Neuronennetzes automatisch statt. Zahlreiche Neuronen mit einer bislang nur marginalen Bedeutung übernehmen jetzt die Steuerung des Neurons.

In unserem Beispiel übernehmen sowohl angrenzende Gebiete derselben Hirnhälfte als auch Gebiete der anderen Gehirnhälfte die Kontrolle (auch deutlich sichtbar in Abb. 4.16C).

Ein „wiederhergestellter" CVI-Patient muss also für dieselbe Bewegung viel mehr Hirngebiete einsetzen. Ist das vielleicht eine Erklärung für die größere Ermüdbarkeit, die so viele „wiederhergestellte" CVI-Patienten vermelden?
Ist die Läsion größer und betrifft auch das Neuron X, dann sind die Restitutionsmöglichkeiten eingeschränkt und werden, wenn möglich, andere parallel verlaufende Bahnen ins Spiel kommen müssen. Das Ausmaß einer Läsion wirkt sich also auf die Reorganisationsmöglichkeiten aus.

Erforschung der neuralen Reorganisation

Nach all dem Gesagten verstehen wir nun besser, warum die bildgebenden Verfahren im Rahmen der Hirnforschung nach Restitutionsprozessen eine solch verwirrende Vielzahl von aktivierten Hirnregionen ergeben. Folgende Einflussfaktoren könnten demnach in diesem Zusammenhang eine Rolle spielen:

- die Lokalisation der Schädigung, die bei jedem Hemiparetiker individuell unterschiedlich sein könnte;
- das Ausmaß der Läsion;
- die Art der Aufgabe, die darüber entscheidet, welches funktionelle Netzwerk aktiviert wird oder zu aktivieren ist. Das Ergebnis hängt beispielsweise davon ab, ob es um eine einfache Handgreifaufgabe, eine gezielte Handlung oder um eine Fingerfertigkeit geht;
- bereits vorhandene Eigenschaften: Jedes Gehirn besitzt einen einzigartigen Satz individueller Vernetzung, die zu einem Großteil von präexistenten Fertigkeiten bestimmt wird, beispielsweise Nähen, Geige spielen oder Schreinern. So ist z. B. zu erwarten, dass im Gehirn eines Klarinettisten eine funktionelle Verbindung zwischen der Motorik von Zunge und Lippen und der Fingermotorik besteht. Bei jemandem, der kein Blasinstrument beherrscht, wird eine solche Koppelung nicht vorhanden sein.

Damit wird auch verständlich, warum die zahlreichen Studien neuraler Reorganisation nach Hirnschädigung solch unterschiedliche Ergebnisse zutage fördern. Künftig ist unter den diversen Erkenntnissen vielleicht ein roter Faden zu entdecken. Aktuelle Untersuchungen nach Wiederherstellung von Motorik zeigen jedoch sehr deutlich, dass Funktionen übernommen werden können von

- **anderen Niveaus** (Beispiel für die Stammganglien: Pantano et al., 1996; Beispiel für das Kleinhirn: Small et al., 2002). Dieser Mechanismus wurde bereits 1890 unter der Bezeichnung Re-Repräsentation von Jackson beschrieben;
- **anderen Gebieten derselben Hemisphäre** (Fridman et al., 2004; Jaillard et al., 2005),
- **der anderen Hemisphäre** (Gerloff et al., 2006; Netz et al., 1997; Bütefisch et al., 2003; Shimizu et al., 2002; Mudie und Matyas, 2000), was vor allem für die Sprache (Rückbildung von Aphasien) nachgewiesen wurde (Musso et al., 1999; Buckner in: Levin und Grafman, 2000; Saur et al., 2006),
- **anderen Bahnen und Verbindungen** (Rerouting) (Fries et al., 1993; Mazevet et al., 2003; Newton et al., 2006; Grefkes und Fink, 2011).

Die meisten Forschungsergebnisse deuten jedoch darauf hin, dass in den meisten Fällen eine Kombination dieser Faktoren vorliegt (Töpper et al., 2001; Ward et al., 2003; Fries, 1993;

Grady und Kapur, 1999; Wang et al., 2009). Das ist jetzt naheliegend, weil wir nicht mehr von Zentren, sondern von neuralen Ensembles sprechen.

Ward und Mitarbeiter (2003) untersuchten 20 CVI-Patienten mit einer Parese von rechter Hand und rechtem Arm, jedoch **ohne** Läsion im Handgebiet der primären Hirnrinde. Die Läsion befand sich also irgendwo in der kortikospinalen Bahn. Sie verfolgten die motorische Restitution am Fortschritt eines Handgreifauftrags und registrierten gleichzeitig fMRI-Scans. Sie entdeckten eine bemerkenswerte Korrelation: je mehr Wiederherstellung, desto weniger Hirngebiete werden eingesetzt! Interessant und vielleicht verständlich (neuraler Effizienz!). Es bleibt nur die Frage, ob ihr Befund gültig ist für alle CVI-Patienten (ihre Gruppe war sehr selektiert).

Viele Untersucher weisen auf den Zusammenhang zwischen der mentalen Anstrengung *(mental effort),* die der Patient für eine bestimmte Aufgabe erbringen muss, und dem Umfang der dazu benötigten neuralen Aktivierung hin. Obwohl spekulativ, hat es den Anschein, dass „mehr Mühe" einhergeht mit „weiter gehender neuraler Reorganisation".

Die meisten Arbeiten haben sich bis heute mit Fragen der Motorik beschäftigt. Das Reorganisationsvermögen ist aber eine fundamentale Eigenschaft jedes Nervensystems und damit also ein universeller Mechanismus, der auch für anderen Funktionen eingesetzt werden kann. Für die eventuelle Wiederherstellung anderer Funktionen wie Sprache, Kognition und Verhalten kann dieselbe neurale Reorganisation eine Rolle spielen:

- *Hamdy* und *Rothwell* (1998) beschreiben die neurale Reorganisation nach Schluckstörungen.
- *Bridge* und Mitarbeiter (2008) vermuten, dass bei Hemianopsie eine (teilweise) Restitution des Gesichtsfelds entstehen kann durch neue Bahnen zu den intakten visuellen Kortexgebieten.
- *Zaunmüller* und Mitarbeiter (2009) zeigen bei einem Patienten mit Dyskalkulie, dass ein erfolgreiches Rechentraining mit einem veränderten Einsatz von Hirngebieten einhergeht.
- *Engelien* und Mitarbeiter (2002) stellten den Restitutionsprozess bei einem Patienten mit einer auditiven Agnosie dar. Auch diese Autoren gelangen zu dem Schluss, dass die normale Erkennung von Geräuschen des täglichen Lebens wie Geschirrspülen, Straßenverkehr oder Fußschritte innerhalb eines ausgedehnten neuralen Ensembles stattfindet, das sich über beide Hemisphären erstreckt. Der beschriebene Patient litt an Infarkten in beiden Schläfenlappen in der Nachbarschaft des jeweiligen Sulcus lateralis. Die auditive Agnosie bildete sich rasch zurück, wobei sich auch die Beteiligung von Hirnregionen an der Erkennung von Geräuschen veränderte.
- Umfangreiche Forschung ist dem Gebiet von Sprache und Aphasie gewidmet. Als einen klassischen Mechanismus betrachtet man die Funktionsübernahme durch die andere (meist rechte) Hemisphäre (Abb. 1.5). Frühe Läsionen der linken Hemisphäre erzwingen geradezu die Reorganisation des Sprachsystems. Kortikale Gebiete, die an die Sprachzentren (Broca und Wernicke) angrenzen, und symmetrisch in der anderen Hemisphäre gelagerte Gebiete sind wahrscheinlich an diesem Prozess beteiligt. Die genauen Mechanismen werden jedoch noch diskutiert (Liegeois et al., 2004; Knecht, 2004; Beharelle et al., 2010). *Richter* und Mitarbeiter (2008) wiesen nach, dass eine Aktivierung der rechten Hemisphäre ein günstiger Faktor für den Erfolg einer Aphasietherapie ist.
- Auch im Fall von Wiederherstellung des Lesens (bei erworbener Dyslexie) spielt neurale Reorganisation eine Rolle (Noppeney et al., 2005).
- *Braun* und Mitarbeiter (2008) zeigten, dass Gedächtnisstörungen (Amnesie) bei einer langsam fortschreitenden Schädigung des Hippocampus erheblich verbessert werden können aufgrund neuraler Reorganisationsprozesse.

Auch kognitive Funktionen wie Denken, Planen, Voraussehen, Organisieren gründen auf dem Funktionieren von neuralen Ensembles. Diese kognitiven Funktionen können gestört werden durch Läsionen von Verbindungen oder Knotenpunkten in diesen neuralen Netzwerken (Castellanos et al., 2010; Sharp et al., 2011; Caeyenbergs et al., 2012). Neue Techniken, mit deren Hilfe man die „Verdrahtung" des Gehirns kartieren kann, könnten in der Zukunft vielleicht bessere Einblicke in kognitive Störungen und deren Erholung durch Therapie ermöglichen.

4.4.2 Aufhebung der Diaschisis (neurale Reaktivierung)

Schock-Effekt, warum?

Der Begriff **Diaschisis** (griech. Zerreißung) wurde im Jahre 1914 von dem Schweizer Neurologen *Constantin von Monakow* verwendet, um anzudeuten, dass nach einer akuten, örtlich begrenzten Läsion mehrere Hirnregionen ausfallen können. Mit dem Begriff **neurale Reaktivierung** wird angedeutet, dass dieser Ausfall sich zurückbilden oder auch ganz aufgehoben werden kann. Durch die akute Verletzung stellen mehrere Hirnregionen gewissermaßen den Betrieb ein und es entsteht eine Art Schockzustand. Es wäre überlegenswert, den wenig greifbaren Term „Diaschisis" durch das verständlichere „neuraler Schock" zu ersetzen.

Die grafische Darstellung in Abb. 4.18 gibt das Grundprinzip der Diaschisis wieder.

Eine Analogie ist verdeutlichend:

Man kann die Gebiete A bis F beispielsweise als Krankenhausabteilungen (z. B. Notaufnahme, Personalabteilung, Traumatologie, Apotheke und Wäscherei) oder als Gemeindeämter (z. B. E-Werk, Amt für Raumordnung und Feuerwehr) auffassen. Fällt eine dieser Abteilungen plötzlich z. B. durch ein Feuer aus, dann werden Unordnung und Chaos die Folge sein; denn alle Abteilungen sind bis zu einem gewissen Grad miteinander vernetzt. Zwischen ihnen fließen Informationen in Form von Dokumenten hin und her (Input). Durch den plötzlichen Ausfall einer einzigen Abteilung werden wichtige Funktionen wie die Patientenversorgung oder der soziale Wohnungsbau desorganisiert. Würde die Abteilung dagegen allmählich oder schrittweise abgebaut, könnte sich das System darauf einstellen und ohne größere Verwerfungen rechtzeitig eine Neuverteilung der Aufgaben einleiten.

Diese Metapher ist eine treffende Illustration der Ereignisse im Gehirn, die unmittelbar nach einer akuten Läsion wie einem Schlaganfall oder einem Hirntrauma auftreten. Der Funktionsausfall ist um ein Vielfaches größer, als aufgrund der Läsion selbst zu erwarten wäre. Weil der aktivierende Input aus A abbricht, fallen auch die Gebiete B bis F schlagartig aus, obwohl die Läsion sich nur im Gebiet A befindet. Klinisch kann dies beispielsweise bedeuten, dass eine akute Läsion der motorischen Rinde des Arms eine komplette Hemiplegie nebst Aphasie auslöst. Auch

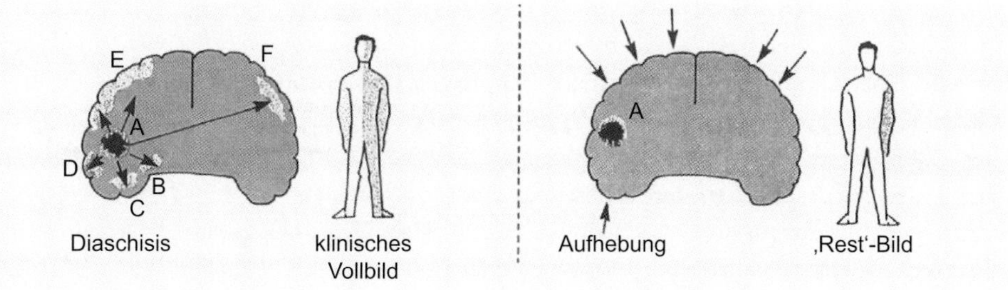

Abb. 4.18 Diaschisis: das Prinzip
Links: Infolge einer plötzlichen Läsion (A) fallen aktivierende Einflüsse auf andere Regionen aus (B bis F), die dadurch in eine Art von Schock geraten. Das klinische Bild ist erheblich dramatischer, als der Umfang der Läsion erwarten lässt: komplette Hemiplegie mit auch noch Ausfallserscheinungen der anderen Seite. Rechts: Nach Aufhebung der Diaschisis durch Medikamentengabe oder kräftige Stimulation bleibt ein Restbild bestehen; hier: Parese eines Arms.

entfernte Gebiete können von der Störung betroffen sein, wodurch auch in der anderen Körperhälfte Symptome auftreten. Das 100 Jahre alte Diaschisis-Konzept ist völlig kompatibel mit dem heutigen Netzwerk-Gedanken. Auch hier wird betont, dass eine lokale Läsion das Funktionieren weit entfernter Gebiete beeinflussen kann (Castellanos et al., 2010; Grefkes und Fink, 2011).

Eine Diaschisis ist so etwas wie ein partielles Koma. Im vollständigen Koma sind alle Rindengebiete gleichermaßen deaktiviert, ohne dabei beschädigt sein zu müssen. Bei Diaschisis sind nicht alle Gebiete deaktiviert und die intakten Rindengebiete sind offenbar noch in der Lage, das Bewusstsein zu gewährleisten.

Erwartungsgemäß wirkt dieser Effekt sich am stärksten auf funktionell zusammenhängende Gebiete aus, wie am Beispiel des Mutismus nach einem akuten Schädel-Hirn-Trauma deutlich wird. Der Patient mit Mutismus kann weder sprechen noch hören. Ein System miteinander zusammenhängender Funktionen ist vollständig zusammengebrochen (siehe auch Kap. 2).

Wie bei einem Koma, so ist auch hier die Frage, ob sich eine Diaschisis von selbst wieder zurückbildet. Bei der Wiederherstellung könnten Denervationsüberempfindlichkeit und Aussprossung eine Rolle spielen; denn der synaptische Input der Gebiete B bis F wurde abrupt unterbrochen. Gelingt dies, dann wird sich die Funktion der Gebiete B bis F erholen und eine **Reststörung** zurückbleiben. Von der anfänglich kompletten Hemiplegie nebst Aphasie bleibt dann nur eine geringfügige Parese einer Hand übrig.

Im Allgemeinen geht man davon aus, dass die akuten Folgen eines Schlaganfalls innerhalb weniger Wochen abklingen. Damit gemeint sind pathologisch-anatomische Tatbestände wie Hirnödem oder Penumbra (der Bereich eines Hirninfarkts, der unmittelbar an die zentrale Infarktzone angrenzt und in dem die Neuronen sich in einem kritischen Zustand befinden). In der Praxis werden diese pathologisch-anatomischen Faktoren oft mit dem Term „Diaschisis“ angedeutet. Das ist aber grundsätzlich falsch! Mit dem Begriff „Diaschisis“ bezeichnete *von Monakow* nicht die pathologisch-anatomischen Tatbestände, sondern den Ausfall der **funktionell** mit dem Läsionsgebiet assoziierten Hirnregionen. Demnach kann eine Diaschisis auch nach der Rückbildung der nachteiligen neuroanatomischen Faktoren einer Schädigung fortbestehen.

Diaschisis – Schock in der Praxis

Luria (1963) wies bereits darauf hin, dass eine Diaschisis nicht immer spontan aufgehoben wird, sondern dass der Patient oftmals gewissermaßen darin hängenbleibt. Es kommt sogar vor, dass auch nach zwei Jahren noch eine komplette Hemiplegie besteht, während das Ausmaß der Läsion diese Störung schon längst nicht mehr rechtfertigen würde!

Ausgehend von der Tatsache, dass die Hirnregionen sich gegenseitig unter anderem über Acetylcholin aktivieren, gab *Luria* solchen Patienten zur Verstärkung der Acetylcholinwirkung intravenös den Cholinesterasehemmer Neostigmin. Aus dem gleichen Grund wird Neostigmin bei Myasthenia gravis pseudoparalytica und neuerdings auch bei Demenz eingesetzt. Auf die gleiche Weise gelang es während des Zweiten Weltkriegs, bei Patienten mit Schussverletzungen deaktivierte Hirnregionen wieder zu aktivieren (Abb. 4.18 rechts).

Ein starkes Argument für *Lurias* Theorie ist der Umstand, dass im Erfolgsfall dies immer nur einmal gelang, nämlich nur beim ersten Versuch. Ein „Extrastoß“ Acetylcholin aktivierte Gebiete, die sich noch im Schockzustand befanden, im Prinzip aber intakt waren. Auf anatomisch geschädigte Regionen hatten die Injektionen dagegen keinen Effekt. Diese Gebiete entsprachen der klinischen Restsymptomatik.

Luria beschreibt das Beispiel des 24-jährigen Tsap. Dieser wurde am 3. November von einer Kugel in der linken prämotorischen, motorischen und sensiblen Hirnrinde getroffen. Er verlor zunächst das Bewusstsein. Nach dem Aufwachen wurden eine rechtsseitige Hemiparese und eine Aphasie festgestellt. Ferner bestanden schwere Sensibilitätsstörungen.

Mit Ausnahme einer geringen Sprechverbesserung änderte sich dieser Zustand drei Monate lang nicht. Am 20. Januar erhielt er eine Injektion mit Neostigmin. Bereits fünf Minuten später bewegte er sein rechtes Bein. Der Arm blieb jedoch vollständig gelähmt (Tab. 4.1).

Ganz offensichtlich lag eine Verletzung im Repräsentationsgebiet des Arms vor. Durch die Injektion wurde mit einem Schlag die Diaschisis der übrigen Repräsentationsgebiete einschließlich des Beins aufgehoben. Spätere Injektionen hatten keine Wirkung mehr. Der Arm blieb gelähmt. Die Diaschisis wurde mit einer einmaligen Injektion maximal aufgehoben und der Patient wird gezwungenermaßen in seinen Restzustand versetzt.

Tabelle 4.1

Bewegung	20. Januar, vor der Injektion	eine Stunde nach Injektion	6. Februar	7. Juli
Schulterabduktion	-	-	-	-
Ellenbogen:				
Flexion	-	–/+	-	-
Extension	-	-	-	-
Handgelenk:				
Flexion	-	-	-	-
Extension	-	-	-	-
Hüftbeugung	-	+	+	+
Knie:				
Flexion	-	+	+	+
Extension	-	+	+	+
Sprunggelenk:				
Flexion	-	+	+	+
Extension	-	+	+	+
Zehen:				
Flexion	-	+	+	+
Extension	-	+	+	+
Stehen	-	+	+	+
Gehen	-	+(a)	+(b)	+(c)

(a) einige Schritte mit Unterstützung
(b) selbstständig mit Gehhilfe (Stock)
(c) selbstständig ohne Gehhilfe

In Analogie hierzu könnte man sich vorstellen, dass eine solche Aktivierung vielleicht auch auf einem anderen Weg zu erreichen ist. Als Hauptkomponente von Kampfgasen und Insektiziden ist Neostigmin immerhin ein sehr gefährlicher Stoff. Einen Schlafenden kann man durch Stimulation wecken (mittels Wecker, Berührung). Komapatienten versucht man durch Stimulation zu wecken, wobei über spezifische qualitative oder über unspezifische kräftige quantitative Reize versucht wird, einen Zugang zu dem Patienten herzustellen. Die Effekte solcher Therapien sind noch umstritten.

Aus der praktischen Rehabilitation ist jedenfalls bekannt, dass **sensorische Reizung** sinnvoll sein kann. Berührungen, passives Bewegen, Ansprechen und Musik können den Restitutionsprozess nach einem Schlaganfall oder Schädel-Hirn-Trauma günstig beeinflussen. In Kap. 3 haben wir bereits auf die Bedeutung der Umgebungsstruktur hingewiesen. Ein sensorisch deprivierter

Patient verbleibt eher im Zustand der Diaschisis. Nach der Diaschisistheorie könnten vor allem kräftige afferente Reize (Berührung, Schmerz, Eigenbewegung, Lärm) die in Schock befindlichen Hirnregionen re-aktivieren. Diese Idee könnte einfach in der Praxis geprüft werden, aber bislang gibt es leider noch kaum wissenschaftliche Untersuchungen in dieser Richtung.

Aus der Physio- und der Ergotherapie kennen wir sogenannte Fazilitationstechniken. Beispielsweise wird ein gelähmter Arm mit Hilfe von Eis oder einer Bürste stimuliert, wodurch die Kontrolle des Patienten über seinen Arm zunimmt. Gelegentlich entdeckt der Betroffene selbst, dass das Reiben der Haut günstige Effekte haben kann (Brodal, 1973). Diese Effekte werden meistens als Rückenmarkreflexe erklärt. Aber vielleicht ist der günstige Effekt der Fazilitation auch auf eine Aufhebung der Diaschisis zurückzuführen, also einen Effekt auf höherer kortikaler Ebene (Kap. 9).

Luria beschreibt auch Fälle, in denen der Arm durch die Injektion wiederhergestellt ist, während das Bein weiterhin gelähmt bleibt. Hier dürfte sich die Läsion höher in der motorischen Hirnrinde befinden. Ähnliche Beschreibungen betreffen die Wiederherstellung sensorischer Funktionen.

Wir halten fest, dass eine komplette Hemiplegie mit erheblichen Störungen höherer Funktionen (z. B. Aphasie) sich nach der akuten Phase in unterschiedliche Endsituationen zurückbilden kann:

- Lähmung eines Arms,
- Apraxie einer oder beider Hände,
- Hemianopsie,
- räumliche Störungen,
- Lähmung eines Beins,
- Sensibilitätsstörung eines Fußes.

Der Ort der Läsion bestimmt die Art der Reststörung. Wichtig ist, dass neuropsychologische Störungen sich häufig erst nach Rückbildung der Lähmung herauskristallisieren. Nach der Rückbildung einer Hemiparese (durch Aufheben einer Diaschisis oder andere Mechanismen) hat man hierauf besonders zu achten. Nach dem Aufheben der Lähmung kann eine Apraxie fortbestehen, nach dem Aufheben des Mutismus eine Aphasie.

Abb. 4.19 fasst die Ergebnisse einer Studie zusammen, die *Luria* an einer großen Gruppe von Patienten mit Schussverletzungen des Gehirns durchführte; in allen Fällen geht es um penetrierende Schussverletzungen. Erkenntnis war, dass während der akuten Phase ein relativ hoher Prozentsatz aphasisch war, auch wenn die Kugel ein Gebiet fernab der Sprachgebiete getroffen hatte, als Reststörung jedoch eine Aphasie vor allem nach Läsionen im Bereich der Sprachgebiete auftrat. Bei nichtpenetrierenden Verletzungen wie Kontusionen, Barotraumen oder Schlaganfällen ist die Diskrepanz zwischen der akuten und der bleibenden Symptomatik noch gravierender (Luria, 1963).

In Bezug auf die Sehfähigkeit kam *Poppelreuter* im Jahre 1918 zu ähnlichen Schlussfolgerungen. Fast alle Patienten waren unmittelbar nach einer Schussverletzung blind, auf die Dauer behielten nur diejenigen visuelle Störungen, die im Bereich des Hinterhauptlappen getroffen waren.

Über die Bedeutung der Diaschisis und seine Aufhebung nach Schlaganfällen ist leider nur wenig bekannt. Jedoch weist der klinische Verlauf darauf hin, dass nach Schlaganfall ein solcher Schockzustand nicht ungewöhnlich ist. Auch geschieht es relativ häufig, dass Patienten lange Zeit nach dem Ereignis noch eine plötzliche Verbesserung ihres Zustands erleben, beispielsweise ein Patient mit schwerer Aphasie, der nach sechs Monaten auf einmal zu sprechen beginnt, oder ein Arm, der sich plötzlich wieder aktiv bewegen lässt.

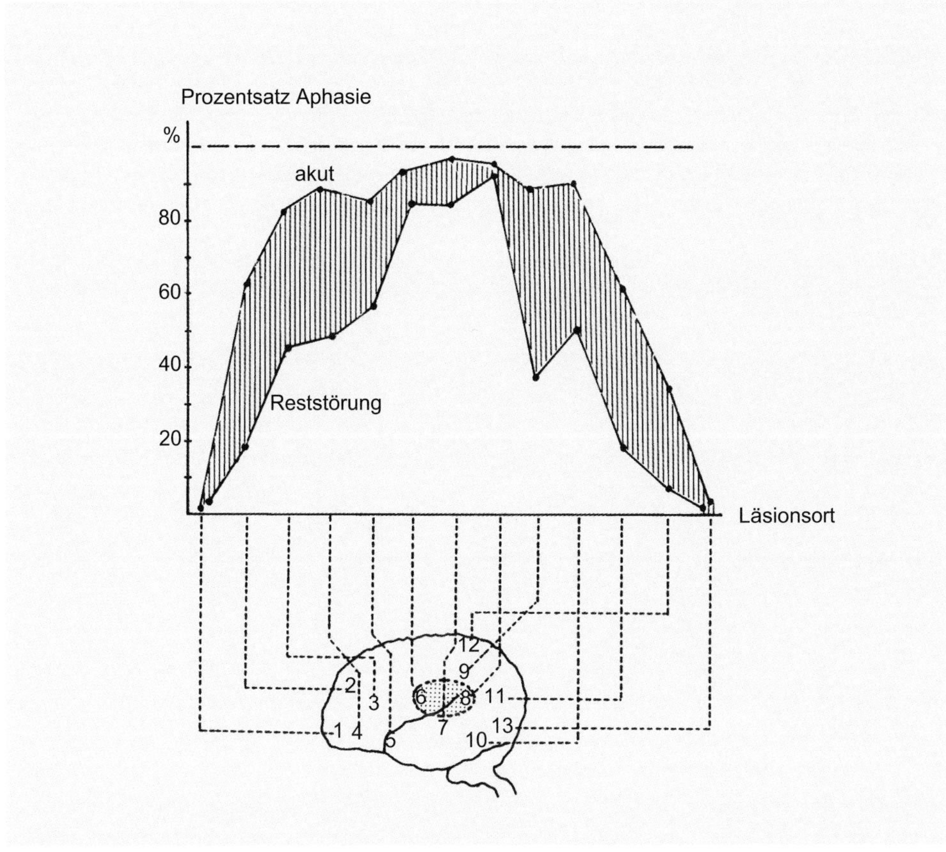

Abb. 4.19 Diaschisis und Aphasie
Luria analysierte bei Hunderten Patienten mit Schussverletzungen das Auftreten einer Aphasie unmittelbar und zwei Monate nach der Verletzung. Die obere Linie gibt den Prozentsatz an Patienten wieder, die unmittelbar nach der Verletzung eine Aphasie hatten. Die untere Linie (zwei Monate später) gibt an, dass insbesondere nach Verletzungen im Bereich der Sprachgebiete (Nr. 6, 7 und 8) eine Restaphasie bestehen bleibt (Luria, 1963).

Dies berechtigt zur Annahme, dass auch Schlaganfallpatienten in einer Diaschisis hängen bleiben können. Falls das wahr ist, würden gezielte Maßnahmen die Restitutionsperspektive bessern können.

Interessant sind auch die Befunde von *Faugier-Grimaud* et al. (1978, beschrieben in: Finger und Stein, 1982). Die Autoren erzeugten in der Hirnrinde von Affen Läsionen, die ein Neglect-ähnliches Bild zur Folge hatten (Ausfall der nach links gerichteten Aufmerksamkeit). Einige Wochen später hatte sich die Störung auch bei gründlicher Testung vollständig zurückgebildet. Ein Jahr später erhielten die Affen eine geringe Dosis eines Anästhetikums (Ketamin), wonach die Störung schlagartig wieder auftrat. Hieraus wird ersichtlich, wie wichtig die Rolle des Bewusstseins bei der Aktivierung beeinträchtigter Hirnregionen ist.

Das Ergebnis entspricht im Übrigen auch unseren Erfahrungen mit Patienten, die in übermüdetem oder schläfrigem Zustand in ihre ursprüngliche Störung wie eine Aphasie, Apraxie oder Gedächtnisstörung zurückfallen. Auch häufig wechselnde Niveaus des Funktionierens könnten hiermit zusammenhängen. Grundsätzlich empfehlen wir darum, immer auch das Bewusstseinsniveau des Patienten zu beachten und Beruhigungs- und Schlafmittel nur zurückhaltend anzuwenden (s. Kap. 9 und 10).

Eine Diaschisis entsteht meist durch plötzliche Ereignisse. *Jackson* sprach vom „momentum of the lesion". Entsteht die Schädigung nur langsam oder treten mehrere kleine Schädigungen nacheinander auf, dann ist der Diaschisiseffekt viel geringer. Bei Obduktionen zeigt sich immer wieder, dass auch scheinbar gesunde Menschen im Gehirn zahlreiche Läsionen aufweisen können, ohne dass die betreffende Person jemals etwas davon gemerkt hat, beispielsweise viele kleine Infarkte oder Gefäßverschlüsse, die noch gerade keine klinisch manifeste TIA hervorgerufen haben. Auch langsam wachsende Tumoren haben oft nur sehr geringe Funktionsausfälle zur Folge. So kann beispielsweise eine Geschwulst mit einem Durchmesser von sechs Zentimetern außer ein wenig Kopfschmerzen gänzlich symptomlos verlaufen, während ein Schlaganfall des gleichen Durchmessers zu einer kompletten Hemiplegie führen würde. Die langsame Entstehung versetzt die übrigen Hirnregionen offensichtlich in die Lage zu einer plastischen Reorganisation, die das Manifestwerden der Störung verhindert.

Für weitergehende Informationen über Diaschisis verweisen wir auf *Luria*, *Restoration of Function After Brain Iinjury* (1963) und *Restoration of higher cortical function following local brain damage* (in: *Handbook of Clinical Neurology*, 1969) sowie auf *Finger und Stein*, *Brain Damage and Recovery* (1982).

4.4.3 Kompensation (funktionelle Reorganisation)

Kompensation, eine wichtige und vollwertige Option

Bei jeder Funktionsverbesserung sind immer auch bewusste oder unbewusste Kompensationsmechanismen im Spiel. Zunächst einmal ist Kompensation weder falsch noch unerwünscht und schon gar nicht ein Beweis für therapeutische Unfähigkeit, sondern ein legitimer Weg, um nach einer Hirnschädigung Funktionsverbesserungen zu erzielen. Ein Schlaganfallpatient, der sich beim Gehen spastisch bewegt, kann immerhin **gehen.** Die Alternative wäre, im Rollstuhl zu bleiben. *Robertson* (1999) beschreibt, wie er einem Hemiplegiker mit Hilfe eines bei Fersenkontakt ertönenden Summtons wieder das richtige Abrollen des Fußes beibrachte. Anschließend war der Patient zwar in der Lage, den Fuß richtig abzuwinkeln, ging aber viermal langsamer als vorher! Ob das wohl wirklich das Ziel war?

Während des Einübens eines Kompensationsmechanismus finden im Gehirn erhebliche plastische Veränderungen statt. Eine neue Verhaltensweise wird eingeprägt, und es werden andere Körperteile oder Sinnesorgane eingeschaltet als zuvor. *Luria* spricht in diesem Zusammenhang von intersystemischer Reorganisation/Kompensation. Wir geben ein paar Beispiele:

- Patienten mit gestörter Propriozeption der Beine und Füße, beispielsweise infolge einer Hinterstrangerkrankung, müssen zur Erhaltung des Gleichgewichts während des Stehens und Gehens ständig auf ihre Füße schauen (visuelle Kompensation, s. Abb. 4.20). Ein Schlaganfallpatient mit einer Anästhesie, aber keiner Lähmung des rechten Arms kann den Gebrauch des Arms unter visueller Kontrolle erlernen. Patient „Ian" (s. Kap. 6), der nach einer seltsamen Viruserkrankung all seine Propriozeption verloren hatte, lernte durch jahrelanges Üben, all seine Bewegungen unter visueller Kontrolle zu machen.
- Ein Blinder erlernt die Blindenschrift (taktile Kompensation) und schlägt beim Gehen mit seinem Stock auf den Boden (akustische Kompensation).
- Ein Gehörloser achtet stärker auf Mimik und Lippenbewegungen und erlernt die Gebärdensprache (visuelle Kompensation).
- Jemand mit einem eingegipsten rechten Arm schaltet automatisch auf den Gebrauch des linken Arms um.
- Ein Parkinson-Patient mit einer Startstörung weiß, dass der Start besser gelingt, wenn er sich gleichzeitig vorstellt, er würde einen Zweig an einem Strauch ergreifen. Auch den schlürfenden Gang kann man als eine logische Kompensation für die Rigidität auffassen.

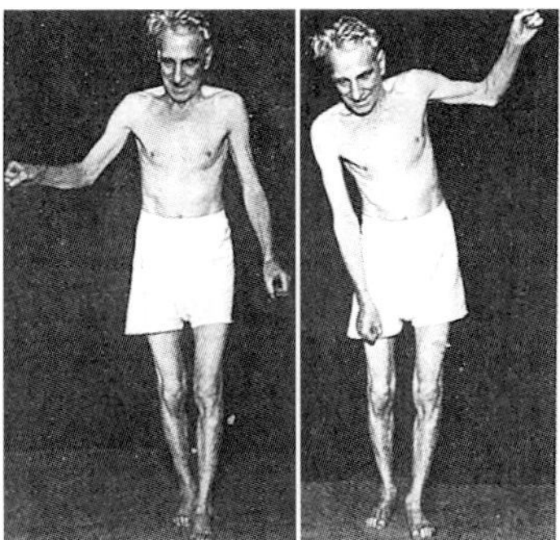
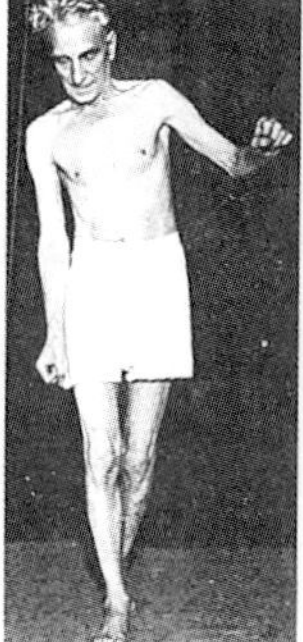
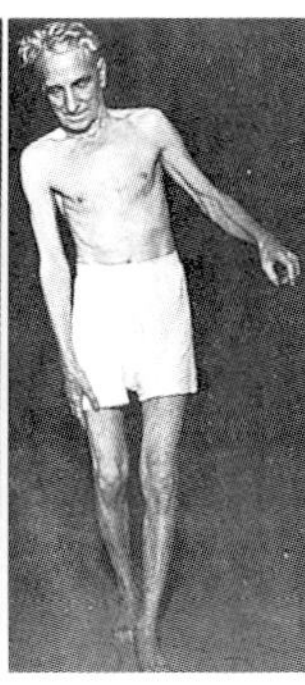
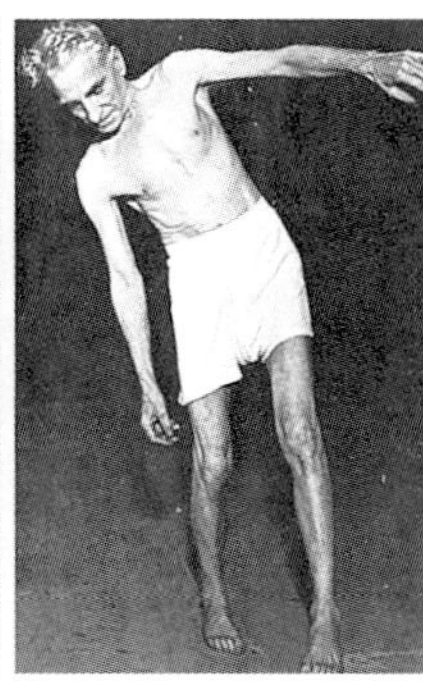

Abb. 4.20 Visuelle Kompensation: wegen einer Hinterstrangerkrankung auf die Füße schauen
Der Haltungs- und Bewegungssinn dieses Patienten ist gestört, wodurch während des Gehens das charakteristische Bild einer sensorischen Ataxie entsteht. Zur Kompensation muss der Patient jeden Schritt mit den Augen verfolgen. Schließt er die Augen, verliert er das Gleichgewicht (Romberg positiv) (Spillane, 1975).

- Das typischerweise aus Zirkumduktion und Hüftanhebung bestehende Gangmuster eines Hemiplegikers ist das Ergebnis einer erfolgreichen Kompensation der spastischen Hemiparese. Bezogen auf die Störung (spastische Hemiparese, wodurch das Knie nicht gebeugt werden kann), ist dieses Gangmuster die beste Lösung.
- Nach Entfernung des Kehlkopfes lernt der Patient das Sprechen mit Hilfe des Ösophagus: ein anderes Organ übernimmt die Funktion des Sprechens.
- Ein Aphasiker bezieht überdurchschnittlich viel Informationen aus der Intonation, der Sprachmelodie, den Gebärden und der Mimik seines Gegenübers und kann dadurch oft erfolgreich kommunizieren (zum Vergleich: Auch der Gesunde kann ja in einem Stummfilm das Wesentliche verstehen).
- Jemand mit Gedächtnisstörung verwendet externe Gedächtnishilfen wie Knoten im Taschentuch oder Terminkalender.
- Ein Patient mit eingeschränktem Gesichtsfeld (z. B. bei Hemianopsie) wird häufiger den Kopf und die Augen bewegen. Er scannt die Umgebung und baut dadurch ein vollwertiges visuelles Bild auf.
- Ein junger Patient mit Muskeldystrophie richtet sich auf charakteristische Art und Weise aus der liegenden Position auf, da die geschwächte Hüftmuskulatur den Dienst versagt (Abb. 4.21).

Betrachten wir neurologische Störungen auf diese Weise, dann fällt auf, dass wir häufig nicht die Störung selbst, sondern die Anpassung des Patienten an seine Störung wahrnehmen.

Ein Schiefhals kann zwar die eigentliche primäre Störung sein (Tortikollis, Torsionsspasmus, Erkrankung der Nackenwirbel), jedoch auch eine sinnvolle Haltung zur Kompensation von Doppelbildern (Augenmuskellähmung), einer Hemianopsie oder einer Blickparese (wenn sich die Augen nicht nach links bewegen können, muss sich der Kopf nach links drehen).

Nun drängt sich die Frage nach dem richtigen Zeitpunkt auf, an dem mit dem Einüben alternativer Strategien begonnen wird. Einen gelähmten Arm wird man natürlich nicht gleich zur Passivität verdammen, um auf den gesunden Arm umzuschalten. Am Beispiel des Hochschullehrers mit einem Hirnstamminfarkt (→ Fallbeispiel 3) konnten wir bereits sehen, wie wichtig es sein kann, die gelähmte Gliedmaße gerade nicht aufzugeben. Ein wichtiges Kriterium ist die Tatsache, ob eine Funktion nur **vermindert** oder völlig **aufgehoben** ist.

- Ist die Funktion nur vermindert, dann kann man je nach Fall zwischen verschiedenen kompensatorischen Verhaltensstrategien wählen: Bei einem Patienten mit einer Hypästhesie der

Füße kann man entweder versuchen, die Sensibilität mittels gezielter Übungen zu verbessern (u. a. durch Einsatz von gerichteter Aufmerksamkeit), oder man kann ihn anleiten, nach den Füßen zu schauen.

- Im Fall einer ausgefallenen Funktion ist die einzige Option, nach einer alternativen Kompensationsmöglichkeit zu suchen. Ist eine Erblindung endgültig, dann sollte man nicht zögern, mit dem Erlernen der Blindenschrift zu beginnen. Gibt es infolge einer Gehörschädigung keine Aussicht mehr auf weitere Sprachentwicklung, dann beginnt man unverzüglich mit Gebärdensprache.

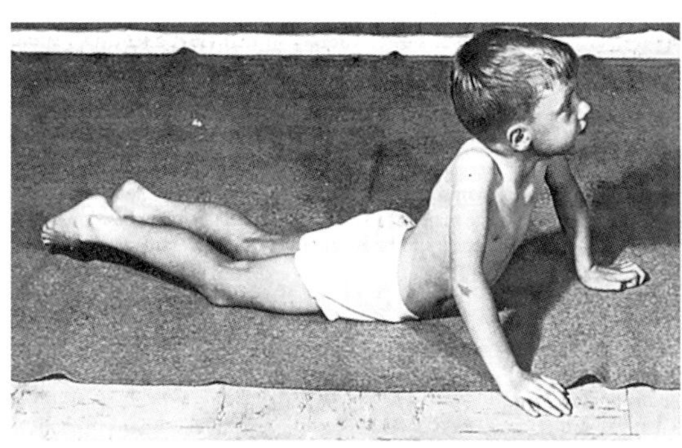

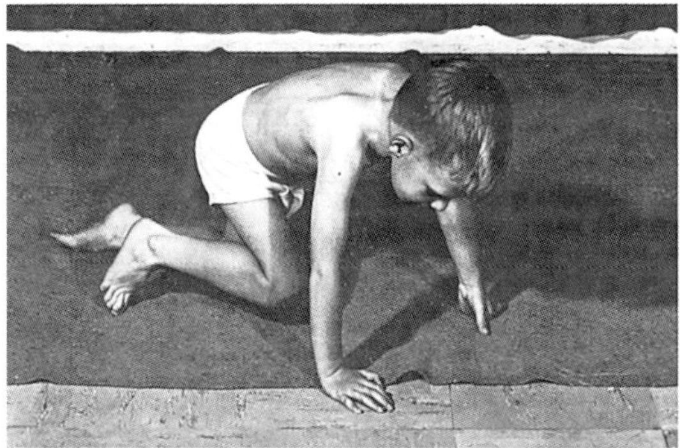

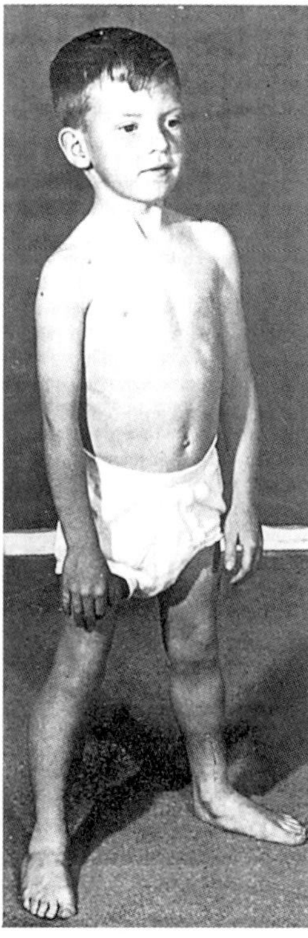

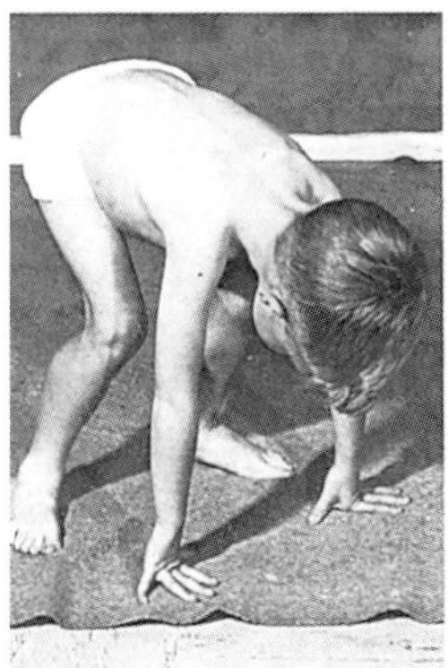

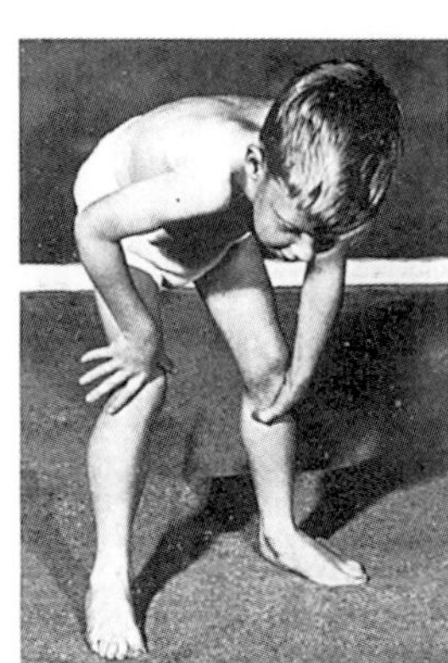

Abb. 4.21 Strategie des Sichaufrichtens bei Muskeldystrophie
Ein fünfjähriger Junge richtet sich auf charakteristische Weise auf. Schon im Laufstall hatte er Schwierigkeiten mit dem Aufstehen. Erst nach 20 Monaten konnte er gehen, wagte aber nicht zu rennen. Mit drei Jahren wurde die Diagnose Muskeldystrophie gestellt. Zur Kompensation seiner Hüftmuskelschwäche richtet er den Oberkörper auf, indem er sich mit den Händen so weit an den Beinen entlang in die Höhe drückt, bis er mit gespreizten Beinen in der äquilibrierenden Haltung eines Zugschaffners stehen kann (Spillane, 1975).

Die Kernfrage nach der Endgültigkeit der Störung ist leider nicht immer klar zu beantworten, und die Entscheidung wird oftmals vom individuellen Patienten abhängen. Manch einer hat viel Unterstützung und ist maximal motiviert, sein Äußerstes zu geben. Andere sind verzweifelt, weil alles so mühsam geht. Immer wieder muss man sich bewusst machen, dass die Rehabilitation einen Beitrag zur Verbesserung der Lebensqualität leisten soll. Das bedeutet, dass für Patienten mit demselben klinischen Bild trotzdem sehr unterschiedliche Therapien angezeigt sein können. Immerhin sind die Wünsche und Bedürfnisse von Menschen individuell unterschiedlich. Es ist natürlich keine Therapieoption, einem Menschen mit einer Lähmung des rechten Arms zu verbieten, mit der linken Hand einen Brief zu schreiben oder Kaffeewasser aufzusetzen.

Polysensorisches Neuron

Hilfreich ist das Konzept der polysensorischen oder polymodalen Neuronen, die für unterschiedliche sensorische Inputs empfänglich sind (Moore in: Bach y Rita, 1980, Abb. 4.22). Konkret bedeutet das, dass viele Neuronen des ZNS unterschiedliche synaptische Inputs erhalten. Diese sind damit im Prinzip polymodal. Beispielsweise erhalten die Neuronen der zweiten und dritten Rindenschicht zahlreiche konvergierende Informationen, wodurch sie eine wichtige integrative und erkennende Funktion bekommen. Die assoziativen (tertiären) Rindengebiete sind definitionsgemäß polymodal und können damit bei sehr unterschiedlichen Funktionen eingesetzt werden.

Es hat den Anschein, dass polymodale Neuronen ein noch relativ hohes Differenzierungs- und Spezialisierungspotenzial besitzen und sich noch in unterschiedlichen Richtungen entwickeln können Auch neugebildete Neuronen besitzen dieses Potenzial (Neurogenese, Kap. 3), was sie vielleicht dazu befähigt, bei der Wiederherstellung nach Hirnschädigungen eine Rolle zu spielen. Ihre Vielseitigkeit kommt insbesondere in frühen Entwicklungsstadien zum Tragen und könnte vielleicht erklären, dass Menschen mit angeborener Blindheit ihre Sehrinde zum Erlernen der Blindenschrift einsetzen oder dass von Geburt an Gehörlose die Hörrinde zum Erlernen der Gebärdensprache verwenden. Spekulativ, aber plausibel.

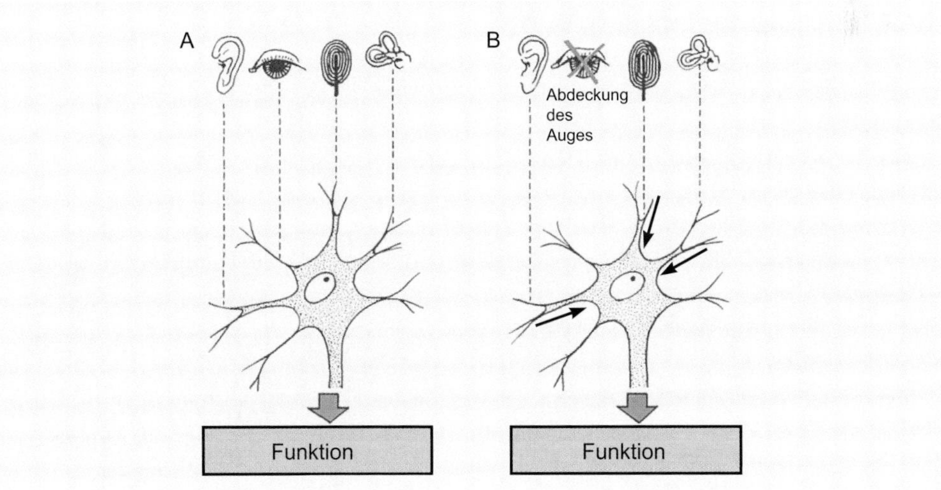

Abb. 4.22 Polysensorisches Neuron
Links: Das polysensorische Neuron errechnet aus Inputs unterschiedlicher Quellen sinnvolle Outputs. Rechts: Entfällt beispielsweise der visuelle Input, dann bleiben genügend Inputs übrig, um weiterhin sinnvolle Outputs zu errechnen. Durch Denervationsüberempfindlichkeit des Neurons, Aussprossung intakter Afferenzen und die höhere Beanspruchung der intakten Inputs, die durch therapeutische Maßnahmen weiter gesteigert werden kann, wird die Funktion weiter verbessert.

Eine andere, mehr konzeptuelle Interpretation des polysensorischen Neurons besagt, dass das Gehirn seine sämtlichen kinästhetischen, taktilen, visuellen, auditiven, vestibulären, olfaktorischen und gustatorischen Inputs dazu benutzt, seiner Umgebung eine Bedeutung zu geben und sinnvolle Handlungen einzuleiten. Fällt einer dieser Inputs aus, dann ist der erwünschte Output immer noch aus den übrigen Inputs abzuleiten. Infolge Denervationsüberempfindlichkeit und Aussprossung nimmt die Bedeutung der übrigen Inputs sogar noch zu.

Die Darstellung in Abb. 4.22 kann als Ausgangspunkt einer genaueren Analyse der Störung dienen. Während der neuropsychologischen Untersuchung könnte sich beispielweise herausgestellt haben, dass ein Patient unter einer Aufmerksamkeitsstörung für seine linke Körperhälfte und für die Umgebung links von ihm leidet (Neglect). Wir überprüfen, ob diese Aufmerksamkeitsstörung für alle Formen der Sensorik gilt, und stellen fest, dass der Patient vor allem visuelle Informationen negiert, jedoch taktile (Massage, Manschette) und auditive Informationen weiterverarbeitet. Diesen Befund machen wir uns zunutze, indem wir beispielsweise den linken Arm passiv bewegen (kinästhetischer Input) oder massieren (taktiler Input) (Brodal, 1973). Auch aufblasbare Druckmanschetten an Handgelenk oder Hand können dazu beitragen, die funktionelle Reorganisation durch eine Stimulierung der intakten Bahnen zu akzentuieren (Pfeile in Abb. 4.22B) und dem Patienten teilweise die Kontrolle über seine Umgebung zurückzugeben. In einem späteren Stadium wird man versuchen, die zusätzlichen Stimulanzen wieder zu verringern (s. Kap. 9: Einschleichen, Ausschleichen; engl. *fading in/fading out*) (Uzzel und Gross, 1986; Luria, 1963).

Mechanismen funktioneller Reorganisation und Kompensation können erheblich zur Wiederherstellung von Funktionen beitragen. Oft, aber nicht immer treten solche Mechanismen spontan auf. Während der Rehabilitation versucht man festzustellen, ob ein Patient Kompensationen zu Recht oder zu Unrecht einsetzt. Für jeden Patienten ist individuell zu entscheiden, ob und zu welchem Zeitpunkt man auf Funktionstraining verzichtet und auf Kompensationen übergeht. Dazu kann man beispielsweise eine Stärke-Schwäche-Analyse der vorhandenen Funktionen erstellen und aufgrund der Ergebnisse Übungen und Interventionen entwerfen, die für den Patienten einen Gewinn bedeuten.

4.4.4 Anpassung der Umgebung

Das folgende Beispiel soll die Schwierigkeiten illustrieren, die Umgebungsanpassungen mit sich bringen.

Ein 67-jähriger, alleinstehender Mann leidet nach einem Schlaganfall im rechten Großhirn an einer Hemiparese links, an einem Neglect und an einer Störung des Raumgefühls. Er kann zwar selbstständig stehen und gehen, stürzt aber oft. Beim Ankleiden benötigt er Hilfe. Er ist unfähig, an einem T-Shirt rechts und links, oben und unten sowie innen und außen zu unterscheiden. Die verschiedenen Therapieversuche findet er unsinnig und kindisch, „da er doch alles kann". Er möchte nach Hause. Den Kontakt zur Familie hat er abgebrochen. Er scheint isoliert zu leben.

Bei einem Hausbesuch begleitet ihn der Ergotherapeut, um zu beurteilen, ob und unter welchen Bedingungen ein selbstständiges Wohnen möglich wäre. Es stellt sich heraus, dass der Mann in einem Wohnwagen haust. Das Treppchen zur Vordertür hat kein Geländer, die zweite Trittstufe ist zerbrochen. Im Inneren des Wohnwagens herrscht ein unbeschreibliches Chaos. Überall liegen Bücher, Kochtöpfe und Lebensmittelreste herum. Ein altmodisches Gasöfchen dient als Heizung. Es ist sehr kalt. Nach großen Mühen gelingt es ihm, das Öfchen einzuschalten. Während der Patient sich gut gelaunt und geschäftig daranmacht, Kaffeewasser aufzusetzen, wird dem Ergotherapeuten leicht unwohl: die Gasabfuhr scheint nicht in Ordnung. Der Patient schlendert fröhlich herum, inzwischen verschiedenes umherwerfend, und sagt: „Soll ich dir ein Tässchen Kaffee machen?"

Was ist davon zu halten und was ist jetzt zu tun? Der Mann liebt seinen Wohnwagen und möchte unter keinen Umständen umziehen. Der Verbleib in seiner Behausung ist aber nicht erfolgversprechend und sogar gefährlich. Soll man den Wohnwagen umbauen oder ihm einen neuen zur Verfügung stellen? Soll man ihn überreden, in ein Pflegeheim oder betreutes Wohnen zu wechseln? Wer soll das entscheiden?

„Umgebungsanpassung" hört sich gut an, ist aber oft nur schwer zu realisieren. Menschen hängen an ihrer lieb gewordenen Umgebung. Eine angepasste Wohnung besitzt theoretisch viele Vorteile, aber auch Nachteile: Ihr fehlt das Vertraute, womit die Gefahr besteht, den Patienten zu verunsichern und zu deprimieren. Oft ist es schwierig, im Vorfeld zu beurteilen, ob schlussendlich die Vorteile oder die Nachteile den Ausschlag geben werden. Im Falle unseres Patienten mit rechter Hirnschädigung ist zudem zu bedenken, dass gerade diese Gruppe Patienten oft Mühe hat mit neuen Umgebungen, das heißt mit dem Explorieren des veränderten Umfelds und mit dem Aktualisieren dessen mentaler Repräsentation.

Umgebungsanpassung und Kompensation lassen sich nicht scharf voneinander abgrenzen, wie das folgende Methodenspektrum verdeutlicht: Gehen ohne Gehstock – Gehen mit Gehstock – Gehen mit Rollator – Rollstuhl mit Handbetrieb –- Rollstuhl mit Elektroantrieb – angepasste Wohnung ohne Schwellen und Stufen – betreutes Wohnen – Pflegeheim.

Wo endet Kompensation und wo beginnt Umgebungsanpassung? Eine scharfe Abgrenzung ist nicht möglich, aber auch nicht notwendig. Es ist nur eine Frage der Semantik.

Im Fall einer Anpassung der Umgebung bestehen zwei Möglichkeiten:

- **Anpassung** zum gezielten Ausgleich der Schwächen des Patienten, z. B. durch Hilfsmittel, Änderungen der Wohnungseinrichtung oder Hilfspersonen. Diese Option ist angemessen, wenn Therapie und Training keinen Sinn mehr haben: die Störungen und Probleme des Patienten sind bleibend. Im Englischen spricht man von *smart houses* und meint damit „kluge" Wohn-/Versorgungshilfsmittel (z. B. Hilfe auf Distanz mittels Natel oder Skype).
- **Herstellen eines therapeutischen Milieus** und Schaffung einer optimalen Lernumgebung, um damit eine maximale Ausschöpfung der kognitiven Leistungen des geschädigten Gehirns zu ermöglichen (Kap. 3 und 9). In diesem Fall geht man davon aus, dass der Patient noch vieles erlernen kann und plastische Veränderungen gefördert werden können. Dafür wird ein anregendes therapeutischen Milieu mit einen breiten Angebot von Beschäftigungen (motorisch, kognitiv) geschaffen.

Diese beiden Varianten schließen einander nicht aus, solange wir die Kernfragen nicht aus den Augen verlieren, was der Patient selbst will und welche Verbesserungen erreichbar sind. Heute findet man das Konzept des therapeutischen Milieus immer öfter in Reha-Zentren und Pflegeheimen vor, doch ist die Ausarbeitung dieses Konzeptes seht variabel (siehe z. B. Terwel, 2011).

Zu jeder Form der Umgebungsanpassung gehört die intensive Aufklärung und Instruktion der Bezugspersonen, also der Familienmitglieder, Nachbarn, Freunde und Kollegen des Patienten. Einerseits können sie selbst zu Veränderungen der Umgebung beitragen (z. B. Wohnungseinrichtung, Aufgaben übernehmen), andererseits können sie den Patienten zum Üben ermuntern und ihn dazu motivieren, so gut es eben geht sein früheres Leben wiederaufzunehmen. In ärmeren Ländern ist dies übrigens die einzige Möglichkeit einer Rehabilitation (Judd in: Williams und Evans, 2003). Siehe Kap. 9 für weitere Information über die Rolle der Umgebung.

4.4.5 Weitere Restitutionsmechanismen

Serieller Läsionseffekt

Bei Teilentfernungen des Gehirns im Rahmen von Tierversuchen stellte sich heraus, dass die Schwere der resultierenden Störung in hohem Maße davon abhängt, ob ein bestimmter Hirnabschnitt auf einmal oder in mehreren Phasen entfernt wurde (z. B. jeweils eine Hälfte im Abstand von zwei Wochen). Im zweiten Fall war die resultierende Funktionseinschränkung erheblich geringer und die erzielte Wiederherstellung – auch langfristig – deutlich besser. Die einmalige Entfernung des gesamten Hirnabschnitts führte zu einem schwerwiegenden Funktionsausfall mit schlechter Restitution (Finger, 1978).

Dieser Effekt der seriellen Läsionen (engl. *serial lesion effect*) ist inzwischen sowohl für motorische, taktile und sensorische Funktionen als auch für Aufgaben der räumlichen Orientierung und für komplexe Lernaufgaben nachgewiesen. Entfernt man bei einem Versuchstier die gesamte motorische Rinde (beidseitig Areae 4 und 6), dann entsteht ein völlig gelähmtes und bewegungsunfähiges Tier. Entfernt man die motorische Rinde jedoch im Verlauf einiger Monate in mehreren Phasen, dann sind die Tiere noch fähig, zu stehen, zu gehen und zu fressen (Finger und Stein, 1982).

Der serielle Läsionseffekt ist also gut belegt und unterstreicht noch einmal, dass eine riesige plastische Potenz besteht und dass Funktionen im Gehirn nicht fixiert lokalisiert sind.

An dieser Stelle erinnern wir uns auch wieder an Jacksons Auffassung, dass die Schwere einer Funktionsstörung von der Plötzlichkeit abhängt, mit der sie entsteht („*momentum of the lesion*", Diaschisis).

Eine Alltagsanalogie: Werden hundert Mitarbeiter auf einmal entlassen, dann entsteht ein Chaos. Wird hundert Tage lang täglich ein Mitarbeiter entlassen, bleibt alles lange Zeit normal. Weiter oben sahen wir bereits, dass das Gehirn eines Menschen im Lauf des Lebens zahlreiche kleine Läsionen erleiden kann, ohne jemals als Störung auffällig zu werden.

Im Tierversuch wurde außerdem festgestellt, dass Training und Übung („Physiotherapie") sowie eine angereicherte Umgebung während der Operationsintervalle den Ausfall nach der jeweils folgenden Operation günstig beeinflussen (Eidelberg und Stein, 1977). Interessant ist, dass vor allem reafferente Stimulation erfolgreich ist, das heißt, das Tier ist selbst aktiv und empfängt die Afferenz seiner eigenen Aktivität. Sensorische Deprivation während der Operationsintervalle verstärkt dagegen die negativen Effekte der jeweils folgenden Operation. Dieser Befund schließt gut an das Konzept der neuralen Reserve an: ein Gehirn mit „Erfahrung" ist besser gegen die nachteiligen Folgen einer Schädigung gewappnet.

Inzwischen ist auch erwiesen, dass ältere Menschen zur Durchführung der gleichen Aufgabe mehr Hirnregionen aktivieren als junge Menschen (Kap. 1) (Ward und Frackowiak, 2003). Als Nächstes wäre festzustellen, worin die interindividuellen Unterschiede liegen. Sprechen beispielsweise Menschen mit großer motorischer Erfahrung ihre plastische Reserve weniger stark an, oder besitzen sie gerade eine größere neurale Reorganisationsfähigkeit als Menschen mit geringer motorischer Erfahrung?

Die zahlreichen Untersuchungen auf diesem Gebiet erwecken die Erwartung, dass bald Antworten formuliert werden können. Erinnert sei an die bemerkenswerte Tatsache, dass gut funktionierende Ältere (sogar 100-Jährige) viele neuropathologische Veränderungen (z. B. Alzheimer-Plaques) in ihrem Gehirn aufweisen können, ohne Zeichen von Demenz zu zeigen (Perls, 2004). Eine mögliche Erklärung ist, dass sie eine größere neurale Reserve aufgebaut haben. Leute, die mehrere Ausbildungen durchlaufen und viele motorische oder kognitive Fähigkeiten gelernt haben, handhaben damit sozusagen eine „lebendige" Plastizität.

Ein plastisches Gehirn hat keine Probleme mit vereinzelten Alzheimer-Plaques.

Biologische Bausteine der Erholung

Im Verlauf dieses Buches und insbesondere im Kap. 3 werden im Zusammenhang mit neuraler Reorganisation regelmäßig bestimmte Mechanismen erwähnt, die wir hier noch einmal zusammenfassen wollen.

1. **Disinhibition:** Durch Aufhebung von Inhibition kann die Erregbarkeit von einzelnen Neuronen und von Neuronenkreisen zunehmen.
2. **Denervationsüberempfindlichkeit:** Durch den Ausfall einer Inputeinheit kann ein Neuron oder Neuronenverband auf die übrigen Inputeinheiten empfindlicher reagieren (ein Art von Gesetzmäßigkeit: **Gewährleistung der Informationsverarbeitung,** s. Abb. 4.23).
3. **Sprouting:** es gibt verschiedene Aussprossungstypen (siehe weiter unten). Beim Ausfall von Afferenzen sprossen andere, intakte Afferenzen aus und nehmen auf das Neuron Einfluss.
4. **Synaptogenese:** Entstehen von neuen synaptischen Kontakten.
5. Lokalisierte Hirnläsionen führen zu einer gesteigerten Produktion **neurotropher Faktoren** (s. Kap. 3).
6. Die Bedeutung der **Neurogenese** ist für Heilungsprozesse nach einer Hirnschädigung noch nicht geklärt (s. Kap. 3).

Früher war man der Ansicht, dass im ZNS keine Regeneration stattfinde. Neue Forschungsergebnisse weisen jedoch darauf hin, dass diese Annahme falsch ist. Niedere Tiergattungen zei-

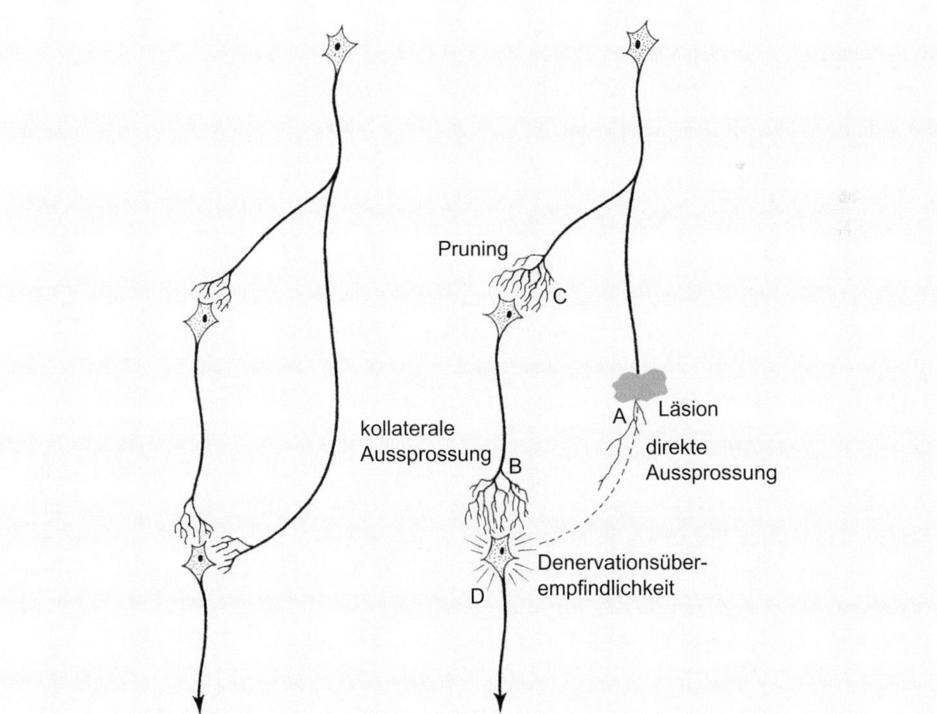

Abb. 4.23 Aussprossung und Denervationsüberempfindlichkeit
Links: einfaches neuronales System. Rechts: Nach einer Läsion bei A beginnen mehrere selbstreorganisierende Prozesse: A. Direkte oder regenerative Aussprossung (im ZNS meist unzureichend in der Lage, die ursprünglichen Verbindungen wiederherzustellen); B. Kollaterale Aussprossung; C. Pruning, D. Denervationsüberempfindlichkeit. Durch diese Prozesse bildet sich automatisch eine Umgehungsroute (Rerouting).

gen sogar eine vollständige neuroanatomische Regeneration: eine komplette Querschnittslähmung beim Fisch heilt innerhalb von zwei bis drei Wochen vollständig ab. Bei Primaten und beim Menschen konnten an vielen Stellen des ZNS Aussprossungen nachgewiesen werden, deren genaue Bedeutung noch umstritten ist. In Abb. 4.23 werden die wichtigsten Formen der Aussprossung dargestellt.

A. **Direkte oder regenerative Aussprossung:** Neuwachstum der proximalen Axonbruchstelle. Dieser Mechanismus wurde auch im ZNS nachgewiesen, erstreckt sich dort jedoch höchstens über eine Länge von wenigen Millimetern. Ein Neuwachstum von Axonen langer Bahnsysteme wurde bislang nicht entdeckt. Aber möglicherweise reichen im ZNS nur wenige Millimeter zur Wiederherstellung vitaler Verbindungen aus.
B. **Kollaterale Aussprossung:** Ein bedeutender Mechanismus in peripheren Organen wie Muskel oder Haut (s. Kap. 4.2 „Wiederherstellung nach peripheren Nervenverletzung"), der auch an zahlreichen Stellen im ZNS nachgewiesen wurde. Wahrscheinlich handelt es sich um einen universellen Vorgang. Bei einem teilweisen Ausfall von Afferenzen werden die übrig gebliebenen intakten Afferenzen aussprossen, so dass das „leere" Gebiet wieder innerviert wird. Auch hier ein Art von Gesetzmäßigkeit: **Gewährleistung der Innervationsdichte.** Das ZNS toleriert offenbar keine denervierten Gebiete.
C. **Pruning (engl. stutzen):** Aussprossungen, die innerhalb eines neuralen Systems stattfinden. Hat ein neurales System zwei Verästelungsbäume (die unterschiedliche Gebiete innervieren), dann kann im Falle einer Schädigung des einen Versorgungsastes der andere sich aussprossen. Das Neuron versucht also, eine konstante Anzahl von Verzweigungen zu erhalten, vergleichbar einer Pflanze, deren Seitenäste zu wachsen beginnen, wenn man ihre Spitze abschneidet (Gesetzmäßigkeit: **Aufrechterhaltung der Anzahl von Verzweigungen**).

Die Fähigkeit zur Aussprossung ist überall in Nervensystem präsent, aber in den evolutionär älteren Hirnregionen wie der Formatio reticularis, dem limbischen System, dem vegetativen Nervensystem und den C-Fasern stärker ausgeprägt.

Das Zusammenwirken der drei Mechanismen Disinhibition, Denervationsüberempfindlichkeit und Aussprossung sorgt in einem Neuronennetzwerk für die Erhaltung der Verbindungen und der neuralen Aktivität (Überwachung der *„Connectivity"*). In denervierten Gebieten werden automatisch Neuverzweigungen und Synapsen neu gebildet, indem der Ausfall von Input eine Denervationsüberempfindlichkeit verursacht, woraufhin neue Informationswege gebildet werden. Das Gehirn ist ein großes, sich selbst organisierendes Netzwerk.

Zu einigen Detailfragen gibt es aber noch unterschiedliche Meinungen. So kann Aussprossung auch nachteilige Folgen haben, beispielsweise Stumpfschmerzen nach Amputation. Auch die Denervationsüberempfindlichkeit wirkt nicht immer günstig: im Fall von Motoneuronen kann es zu einer störenden Spastizität kommen oder sie kann Ursache von heftigen Schmerzen sein (ausgelöst durch Neuronen im Hinterhorn oder an anderer Stelle im Zentralnervensystem). Manche Kliniker betonen vor allem die Nachteile dieser Prozesse, dennoch ist unzweifelhaft, dass die beschriebenen Mechanismen in Prinzip nützlich sind, da sie dem Überleben dienen. Offenbar bezahlen wir gelegentlich einen Preis für ein derart avanciertes plastisches System

4.5 Reorganisation nach anderen neurologischen Erkrankungen

Hemisphärektomie

Aus einem Eingangsbeispiel (Kap. 4.2) erinnern wir uns an die Folgen der vollständigen Entfernung einer Hemisphäre. Die insbesondere auch motorisch recht gute Erholung des Patienten D. W. ist kein Einzelfall, sondern wird in der Fachliteratur häufiger beschrieben (van Empelen et al., 2004). Wir haben aber auch das Risiko erwähnt, sollten solche Fälle verallgemeinert werden („Man braucht nur 10 Prozent des Gehirns"). Es geht in diesen Fällen immer um sehr spezielle Individuen (meistens Kinder), bei denen schon früh in der Entwicklung eine Hemisphäre ernsthaft gestört oder beschädigt ist.

Bei einem Ausfall der linken Hirnhälfte ist die rechte Hälfte weitgehend in der Lage, die Sprachfunktion zu übernehmen. Während man früher der Auffassung war, dass dies nur im frühen Kindesalter möglich sei, sind inzwischen einige Fälle neun- und zehnjähriger Kinder bekannt geworden (Hertz-Pannier et al., 2002; Vargha-Khadem et al., 1997).

Aber auch andere Funktionen können von der jeweils anderen Hemisphäre übernommen werden. *Olausson* und Mitarbeiter (2001) konnten an vier Patienten mit Zustand nach Hemisphärektomie zeigen, dass sowohl der Schmerz- als auch der Tastsinn symmetrisch über den Körper verteilt sind und dass Impulse aus beiden Beinen dieselbe gesunde Hemisphäre erreichen. *Holloway* und Mitarbeiter (2000) kommen bei 17 Hemisphärektomie-Patienten zu ähnlichen Ergebnissen. Offensichtlich können sich auch ipsilaterale Verbindungen ausbilden (Rerouting).

Angeborene spastische Hemiplegie

Auch bei spastischen Kindern können erhebliche Verlagerungen von ZNS-Funktionen auftreten. *Korkman* und *von Wendt* (1995) konnten an 33 Kindern mit spastischer Hemiplegie unterschiedlich veränderte Lateralisationsmuster verbaler und visueller Funktionen nachweisen.

Carr und Mitarbeiter (1993) untersuchten die motorische Reorganisation mittels Magnetstimulation und EMG und fanden bei 21 von 33 untersuchten spastischen Kindern deutliche Hinweise auf atypisch verlaufende motorische Bahnen, u. a. ipsilaterale Verbindungen und bilaterale Verzweigungen kortikospinaler Fasern zum linken und rechten motorischen Vorderhorn. Diese Kinder zeigten zudem auffallend viele Spiegelbewegungen. Auch *Staudt* und Mitarbeiter (2002) fanden ipsilaterale Verbindungen bei zwölf Patienten.

Abb. 4.24 zeigt den Einfluss früh entstandener Hirnschädigungen auf die Bildung atypischer Verbindungen. Deutlich ist zu sehen dass die Lokalisation der Funktionen erheblich von einer „normalen" Lokalisation abweichen kann.

Querschnittslähmung

Eine Schädigung des Rückenmarks führt zu einem verminderten Input zur Hirnrinde. Die Folge ist eine tiefgehende Veränderung im sensiblen Kortex (Endo et al., 2007). Betrifft es eine partielle Querschnittsläsion, dann treten auch im Rückenmark erhebliche Veränderungen auf (Blesch und Tuszinsky, 2008; Nishimura et al., 2009). *Girgis* und Mitarbeiter (2007) trainierten Ratten mit einer partiellen zervikalen Querschnittsläsion mit einer Gib-Pfötchen-Aufgabe; sie konnten zeigen, dass das Lernen dieser Aufgabe einhergeht mit plastischen Veränderungen auf vielen Niveaus im Nervensystem (u. a. motorischer Kortex).

Curt und Mitabeiter (2002) untersuchten neun thorakal Querschnittsgelähmte mittels fMRT. Die (störungsfreie!) Motorik der Hände beruht auf einer umfassenden neuralen Reorganisation.

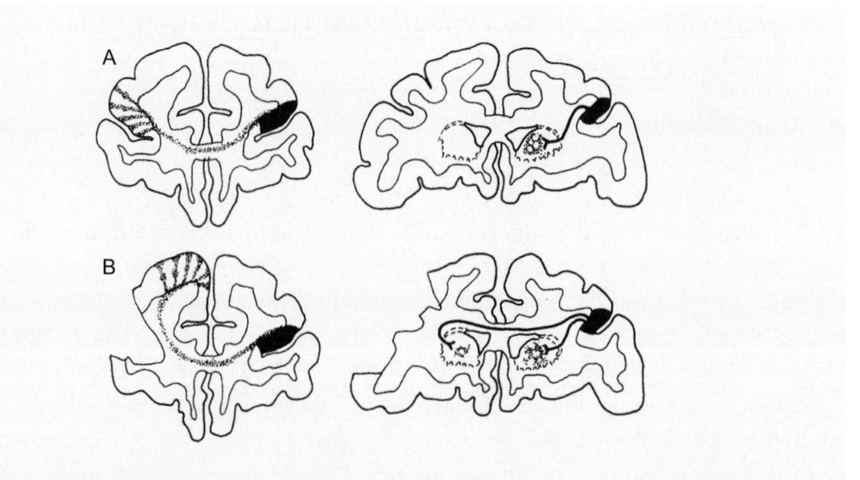

Abb. 4.24 Effekt früher Hirnläsionen auf die Lokalisation von Funktionen
Links: A. Normale Links-rechts-Verbindungen der Frontallappen über das Corpus callosum, B. Verbindung mit einer anderen Region nach Teilresektion eines Frontallappens. Rechts: A. Normale Verbindungen zwischen Hirnrinde und Corpus striatum, B. Neubildung von Verbindungen nach einseitiger Entfernung der Hirnrinde. Die Beispiele zeigen, dass Hirnläsionen im jungen Alter zu erheblichen Veränderungen der Lokalisation von Hirnfunktionen und neuronaler Verbindungen führen können (Goldman-Rakic in: Schmitt, 1981).

Kortikale Gebiete, die den Körperteilen unterhalb der Läsion zugeordnet sind, können eingesetzt werden für das Funktionieren von Körperteilen oberhalb der Läsion. Offensichtlich reagiert das Gehirn auf die Querschnittslähmung. Es wurde bereits erwähnt, dass sich funktionelle Systeme als Ganzes plastisch verändern können. Das Gehirn interpretiert die Querschnittslähmung als Extremform einer Deafferenzierung, und wir erwarten Veränderungen, die denen nach Amputationen oder peripheren Nervenläsionen ähnlich sind.

Parkinson-Krankheit

In Kap. 1 erwähnten wir bereits die Ergebnisse von *Sabatini* et al. (2000), wonach ein Ausfall der dopaminergen Systeme eine umfassende neuronale Neuordnung induziert (Bezard, 2003). Während der Durchführung komplexer motorischer Aufgaben aktivieren Parkinson-Patienten zahlreiche Gebiete, die bei gesunden Personen inaktiv bleiben. Auffallend ist, dass vor allem zusätzliche kortikale Gebiete aktiviert werden. Wird die Funktionsstörung der Stammganglien (Paläoniveau, automatische Bewegungen) durch den Einsatz eines funktionierenden bewussten kortikalen Systems kompensiert (Neo-Niveau)? Auch bei der Huntington-Krankheit werden plastische Kompensationsmechanismen aktiviert, bevor die Krankheit manifest ist (Klöppel et al., 2009). Manifeste Symptome entstehen erst, wenn der Degenerationsprozess schneller fortschreitet, als durch plastische Mechanismen kompensiert werden kann.

Multiple Sklerose

Bei multipler Sklerose findet ein Demyelinisierungsprozess statt, der in Bezug auf Zeit und Ort wechselhaft verläuft. Es entstehen sog. Demyelinisierungsplaques. Durch das Schwinden der Myelinscheide der Axonen wird deren Leitungsfähigkeit aufgehoben, woraus ein Symptom entsteht. Jedoch reagieren innerhalb solcher Plaques die Oligodendrogliazellen mit der Produktion neuer Myelinscheide. So findet eine Art von Widerstreit zwischen De- und Remyelinisierung (plastischer Wiederherstellungsprozess) statt. Irgendwann unterliegt der Regenerationsprozess und es resultiert eine bleibende Leitungsunterbrechung. Dann kommen neurale Reorganisationsprozesse in anderen Teilen des Nervensystems ins Spiel.

Pantano und Mitarbeiter (2002) registrierten das fMRT-Muster während der Oppositionsbewegung des Daumens (mit dem zweiten bis fünften Finger nacheinander den Daumen berühren) bei zehn MS-Patienten, deren erstes und einziges Symptom eine Hemiparese war. Die dabei ermittelte Kortexaktivität war in beiden Hemisphären deutlich höher als in einer Kontrollgruppe. Je länger eine Hemiparese besteht, umso umfangreicher ist die Reorganisation. *Reddy* und Mitarbeiter (2002) kommen zu ähnlichen Schlüssen. Natürlich wird noch immer intensiv nach einer Therapie für multiple Sklerose gesucht. Ein neuer Ansatz ist die Suche nach Möglichkeiten, um Remyelinisierung und plastische Kompensationsprozesse zu fördern (Kotter et al., 2010; Dubois-Dalcq et al., 2008).

Alzheimer-Krankheit

Wie im Laufe des normalen Alterungsprozesses, so entstehen auch bei der Alzheimer-Krankheit „Plaques", wodurch langsam immer mehr Neuronen zugrunde gehen. Ein komplexes neuronales Netzwerk verliert damit fortwährend Axone, Dendriten und Synapsen. Abb. 4.25 zeigt einen vergrößerten Ausschnitt eines solchen neuronalen Netzes.

Der Verlust von Neuronen wird also durch die Bildung neuer Synapsen kompensiert, wodurch die Netzwerkqualitäten trotz der Erkrankung möglichst lange erhalten bleiben (Steward, 1989).

Auf diese Art und Weise spielt sich während degenerativer Erkrankungen fortwährend ein Kampf zwischen Erkrankung und Reorganisation ab. Vermutlich siegt dabei oft die Plastizität, aber leider bekommen wir das meistens nicht zu wissen. Symptome treten erst dann auf, wenn die Krankheit obsiegt.

Ein gut entwickeltes Gehirn, das über zahlreiche Erfahrungen verfügt, kann sich wahrscheinlich länger gegen die nachteiligen Erkrankungsfolgen zur Wehr setzen. Bei geistig aktiven und hochgebildeten Menschen wird eine Demenz erst in einem viel späteren Stadium auffällig (Murray et al., 2011; Eclips, 2010). Wir sagten schon, dass ein plastisches Gehirn keine Mühe hat mit gelegentlicher Plaque („neurale Reserve").

Andererseits wurden Faktoren gefunden, die die Wahrscheinlichkeit einer Demenzerkrankung erhöhen: Eine früher durchgemachte Hirnschädigung „verkleinert" sozusagen die neurale

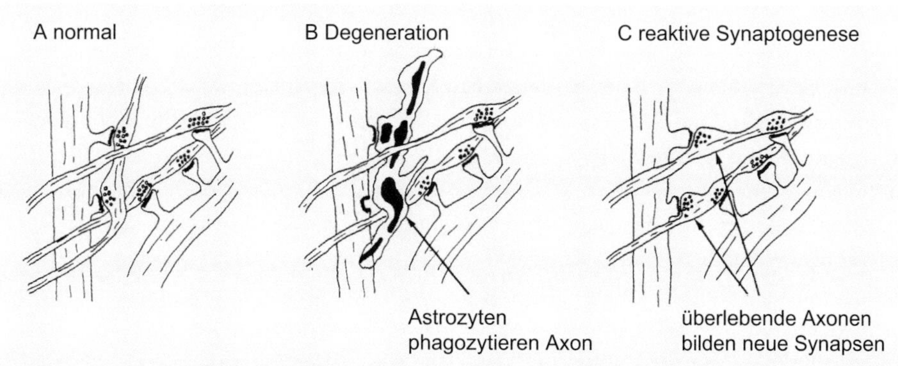

Abb. 4.25 Plastizität im neuronalen Netz
A. Ausschnitt eines normalen neuronalen Netzwerks, bestehend aus fünf Fasern und fünf Synapsen (5-zu-5-Netzwerk); B. Eine Faser geht zugrunde, und zwei Synapsen verschwinden (4-zu-3-Netzwerk); C. Bildung von zwei neuen Synapsen (reaktive Synaptogenese, 4-zu-5-Netzwerk). Trotz der Erkrankung bleiben die Netzwerkqualitäten möglichst lange erhalten (Plastizität gegenüber Degeneration) (Steward, 1989).

Reserve, so dass der Rückgang früher manifest wird (Raymont et al., 2008). *Johansson* und Mitarbeiter (2010) untersuchten die Beziehung zwischen Stress und der Entwicklung von Demenz. Dazu verfolgten sie 1462 Frauen während mehr als 30 Jahren. Sie legten den Frauen zu drei Zeitpunkten Stress-Fragebogen vor, und zwar in den sechziger, siebziger und achtziger Jahren (des 20. Jahrhunderts). Es zeigte sich, dass psychischer Stress im Midlife-Abschnitt die Wahrscheinlichkeit für Demenz erhöht.

Die Alzheimer-Krankheit wird allmählich der neue Albtraum für unsere entwickelte Gesellschaft. Wir werden immer älter und immer häufiger von der Krankheit gepackt. Auch in diesem Zusammenhang wird mit großem Aufwand nach einer Medizin gesucht. Die pharmazeutische Industrie investiert Millionen in die wissenschaftliche Forschung für die Entwicklung einer Anti-Alzheimer-Medizin (die Erfindung einer solchen Pille würde einen Milliardengewinn garantieren). Bis jetzt sind diese Versuche vergebens gewesen.

Ein ganz neuer Ansatz (der viel weniger Interesse und damit finanzielle Unterstützung findet bei der pharmazeutischen Industrie) ist die Erforschung von Faktoren, die die Plastizität steigern können. Bei einer maximierten Plastizität werden degenerative Krankheiten sozusagen hinausgeschoben, indem die Symptome erst später manifest werden – also eine Art von Prävention.

In diesem Buch beschrieben wir schon viele Faktoren, die einen positiven Einfluss haben auf die Plastizität (Cotman et al., 2002, 2008; Kramer und Erickson, 2007; van Praag, 2009): Körperbewegung und aktive Lebensstile, das Ausbildungsniveau, gesunde Ernährung, Lebensumgebung und Umwelt, gelernte Fertigkeiten (Musik, Tanz, Sport usw.), Mehrsprachigkeit und wahrscheinlich noch vieles andere mehr!

Durch Optimierung diesen Faktoren bauen wir eine große neurale Reserve auf. Die Schaffung dieser präventiven Bedingungen erfordert eine gesellschaftliche Debatte und politische Stellungnahme, worin zu entsprechenden notwendigen Verhaltensänderungen ermutigt wird. Eine schwierige Sache, aber sicher die Mühe wert!

4.6 Faktoren, die Restitution beeinflussen

4.6.1 Vorbemerkungen

Um das Ausmaß von Restitution voraussagen zu können, sind zahlreiche groß angelegte Studien bezüglich positiver und negativer Faktoren unternommen worden. Meistens ging es dabei um statistische Korrelationen von Merkmal und Erfolg (z. B.: Patienten mit der Eigenschaft X werden mit einer Wahrscheinlichkeit von soundso viel Prozent ...). Hierbei ist die Wahl der Messvariablen von großer Bedeutung:

Zunächst ist noch einmal festzuhalten, dass die Kriterien des jeweiligen Untersuchers für die Art der Schlussfolgerung mitentscheidend sein können. Dieses wird oft vergessen. Was verstehen wir unter Wiederherstellung? Was genau messen und registrieren wir? Welches Niveau wählen wir? Manche Faktoren werden nur selten in der prädiktiven Forschung betrachtet, könnten jedoch wichtig sein, z. B. Lebensstile, Essgewohnheit. Messen wir auf der Ebene der Störung, der Einschränkung oder des Handicaps?

- Der Physiotherapeut stellt zufrieden die Wiedergewinnung der Muskelkraft fest, kann aber vergessen, die Geschicklichkeit des Patienten zu untersuchen (Patienten mit einer Apraxie oder Sensibilitätsstörung können sehr ungeschickt sein).
- Ein Patient, der wieder ohne Gehhilfe gehen kann, scheint wiederherstellt zu sein, kann aber

in seiner räumlichen Orientierung immer noch so verwirrt sein, dass er im Straßenverkehr oder im Supermarkt nicht zurechtkommt.

Aussagen über Restitution treffen also nicht immer den Kern, und die wissenschaftliche Eingrenzung der richtigen Faktoren leidet unter fehlender Abstimmung. Unabhängig voneinander werden für wichtige Funktionen sehr unterschiedliche Beurteilungskriterien angewandt, zum Beispiel:

- **Motorik:** Greifkraft der Hand, Feinmotorik der Finger oder ADL-Selbstständigkeit.
- **Sensibilität:** Diskriminationsfähigkeit, einen Gegenstand abtasten, einen Knopf schließen.
- **Gedächtnis:** Wortpaare behalten, Termine einhalten, Gebrauch eines Terminkalenders.

Ein anderes Problem bei der Interpretation wissenschaftlicher Untersuchungsergebnisse ist die Auswahl der Patienten. Welche Patienten kommen in die Untersuchungsgruppe? Ist die Lokalisation der Läsion wichtig? Welche Symptome „dürfen" bestehen (z. B. Aphasie)? Sehr häufig wird die Auswahl von methodischen oder Machbarkeitsargumenten überlagert, was durchaus nachvollziehbar ist. Die Folge sind jedoch immer begrenzte oder nicht generalisierbare Untersuchungsergebnisse.

Daher verwundert es nicht, dass die Resultate sogar bei der Ermittlung harter biologischer Daten wie dem Messen der neuralen Reorganisation sehr unterschiedlich sein können.

Und schließlich: Resultate werden oft in Korrelationen dargestellt. Ein grundsätzlicher Nachteil von Korrelationsstudien besteht darin, dass uns die Mechanismen hinter der entdeckten Korrelation unbekannt bleiben. Warum ist beispielsweise Inkontinenz ein negativer Faktor? Geht es in diesem Fall in erster Linie um die soziale Akzeptanz oder um die körperliche Behinderung selbst? Darüber hinaus ist es immer zweifelhaft, die Ergebnisse von Korrelationsstudien unkritisch auf individuelle Personen anzuwenden. Ein statistischer Zusammenhang kann sehr signifikant, aber braucht nicht stark zu sein und kann für eine Einzelperson nur teilweise oder gar nicht gültig zu sein. Wenn auf einer bestimmten Straßenkreuzung überdurchschnittlich viele Unfälle passieren, will das nicht heißen, dass ausgerechnet ich dort verunglücken werde. Diese genannten Einschränkungen sind im Auge zu behalten bei der Rezeption der folgenden Prognosefaktoren.

Aus mehreren Untersuchungen zeichnet sich die Tendenz ab, dass Faktoren wie Inkontinenz, Neglect, Hemianopsie und kognitive Störungen negativ mit dem Restitutionserfolg korrelieren (Wade, 1985).

Andere Resultate jüngeren Datums besagen, dass beim Vorliegen von SEP (somatosensibel evozierten Potenzialen) die Wiederherstellung der Sensibilität wahrscheinlicher ist und dass die kortikomotoneurale Nervenleitungsgeschwindigkeit bei bestimmten Erkrankungen mit der motorischen Restitution korreliert (Heald et al., 1993). Aus Studien mittels bildgebender Verfahren ergibt sich der Schluss, dass die Integrität der kortikospinalen Bahnen einen wichtigen Vorhersagefaktor für die erreichbare motorische Restitution ist (Ward et al., 2006; Stinear et al., 2007). Ferner hat sich gezeigt, dass bei Aphasiepatienten der Einsatz von Gebieten in der rechten Hemisphäre einen positiven Effekt der Aphasietherapie voraussagen lässt (Richter et al., 2008).

4.6.2 Genetische Faktoren

Plastische Restitutionsprozesse werden auf molekularem und auf Zellniveau gesteuert. Die im Zellkern des Neurons befindliche Information enthält demnach die für Funktionsveränderungen des Neurons notwendigen Programme und Instruktionen. In Abb. 4.3 sahen wir bereits, welche umfassenden Veränderungen als Reaktion auf eine periphere Nervenverletzung im Zellkörper eines Neurons vor sich gehen. Ganz ähnlich verläuft der Prozess im ZNS. Neuronen können auf eine andere Funktion umschalten. Phänomene wie Denervationsüberempfindlichkeit und Aussprossung werden vom Zellkern gesteuert.

Daher überrascht es auch nicht, wenn wir angeborene Unterschiede der Restitutionsfähigkeit feststellen. Das Eiweiß Apolipoprotein E spielt eine Rolle beim zerebralen Cholesterintransport. *Teasdale* und Mitarbeiter (2000, 2005) untersuchten an einer großen Gruppe Patienten mit einer traumatischen Hirnschädigung den Einfluss des für die Apolipoprotein-E-Synthese verantwortlichen Gens ApoE-ε-4; sie befragten ihre Probanden mittels Fragelisten und Bewertungsskalen zu ihrem körperlichen, kognitiven, emotionalen und sozialen Funktionieren. Vor allem junge Patienten ohne ApoE-ε-4 funktionierten ein Jahr nach Abschluss ihrer Rehabilitation signifikant besser.

Raymont und Mitarbeiter (2008) untersuchten den mentalen Verfall von Kriegsveteranen, die 30 Jahren zuvor in Vietnam eine traumatische Schussverletzung des Gehirn erlitten. Es zeigte sich, dass eine Schussverletzung die Wahrscheinlichkeit auf eine mentale Leistungsminderung erheblich vergrößerte. Denjenigen mit einem höheren Intelligenzquotienten (ermittelt vor dem Hirntrauma) ging es jedoch besser. Offenbar haben intelligente Soldaten eine größere neurale Reserve. Auch hier wurde gezeigt, dass bestimmte genetische Faktoren je nachdem einen positiven oder negativen Einfluss hatten.

Stein und Mitarbeiter (1999) weisen in diesem Zusammenhang auf einen Geschlechterunterschied hin. Bei Männern tritt nach einer Hirnläsion im Allgemeinen eine stärkere Ödembildung auf als bei Frauen. Tierexperimentelle Untersuchungen zeigen, dass das Hormon Progesteron einen günstigen Einfluss auf die Wiederherstellung hat (Gibson et al., 2008, 2011). An weiblichen Ratten konnte nachgewiesen werden, dass die Erholung nach Schädel-Hirn-Trauma unter dem Einfluss des Menstruationszyklus steht. *Stein* und Mitarbeiter machen deutlich, dass in den wissenschaftlichen Arbeiten bislang geschlechtsbedingte Restitutionsfaktoren nach Hirnschädigung außer Acht gelassen wurden.

Auch in der Schmerzforschung wurden inzwischen geschlechtsspezifische Unterschiede entdeckt. So gelang beispielsweise die Züchtung von Mäusestämmen mit einer starken Veranlagung für bestimmte neuropathische Schmerzen und für die Empfindlichkeit gegenüber Akupunktur (van Cranenburgh, 2014).

4.6.3 Läsionsbedingte Faktoren

Hier sind mindestens drei Aspekte von Bedeutung:

Entstehungsgeschwindigkeit der Läsion

Stärker als alle anderen Faktoren bestimmt die Entstehungsgeschwindigkeit der Läsion („momentum of the lesion") das Ausmaß einer Funktionsstörung. Langsam zunehmende oder nacheinander entstehende kleine Läsionen geben dem Gehirn mehr Gelegenheit, sich „plastisch zu wehren" (Desmurget et al., 2007). In diesem Sinn gibt es einen Unterschied zwischen multipler Sklerose und Schlaganfall. Bei MS entstehen viele kleine Läsionen in einer längeren Zeitperiode. Theoretisch kann das symptomlos bleiben. Im Fall eines Schlaganfalls gibt es eine große Läsion zu einem bestimmten Zeitpunkt. Das führt meistens zu Symptomen. Man denke auch an die Folgen eines schweren Hexenschusses, der jede Aktivität lahmlegt, gegenüber dem relativ ungestörten und angepassten Funktionieren einer Person, die ab und zu ein bisschen Rückenschmerzen hat.

Ausmaß der Läsion

Je mehr Hirngewebe zerstört wurde, umso schwieriger verläuft die neurale Reorganisation. Benachbarte Gebiete, Regionen der anderen Hemisphäre, doch auch andere Funktionssysteme können den Restitutionsprozess unterstützen, aber natürlich nur, sofern sie unbeschädigt sind.

Lokalisation der Läsion

Sie kann auf zweierlei Art von Bedeutung sein:

- **Neuroanatomisch:** Eine Läsion in der Tiefe der Capsula interna zerstört viel mehr Fasern als eine gleich große Läsion in der Hirnrinde. Eine kleine Läsion an einer anatomisch ungünstigen Stelle kann zu verheerenden Funktionsausfällen führen (siehe z. B. Wenzelburger et al., 2005).
- **Funktionell:** Bestimmte Systeme betreffen wichtige Funktionen wie das Gedächtnis oder die Motivation. Eine Schädigung dieser Systeme erzeugt zusätzliche Nachteile, die allerdings manchmal einigermaßen beeinflussbar sind (z. B. Kap. 4.7.3)

4.6.4 Alter

Die Bedeutung des Lebensalters für die Prognose ist mehrschichtig (Anderson, 2010; s. a. Kap. 3, „Entwicklung"). Wir haben schon betont (Kap. 3.2.1), dass höheres Alter nicht eo ipso ein Nachteil ist. Rein statistisch ist es aber immer noch so, dass viele Erkrankungen erst im höheren Alter auftreten und diese die Restitution nachteilig beeinflussen könnten. Eine schmerzhafte Arthrose ist beispielsweise sehr nachteilig für Übungstherapien, und eine Herzinsuffizienz mit Schwindel erschwert die Mobilisierung. Daneben kann eine Rolle spielen, dass ältere Menschen öfter sozial isoliert sind und dadurch eine angemessene Unterstützung vermissen.

4.6.5 Neurale Reserve

Jede Person hat im Laufe ihres Lebens in Hobby und Beruf bestimmte Erfahrungen gesammelt. Fertigkeiten, die in jungen Jahren erlernt und immer wieder angewendet wurden, haben sich tief eingeprägt und erholen sich schnell wieder. Erst kürzlich erlernte Fertigkeiten sind erheblich vulnerabler. Es wird immer deutlicher, dass Erfahrung und Lebensstile eine wichtige Rolle spielen: Bewegungserfahrung (Sport, Musik), Mehrsprachigkeit, Ausbildungsniveau und stimulierende Berufe haben offenbar einen günstigen Einfluss auf das Funktionieren und auf die erreichbare Wiederherstellung (Murray et al., 2011).

Wer die Vorgeschichte seines Patienten kennt, der kann eher aus dem Angebot der zahlreichen Übungen die richtige auswählen. Für einen Bergbewohner gehört die Beherrschung des Skifahrens zur motorischen Grundausstattung, für den Flachlandbewohner ist das Skifahren meist eine später erworbene Freizeitfertigkeit. Daher ist es logisch, dass die Kontrolle des Gleichgewichts und der Muskulatur im Gehirn des Bergbewohners anders im Gehirn verankert ist. Die feine Fingermotorik eines Pianisten, der seit seinem sechsten Lebensjahr Piano spielt, erholt sich nach einem Schlaganfall mit 65 Jahren besser als bei einem durchschnittlichen Schlaganfallpatienten. Die solide Verwurzelung der feinen Fingermotorik kann sich der Therapeut zunutze machen.

Der Begriff neurale Reserve ist nicht mehr spekulativ, sondern eine durch Forschung gestützte Tatsache.

4.6.6 Persönlichkeit

Unabhängig davon, was Persönlichkeit genau ist (schwierig zu definieren!), zählen dazu sicher die sog. Charaktereigenschaften. Es gibt introvertierte und extravertierte, optimistische und pessimistische Menschen. Manche geben schnell auf, sehen kein Perspektive und wollen nicht mehr üben. Andere sind positiv eingestellt, fröhlich (manchmal sogar, wenn das grundlos ist) und motiviert zu üben. Eine gewisse Ausdauer und eine positive Lebenseinstellung erweisen sich immer wieder als wichtige Einflussfaktoren, auf die teilweise Einfluss genommen werden kann (siehe unten).

4.6.7 Umgebungsfaktoren

Umgebungsfaktoren können eine wichtige Rolle spielen. Leider sind viele dieser Faktoren, wie beispielsweise das Wetter, die Wesenszüge einer Volkszugehörigkeit oder das Vorhandensein eines (eventuell alkoholabhängigen) Lebenspartners, kaum im erwünschten Maße zu beeinflussen (siehe aber das Konzept des „therapeutischen Milieus“ in den Abschnitten 4.4.4 und 9.6).

4.7 Stimulieren von Restitution durch Therapie und Intervention

4.7.1 Vorbemerkungen

Es gibt eine Vielzahl von therapeutischen Methoden. Wegen fehlender Studien ist die jeweils beste Methode jedoch meist nicht bekannt. Es gibt einfach noch zu wenig Forschung auf diesem Gebiet und es werden leider viel zu oft Erfolge reklamiert, für die jeder wissenschaftliche Beweis fehlt. „Aims soon become claims“, sagt *Taylor* (1980) in seinem Werk *Medicine Out of Control.* Ersatzweise spielen Tradition, Glaube (und mitunter auch einfach „Gehorsamkeit“) oft eine übergeordnete Rolle.

Streng genommen müsste jede Therapiemethode zumindest zwei Bedingungen genügen:

- Die **günstigen Effekte** müssen durch belastbare, evidenzbasierte Studien nachgewiesen werden. Solche Studien sind jetzt in vollem Gang (vgl. hierzu die niederländische Leitlinie *Revalidatie na een beroerte* [2001] und die Übersichtsartikel von *Cicerone* et al. (2000, 2005, 2011) über kognitive Rehabilitation.
- Der Methode muss ein **plausibles biologisches oder lerntheoretisches Konzept** zugrunde liegen (z. B. Einfluss auf plastische Reorganisation, Anwendung klassischer oder operanter Konditionierung, Einsatz von Spiegelneuronensystem bei Imitationslernen).

Obwohl man in der medizinischen Welt oft fokussiert ist auf invasive Interventionen und pharmakologische Beeinflussung, ist es wichtig, immer vor Augen zu halten:

Üben und Lernen sind die vorrangigen natürlichen und stärksten Faktoren, um plastische Reorganisation zu bewirken (Knecht, 2004).

Doch es ist nicht davon auszugehen, dass zur Wiederherstellung nach Hirnschädigung ein einzelner Eingriff oder Faktor entscheidend ist. Man hat es immer mit einer Kombination von Faktoren zu tun.

Ein Beispiel:

Ein sachverständiger und empathischer Therapeut arbeitet mit einem geduldigen, positiv eingestellten Patienten in einer stressfreien, stimulierenden Umgebung. In einer solchen therapeutischen Situation (siehe auch Kap. 9 und Abb. 9.1) ist es schwierig zu sagen, welcher Faktor am stärksten zur Wiederherstellung beiträgt. Untersuchungen zum Placeboeffekt (Benedetti, 2009) untermauern die Annahme, dass alle diese Faktoren stets eine Rolle spielen. Eine theoretisch nützliche Übung kann sinnlos werden, wenn der Patient nicht motiviert und unwillig ist, wenn es nicht „klickt“ zwischen Patient und Therapeut oder wenn die Umgebung zu wenig Anreize bietet. *Prigatano* (1999) betont die Bedeutung einer guten therapeutischen Beziehung.

Ein besonders wichtiger Faktor in diesem Bereich ist die Unterstützung von Familie und Bekannten, die Verständnis zeigen sollen. Ein Partner, der immer sagt: „Selber schuld, hättest du eben nicht so viel trinken sollen!“, ist natürlich nicht motivierend. Die Familie muss verstehen, dass die Aphasie des Großvaters nicht gleichbedeutend mit Demenz ist. Hier ist viel Aufklärung und Information vonnöten. Leider kommt das in der Praxis oft zu kurz. Aus Fragen, die mir gestellt wurden durch Patienten und Partner, u. a. während meiner Vorlesungen vor dem Patientenverein „Cerebraal", ist mir deutlich geworden, dass es auf Seiten von Patienten und Familien oft an Kenntnissen und Einsicht mangelt. Diese Tatsache ist kein Ruhmesblatt unseres Gesundheitswesens!

Im Jahr 2011 erschien in dem hochangesehenen Zeitschrift *Brain* ein Übersichtsartikel mit dem Titel: *„Harnessing neuroplasticity for clinical applications"*. Der Artikel ist ein Bericht über eine wissenschaftliche Sitzung von 27 Wissenschaftlern, bei der intensiv über die Möglichkeiten und klinische Anwendungen diskutiert wurde, um Plastizität zu fördern. Auffallend war die Vielfalt der Ansätze: von tiefer Hirnstimulation über Pharmaka bis zu körperlichen Übungen und kognitivem Training. Zu Recht wird die große Herausforderung betont, die darin bestehe, jedem Patienten die individuell am besten angemessene therapeutische Methode zukommen zu lassen, also gewissermaßen Maßarbeit. Die nachfolgenden Ausführungen basieren teilweise auf Informationen aus diesem Artikel.

4.7.2 Pathologisch-anatomische Faktoren

In der akuten Phase eines CVI können je nach Sachlage verschiedene Faktoren günstig beeinflusst werden:

- Wegen des erhöhten intrakraniellen Drucks kann ein Hirnödem im Bereich einer Läsion lebensbedrohend sein. Zur Behandlung des Ödems gibt man **hypertonische Salzlösung** oder eröffnet den Schädel zur **Dekompression.**
- Die Penumbra ist das Risikogebiet rund um die Läsion; hier ist die Durchblutung grenzwertig. Darum ist die Überwachung des **Blutdrucks** wichtig.
- Durch komplizierende Gefäßspasmen kann die Ischämie verstärkt werden. Man versucht also eine **Erweiterung der Gefäße.**
- Mit **Fibrinolytika** kann man versuchen, den Thrombus aufzulösen. **Antikoagulanzien** verhindern die erneute Thrombenbildung.
- Entstehung einer **Kollateralzirkulation.** Man kann versuchen, die Neoangiogenese zu fördern. Es gibt erste Hinweise, dass BDNF *(brain-derived neurotrophic factor)* die Neuformung von Gefäßen stimuliert, doch ist die Anwendung bislang noch experimentellen Studien vorbehalten.

Die genannten Faktoren sind allesamt während der ersten Wochen nach einem Schlaganfall von Bedeutung. Ihre Beeinflussung beschränkt sich im Großen und Ganzen auf die Optimierung der Grundbedingungen, wie z. B. die Einstellung des Blutdrucks und der Blutgerinnung.

Groß angelegte klinische Studien zur Frage, ob die Gabe von Salicylsäure während der Akutphase günstig ist, haben bislang wenig zur Perspektive von CVI-Patienten beitragen können (Wade et al., 1985). Für weitere Informationen verweisen wir auf die Lehrbücher der klinischen Neurologie.

4.7.3 Motivation

Es kann nicht oft genug betont werden, wie entscheidend die Bedeutung von Motivation für den Erfolg ist. Lernen ohne Motivation ist kaum denkbar, auch wenn dieser Aspekt in der medizinische Praxis regelmäßig übersehen wird. Der starke Einfluss psychischer Faktoren auf körperliche Vorgänge ist biologisch klar nachgewiesen. Geradezu klassisch ist der psychische Einfluss auf die Genesung. Zahlreiche psychosomatische „Linien" können wirksam sein: der Sympathikus, das ACTH-Cortison-System und das Immunsystem stehen quasi immer Gewehr bei Fuß. Wir beschrieben schon, dass Stress in jungem Alter die Möglichkeit von Neurogenese im erwachsenen Alter ungünstig beeinflusst (Karten et al., 2005).

Durch eine Hirnläsion können zwar auch Eigenschaften wie die Motivation und der Wille beeinträchtigt werden, jedoch ist auch hier prinzipiell Einflussnahme möglich. Wir erinnern an die oben beschriebenen drei Konstituenten der Motivation.

- **Arousal:** Wachheit, das Bewusstsein und die Aufmerksamkeit sind über Umgebungsfaktoren wie z. B. Musik und Geselligkeit zu beeinflussen. Stress und Überreizung können ungünstig wirken, ebenso zuviele ablenkende Reize in der Übungssituation (andere Patienten, Telefon, Musik usw.). Sedativa und Schlafmittel wirken auf die Faktoren eher negativ, aber es gibt auch Stoffe, die das Arousal fördern können (Weckamine, Koffein). Bekannt ist auch die durch Cortison bedingte verzögerte Wundheilung unter Stress. Cortison hemmt regenerative Prozesse und stellt den Körper auf Aktionen ein. Hierunter haben auch die zentralen Regenerations- und Lernprozesse sicher zu leiden.
- **Emotionen:** Sie lassen sich grundsätzlich beeinflussen. Man kann versuchen, einen ängstlichen Patienten zu beruhigen, einen traurigen Patienten aufzuheitern, eine Übungsaktivität zu wählen, zu der der Patient Lust hat.
- **Kognition:** Patienten mit Hirnschädigung haben oft keine oder wenig Einsicht in ihre eigenen Störungen und Probleme. Wenn der Patient überzeugt ist, dass seine Probleme im Rollstuhl auf einen defekten Rollstuhl zurückzuführen seien, dann ist er logischerweise nicht motiviert, das Rollstuhlfahren zu üben. Man kann dennoch probieren, den Patienten zu motivieren und zu ermutigen, indem man erklärt, warum die Probleme entstehen, was man tut und warum man es tut (siehe „Edukation").

4.7.4 Edukation

Es ist sehr wichtig, dass Patient, Partner und Angehörige gut verstehen, was die Probleme sind. Hirnschädigung kommt zwar häufig vor, aber in der allgemeinen Ausbildung erfährt man über solche Dinge nichts. So kommt es dazu, dass selbst hochintellektuelle Patienten keine Ahnung davon haben, was alles nach einem Schlaganfall in Mitleidenschaft gezogen sein kann, und zu dem Fehlurteil kommen: „Ich bin vorübergehend krank; die Doktoren und Therapeuten werden mich wieder auf Vordermann bringen." Mangelnde Einsicht, z. B. in kognitive Störungen oder Verhaltensänderungen, kann zu Missverständnissen in der Beziehung, am Arbeitsplatz oder während der Therapie führen:

- Klagt der Partner: „Wenn wir Liebe machen, ist er so grob." – Ursache: Der Patient hat Sensibilitätsstörungen im rechten Arm.
- Klagt der Arbeitskollege: „Er vergisst wichtige Sachen; er takelt ab." – Ursache: Der Patient hat Aufmerksamkeitsstörungen, hat Mühe mit Mehrfachaufgaben.
- Klagt der Therapeut: „Das ist wirklich ein unsympathischer Patient, für den diese Therapie nicht sinnvoll ist." – Ursache: Der Patient hat keine Krankheitseinsicht.

Es ist darum zu empfehlen, eine entsprechende Edukation obligat in jedes Rehabilitationsprogramm einzubauen. Das kann geschehen in Kursform, in Gruppen- oder individueller Schulung, mit Hilfe von Broschüren, Büchern, Bildern oder Videomaterial. Ein brauchbares Büchlein wäre *Leben nach Hirnschädigung* (van Cranenburgh und Brügger, 2012).

Edukation ist auch sehr wichtig für das Personal. Die zunehmende Sparmaßnahmen führen dazu, dass das Pflege- und Versorgungspersonal immer weniger ausgebildet ist. In vielen medizinischen und paramedizinischen Ausbildungen kommt das Thema Hirnschädigung kaum oder gar nicht zur Sprache.

4.7.5 Stimulation

Viele Therapieformen setzen auf Stimulationsmethoden, z. B. die in Physio- und Ergotherapie verwendeten Fazilitationstechniken. Diese Techniken wirken sich sehr wahrscheinlich auch auf die Neuronen in Rückenmark und Gehirn aus (z. B. zur Aufhebung einer Diaschisis). Manche Patienten bemerken selbst, dass sie mehr Kontrolle haben über ihre Armbewegungen, wenn der Arm massiert oder passiv (von ihnen selbst oder vom Therapeuten) bewegt wird. Diese Stimulationsmethoden sind einfach und effektiv. Aber auch hierfür liegen leider kaum Forschungsergebnisse vor.

In jüngerer Zeit werden günstige Effekte durch TMS (transkranielle Magnetstimulation) gemeldet, z. B. auf die Handfertigkeit bei CVI-Patienten (Hummel et al., 2005; Koganemaru et al., 2010). Das kräftige Magnetfeld beeinflusst die elektrische Aktivität der Neuronen. Eine anhaltente niedrigfrequente Stimulation kann lokal neuronale Aktivität unterdrücken, Salven von hochfrequenter Stimulation exzitieren geradezu. Mittels dieser Technik wäre es darum möglich, bestimmte Hirnareale selektiv zu beeinflussen, z. B. um die geschädigte Hemisphäre zu stimulieren und die gesunde Hemisphäre zu hemmen (Cramer et al., 2011; Cooke und Bliss, 2006). Die meisten Autoren betonen jedoch, dass TMS nur effektiv ist, wenn man sie kombiniert mit der gängigen Physio- und Ergotherapie einsetzt. TMS ist eine äußerst unnatürliche Art der Reizung und wir verstehen kaum, was wir damit im Gehirn anrichten – genügend Grund, damit zurückhaltend umzugehen.

Auch die elektrische Stimulation von tiefen Hirngebieten wird versucht. Gelegentlich kann sich das günstig auswirken bei der Parkinson-Krankheit (Tremor), bei Psychosen (Halluzinationen) und bei anderen psychiatrisch-psychologischen Zuständen (Obsessionen, Depression). Im Fall von CVI scheint diese Technik nicht sinnvoll.

Im Bereich der Neurorehabilitation hat Stimulation über die normalen Sinneswege (Hören, Sehen und Fühlen) weitgehend den Vorzug. In Kap. 9 gehen wir tiefer auf Stimulation ein.

4.7.6 Übung und Lernen

In der heutigen Praxis der Neurorehabilitation werden viele therapeutische Methoden und Strategien gebraucht. Zum Glück kommt die hierzu erforderliche Forschung über den Einfluss von Therapie auf die neurale Reorganisation endlich in Gang. Angesichts der großen Diversität der therapeutischen Methoden und Prinzipien sind diese Untersuchungen allerdings noch immer ziemlich beschränkt und betreffen vor allem Therapien, die auf die Motorik abzielen.

Der Schwerpunkt der Therapie liegt auf Übungen. Wenn unser Ausgangpunkt ist, dass Wiederherstellungsprozesse auf Lernprinzipien beruhen, dann ist Üben wichtig, gemäß dem Motto: Lernen am Erfolg (engl. *learning by doing*). Darum ist es gut zu wissen, welche Übungen Sinn machen. Die endlose Wiederholung von Ellenbogenflexionen ermüdet den Patienten nur und hilft ihm nicht weiter. Bewegungen zu wiederholen ist also nicht das Gleiche wie Üben!

Die Übung oder Bewegung ist viel effektiver, wenn sie ein **sinnvolles Ziel** oder eine positive Konsequenz hat, z. B. Ergreifen einer Kaffeetasse. Das hat natürlich mit Belohnung zu tun. Wir erinnern uns an das Äffchen von *Jenkins* und *Merzenich* (Abb. 3.12): Es tut sein Bestes, das Gerät auf die richtige Art und Weise zu „bedienen". Wenn es ihm gelingt, gibt das Gerät ein Stückchen Banane. Gerade wenn ein sinnvolles und gewünschtes Ziel vorhanden ist, werden die Reorganisationsprozesse im Gang gesetzt. Plastische Veränderungen werden also gesteuert durch Reinforcement. Es ist darum außerordentlich wichtig zu überwachen, dass die Übungen für den Patienten zielorientiert gestaltet werden.

Auch besteht ein großer Unterschied zwischen **passiver und aktiver Übung.** Passive Bewegungen aktivieren erheblich weniger Hirnanteile als die gleichen Bewegungen, wenn sie aktiv durchgeführt werden. Offenbar wird reafferente Information anders verarbeitet als exafferente (s. Kap. 6) (Stein, 1995; Lotze et al., 2003; Mima et al., 1999):

- *Liepert* und Mitarbeiter (2000) untersuchten an fünfzehn Schlaganfallpatienten die Effekte von Taub-Training (nach Edward Taub; engl. *constraint-induced movement therapy, forced-use therapy*). Mittels TMS kartografierten und verglichen sie die motorische Reorganisation des M. abductor pollicis brevis der gesunden und der erkrankten Seite. Demnach erachten sie den Effekt des Taub-Trainings als bewiesen.
- *Johansen-Berg* und Mitarbeiter (2002) untersuchten den Effekt des Taub-Trainings an sieben Schlaganfallpatienten mittels einer fMRT-kontrollierten Flexions-Extensions-Bewegung. Auch sie kommen zu dem Schluss, dass eine erfolgreiche Therapie immer mit einer neuralen Reorganisation einhergeht.
- *Mudie* und *Matyas* (2000) fanden bei zwölf Schlaganfallpatienten Hinweise dafür, dass durch das Einüben von bilateralen Reich- und Greifbewegungen Regionen der jeweils anderen Hemisphäre aktiviert werden.

Dies sind nur drei Beispiele von vielen, die zeigen, dass Therapie und Training den Prozess der neuralen Reorganisation beeinflussen können – eine wichtige Begründung für Physio-, Logo- und Ergotherapie. Es ist zu erwarten, dass wir auch im Rahmen der Restitution von kognitiven und Verhaltensstörungen auf ähnliche Reorganisationsvorgänge stoßen werden.

Schließlich sollten Übungen auch zu Hause durchgeführt werden können. Übungen, die beispielsweise wegen spezieller Apparaturen (z. B. Robot-Armtrainer) oder besonderer Materialien (z. B. neuropsychologische Übungen) nur beim Therapeuten möglich sind, mögen zeitweilig Sinn haben, müssen aber so rasch wie möglich durch ökologisch valide Übungen ersetzt werden, also Übungen, die auch unter Alltagsbedingungen ausgeführt werden können.

4.7.7 Umgebungsfaktoren

Hier interessieren die Fragen: Ist der Patient in der richtigen Klinik? Bietet die Umgebung genügend Herausforderungen? Eine Person mit schwerwiegenden Verhaltensstörungen wird in einem Pflegeheim anders behandelt werden als in einem Reha-Zentrum oder in einer psychiatrischen Einrichtung. Sollte der Patient vielleicht die Wohnung oder die Wohnform wechseln? Wissen die Angehörigen Bescheid? Ist weitergehende Aufklärung notwendig? Sollte die Familie stärker in die Therapie eingebunden werden? Veränderung der Umgebung kann manchmal einen dramatischen Effekt haben, z. B leistet ein CVI-Patient beim Gehtraining im Übungsraum des Physiotherapeuten sehr wenig; an einem schönen Tag entscheidet sich der Therapeut jedoch dazu, mit dem Patienten in den Park zu gehen, und siehe da: das Gehen geht jetzt viel besser! In Kap. 4.4.4 besprachen wir schon das Konzept des „therapeutischen Milieus".

4.7.8 Pharmaka

Pharmaka und chemische Stoffe, die möglicherweise die Restitution fördern, sind bisher vor allem im Tierexperiment untersucht worden. Für bestimmte Stoffe wurde ein positiver Effekt auf die Wiederherstellung nachgewiesen, z. B. Inosin (Smith et al., 2007), Progesteron (Gibson et al., 2011), NGF (Nerve Growth Factor, siehe Kap. 3), Erythropoietin („EPO", Reitmeir et al., 2011; Siren et al., 2006), Chondroitin-Hemmstoffe (Galtrey et al., 2007; Soleman et al., 2012). Die Mehrzahl dieser Stoffe hat seine Wirkung durch einen Einfluss auf die Aussprossung und/ oder Empfindlichkeit der Synapsen.

Außerdem gibt es natürlich Medikamente, die einen günstigen Effekt haben können auf bestimmte Grundbedingungen für Erholung, z. B. die Verbesserung des Hirnkreislaufs (Vasodilatatoren), die Zunahme des Arousals (Weckamine, Koffein) und die Verfügbarkeit von Transmittern (Acetylcholinesterasehemmer).

Trotz all dieser Untersuchungen bleibt die Rolle von Medikamenten in der Neurorehabilitation sehr eingeschränkt. Medikamente können eine Nebenrolle spielen, vor allem in der akuten Phase (z. B. Auswirkung auf Ödeme und biochemische Prozesse in der Penumbra) oder zur Verbesserung des Allgemeinzustands (Bluthochdruck, Diabetes).

Man muss sich bewusst sein, dass viele Medikamente einen ungünstigen Effekt auf die Neurorehabilitation und Wiederherstellung haben (z. B. Sedativa, Psychopharmaka, Antiepileptika).

Bei *Arnsten* und *Smith* (1999) findet sich eine Übersicht der brauchbaren Medikationen.

4.7.9 Transplantation von Stammzellen

Wie zu erwarten ist, hat die Möglichkeit der Stammzelltransplantation in den Medien hohe Aufmerksamkeit bekommen. Wie in anderen Fällen auch hat diese Therapieform mit ihren eindrucksvollen invasiven Eingriffen eine große Chance, andere Therapieoptionen in den Hintergrund zu drängen. Doch obwohl heute schon in erheblichem Maße sowohl fundamentale als auch angewandte Forschung in diese Richtung unternommen wird, gibt es bislang wenige Hinweise, dass die Transplantation von Stammzellen oder Hirngewebe etwas Nützliches liefert. Manche Untersucher sind nichtsdestoweniger optimistisch und sagen einen therapeutischen Durchbruch voraus, z. B. im Fall der Huntington-Krankheit (Peschanski et al., 2004).

Eine weiter gehende Beschreibung der zahlreichen Behandlungsprinzipien und -methoden geben wir in Kap. 9.

Die traditionelle Auffassung „Einmal Läsion, immer gestört" ist endgültig dementiert. Es gibt eine deutliche Evidenz für verschiedene Restitutionsmechanismen. Inzwischen wurden sowohl schnelle wie auch langsame Formen neuraler Reorganisation nachgewiesen. Fast immer sind Kompensationsmechanismen mit im Spiel. Am wenigsten untersucht ist die Rolle der Aufhebung der Diaschisis (neurale Reaktivierung): Eine intensive Erforschung wäre wegen der umfassenden therapeutischen Konsequenzen sicher angezeigt. In den letzten Jahren sind viele und unterschiedliche Faktoren nachgewiesen worden, die einen Einfluss haben auf die Restitution nach Hirnschaden. Neue Forschungsdaten suggerieren eine gezielte Beeinflussung von neuralen Reorganisationsprozessen. Kenntnisse über Plastizität und therapeutische Praxis nähern sich einander an.

Lerntheoretische Basis

Kapitel 5

Lernen und Gedächtnis

Rehabilitation nach Hirnschädigung kann man als Lernprozess betrachten. Darum ist die Kenntnis der verschiedenen Lern- und Gedächtnismodelle für den Behandler unabdingbar. Für einen sicheren Transfer vom Rollstuhl zum Bett muss der Patient sich therapeutische Instruktionen einprägen. Wir erhöhen die Einprägewahrscheinlichkeit, indem wir den richtigen Zugangsweg wählen, die Aufmerksamkeit und Wachsamkeit des Patienten fordern, sein Interesse wecken, seine Krankheitseinsicht verbessern und für konsistente Informationen der verschiedenen Behandler sorgen.

Die Prinzipien des operanten Konditionierens schließen sich den Methoden der Physio-, Logo- und Ergotherapie oft nahtlos an. Bei jeder Übung kann man ein sinnvolles Ziel, also ein Element von „intrinsischem Reinforcement" (positive Verstärkung), einbringen.
Lernen am Erfolg oder Aus-Fehlern-Lernen sind bei Patienten mit Hirnschädigung jedoch nicht immer zielführend. Gelegentlich sind Techniken des fehlerfreien Lernens effektiver. Auch verbale Instruktion und Feedback wirken nicht immer; manchmal erreicht man mehr mit Demonstration und Imitation. Die meisten Lernprozesse enden mit dem Erwerb von Bewegungsautomatismen oder Routinehandlungen. Am Ende wird das Erlernte selbstverständlich, fließend und gezielt umgesetzt.

5.1 Was ist Gedächtnis?

Bisher haben wir die verschiedenen **Niveaus und Formen** von Plastizität besprochen: die biologische Basis des Gedächtnisses und des Lernens (s. Kap. 3). In diesem Kapitel liegt der Akzent auf **Gedächtnis und Lernen** selbst, insbesondere im Rahmen der Konsequenzen für die Rehabilitation. Das Thema beschäftigt uns auch später im Buch beim Gedächtnistraining (s. Kap. 10). Wie im Gehirn ist auch in diesem Buch Gedächtnis überall.

Gedächtnis ist keine eindeutige Funktion, keine umschriebene Einheit, sondern eine Entität mit vielen Aspekten und Facetten. Plastizität ist zwar die biologische Basis, nicht aber die **Ursache** von Gedächtnis, so wie ein Fernsehapparat auch nicht die Ursache des Fernsehprogramms und ein Computer nicht die Ursache eines geschriebenen Textes sind. Fernseher und Computer sind die physikalischen Medien, die die Weitergabe von Programmen und Nachrichten ermöglichen. Für das Ergebnis sind jedoch beide Elemente, Medium und Information, gleich wichtig. Das eine ist ohne das andere bedeutungslos. Ausgezeichnete und gut illustrierte Darstellungen von Plastizität und Gedächtnis finden sich bei *Squire* und *Kandel, Memory, from Mind to Molecules* (2001), und *Baddeley, Your Memory; a user's Guide* (2004), neben vielen anderen Büchern und Übersichten auf unterschiedlichem Niveau (z. B. Cohen, 1989; Fuster, 1995; Markowitsch, 2001; Wolters und Murre, 2001).

Die neuronale Basis des Gedächtnisses liegt in den verschiedenen Formen der Plastizität, die wir im dritten Kapitel besprochen haben (Langzeitpotenzierung [LTP], Langzeitdeprimierung [LTD], Synapsen, Aussprossungen, genetische Informationen usw.). Verschiedene Hirngebiete tragen zur Gedächtnisleistung bei, deren wichtigste mit ihren Aufgaben sind (Abb. 5.1):

- **Hippocampus:** Einprägung, Übergang vom Kurzzeit- zum Langzeitgedächtnis (Markowitsch und Borsutsky, 2003),
- **Amygdala:** Konditionierung unter Einfluss von Emotionen (z. B. Angst),
- **Corpus striatum:** prozedurales Lernen, motorische Fertigkeiten (Schultz et al., 2003; Gold, 2003),
- **Cerebellum:** Erlernen neuer kognitiver und motorischer Fertigkeiten, klassische Konditionierung,
- **Cortex:** modalitätsgebundenes Gedächtnis (sensorische Rindengebiete), Organisation, Ordnung, Strategie (frontale Rinde), Langzeitgedächtnis (weitverzweigte kortikale Netze) (Fries et al., 2003; Fuster, 1995 und 1997); die Rolle des Lobus frontalis ist noch nicht abschließend geklärt (siehe mehrere Artikel von Fletcher et al., 1997, 1998, 1999 und 2001).

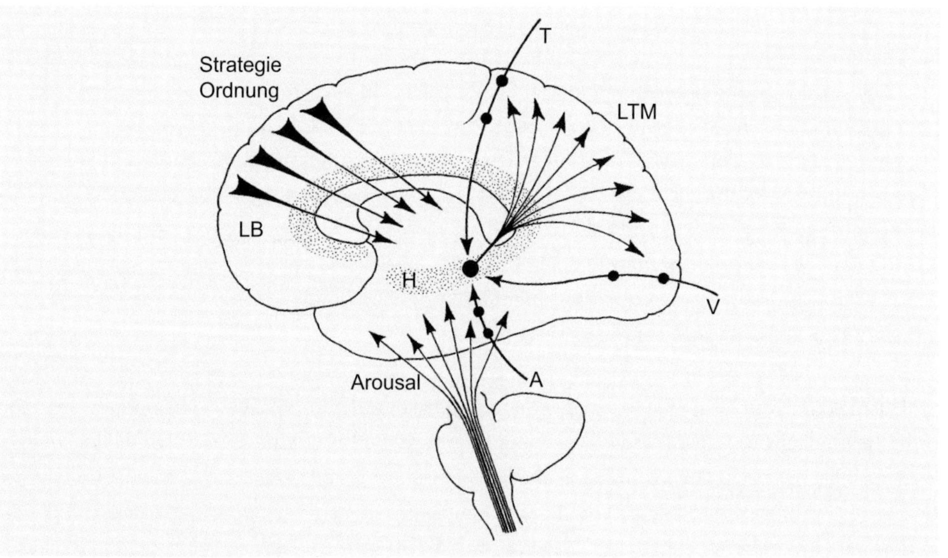

Abb. 5.1 Neurale Gedächtnissysteme
A, V, T: akustische, visuelle und taktile Rindengebiete für das sensorische Ultrakurzzeitgedächtnis (modalitätsgebunden);
H: Hippocampus für das Kurzzeitgedächtnis; LB: Lobus frontalis;
LTM: Langzeitgedächtnis, diffus über die Hirnrinde verteilt. Arousal (Wachheit) und Aufmerksamkeit sind Voraussetzungen für das Einprägen.
Der Frontallappen ist für die Strategie und Ordnung des Gedächtnisses von Bedeutung.
NB: auch Kleinhirn und Basalganglien sind am (motorischen, prozeduralen) Gedächtnis beteiligt (in dieser Abbildung nicht angegeben).

Das Gedächtnis ist also nicht an einer einzigen Stelle lokalisiert, sondern hängt zusammen mit vielen miteinander verknüpften Stationen. Darum ist es nicht verwunderlich, dass der Typ einer Gedächtnisstörung oder eines Lernproblems vom Ort der Läsion abhängig ist und dass jeder Patient immer noch Restmöglichkeiten in Hinblick auf Gedächtnis und Lernen besitzt.

Es ist jetzt die Herausforderung, aus der großen Variablität der möglichen Hirnschädigungen und der individuellen Ressourcen in jedem Einzelfall die angemessene Therapie bzw. Lernstrategie zu finden.

Aus funktioneller Sicht bestehen mehrere Modalitäten und Einteilungen des Gedächtnisses, die sich gegenseitig nicht ausschließen. Im Folgenden beschreiben wir eine viel gebrauchte Einteilung des Gedächtnisses, die auch praktische Konsequenzen für die Rehabilitation hat.

5.1.1 Deklaratives und prozedurales Gedächtnis

Abb. 5.2 gibt diese vielfach verwendete (aber nicht umfassende) Einteilung wieder.

Unter dem **deklarativen Gedächtnis** verstehen wir das Gedächtnis, worüber wir bewusst berichten können, deswegen wird es auch als **explizit** bezeichnet. Dabei geht es einerseits um die persönlich erlebten, einzigartigen Ereignisse und Erfahrungen **(episodisches Gedächtnis)** und anderseits um Faktenwissen und Kenntnisse **(semantisches Gedächtnis).**

Als **Amnesie** werden in der Praxis meist Störungen des deklarativen und insbesondere des episodischen Gedächtnisses bezeichnet. Der Patient vergisst Ereignisse, besitzt aber häufig noch ein ausreichendes Faktenwissen. Schlussendlich kann aber, z. B. im letzten Stadium einer Demenz, auch das semantische Gedächtnis verloren gehen.

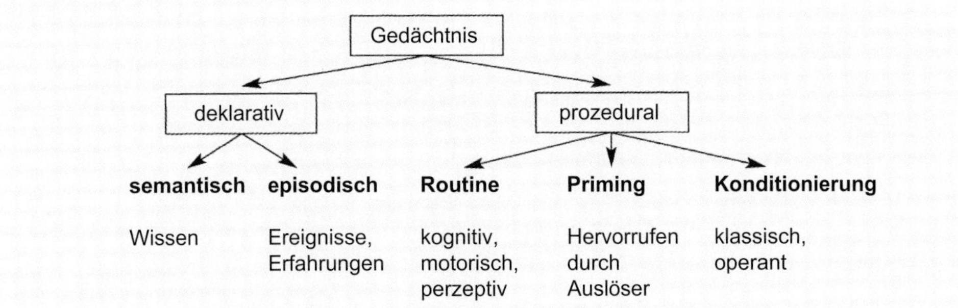

Abb. 5.2 Einteilung des Gedächtnisses (Erläuterungen im Text)

Das deklarativen Gedächtnis hat eine retrospektive und prospektive Komponente. Das episodische Gedächtnis wirkt **retrospektiv**: man kann sich erinnern an Ereignisse aus der Vergangenheit. Das **prospektive Gedächtnis** hat mit der Zukunft zu tun, also der Fähigkeit, Termine, Verabredungen, Zeitpunkte für Medikamenteneinnahme, Ferientermine etc. zu behalten. Das prospektive Gedächtnis ist für ein selbstständiges Überleben im Alltag unverzichtbar. Darum ist es merkwürdig, dass das prospektive Gedächtnis so wenig Aufmerksamkeit bekommt in wissenschaftlichen Abhandlungen. Man findet es auch selten in Einteilungsschemata wie z. B. Abb. 5.2. Vielleicht hat das auch zu tun mit der Tatsache, dass das prospektive Gedächtnis zu einer Routine werden kann. Dann würde es eher zum prozeduralen Gedächtnis gehören.

Zum **prozeduralen Gedächtnis** gehören zahlreiche motorische, perzeptive und kognitive Alltagsfertigkeiten wie das Sich-Ankleiden, das Verschließen einer Tür oder das Erkennen von Personen und Gebäuden, das Auffinden eines Weges, das Prüfen einer Kassenbons – also sich häufig wiederholende Situationen im Gegensatz zu den einmaligen Ereignissen des episodischen Gedächtnisses. Das prozedurale Gedächtnis ist beharrlich und bleibt auch bei Demenz am längsten intakt. Weil es fast automatisch funktioniert, spricht man vom **impliziten Gedächtnis**. Beim prozeduralen Gedächtnis unterscheidet man im Allgemeinen folgende Kategorien:

- Fertigkeiten, Routinehandlungen
  - kognitiv, z. B. multiplizieren können,
  - Routinehandlungen und deren Erlernen, z. B. Kaffeemachen.
  - perzeptiv: lernen, Personen zu erkennen und zu unterscheiden, Blumen, Vögel, Verkehrsschilder oder Klänge usw. zu differenzieren
- Priming-Effekt (bahnende Aktivierung): Bereits früher angebotenes Material wird (unbewusst) schneller und leichter wiedererkannt. Bereits nach der ersten Wahrnehmung treten Wiedererkennung und Reaktion schneller auf. Zur Orientierung in der Natur ist es beispielsweise sehr hilfreich, wenn man eine bereits früher gewählte Route erkennt und sich ohne Zögern für sie entscheiden kann. Auch die Erinnerung an den vollständigen Namen einer Person beim Hören des ersten Buchstabens ist ein Beispiel für Priming.
- Klassische und operante Konditionierung (siehe unten).

Die hier aufgeführte Einteilung wurde auf der Grundlage von praktischen Erfahrungen mit Patienten gewählt, bei denen gestörte neben intakten Aspekten des Gedächtnisses vorhanden waren. Man spricht von **doppelter Dissoziation,** wenn ein Patient eine Aufgabe X bewältigt, bei einer Aufgabe Y jedoch scheitert, während bei anderen Patienten die Verhältnisse genau umgekehrt sind.

- Ein Patient mit einer **Amnesie** vergisst bestimmte Ereignisse (beispielsweise Erlebnisse während eines Busausflugs), viele Routinehandlungen sind jedoch ungestört (beispielsweise Sich-Ankleiden, Bezahlen, den Koffer packen).

- Ein Patient mit einer **Apraxie** zeigt genau das Gegenteil: Er hat bestimmte Routinehandlungen verloren (beispielsweise den Mantel anziehen, einen Reißverschluss schließen), erinnert sich aber genau, was alles während des Busausflugs geschehen ist (eine Apraxie ist aufzufassen als eine Störung des motorischen Gedächtnisses).

In besonders schweren Fällen von Amnesie sagt der Patient alle fünf Minuten das Gleiche, so dass man auf die Idee kommen könnte, eine Therapie oder ein Training seien hier sinnlos, weil ohnehin alles vergessen würde. Aber das braucht gar nicht wahr zu sein: das prozedurale Gedächtnis kann teilweise durchaus intakt sein.

Darum ist es in der Praxis immer wichtig, sorgfältig zu ermitteln, welche Funktionen noch intakt sind und welche nicht.

Dieses Wissen kann man sich dann bewusst zunutze machen, z. B. bei einem ADL-Training, Computertraining oder beim Einüben des richtigen Weges usw.

Beim **expliziten Lernen** ist der Patient sich seines Tuns und seiner Fehler bewusst. Beim **impliziten Lernen** sind Automatismen im Spiel; man weiß zwar, **dass** man etwas tut, ohne zu reflektieren, **wie** man es tut. Manchmal ist es die bessere Strategie, sich für ein implizites Lernen zu entscheiden, zum Beispiel:

- wenn man einem Kind das Radfahren beibringen will, sind Erklärungen oft kontraproduktiv;
- das Lernen von Tanzschrittmustern durch Imitieren des Tanzlehrers;
- wenn man einem Schlaganfallpatienten das Gehen wieder beibringen will, würde eine detaillierte Instruktion über Gewichtsverteilung oder Abrollen des Fußes eher verwirren, manchmal wäre es dann besser, einfach mit Gehübungen zu beginnen;

Nicht selten ist es **un**möglich, einem Patienten mit schwer gestörter Krankheitseinsicht sein Problem zu verdeutlichen. Trotz schlüssiger, expliziter Erklärungen wird er sich unter Umständen unbedacht oder sogar selbstgefährdend verhalten und sich beispielsweise aus dem Rollstuhl erheben mit der Gefahr zu stürzen. In solchen Fällen kommt man also mit explizitem Lernen nicht weiter, sondern man sollte versuchen im Sinne des **prozeduralen Lernens,** durch häufiges Wiederholen ein festes Muster einzuprägen und etwaige Fehler unmittelbar zu unterbinden (Imitationslernen, fehlerfreies Lernen, s. Kap. 5.4.4 und Box 6 und 7 in Kap. 9).

Der Patient kann also lernen, ohne etwas zu verstehen, er lernt sozusagen ohne ausdrückliche Zustimmung, ein letztes Rettungsmittel natürlich, und sicher nicht Mittel der ersten Wahl. Prinzipiell sollte man zunächst immer versuchen, den Sinn einer Übung zu erklären. Das Prinzip des fehlerfreien Lernens kommt erst dann in Frage, wenn andere Möglichkeiten ausgeschöpft sind und der Patient sich selbst oder andere in Gefahr bringt.

Bei der Erziehung von Kindern gebraucht man implizit diese Methode: Das Kind lernt rein aus Gehorsamkeit viele Routinehandlungen, ohne sie zu verstehen (z. B Hand vor den Mund halten, wenn man hustet).

5.1.2 Die drei Zeitphasen des Gedächtnisses

Es wird angenommen, dass das Memorieren von Information drei Phasen durchläuft:

- Das **Ultrakurzzeitgedächtnis** (oder **sensorische Gedächtnis**) ist die erste Phase. Sinnesinformation (durch Hören, Sehen, Fühlen usw.) hat sozusagen einen Nachklang (darum auch **echoisches** oder **ikonisches Gedächtnis**). Jedoch verlieren wir die Information nach einigen (7–10) Sekunden.

- Danach erreicht die Information einen Art „Vorportal" des Gedächtnisspeichers: das **Kurzzeitgedächtnis**. Hierin kann die Information für Minuten bis Stunden festgehalten werden. Diese Gedächtnisphase ist verbunden mit dem Hippocampus.
  Der berühmte englische Musiker Clive Wearing vergisst alles, was länger als fünf bis zehn Minuten her ist. Er hatte eine Herpes-simplex-Infektion, wodurch sein Hippocampus dauerhaft geschädigt wurde. Dennoch ist er in seinen musikalischen Leistungen nicht beeinträchtigt – ein Beispiel für Dissoziation.
- Wenn die Information genügend relevant ist und/oder regelmäßig wiederholt wird, findet eine endgültige Speicherung im **Langzeitgedächtnis** (Phase 3) statt. Man spricht auch von **Konsolidierung.** Ist das Gelernte einmal in Langzeitgedächtnis gespeichert, kann man es kaum mehr vergessen: es ist ein Teil von einem selbst geworden (sog. zweite Natur).

Patienten mit Gedächtnisstörung (Amnesie) haben meist vor allem Schwierigkeiten mit dem Übergang vom Kurzzeit- zum Langzeitgedächtnis. Es gelingt ihnen nicht, Informationen länger als fünf bis zehn Minuten zu behalten. Während dieser Phase ist primär der Hippocampus einbezogen, der darum im Prozess der Gedächtnisbildung als empfindlicher Flaschenhals betrachtet wird. Erklärt man einem solchen Patienten, wie er sich aus dem Rollstuhl ins Bett begeben soll, dann hat er das in der Regel nach wenigen Minuten wieder vergessen.

Mit folgenden Methoden lassen sich dann die Übungserfolge verbessern:

- Der Patient soll die Instruktionen alle zehn Sekunden laut wiederholen. Eventuell kann man das Intervall langsam ausdehnen. Es hat sich gezeigt, dass sich dadurch die Speicherung verbessert (engl. *spaced retrieval method*).
- Notieren Sie die Instruktion auf einer Karte, die Sie am Rollstuhl befestigen. Bringen Sie am Bett des Patienten ein Schild mit der Aufschrift „Lesen Sie die Karte" an.
- Geben Sie ein zeitnahes Feedback, beispielsweise während des gemeinsamen Betrachtens einer Videoaufnahme z. B. von einem Transfer (vom Rollstuhl zum Bett). Dauert das Starten der Aufnahme zu lange, dann kann es passieren, dass der Patient die ganze Übung schon wieder vergessen hat, wodurch das Feedback ins Leere geht.
- Wenn diese Maßnahmen nicht den gewünschten Fortschritt bringen, kann man die Prinzipien des fehlerfreien und prozeduralen Lernens anwenden.

In seltenen Fällen kann man sich noch vorhandene Reste des Langzeitgedächtnisses zunutze machen, beispielsweise die Vertrautheit eines früher häufig zurückgelegten Fußwegs, die frühere Technik des Kaffeeaufgießens, die Verwendung eines Gasherds anstelle eines Elektroherds, den Gebrauch einer Schreibmaschine, die Umrechnung in D-Mark.

5.1.3 Modalitätsgebundenes Gedächtnis

Informationen, die dem Gedächtnis zugeführt werden sollen, erreichen uns über verschiedene Sinneskanäle. Ein Schüler sieht die Landkarte, hört die Erklärung des Lehrers, liest einen Text oder fühlt die Bewegung, die der Turnlehrer passiv bei ihm durchführt. Beim Lernen sind die wichtigste Formen von sensorischer Information visueller, akustischer, kinästhetisch-taktiler und verbaler Art.

Bei einem Patienten mit einer Hirnschädigung muss man damit rechnen, dass gestörte und intakte Kanäle nebeneinander bestehen, zum Beispiel:

- Befindet sich die Läsion okzipital, dann hat der Patient Schwierigkeiten, sich an Gesichter zu erinnern, kann aber Namen gut behalten. Die Schwachstelle ist also visueller Provenienz. In diesem Fall wäre das Vormachen einer Handlung (z. B. Anziehen des Jacketts) wahrscheinlich weniger effektiv als eine verbale Instruktion.

- Läsionen der linken Hemisphäre können zu einer Aphasie führen, durch die der Patient verbale Instruktionen oder Feedback nicht gut versteht. In diesem Fall wäre es besser, die Handlung vorzumachen.
- Eine Läsion im linken Gyrus postcentralis kann zu kinästhetischen Störungen im rechten Arm führen. Zum Neuaufbau des Bewegungsgedächtnisses machen passive Bewegungen (z. B. Reich- und Greifbewegungen) jetzt wahrscheinlich nur wenig Sinn. Vielleicht würde eine visuelle Demonstration in diesem Fall mehr Effekt haben.

Bei der Begleitung eines Lernprozesses überlegt man zunächst, welcher Informationskanal am sinnvollsten verwendet werden sollte.

In Sport, Musik und Rehabilitation ist es fast selbstverständlich, dass man verbale Instruktionen und verbales Feedback gibt. Bei diesem üblichen Modus wird jedoch ein starkes Gewicht auf Gehör, Sprachverarbeitung und Kognition gelegt. Wenn diese Funktionen durch Hirnschädigung oder Demenz gestört sind und der gewünschte Erfolg ausbleibt, besteht oft die Neigung, den Patienten als nicht oder nur gering lernfähig einzustufen. Nicht selten stellt sich bei einer anderen Vorgehensweise jedoch heraus, dass der Patient durchaus noch gut lernen kann mittels Demonstration und Imitation, so dass man sich veranlasst sieht, die Etikettierung „nicht lernfähig" zurückzunehmen.

5.1.4 Die drei Verarbeitungsprozesse des Gedächtnisses

Bei dem Gedächtnisvorgang unterscheidet man meistens drei Prozesse: Einprägung (Codierung), Speicherung (Konsolidierung) und Abrufen.

- Zum **Einprägen** von Informationen bieten sich verschiedene Strategien an. So kann man sich eine Wegstrecke einmal visuell anhand einer Zeichnung, aber auch verbal durch inneres Vorsagen („nach der Kirche links abbiegen") einprägen. Die Information wird also **codiert**. Auch ein Wort lässt sich sowohl visuell als Schriftbild oder verbunden mit dem Bild (beim Wort „Baum" stellt man sich einen Baum vor) wie auch akustisch als Klang einprägen. Im Alltag erfolgt die Codierung unterbewusst und wechselhaft. Anders stellt sich die Situation in der Rehabilitation dar. Die Wahl der richtigen Strategie hängt im Einzelfall davon ab, welche Kanäle geschädigt und welche intakt sind (siehe oben). Wenn man also die Behaltensleistung eines Patienten verbessern will, ist die Wahl des angemessenen Codierungsmodus entscheidend.
- In der nächsten Stufe will man dann erreichen, dass die Information auch mehr oder weniger dauerhaft **gespeichert** wird: die sog. **Konsolidierung.** Wie bereits erwähnt sind die Relevanz und die Wiederholung der Information für die Speicherung wichtige Faktoren.
- Schießlich kommt es zum **Abrufen** (engl. *retrieval, recall*) der Information: z. B. soll der Patient mit dem Rollstuhl einen gelernte Route zurücklegen.

Obwohl viel geforscht wurde über die diesen drei Prozessen zugrundeliegenden physiologischen Vorgänge, wissen wir immer noch nicht, wie sie genau funktionieren. Es hat sich auch gezeigt, dass diese drei Prozesse nicht separat funktionieren, aber einander beeinflussen können.

Mit einem Gedächtnistest kontrolliert man, ob der Patient eine zuvor gegebene Information (z. B. ein Datum) nach einer bestimmten Zeitspanne behalten hat. Untersuchungen haben gezeigt, dass man Informationen umso besser behält, wenn man sie öfter abruft (also „gebraucht"). Wahrscheinlich wird durch dieses wiederholte Abrufen von Information die Stimmigkeit der Gedächtnisspur geprüft und gegebenenfalls aktualisiert: danach wird die Information erneut, in verbesserter Form, gespeichert, die sog. **Rekonsolidierung** (Lee, 2009). Wenn ein Patient aus eigener Kraft die richtige Route findet, verbessert das offenbar erheblich das Behalten (Roediger et al., 2010). Abrufen und neu Einprägen haben also einen Einfluss auf den Qualität der Gedächtnisspuren.

Nach einem Hirntrauma findet man im Wesentlichen zwei Formen von Gedächtnisstörung, die jede für sich, aber auch beide kombiniert vorkommen können. Bei der **anterograden Amnesie** ist vor allem die Einprägung neuer Informationen gestört, bei der **retrograden Amnesie** ist das Abrufen alter Informationen blockiert.

Wie dieser Abrufprozess faktisch im Gehirn stattfindet, ist noch immer ein großes Rätsel! Die Unterscheidung beider Amnesieformen ist jedoch für die Praxis wichtig, weil man unterschiedliche Strategien anwenden muss, um die jeweilige Art von Gedächtnisverlust zu bewältigen:

- **Anterograde Amnesie:** Der Patient ist wach und kommuniziert bei einem Besuch gut, hat aber kurze Zeit später alles wieder vergessen oder besser gesagt: Er hat sich nichts eingeprägt. Er beklagt, dass seine Partnerin niemals vorbeikomme, oder wundert sich darüber, dass er noch immer keine Physiotherapie bekommen habe.
  Strategie: Da Ereignisse nicht eingeprägt werden, müssen wichtige Informationen auf andere Weise registriert werden, z. B. in einem Notizbuch, mit einem Diktafon, als Videoaufzeichnung oder als Foto. Besitzt der Patient noch Reste von Einprägungsvermögen, dann kann man auch versuchen, dieses zu optimieren (s. Kap. 5.7, „Beeinflussung von Lernen und Gedächtnis").
- **Retrograde Amnesie:** Der Patient hat einen Problem mit dem Abrufen. Ohne Hilfestellung ist der Patient außerstande, sich an bestimmte Ereignisse oder Erlebnisse wie einen Urlaub oder einen Wohnungswechsel zu erinnern. Die Information scheint blockiert.
  Strategie: Wir suchen dann nach Schlüsselreizen (engl. *clues*) wie Dias, Fotos oder Briefen, oder wir begeben uns an einen früher besuchten Ort. Es ist wie bei einem alten Schrank mit Schubfächern: Die Gedächtnisschubfächer klemmen, und man benötigt Hilfsmittel, um sie wieder zu öffnen (s. Kap. 10.10).

5.2 Bausteine des Gedächtnisses: Habituation und Sensitisierung

Unter Habituation versteht man Gewöhnung oder Abstumpfung – die Reaktion auf einen Reiz wird immer schwächer, bis sie schließlich ganz ausbleibt. Sensitisierung bedeutet „empfindlicher werden" – die Antwort auf einen Reiz verstärkt sich. In beiden Fällen geht es um Veränderungen im Verhältnis zwischen Reiz (Stimulus) und Reizantwort (Response) (man spricht von „Stimulus-Response-Lernen"). Habituation und Sensitisierung sind auf synaptischer Ebene nachgewiesen und können darum als Grundbausteine eines jeden Lernprozesses aufgefasst werden (s. Kap. 3).

Abb. 5.3A illustriert das Prinzip des Stimulus-Response-Lernens. Links sehen wir einen einfachen Reflex, der entweder verstärkt oder abgeschwächt werden kann (siehe z. B. Nashner: Plattformexperimente, Kap. 3). Nützliche Reaktionen werden verstärkt, nutzlose und schädliche Reaktionen abgeschwächt. Dank des plastischen Anpassungsvermögens unserer Reflexe meistern wir die unterschiedlichsten Situationen (Eislaufen, Skifahren, Bergwandern, Gleichgewichthalten in der Straßenbahn, Ruderboot fahren).

Rechts in der Abb. 5.3B sehen wir, dass Lernprozesse im Allgemeinen viel komplexer verlaufen. Infolge Sensitisierung und Habituation öffnen oder schließen sich zahlreiche Bahnen. Verschiedene neuronale Netzwerke werden aktiviert. Am Ende des Lernprozesses haben sich neuartige und einzigartige Muster der Hirnaktivität gebildet.

Weiter oben erwähnten wir bereits, dass der Klang eines Musikinstruments, beispielsweise einer Klarinette, bei einem Musiker andere Hirnaktivitäten auslöst als bei einem musikalisch nicht ausgebildeten Menschen. Außerdem wird der Klarinettist anders auf den Klang der Klarinette reagieren als ein Violinist. Etwas Ähnliches geschieht beim Erlernen des Geigenspielens:

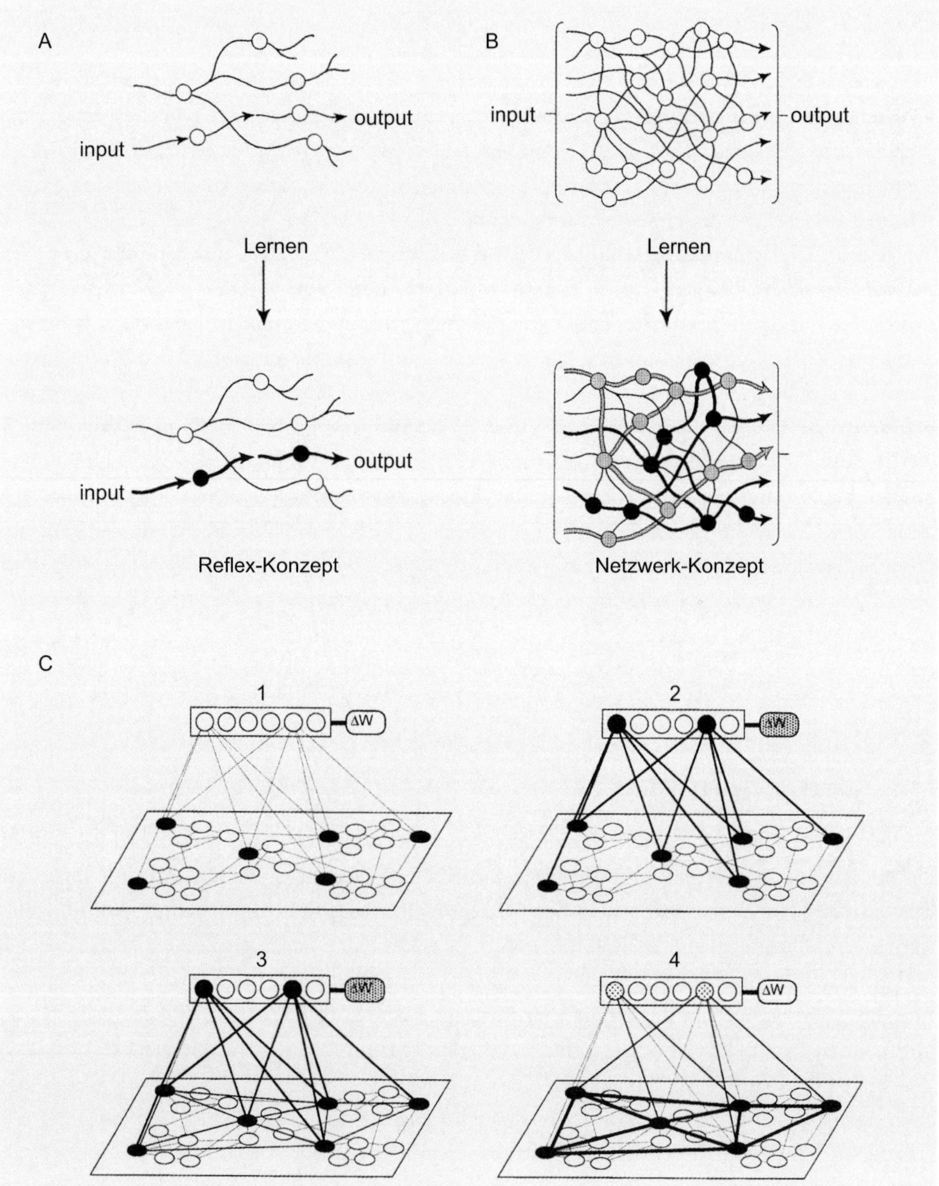

Abb. 5.3 Veränderung von Wegen und Mustern

A. Vereinfachte Vorstellung: Sensitisierung einer Reflexbahn.

B. Durch Erfahrung induzierte Aktivitätsmuster in einem neuronalen Netzwerk. Das schwarze und graue Muster stellen erlernte Funktionen dar.

C. Trace-Link-Modell (Murre et al., 2001); Gedächtnisentwicklung in vier Stadien: siehe Text für Erklärung.

Bestimmte Reaktionen zur Verhinderung von Muskelkrämpfen oder Schmerzen und zur Förderung der Gelenkigkeit müssen unterdrückt werden, während andere Funktionen, beispielsweise die Sensibilität der linken Fingerspitzen und die genaue räumliche Steuerung des rechten Arms, verstärkt werden müssen. Es dürfte klar sein, dass beim Erlernen des Geigenspielens neue Bahnen geöffnet und andere Wege geschlossen werden. Bestimmte Hirnregionen werden aktiviert, andere werden blockiert. Schlussendlich entsteht im Gehirn des Violinisten, wie auch beim Stabhochspringer, Snowboarder und Autofahrer, ein neues spezifisches neurales Aktivitätsmuster: ein neurales Ensemble.

Ähnliche Probleme ergeben sich bei Patienten nach einem Schlaganfall:

- Eine ehemalige Telefonistin reagierte anfänglich heftig auf das Klingeln des Telefons im Schwesternzimmer, beruhigte sich dann aber mehr und mehr (Habituation).
- Ein Hemiplegiker soll ein „spastisches" Gangmuster erlernen. Dazu werden bestimmte Reaktionen unterdrückt (z. B. nutzlose, schmerzhafte und ermüdende Muskelkontraktionen, spastische Synergien, assoziierte Reaktionen) und andere stimuliert, z. B. Zirkumduktion des spastischen Beins.
- Ein Patient mit Neglect soll lernen, den richtigen Weg zu finden. Dazu darf er nicht mehr „wie ein Magnet" immer nur nach rechts schauen, sondern muss lernen, die gesamte Umgebung in sich aufzunehmen.
- Eine Patient mit Aphasie lernt, mehr auf die Intonation und Melodie des Sprechens und auf Mimik und Gebärden zu achten.

Sowohl bei Schnecken, Fliegen, Fischen als auch bei höheren Tiergattungen kommen Habituation und Sensitisierung vor. Es sind universelle Grundelemente von Lernen und Gedächtnis, die sich beim Menschen und bei allen Tieren kaum unterscheiden. Bei jedem relevanten positiven oder negativen Reiz erfolgt Sensitisierung, bei jedem irrelevanten Reiz oder im Fall falscher Reaktionen erfolgt Habituation. Die Art des Reizes kann dabei zweitrangig sein. Die blinkende rote Ölwarnleuchte hätte auch grün sein oder durch einen Pfeifton ersetzt werden können. Ob das Stopplicht rot und immer oben sein soll, ist eine nur eine Sache der Konvention (Wise und Murray, 2000).

Dass Langzeitpotenzierung (LTP) und Langzeitdeprimierung (LTD) die Grundmechanismen der Sensitisierung und Habituation sind, ist zwar naheliegend, aber der endgültige Beweis ist noch immer nicht geliefert. Wie so oft zeigte sich die Sache komplizierter, als man zunächst dachte. Zum Beispiel ist herausgekommen, dass verschiedene Formen von LTP und LTD bestehen, u. a. betreffend Dauer des Effekts und zugrundeliegender Mechanismen (Raymond, 2006; Massey und Bashir, 2007).

Mit an Sicherheit grenzender Wahrscheinlichkeit werden Habituation und Sensitisierung über die **genetischen Informationen im Neuron** gelenkt (siehe Langzeitgedächtnis in: Sossin, 1996; Dubner: Sensibilisierung bei Schmerzen und Gewebeschädigung in: van Cranenburgh, 2014). Inzwischen wurden Mäusestämme mit einer genetischen Prädisposition für neurogene Schmerzen gezüchtet. Offensichtlich haben die Gene ein entscheidendes Wort darüber mitzureden, welche plastischen Veränderungen stattfinden und welche nicht. Ist dies vielleicht die biologische Grundlage von Talent? Gibt es den geborenen Sportler, Intellektuellen oder Musiker? Haben Gedächtniskünstler, wie von *Luria* in *The Mind of the Mnemonist* beschrieben, ihre Fähigkeiten Mutationen im Erbgut zu verdanken?

In Kap. 4 wurde bereits besprochen, dass genetische Faktoren auch bei Restitution nach einer Hirnschädigung eine Rolle spielen können. Gibt es Patienten, die bereits vor ihrer Hirnschädigung ein größeres Talent zur neuralen Wiederherstellung besaßen? Wir wissen es nicht genau, aber die Frage muss auf jeden Fall diskutiert werden.

Auch das in Abb. 5.3C illustrierte Trace-Link-Modell (Murre et al., 2001) basiert auf einem interessanten Ansatz. Der Balken oben links stellt die Inputkanäle und den Hippocampus dar. Von dort aus werden Verbindungen (engl. *links*) mit der Hirnrinde (untere Fläche) hergestellt, wo sich die eigentlichen Gedächtnisspuren bilden (engl. *traces*).

- Eine bestimmte komplexe Situation aktiviert bestimmte Kortexanteile (Stadium 1, schwarze Punkte: *trace nodes*).
- Unter dem Einfluss gedächtnisstimulierender Faktoren wie Emotionen, Aufmerksamkeit oder Interesse (Δ W) bilden sich Verbindungen (Stadium 2, *trace-links*).
- Tritt die gleiche Situation häufiger auf, dann bilden sich zwischen den einzelnen Gedächtnisspuren Bahnen aus (Stadium 3).
- Von einer Konsolidierung sprechen wir dann, wenn die Bahnen so beständig geworden sind, dass sie auch ohne externen Input weiterbestehen können (Stadium 4).

Dieses Modell würde u. a. erklären, warum beispielsweise bei einer Läsion des Hippocampus die Einprägung neuer Informationen gestört ist, während die Erinnerung alter Informationen erhalten bleibt.

5.3 Assoziatives Lernen – zwei Lernparadigmen

Im vorangegangenen Abschnitt haben wir Formen des **nichtassoziativen Lernens** besprochen, bei dem einmaliges oder wiederholtes Anbieten eines Reizes zu einer veränderten Beziehung zwischen Reiz und Reizantwort führt. Beim **assoziativen Lernen** besteht eine direkte Beziehung (Assoziation) zwischen zwei Reizen (klassische Konditionierung) oder zwischen einer Verhaltensweise und deren Folgen (operante Konditionierung). Im Begriff „Konditionierung“ versteckt sich bereits die Bedeutung „Bedingung“. Falls der Reiz X eintritt, wird der Reiz Y folgen (klassisch). Wenn ich X tue, wird Y geschehen (operant).

Beide Konditionierungstypen spielen eine Rolle bei fast allen Lernprozessen und kommen bei allen Tiergattungen vor. In ihrer ursprünglichsten Form verlaufen sie unbewusst: der Lernprozess spielt sich „von selbst“ ab (prozedurales Gedächtnis). *Berridge* und *Robinson* (2003) geben eine interessante Übersicht über die essenziellen Komponenten von assoziativem Lernen: die Belohnung, die Zeitbeziehung zwischen den Reizen, die Konsequenzen der Aktion, Emotion und Motivation – interessant deshalb, weil in der Praxis jede von diesen Komponenten manipuliert werden kann, um den Therapieeffekt zu maximieren.

5.3.1 Klassische Konditionierung

Erstmalig wurde die klassische Konditionierung von *Pawlow* bei Hunden beschrieben. Gibt man dem Hund Futter, dann wird Speichelfluss ausgelöst. Gibt man einen Signalton unmittelbar vor dem Geben des Futters, dann wird nach einigen Wiederholungen beim Erklingen des Signaltons der Speichelfluss auch ohne Futter entstehen. Das Futter (Geruch und Geschmack) bezeichnet man als den unbedingten (nichtkonditionierten), den Signalton als den bedingten (konditionierten) Reiz.

Um die Bedeutung der klassischen Konditionierung richtig erfassen zu können, sollten wir uns einmal von dem Gedanken an speichelnde Hunde lösen. In unserem Alltagsleben spielt die Assoziation von Reizen immer eine bedeutsame Rolle. Durch Assoziation lernen wir die Vorhersagekraft der uns umgebenden Reize kennen, wodurch wir schneller und effektiver reagieren und Unglücke verhindern können. Schon als Kind lernen wir die Bedeutung

- der Türglocke (Besuch kommt),
- des Geräusches eines startenden Motors und den Anblick des sich drehenden Vorderrads (Auto fährt an),
- des Klapperns des Briefkastens (Postbote bringt Nachricht) und
- den Klang eines ausgesprochenen Wortes (wird inhaltlich mit Gegenstand verbunden).

Sobald wir eine neue Umgebung betreten, fangen wir an, zwischen den uns umgebenden Reizen Verbindungen herzustellen. Wir fühlen uns umso sicherer, je besser wir die Dinge vorhersehen können. Ein bestimmter Signalton im Zug kündigt eine Durchsage an. Da wir die Bedeutung des Signaltons kennen, nimmt unsere Aufmerksamkeit zu. In der Rehabilitation kann man sich die Prinzipien der klassischen Konditionierung zunutze machen. Als Beispiel wiederholen wir den Fall eines Patienten mit Neglect, aber dann etwas anders als in Kap. 3.

Ein Patient reagiert auf visuelle Reize, die sich links von ihm befinden, gar nicht oder kaum. Er bemerkt die offene Tür und das Eintreten eines Besuchers erst, nachdem er angesprochen wird. Er leidet demnach an einem visuell-räumlichen, nicht aber an einem auditiven Neglect. Während des Rollstuhlfahrens bemerkt er offenbar andere Personen oder Rollstühle zu spät. Kollisionen und Beschimpfungen sind die Folge. Wollte man für diesen Patienten ein Training entwerfen, dann müsste man den visuellen Reiz immer gezielt vor dem auditiven Reiz auftreten lassen. Der Behandler könnte sich beispielsweise geräuschlos in einem Rollstuhl in Bewegung setzen und gleich danach laut und deutlich „Achtung“ sagen oder ein Warnsignal erzeugen. Zunächst würde der Patient nur aufgrund des Warnsignals (unbedingter Reiz) ausweichen, was in einem vollen Einkaufszentrum bereits zu spät sein kann. In diesem Fall könnte man die Bewegung des anderen Rollstuhls als bedingten Reiz auffassen. Dieser muss dem Warnsignal unmittelbar vorausgehen und gelegentlich sogar bis zum Ertönen des Warnsignals andauern. Nach einigen Wiederholungen könnte der Patient lernen, bereits auf die sichtbare Bewegung des Rollstuhls zu reagieren, was dem Paradigma der klassischen Konditionierung entspricht.

Soll die klassische Konditionierung gelingen, dann müssen zwei wichtige Bedingungen erfüllt sein (s. Kap. 3, Beispiel Tsukahara et al.).

- **Zeitliche Nähe der beiden Reize:** Der bedingte (zunächst neutrale, nicht-effektive) Reiz muss zwischen 0,5 und 1 Sekunde vor dem unbedingten (effektiven) Reiz verabreicht werden. Ist das Intervall größer, dann verringert sich der Konditionierungseffekt. Werden beide Reize gleichzeitig oder in der umgekehrten Reihenfolge angeboten, dann wird der Patient zwar auf sie reagieren, es entsteht aber keine klassische Konditionierung. Der Patient lernt also nicht, bereits auf den visuellen Reiz zu reagieren. Je früher der bedingte Reiz vor dem unbedingten Reiz angeboten wird, umso größer ist die Anforderung an das (deklarative) Kurzzeitgedächtnis. Darum ist es insbesondere bei Patienten mit einer Amnesie wichtig, die zeitliche Nähe der beiden Reize zu beachten.
- **Emotionen:** Klassische Konditionierung gelingt umso besser, je höher der emotionale Wert des nichtkonditionierten (effektiven) Reizes ist. Ein lauter Signalton erzeugt Schreck, ein Besucher Freude, ein kleiner Unfall Schmerz. Man lernt auf das Klappern des Briefkastens zu reagieren, weil die Post einen emotionellen Wert haben kann (Steuerbescheid oder Liebesbrief).

Die Beachtung der emotionalen Aspekte ist für das Gelingen der Therapie ganz besonders von Bedeutung. Muss der Patient während des Gehtrainings nicht befürchten zu stürzen, z. B. weil er immer gut unterstützt wird, dann wird er umso weniger lernen, auf Signale zu reagieren, die einem Sturz unmittelbar vorausgehen.

5.3.2 Operante Konditionierung

Als operante Konditionierung bezeichnet man das bekannte Lernen am Erfolg *(Learning by doing)*. Sie setzt aktives Handeln mit Folgen voraus. Positive Folgen werden erinnert, negative Folgen werden vermieden (s. Kap. 6 und 7).

Auf diese Weise lernt ein Kind,

- mit einem Schlüssel ein Kästchen zu öffnen (es dreht, drückt und zieht so lange, bis das Schloss sich öffnet),
- mit einer Fernbedienung den Fernseher einzuschalten,
- Rad zu fahren (wie muss ich steuern, wenn sich das Fahrrad zur Seite neigt?),
- mit einem Hammer einen Nagel in ein Stück Holz zu treiben.

Auch ein Schlaganfallpatient versucht Lernen am Erfolg:

- Freihändig stehen und gehen: Wie verteilt man das Gewicht am besten auf die beiden Beine? Wie überschreitet man die Türschwelle? Viele Schlaganfallpatienten entdecken auf diese Weise, dass die spastische Zirkumduktion für sie das beste Gangmuster ist.
- Ein CVI-Patient mit einer Empfindungsstörung an Arm und Hand findet heraus, dass er noch etwas mit diesem Arm bewirken kann, wenn er während der Bewegung gut auf seinen Arm schaut.
- Ein CVI-Patient mit räumlicher Störung lernt auf bestimmte Einzelheiten (eine rote Tür, eine Pflanze, ein Gemälde) zu achten, um eine Route wiederzufinden.

Auch für erfolgreiches operantes Lernen müssen einige wichtige Bedingungen erfüllt sein.

- Der Patient ist selbst motorisch aktiv. Er ist **motiviert** zum Bewegen/Handeln, unternimmt und versucht Dinge. Im Idealfall besitzt er ein starkes inneres Bewegungsbedürfnis. Weiter oben wurde bereits klar, dass Motivation aus drei Komponenten besteht: Arousal (Wachheit), Emotion (z. B. Hunger; der Wille, etwas zu essen) und Kognition (verstehen, um was es geht).
- Die Bewegung oder das Verhalten muss nutzbringend sein und einem für den Patienten relevanten Ziel dienen. Man spricht auch von **Verstärkung** (engl. *reinforcement*) (s. Kap. 7). Es hätte wenig Sinn, zu Therapiezwecken einfach so zwischen zwei willkürlich bestimmten Linien hin- und herzugehen. Besser ist es, wenn die Gangübung mit einem Ziel verbunden ist, z. B. einen wichtigen Gegenstand herbeizuholen, nach draußen zu gehen, um eine Zigarette zu rauchen, oder in die Küche zu gehen, um ein Gebäckstück zu holen.

Wir unterscheiden intrinsische und extrinsische Verstärkung:

- **Intrinsische Verstärkung** findet statt, wenn ein nutzenbringendes Handlungsziel vorliegt. Das Erreichen des Ziels treibt den Lernprozess voran.
  - Selbst gehend den um die Ecke wohnenden Nachbarn erreichen.
  - Selbst Kaffee machen und einschenken.
  - Selbst und ohne Hilfe die Schnürsenkel binden.
  - Lernen, selbst das Brot zu schneiden (an Stelle von Flexions-/Extensionsübungen).
- **Extrinsische Verstärkung** findet statt, wenn eine Belohnung hinzugefügt wird. Dies ist zwar häufig nur ein Kunstgriff, kann aber notwendig und manchmal auch außerordentlich effektiv sein.
  - Ein Kind bekommt zur Belohnung ein Stück Schokolade, wenn es zehn Minuten lang nicht schreit. Zunächst besteht zwischen Schreien und Schokolade keine intrinsische Beziehung. Diese wird künstlich erzeugt.
  - Ein junger Mann mit einem Hirntrauma sieht gerne fern, verhält sich aber gegenüber seinen Mitbewohnern häufig aggressiv. Wir führen eine Regel ein, nach der erwünschtes Ver-

halten mit Bonuspunkten belohnt und unerwünschtes Verhalten mit Maluspunkten bestraft wird. Für die gesammelten Punkte bekommt er Fernsehzeit.

Die Unterscheidung zwischen intrinsischer und extrinsischer Verstärkung ist nicht immer möglich. Ein Ergotherapeut lobt seinen Patienten wegen des erfolgreichen Anziehens seines Oberhemdes und hofft, dass sich das Ankleiden dadurch langfristig weiter verbessern werde. Hier besteht jedoch die Gefahr, dass der Patient sich letztlich nur noch bemüht, den Ergotherapeuten zufriedenzustellen, und das eigene Bedürfnis aus dem Auge verliert.

5.4 Andere Lernmethoden

Die bislang beschriebenen Varianten des assoziativen und des nichtassoziativen Lernens sind im Grunde elementare Bestandteile eines jeden Lernprozesses. Die Fachliteratur bietet keine einheitliche Gliederung oder Nomenklatur des Lernens an, woraus abzuleiten ist, dass sich an Lerntheorien zahlreiche Kontroversen entzünden. In seinem sehr empfehlenswerten Werk *The Conditions of Learning* unterscheidet *Gagné* (1978) acht verschiedene Lerntypen, von denen wir bereits einige beschrieben haben und von denen wir im Folgenden noch weitere wichtige Lerntypen beschreiben.

5.4.1 Chaining oder Chunking

Unter Chaining (Kettenbildung) und Chunking (Bündelung) versteht man das Zusammenfügen bestimmter Bewegungs- oder Handlungssegmente zu längeren Reihen, die schließlich (zum Glück!) automatisiert und ohne Reflexion darüber durchgeführt werden können. Hat sich eine Handlungsreihe einmal eingeschliffen, dann bedarf es einer bewussten Anstrengung, diese wieder zu verändern, beispielsweise das Verlassen der Toilette, ohne die Spülung zu betätigen, das Abweichen von einer eingefahrenen Route, eine Straße in London überqueren.

Beispiele für Chaining und Chunking:

- Handlungssequenz beim Kaffeemachen: Wasser in Kaffeekanne → Wasser von der Kaffeekanne in die Kaffeemaschine schütten → Filter in Filteraufsatz → Kaffeepulver in Filter → Kaffeemaschine schließen → Kaffeemaschine einschalten.
- Tastaturschreiben: aus Buchstaben werden Wörter → aus Wörtern werden Sätze → aus Sätzen werden Abschnitte. Einzelne Anschläge werden zu größeren Einheiten (engl. *chunks*) zusammengefügt. Je geschickter man wird, umso länger werden die Chunks. »

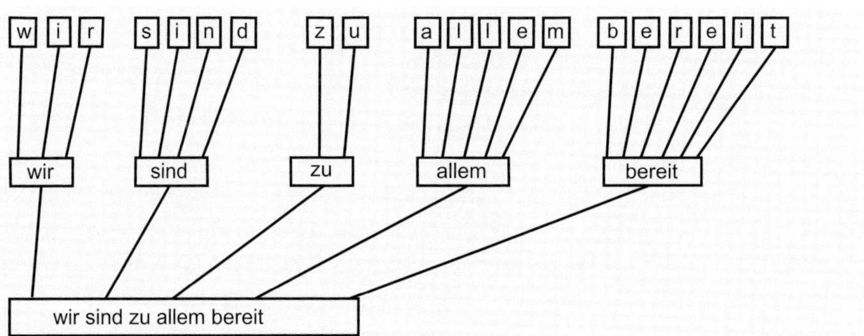

Abb. 5.4 Chunking beim Tastaturschreiben
Im Verlauf des Lernprozesses fügen sich Teilbewegungen zu größeren Einheiten zusammen.

» • Ein Musikinstrument erlernen: einzelne Noten und Griffe werden zu längeren Sequenzen zusammengefügt.

Auch ein Schlaganfallpatient muss neue Handlungsreihen einstudieren. Sich Ankleiden mit einem gelähmten Arm erfordert eine neue Handlungssequenz. Der Transfer vom Bett zum Rollstuhl ist neu, mit einer Hemianopsie die Straße zu überqueren ist neu für den Betroffenen. Handlungsreihen können auf verschiedene Art und Weise gebildet werden:

- Beim **Forward-Chaining** beginnt man immer am Anfang (beispielsweise Wasser in die Kaffeekanne gießen) und arbeitet sich dann Schritt für Schritt vorwärts auf das Ziel zu.
- Beim **Backward-Chaining** verbindet man die einzelnen Handlungsfragmente, beginnend am Ziel (der Schalter der Kaffeemaschine), und arbeitet rückwärts. Ein Vorteil dieser Methode ist, dass man die ganzen Handlungsketten durchläuft und dabei das Ziel auf jeden Fall erreicht (Verstärkungseffekt) (s. Kap. 9, Box 4).

5.4.2 Regellernen

Führt man immer wieder mehr oder weniger gleichartige Tätigkeiten durch, dann entdeckt man (oft ganz automatisch) gemeinsame Konzepte oder Regeln. So erlernt ein Kind beispielsweise Sprache, indem es vorbewusst die grammatischen Regeln übernimmt, die zur Bildung verständlicher Sätze notwendig sind. Die im Kap. 6 behandelte Schematheorie legt großen Wert auf das Erlernen von Regeln. Das Ergreifen eines Gegenstands erfolgt – unabhängig von seiner Art und Lage – immer nach dem gleichen Prinzip: Die Hand in Richtung des Gegenstands ausstrecken → Einstellen der Handposition und Handöffnung → Ergreifen des Gegenstands.

Ein erfahrener Autofahrer ist in der Lage, jedes beliebige Auto zu steuern. Trotz unterschiedlich angeordneter Bedienungselemente bleiben die zugrunde liegenden Prinzipien des Autofahrens gleich. Zahlreiche kognitive Fähigkeiten werden über Konzepte und Regeln erlernt. Man denke nur an das Rechnenlernen in der Schule.

Bei Schädigung des präfrontalen Teils der Lobus frontalis hat der Patient Mühe, Prinzipien und Regeln zu entdecken. Das kann dazu führen, dass der Patient etwas, das er bei der Physio- oder Ergotherapie gelernt hat, nicht anwendet, wenn er zu Hause ist (z. B. sich kleiden, Kaffee machen, aufstehen aus einem Stuhl). Gerade das könnte ein Argument sein, Therapie und Training so oft wie möglich innerhalb des Kontexts, wo der Patient schlussendlich funktionieren muss (zu Hause, auf der Arbeit, im Verein usw.) stattfinden zu lassen.

5.4.3 Problemlösen

Im Alltagsleben müssen immer wieder Probleme gelöst werden (engl. *problem solving*). Was müssen wir nicht alles wissen, planen und regeln, wenn wir beispielsweise mit zwei Kindern an einem Nachmittag den Zoo besuchen wollen? Wie räume ich ein Zimmer auf? Wie komme ich ohne Auto und ohne öffentlichen Nahverkehr von A nach B?

Diese und andere Aktionen bereiten gerade Patienten mit einer Hirnschädigung große Mühe. Die Hirnfunktionen des Organisierens, Systematisierens und Vorausschauens sind außerordentlich störungsempfindlich. *Goldstein* sprach in diesem Zusammenhang von der **abstrakten Attitüde**: wir sind imstande, uns vom Ich, Hier und Jetzt zu lösen. Patienten mit Hirnschädigung funktionieren oft in der **konkreten Attitüde:** Es fällt ihnen schwer, sich in andere Personen, Orte oder Zeiträume hineinzuversetzen.

Bei der Planung eines Wochenendausflugs werden elementare Dinge, beispielsweise die Zahnbürste, vergessen. In der eigenen Wohnung ist die Zahnbürste ja wie selbstverständlich immer vorhanden. Um die Bedürfnis zu entwickeln, eine Zahnbürste mitzunehmen, muss man sich geistig an eine andere Örtlichkeit, z. B. ein Hotel, versetzen können, um sich realisieren zu können, dass dort keine Zahnbürste vorhanden sein wird.

Das Sich-Hineindenken in einen anderen Ort oder in eine andere Zeit erweist sich gerade bei Patienten mit Hirnschädigungen oft als Problem.

Problemlösungsverhalten lässt sich erlernen. Ein zweijähriges Kind ist noch nicht in der Lage, sein Zimmer aufzuräumen, und es weiß nicht, was es tun soll, wenn es seine Schuhe nicht findet. Im Alter von vier Jahren wird es schon viel systematischer vorgehen. Das Spielzeug wird gruppiert, und die Schuhe werden an den wahrscheinlichen Stellen gesucht.

Für viele Patienten mit einer Hirnschädigung bilden Organisations- und Planungsprobleme (das sog. **dysexekutive Syndrom**) auf die Dauer eine größere Behinderung als die Lähmung eines Arms oder Beins. Die Unfähigkeit, zu planen und zu systematisieren, erschwert oft eine Rückkehr in den Beruf. Darum ist es im Rahmen der Therapie besonders wichtig, passende Problemlösungsstrategien zu entwickeln (Evans, 2001; von Cramon et al., 1992). Leider gibt es gerade auf diesem Gebiet noch einen großen Rückstand (siehe die Beschreibung verschiedener Methoden in Kap. 10, „Störungen des logischen Denkens …").

5.4.4 Aus Fehlern lernen oder fehlerfreies Lernen?

Das Sprichwort „Aus Fehlern lernt man" scheint eine gewisse Allgemeingültigkeit zu haben. Sowohl Schulkinder als auch Auszubildende oder Studenten erhalten Instruktionen und begangene Fehler werden erklärt. Ein Fehler, der verstanden wurde, führt zu einem Lerneffekt. Dies gilt auch für motorische Fertigkeiten. Jemand, der zum ersten Mal versucht, mit einer Handsäge ein Brett entlang einer geraden Linie abzusägen, erkennt seine diversen Handhabungsfehler und wird seine Technik rasch verbessern. Dennoch ist das Prinzip von Versuch und Irrtum nicht immer zielführend.

In manchen Situationen haben Fehler den unerwünschten Effekt, dass sie durch Wiederholung gerade eingeschliffen werden. Es gibt Autofahrer, die zum Überholen merkwürdigerweise zuerst nach links steuern und erst danach in den Rückspiegel schauen, um dann nötigenfalls zu korrigieren. In diesem Fall hat sich einfach eine falsche Reihenfolge eingeschliffen, die eventuell beim Fahrunterricht nicht konsequent korrigiert wurde.

Man kann nur dann aus Fehlern lernen, wenn man sich ihrer bewusst ist. Man muss sich an die falschen Bewegungen und deren Folgen erinnern können. Zuständig dafür ist das sog. **deklarative Gedächtnis.** Fällt dieses aus irgendeinem Grund aus (Amnesie, starke Ablenkung, Schläfrigkeit), dann werden Fehler nicht korrigiert, sondern setzen sich fest. Sehr deutlich wird dies am Beispiel der Musik. Wird ein begangener Fehler (falscher Ton, falscher Takt) dem Schüler nicht bewusst gemacht, dann wird sich der Fehler wiederholen. Möglicherweise ist es darum sehr wirkungsvoll, ein Musikstück von Anfang an fehlerfrei einzustudieren, auch wenn es anfänglich lediglich ein kurzes Fragment ist, das noch dazu nur langsam gespielt wird. Eine solche Vorgehensweise bezeichnet man als fehlerfreies Lernen (Wilson et al., 2003).

Wenden wir uns wieder dem Patienten mit einer Hirnschädigung zu. Er soll z. B. lernen, sich selbstständig vom Bett zu seinem Rollstuhl zu begeben.

Strategie 1: Aus Fehlern lernen: Man überlässt es dem Patienten, verschiedene Möglichkeiten auszuprobieren, und greift nur dann ein, wenn es für ihn gefährlich wird. Gleichzeitig erklärt man ihm, was richtig und was falsch ist. Bei einem Patienten, der zuerst das falsche Bein aufsetzt, kann diese Vorgehensweise durchaus richtig sein: der Therapeut korrigiert. Es kommt aber auch vor, dass der Fehler nach einigen Wiederholungen zur Routine wird und sich im Gedächtnis festsetzt: der Patient beginnt immer wieder mit dem falschen Bein.

»

» **Strategie 2: Fehlerfreies Lernen:** In diesem Fall geht man davon aus, dass Fehler gefährlich sein können (Straße überqueren), und lässt den Patienten nichts selbst ausprobieren, sondern ergreift sofort das richtige Bein, setzt es neben dem Rollstuhl auf und drängt den Patienten so lange in die richtige Richtung, bis er auf dem Bein stehen kann. Durch passives Bewegen wird also die richtige Problemlösung auferlegt. Dem Patienten bleibt keine Wahl. Nach einigen Wiederholungen soll er die Bewegung selbstständig durchführen. Da bislang nur die richtige Bewegung eingeübt wurde, ist die Fehlerwahrscheinlichkeit jetzt deutlich geringer. Man arbeitet also mit einem festen Transferprotokoll in jeder Situation, z. B.:

- Rollstuhl bis halben Meter neben Wand mit Lehne oder Griffe zum Stillstand bringen.
- Wenn Rollstuhl stillsteht: Bremse anziehen.
- Immer erst das rechte Bein aus dem Rollstuhl versetzen.
- Rechtes Bein auf dem Boden platzieren.
- Mit der rechten Hand den Handgriff greifen usw.

Leider beschränken sich die Effektivitätsstudien zum fehlerfreien Lernen bisher auf das Einüben von Wörtern und Namen von Personen. Um besser bestimmen zu können, in welchen Fällen diese Strategie angemessen ist, benötigen wir mehr Evidenz. Im Moment deutet vieles darauf hin, dass fehlerfreies Lernen insbesondere bei Gedächtnisverlust (Amnesie) und bei Patienten mit eingeschränkter Krankheitseinsicht effektiv sein kann (für mehr Information über fehlerfreies Lernen, Kap. 9, Box 7).

5.4.5 Imitationslernen

In Kap. 2 haben wir das Spiegelneuronensystem beschrieben; in unserem Gehirn gibt es spezielle Neuronennetzwerke, die imstande sind, eine beobachtete Bewegung oder Handlung (visuelle Information) in motorische Kommandosignale umzusetzen. Wir können also eine demonstrierte Bewegung imitieren.

Dasselbe gilt (ist aber viel weniger untersucht) für akustische Information: Während der Sprachentwicklung lernt das Kind den Akzent, den es in seiner Umgebung hört, der Musikschüler spielt nach, was der Lehrer vorspielt. Wir haben schon weiter oben dargelegt, dass es überhaupt nicht selbstverständlich ist, nur mit verbaler Instruktion und Feedback zu arbeiten. Die Erfahrung lehrt, dass viele Patienten Mühe haben mit diesem gängigen Ansatz. Dann ist es gut zu wissen, dass es auch andere Strategien gibt, z.B. das Imitationslernen. Es gibt Patienten mit einer ernsthaften Demenz, die als „nicht lernfähig“ bezeichnet werden, die jedoch noch lernen können durch Nachmachen! Auch beim Imitationslernen gibt es aber einige Grundbedingungen: Visuelle Demonstration wirkt – nahe liegend – schlecht, wenn der Patient nicht gut sieht (schlechter Visus, Hemianopsie). In Analogie dazu ist der Effekt einer akustischen Demonstration (Logopädie, Musikstunde) eingeschränkt bei Schwerhörigen. In Kap. 2 haben wir schon einige Prinzipien beschrieben, die bei Imitationslernen beachtet werden sollen:

- Ist das Spiegelsystem intakt? (Ort der Läsion)
- Ist die demonstrierte Bewegung realisierbar für den Patienten?
- Ist die Übungshandlung von ausreichender Relevanz? Eine bedeutungsvolle Handlung ist besser imitierbar als eine bedeutungslose Bewegung

Obwohl Imitationslernen älter ist als der Weg nach Rom, hat die Entdeckung des Spiegelsystems einen neuen Anstoß gegeben, um diese Lernmethode wohlüberlegt und gezielt in der Neurorehabilitation einzusetzen.

5.5 Lernphasen

Fitts und *Posner* unterscheiden drei Lernphasen, die nacheinander absolviert werden müssen:
Phase 1: Orientierungsphase. Hier beginnt der Lernprozess. Diese Phase besteht aus Erläuterungen, Information und dem Beantworten von Fragen.

Ein Patient muss im Rahmen eines Küchentrainings lernen, wieder selbstständig Kartoffeln zu kochen. Die Erläuterungen beginnen mit der Bedienung und Demonstration des Küchenherds. Die Einteilung der Küche und die Bedeutung der Töpfe und Pfannen und ihre Abstellplätze werden erklärt. Es folgen das Kartoffelschälen und die Wahl der richtigen Wassermenge. Der Patient versucht, die Informationen in sich aufzunehmen. Er formt ein inneres Bild der zu verrichtenden Aufgaben und beginnt orientierend mit den ersten Tätigkeiten, beispielsweise dem Bereitstellen der Utensilien. Besprochen wird auch, wie lange die Kartoffeln kochen müssen und wie man feststellt, ob sie gar sind.

Phase 2: Übungsphase. In dieser Phase wird die Handlung tatsächlich durchgeführt und geübt.

Die Kartoffeln werden geschält, gewaschen und in Wasser aufgesetzt. Der Küchenherd wird eingeschaltet. Jedes Handlungsfragment und jede Kartoffel können zu einer Übungsaufgabe gemacht werden. Auch das Auffüllen des Topfes mit Wasser lässt sich wiederholen, ebenso das Ein- und Ausschalten des Küchenherds. Nach Abschluss der zweiten Phase ist der Patient in der Lage, die Kartoffeln aufzusetzen.

In dieser Phase ist die Fehlerstrategie wichtig: Lässt man den Patienten alles selbst ausprobieren? Gibt man immer gleich Feedback (u.a. über Fehler)? Oder wählt man eine Technik des fehlerfreien Lernens?

Phase 3: Automatisierungsphase. Das Ziel dieser Phase ist es, die eingeübten Handlungen zur Routine werden zu lassen.

Ist der Patient in der Lage, die Kartoffeln mehr oder weniger gedankenlos aufzusetzen, oder gelingt dies nur mit einer großen geistigen Anstrengung? Dies ist besonders wichtig; denn ist die Tätigkeit einmal zur Routine geworden, wird sie erheblich weniger mentale Energie fordern. Der Patient verliert seine Unentschlossenheit, die Fehlerwahrscheinlichkeit nimmt ab und die Ablenkungsgefahr wird geringer.

Ob eine Tätigkeit wirklich zur zweiten Natur wird zeigt sich daran, ob der Patient zu Doppelaufgaben in der Lage ist. Kann er z. B. während des Kochens ein Gespräch führen, die Nachrichten verfolgen oder spielende Kinder oder einen kläffenden Hund in seiner Nähe ertragen? Das Prinzip von Doppelaufgaben (engl. *dual task*) kann sogar angewendet werden, um Automatisierung „zu erzwingen". Man beginnt beispielsweise mit leiser Hintergrundmusik, lässt dann die Radionachrichten ablaufen und endet mit einem Gespräch (Kap. 9, Box 2).

In der gängige Rehabilitation ist Phase 2 meistens gewährleistet: üben, üben, üben! Aber die Phasen 1 und 3 sind oft die Schwachstellen:

- **Phase 1:** Hat der Patient wirklich verstanden, was das Problem und was das Ziel ist? Hat er eine Vorstellung, was zu tun ist? Oder gehorcht er nur dem Behandler?
- **Phase 3:** Hat der Patient sich die Fertigkeiten wirklich zu eigen gemacht oder gelingen sie nur in der relativ sicheren und übersichtlichen Küche des Reha-Zentrums? Ist der Patient gegen Ablenkungen gefeit? Kann er die einzelnen Tätigkeiten auch zu Hause durchführen, wenn dauernd Kinder, Ehepartner oder Haustiere dazwischenfunken? Müsste nicht eigentlich länger und intensiver unter solch erschwerten Bedingungen geübt werden?

Während der Rehabilitation werden verschiedene ADL-Fertigkeiten eingeübt, beispielsweise Sichwaschen, Sichankleiden, Gehen, Rollstuhlfahren und einen Transfer machen. Mittels Tests und/

oder Skalen wird dann festgestellt, ob der Patient bestimmte Fähigkeiten beherrscht (im Sinn von „gelungen" oder „nicht gelungen").

Oft wird aber vergessen, sich zu vergewissern, ob eine bestimmte Aktivität automatisch oder mit viel mentaler Anstrengung ausgeführt wird. Ebendieser Punkt ist für das Funktionieren des Patienten in seinem weiteren Leben von großer Bedeutung. Falls der Patient noch nicht in der Lage ist, die Handlungen routinemäßig und automatisch auszuführen, muss weiter geübt werden. Die Rehabilitation endet erst nach dem erfolgreichen Abschluss der dritten Phase!

5.6 Bedeutung von Ruhe, Schlaf und Traum

Inzwischen ist es Allgemeinwissen, dass Ruhe, Schlaf und Träumen bei Lernprozessen eine wichtige Funktion erfüllen. Die Redewendungen „etwas sacken lassen" und „eine Nacht drüber schlafen" deuteten bereits auf unsere intuitive Überzeugung hin, dass Schlaf und Ruhe sich positiv auf Lernen und Gedächtnis auswirken können. Während des Schlafs ist der sensorische Kontakt mit der Umgebung erheblich vermindert: Hirnprozesse werden sozusagen durch reduzierte Interferenz weniger Störeinflüssen ausgesetzt. Das könnte ein Grund dafür sein, dass der Konsolidierungsprozess dann effektiver und zuverlässiger stattfinden kann (Mednick et al., 2011).

Durch Untersuchungen mit funktionellen Scans konnte nachgewiesen werden, dass während des REM-Schlafs nach einem Training neurale Aktivitätsmuster reaktiviert werden (Abb. 5.5).

Beispielsweise zeigte sich, dass sich bei bestimmten am Tag ausgeführten Reaktionsübungen die Reaktionszeiten nach dem Schlaf deutlich verkürzt hatten. Aktuelle Untersuchungen haben das auch für andere Aufgaben gezeigt: *Duke* und Mitarbeiter (2009) konnten zeigen, dass tagsüber geübte Klavieranschlagsmuster nach einer Nacht schlafen viel besser reproduziert werden. Wenn während des Übens kurze Pausen eingebaut wurden, verbesserte sich die Leistung darüber hinaus noch mehr.

Darum vermutet man, dass der REM-Schlaf im Rahmen der endgültigen Informationsspeicherung und bei der Feinabstimmung und Fehlerkorrektur der tagsüber eingeübten Fertigkeiten eine wichtige Rolle spielt. Es hat den Anschein, als ob während des Träumens (REM-Schlaf) insbesondere Fehler und Missgeschicke aufgearbeitet werden.

Wenn beispielsweise Slalomskifahrer aus einem Traum aufwachen, dann berichten sie relativ häufig, dass sie gerade aus der Kurve flogen oder einen anderen typischen Fehler begingen. Aus unse-

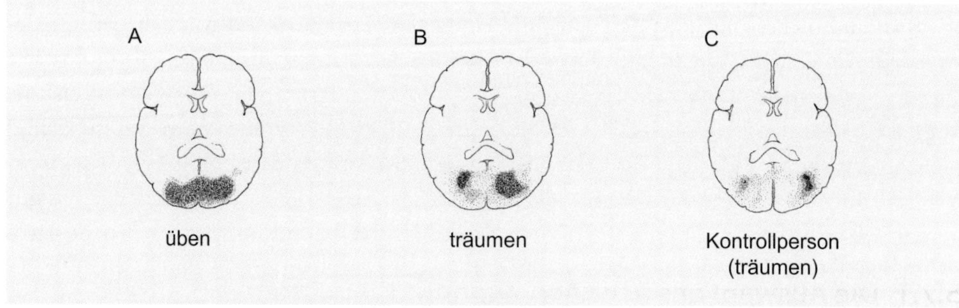

Abb. 5.5 PET-Scans während des Trainings und während des Träumens
Übungen mit visuellen Erkennungsaufgaben. A. Hohe Aktivität der Sehrinde während der Übungen. B. Gleiche Versuchsperson; die Sehrinde ist auch während des REM-Schlafs (Träumen) aktiv. C. Kontrollperson (keine Übungen); deutlich geringere Aktivität der Sehrinde (Hennevin-Dubois, 2002)

ren eigenen Träumen wissen wir, dass wir vor allem emotionale Erfahrungen noch einmal durchleben. Versucht das Gehirn während des Schlafs, Kontrolle über die eigenen Fehler zu erlangen?

Auch gibt es Hinweise dafür, dass der außerhalb von Traumphasen stattfindende Tiefschlaf für die Aktivierung plastischer Vorgänge wichtig ist. Ein regelmäßiges „Nickerchen" kann möglicherweise sogar Stress und Burnout vorbeugen. Neuere Forschungsarbeiten (z. B. Marshall und Born, 2007) suggerieren, dass der REM-Schlaf (Traumschlaf) vor allem wichtig ist für das **prozedurale Lernen** (z. B. für einen Pianisten, der einen Fingersatz übt; für einen Patienten, der lernt, einen sicheren Transfer zu machen). Der Tiefschlaf (SWS = *slow wave sleep*) spielt mehr eine Rolle für das deklarative Gedächtnis: für das Festigen von täglichen Erlebnissen/Erfahrungen und das Entdecken von Regeln und Mustern darin (Lewis und Durant, 2011). *Wang* und Mitarbeiter (2011) sind der Meinung, dass die Plastizität der Synapsen während des Schlafs zunimmt. Weil Plastizität eine wichtige Rolle spielt für unsere „Abwehr" gegen die Manifestation degenerativer Krankheiten (z. B. Demenz), könnte man annehmen, dass Schlafmangel diesen Abwehrmechanismus schwächt und dadurch degenerative Krankheiten fördere. Ruhepausen, Schlaf und Traum könnten deshalb auch wichtig sein für die Effektivität von Therapie und Training in der Neurorehabilitation. Darum sollten wir uns Gedanken machen über

- den Einfluss von Schlafmitteln auf die Rehabilitation,
- die Bedeutung gutes Schlafs und den Effekt von Schlaflosigkeit,
- das Einbauen von Ruhepausen innerhalb des Therapieprogramms,
- die Bedeutung des Zeitintervalls zwischen Übungen und Schlaf (Nickerchen vor oder nach der Logopädie).

Es ist frappierend, dass *Franz* schon im Jahr 1923 auf die Bedeutung von Ruhe und Schlaf während des Lernens hingewiesen hat (s. Kap. 9, „Intensität und Häufigkeit von Übungen"). Bemerkenswert ist, dass diese Erkenntnis so lange ignoriert wurde. Heute hat das Interesse für die Bedeutung von Schlaf und Traum wieder zugenommen.

Als weiterführende Literatur empfehlen wir Spier (2000), Graves et al. (2001), Hoffman und Naughton (2002), Hennevin-Dubois (2002), Buszaki et al. (in: Julesz und Kovacs, 1995), Kavanau (in: Shaw und McEachern, 2001), Stickgold und Walker (2005), Wang et al. (2011), Marshall und Born (2007), Mednick et al. (2011), Lewis und Durant (2011).

5.7 Beeinflussung von Lernen und Gedächtnis

Inzwischen dürfte deutlich geworden sein, dass Lern- und Gedächtnisfunktionen beeinflussbar sind. Auf der Grundlage des in Abb. 5.6 dargestellten Schemas wollen wir die verschiedenen Einflussfaktoren noch einmal in der Übersicht besprechen. Diese Faktoren kommen später beim Gedächtnistraining wieder zur Sprache, aber in diesem Kapitel konzentrieren wir uns vor allem auf diejenigen Faktoren, die – unabhängig davon, ob eine Gedächtnisstörung vorliegt oder nicht – zur Optimierung des Behaltens von Information beitragen können. Es geht also darum zu bedenken, wie wir erreichen können, dass der Patient das in der Rehabilitation Erlernte so gut wie möglich behält, um damit größtmögliche Selbstständigkeit und Sicherheit zu gewährleisten.

5.7.1 Die Auswahl des richtigen Zugangs (Codierung, Einprägung)

Jeder Patient besitzt sowohl gestörte als auch intakte neurale Kanäle. Einem Blinden zeigt man kein Video und ein Gehörloser hat nichts von endlosen mündlichen Erläuterungen. Wir haben bereits gesehen, dass ein Aphasiker mit verbalen Instruktionen Schwierigkeiten hat, visuell erfass-

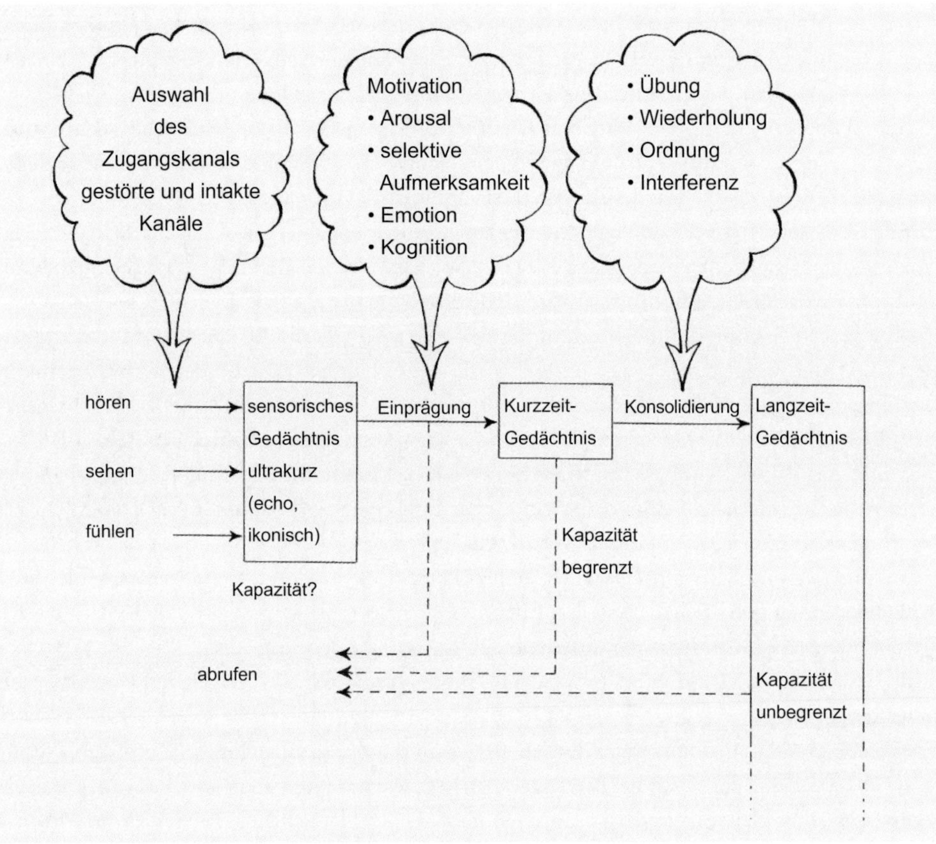

Abb. 5.6 Einflussfaktoren des Gedächtnisses. Die wichtigsten Faktoren sind in den Textwolken angegeben (weitere Erläuterungen im Text)

bare Demonstrationen wahrscheinlich aber verstehen kann (z. B. etwas vormachen, Videoaufnahme, Gebäudegrundriss). Auch innerhalb einer Aphasie können unterschiedliche Probleme vorliegen. Handelt es sich um eine Broca-Aphasie, bei der das Sprachverständnis noch relativ intakt sein kann, dann können mündliche Erklärungen durchaus effektiv sein. Auch Verständnisunterschiede zwischen mündlichen und schriftlichen Informationen kommen vor. Man drückt auch einem Analphabeten keine Informationsbroschüre in die Hand. Manche Aphasiker können noch recht gut lesen. Patienten mit einer Dyslexie können mündliche Mitteilungen meist gut verstehen. Es ist also wichtig, die Patienten mit Aphasie nach der Form ihrer Störung zu differenzieren.

Ein Patient mit einer okzipitalen Läsion kann sich vielleicht Gesichter nur schlecht einprägen, hat aber kein Problem, Namen zu behalten. Schädigungen der rechten Hemisphäre führen regelmäßig zu Störungen des räumlich-visuellen Gedächtnisses (z. B. Wegstrecken behalten), die aber verbal kompensiert werden können. Der Gebrauch schwacher und starker Kanäle wird ausführlicher in Kap. 9 („Nutzung starker und schwacher Kanäle") besprochen.

Abb. 5.7 zeigt PET-Scans von Versuchspersonen, die eine Wortreihe auswendig lernen mussten (Posner und Raichle, 1994). Die obere Reihe zeigt eine verbale Strategie, bei der gedanklich beispielsweise die Wortreihe Pferd–Kugelschreiber–Sitzbank wiederholt wird. Unten ist die visuelle Strategie dargestellt, bei der man sich die Situation „Pferd sitzt auf Bank mit Kugelschreiber im Maul" vorzustellen versucht. Hierbei werden gleichzeitig Sehrindenbereiche aktiviert. Auch

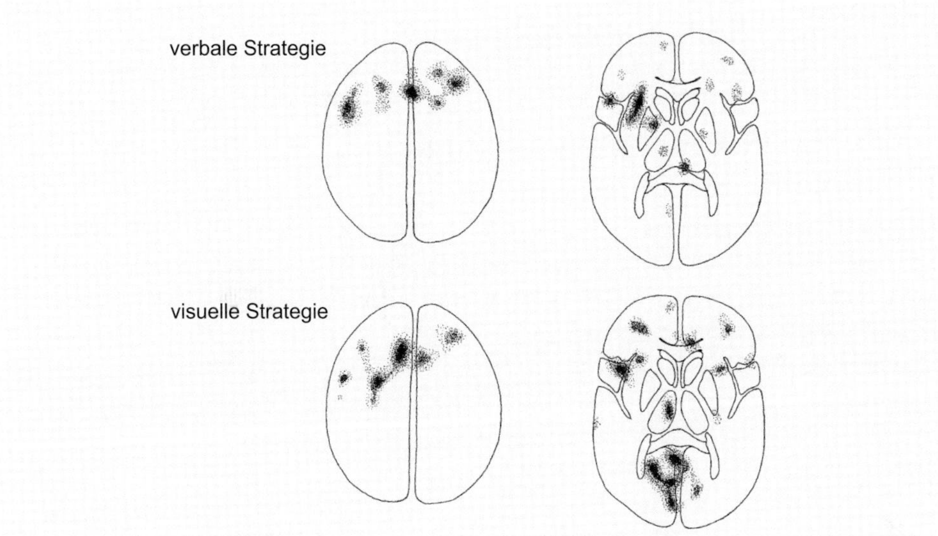

Abb. 5.7 Verbale und visuelle Gedächtnisstrategien beim Einprägen von Wortreihen.
Oben: verbale Strategie; gedankliche Wiederholung der Wortreihe; Aktivierung insbesondere frontaler Gebiete. Unten: visuelle Strategie; bildliche Vorstellung derjenigen Dinge, die mit den Wörtern bezeichnet werden; jetzt auch Aktivierung okzipitaler Gebiete (frei nach: Posner und Raichle, 1995).

hier zeigt sich wieder, dass die Lokalisation des Defekts über die Wahl der richtigen Gedächtnisstrategie entscheidet.

5.7.2 Arousal (Wachheit)

Viele Patienten müssen Medikamente einnehmen, die – gewollt oder ungewollt – das Bewusstsein beeinflussen (z. B. Schlaf- und Beruhigungsmittel, Antiepileptika). In Zusammenhang mit den Lernphasen haben wir die große Bedeutung von Ruhe, Schlaf und Traum für die Formung von Gedächtnisspuren (Konsolidierung) besprochen. Wachheit ist jedoch eine der wichtigsten Voraussetzungen für die Einprägung von Information. So kann es beispielsweise vorkommen, dass ein Patient in der Logopädie nicht vorankommt, weil er kurz davor eine ermüdende Physiotherapieübung absolvieren musste. Angesichts der normalen Wachheitsschwankungen im Tagesverlauf ist auch die Tageszeit von Bedeutung. Ist die Therapiestunde oder der Test langweilig, nimmt die Aufmerksamkeit ab, der Patient nickt unter Umständen ein. Man muss also ein bestimmtes Tempo und regelmäßige Abwechslungen einbauen, um die Wachheit des Patienten zu erhalten. Auch die Interessen eines Patienten spielen eine wichtige Rolle.

Ein kreativer Physiotherapeut berücksichtigt bei der Auswahl seiner Übungen, ob der Patient Briefmarkensammler, Pferdenarr oder Mozart-Fan ist.

5.7.3 Fokussierte oder selektierte Aufmerksamkeit

Beachtet der Patient die angebotenen oder auch andere Informationen? Was soll man dazu sagen, wenn ein sexuell deprivierter junger Mann von einer bildschönen Ergotherapeutin behandelt wird, die sich dann auch noch aufreizend kleidet? Oder wenn die Logopädieübung von nörgelnden Taxifahrern auf dem Innenhof gestört wird? Oder wenn der behandelnde Arzt während des Patientengesprächs immer wieder vom Läuten des Telefons unterbrochen wird? Erfolgreiches Lernen hängt stark von der Konzentrationsfähigkeit ab. Bei Hirnschädigung ist die Aufmerksamkeit immer mehr oder weniger eingeschränkt.

Berücksichtigen Sie in der Praxis darum immer, dass Aufmerksamkeit für eine Gedächtnisleistung unabdingbar ist. Will man erreichen, dass ein Patient oder dessen Lebenspartner eine Erklärung oder Instruktion behält, dann ist diese Information auf angemessene und ansprechende Art anzubieten. Während der Informationsübertragung ist jegliche Form der Ablenkung auszuschließen.

5.7.4 Emotion

Aufreizende und lustige Dinge bleiben besser im Gedächtnis haften als langweilige, unangenehme Dinge (eine Dose mit Eiern, die in einer Buchhandung auf dem Fußboden zerplatzt; ein verpasstes Flugzeug). Hat der Patient Spaß an seinen Übungen? Hadert er mit seinem Arzt oder Physiotherapeuten? Oder freut er sich auf die Therapiestunde? Hat er noch Hoffnung auf Verbesserung? Gedächtnis und Emotion hängen nicht nur über das limbische System zusammen, sondern auch in der uns umgebenden Wirklichkeit. Wer erinnert sich nicht an die erste Liebe oder den verweigerten Kuss?

5.7.5 Kognition

Versteht der Patient den Sinn der Übungen? Hat er Krankheitseinsicht? Manche Patienten (oft mit Defekten der rechten Hemisphäre) haben eine nur eingeschränkte Krankheitseinsicht. Sie meinen beispielsweise, dass sie zur Diagnostik oder Kontrolle ins Krankenhaus eingewiesen worden seien und leugnen ihre Hemiparese oder Hemianopsie (sog. **Anosognosie**). Eigentlich ein ausgezeichneter Schutzmechanismus: Was wir nicht verstehen, behalten wir nicht! Werden Übungsvorschriften, Instruktionen, Ratschläge und andere Erklärungen nicht verstanden, dann kann sich der Lernprozess erheblich verzögern. Auf Verständnisschwierigkeiten stößt man auch bei Patienten mit einer verzögerten geistigen Entwicklung, bei Dementen, Aphasikern, Kindern und Ausländern (die der Landessprache nicht mächtig sind). Für bestimmte physiotherapeutische Übungen wie über den Boden rollen und kriechen sowie Gleichgewichts- und Kreiselübungen ist es wichtig, dass der Patient ihren Sinn versteht.

Ein Patient will Fahrrad fahren lernen. Man erklärt, dass man dafür eine gute Rumpfbalance braucht; darum werden Übungen zur Verbesserung der Rumpfbalance absolviert. Jetzt werden während der Rumpfbalanceübungen ablenkende Reize gegeben (Signaltöne, bewegende Gegenstände). Geben Sie dem Patienten begleitende Erklärungen, die plausibel sind (und hoffentlich auch wahr!): beim Fahrradfahren muss man Gleichgewicht halten und gleichzeitig auf Umweltreize achten (Doppeltaufgaben)

5.7.6 Übung und Wiederholung

Werden Übungen im täglichen Leben oft wiederholt oder sind sie der Physiotherapiestunde vorbehalten? Wir haben schon betont, dass das Abrufen von gelernten Fertigkeiten den Lernprozess erheblich fördern kann. Gleichgewichtsübungen mit einem Übungskreisel oder Bobath-Ball sind weniger effektiv, wenn der Patient nicht auch zu Hause über diese Hilfsmittel verfügen kann. Übungen sollten ökologisch valide sein; das ist der Fall, wenn die eingeübten Bewegungen und Handlungen auch als Fertigkeiten des täglichen Lebens vorkommen, wodurch zwangsläufige Wiederholungen bis zu einem gewissen Grad garantiert sind.

5.7.7 Interferenz

In Kap. 5.6 erwähnten wir schon die Hypothese, dass eine „verminderte Interferenz" es ermöglicht, dass plastische Veränderungen vor allem während des Schlafs stattfinden können. Ablenkende oder gegensätzliche Information kann also den Lernprozess stören. Ziehen die diversen

Behandler an einem Strang oder widersprechen sie sich gegenseitig? Sollen spastische Bewegungen beispielsweise verhindert oder gerade verstärkt werden? Soll der Patient möglichst das gesunde (Kompensation) oder das gelähmte Bein benutzen (Stimulation, Funktionstraining)? Möglicherweise arbeitet die Urlaubsvertretung des Behandlers nach einer Methode, die nicht zur gewählten Behandlungsstrategie passt, wodurch bereits erzielte Effekte im Nachhinein wieder zunichte gemacht werden. In solchen Fällen spricht man von **retroaktiver Interferenz:** der Stellvertreter reduziert den Effekt der zuvor erfolgten Therapie.

Vielleicht hat der Patient auch schon vorher im Krankenhaus bestimmte Informationen (oder Therapien) erhalten, wenn ihm z. B. vermittelt wurde: „Sie werden nie wieder ganz gesund", „Damit werden Sie leben müssen". Solche deletären Prognosen können einen aktiven Ansatz der anstehenden Rehabilitationsbehandlung torpedieren. Wir sprechen hier von **proaktiver Interferenz,** wenn die Information „nach vorne" und dadurch nachteilig für die Rehabilitation wirkt.

Streng genommen ist die Differenzierung in die Begriffe retro- und proaktive Interferenz künstlich, denn die zugrundeliegenden Mechanismen sind identisch. Die Wahl des Begriffs hängt nur davon ab, aus welcher Perspektive man die Situation betrachtet!

5.7.8 Organisation, Ordnung

Hat der Patient eine systematische Vorgehensweise, die sein Gedächtnis produktiv unterstützt? Wer ohne Einkaufszettel zum Supermarkt geht, der vergisst immer wieder mal etwas. Hier kann eine systematische Vorgehensweise besonders nützlich sein, beispielsweise indem man die Reihenfolge der Mahlzeiten als Leitfaden nimmt: Aperitif, Suppe, Hauptmahlzeit, Nachtisch, Kaffee, Wein. Steht man einmal vor dem Regal mit Kaffee, dann kommt man von selbst auf die Assoziation „Kaffeerahm", „Zucker". Dies funktioniert viel schlechter, wenn man einfach aufs Geratewohl an den Regalen entlang läuft. Bei der Systematisierung der auf uns einstürmenden Eindrücke ist der Frontallappen von entscheidender Bedeutung. Patienten mit frontalen Defekten haben u. a. aus diesem Grund häufig Gedächtnisprobleme.

Die bisherige Aufzählung erhebt keinen Anspruch auf Vollständigkeit. Das Problem ist dafür zu komplex. Ziel dieses Abschnitts war es aufzuzeigen, dass es verschiedene Therapieansätze und -strategien gibt, den rehabilitativen Lernprozess günstig zu beeinflussen.

Kapitel 6

Erlernen motorischer Fertigkeiten

Das Erlernen motorischer Fertigkeiten wird von der Psychologie stiefmütterlich und zu Unrecht nur am Rand behandelt. Es wird als eine „einfache" Form von prozeduralem Lernen betrachtet. Motorik ist aber von vitaler Bedeutung für jegliche Aktivitäten wie Singen, Fußballspielen, Kartoffelschälen, Stricken usw. Zu jeder Handlung gehört eine eigene sensorische Struktur: zum Singen ein intaktes Ohr, zum Radfahren im Verkehr das Sehen usw. Bei allen motorischen Aktivitäten ist die Kinästhesie (Bewegungsgefühl) von entscheidender Bedeutung und unentbehrlich. Wir lernen, indem wir über das Ergebnis unseres Bewegungsversuchs ein Feedback erhalten. Ein Therapeut oder Coach kann dieses ergänzen: Knowledge of Performance (KP) ist Information über die Bewegungsausführung, beispielsweise Information über das Abrollen des Fußes oder über Symmetrie des Gehens usw. Knowledge of Results (KR) ist Information über das Ergebnis, d. h. über das Erreichen eines Ziels (geschafft oder nicht geschafft, erreichte Punktzahl). Wir stellen drei Theorien des motorischen Lernens vor, die jede ihren eigenen Akzent setzt und die einander ergänzen. Erstens die Engramm-Theorie: Danach hinterlässt Bewegung eine „Gedächtnisspur im Kopf". Zweitens die Schema-Theorie: Danach formen sich Regeln aus, eine Art „motorische Grammatik". Und drittens die ökologische Theorie: Danach erfolgen unsere Bewegungen in einer ständigen Wechselwirkung mit den sich stetig verändernden Umgebungsfaktoren, wir müssen uns „auf die Umgebung einspielen".
Eine moderne, wohlüberlegte motorische Rehabilitation basiert auf Elementen dieser drei Theorien.

6.1 Motorik und Gedächtnis

Im vorangegangenen Kapitel wurde die vielgebrauchte Einteilung in deklaratives und prozedurales Gedächtnis beschrieben. Über die Inhalte des deklarativen Gedächtnisses und entsprechende Lernprozesse kann man bewusst berichten, prozedurales Lernen verläuft dagegen unbewusst. Für den Bereich der motorischen Fertigkeiten ist diese dichotome Einteilung allerdings nicht zielführend, da hier sowohl bewusste als auch unbewusste Prozesse stattfinden.

- Der Pianist sucht bewusst nach einem effektiven Fingersatz. Wenn dieser gefunden ist, wird er bewusst und „aufmerksam" geübt. Wenn die Passage nach dem Üben beherrscht wird, kann diese immer mehr ohne bewusste Reflexion, d. h. automatisch und gedankenlos, gespielt werden. Hier ist also nur die letzte Phase „prozedural" im Sinn von unbewusst verlaufend.
- Ein CVI-Patient mit einer Hemiparese übt intensiv, um wieder so normal wie möglich gehen zu können. Der Therapeut gibt Demonstrationen und Instruktionen, um den Patienten auf die richtige Fußabwicklung und Kniebeugung aufmerksam zu machen. Bei diesem Ansatz hat man es also zunächst mit einem ziemlich bewusst verlaufenden Prozess zu tun. Schlussendlich hoffen wir natürlich, dass dieser Patient im Lauf der Zeit lernt, automatisch zu gehen, sodass er auch Doppelaufgaben bewältigen kann (sprechend Gehen, Gehen im Verkehr).

In beiden Beispielen sehen wir, dass die *explizite* Strategie die Oberhand hat in der Anfangsphase; in dieser Phase werden präfrontale Gebiete eingesetzt (Abb. 2.5). In einer späteren Phase, wenn die Fertigkeit beherrscht wird, verlaufen motorische Muster mehr *implizit* und automatisch, die Bewegungen erfolgen fließend und fehlerlos; die präfrontalen Gebiete sind nicht mehr einbezogen, dafür vermehrt Gebiete an der Hinterseite und tiefe Kerne des Gehirns. Aus der Praxis ist bekannt, dass implizite und explizite Strategien einander konterkarieren können: Leistungen von Musikern und Sportlern können beeinträchtigt werden, wenn während eines Konzerts oder Wettkampfs die explizite Strategie – ungewollt – die Oberhand gewinnt. Es ist bekannt, dass dadurch sogar Karrieren zugrunde gegangen sind.

Bewusstes Nachdenken über Bewegungen wird oft als Nachteil erfahren! Erinnert sei an den Witz vom Tausendfüßler, der – gefragt, wie er seine Beine koordiniere – ins Stolpern gerät.

Man kann also nicht einfach sagen, dass motorisches Lernen eine Form von prozeduralem oder implizitem Lernen sei. Das hängt nicht zuletzt auch davon ab, wie man die Begriffe „prozedural" und „implizit" definiert (und das variiert in der Literatur). In einem kritischen Übersichtsartikel setzt *Song* (2009) dann auch auseinander, dass die traditionelle Einteilung des Gedächtnisses nicht angemessen ist für motorisches Lernen und dass man vielleicht andere Einteilungskriterien anwenden müsse. Ein solches Kriterium könnte „Aufmerksamkeit" sein: Erfordert der motorische Lernprozess fokussierte Aufmerksamkeit oder kann er auch ohne Aufmerksamkeit verlaufen? Es ist z. B. interessant, dass vor allem bei aufmerksamem Lernen eine nachfolgende Ruhe- und Schlafperiode zu einer Leistungsverbesserung führt (sogenanntes *„off-line enhancement")*. Wie so oft zeigt sich das Problem viel komplizierter, als man zunächst dachte: Mit dem wechselnden Einbezug der Faktoren Aufmerksamkeit, Schlaf und Ruhe verfügt das Gehirn offenbar über verschiedene motorische Lernstrategien.

6.2 Der Lernkreis: Lernen am Erfolg

Sensorik und Motorik sind untrennbar miteinander verbunden. Jeder Handschuhträger weiß, wie schwierig es ist, mit einer gefühllosen Hand einen Hemdknopf zu schließen. Wer sehbehindert ist, hat Schwierigkeiten auf einem Bergpfad. Da die sensomotorische Wechselwirkung die Grundlage jeder Theorie des motorischen Lernens ist, wollen wir ihre wesentlichen Aspekte hier noch einmal zusammenfassen.

Der Begriff Sensomotorik wird in der Praxis oft fälschlicherweise definiert als Reize (Stimuli), die Reizantworten (Responses) auslösen. In Abb. 6.1 sehen wir jedoch, dass es um einen geschlossenen Regelkreis geht. Stimuli können Reaktionen auslösen, aber Aktionen lösen ihrerseits auch Stimuli aus. Die Gesamtheit der Sinneseindrücke, die durch unsere eigenen Aktionen hervorgerufen werden, nennt man **Reafferenz**. Als **Exafferenz** bezeichnet man diejenigen Reize, deren Auslöser sich in unserer Umgebung befinden. Analog zu „Aktion und Reaktion" hätte man also auch von „Stimulus und Re-Stimulus" sprechen können.

Der Unterschied zwischen Reafferenz und Exafferenz wirkt sich auf den Lerneffekt aus. Der Beifahrer sieht, hört und fühlt annähernd das Gleiche wie der Fahrer eines Autos. Da jedoch den Bewegungen des Fahrzeugs keine eigenen Handlungen des Beifahrers vorausgehen, kann er auf diese Weise kaum das Autofahren erlernen: es formt sich keine aktive Beziehung zwischen der eigenen Aktion und deren Konsequenzen aus. Die Wahrnehmungen des Fahrers beruhen größtenteils auf Reafferenz, die des Beifahrers auf Exafferenz (siehe auch *Richard Helds* klassische Experimente mit Katzen: die aktiv handelnde Katze entwickelt eine viel höhere Geschicklichkeit als die passiv stimulierte Katze).

In Kap. 2 wurde bereits festgestellt, dass die Begriffe Sensomotorik und sensomotorische Rinde auch in den Neurowissenschaften Einzug gehalten haben. Isolierte Aktivierungen der motorischen Hirnrinde ohne eine gleichzeitige Aktivierung sensorischer Rindengebiete kommen eigentlich nur in Laborversuchen vor. Darum überrascht es nicht, dass sensorische Informationen immer auch direkt motorische Rindengebiete erreichen und dass motorische Bahnen teilweise von sensorischen Rindengebieten ausgehen und mit vielen Verästelungen auch in sensorischen Schaltstationen (Hinterhorn, Hinterstrangkerne, Thalamus) enden. Die früher übliche, strikte Trennung zwischen Motorik und Sensorik ist damit überholt.

Beispiele für Sensomotorik:

- **Akustisch – ein Lied singen:** Beim Singen eines Liedes hört man sich selbst und ist dadurch in der Lage, Kontrolle über Rhythmus, Lautstärke und Tonhöhe zu erlangen. Eine Person mit angeborener Gehörlosigkeit lernt weder zu singen noch zu sprechen. Tritt die Gehörlosigkeit erst später auf, sind die Fertigkeiten in der Regel schon erworben, das heißt, dann existieren Gedächtnisspuren, die gegebenenfalls später verwendet werden können. Jedoch wird ein Chorsänger bei zunehmender Taubheit irgendwann nicht mehr mithalten können. Ausnahmsweise stößt man jedoch auch auf Fälle, in denen Menschen trotz Schwerhörigkeit und sogar bei vollständiger Gehörlosigkeit in der Lage sind, deutlich zu sprechen oder Geige zu spielen. Haben sie gelernt, Laute über den Tastsinn oder über Propriozeption (Knochenvibration) wahrzunehmen?
- **Visuell – Fußball spielen:** Entscheidend ist, dass man den Ball, andere Spieler und die Tore sieht. Fußball in der bekannten Form ist nicht geeignet für Blinde. (Neuerdings gibt es aber Blindenfußball: Im Ball ist eine Rassel integriert, von außen bekommen die Spieler Zurufe durch Guides, wogegen Lautäußerungen des Publikums untersagt sind.)
- **Kinästhetisch und vestibulär (Gleichgewicht) – Skifahren:** Diese beiden Funktionen werden beim Skifahren aufs Äußerste beansprucht. Beispielsweise muss trotz ständig wechselnder Geländeneigung immer die Vertikale wahrgenommen werden.
- **Taktil – Geige spielen:** Die linke Hand des Geigers muss äußerst schnelle und feine Bewegungen machen. Die Fingerspitzen müssen die Saiten fühlen können, anders wäre Geige spielen unmöglich. Tastgefühl und Bewegung sind untrennbar verbunden (wie auch beim Knöpfen).

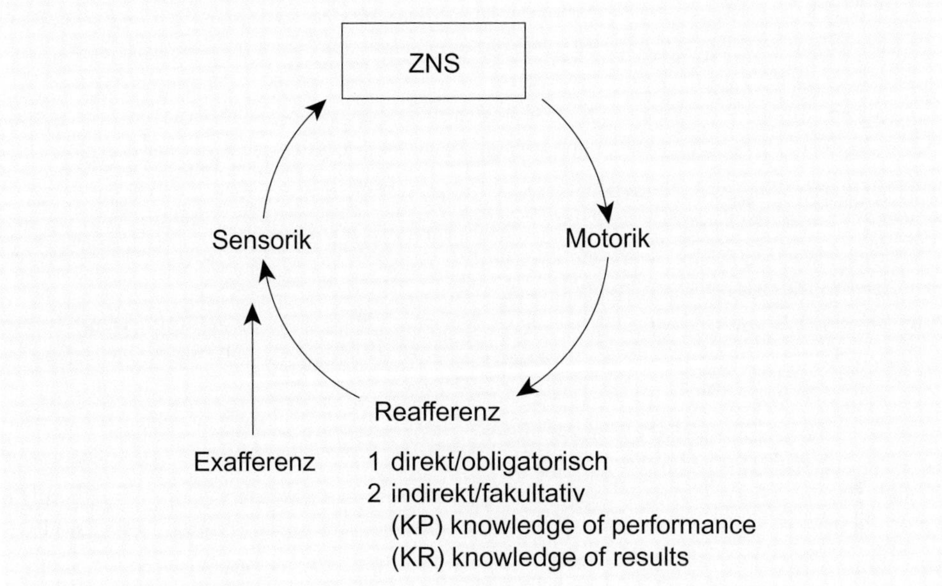

Abb 6.1 Der sensomotorische Kreis
Sensorik kann Motorik auslösen: Motorik als Reaktion auf einen auslösenden Reiz (Stimulus-Response- oder Reflexmodell). Motorik löst ihrerseits Sensorik aus (Reafferenz). Der sensomotorische Kreis ist die Grundlage von Lernen am Erfolg.

Patienten mit sensorischen Defiziten infolge einer Hirnschädigung sind deshalb bei bestimmten Handlungen benachteiligt. Wichtig sind dann die Aspekte,

- um welche Handlung es geht,
- wie geschickt der Patient vorher mit dieser Handlung war.

So könnte man sich vorstellen, dass ein Patient mit einer Anästhesie der rechten Hand, der früher mit großer Geschicklichkeit Kartoffeln geschält hat, dazu auch jetzt noch in der Lage ist. Für jemanden dagegen, der nie Kartoffeln geschält hat, würde das Erlernen des Kartoffelschälens nunmehr kaum noch zu bewältigen sein.

Auch bei einer Hemianopsie nach Schlaganfall würde die Fähigkeit, sich mit öffentlichen Verkehrsmitteln fortzubewegen, stark von den früheren Erfahrungen des Betroffenen abhängen. Nur wenn die diversen Bahnhöfe, Schalter, Treppen und Anzeigetafeln bereits in seinem Gedächtnis vorhanden sind, weiß er, worauf zu achten ist.

Im engen Zusammenhang mit Sensomotorik wird oft auch der Begriff **Psychomotorik** verwendet. Mit diesem etwas schwammigen Begriff wollen wir andeuten, dass geistige und psychische Faktoren das menschliche Handeln steuern können. Vor jeder Handlung steht zunächst der Wille, die Motivation zu handeln (Kap. 2). Fehlt die Motivation, dann erfolgt keine Handlung, wodurch wiederum keine Reafferenz auftritt. Jemand, der wegen fehlender Initiative nichts unternimmt, wird keine Erfahrungen machen und nichts lernen. Wir haben bereits erwähnt, dass Motivation von **Arousal, Emotion** und **Kognition** abhängig ist. Das heißt, es geht um Wachheit, Wille und Begreifen.

Wenden wir diese Erkenntnisse auf unsere Beispiele an:

- Für das Singen eines Liedes ist es bedeutsam, ob es dem Patienten Spaß macht (Emotion); unter Umständen muss er auch Noten lesen können (Kognition). Im Chor muss der Sänger gut wach und aufmerksam sein, sonst vermisst er das Zeichen des Dirigenten.

- Fußball und Schläfrigkeit gehen nicht zusammen. Wachheit und Konzentration *(Arousal)* sind unabdingbare Voraussetzungen, andererseits auch Leidenschaft (Emotion). Und natürlich muss man auch die Spielregeln kennen (Kognition).
- Skifahren ist Emotion. Da sind die Erregung der schnellen Abfahrt, die Angst vor dem Sturz, der Genuss der Bewegung, vielleicht auch ein Hass auf die störenden Urlauber, aber auch das Kennen der Route und eventueller Gefahren (Kognition).
- Geige spielen: Der Violinist muss gut wach und aufmerksam sein, ansonsten verpasst er seinen Einsatz; Begeisterung kann die Qualität fördern (Emotion); die Musiknoten müssen verstanden werden (Kognition).

Ein anderer Aspekt von Psychomotorik – das Üben durch Bewegungsvorstellung – wurde bereits in Kap. 2 erwähnt und wird in Kap. 9 weiter ausgeführt.

6.3 Bedeutung der Sensorik

Eine intakte Sensorik ist für die Motorik von überragender Bedeutung. Das Erlernen einer neuen motorischen Fertigkeit ohne Sensorik ist kaum denkbar. Glücklicherweise besitzen wir mehr als nur ein Sinnesorgan. Meistens spielen mehrere Sinne eine Rolle beim Lernen, z. B. Hören und Sehen im Verkehr; man spricht auch von **multisensorischem Lernen** (Shams und Seitz, 2008). Durch die Zusammenarbeit von Gehör, Augen, Tastsinn sowie dem Geschmacks- und Geruchssinn entsteht ein zuverlässiges Abbild der Umgebung und damit erwerben wir eine Basis zum angepassten Handeln. Die Bedeutung der verschiedenen Sinnesorgane kann jedoch je Handlung erheblich differieren (Abb. 6.2).

Als Beispiel untersuchen wir drei Tätigkeiten, die im Rahmen einer Rehabilitation wichtig sein könnten: ein Butterbrot schmieren, telefonieren und Kaffee aus einem Plastikbecher trinken.

- **Ein Butterbrot schmieren:** Hierbei ist das Auge ziemlich dominant, aber bei der Steuerung der Schneide- und Streichbewegungen des Messers spielt auch die Kinästhesie eine wichtige Rolle. Störungen des Tastsinns sind zwar hinderlich, können aber in unterschiedlichem Ausmaß durch das Auge kompensiert werden. Das Gehör ist kaum beteiligt.
- **Telefonieren:** Die Bedienung der Tasten verläuft normalerweise über den Gesichtssinn, kann aber mit einiger Übung und Anpassung auch taktil erfolgen. Während des anschließenden Gesprächs ist natürlich ein funktionierendes Gehör unabdingbar. Auf die Wahrnehmung eines mitlaufenden Minutenzählers können wir verzichten.
- **Kaffee aus einem Plastikbecher trinken:** Hält man den Kaffeebecher einmal in der Hand, dann könnte man theoretisch ohne zu sehen den Becher zum Mund führen und einen Schluck daraus trinken. Ein Blinder wäre dazu sicher in der Lage. Sind Tastsinn und/oder Kinästhesie gestört, dann bedarf es aber einer erheblichen visuellen Anstrengung, um zu verhindern, dass der Becher schräg gehalten wird oder neben dem Mund ankommt. Auch die richtige Dosierung der Muskelkraft ist deutlich erschwert. Einerseits kann der Becher unbemerkt aus der Hand gleiten, er kann aber auch durch einen zu kräftigen Griff zerdrückt werden. Das beim Eindrücken entstehende Geräusch gibt zwar ein gewisses Feedback, aber meist ist es dann schon zu spät.

Zu jeder Handlung gehört also eine sensorische Struktur **(sensorische Handlungsanalyse),** die im Störungsfall gelegentlich mit Hilfe anderer Sinnesorgane kompensierbar ist. Die Kompensation findet oft spontan und automatisch statt, z. B. wird ein Patient mit einer Gefühlsstörung der Beine beim Gehen automatisch auf seine Füße schauen (Luria, 1963).

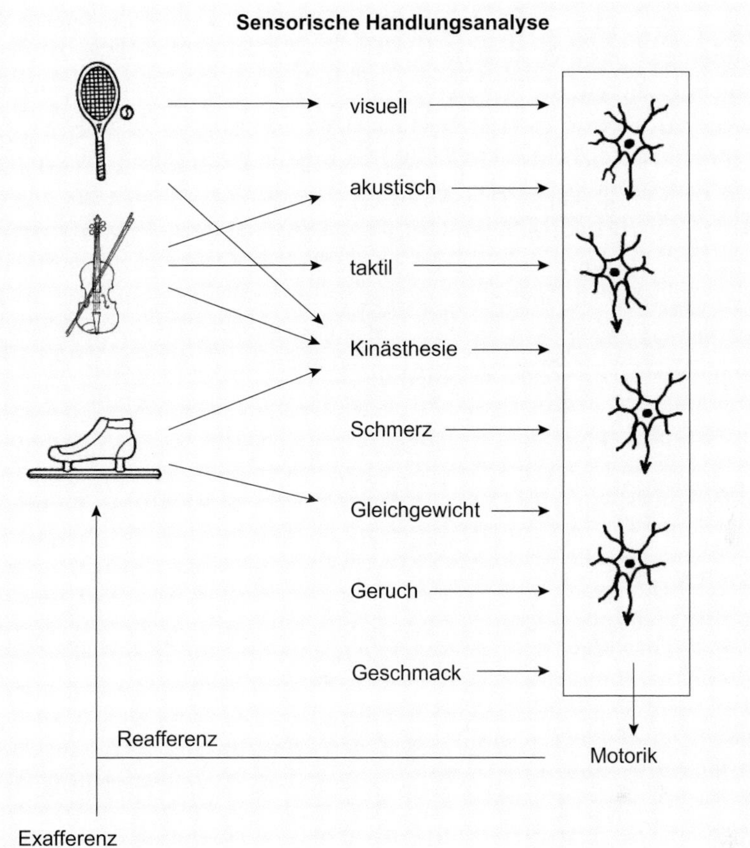

Abb. 6.2 Sensorische Handlungsanalyse
An jeder Handlung sind spezielle sensorische Informationsquellen beteiligt, hier an drei Beispielen gezeigt: Tennisspielen: visuell; Geigespielen: auditiv und taktil; Eisschnelllauf: vestibulär. Kinästhesie ist jeweils unverzichtbar. Zur näheren Erläuterung siehe Text.

Kompensationen können auch bewusst und gezielt eingeübt werden, z. B. die Blickkontrolle einer gefühllosen rechten Hand, der richtige Gebrauch eines Blindenstocks, Gebärdensprache usw. (intermodale Plastizität, Kap. 3).

Manchmal sind Kompensationen nicht möglich, und man muss auf die Handlung entweder verzichten (Autofahren nach Erblindung, Pianospielen nach Gehörverlust) oder sie den veränderten Umständen anpassen (Skilaufen für Sehbehinderte).

Mit Hilfe der in Abb. 6.2 dargestellten sensorischen Handlungsanalyse ist es möglich,

- von jeder Handlung eine **sensorische Analyse** zu machen (Kartoffeln schälen, Rollstuhlfahren, Stricken) – welche Sinne sind beteiligt an welchen Handlungen?
- die Folgen **sensorischer Ausfälle** vorherzusagen (Anästhesie, Anopsie, Taubheit) – welche Handlungen sind erschwert?
- die mögliche **Kompensationen** für sensorische Störungen zu ermitteln,
- gezielt bestimmte sensorische Inputs zu **verstärken**, z. B. Hörgerät, fluoreszierender Tennisball, barfüßig gehen; oder einen bestimmten Sinn akzentuieren mittels fokussierter Aufmerksamkeit,
- bestimmte sensorische Inputs gezielt zu **blockieren,** um den Patienten zum Gebrauch bis dahin ungenutzter Bahnen zu zwingen, z. B. Treppensteigen mit verbundenen Augen (eine Art von *forced use,* Box 3 in Kap. 9),

- den Lernprozess mit zusätzlichen künstlichen **Feedbackmitteln** wie Signaltönen, Spiegeln oder Videoaufnahmen zu **unterstützen.**

Die in Abb. 6.3 abgebildete **Taxonomie der Sensorik** beruht auf der grundsätzlichen Trennung zwischen reafferenten (A) und exafferenten (B) Reizen. Zu bedenken ist, dass Begriffe wie „Stimulation“ oder „Feedback“ relativ unverbindlich bleiben, solange nicht deutlich angegeben wird, was genau damit gemeint ist. So kann man beispielsweise unter „Feedback“ ebenso EMG-basierte Informationen über Muskelaktivitäten verstehen wie aus den Fußsohlen stammende Reafferenzen eines Patienten, der auf bloßen Füßen geht. Mit „Stimulation“ kann genauso gut die anregende Umgebung einer ausgelassenen Feier wie die transkutane elektrische Nervenstimulation zwecks Schmerzbekämpfung gemeint sein. Aus diesen Beispielen ist schon nahegelegt, dass das Spektrum der sensorischen Einflussmöglichkeiten auf den Wiederherstellungsprozess des Patienten enorm ist. Wir geben für jeden Block des Schemas eine Definition und einige Beispiele.

6.3.1 Reafferenz

Als Reafferenz bezeichnet man die Gesamtheit der sensorischen Informationen, die durch eigene Bewegungen verursacht werden (Feedback). Das Hören der eigenen Stimme ist ein Beispiel für

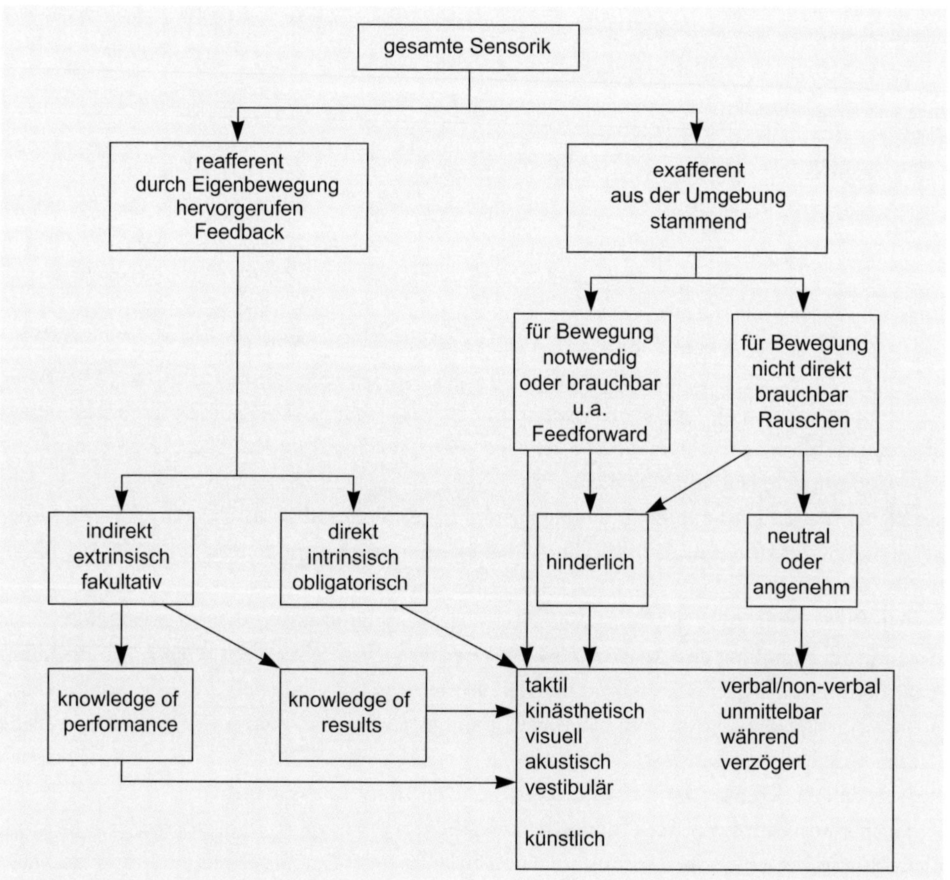

Abb. 6.3 Taxonomie der Sensorik

Grundlage ist die Trennung in reafferente (durch Eigenbewegung hervorgerufene) und exafferente (aus der Umgebung stammende) Informationen. Zur näheren Erläuterung siehe Text.

direkte Reafferenz. Ein Coach, der seine Spieler auf Fehler hinweist, oder der Beifall des Publikums wären Beispiele **indirekter** Reafferenz.

Direkte Reafferenz

Hierbei handelt es sich um unabdingbare und damit **obligatorische** Feedback-Informationen. Damit ist gemeint, dass die Handlung unmöglich oder erheblich erschwert ist, wenn diese Information fehlt. Bei jeder Bewegung empfängt das Gehirn kinästhetische Informationen. Der Patient verschafft sich somit sein Feedback selbst. Oft wird uns der Empfang kinästhetischer Informationen erst dann bewusst, wenn wir uns darauf konzentrieren. Der Eisschnelllauftrainer sagt beispielsweise: „Achte darauf, dass du das Bein vollständig streckst." Der Physiotherapeut sagt: „Achten Sie auf die Kniebeugung."

Andere Beispiele für obligatorisches Feedback sind das Hören der eigenen Stimme (auditiv) und das Fühlen der eigenen Schritte mit der Fußsohle (taktil). Indem wir mit bloßen Füßen gehen (verstärkte taktile Fußsohlenreafferenz, verstärkter Bodenkontakt), können wir das obligatorische Feedback weiter verstärken. Warum steckt der Eisschnellläufer seine bloßen Füße in die Schlittschuhe? Hat er dadurch vielleicht besseren Kontakt mit dem Eis?

Indirekte Reafferenz

Hierbei handelt es sich um Feedback-Informationen, die zusätzlich gegeben werden **können,** auf die aber auch verzichtet werden kann (daher: **fakultativ**). Nicht der Patient selbst, sondern seine Umgebung bestimmt, welche Informationen er erhält, die sich auf die Ausführung oder das Resultat beziehen können_

- **KP** (= knowledge of performance) ist Information über die Ausführung einer Bewegung oder Handlung: ist die Vorderhand korrekt geschlagen? Erfolgt das Abrollen des Fußes korrekt?
- **KR** (= knowledge of results) ist Information über die Effektivität, über das erreichte Ziel: ist der Ball rein oder nicht? Was ist die gefahrene Zeit? Spricht der CVI-Patient verständlich? (siehe weiter unten: KP-KR-Diskussion).

Als Informationsquelle dienen einerseits Personen (Coach, Trainer, Lehrer, Therapeut) und andererseits Geräte (Spiegel, Stoppuhr, Videorecorder, Audiokassette, Computer). Feedback kann auch gegeben werden als eine Form von Belohnung *(Reinforcement):* ein erwünschtes Ziel erreichen (intrinsisch: Berggipfel) oder einen Preis gewinnen (extrinsisch: Pokal). Eine Untersuchung, bei der das Erlernen eines bestimmten Musters von Fingeranschlägen analysiert wurde, zeigte, dass jene Gruppe, die mit 10 Euro belohnt wurde, raschere Fortschritte machte als die Gruppe, die mit nur 1 Euro belohnt wurde (Palminteri et al., 2011).

6.3.2 Exafferenz

Unter Exafferenz versteht man die Gesamtheit der aus unserer Umgebung stammenden Informationen, die keine direkte oder indirekte Folge unseres eigenen Handelns sind. Das können einerseits unspezifische Hintergrundinformationen sein, wie z. B. Verkehrsgeräusche, menschliche Stimmen, Wind oder Regen. Hintergrundgeräusche können störend, neutral oder angenehm sein. Andererseits kann Exafferenz spezifisch brauchbare Information sein.

Lärm **stört** die Konzentration, bewegende Personen lenken ab. Der negative Effekt entsteht nicht durch direkte Beeinflussung unseres Handelns, sondern durch eine Wirkung auf unser Bewusstsein, unsere Aufmerksamkeit und unsere Emotionen. Solche Effekte sind individuell höchst unterschiedlich. Was den einen stört, das findet der andere vielleicht sogar angenehm, z. B. Radiohören während der Arbeit. Hintergrundgeräusche können aber auch **neutral** oder

angenehm sein, z. B. Vogelgezwitscher, Kuhglocken, gemütliches Geplauder oder Musik. In einer behaglichen Umgebung funktionieren manche Patienten plötzlich viel besser. Der günstige Effekt entsteht durch positive Einflüsse auf Bewusstsein, Aufmerksamkeit und Stimmung.

Für bestimmte Fertigkeiten können exafferente Informationen **spezifisch nützlich** sein. Gehen diese Informationen einer Handlung voraus, dann spricht man von Vorauskoppelung (engl. *feedforward*). Ein zugeworfener Ball löst eine Fangbewegung aus; die demonstrierte Bewegung des Physiotherapeuten wird vom Patienten imitiert; beim Eislaufwettkampf erklingt zur der letzte Runde ein Glockensignal. In allen diesen Fällen ist die exafferente Information nützlich und brauchbar. Auch Fazilitationstechniken wie das Stimulieren der Haut mittels Reiben oder Bürsten und passives Bewegen von Gliedmaßen gehören in diese Kategorie. Mit Hilfe taktiler oder kinästhetischer Reize gewinnt der Patient ein Stück seiner Bewegungskontrolle zurück.

Rechts unten in Abb. 6.3 sehen wir, dass die Informationen (Feedback oder Feedforward) auf verschiedene Weise angeboten werden können. Die Information lässt sich in viererlei Hinsicht kategorisieren:

- Nach der Modalität: **taktil** (z. B. Massage), **kinästhetisch** (z. B. Führung), **visuell** (z. B. Video), **auditiv** (z. B. mündliche Mitteilung) oder **vestibulär** (z. B. Schaukeln). In diesem Zusammenhang können auch Geräte sinnvoll sein: Piepser, Stoppuhr, Ergometer, Video- oder EMG-Recorder usw.
- Nach der Form der Information: **verbal oder nonverbal.** Ist natürlich wichtig im Fall der Aphasie, aber auch bei „Gesunden". Nicht jeder ist sprachbegabt, man denke auch an Ausländer. Verbale Instruktionen und Feedback müssen verstanden werden, wenn nicht, dann wirkt Demonstration (= nonverbale Instruktionen) oft mehr konkret und direkt wegen ihres Effekts auf Spiegelneuronen (Kap. 2). Videoaufnahmen ermöglichen ein visuelles Feedback.
- Nach dem **Zeitpunkt** der Information: Feedbackinformationen können unmittelbar und häufig, aber auch mit Zwischenabständen verabreicht werden. Im ersten Fall werden Patienten manchmal nervös. Darum gibt man Feedback lieber erst nach einigen Wiederholungen oder man lässt sich nach einer Übung ruhig ein wenig Zeit. Aber man bedenke, dass bei Amnesiepatienten zeitversetztes Feedback ein Risiko beinhaltet, weil der Patient vergisst, worum es ging, oder zwischenzeitlich störende Faktoren auftreten (Interferenz, Kap. 5).
- Nach der **Person:** Eine Rolle können spielen Lehrer, Coach, Trainer, Physiotherapeut.

6.4 KP-KR-Diskussion: Knowledge of Performance oder Knowledge of Results

In theoretischen Abhandlungen über motorisches Lernen wird – wie gesagt – unterschieden zwischen Knowledge of Performance (KP) und Knowledge of Results (KR).

Knowledge of Performance (KP): Informationen über die richtige Ausführung einer Bewegung oder Handlung (kinematische Aspekte). Diese Informationen sollen zur weiteren Optimierung der Bewegung und damit zur Verbesserung des Endresultats beitragen. Das kann, aber braucht nicht immer wahr zu sein!

Beispiele: Je näher der Körperschwerpunkt des Eisschnellläufers dem Eis ist (der Holländer sagt „tief sitzen"), desto schneller gleitet er. Die Vorhand muss richtig geschlagen, der Fuß richtig abgewickelt werden, der Gang soll symmetrisch sein. Ein Logopäde, der nach einem korrekt artikulierten Wort „Richtig" sagt, gibt damit KP

Knowledge of Results (KR): Informationen über das erreichte Ergebnis führen nachweislich zu einer Verbesserung zahlreicher Leistungen (Magill, 1989; Holding, 1989). Im Sport ist dies häufig eine Leistung, ein Punktestand, eine Zahl oder eine Zeit.

Beispiele: Ist das Ziel erreicht? War der Ball drin oder nicht? Wie war die Zeit des Sprinters? Kann der Schlaganfallpatient selbstständig seine Brötchen einkaufen, kann er sich hörbar und verständlich ausdrücken? Mit einer Videokamera kann man das Ankleiden des Patienten registrieren und die Aufnahme anschließend mit ihm besprechen. Dabei zeigt man dem Patienten, dass er das Hemd auf der linken Seite nicht in die Hose steckt.

Abb. 6.4 zeigt die Ergebnisse eines klassischen Versuchs. Mit verbundenen Augen mussten die Versuchspersonen eine Linie einer vorgegebenen Länge zeichnen und erhielten anschließend entweder ein präzises, ein grobes Feedback (bezogen auf eine bestimmte Fehlertoleranz) oder willkürliche, nicht mit der Leistung zusammenhängende Informationen. Das Ergebnis zeigt, dass präzise KR den anderen Feedbacktypen überlegen ist.

Aus solchen Laborexperimenten entstand der Eindruck, dass das Verabreichen von KR für einen effektiven Lernprozess **unabdingbar** sei. Diese Generalisierung ist aber sicher nicht gerechtfertigt. Aus zahllosen Beispielen des Alltagslebens wissen wir, dass sich Leistungen auch ohne zusätzliche KR verbessern können. Oft ergibt sich das Ergebnis ja bereits unmittelbar aus der Handlung. Ob das Flicken des Fahrradreifens gelungen ist, stellt sich rasch genug von allein heraus. Auch ohne beigesteuerte KR wissen wir, ob die Bratkartoffeln verbrutzelt sind. Ob ein Musikvortrag gelungen ist oder nicht, hören wir direkt.

Bei bestimmten Fertigkeiten ist KR sinnvoll, bei anderen nicht. Aber sicherlich nützt es einem Schlaganfallpatienten, der selbst nicht merkt, dass er sich unvollständig angekleidet hat, wenn er zusätzliche Information über seine Leistung erhält (Spiegel, Videoaufnahme).

KP und KR schließen sich nicht gegenseitig aus, sondern können gleichzeitig von Nutzen sein. Stößt der Eisschnellläufer sich richtig ab, ist seine Haltung dann tief genug (KP) und wie sind die Rundenzeiten (KR)? Trotzdem stehen KP und KR oft im Gegensatz zueinander. Diesbezüglich gibt es kontroverse Diskussionen unter Pädagogen, Musik- und Sportlehrern sowie Physiotherapeuten.

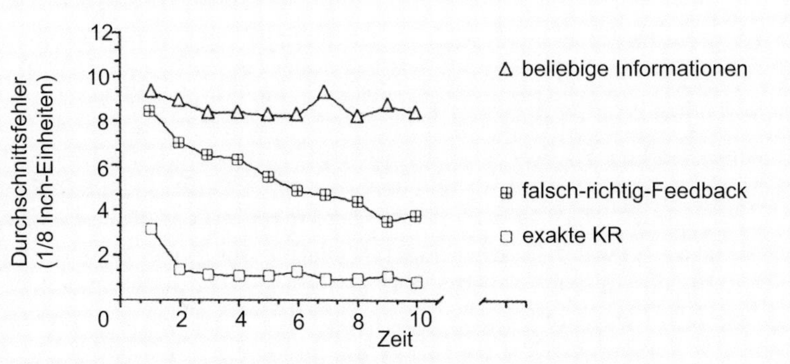

Abb. 6.4 Die Wirkung von KR auf den Lernprozess
Die Versuchspersonen sollen mit verbundenen Augen eine Linie mit einer Länge von drei Zoll zeichnen, registriert wird die Fehlerzahl. Obere Linie: Versuchspersonen erhalten beliebige Informationen (engl. *nonsense feedback*); mittlere Linie: Versuchspersonen erhalten Feedback nur über falsch oder richtig; untere Linie: präzises Feedback (z. B. 0,3 Zoll zu kurz). (Holding, 1989).

Wir geben einige Beispiele, um zu zeigen, um was es dabei genau geht;

- **Pädagogik:** Einige Lernmethoden legen den Schwerpunkt auf die Technik des Schreibens. Der Stift muss dabei unbedingt auf eine bestimmte Art und Weise gehalten werden. Die Buchstaben werden nach einem bestimmten Prinzip gebildet (z. B. verbunden oder nicht verbunden). Dies wäre ein Beispiel für KP, Schönschrift ist das Ziel. Folgte man einer KR-Strategie, dann wären z. B. Schlüssigkeit und Lesbarkeit des Textes das Ziel.
- **Musik:** Die meist älteren Lehrmethoden im Klavierunterricht legen größten Wert auf die Haltung der Hände und Finger. Der Fingersatz folgt einem festen Protokoll (KP). Das Risiko dieser Vorgehensweise besteht darin, dass die Musik nebensächlich wird und das Kind die Freude am Lernen verliert. Bei KR wird viel mehr Wert auf das Ergebnis gelegt. Stimmt der Rhythmus? Kann man dazu tanzen? Gefällt es den Zuhörern?
- **Sport:** Die rechte Vorderhand muss beim Tennis mit einer bestimmten Technik geschlagen werden, und zwar folgendermaßen: linkes Bein und linke Schulter nach vorne, dann Rumpf- und Schulterrotation (KP: der falsche Fuß ist vorne). Die schönste Technik hilft jedoch nicht weiter, wenn sie immer nur zu Niederlagen führt. Bei KR würde man eher auf diejenige Spielweise setzen, die den meisten Erfolg erbringt (KR: Punkt gemacht oder nicht).
- **Physiotherapie:** Das typische Gangmuster des Hemiplegikers ist spastisch mit Extension und Zirkumduktion. KP zielt auf ein korrektes Gangmuster. Als (diskutables!) Kriterium wird oft das Gangmuster eines Gesunden genommen. Wird das Knie gebeugt? Wird immer zuerst die Ferse aufgesetzt? Wie wird der Fuß abgewickelt? Ist der Gang symmetrisch? Es geht also mehr um den idealen Bewegungsablauf. Bei KR geht es um die Effektivität des Gehens. Geht der Patient sicher? Ist sein Tempo in Ordnung? Kann er eine belebte Straße überqueren?

Angeblich heiligt der Zweck die Mittel. Meinen wir damit, dass jedes Mittel zur Erreichung des Ziels erlaubt ist? Manchmal, vielleicht sogar häufig, aber sicher nicht immer lautet die Antwort: Ja. Entscheidend sind aber die Wünsche des individuellen Patienten. Manche Patienten wollen unbedingt normal erscheinen – zu hinken wäre ihnen ein Greuel, sie schämen sich wegen eines schiefen Gesichts und vermeiden wegen einer Dysarthrie soziale Kontakte. Wenn das der individuelle Wunsch ist, versuchen wir diesen zu erfüllen: dann arbeiten wir gemäß KP und achten auf die Fußabwicklung, das Gangmuster und die korrekte Artikulation. Bei anderen Patienten steht dagegen das Ziel im Mittelpunkt; sie möchten so schnell wie möglich wieder arbeiten, selbstständig gehen oder ihren Stammtisch besuchen können, „schief oder nicht-schief". Dann wählen wir andere Übungen und setzen eher KR ein. Nicht das Gangmuster ist dann Ziel, sondern das Überqueren der Straße und das Einkaufen im Supermarkt.

Die Rehabilitation leidet auch heute noch manchmal unter Therapieformen, bei denen die Reinheit der Methode über alles geht. Die Form der Ausführung wird dann leicht über das Resultat gestellt: Man solle …, man müsse …, man dürfe …nicht, immer gälte zuerst X und dann erst Y. Dies ist zwar gut gemeint, führt aber häufig zu einer rigiden Vorgehensweise. Die Krankenschwester tut das, was sie gelernt hat, und dreht den bettlägerigen Patienten mit seinem guten Gesichtsfeld zur eintönigen Wand hin („die gestörte Seite muss gereizt werden"). Sie hat das nun einfach so gelernt. In der Rehabilitation muss jedoch die gewählte Methode dem Patienten angemessen sein; eigentlich sollte man sich auch im Gesundheitswesen immer vom noblen Prinzip „der Kunde ist König" leiten lassen – aber so weit sind wir noch lange nicht!

6.5 Lernen ohne Gefühl: Deafferenzierung

Die Diskussion über die Bedeutung des sensorischen Feedbacks für die Motorik dauert mittlerweile seit 1950 an. Anfänglich stand auf der einen Seite das Lager derer, die meinten, dass Motorik ohne sensorisches Feedback nicht möglich sei (die Peripheristen), und auf der anderen Seite das Lager derjenigen, die glaubten, dass die gesamte Motorik über zentral gespeicherte Motorprogramme gesteuert werde (die Zentralisten).

Inzwischen hat sich diese Kontroverse beruhigt, weil deutlich geworden ist, dass abhängig von der jeweiligen Situation sowohl zentrale Motorprogramme als auch sensorisches Feedback wichtig sind. Geht es beispielsweise um eine neu zu erlernende motorische Fertigkeit wie das Einstudieren eines neuen Musikstücks, dann ist sensorisches Feedback äußerst wichtig. Geht es dagegen um eine bereits bekannte Fertigkeit, dann sind die wichtigsten Programme bereits geschrieben und man ist oft weniger abhängig von Feedback-Informationen. Auch der Typ der beanspruchten Fertigkeit ist wichtig. Schnelle ballistische Bewegungen wie das Saltoschlagen beim Turnen, das Werfen eines Balls oder das Spielen einer schnellen Passage lassen für die Verarbeitung peripherer Feedback-Informationen kaum Zeit. Solche Bewegungen sind komplett zentral vorprogrammiert, man könnte sagen, „die Bewegungen sitzen im Kopf" (der Pianist sagt aber: er hat die Passage „in den Fingern"; aber damit ist eigentlich dasselbe gemeint!). Langsamere Bewegungen wie das Steuern eines Fahrzeugs auf kurvenreicher Strecke verlangen dagegen ein zuverlässiges Feedback.

In diesem Zusammenhang verweisen wir auf die Versuche, die *Taub* und Mitarbeiter in den sechziger Jahren des vorigen Jahrhunderts an Affen durchführten (Taub in: Ince, 1980; Taub und Crago in: Julesz und Kovacs, 1995). Sie durchtrennten die zu einem Arm gehörenden Hinterwurzeln, wodurch der Arm vollständig gefühllos wurde. Anschließend gebrauchte das Tier diesen Arm nur noch dann, wenn der gesunde Arm fixiert wurde, wodurch sich auch die Motorik des deafferenzierten Arms deutlich verbesserte. Diese Verbesserung entstand übrigens auch nach einer Deafferenzierung beider Arme. Hat das Tier die Wahl, dann entscheidet es sich für den gesunden Arm und vernachlässigt den anderen Arm (erlernter Nichtgebrauch, engl. *learned disuse*). Lässt man ihm keine Wahl, dann steckt in dem gefühllosen Arm offenbar noch eine Menge an motorischem Potenzial.

Über die Schlussfolgerungen aus diesen Experimenten besteht bis heute kein Konsens. Einerseits ist die Bewegungsqualität des deafferenzierten Arms deutlich eingeschränkt, andererseits ist er durchaus – wenn auch mühsam – zum Erlernen neuer Fertigkeiten in der Lage.

Am Beispiel einer Patientin mit einem gefühllosen rechten Arm und eines Patienten, der seine gesamte Propriozeption verloren hatte, wollen wir zeigen, was dies für die Rehabilitation bedeutet.

Die Frau mit dem gefühllosen Arm

Vorausgegangen war ein Infarkt im Bereich der linken Hemisphäre, medio-lateral hinter dem Sulcus centralis. Die Frau hatte keine Hemiparese, aber eine leichte Sprachstörung und eine (komplette) Anästhesie des rechten Arms. Der Tastsinn war ausgefallen. Passive Bewegungen wurden nicht gefühlt. Obwohl Rechtshänderin, vermied sie den Gebrauch des rechten Arms. Drei Monate nach dem Ereignis verwendete sie ausschließlich nur noch den linken Arm. Bei Tätigkeiten, für die beide Arme benötigt wurden, ließ sie sich von den Krankenschwestern helfen. Sie hatte sich daran gewöhnt, dass jeden Morgen das Frühstücksbrot für sie zubereitet wurde.

Eines Tages erschien infolge einer Grippewelle keine ihrer Betreuerinnen zum Dienst und unsere Patientin saß mit knurrendem Magen tatenlos vor ihrem unzubereiteten Frühstück. Irgendwann »

» wurde der Hunger so stark, dass sie beschloss, sich selbst zu helfen. Recht schnell stellte sich heraus, dass sie ihre rechte Hand, die ein Brotmesser hielt, mit den Augen kontrollieren musste, um zu vermeiden, dass sie unkontrolliert in der Gegend herumsticht. Mit großer Anstrengung gelang es ihr, eine unförmige Schnitte Brot abzuschneiden. Aber der rechte Arm hatte geschnitten! Das machte ihr Mut, und sie begann, mit der rechten Hand Butter auf das Brot zu schmieren, das sie mit der Linken festhielt. Auch dieses gelang ihr nur, solange sie die rechte Hand mit den Augen kontrollierte. Seit diesem Moment isst sie am Frühstück wieder selbstständig, ganz wie früher.

Ian, der Mann ohne Propriozeption
Ian verlor durch eine seltene Virusinfektion seine gesamte Propriozeption. Nur das Schmerzempfinden und der grobe Tastsinn blieben erhalten. Sobald er die Augen schloss, hatte er keine Ahnung mehr, wo sich seine Arme und Beine befanden. Während der akuten Phase glich das klinische Bild einer Tetraparese. Kontrollierte Bewegungen waren nicht möglich. Man erklärte die Rehabilitation für beendet, aber Ian wollte den Rollstuhl nicht akzeptieren. Er begann mit zwei Strategien zu arbeiten: **mentale Konzentration** und **visuelle Kontrolle** von all seinen Bewegungen. Zum einen bemerkte er, dass er sich bekannte Bewegungen und Fertigkeiten mental vorstellen konnte und dass ihm das half. Außerdem versuchte er, sämtliche seiner Bewegungen visuell zu kontrollieren. Da er nun jede der bis dahin automatisch verlaufenden Bewegungen bewusst steuern musste, war die damit einhergehende geistige Anstrengung enorm. Aber nach Jahren intensiven Übens hatte er die Kontrolle über seine Motorik zurück.

Die Geschichte von Ian ist nachzulesen in einem Buch von *Cole* (Pride and a Daily Marathon, 1995) und auch festgehalten auf einem eindrücklichen Film „The man who lost his body“ (zu sehen auf YouTube).

Was können wir daraus schließen? Fehlt die Kinästhesie, dann sind gezielte Bewegungen und Handlungsabläufe erheblich erschwert. Da intendierte Versuche, die betroffene Gliedmaße an Handlungen zu beteiligen, misslingen, nimmt die Wahrscheinlichkeit eines erlernten Nichtgebrauchs zu *(learned non-use)*. Es gibt aber Auswege:

- Fertigkeiten, die einmal beherrscht wurden, liegen im Gehirn bereit und können relativ unabhängig von kinästhetischem Feedback abgerufen werden: mentale Kompensation.
- Andere Sinnesorgane übernehmen die Kontrolle. In den beiden beschriebenen Beispielen war die visuelle Kontrolle von entscheidender Bedeutung.
- Im Rahmen eines *Taub*-Trainings kann man den Patienten zum Gebrauch der betroffenen Gliedmaße zwingen, indem man beispielsweise die gesunde Gliedmaße ruhig stellt (engl. *forced use, constraint induced movement therapy*). Im Beispiel der Frau war „Hunger angesichts des Frühstücks“ das Druckmittel, bei Ian war es seine selbstanalytische Fähigkeit in Kombination mit einer hohen Motivation und großer Ausdauer: „Ich muss und soll aus diesem Rollstuhl kommen!“

Das Erlernen **neuer** motorischer Fertigkeiten ist jedoch um einiges schwieriger, da gerade in der Lernphase kinästhetisches Feedback wichtig und noch kein motorisches Programm vorhanden ist. Zu diesem Thema empfehlen wir den Übersichtsartikel mit anschließender Diskussion von *Gandevia* und *Burke* (1992): *Does the nervous system depend on kinesthetic information to control natural limb movements?*

6.6 Drei Theorien zum motorischen Lernen

Die Geschichte der wissenschaftlichen Erforschung des motorischen Lernens ist sehr wechselhaft. Die verschiedensten Theorien sind entstanden und wieder verworfen worden. Ideen sind gekommen und gegangen, Debatten, Konflikte und Gegensätze sind kulminiert und dann wieder abgeebbt. Schlussendlich bleibt von jeder neuen Theorie nur oder immerhin ein Kern von Wahrheit übrig.

Abb. 6.5 zeigt eine Karikatur einer simplifizierten Theorie des motorischen Lernens. Jede motorische Fertigkeit ist in Form einer Partitur gespeichert, in der jede Bewegung und ihr Zeitpunkt exakt festgelegt sind, beispielsweise die Rolle des M. biceps während eines Tischtennisschlags. Idealerweise stehen alle Partituren wohlgeordnet in einem Bücherregal irgendwo im Gehirn, aus dem zur Durchführung einer bestimmten Fertigkeit die richtige entnommen werden muss. Das wäre für die Tätigkeit des Kaffeemachens eine andere als die des Tischtennisspielens. Das macht der Homunculus, das kluge Männchen in unserem Kopf (ähnlich wie in der Gedankenwelt eines Kindes sich ein sprechendes Männchen im Radio befindet). Die Partitur wird jetzt auf der kortikalen Tastatur abgespielt und auf dem Weg zu den verschiedenen Muskeln

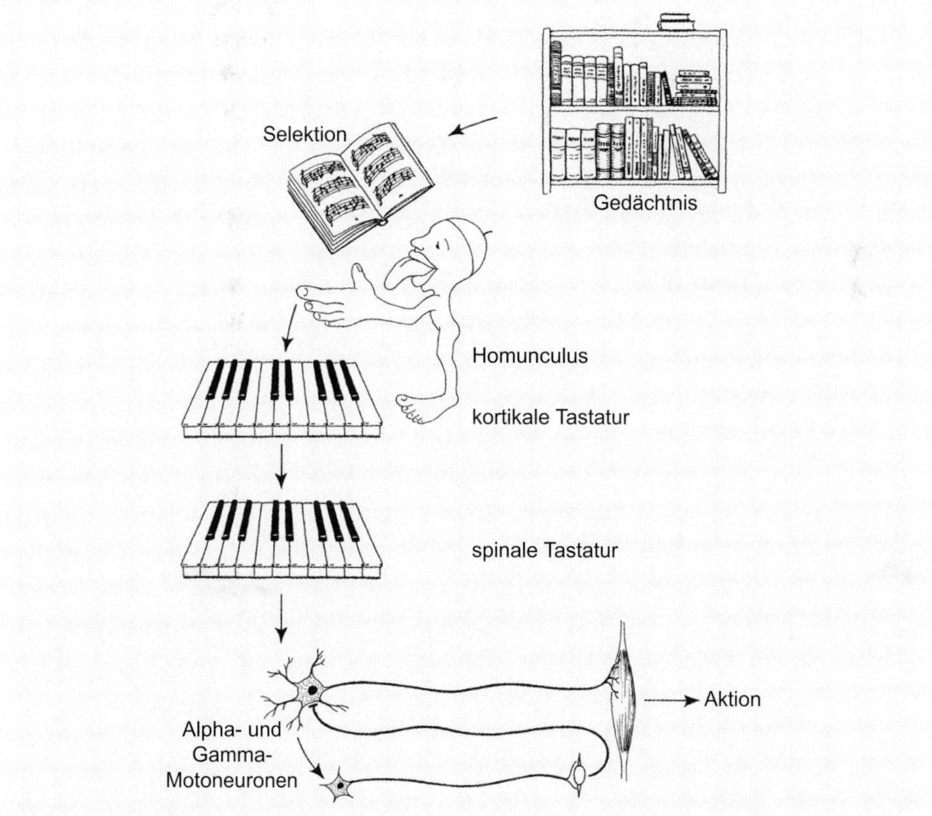

Abb. 6.5 Karikatur des motorischen Gedächtnisses
Jedes Bewegungsmuster ist in einer Art von Partitur gespeichert. Der Homunculus wählt jeweils die richtige Partitur aus und spielt auf der kortikalen Tastatur die Melodie ab. Nach einer weiteren Übersetzung für die spinale Tastatur werden die Muskeln aktiviert. Diese Darstellung ist unrealistisch, da die Zahl der bereitstehenden Partituren unvorstellbar groß wäre. Außerdem wird die Bedeutung des Feedbacks unterschlagen (frei nach Turvey et al. in: Kelso, 1982).

noch einmal übersetzt, um sie für die spinale Tastatur passend zu machen. Die Muskeln erhalten somit das richtige Kommando zum richtigen Zeitpunkt. Die Motorik wird initialisiert, wie ein Orchester eine Symphonie spielt.

Unterzieht man diese Sichtweise der kortikalen Steuerung einer systematischen Kritik, dann bleibt nicht viel von ihr übrig.

- Da keine zwei Alltagsbewegungen jemals genau gleich verlaufen, müsste die Anzahl gespeicherter Partituren unvorstellbar groß sein. Während einer Bergwanderung ist kein Schritt wie der andere, jeder Schlag beim Tennis ist einzigartig. Die Anzahl aller möglichen Bewegungen ist so groß, dass es wirklich ein **Speicherproblem** gibt: das notwendige supergroße Bücherregal fände in unserem Gehirn keinen Platz.
- Da alles in der Partitur festgeschrieben ist, wäre in dem beschriebenen System für **Variationen** kaum Platz. Das Öffnen einer Tür kann jedoch auf vielerlei Art und Weise geschehen, z. B. mit links, mit rechts oder mit dem Ellenbogen. Dass alle Variationen in den Partituren verborgen sind, ist mehr als unwahrscheinlich.
- Wir sind in der Lage, völlig neue Bewegungen zu machen (das sog. **Novelty**-Problem). Ein Pianist spielt aus dem Stegreif ein neues Stück. Für diese Leistung ist keine Partitur vorhanden.
- Das Partiturenmodell kommt praktisch ohne **Feedback** aus. Wie aber soll das Gehirn ohne Feedback erfahren, ob die Bewegung erfolgreich war?

Aus diesen Gründen haben viele Untersucher sich der Frage gewidmet, was denn genau gespeichert wird. Sind es die einzelnen Befehle, die Bewegungssegmente, die Anfangs- oder Endpunkte von Bewegungen oder das Bewegungsgefühl (Kinästhesie)?

In Abb. 6.6 wird eine solche Untersuchung illustriert (Kelso, 1982). Aus einer festgelegten Startposition heraus bringt die Versuchsperson ihren Zeigefinger in eine selbstgewählte Endposition, z. B. 6 cm rechts davon. Nachdem der Finger passiv in eine zweite Ausgangsposition gebracht wurde, wird untersucht, was die Versuchsperson besser reproduziert: die Endposition P oder die Bewegungsamplitude A? Die Endposition wurde eindeutig besser reproduziert. Offensichtlich sind Bewegungsziele und Bewegungsendpunkte fest im Gehirn verankert, was eigentlich gut verständlich ist: Wenn wir eine Tür öffnen wollen, dann kann die Hand nicht umhin, auch ohne genaue Wegbeschreibung die Türklinke, das Ziel, zu ergreifen. Unsere Bewegungen

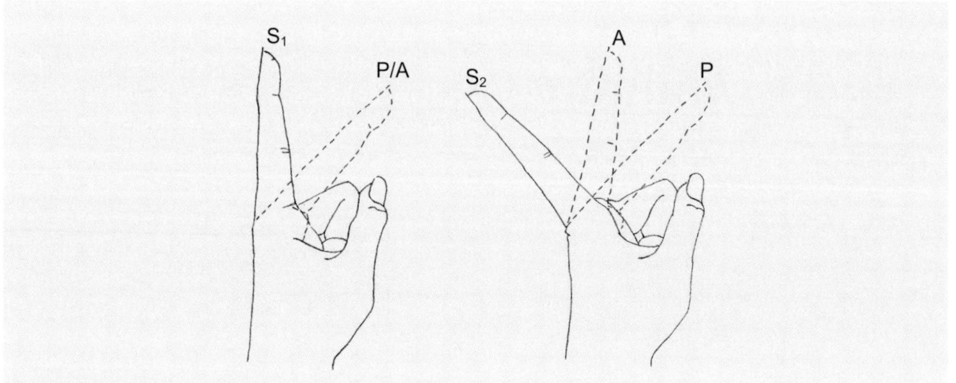

Abb. 6.6 Bewegungsamplitude oder Position
In diesem Versuch von Kelso bringt die Versuchsperson ihren Zeigefinger aus der Startposition (S_1) in eine selbstgewählte Endposition. Anschließend wird der Finger passiv in eine zweite Startposition (S_2) gebracht. Die Versuchsperson soll jetzt die ursprüngliche Bewegungsamplitude (A) und die ursprüngliche Endposition (P) reproduzieren. Die Reproduktion der Endposition (P) gelingt bedeutend besser (Tuller et al. in: Kelso, 1982).

sind also den Zielen weitgehend untergeordnet. Unabhängig davon, von wo die Hand herkommt, muss der Pianist einen bestimmten Ton anschlagen.

Zusammenfassend interessiert sich das Gehirn also primär für die Bewegungsziele. Die Muskulatur und die eigentliche Bewegung folgen erst an zweiter Stelle. Diese Schlussfolgerung wird von den folgenden drei Theorien untermauert.
- der Engramm-Theorie oder perzeptiven Theorie
- der Schema-Theorie
- der ökologischen Theorie

6.6.1 Engrammtheorie oder perzeptive Theorie

Die Engramm- oder perzeptive Theorie nach *Jack Adams* und *Karl* Lashley basiert auf dem Grundtheorem: Die Bewegung setzt sich im Gehirn fest.

In den zwanziger Jahren des letzten Jahrhunderts führte *Lashley* für Gedächtnisspuren den Begriff „Engramm" ein. So brachte er beispielsweise Ratten dazu, erst nach dem Zurücklegen eines bestimmten Weges ihr Futter zu finden, und untersuchte anschließend, wo genau im Gehirn dieser gelernte Weg abgespeichert wurde. Überraschenderweise blieb die einmal erworbene Fertigkeit unabhängig davon erhalten, welche Hirnrindenabschnitte er anschließend entfernte. Die Fertigkeit ging erst wieder verloren, nachdem mehr als 80 Prozent der Hirnrinde entfernt wurden.

Der Begriff Engramm ist also ziemlich abstrakt. Gedächtnisspuren sind offenbar nicht klar lokalisierbar. Aus heutiger Sicht würde man ein Engramm auch als die Gesamtheit der plastischen Veränderungen in einem umfangreichen neuralen Netzwerk beschreiben.

Nach der Engramm-Theorie muss sich zunächst ein sensorisch-perzeptives Bild einer Bewegung formen, das als eine Art innerer Referenz dient. Erst danach kann man die richtige Bewegung durch Übung erlernen. Bevor man ein Lied singen kann, muss die Melodie sich im Kopf festgesetzt haben.

Der motorische Lernprozess gliedert sich demnach in drei Abschnitte (Abb. 6.7):
- Phase des Aufbaus eines sensorischen Engramms
- Übungsphase
- Phase der motorischen Beherrschung

Aufbau eines sensorischen Engramms

Das Gebilde in Abb. 6.7 soll ein sensorisches Engramm darstellen, das für die eigenen Bewegungsversuche als Vergleichsgröße dient. Mehrere Sinnesorgane können hier beteiligt sein:
- **Visuelles Engramm (Sehen):** Wer einen Eisschnellläufer genau beobachtet, dem prägt sich das Bild des Bewegungsablaufs ein. Zeigt man dem Schlaganfallpatienten die richtige Abwicklung des Fußes beim Gehen, dann wird sich dieses Bild bei ihm einprägen.
- **Auditives Engramm (Hören):** Man hört einer Melodie oder einem gesprochenen Wort so lange zu, bis sie bzw. es sich im Gehirn festgesetzt hat.
- **Kinästhetisches Engramm (Fühlen):** Bei einem entspannten Schüler kann der Tennislehrer passiv die Vorderhand durchführen. Der Physiotherapeut kann die Hand des Schlaganfallpatienten mit der Kaffeetasse passiv zum Mund führen.

Während dieser Phase kann man auch verbale Instruktionen geben: „Zuerst bitte A, dann B und dann erst C." Der Patient prägt sich die verbale Gebrauchsanleitung ein, muss aber den Nachteil in Kauf nehmen, dass verbale Informationen meist recht abstrakt sind. Erschwerend kommt noch hinzu, dass sich viele Bewegungen nicht mit Worten beschreiben lassen (z. B. Schnürsenkel binden).

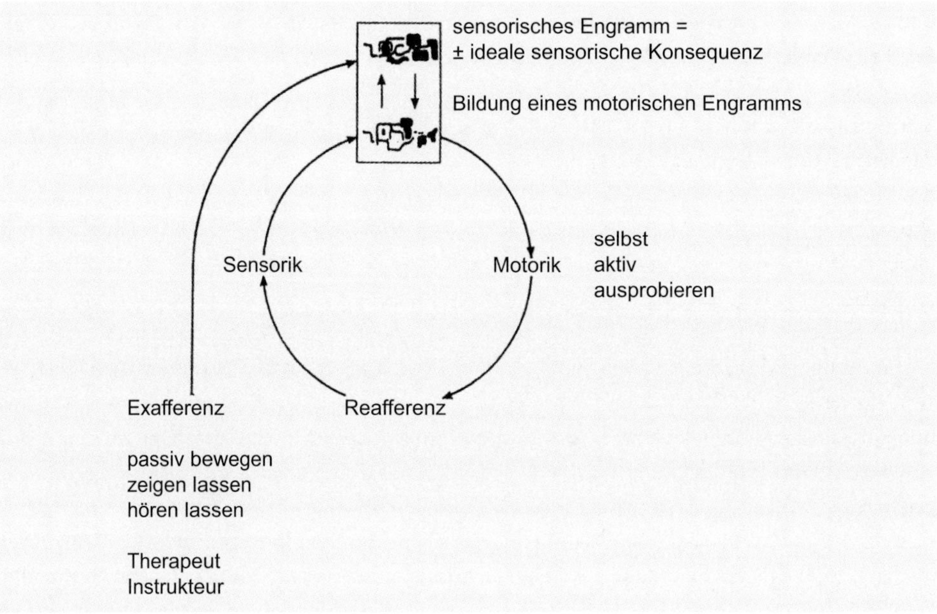

Abb. 6.7 Engramm-Theorie
Die Bewegung setzt sich im Gehirn fest. Während des Lernens bildet sich zunächst ein sensorisches Engramm. Wie sieht die ideale Bewegung aus? Wie hört oder fühlt sie sich an? Während des Übens wird die reafferente Information mit der gespeicherten Referenz verglichen, wodurch sich ein motorisches Engramm herausbildet. Hat sich dieses einmal perfektioniert, dann ist die Fertigkeit zur Routine geworden. Engramm oder Gedächtnisspur sind abstrakte Begriffe: Niemand weiß, wo sich das physiologische Korrelat befindet oder wie es sich tatsächlich darstellt.

Am Ende dieser ersten Phase verfügt der Patient über alle Informationen, die er für den Start seiner eigenen Bewegungsversuche benötigt.

Übungsphase

Der Patient probiert die Bewegungen jetzt selbst aus, wobei das sensorische Feedback (Reafferenz) mit dem gespeicherten sensorischen Engramm verglichen wird. Eventuelle Fehler werden bemerkt und korrigiert. Klingt das ausgesprochene Wort tatsächlich so, wie es im Gehirn festgelegt wurde? Fühlt sich die Bewegung richtig an? Durch zahlreiche Wiederholungen und Variationen erlernt das Nervensystem die richtige Bewegung und allmählich bildet sich das motorische Engramm aus.

Manchmal neigen wir dazu, während der Übungen die innere Referenz zu verändern, indem wir die reale Bewegung zur idealen Bewegung machen. Beim Radfahren ist uns nicht mehr bewusst, dass das Pedal verbogen ist, und der kleine Klavierschüler bemerkt nicht mehr, dass er beim Klavierspielen ein Zahl überschlägt: das „beschädigte" Musikstück klingt für das Kind normal. So kann auch für den Schlaganfallpatienten eine abnormale Fußabwicklung zur Norm werden.

In all diesen Fällen kann es nützlich sein, das sensorische Engramm gewissermaßen aufzufrischen. Der Freizeittennisspieler schaut sich ein Wimbledon-Finale an, der Hobbymusiker besucht ein gutes Konzert und der Schlaganfallpatient lässt sich noch einmal die richtige Fußabwicklung demonstrieren. Durch Auffrischungen dieser Art lassen sich Leistungen manchmal schlagartig verbessern.

Die motorische Beherrschung

Am Ende der Übungsphase hat sich ein motorisches Engramm gebildet. Eine neue Fertigkeit wurde erlernt. Es ist jetzt nicht mehr notwendig, immer wieder interne oder externe Referenzgrößen heranzuziehen. Man beherrscht die Fertigkeit. Man hat das Musikstück in den Fingern, der Parallelschwung „sitzt in den Beinen". Ausdrücke wie diese weisen übrigens auf die allgemeine Erfahrung hin, dass gut trainierte Fertigkeiten kaum noch einer geistigen Anstrengung oder Hirnaktivität bedürfen. Ihre Durchführung geschieht jetzt fließend und wie von selbst, also praktisch ohne nachzudenken. Wir werden nicht mehr geplagt durch ermüdende geistige Anstrengung.

Im Großen und Ganzen stimmen die erwähnten drei Phasen mit den von *Fitts und Posner* beschriebenen Phasen der Orientierung, der Übung und der Automatisierung überein (Kap. 5).

Eine Logopädin möchte mit einem Schlaganfallpatienten mit Dysarthrie die Aussprache von Wörtern üben. In der **ersten Phase** spricht sie das Wort immer wieder deutlich aus. Dabei unterstreicht sie den Wortklang mit ihrer Mimik. Beispielsweise formt sie die Lippen deutlich zu einem „o", womit die gleichzeitige Entstehung eines akustischen und eines visuellen Engramms betrieben wird.

Während der **zweiten Phase** versucht der Patient, den Wortklang nachzubilden. Zur Beobachtung der eigenen Mundbewegungen kann er dabei in einen Spiegel schauen. Dadurch erfährt er, wie bestimmte Mundstellungen aussehen und sich anfühlen. Mit der Einprägung dieser beiden Engramme besitzt der Patient eine Grundlage für weitere, selbstständige Übungen und kann jetzt so lange üben, bis das Ziel erreicht ist.

In der **dritten Phase** hat das Erlernte sich zu einem motorischen Engramm gewandelt. Spiegel und Demonstrationen werden nicht mehr benötigt. Der Patient spricht die Wörter mühelos und korrekt aus.

Der Nutzen der Engramm-Theorie lässt sich in folgenden Punkten zusammenfassen:

- Die sensorische Phase geht der motorischen Phase voraus. Das heißt, zuerst muss man immer wissen, wie die Bewegung im Idealfall aussieht, wie sie sich anfühlt oder klingt. Besonders deutlich wird das im Rahmen der Sprech- und Sprachentwicklung. Die Erkennung eines Wortklangs geht immer dem Aussprechen des Wortes voraus (Sprechen). Das Wortverständnis kommt vor dem sinnvollen Wortgebrauch (Sprache). Ein Kind erkennt ein Lied zuerst („das Lied kommt im Kopf") und singt es dann erst nach.
- Die Bedeutung der richtigen internen Referenz. Falsche Bewegungen können entstehen, entweder weil nichts oder weil etwas Falsches eingeprägt wurde. In diesem Fall muss man die motorischen Übungen abbrechen und wieder in der sensorischen Phase beginnen.
- Lernen findet am Erfolg statt. In der Übungsphase ist der Patient selbst aktiv.
- Das Bemerken und Korrigieren von Fehlern ist wichtig. Wenn der Patient seine Fehler nicht selbst erkennt (bei frontaler Läsion, Neglect, eingeschränkter Krankheitseinsicht), ist es notwendig, dass der Therapeut ein Feedback über Fehler gibt.
- Die letzte Phase des Lernprozesses ist die Automatisierung: Ausführen der Handlung ist möglich ohne mentale Anstrengung.

6.6.2 Schema-Theorie

Regeln

Die Schema-Theorie nach Richard Schmidt basiert auf dem Grundtheorem: Es formen sich Regeln im Sinne einer motorischen Grammatik.

Verschiedene Beobachtungen können mit der Engramm-Theorie nicht zufriedenstellend gedeutet werden. So ist es schwierig mit festen Gedächtnisspuren zu erklären, dass Bewegungen innerhalb einer bestimmten Fertigkeit so stark variieren können. Auch die Tatsache, dass wir in der Lage sind, erfolgreich neue Bewegungen auszuführen, ist unzureichend geklärt. Daher entwickelte der Bewegungs- und Sportwissenschaftler *Richard Schmidt* die sog. Schema-Theorie, die Folgendes besagt: Gleiche Handlungen werden niemals mit genau gleichen Bewegungen durchgeführt. Kein einziger Schlag eines Tennisspielers hat vorher schon einmal genau so stattgefunden. Offensichtlich ist jeder Schlag eine neue und damit einzigartige Bewegung. Wie bereits erwähnt, ist es kaum vorstellbar, wie all diese Bewegungen in einem einzigen riesigen Datenspeicher unseres Gehirns Platz finden sollen. Ebenso undenkbar ist, dass niemals zuvor durchgeführte Bewegungen in allen Einzelheiten als Programm in unserem Gehirn gespeichert wären.

Bei der Schema-Theorie liegt die Betonung nicht so sehr auf die Bewegungen selbst, sondern auf den **Zielen** von Bewegungen (Handlungen). Der Begriff Schema soll andeuten, dass das Nervensystem die Gesetzmäßigkeiten, die Regeln entdeckt, nach denen bestimmte Bewegungen und die daraus entstehenden sensorischen Konsequenzen zusammenhängen. Vergleichen wir das einmal mit dem aus der Grammatik bekannten Prinzip von Subjekt, Prädikat und Objekt, mit dessen Hilfe wir praktisch unendlich viele Sätze bilden können. Ein Kind lernt zu sprechen, indem es plötzlich Sätze ausspricht, die es in dieser Form noch nicht ausgesprochen hat. Unbewusst hatte es also das Prinzip, nach welchem Sätze gebildet werden, bereits in sich aufgenommen.

Genauso verhält es sich mit dem Erlernen motorischer Fertigkeiten. Das Radfahren erlernen wir nicht, indem wir zahllose Einzelbewegungen einüben, sondern wir entdecken eine Art von „Radfahrgrammatik“: Neigt das Fahrrad nach links, dann muss man den Lenker nach links drehen. Bei Seitenwind von rechts muss das Steuer nach rechts geschwenkt werden usw.

Wir lernen also nicht die Bewegungen selbst, sondern eine **Bewegungsgrammatik,** die diejenigen Bewegungen generieren kann, die wir in einem bestimmten Moment brauchen.

Zwei Schemata

Schmidt unterscheidet in diesem Zusammenhang zwei Schemata (Abb. 6.8):

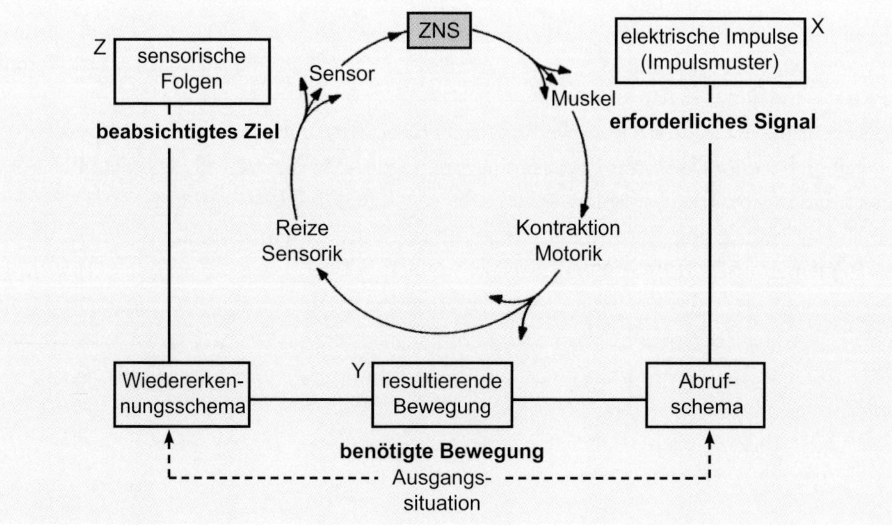

Abb. 6.8 Schema-Theorie
Regeln bilden sich: eine motorische Grammatik; ein Ziel wird erreicht, indem die richtige Bewegung mittels eines Wiedererkennungsschemas (engl. *recognition*) erkannt und ausgewählt wird. Über das Abrufschema (engl. recall) wird das dazu notwendige Impulsmuster abgerufen. Die Ausgangssituation (z. B. Haltung) wird mit verrechnet.

- **Wiedererkennungsschema (engl. *recognition*):** Aus mehreren möglichen Bewegungen wird die richtige erkannt und ausgewählt. Findet Bewegung Y statt, dann hat das Z zur Folge.
- **Abrufschema (engl. *recall*):** Im Gehirn wird das passende Bewegungsmuster abgerufen. Wird ein elektrisches Impulsmuster X generiert, dann entsteht Bewegung Y.

Diese Schemata stellen also eine Beziehung her zwischen den elektrischen Impulsmustern (vom Gehirn produziert), den durch sie ausgelösten Bewegungen (Muskelaktivität) und deren Konsequenzen (von Sensoren registriert). Vergleichen wir dies einmal mit folgendem Zahlenbeispiel:

9	18	6

Welche Beziehung besteht zwischen ihnen? 9 plus 9, geteilt durch 3? Oder mal 2, minus 12? Oder 9 mal 2, geteilt durch 3? Wir wissen es nicht!

9	18	6
51	102	34

Jetzt wird eine bestimmte Gesetzmäßigkeit schon wahrscheinlicher, nämlich mal 2, geteilt durch 3.

Fügen wir weitere Zahlenbeispiele hinzu, dann wird die Allgemeingültigkeit der Regel immer deutlicher.

X	Y	Z
9	18	6
51	102	34
24	48	16
1024	2028	676
114	228	76
??	??	342

Sobald die Allgemeingültigkeit des Musters bekannt ist, sind wir in der Lage, ein neues Ziel (342) zu erreichen, indem wir einfach die mutmaßliche Regel anwenden. Wir überlassen es dem Leser zu entscheiden, welches Impulsmuster X und welche Bewegung Y zu diesem Ziel hinführen.

Motorisches Lernen beim Kleinkind: die Rassel

Aber jetzt wieder zurück ins wirkliche Leben. Wie lernt ein Baby das Ergreifen der Rassel?

Bereits unmittelbar nach seiner Geburt wird klar, dass das Kind nicht nur über Reflexe, sondern auch über eine Spontanmotorik verfügt (Kap. 2). Allerdings kann man das Strampeln der Beinchen und das Fuchteln der Ärmchen noch nicht als gezielte Bewegung bezeichnen. Dennoch haben diese scheinbar nutzlosen Bewegungen ein wichtiges Ziel, indem sie sensorisches Feedback erzeugen, und zwar insbesondere dann, wenn im Einflussbereich des Kindes sensorisch erfassbare Folgen stattfinden. Eine Rassel ist ein Objekt im motorischen Bewegungsfeld des Kindes. Die Rassel gibt also Rückmeldung (bei den Urmenschen übernahmen Zweige oder Tannenzapfen diese Funktion). Das Kind berührt mit seinem Händchen die Rassel, die sich dadurch bewegt (visuell), scheppert (auditiv) und gefühlt wird (taktil). Sämtliche drei Ereignisse sind Folge der eigenen Motorik (Reafferenz).

Man kann sich jetzt vorstellen, dass das Kind die Rassel mit seinen Händchen ab und zu zufällig berührt, diese sich dann hin und her bewegt und Lärm erzeugt. Schon nach wenigen Wiederholungen hat das Nervensystem des Kindes die Beziehung zwischen dem ausgeschickten Impulsmuster, den ausgelösten Bewegungen und deren Effekt entdeckt. Auf diese Weise werden ein Abruf- (Recall) und ein Wiedererkennungs-(Recognition-)Schema gebildet. Die Willkürbewegungen auslösenden Spontanimpulse des Nervensystems sind in Kombination mit einer sensorisch reichen Umgebung für die Bildung solcher Schemata von entscheidender Bedeutung. Haben sich die Schemata einmal gebildet, dann wählt das Nervensystem im Fall eines gewünschten Ziels (die Rassel) die dazu notwendige Bewegung aus (Wiedererkennungsschema) und erzeugt das zur Entstehung der Bewegung notwendige Impulsmuster (Abrufschema). Plötzlich sehen wir, dass das Kind gezielt nach der Rassel schlägt. Offenbar ist eine Bewegungsgrammatik entstanden.

Die Umgebung eines Kindes sollte eine gewisse Menge sensorischer Konsequenzen bieten können. Bewegt es seinen Kopf oder die Augen, dann sollte sich das Netzhautbild verändern. Beim Bewegen der Beinchen sollten als Rückmeldung mal harte, mal weiche, mal warme und auch mal kalte Reize entstehen, wodurch das Kind mit den Folgen der eigenen Motorik Bekanntschaft macht. Das Kind wird lernen, „schmerzhafte" Folgen zu vermeiden, und kratzt sich ab einem bestimmten Moment nicht mehr in den eigenen Augen. Kinder mit angeborenem fehlendem Schmerzsinn (kongenitale Analgesie) entwickeln sich darum motorisch anders: beim Krabbeln über die rauen Fliesen heben sie die Knie nicht (und verletzen sich).

Ausgangssituation

Komplizierend kommt hinzu, dass die Ausgangssituation nicht immer gleich ist. Einmal liegt das Kind auf der Seite, dann wieder auf dem Rücken oder schief. Zur Erreichung des gleichen Ziels muss es immer andere Bewegungen machen. Jedoch lernt das Nervensystem bald, dass es in Seitenlage etwas mehr Einsatz des Bizeps und in Rückenlage etwas mehr Einsatz des Trizeps erfordert, um das gewünschte Ziel zu erreichen. Nach wiederholten Versuchen wird offensichtlich, welche Bewegungen bei bestimmten Ausgangslagen generiert werden müssen. Da die Ausgangssituation niemals gleich ist, muss das Kind lernen, mit zahlreichen Variablen umzugehen. Auch im täglichen Leben werden gleiche Handlungen aus unterschiedlichen Ausgangspositionen durchgeführt. Eine Tasse Kaffee kann man im Stehen, im Liegen oder im Sitzen ergreifen.

Je schwieriger die Fertigkeit, umso höhere Anforderungen werden an die Ausgangssituation gestellt. Nach jedem Ball versucht der Tennisspieler, rasch wieder eine optimale Position im Feld einzunehmen. Will man Klavier spielen, darf man höchstens ein wenig schräg auf dem Schemel sitzen. Mit dem Rücken zur Tastatur zu spielen wäre gänzlich unmöglich. Eine Schraube lässt sich in verschiedenen Körperhaltungen drehen, jedoch versuchen wir meist, eine optimale Haltung einzunehmen.

Es ist geradezu verblüffend, wie stark sich Bewegungen einem Bewegungsziel unterordnen können. Auch mit einem Stück Kartoffel im Mund machen wir uns noch verständlich (vergleichbar einem Kind mit Schnuller). Auch mit dem Arm, mit dem Fuß oder dem Mund können wir lesbar schreiben. Nach ein wenig Übung können wir mit überkreuzten Armen Rad fahren. Innerhalb bestimmter Grenzen sind also Variationen möglich, deren Umfang erheblich von der individuellen Leistungsfähigkeit abhängt. Ein Schlaganfallpatient, der gerade mit großer Anstrengung eine Transferleistung erlernt hat, wird diese erst wieder nach sorgfältiger Auswahl seiner Ausgangsposition erbringen können.

Der frühkindliche Prozess mit der Rassel wiederholt sich somit immer wieder in unserem Leben: der Mensch lernt Rad fahren, bekommt Tennisstunden, lernt eine Fremdsprache und muss vielleicht später – nach einen Schlaganfall – lernen, einen Transfer zu machen.

Übungsvariationen

Die Kernaussage der Schema-Theorie besagt, dass Bewegungen **zielgerichtet** sind. Das Nervensystem erlernt ein Set von Regeln, das immer genau die zum jeweiligen Ziel passende Bewegung auslösen kann. Während des Lernprozesses ist darum entscheidend, dass Übungen so viel wie möglich variiert werden, sodass motorische Versuche ein entsprechend vielfältiges Echo sensorischer Folgen auslösen, Dadurch können sich schon früh zuverlässige Schemata bilden. Je variabler die verschiedenen eingeübten Bewegungen und Handlungen sind, desto allgemeingültiger wären die daraus resultierenden Schemata und umso besser wäre der Patient auf die unterschiedlichen Situationen des Alltagslebens vorbereitet. Dieser Prinzip ist bekannt als sog. *variability of practice hypothesis*. Die Variation der Übungen erhöht also die Wahrscheinlichkeit der **Generalisierung.**

Wie gesagt bietet die Schema-Theorie auch eine Erklärung unserer Fähigkeit, plötzlich neue und einmalige Bewegungen durchzuführen (engl. *novelty problem*). Das hat natürlich auch praktische Konsequenzen. Obwohl er während seiner Rehabilitation ausführlich das Treppensteigen geübt hat, wird ein Schlaganfallpatient später einmal vor einer Treppe stehen, deren Stufen steiler sind als alle anderen. Wenn die Schemata robust und zuverlässig sind, bewältigt er auch diese Treppe.

Schließlich löst die Schema-Theorie auch die Frage des Gedächtnisspeichers. Nicht einzelne Bewegungen werden im Speicher abgelagert, sondern Schemata, Regeln und die zugehörige Grammatik.

Zum Vergleich: Unser Alphabet benötigt 30 Speicherorte, die deutsche Grammatik lässt sich auf wenigen Buchseiten zusammenfassen, aber die gesamte deutsche Literatur füllt sicherlich Millionen von Buchseiten. Unser Gehirn hat sich für die Grammatik entschieden.

Ein Beispiel

Ein Schlaganfallpatient hat eine Hemiplegie, kann aber freihändig stehen. Jetzt soll er lernen, sich aus einem Sessel zu erheben und wieder Platz zu nehmen. Zunächst wird mit einem nicht zu weichen, einfach gebauten Sessel mit Armlehnen geübt. Der Patient nimmt nacheinander bestimmte Grundpositionen ein: vor dem Sessel, links oder rechts vom Sessel, schräg oder gerade. Gelingt dies alles, wird mit anderen Sesseln und Stühlen weitergeübt. Diese sind zunächst stabil und haben Armlehnen. Dann folgen Küchenstühle, Schemel und ein Liegestuhl. Nach all diesen Übungen wird eine gänzlich neue Sitzgelegenheit ausprobiert, nämlich ein Barhocker. Falls sich inzwischen ein allgemeines Schema gebildet hat, ist auch der Barhocker kein Problem mehr.

6.6.3 Ökologische Theorie

Die ökologische Theorie nach *Newell* basiert auf dem Grundtheorem: unsere Bewegungen stehen in ständiger Wechselwirkung mit der Umwelt: Wir wirken ein auf die Umgebung.

Auch die Schema-Theorie kann nicht alles erklären. Viele Alltagssituationen spielen sich in kontinuierlich veränderlichen Umgebungen ab. Das heißt, dass viele unserer Fertigkeiten sog. offene Fertigkeiten sind (engl. *open skills*). Teilnehmer im Straßenverkehr müssen ständig auf andere Teilnehmer, auf Verkehrsschilder und auf Geräusche reagieren. Während einer Bergwanderung stößt man mit jedem Schritt auf Steine, Äste, Vertiefungen und Pfützen. Im Einkaufszentrum wird gedrängelt und geschubst. Während eines Fussballspiels treten laufend unerwartete Situationen auf in Form eines abgefälschten hohen Balls oder einer sich auftuenden Lücke in der Verteidigung.

Die ökologische Theorie (Abb. 6.9) legt den Schwerpunkt auf Wechselwirkungen innerhalb einer sich beständig verändernden Umgebung bis hin zu dem Extrem, dass unsere Handlungen von der Umgebung diktiert werden. Der Stau auf der Autobahn und die Ampel in der Stadt sind unausweichlich. Zum Vergleich denken wir an improvisierte Musik, wobei die Musiker aufeinander reagieren müssen (im Gegensatz zu einer Musik, die in einer Partitur festliegt)

Ein Beispiel

Ein Schlaganfallpatient im Rollstuhl soll üben, sich sicher durch ein Einkaufszentrum zu bewegen. Wir beginnen mit einfachen Situationen im Reha-Zentrum: ebener Fußboden und menschenleere Gänge. Nach und nach werden unerwartete Hindernisse eingebaut. Man kann zum Beispiel leere Kartonschachteln benutzen: Unvorhersehbar schiebt man einen leeren Karton vor den Rollstuhl. Der Patient muss lernen, darauf zu reagieren durch rechtzeitiges Bremsen oder Ausweichen. Dann werden die Übungen im Park des Reha-Zentrums fortgesetzt, zunächst am Rand, dann dort, wo viele Menschen sind. Grundsätzlich befinden sich in einem Reha-Zentrum Personal und mehr Rollstuhlfahrer, die die Probleme kennen. Darum müssen die Übungen schließlich auch noch in die „wirkliche Welt" (sprich: Park, Straße, Einkaufszentrum) verlegt werden.

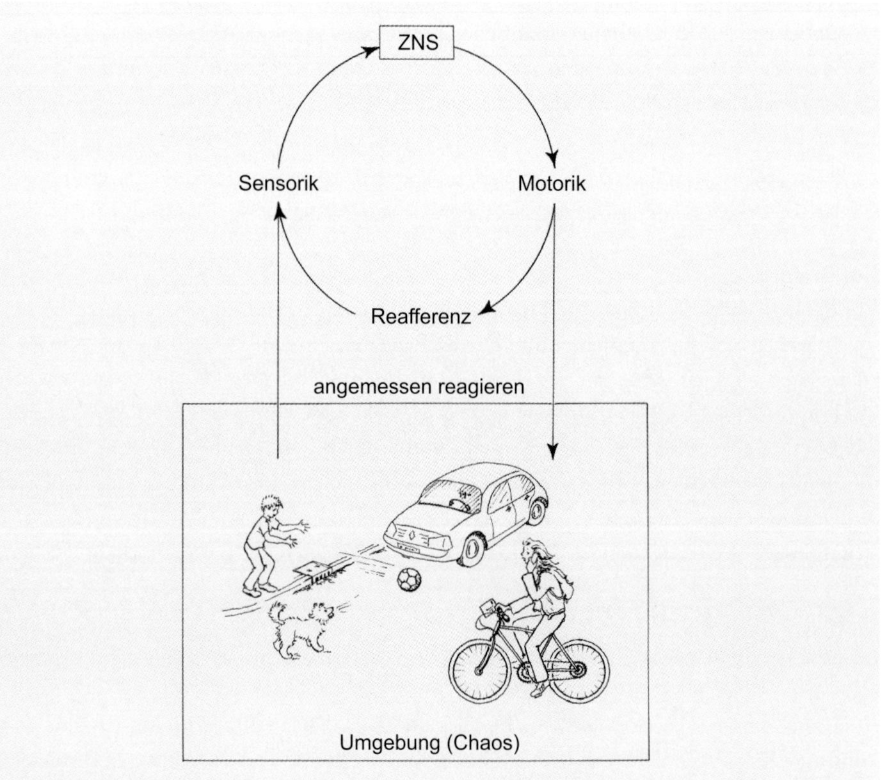

Abb. 6.9 Ökologische Theorie

Einspielen auf wechselnde Umgebungssituationen. Zahlreiche Bewegungen und Handlungen spielen sich in einer sensorisch instabilen Umgebung wie dem Straßenverkehr oder dem Sport ab. Durch Übung lernen wir, angemessen auf Veränderungen zu reagieren.

Fazit

Die drei besprochenen Theorien schließen sich gegenseitig nicht aus, sondern beleuchten unterschiedliche Aspekte des motorischen Lernens und der Rehabilitation, die allesamt von Bedeutung sein können.

- Engramm-Theorie: Hat die Bewegung sich eingeprägt (Gedächtnisspur)?
- Schema-Theorie: Kann der Patient mit variierenden Bewegungen seine Handlungsziele erreichen (universelles Schema)?
- Ökologische Theorie: Kann sich der Patient einspielen auf unerwartete Reize und Situationen?

Zum Thema motorisches Lernen gibt es noch mehr Theorien und Ansätze, z. B. implizites Lernen, fehlerfreies Lernen, Chaining/Chunking, Doppeltaufgaben usw. Diese werden in den Kap. 5 und 9 besprochen

Inzwischen ist deutlich geworden, dass Rehabilitation mehr ist als das Auslösen oder Unterdrücken von Reflexen. Rehabilitation ist ein Lernprozess. Das bedeutet unter anderem, dass Prinzipien aus den besprochenen Theorien in die therapeutische Wirklichkeit eingepasst werden.

Zum Thema „motorisches Lernen" empfehlen wir die folgenden Quellen:

Shumway-Cook und Woollacott: Motor Control, Theory and Practical Application (2001) – eine gute theoretische Übersicht mit ausführlichen Beschreibungen von Anwendungen in der Physio- und Ergotherapie.

Stelmach: Motor Control: Issues and Trends (1976) – eine historisch wichtige Schlüsselpublikation.

Wulf: Aufmerksamkeit und motorisches Lernen – ein lesenswertes Büchlein, das die Umsetzung aktueller Theorien in die Praxis beschreibt.

Die meisten anderen Bücher über motorisches Lernen haben ihren Akzent auf Sport: z. B. Rose (1997), Magill (1989), Rosenbaum (1991), Holding (1989), Schmidt (1988).

Kapitel 7

Erlernen und Verlernen komplexer Verhaltensweisen

Das neurale Korrelat von Emotionen und Verhalten befindet sich im Gehirn. Verhaltensänderungen nach einer Hirnläsion können sich entscheidend auf das weitere Leben des Patienten auswirken. Impulsivität, Wutausbrüche oder Gefühlsarmut können in Beziehungen, in der Familie und am Arbeitsplatz große Probleme verursachen. Medikamente können vereinzelt helfen, haben jedoch meist auch Nebenwirkungen oder kontraproduktive Effekte. Daher sollte man immer erst versuchen, Verhalten zu ändern mittels Lernprinzipien. Auch hier kann man schrittweise nach dem empirischen Zyklus vorgehen: Verhalten definieren, Verhalten analysieren, erklären, intervenieren, Erfolg messen. Die Vorgehensweise ist immer individuell ausgerichtet. Eine vielfach eingesetzte Methode basiert auf Prinzipien der operanten Konditionierung, wobei das Erlernen oder Verlernen von Verhalten mit Hilfe verschiedener Verstärkungstechniken, wie intrinsischer oder extrinsischer Verstärkung, Tokens oder Response-Cost-Verfahren geschieht. Es gibt aber auch andere Möglichkeiten zur Verhaltensänderung, beispielsweise verbale Selbststeuerung oder Einsicht gebende Therapieverfahren. Verhaltensrehabilitation ist leider noch kein fester Bestandteil der Neurorehabilitation, wird sich aber hoffentlich dazu entwickeln.

7.1 Verhalten

Mit „komplexen Verhaltensweisen" meinen wir hier nicht das Verhalten selbst, sondern seine Ursachen und Entstehungsweise. So ist z. B. Fluchen eine recht einfache Verhaltensweise. Nicht einfach ist jedoch die Frage, warum Fluchen bei bestimmten Schädigungen des Gehirns auftritt.

Wie die Motorik und die Wahrnehmung, so haben auch Emotionen und Verhalten irgendwo im Gehirn eine neurale Basis. Darum ist verständlich, dass nach Hirnläsionen häufig auch Störungen des Verhaltens und der Persönlichkeit auftreten, die wiederum großen Einfluss auf den Verlauf der Rehabilitation und der Reintegration haben können.

Ein intelligenter junger Mann trägt nach einem Schädel-Hirn-Trauma fast keine körperlichen Behinderungen davon, leidet aber unter regelmäßigen Wutausbrüchen, die sein Funktionieren in Beruf oder Schule erschweren, innerhalb seiner Familie oft Probleme verursachen und in seinem sozialen Leben (mit Freunden, im Supermarkt usw.) regelmäßig zu unangenehmen Zwischenfällen führen. Obwohl dieser junge Mann aufmerksam und intelligent ist und kaum körperliche Behinderungen hat, ist eine Rückkehr in ein normales Leben deutlich erschwert, wenn nicht gar unmöglich.

Verhaltensstörungen nach einer Hirnschädigung können also für das weitere Leben eines Patienten von entscheidender Bedeutung sein.

Das aufgeführte Beispiel ist kein Einzelfall, solche Probleme werden recht häufig gemeldet. In unserem Gesundheitswesen, zu dem auch die Rehabilitation gehört, liegt wie selbstverständlich der Schwerpunkt auf der körperlichen Wiederherstellung. In der Therapie wird den Hemiparesen und der Wiedergewinnung der ADL-Selbstständigkeit die größte Aufmerksamkeit gewidmet. Die kognitive Rehabilitation entwickelt sich gerade erst, Verhaltensrehabilitation ist oft nicht möglich oder steckt noch in den Kinderschuhen.

Nach einer Hirnläsion auftretende Verhaltensstörungen werden meist als „erschwerender Faktor" für die Rehabilitation eingestuft. Ein „unkooperativer" Schlaganfallpatient ist für eine Rehabilitation „nicht geeignet". Verhaltensstörungen gelten also als ein zusätzliches Problem, das für andere Therapien als hinderlich angesehen wird. Die ratlosen Eltern oder der Lebenspartner werden von Hü nach Hott geschickt und verstehen nicht, warum der Patient zwar Beruhigungsmittel, aber keine Therapie seines Verhaltens erhält. Der Patient selbst befindet sich mit seinem Verhaltensproblem in einem therapeutischen Niemandsland, irgendwo zwischen Reha und Psychiatrie.

Wir möchten betonen, dass endlich einmal die Verhaltensstörung selbst das zentrale Anliegen der Therapie sein sollte. Aber leider sind die Dinge noch nicht so weit.

Unsere Reha-Einrichtungen sind auf Verhaltensstörungen bisher nicht eingestellt. Der britische Autor *Alderman* nennt dafür folgende Gründe (in Wood und McMillan, 2001):

- Die meisten Reha-Zentren sind ungeeignet; sie bieten zu wenig Ruhe und zu viele Ablenkungsmöglichkeiten.
- Weder Ärzte noch Psychologen oder andere Dienstleister besitzen die erforderliche Ausbildung, Expertise und Erfahrung. Oft herrscht die simplifizierende Auffassung vor, dass der Patient sich „absichtlich" störend verhalte, um Aufmerksamkeit oder Zuwendung zu erhalten.
- Es gibt ein implizites therapeutisches Vorurteil, dem zufolge hirnorganische Verhaltensstörungen behandlungsresistent seien. Diese Auffassung ist willkürlich und grundsätzlich falsch.
- Lästige Patienten machen sich unbeliebt. Wer will sich dann Mühe mit ihnen geben? Man geht ihnen lieber aus dem Weg.

- Verhaltensstörungen lassen sich nur schwer in Standardbehandlungen (z. B. von einer Hemiparese) einfügen. Solche Patienten sind Sonderfälle, die einer individuellen Analyse und Behandlung bedürften, aber dafür fehlt meist die Zeit.
- Verhaltenstherapie erscheint so manchem moralisch bedenklich, da sie an Methoden erinnere, die aus der Tierdressur bekannt sind. Mit Strafe und Belohnung zu arbeiten sei menschenunwürdig!

Gleichzeitig bleibt aber zweifelhaft, warum die Anwendung von Medikamenten, die immer auch andere, intakte Funktionen beeinträchtigen, menschenwürdiger sein soll.

- Verhaltensprobleme können den weiteren Verlauf des Lebens eines Patienten nachhaltig beeinträchtigen. Darum ist es auch eine moralische Pflicht des Behandlers, eine angemessene Methode einzusetzen, die dieses Risiko deutlich vermindert.
- Infolge Personalmangels wird sich bevorzugt um diejenigen Patienten gekümmert, die extremes oder unakzeptables Verhalten an den Tag legen (schimpfen, fluchen, schlagen, öffentlich masturbieren), mit der Konsequenz, dass abweichendes Verhalten vorzugsweise die Aufmerksamkeit auf sich zieht. Dadurch könnte das ungewünschte Verhalten gerade zunehmen.

Wie im gewöhnlichen Leben müssen wir zunächst einmal versuchen, eine hirnorganisch bedingte Verhaltensstörung zu verstehen – warum der Patient sich gerade so verhält:

- Warum stört das Kind die gemeinsame Mahlzeit mit seinem Geschrei – ist es ein Ruf nach mehr Aufmerksamkeit?
- Warum belügt der Mann seine Frau, als sie fragt, warum er während der Pause nicht erreichbar war – ist ihre Beziehung schlecht, leidet sie unter Eifersucht?
- Warum tut die Sekretärin nicht, was von ihr verlangt wird – behandelt ihr Chef sie nicht richtig, Ist er möglichweise etwas borniert?

Nehmen wir das Beispiel eines Schlaganfallpatienten, dessen Verhalten durch den Behandler als „unkooperativ" eingestuft wird. Nach einer näheren Analyse dieses angeblich unkooperativen Verhaltens kämen wir vielleicht zu der Erkenntnis, dass der Patient sich seiner Störungen gar nicht bewusst ist und dass das unkooperative Verhalten eine logische Folge davon ist. Ab sofort sprechen wir nicht mehr über unkooperatives Verhalten, sondern versuchen, dem Patienten zu verdeutlichen, worin das Problem liegt. Die Analyse hat uns gezwungen, das Verhalten anders zu betrachten.

Auch der Zeitaspekt ist wichtig. Folgt eine Verhaltensstörung unmittelbar nach einer Hirnläsion, dann liegt ihre Ursache meist darin begründet. Ein Problemverhalten kann aber auch daraus entstehen, dass der Patient sich seiner Behinderung allmählich bewusst wird und darauf in einer bestimmten Art und Weise reagiert. Ein Verhalten, das sich erst langsam im Pflegeheim entwickelt, könnte operant erworben sein, z. B. lautes Schreien, womit die Aufmerksamkeit des belastungsüberforderten Personal erhalten wird (Alderman in Wood und McMillan, 2001).

7.2 Verhaltensänderung nach Hirnschädigung

Die in der Praxis meistgenannten Verhaltensprobleme sind folgende:

- mangelnde Krankheitseinsicht,
- mangelndes Sozialverhalten,
- Depressivität,
- Angst oder Unsicherheit,

- Schläfrigkeit und geistige Trägheit,
- Apathie oder Initiativlosigkeit,
- Aggressivität,
- sexuelle Veränderung (verflacht oder enthemmt) und
- Paranoia (Wahngedanken).

Eigentlich sind auch dies nur oberflächliche Etikettierungen, die den Patienten zugeschrieben werden. Erst eine nähere Analyse ermöglicht uns eine differenziertere Beurteilung, wie folgende Beispiele deutlich machen sollen.

Mangelnde Krankheitseinsicht: Bei Nachfrage zeigt sich, dass der Patient ein genaues Wissen hat über seine Erkrankung (z. B. Schlaganfall oder Lähmung). Dennoch handelt er manchmal undurchdacht. Bleibt es dennoch beim Urteil „mangelnde Krankheitseinsicht"?

Mangelndes Sozialverhalten: Die soziale Anpassung fällt vor allem innerhalb neuer, ungewohnter Situationen schwer. Im Kreis der Familie gibt es keine Probleme.

Angst oder Unsicherheit: Der Grund dafür könnte im Pflegeheim zu suchen sein, wo der Patient z. B. schon zweimal sehr unglücklich gestürzt ist.

Verhaltensänderung erfordert ein **interdisziplinäres Vorgehen,** denn alle Betreuergruppen haben mit dem veränderten Verhalten zu tun. Dessen Ursache und Ausprägung müssen innerhalb des Behandlungs- und Pflegeteams besprochen werden. Ziele der Besprechung sind eine gemeinsam getragene Fallanalyse und eine gemeinsame Behandlungsstrategie. Hierdurch verhindert man, dass jeder Beteiligte nur nach eigenem Gutdünken handelt.

Gerade Verhaltensstörungen sind am besten mit einer koordinierten Vorgehensweise zu behandeln. Nehmen wir z. B. eine Patientin, die immer wieder flucht. Einige Schwestern ignorieren ihr Verhalten, andere schicken sie aus dem Zimmer. Der Ergotherapeut verweigert eine Behandlung, und der Physiotherapeut tadelt sie immer, wenn sie flucht, die Besucher werden nervös, und der Ehemann wiederholt gebetsmühlenartig: „Nicht fluchen, Liebes." Auf diese Weise wird sich das Verhalten der Patientin mit Sicherheit nicht verändern, eher sogar verfestigen.

Ein Problem, das nach Hirnschädigung oft gemeldet wird, ist „enthemmtes Verhalten"; der Patient ist nicht oder kaum in der Lage, seine Emotionen im Zaum zu halten. Diese Enthemmungen manifestieren sich auf vielen Gebieten: rasche Erregbarkeit, häufiges Schimpfen und Fluchen, körperliche Gewalt, Masturbation im Sichtbereich anderer, übermäßiges Trinken, riskantes Verhalten im Verkehr, sozial unangemessenes Verhalten usw. Das hierarchische Modell (s. Kap. 2) bietet einen guten Erklärungsansatz für diese ungehemmten Verhaltensweisen: Durch Schädigung der höheren Ebenen (Neoniveau, v. a. die präfrontalen Rindengebiete) fällt eine hemmende Wirkung auf den niedrigeren Ebenen weg (Paläoniveau, u. a. limbisches System) (Heatherton und Wagner, 2010). In Prinzip kann das ungehemmte Verhalten verursacht werden durch zwei Faktoren:

- Zu viele negative Reize erreichen das limbische System: Lebenskrise, unfreundliches oder belehrendes Personal, Unverständnis auf Seiten der Familie, dauernde Konfrontierung mit eigenem Unvermögen usw.
- Die beschädigten höheren Niveaus sind nicht mehr in der Lage, ihren regulierenden und hemmenden Einfluss auszuüben: das emotionale Verhalten wird unangemessen.

Oft wird dieses enthemmte Verhalten als ein absoluter Hinderungsgrund für die Rehabilitation angesehen. Man sollte aber berücksichtigen, dass auch Patienten mit Hirnschädigung lernen können, ihr ungehemmtes Verhalten zu kontrollieren: z.B. indem sie lernen, die auslösenden Reize oder Situationen zu meiden oder das Problemverhalten zu kontrollieren. Ein erleichternder Faktor dabei ist gegebenenfalls die Einsicht des Patienten bezüglich der Unangemessenheit seines Verhaltens.

Im Grunde lassen sich diese Auffälligkeiten mit universellem Problemverhalten wie ungesundes Essen, Rauchen oder Alkoholmissbrauch vergleichen. Prinzipiell kann jeder mehr oder weniger leicht lernen, Verführungen zu widerstehen und sein Verhalten auf andere Befriedigungen auszurichten.

Ein sozial unauffälliger und gutsituierter Mann aus einer exklusiven Wohngegend war nach einem Schlaganfall sexuell enthemmt; er griff den Schwestern regelmäßig an die Brüste und das Hinterteil. Danach schämt er sich immer und bittet um Entschuldigung. Dieses Fehlverhalten hat er abgelegt, nachdem ihm vermittelt wurde, dass er ohne Komplikation seine Hand auf die Schulter oder den Unterarm einer Schwester legen darf.

Im Abschnitt „Kognitive Verhaltensmodifikation" wird dargestellt, welche Methoden helfen können, ein solchermaßen enthemmtes Verhalten unter Kontrolle zu bekommen.

Inzwischen gibt es zum Thema „Verhaltensstörungen nach Hirnläsionen" eine recht umfangreiche Fachliteratur. Wir verweisen in diesem Zusammenhang auf verschiedene Arbeiten von *Wood* (Wood und Burgess in: Fussey und Giles, 1988; Wood, 1990; Wood und McMillan, 2001), verschiedene Arbeiten von *Prigatano* und Mitarbeitern (1999), eine Spezialausgabe der Zeitschrift *Neuropsychological Rehabilitation* mit dem Titel: *„Biopsychosocial Approaches in Neurorehabilitation: Assessment and Management of Neuropsychiatric, Mood and Behavioral Disorders"* (2003, vol. 13, 1 und 2), *Wilson* und Mitarbeiter: *Behavioural Approaches in Neuropsychological Rehabilitation* (2003), *Ponsford: Traumatic brain injury. Rehabilitation for everyday adaptive living* (1995) und *Cognitive and Behavioural Rehabilitation: From Neurobiology to Clinical Practice* (2004) sowie *Heatherton und Wagner: Cognitive Neuroscience of Self-Regulation Failure* (2010)

7.3 Erklärungen für Verhaltensänderung

An dieser Stelle möchten wir kurz die von uns verwendeten vier maßgeblichen Determinanten für Verhaltensstörungen und den damit einhergehenden Verhaltenszyklus besprechen:

- die Läsion selbst
- die Reaktion auf die Störung oder Behinderung
- die Bedeutung der Umgebung
- das präexistente Verhalten

Zu jedem Punkt empfehlen wir eine therapeutische Intervention.

7.3.1 Vier Determinanten

1 Die Läsion selbst

Zur Lokalisierung der Läsion beziehen wir uns z. B. auf die weiter oben (s. Kap. 2) besprochenen Niveaus: Archiniveau (Hirnstamm), Paläoniveau (limbisches System und Stammganglien), Neoniveau (Hirnrinde).

- **Archiniveau:** z. B. Schläfrigkeit, wechselnde Wachheit.
  → ***Intervention:*** Medikamente niedriger dosieren oder umstellen (Sedativa, Antiepileptika); für eine stimulierende Umgebung sorgen; nach Aktivitäten suchen, die den Patienten interessieren.
- **Paläoniveau:** z. B. Zwangsweinen.
  → ***Intervention:*** dem Patienten helfen, die Auslöser des Weinens herauszufinden; zusammen mit dem Patienten nach Wegen suchen, das Zwangsweinen zu verhindern (z. B. seine Aufmerksamkeit bewusst auf etwas anderes richten); mit dem Patienten vereinbaren, dass

das Zwangsweinen ignoriert wird (insbesondere Trösten könnte kontraproduktiv wirken; Reinforcement!); den Angehörigen erklären, dass Zwangsweinen nichts mit Traurigsein zu tun hat und wie man damit umgeht.

- **Neoniveau:** z. B. Patient mit eingeschränkter Krankheitseinsicht, der ständig unrealistische Aussagen macht („Morgen werde ich entlassen").
  → ***Intervention:*** dem Patienten die Situation erklären; bei bestimmten Aktivitäten eindringliches und überzeugendes Feedback über die Leistung geben (z. B. Videoaufnahme eines fehlgeschlagenen Transfers).

2 Die Reaktion auf die Störung oder Behinderung

- Patient reagiert auf Apraxie beim Ankleiden mit Wut.
  → ***Intervention:*** das Ankleiden vereinfachen, indem z. B. keine Kleidungsstücke mit Knöpfen mehr verwendet werden; Erstellen einer Checkliste oder eines Protokolls als Hilfsmittel für den Patienten; nach dem Prinzip des Backward-Chaining arbeiten (s. Kap. 9).
- Patient mit Störung der räumlichen Orientierung ist ängstlich und fühlt sich unsicher, will darum sein Zimmer nicht verlassen (die Umgebung wird nicht als vertraut erfahren).
  → ***Intervention:*** den Patienten mehrmals bei Spaziergängen im Pflegeheim/Reha-Zentrum begleiten, um sich mit dem Gebäude vertraut zu machen.
- Patient ist sozial isoliert infolge einer Aphasie.
  → ***Intervention:*** Logopädie ist wichtig; Teilnahme an einer Aphasie-Gruppe; Einüben nonverbaler Kommunikation.

Wenn das Problemverhalten eine Reaktion auf eine andere Störung ist, soll die Intervention sich in Prinzip auf die zugrundeliegende Störung richten.

3 Die Rolle der Umgebung

- Ein Aphasiker wird innerhalb der Familie als demente Person behandelt; das macht ihn zornig, und er reagiert wütend.
  → ***Intervention:*** klare Information und Beratung der Familienmitglieder.
- Ein halbseitig gelähmter Patient ist ratlos und niedergeschlagen, weil er die Treppe seines Haus nicht mehr bewältigen kann und nicht mehr rauskommt.
  → ***Intervention:*** Anlegen eines Treppenlifts; eventuell Umzug besprechen.
- Ein halbseitig gelähmter Patient wird plötzlich unhandelbar bei der Physiotherapie. Er verweigert jede Übung, setzt sich in einen Stuhl und sagt: „Vergiss es." Vielleicht wurden in diesem Fall die Schwachstellen zu stark betont (falsche Fußabwicklung, Kniebeugung) und der Physiotherapeut hat nicht bemerkt, dass der Patient langsam in eine Krise geriet.
  → ***Intervention:*** Physiotherapieziele neu definieren, z. B. beim Gehen akzeptieren einiger spastischer Elemente; sich stärker auf das konzentrieren, was der Patient kann.

4 Das präexistente Verhalten

- Patient besaß schon vor seinem Schlaganfall eine geringe Frustrationstoleranz. Nun, wo das Leben noch schwieriger geworden ist, manifestiert sich dieser Charakterzug deutlicher.
  → ***Intervention:*** Auch wenn es hier um einen vorbestehenden Charakterzug geht, muss eine Verbesserung versucht werden, z. B. mittels einer Therapie, in der Relativierung im Mittelpunkt steht (z. B. RET = Rational Emotive Therapy), oder über den Versuch, die Störung zu akzeptieren und verstärkt zu betonen, welche Aktivitäten noch gut gelingen (ACT: Acceptance and Commitment Therapy); vielleicht sind weitere Anpassungen möglich.

- Ein Schlaganfallpatient hat sehr eingeschränkte intellektuelle Möglichkeiten. Seine Hemianopsie bereitet ihm immer wieder Probleme beim Einkaufen. Trotz mehrmaliger Erklärungen besteht er auf einer neuen Brille.
  → ***Intervention:*** Zugeständnis einer neuen Brille (nur zur Beruhigung); Versuche trotzdem, Kompensationen der Hemianopsie einzuüben (vermehrte Kopf- und Augenbewegungen), z. B. mittels operanter Prozeduren (die auch ohne Krankheitseinsicht effektiv sein können).

7.3.2 Der Verhaltenszyklus

Der Verhaltenskreis ist aufgebaut aus vier Elementen mit vier dazugehörigen Fragen. Jede der vier Fragen führt zu Antworten mit therapeutischen Konsequenzen. Obwohl jeweils zahlreiche Beispiele möglich sind, beschränken wir uns immer nur auf ein Beispiel pro Frage.

- Wie lässt sich das Verhalten konkret beschreiben?
  Eine junge Frau gilt als sexuell enthemmt. Die nähere Analyse ergibt, dass sie gegenüber den männlichen Mitarbeitern des Hauses häufig ironische, sexuell gefärbte Bemerkungen macht. Sie gehört zu einem sozialen Kreis, in dem solche Bemerkungen üblich sind („Hallo, Knackarsch"). Die Bemerkungen stören den Stationspfleger kaum; auch die vorwiegend weiblichen Physiotherapeuten haben damit kein Problem. Es ergibt sich, dass vor allem ein junger, männlicher Arzt sich belästigt fühlt.
  → ***Intervention:*** Die konkrete Beschreibung des Verhaltens führt vielleicht dazu, dass man die Situation belässt, wie sie ist.
- Was geht in der Patientin oder dem Patienten vor?
  Eine Schlaganfallpatientin weigert sich, an der Ergotherapie teilzunehmen. Nach zwei Ergotherapiesitzungen zeigt sie stets zu Beginn einer Therapiestunde ein unbehandelbares Verhal-

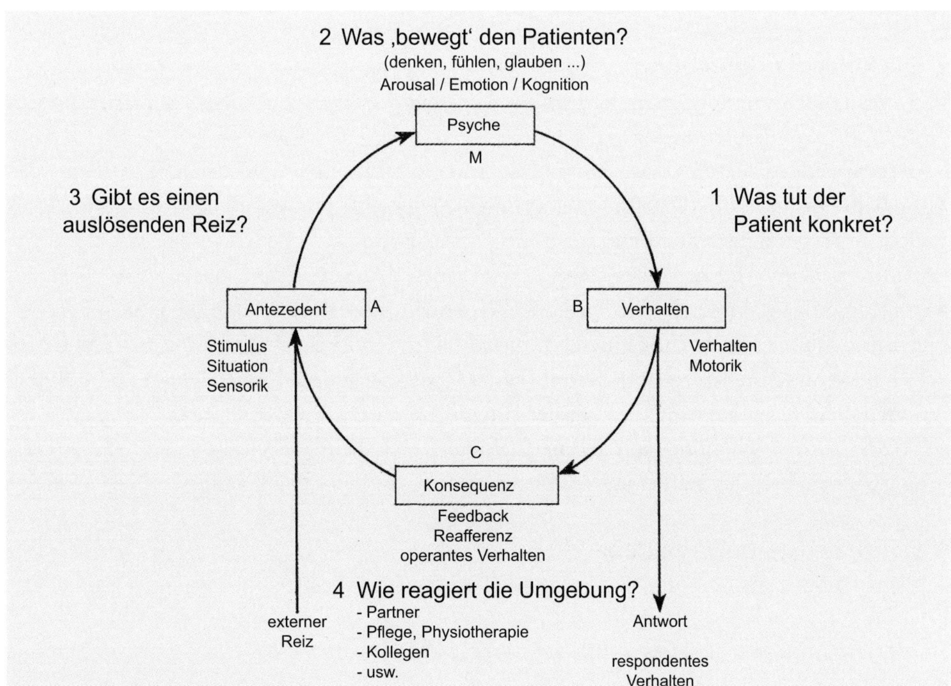

Abb. 7.1 Der Verhaltenszyklus
Das Verhalten (B) kann durch einen mentalen Prozess (M) ausgelöst werden, kann aber auch eine Reaktion auf einen Stimulus (A = Antezedent) sein. Verhalten kann auch durch positive oder negative Konsequenzen des Verhaltens (C) entstehen oder sich verändern.

ten: Sie schreit, flucht und ruft, dass sie den ganzen kindischen Quatsch nicht wolle. Vorher hatte sich aber gezeigt, dass sie nicht mehr fähig war, bestimmte ganz normale ADL-Fertigkeiten wie Kaffeemachen oder die Zubereitung eines Spiegeleis durchzuführen. Dadurch gerät sie in Verwirrung und verliert die Kontrolle über sich.
→ ***Intervention:*** Hier spielen Akzeptanzprobleme und Abwehrmechanismen (Ergotherapie = „Quatsch") herein. Ein guter Kontakt mit der Patientin ist hier sehr wichtig. Erst dann machen Erklärungen Sinn oder können psychotherapeutische Techniken eingesetzt werden.

- Gibt es Auslöser des Verhaltens?
Eine Aphasikerin, die kaum sprechen, dafür aber schimpfen und fluchen kann, läuft insbesondere beim Auftauchen einer bestimmten Krankenschwester rot an und beschimpft sie auf das Unflätigste, wodurch die ganze Station in Aufruhr gerät. Die Krankenschwester selbst lässt sich dadurch allerdings nicht aus der Ruhe bringen. Die Analyse ergibt, dass die Schwester eine recht schrille und laute Stimme hat und der Patientin des Öfteren bevormundend gegenübertritt. Aus einem Gespräch mit der Krankenschwester ergibt sich, dass sie davon ausging, die Patientin sei schwerhörig und dement (Achtung: Die Schwester wusste nicht, was eine Aphasie ist).
→ ***Intervention:*** Fortbildung der Krankenschwester, um Unterschiede zwischen Schwerhörigkeit, Aphasie und Demenz zu lernen; Verhalten gegenüber der Patientin neu justieren.
- Wie reagiert die Umgebung auf das Verhalten?
Ein Schlaganfallpatient sitzt nach seiner Einweisung zunächst still in einer Ecke; er unternimmt nichts und schaut nur ein wenig umher. Für viele Schwestern ein idealer Patient – pflegeleicht und gut angepasst! In der zweiten Woche beginnt er – zunächst leise, dann immer lauter – zu schluchzen. Das Pflegepersonal versucht, ihn zu trösten, indem man mit ihm einen Kaffee trinkt oder eine Zigarette raucht. Das Weinen wird zu einer festen Gewohnheit, die vier- bis fünfmal täglich auftritt und jedes Mal mit dem gemeinsamen Rauchenritual endet.
→ ***Intervention:*** Die Verbindung zwischen dem Weinen und der erfahrenen Aufmerksamkeit muss durchbrochen werden. Vier- bis fünfmal täglich eine gemeinsame Zigarettenpause ist in Ordnung, dann aber zu festen Zeiten und nicht, wenn er weint. Diese Maßnahme dem Patienten erklären.

Die zitierten Beispiele sind natürlich vereinfacht wiedergegeben worden. Meist spielen mehrere Faktoren in Kombination eine Rolle.

Ein 35-jähriger Mann mit einem schweren Schädel-Hirn-Trauma nach einem Motorradunfall leidet regelmäßig unter Zwangsweinen. Gleichzeitig ist er auch sehr niedergeschlagen und hadert mit dem Leben („Will ich wirklich so weiterleben?"). Bevormundungen seitens des Pflegepersonals sind ihm unerträglich, und er beginnt dann jedes Mal laut zu fluchen. Die Physiotherapeuten haben entdeckt, dass er sich immer schnell wieder beruhigt, sobald sie mit ihm nach draußen gehen – weit weg von den anderen Patienten.

7.4 Kognitive Verhaltensmodifizierung

7.4.1 Was ist kognitive Verhaltensmodifizierung?

Die klassische Verhaltenstherapie war auch ein Gegenentwurf zur Freud'schen Psychoanalyse, die Verhaltensstörungen als das Ergebnis eines ständigen inneren Konflikts zwischen unseren Trieben und unserem Gewissen betrachtete, wobei auch zahlreiche Abwehrmechanismen eingesetzt werden.

Nach *Freud* wird unser Verhalten größtenteils durch bewusste und unbewusste geistige Prozesse gesteuert. Ein Problem mit der Psychoanalyse ist nicht, dass sie nicht wahr ist, aber dass diese mentalen Prozesse so schwierig objektivierbar sind. Die Nichtobjektivierbarkeit des psychoanalytischen Modells brachte die Verhaltensforscher der ersten Stunde (Skinner, Fordyce um 1960) dazu, in der Verhaltenstherapie nur solche Elemente zu berücksichtigen, die konkret und objektiv messbar waren. Im Einzelnen geht es dabei um die Elemente A, B und C:

- Auslöser (A = Antezedent): Reize oder Situationen, die einem bestimmten Verhalten vorausgehen und auslösen, beispielsweise ein Stich mit einer Nadel.
- Verhalten (B = Behaviour): konkret wahrnehmbare und eindeutig definierbare Verhaltensweisen, beispielsweise der Ausruf „au".
- Konsequenz (C = Consequence): Reaktion der Umgebung auf ein Verhalten, beispielsweise das Herbeilaufen der Mutter beim Ausruf „au".

In diesem klassischen „ABC-Modell" (auch „Erste Generation"-Verhaltenstherapie genannt) ist für den menschlichen Geist kein Platz eingeräumt (siehe eine klare und gute Beschreibung in: Berni und Fordyce, 1973). Sinnvoll und nützlich sind der Verzicht auf unscharfe Begriffe und die konsequente Anwendung objektivierbarer Elemente (Wilson et al., 2003). Andererseits ist das ABC-Modell inkomplett, weil kognitive Faktoren wie Gedanken und Gefühle ausgeschlossen sind. Es ist unzweifelhaft, dass Gedanken und Emotionen, obwohl schwer zu definieren und zu messen, dennoch eine wichtige Rolle bei der Generierung und Steuerung des Verhaltens spielen.

Die später entwickelten verhaltenstherapeutischen Methoden („zweite Generation") integrieren daher die große Bedeutung psychischer Faktoren wie Wille und Motivation, Emotionen und Kognition. Man spricht auch von kognitiver Verhaltensmodifizierung, wobei der Begriff „Kognition" (Gedanken, Kenntnis) unglücklich gewählt ist. Kognition ist hier weiträumig auszulegen mit Wachheit, Aufmerksamkeit, Emotion und Kognition in engeren Sinn, dem Denken. Das ABC-Schema wird also ausgeweitet zum AMBC-Schema (M = *mental, mind*). Damit stimmt es in groben Zügen mit dem aus der Psychologie bekannten SORC-Schema überein (S = Stimulus, O = Organismus, R = Response, C = Konsequenz). In der kognitiven Verhaltensmodifizierung werden also verschiedene Einflussfaktoren miteinander kombiniert:

- Beeinflussung der Wachsamkeit, der Aufmerksamkeit, der Emotionen und des Denkens; verschiedene Psychotherapietechniken können eingesetzt werden; von besondere Bedeutung sind die sog. therapeutische Beziehung und Kommunikation zwischen Patient und Therapeut **(Rapport)** und die Einsicht des Patienten.
- Reine Verhaltenssteuerung mittels Auslösern und/oder Konsequenzen; Einsicht kann, braucht aber keine Rolle zu spielen (prozedurales, implizites Lernen).

Die kognitive Verhaltensmodifizierung unterscheidet sich vom medikamentösen Ansatz und von den gängigen physio-, logo- und ergotherapeutischen Rehabilitationsverfahren vor allem dadurch, dass sie einige Schwerpunkte der klassischen Verhaltenslehre systematisch integriert:

- die konkrete und eindeutige Definition eines Verhaltens,
- die Bedeutung von Messungen vor, während und nach einer Intervention,
- die Formulierung einer Erklärungshypothese des Problemverhaltens und
- die individuelle Ausrichtung von Verhaltensanalyse und Intervention.

Diese Punkte bilden auch den Kern des empirischen Zyklus, der den Leitfaden durch dieses Buch bildet (Kap. 1 und Kap. 8).

Anhand der in Abb. 7.2 dargestellten Schrittfolge wollen wir die Methode im Folgenden kurz beschreiben.

Alle Betroffenen werden informiert und eingebunden über die folgenden Punkte:

1 Definition des zu ändernden Verhaltens
2 Erheben einer Basislinie durch Beobachtung und Messung
3 Durchführung einer Verhaltensanalyse (AMBC-Schema)
4 Aufstellen einer Erklärungshypothese
5 Entwurf oder Auswahl einer Intervention
6 Erfolgsmessung

Abb. 7.2 Schrittfolge der Verhaltensmodifizierung

Im bislang beschriebenen Vorgehen liegt ein starker Akzent auf dem **unerwünschten** Problemverhalten. An dieser Schwerpunktsetzung wurde kritisiert, man versuche ausschließlich, etwas zu entfernen, das als falsch definiert ist. Eine neue Richtung der Verhaltenstherapie („Dritte Generation") betont dagegen das Akzeptieren der Minuspunkte und zielt darüber hinaus auf Aktivitäten oder Verhaltensweisen ab, die der Patient noch gut beherrscht (ACT = *Acceptance and Commitment Therapy*).

Allein: Tatsache, ist dass nach Hirnschädigung oft ein unerwünschtes Verhalten besteht, das das soziale Funktionieren des Patienten erheblich beeinträchtigen kann, z. B. Apathie, sexuelle Enthemmung, Wutanfälle. Dieses Verhalten verhindert auch, dass der Patient sich konzentrieren kann auf Aktivitäten, die immer noch gut gelingen. Das Verlernen von unerwünschtem Verhalten bleibt darum nach wie vor ein wichtiger Zielpunkt in der Rehabilitation. In den folgenden Abschnitten konzentrieren wir uns deshalb auf die Beseitigung von Problemverhalten.

7.4.2 Definition des Problemverhaltens

Das problematische Verhalten ist **klar, konkret** und **eindeutig** zu beschreiben (Wood in: Fussey und Giles, 1988). Im klinischen Alltag wird leider allzu oft gegen dieses Prinzip verstoßen und den Patienten werden alle möglichen Etikettierungen angeheftet. Einige Beispiele sollen dies verdeutlichen:

Typisches „Etikett"	Mögliche Sachverhalte	Konkretere Beschreibung
Unkooperativ	Schläfrig? Unkonzentriert? Ablenkbar? Erschöpft? Versteht die Übung nicht?	Patient kommt der Aufforderung des Physiotherapeuten erst nach mehreren Wiederholungen nach.
Klammernd (engl. *claiming*)	Bezüglich anderer Patienten? Pflege? Verbal? Körperlich? Aufdringlich?	Patient hält sich an Krankenschwestern fest.
Mangelnde Krankheitseinsicht	Macht unrealistische Aussagen? Handelt leichtsinnig? Schaut während Instruktionen abwesend?	Patient sagt immer wieder: Ich mach jetzt eine Fahrradtour (was ihm körperlich nicht möglich ist)
Aggressiv	Schaut zornig? Schlägt Pflegepersonal? Beschimpft andere Patienten? Wirft mit Gegenständen?	Patient flucht häufig, insbesondere während der Mahlzeiten.
Depressiv	Verlässt sein Zimmer nicht? Sitzt in einer Ecke und tut nichts? Weint häufig?	Patient sagt häufig: So möchte ich nicht weiterleben.

»

»

Typisches „Etikett“	Mögliche Sachverhalte	Konkretere Beschreibung
Unmotiviert	Strengt sich bei Übungen nicht genug an? Sucht Ausflüchte, um Übungen entgehen? Will überhaupt nichts?	Patient bittet nach wenigen Minuten Ergotherapie, damit aufzuhören.
Impulsiv	Knufft und schubst andere Leute? Handelt oder reagiert voreilig? Gibt vorschnelle Antworten?	Patient beginnt Übung, obwohl Instruktion noch nicht beendet ist.
Reizbar	Wird schnell wütend? Mault viel herum? Macht ärgerliche Gebärden?	Beschwert sich, wenn seine Wünsche nicht sofort erfüllt werden.

Die Formulierungen in der dritten Spalte sind konkret und eindeutig, womit die Wahrscheinlichkeit zunimmt, dass alle Beteiligten (Pflegekräfte, Therapeuten, Angehörige) das gleiche Verhalten wahrnehmen. Auch ein speziell ausgerichtetes Therapieprogramm bekommt dadurch eine größere Erfolgschance, weil jederzeit klar ist, um was es geht und wie die Ergebnisse zu interpretieren sind.

7.4.3 Die Basislinie

Nach einem häufig gehörten Grundsatz sollte man immer so schnell wie möglich mit der Rehabilitation beginnen. Dies ist jedoch aus mehreren Gründen voreilig:

- Zunächst gibt es keinen Beweis dafür, dass eine rasche Rehabilitation immer günstig ist. Es gibt sogar Hinweise, dass eine zu frühzeitige Reha schädlich sein kann (zusätzliche Schädigung in Penumbra, siehe Schallert in: Levin, 2000).
- Zweitens werden sich wichtige messbare Faktoren während der ersten Tage nach der Aufnahme in einem Reha-Zentrum sowieso noch verändern. So kann ein Patient anfänglich nervös sein (hohe Herzfrequenz), sich aber nach einigen Tagen eingewöhnt haben (niedrige Herzfrequenz).
- Drittens sind die wenigsten Messvariablen während der Akutphase nach einer Hirnläsion stabil (Plastizität, Wiederherstellung). Beginnt man beispielsweise unmittelbar mit einem Gangtraining, dann bleibt völlig unklar, wodurch eine Verbesserung verursacht ist. Der Erfolg hätte sich möglicherweise spontan, auch ohne Therapie, eingestellt (natürlicher- und verständlicherweise wird den Erfolg durch den Therapeuten beansprucht, was aber keineswegs belegt ist).

Zwischen einem natürlichen Spontanverlauf und den Effekten von Therapie besteht ein gewisses Spannungsverhältnis. Zur Klärung dieser Frage stellen wir zunächst immer eine Basislinie auf. Mit Hilfe täglicher Beobachtungen und Messungen während der ersten ein bis zwei Wochen erhält man einen Eindruck von der Stabilität eines Verhaltens und erhält gleichzeitig die Gelegenheit, Zusammenhänge festzustellen: Wann tritt das Verhalten vor allem auf? Wie reagiert die Umgebung auf das Verhalten?

In der Verhaltenstherapie kann man Verhalten messen, indem man die Häufigkeit des Auftretens registriert. So kann man den Tag beispielsweise in Zeitsegmente von jeweils fünfzehn Minuten unterteilen und vermerkt dann für jedes Segment, ob das zu messende Verhalten auftritt oder nicht (eigentlich eine Art von Digitalisierung des Verhaltens). Dies erscheint zwar etwas künstlich, hat aber den Vorteil, dass es ein recht konkretes Bild der wirklichen Verhaltenshäufigkeit ergibt.

7.4.4 Verhaltensanalyse mittels AMBC-Schema

Während der Beobachtungsphase lassen sich auch andere Faktoren registrieren. Man notiert z. B. jedes Mal den Auslöser, der dem Verhalten vorausgeht, sowie die Art und Häufigkeit seiner Folgen (Konsequenz). Über den Faktor „M“ (mentale Faktoren, „mind“) kann man auf verschiedene Art und Weise Informationen bekommen. Am naheliegendensten ist es, den Patienten etwas später, wenn er zur Ruhe gekommen ist, darüber zu befragen, was er dabei empfand, ob er wütend war und was er dachte. Auf diese Weise sammeln wir die Informationen, die wir für eine Erklärung des Verhaltens benötigen.

Aus dem Fall „Karin“ (Abb. 7.3) entnehmen wir z.B., dass diese Patientin vor der Therapiesitzung wütend wird und um sich schlägt, weil sie keine Physiotherapie will und Angst vor Schmerzen hat. Damit gelingt es ihr tatsächlich, die Physiotherapie zu vermeiden (Konsequenz: sie wird zurückgebracht). Für ihre Wut gibt es jetzt mehrere Erklärungsfaktoren:

- Die Tür der Physiotherapieabteilung als Auslöser (Antezedenz).
- Angst vor Schmerzen (Emotion) und die Überzeugung, dass Physiotherapie nutzlos ist (Kognition).
- Die Erfahrung, dass ihr die Physiotherapie erspart bleibt, wenn sie wütend wird (operante Konditionierung).

Auf Grundlage dieser Analyse sind wir in der Lage, eine Lösungsstrategie zu entwerfen:

- Ist ein Absetzen der Physiotherapie zu verantworten?
- Vereinbarung mit dem Physiotherapeuten, dass nur solche Übungen durchgeführt werden, die mit Sicherheit nicht schmerzhaft sind. Der Patientin, wenn irgend möglich, den Nutzen der Übungen erklären.
- Abstimmen mit dem Physiotherapeuten und der Patientin mitteilen, dass die Therapie auf jeden Fall stattfindet – auch wenn sie wütend wird.

Antecedent (Auslöser)	**Mind** (Denken, Fühlen)	**Behaviour** (Verhalten)	**Consequences** (Konsequenzen)
Situation, Stimulus, Reiz	Was denkt, empfindet, meint die Patientin?	Konkrete Beschreibung des Verhaltens	Folgen, Umgebungsreaktionen
Eine Schwester bringt Karin bis zur Eingangstür des Übungsraums. Die Tür öffnet sich.	Nachdem Karin sich beruhigt hat, sagt sie, dass sie keine Physiotherapie will. Die Übungen seien oft schmerzhaft. Das macht ihr Angst. Sie findet die Übungen nutzlos.	Karin beginnt, wild um sich zu schlagen. Der Physiotherapeut wird getroffen. Karin verletzt sich an der Hand.	Der Physiotherapeut weigert sich, mit Karin zu üben. Karin wird von der Schwester zurückgebracht. Die Schwester schimpft mit Karin. Die Verletzung wird mit einem Pflaster versorgt.
Karins Mutter verlässt nach einem Besuch das Reha-Zentrum. Sie winkt.	Karin sagt, dass sie nicht wieder allein sein möchte.	Sie schreit und weint lang und laut (etwa 30 Minuten)	Eine Schwester geht zu ihr hin und sagt, sie solle aufhören, da sie die anderen mit ihrem Verhalten störe.

Abb. 7.3 AMBC-Schema: Der Fall „Karin“

7.4.5 Aufstellen einer Erklärungshypothese

Eine individuelle Erklärungshypothese erhöht die Wahrscheinlichkeit einer wirksamen Intervention. Für hirnorganisch bedingte Verhaltensstörungen existiert keine Standardbehandlung. Eine der Stärken der verhaltenstherapeutischen Methodik ist es gerade, dass das Verhalten immer individuell analysiert, eine individuelle Erklärungshypothese aufgestellt und die Behandlung individuell zugeschnitten wird.

Womit im Übrigen nicht behauptet wird, dass dies alles einfach sei. Oft hängen die diversen Einflussfaktoren auf komplexe Weise miteinander zusammen. Im Fall von Karin (Abb. 7.3) sind bereits drei Faktoren im Spiel. Darum gibt es auch nicht die eine richtige Therapie, sondern bei der Wahl der Methode gibt es immer Spielräume.

7.4.6 Auswahl einer Intervention

Interventionen können auf drei Ebenen stattfinden, die miteinander kombiniert werden können.

- **Level der Auslösebedingungen (Antezedent):** Man versucht, den auslösenden Reiz und andere situationsbedingte Faktoren zu beeinflussen. Dazu werden Formen des Stimulus-Response-Lernens wie Sensitisierung, Habituation oder klassische Konditionierung verwendet. Auch ein gezielter Eingriff in die Umgebung des Patienten kann hilfreich sein, beispielsweise durch die Veränderung von Personen, einen Wechsel des Gebäudes oder der natürlichen Umgebung (therapeutisches Milieu, engl. *environmental therapy*).
- **Mentaler Level** (man spricht meistens von „kognitiver" Therapie): Erklärungen, Gespräche, Beruhigung. Viele psychotherapeutische Methoden stehen zur Verfügung, deren Beschreibung jedoch den Rahmen dieses Buchs sprengen würde (Prigatano, 1999). Heute ist – zu Recht – Edukation ziemlich populär. Laien haben oft keine Ahnung von Hirnfunktionen und deren mögliche Störung durch diffuse oder lokalisierte Hirnschädigung. Ein Verständnis dieser Materie kann sich sehr positiv auswirken.
- **Level der Konsequenzen,** d. h. mittels Veränderung von operanten Faktoren. An dieser Stelle wollen wir etwas näher auf die Bedeutung operant konditionierender Faktoren (positive Verstärker) eingehen (die auch bereits in Kap. 5 angesprochen wurden).

Operanter Ansatz, Verstärkung (Reinforcement)

In Abb. 7.4 finden wir eine schematische Darstellung der verschiedenen Formen von Verstärkung. Die Plus- und Minuszeichen sollen andeuten, dass das Leben aus angenehmen (+) und unangenehmen Dingen (–) besteht.

Zeigt der Patient ein bestimmtes Verhalten, z. B. Weinen, kann es geschehen, dass eine Betreuerin ihn mit freundlichen Worten tröstet: positive Verstärkung, Belohnung *(reward)*. Man sagt auch: Das Weinen ist operant verstärkt. Eine andere Möglichkeit ist, dass der Physiotherapeut sagt: „Wir lassen die Übungen heute einmal ausfallen und machen einen Spaziergang im Park." Dem Patienten bleiben also die Übungen erspart, von denen wir annehmen wollen, dass sie ihm lästig sind: negative Verstärkung, Vermeidung, engl. *avoidance*).

Ein alternatives Verhalten könnte so aussehen, dass der Patient nicht weint, sondern z. B. ruhig auf seinem Stuhl sitzen bleibt oder mit anderen Patienten ein Schwätzchen macht. In diesem Fall kann es geschehen, dass die tröstende Krankenschwester nicht vorbeikommt (negative Bestrafung, engl. *punishment, omission*).

Verhält sich der Patient dagegen nicht traurig, sondern läuft gut gestimmt und heiter herum, könnte er aufgefordert werden, einer Mitpatientin, die beim Essen kleckert, behilflich zu sein (aber gerade dazu hat er keine Lust): Er muss etwas Unangenehmes ausführen (positive Bestrafung, engl. *punishment*). In dem Fall wäre es nicht verwunderlich, dass er regelmäßig Weinen vorziehen wird, da die – erwünschte – alternative Verhaltensweise für ihn nicht attraktiv ist.

Das Beispiel lehrt uns, dass Verhalten durch ganz unterschiedliche Faktoren in die gleiche Richtung gelenkt werden kann. Die Idee des „belohnenden" Zuckerstückchen ist also zu einfach!

Operante Konditionierung kann somit auf ganz subtile Art und Weise ein Problemverhalten generieren oder aufrechterhalten.

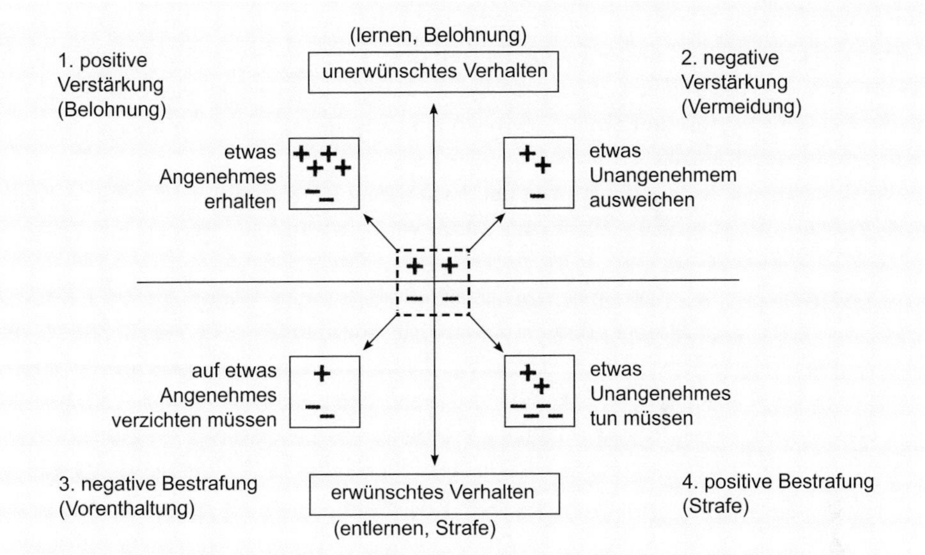

Abb. 7.4 Operante Faktoren
Verhalten wird entweder erlernt, weil es positive Folgen hat (1 und 2: Belohnung und Vermeidung) oder weil ein alternatives Verhalten wenig attraktiv ist (3 und 4). Das Diagramm dient zur Systematisierung der Faktoren des operanten Konditionierens (1 bis 4). In der Verhaltenstherapie versucht man gezielt, verstärkende Faktoren zu verändern (in der Abbildung kann man „erwünscht" und „unerwünscht" gegeneinander austauschen).

Zusammenfassend unterscheiden wir bei operantem Lernen vier Kategorien von Faktoren:

- positive Verstärkung (Belohnung)
- negative Verstärkung (Vermeidung)
- negative Bestrafung (etwas Angenehmes vermissen)
- positive Bestrafung (etwas Unangenehmes erhalten oder tun müssen)

Wollen wir – wie in dem beschriebenen Beispiel – erreichen, dass der Patient mit dem Weinen aufhört, dann müssen wir Konsequenzen verändern: Wenn er weint, findet das keine Beachtung mehr, wenn er hingegen still herumsitzt, gesellt sich die Betreuerin zu ihm und unterhält sich mit ihm. Die Wahrscheinlichkeit, dass damit das Weinen in der Folge aufhört, ist erhöht (Erlöschen, Extinktion).

Verstärkung hilft auch dann, wenn man eine Verhaltensänderung in einer bestimmten Richtung erzielen will. Zum Beispiel verstärkt man ein Verhalten, wenn der Patient sich in einer sozial erwünschten Weise verhält, etwa sich freundlich mit seinen Mitpatienten unterhält. Ein solches Vorgehen bezeichnet man als **Shaping** (Ausformen). Durch Shaping erreicht man allmählich eine Verhaltensausformung. Diese Technik ist insofern angemessen, da sie die für die Veränderung eines Verhaltens erforderliche Zeit berücksichtigt. Es ist ja nicht zu erwarten, dass jemand, der bisher immer wieder resigniert geweint hat, von einem Moment zum anderen mit seinen Mitbürgern ein freimütiges Gespräch führt!

Die nächste Frage ist, ob die Verhaltensänderung nachhaltig ist, das heißt, ob das unerwünschte Verhalten (Weinen) nach Abschluss der Therapie weiterhin unterbleibt und das erwünschte Verhalten (soziale Kontakte) weiterhin anhält. Möglicherweise findet sich der Patient nach seiner Entlassung jedoch in einer vollkommen anderen Situation wieder, beispielsweise mit dem Ehepartner, der ihn fürsorglich bemuttert und gleichzeitig alle Sozialkontakte als zu belastend unterbindet. Soziale Kommunikation findet dann kaum noch statt, und falls doch, wird sie schnell zurückgehen. Das soziale Kommunikationsverhalten erlischt und die Wahrscheinlichkeit ist hoch, dass das frühere Weinen zurückkehrt (da es wieder belohnt wird). So gibt es noch mehrere Gründe, warum unerwünschtes Verhalten zurückkehren und erwünschtes Verhalten wieder verloren gehen kann.

Verstärkung kennt zahlreiche Formen und **Varianten**. Den wichtigen Unterschied zwischen intrinsischer und extrinsischer Verstärkung haben wir bereits in Kap. 5 kennengelernt („Operante Konditionierung").

Bei **intrinsischer Verstärkung** besteht die Belohnung aus dem Erfolg des gezeigten Verhaltens. Als Beispiel sei ein Patient genannt, der versucht, sich eine Zigarette anzustecken, jemanden anzurufen oder den Fernseher einzuschalten. Der Handlungserfolg ist hier die Belohnung. Intrinsische Verstärkung ist der wichtigste motivierende Faktor in der Neurorehabilitation. Die Liste der kleinen Erfolge wird im Erfolgsfall immer länger: freihändiges Stehen, selbstständig das Bett verlassen, nicht mehr stolpern, ohne Hilfe ins Einkaufszentrum, der Besuch bei den Nachbarn. Die logische und erwünschte Konsequenz jeder Handlung ist also ein kräftiger Verstärker. Auf die gleiche Weise haben wir als Kinder das Gehen, das Radfahren und das Sprechen gelernt (analog: das obligatorische Feedback beim Erlernen motorischer Fertigkeiten).

Bei **extrinsischer Verstärkung** kommt ein äußerer Faktor hinzu (analog: KP und/oder KR), im Erfolgsfall beispielsweise eine Belohnung oder Prämie, bei Nichterfolg eine Strafe oder eine unangenehme Konsequenz. Extrinsische Verstärkung hat immer auch einen etwas gekünstelten Aspekt, wodurch das erzeugte Verhalten relativ rasch wieder erlöschen kann, sobald die Belohnung ausbleibt (erinnert sei an das Szenario, wenn Eltern sagen „Vorgelesen wird erst dann, wenn das Zimmer aufgeräumt ist" – räumen die Kinder auch noch dann auf, wenn nicht mehr vorgelesen wird?).

ADL-Aktivitäten

In der Physio-, Logo- und Ergotherapie kann man gezielt die besprochenen Methoden des operanten Lernens einsetzen. Bestenfalls beinhalten alle Übungen ein für den Patienten nützliches Ziel, beispielsweise:

- Gleichgewichtstraining in der Physiotherapie. Anstatt den Patienten im Übungsraum auf einem Tischrand sitzen zu lassen und ihn immer wieder anzuschubsen, kann man mit ihm auch eine Fahrt in der Straßenbahn machen. Die Bindung zu den Aktivitäten des täglichen Lebens ist dann viel enger.
- Dysarthrietraining in der Logopädie. Anstatt den Patienten Wörter nachsprechen zu lassen, die man mit „richtig" oder „falsch" kommentiert, lässt man den Patienten im Kaufladen die Namen der Artikel benennen, die man kaufen möchte. Dann erweist sich von selbst, ob er sich verständlich genug ausdrückt.
- Kochtraining in der Ergotherapie. Anstatt Kaffee zu machen, den anschließend keiner trinken will, oder Kartoffeln zuzubereiten, die anschließend in den Müll wandern, sollte man etwas Erwünschtes machen, beispielsweise einen Kuchen für den Geburtstag einer Betreuerin oder eines Mitpatienten backen.

Wood (in: Brooks, 1984) beschreibt mit zahlreichen Beispielen, wie verhaltenstherapeutische Methoden sich nahtlos in die Physio-, Logo- und Ergotherapie einbauen lassen.

Nicht jedes Verhalten führt automatisch zu einer Belohnung oder negativen Konsequenz (Bestrafung). Darum ist es häufig notwendig, extrinsisches Feedback hinzuzufügen. Positiv verstärkend wirken z. B. Komplimente, Berührungen, ein freundliches Wort, ein Tässchen Kaffee, eine Zigarette, eine Süßigkeit oder gemeinsames Fernsehen. Will man herausfinden, auf welche Verstärker der Patient am ehesten positiv reagiert, kann man eine Verstärkerliste einsetzen. Hierauf sind viele mögliche Verstärker aus den Bereichen Essen, Trinken, Freizeit und Hobby aufgelistet. Geht man eine solche Liste gemeinsam mit dem Patienten durch, dann stellt sich beispielsweise schnell heraus, dass der ältere Patient Musik liebt und Romane liest oder das Kind am liebsten Comic-Hefte liest und auf der Straße Fußball spielt. Auf diese Weise versetzt man sich in die Lage, den passenden Verstärker für die individuelle Therapie zu finden.

Token-System

Manchmal sind auch sogenannte Tokens hilfreich. Das sind Münzen, Wertmarken oder Gutscheine, die der Patient für ein erwünschtes Verhalten erhält. Zunächst wird der Wert des Tokens genau definiert (z. B. für jeden Meter freihändiges Gehen gibt es eine Wertmarke), und dann wird abgesprochen, welcher Preis mit den gesammelten Tokens zu gewinnen ist. Denen, die eine solche Vorgehensweise kindisch finden, sei gesagt, dass die meisten unserer Mitbürger damit beschäftigt sind, irgendwelche Rabattmarken oder Sparmeilen zu sammeln. Immerhin geht es in unserer Welt ständig um „Tokens" in Form von Geld oder etwas, dessen Wert sich in Geld ausdrücken lässt.

Ein Verkäufer verhält sich dem Kunden gegenüber so lange besonders freundlich bis unterwürfig (extremes Verhalten!), bis der Kunde schließlich seine Vorbehalte aufgibt und den Computer kauft. Ist die Rechnung bezahlt, verschwindet häufig jede Beflissenheit, und das Verhalten des Verkäufers ändert sich tiefgreifend (er hat ja bereits seine Tokens erhalten).

Vorteile der Tokens sind, dass erstens ein Belohnungsaufschub gelernt wird und zweitens die Größe der Belohnungen gezielt dosiert werden kann.

Response Cost

Eine damit zusammenhängende Methode wird auch als Response-Cost-Verfahren bezeichnet. Hier muss der Patient bei unerwünschtem Verhalten „zahlen", beispielsweise eine selbstverursachte Unordnung aufräumen, eine Beschädigung selbst reparieren oder sich nach einem Wutausbruch entschuldigen. Wer einen anderen gar körperlich verletzt, der muss selbst das Wundpflaster herbeischaffen. Das unerwünschte Verhalten wird also logisch mit einer (vorher vereinbarten) Konsequenz verbunden. Man kann den Patienten auch Tokens zurückbezahlen lassen. Das hat den Vorteil, dass der Patient sich seines Fehlverhaltens besser bewusst wird, indem das unerwünschte Verhalten unmittelbar das „Zurückbezahlen von Tokens" zur Folge hat. Das wirkt manchmal besser als eine (z. B. oben beschriebene) Methode, wobei man erst eine Belohnung gibt, wenn der Patient das unerwünschte Verhalten über einen längeren Zeitraum nicht an den Tag legt; das heißt, die Beziehung zwischen dem unerwünschten Verhalten und der Wertmünze bleibt dann ziemlich indirekt) (Alderman und Burgess in: Wood, 1990).

Time-out

Des Weiteren gibt es auch noch die sog. **Time-out-Prozeduren,** man kennt sie aus dem Sport in Form der Roten Karte. Der Patient wird bei unerwünschtem Verhalten eine Zeitlang separiert (engl. *time out*) und darf nicht mehr mitspielen. Bei der Sonderform TOOTS (engl. *time out on the spot*) wenden sich alle Personen in der Umgebung des Patienten bei unerwünschtem Verhalten sofort von ihm ab.

Abschließend lässt sich festhalten: Grundsätzlich ist der Zeitpunkt, an dem Verstärkung gegeben wird, von besonderer Bedeutung. Einem Patienten mit Gedächtnisstörungen alle halbe Stunde ein Token zu geben hat wenig Sinn, da er keinen Zusammenhang zwischen seinem Verhalten und der Belohnung herstellen wird. Die Belohnung oder Bestrafung sollte dem Verhalten immer unmittelbar folgen, also nach erwünschtem Sozialverhalten sofort ein Kompliment machen oder eine Tasse Kaffee anbieten und nach unerwünschtem Verhalten (z. B. Schimpfen auf einen Mitpatienten) sofort Entschuldigung einfordern oder Tokens zurückzahlen lassen. Im weiteren Verlauf der Therapie zieht man allmählich die Verstärker zurück; vielleicht zunächst intermittierend, das heißt, man gibt nur ab und zu Verstärkung. Später, wenn das erwünschte Verhalten sich gefestigt hat, kann man versuchen, die Verstärkung komplett auslaufen zu lassen. Denn wir vertrauen darauf, dass die positiven Konsequenzen des erlernten Verhaltens (z. B. soziale Kommunikation) selbst angenehm genug sind, um das Verhalten zu stabilisieren (die extrinsische wird durch eine intrinsische Verstärkung ersetzt).

Verbale Selbststeuerung

Schon *Luria* (1963) legte größten Wert auf die verhaltenssteuernde Kraft der Sprache.

Ein Neglect-Patient, dessen Kopf sich wie von einem Magnet gezogen immer wieder nach rechts drehte, musste üben, immerfort und laut „Achte auf links“ zu sagen, wodurch dieser kurze Satz beständig in seinem Kopf kreiste. Als er eines Tages zur Bäckerei ging, um Brot zu kaufen, konnte er zu seiner Überraschung nirgendwo den Bäcker finden. Da erklang in seinem Kopf wieder der Satz „Achte auf links“. Er drehte seinen Kopf nach links – und da stand der Bäcker!

Die Technik der verbalen Selbststeuerung (s. Kap. 9, Box 5) kann eine nachhaltiges Mittel zur Verhaltenssteuerung sein und in zahlreiche Therapieprogramme eingepasst werden (Wood und MacMillan, 2001, Meichenbaum, 1977).

Acceptance Commitment Therapy (ACT)

Wie schon gesagt wurde, zielen die erste und zweite Generation der Verhaltenstherapie auf ein offensichtliches Problemverhalten ab. Untersuchungen bei chronischen Schmerzpatienten machen jedoch deutlich, dass es auch erfolgreich sein kann, sich nicht auf Problemverhalten, sondern gerade auf gewünschte Aktivitäten, die noch (teilweise) gelingen, zu konzentrieren. Der so angeleitete Schmerzpatient hört dann auf zu grübeln über alles, das nicht gelingt, schränkt seine dauernden Besuche beim Arzt oder Therapeuten ein und wählt dafür eine Beschäftigung, in der er völlig aufgeht. Auch Patienten mit Hirnschädigung können von dieser Strategie profitieren (Kangas und McDonald, 2011).

Allerdings fokussieren viele Therapien im Bereich der Neurorehabilitation zu sehr auf dasjenige, was nicht gutgeht: das nicht korrekte Gangmuster, ein riskanter Transfer vom Bett zum Rollstuhl, Probleme beim Hemdanziehen, erschwerte verbale Kommunikation, unangemessenes Sozialverhalten usw. Das kann aber dazu führen, dass der Patient dauerhaft konfrontiert wird mit seinen Defiziten, was natürlich das „Selbstwertgefühl" nicht fördert und auch eine Krise verursachen könnte: der Patient resigniert, wird depressiv und verliert seine positive Zukunftserwartung.

Einsatz des ACT-Methode bedeutet, dass man bei jedem individuellen Patienten systematisch nach erreichbaren und gewünschten Aktivitäten sucht und dann bei allen Therapien einsetzt. Das könnte sein: kochen, im Garten oder am Computer arbeiten, basteln, reiten usw. Obwohl in der Neurorehabilitation noch wenig Erfahrung mit dieser Methode besteht, passt die ACT-Methode sehr gut in das Repertoire von Interventionen.

Neuroedukation

Es wurde schon darauf hingewiesen, dass erklärende Worte über das gesunde und das geschädigte Gehirn einen positiven Effekt haben können. Laien denken oft, dass sie nach einem Schlaganfall nur vorübergehend „krank“ und danach wieder genesen seien: Dies entspricht einem medizinischen Denkmodell, das für den Fall einer Mittelohrentzündung oder Appendizitis so auch funktioniert, aber im Fall einer Hirnschädigung meist nicht zutrifft. „Man erholt sich niemals von Hirnschädigung", ist eine Aussage eines Patienten, der damit klarstellt, dass sich sein Leben endgültig verändert hat. Damit ist gemeint, dass vieles, was vorher selbstverständlich („wie von selbst") lief (z. B. die Teilnahme am Verkehr), jetzt bewussten Mehreinsatz an Energie erfordert. An sich braucht das nicht schlimm zu sein: es gibt ja viele Menschen, die nach einer Hirnschädigung alles wieder bewältigen können: Familienleben, Haushalt, Arbeit und Hobby – nur kostet alles viel mehr Energie.

Eine einfache Erklärung über das Gehirn, über seine Funktionen „vorne und hinten, links und rechts, innen und außen", kann Wunder wirken. Das „Außengehirn" (Kortex) bestimmt, ob Emotionen aus dem „Innengehirn" (limbisches System) nach außen kommen dürfen: Politiker sind quasi damit den ganzen Tag beschäftigt. Wenn die Hirnrinde beschädigt ist, gelingt das weniger gut, jedoch lehrt die Erfahrung, dass viele hirngeschädigte Patienten trotzdem wieder die Kontrolle über ihre Emotionen zurückerhalten können.

Auch der umgekehrte Fall ist möglich: Wenn das „Innengehirn" geschädigt ist, kann der Betroffene emotional verflachen. Eine Frau, die vorher die Romantik und Erotik geliebt hat, verfällt in Gleichgültigkeit. Hier wäre es immer wichtig, intensiv nach Aktivitäten zu suchen, die vielleicht eine übrig gebliebene empfindliche Saite berühren.

So auch mit „vorne – hinten" und „links – rechts": In einfacher Sprache kann vieles erklärt werden und liefert dadurch einen Anhaltspunkt für Patient und Partner. Meine persönliche Erfahrung mit dem Patientenverein „Cerebral" (Vorlesungen) und meine persönlichen Kontakte mit Menschen mit Hirnschädigung haben mir aufgezeigt, dass sie oft unzureichend informiert sind bezüglich Gehirn, Hirnschädigung und Interventionsmöglichkeiten. Deshalb will ich hier dringend dafür plädieren, in jedes Rehabilitationsprogram eine gute **Patientenedukation** einzubauen.

7.4.7 Erfolgsmessung

Fast täglich werden vor, während und nach einer Behandlung Messdaten erhoben, aus denen beispielsweise eine Grafik wie in Abb. 7.5 erstellt wird. Sie zeigt die Wirkung einer bestimm-

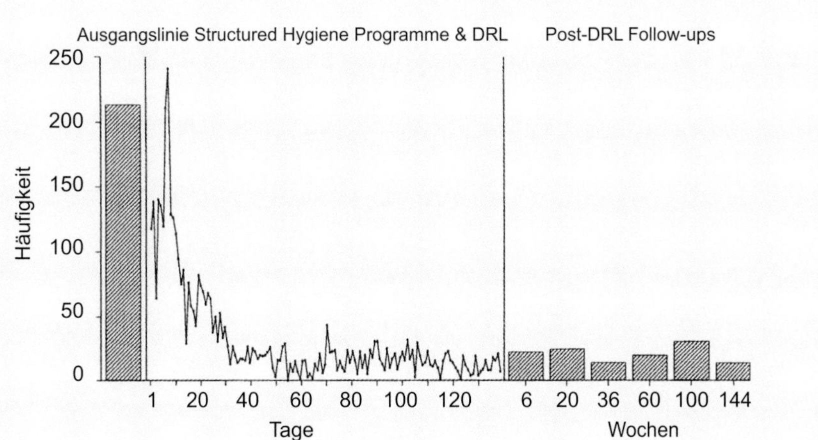

Abb. 7.5 Erfolgsmessung bei einem Patienten, der während des Waschens und Ankleidens immer laut geschrien hatte
Methode: operante Verhaltenstherapie in Kombination mit Einüben hygienischer Verhaltensweisen (DRL = differential reinforcement program). Messmethode: Registrierung des Vorkommens von lautem Schreien in Intervallen von fünf Minuten (Y-Achse). Die Therapie führte zum Erfolg. Die Follow-up-Messungen ergaben auch lange Zeit nach der Intervention einen nachhaltigen Effekt (Alderman, 2003).

ten Therapie an einem einzigen Patienten. Da die Basislinie in diesem Fall stabil ist, können wir mit großer Sicherheit folgern, dass die gewählte Intervention für diesen Patient erfolgreich war. Allerdings darf man die günstige Wirkung nicht einfach auf alle übrigen Patienten mit der gleichen Verhaltensstörung übertragen. Vielleicht hatte die Methode nur bei diesem einen Patienten einen Effekt! Es gilt vielmehr: Je mehr Patienten das gleiche Profile zeigen, desto überzeugender ist die Beweislage.

Mit einer individuellen Verhaltenstherapie verhält es sich wie mit einer (Einzel-)Fallstudie (engl. *single subject design,* auch [N=1]-Studie genannt;). Einerseits zeigt sie die Effektivität einer Therapie bei einem einzelnen Patienten auf, andererseits liefert sie einen Beitrag zur Verbesserung unserer Erkenntnisse und Theorien über komplexe Interaktionen zwischen den verhaltenssteuernden Faktoren. Im Vergleich zu einer randomisierten klinischen Zwei-Gruppen-Studie (Therapiegruppe, Kontrollgruppe) erlaubt eine Fallstudie zwar keine allgemeinen Rückschlüsse (beschränkte Generalisierung), vertieft aber unsere Kenntnisse des individuellen Krankheitsgeschehens und trägt bei zur Theorieentwicklung (Kap. 12).

7.4.8 Kritische Würdigung der Methode

Die wichtigste Einschränkung der kognitiven Verhaltensmodifizierung besteht darin, dass sie nicht immer „anschlägt"; was jedoch auch für alle anderen Therapiemethoden gilt. Allerdings muss man sich auch immer vergegenwärtigen, dass gelegentlich eine geringfügige Änderung der Vorgehensweise eine wesentliche Verbesserung der Wirksamkeit hervorrufen kann. *Alderman* und *Burgess* (in: Wood und Fussey, 1990) beschreiben mehrere Patienten mit unkontrollierbar aggressivem Verhalten, die auf ein Belohnungsverfahren mit Tokens nicht ansprachen, wohl aber auf ein Response-Cost-Verfahren (siehe Fallbeispiel unten).

Funktioniert eine bestimmte Methode nicht, dann sollte man sich fragen, ob man wirklich alle Varianten ausprobiert hat. Die Antwort wird angesichts der großen Menge möglicher Verfahren in den meisten Fällen negativ ausfallen.

Ein weiterer Nachteil der beschriebenen Methode besteht darin, dass es außerordentlich schwierig ist, sämtliche Bezugspersonen eines Patienten (Pflegepersonal und Angehörige) auf eine gemeinsame Linie zu trimmen. In unserem Gesundheitswesen teilen sich unter Umständen bis zu fünfzehn Leistungserbringer einen Patienten. Gerade die Techniken der positiven Verstärkung bedürfen einer einheitlichen Vorgehensweise und klaren Abstimmung, was in der täglichen Praxis eines Reha-Zentrums mit seinen verschiedenen Behandlungsdisziplinen in verschiedenen Abteilungen und einer Krankenpflege, die im Dreischichtensystem arbeitet, kaum durchführbar ist. Und dann sind da auch noch die Besucher und Familienangehörigen ...

Und schließlich besteht immer die Gefahr, dass eine einmal erreichte Verhaltensänderung zu eng mit dem Kontext verknüpft ist, in dessen Rahmen sie erzielt wurde, und nicht ausreichend lang stabilisiert wurde. In dem Fall zeigt der Patient das erwünschte Verhalten nur so lange, wie es belohnt wird. Nach der Entlassung des Patienten gewinnt die unerwünschte Verhaltensweise wieder die Oberhand.

Fallbeispiel nach *Alderman* (1990)

Der 26-jährige C. E. erleidet bei einem Verkehrsunfall ein schweres Schädel-Hirn-Trauma mit multiplen Hirnblutungen. Die posttraumatische Amnesie dauert ein Jahr. Infolge einer Lähmung beider Beine ist C. E. seitdem an einen Rollstuhl gefesselt.

Da er sich überall äußerst unbeherrscht verhält, bleibt er nie längere Zeit in einem Krankenhaus der Reha-Zentrum. Er fordert extrem viel und nachhaltig Aufmerksamkeit, ist sehr enthemmt und aggressiv gegenüber Personal und Mitpatienten. Während der Therapiesitzungen schreit und flucht er ständig.

Zwei Jahre nach seinem Unfall wird er schließlich in eine Spezialklinik für Verhaltensstörungen (Kemsley Unit) in Northampton eingewiesen, wo man nach einer ausführlichen neuropsychologischen Untersuchung und einer Verhaltensanalyse zur Schlussfolgerung kommt, dass eine eingeschränkte Frustrationstoleranz die Ursache der Probleme ist.

Man beginnt mit einer Therapie auf der Grundlage positiver Verstärkung (Token-System). Nach jeder Viertelstunde, in der er das unerwünschte Verhalten nicht zeigt, erhält C. E. zur Belohnung ein Token. Am Ende des Tages kann er die Tokens gegen etwas eintauschen, das er gerne haben möchte (nicht näher definiert). Außerdem erhält er nach jeder Viertelstunde ein mündliches Feedback über sein Verhalten – entweder ein Kompliment oder die Meldung, dass er diesmal kein Token bekommt.

Nach zehn Wochen ohne nennenswerte Verbesserung wird die Therapie eingestellt. Man vermutet, dass das Verhalten durch das alle 15 Minuten stattfindende mündliche Feedback positiv verstärkt wird. Auch das strafende Feedback werde damit als Zuwendung – also als etwas Angenehmes – empfunden.

Man verändert die Strategie und belohnt C. E. nur noch dann, wenn er sich richtig verhält. Bei unerwünschtem Verhalten erfolgt fortan keine Reaktion mehr (kein Token, kein Feedback). Auch dieses Vorgehen ist nicht effektiv: das unerwünschte Verhalten verschlimmert sich noch mehr.

Wegen seiner Konzentrations- und Gedächtnisschwäche beschließt man, das Feedback jeweils unmittelbar an das Verhalten zu koppeln mittels eines Response-Cost-Verfahrens. Zu Beginn des Tages gibt man ihm eine Anzahl Tokens. Jedes Mal, wenn er flucht oder tobt, kommt sofort ein Behandler und erzählt ihm, dass er sich wieder falsch verhält. Gleichzeitig muss er dann ein Token abgeben. Je öfter er flucht und tobt, umso weniger Tokens besitzt er am Ende des Tages, und umso weniger kann er sich damit etwas leisten. Diese Vorgehensweise bewirkt ein rasches Nachlassen des unerwünschten Verhaltens; zunächst tritt es noch vier- bis fünfmal pro Tag auf, nach zwölf Wochen hat das Toben und Fluchen praktisch aufgehört.

An diesem Beispiel lässt sich sehr schön zeigen, dass die richtige Anwendung einer positiven Verstärkungstechnik wohlüberlegt sein soll. Zunächst einmal scheint zwischen dem Token-System und dem Response-Cost-Verfahren kaum ein Unterschied zu bestehen. Aus lerntheoretischer Sicht ist der Unterschied jedoch signifikant. Bei C. E. waren wahrscheinlich die neuropsychologischen Störungen der Kern des Problems. Sein schwaches Gedächtnis und die eingeschränkte Abstraktionsfähigkeit machten ein unmittelbares Feedback notwendig.

Nachdem die richtige Methode gefunden war, war es also auch noch zwei Jahren nach seinen Unfall möglich, das Verhalten grundlegend zu verändern.

7.5 Umgebungsfaktoren

Dieser Abschnitt dient nur dazu, darauf hinzuweisen, dass Verhaltenstherapie nicht eine isolierte „medizinische" Therapie ist, und zu zeigen, dass man, auch bei Verhaltensmodifikation, Rücksicht nehmen muss auf Kontext, Struktur usw.

Eine ausschließlich somatische Vorgehensweise führt bei Patienten mit einer Hirnläsion häufig zu Unzufriedenheit, Irritationen und Enttäuschungen. Wir müssen darum versuchen, die

Problematik immer in ihrem **bio-psycho-sozialen Gesamtkontext** zu verstehen, z. B. im Fall eines Patienten mit Aphasie:

- **Bio:** Eine Läsion im Broca-Gebiet führt zu einer expressiven Aphasie. Der Patient hat Mühe, die richtige Worte zu finden, oder kann kein Wort herausbringen.
- **Psycho:** Die Sprachschwierigkeiten haben unmittelbare Auswirkungen auf die Gemütslage des Patienten. Die Unfähigkeit, sich zu äußern, macht ihn ohnmächtig, ratlos, zornig oder niedergeschlagen.
- **Sozial:** Außerordentlich wichtig ist das soziale Gefüge der Bezugsgruppe. Aphasiker verlieren ihre Sozialkontakte und können stark vereinsamen.

Obwohl die Bedeutung aller drei Ebenen evident ist, findet sich davon in der Praxis leider nur wenig wieder. Im Pflegeheim gibt es eine somatische und eine psychogeriatrische Abteilung. Wir können nur hoffen, dass die Einsichten dort tiefer gehen, als die Bezeichnung der Abteilungen vermuten lässt.

Die wichtige Bedeutung der Umgebungsfaktoren für das Gehirn kam bereits in den Kap. 3 und 4 zur Sprache. Sowohl Anzahl und Häufung der Synapsen als auch die Dendritenverzweigungen hängen stark von den sensorischen Einflüssen aus der Umgebung ab. Darum ist es zwingend logisch, dass die Umgebung des Patienten das Gelingen einer Verhaltensänderung mitbestimmt. In diesem Zusammenhang tauchen auch Begriffe wie „therapeutisches Milieu" oder „Milieutherapie" (engl. *environmental therapy*) auf.

Im Rahmen der Rehabilitation wird häufig von der Notwendigkeit der „Strukturierung" gesprochen: „Patienten brauchen Struktur". Zuerst müssen wir aber den Begriff Struktur näher definieren. Es gibt verschiedene Aspekte von Struktur, und zwar die räumlich und physische Struktur, die Zeiteinteilung, die Personal- und Organisationsstruktur des Reha-Zentrums sowie die Systematik des Verhaltens und der Kommunikation. Eingriffe in das Verhalten setzen das Vorhandensein einer Struktur auf allen genannten Ebenen voraus. Verschiedene Aspekte von „Struktur" werden in Kap. 9 näher beschrieben.

Praktische Durchführung

Kapitel 8

Der empirische Zyklus in der Praxis

Medizinische Behandlungen kommen manchmal etwas unverbindlich daher. Man macht irgendetwas, gibt hier ein Placebo, dort eine Standardtherapie oder hofft, dass das Problem sich zwischenzeitlich von selbst löst. Leider wird oft eine Behandlung eingesetzt (z. B. mit Medikamenten), bevor klar ist, was die Erklärung des Problems ist. Mit dem empirischen Zyklus erhalten wir die Möglichkeit einer systematischen, kohärenten, fundierten und individuellen Vorgehensweise. In diesem Kapitel begegnen wir Jaap. Wir bringen sein Problem als Beispiel: Er kann sich nicht selbstständig ankleiden, was viele Gründe haben kann. Systematisch suchen wir nach der Ursache und finden eine Sensibilitätsstörung, einen linksseitigen Neglect und eine gestörte visuell-räumliche Orientierung. Jede dieser Störungen hat an Jaaps Probleme einen eigenen, spezifischen Anteil. Wir planen eine störungszentrierte Behandlungsstrategie mit dem Ziel, dass Jaap sich wieder selbstständig, ohne Hilfe ankleiden kann. Unsere Erfolgsmessung ergibt nur einen Teilerfolg: Während das Anziehen der Hose und das In-die-Hose-Stecken des Hemds gelingen, will das Binden der Krawatte und das Zuknöpfen des Hemds noch nicht glücken. Offensichtlich haben die Sensibilitätsübungen nicht gewirkt. Darum versuchen wir als Nächstes eine visuelle Kompensationsstrategie. Das beschriebene Vorgehen ist verallgemeinerbar, das heißt, es kann auch bei anderen Störungen und Problemen (z. B. zur Verhaltensänderung) eingesetzt werden.

8.1 Jaap hat Schwierigkeiten beim Ankleiden

In Kap. 1 wurde bereits kurz die Systematik des empirischen Zyklus beschrieben. Als wichtigste Vorteile gelten:

- Dem therapeutischen Handeln liegt eine **Idee,** ein **Konzept** zugrunde. Man behandelt nicht einfach ins Blaue hinein.
- Sowohl die Problemanalyse als auch die Behandlung sind **individuell** zugeschnitten.

Anhand des Beispiels von Jaap, der Schwierigkeiten hat sich anzukleiden, wollen wir die Methode Schritt für Schritt nachvollziehen. Bei jedem Schritt geben wir einige praktische Tipps.

Jaap ist ein Amsterdamer Rechtsanwalt mit einer gutgehenden Kanzlei für den „kleinen Mann". Mit 62 Jahren erleidet er einen Schlaganfall. Zunächst ist der linke Arm gelähmt. Die Lähmung bildet sich nach zwei Tagen schon wieder vollständig zurück. Jaap fühlt sich aber beim Gehen unsicher. Mit jedem Schritt befürchtet er, irgendwo anzustoßen oder zu stürzen. Im Krankenhaus erhält er Physiotherapie. Die langen Gänge im Krankenhaus sind für ihn ein Problem. Ohne fremde Hilfe ist Jaap nicht in der Lage, die Physiotherapieabteilung zu finden. Außerdem fällt auf, dass er sich morgens beim Ankleiden von den Schwestern helfen lassen muss. Aus diesem Grunde wird Jaap für weitere Behandlung in ein Reha-Zentrum verlegt.

Die Behandlungsstrategie im Rahmen des empirischen Zyklus umfasst folgende Punkte (s.a. Abb. 1.7):

- Definition des Hauptproblems
- Definition des Behandlungsziels
- Beschaffung der Untersuchungsdaten
- Problemanalyse
- Formulierung einer Erklärungshypothese
- Formulierung der Interventionshypothese
- Entwurf eines Behandlungsplans
- Durchführung der Behandlung
- Auswertung der Behandlungsresultate
- Analyse von Behandlungsproblemen

Diese Schritte der Planung und Durchführung einer Therapie werden nun im Folgenden im Einzelnen erläutert.

8.2 Was ist das Hauptproblem?

Wir beschreiben das Problem immer auf der Ebene der Funktionseinschränkung oder Behinderung. Eine Agraphie ist zwar eine Störung, bedeutet aber für jemanden, der nur wenig schreibt, keine weitgehende Einschränkung oder Behinderung. Beschreiben Sie das Problem so gut wie möglich aus der subjektiven Perspektive des Patienten, also mit seinen Worten. Sagt der Patient beispielsweise „Ich fühle mich beim Gehen unsicher", obwohl er allem Anschein nach sicher gehen kann, liegt offenbar dennoch ein Problem vor. **Grundsätzlich gehen wir davon aus, dass die Aussagen des Patienten bedeutsam und wahr sind.**

Dieser Grundsatz ist in der Praxis nicht immer einfach durchzuhalten. Ein Aphasiker ist nicht in der Lage, sein Problem zu beschreiben. Ein Patient mit einer Anosognosie wird jedes Problem entweder leugnen oder bagatellisieren. Andere Patienten sind unzugänglich, weil sie ängstlich, nervös oder niedergeschlagen sind.

Manchmal kann man sich mit gezielten Fragen helfen:

- „Finden Sie es schlimm, dass Sie nicht mehr ... ?"
- „Wozu wären Sie am liebsten wieder fähig?"
- „Was möchten Sie am liebsten üben?"
- „Was möchten Sie hier im Rehazentrum lernen?"

Jaap sagt selbst, dass er sich ohne fremde Hilfe nicht ankleiden kann und dass das sein Hauptproblem sei. Mit dem Physiotherapeuten ist er sich einig, dass sich seine Gehfähigkeit rasch bessern wird und dass er in ihm bekannten Umgebungen kein Problem hat, sich räumlich zu orientieren. Diese Funktionen werden also nicht als Problem angesehen.

Zum Problem des Ankleidens sagt er: „Zum ersten Mal wird mir bewusst, wie kompliziert das Anziehen eines Oberhemds eigentlich ist." Konkret bedeutet das, dass es ihm nicht gelingt, sein Oberhemd ohne fremde Hilfe anzuziehen. Das Anziehen der Hose gelingt nur, wenn diese in einer ganz bestimmten Position für ihn bereitgelegt wird. Das Binden einer Krawatte ist gänzlich unmöglich.

Lässt man ihn allein wursteln, dann bemüht er sich endlos lange, erzielt aber immer nur mangelhafte Ergebnisse. Seine Umgebung (Familie, Bekannten, Personal) weist ihn auf die Fehler hin: „Dein Hemd hängt aus der Hose", „Dein Hemd ist falsch geknöpft". Da er alleinstehend ist und damit niemand seine Fehler korrigieren kann, hat er Angst, so an seinem Arbeitsplatz zu erscheinen.

8.3 Was ist das Ziel der Behandlung?

8.3.1 Erster Schritt: das Ziel finden

Wir stellen uns einen Patienten vor, der nicht gehen kann. Logischerweise müsste es Ziel der Behandlung sein, wieder gehen zu können. Meistens liegen die Dinge aber nicht so einfach. Beispielsweise könnte der Wunsch unrealistisch sein, wieder wie früher gehen zu wollen, weil wir wissen, dass diese Erwartung nur mit Enttäuschungen verbunden sein wird. Wir könnten aber auch nachfragen, was genau mit „wieder gehen können" gemeint ist. Fortbewegung im Haus, auf der Straße, im Einkaufszentrum, auf einem Bergpfad? Allein, ohne Gehhilfe, mit einem Stock, einem Rollator oder mit persönlicher Unterstützung? Wir müssen das Behandlungsziel also genauer definieren.

Natürlich kann man über den Daumen gepeilt zunächst ein vorläufiges Behandlungsziel aufstellen, jedoch sollte man darauf vorbereitet sein, dieses nach einer gründlichen Problemanalyse noch einmal revidieren oder modifizieren zu müssen.

Behandlungsziele können **teamgebunden** oder **disziplingebunden** sein. Selbstständiges Funktionieren zu Hause wäre z. B. ein allgemeines teamgebundenes Ziel. Spezifische disziplingebundene Ziele wären z. B. freihändig stehen (Physiotherapie), sich ankleiden (Ergotherapie) oder verbal kommunizieren können (Logopädie).

Behandlungsziele werden meist schrittweise erreicht, wobei man mit **kurzfristigen** Zwischenzielen beginnt, z. B. dafür sorgen, dass der Patient hellwach ist, oder den Patienten unabhängig vom Bett und wieder mobil machen. **Langfristige** Ziele betreffen die gewünschte Endsituation. Außerdem kennen wir noch die Unterscheidung in Haupt- und Nebenziele. Freihändiges Gehen könnte z. B. ein **Hauptziel** der Physiotherapie sein. Dazu passende **Nebenziele** wären z. B. ausreichendes Gleichgewicht oder freihändiges Stehen.

Darüber, was für einen Patienten das richtige Ziel ist, können ernsthafte Meinungsunterschiede bestehen. Ist beispielsweise bei einem Patienten mit expressiver Aphasie eine logopädische Behandlung indiziert? Die Gegner halten Logopädie für Zeitverschwendung, da die Wahrscheinlichkeit einer Verbesserung minimal sei. Die Befürworter meinen, dass die Logopädie zum Einüben nonverbaler Kommunikationsstrategien nützen könne. Also Diskussion. Im idealen Fall ist das Team **interdisziplinär** organisiert (Kap. 1). Das bedeutet, dass Meinungsunterschiede „ausdiskutiert" werden, bis ein Konsens erreicht ist. Im Sinne des Patienten wäre das jedenfalls der optimale Modus.

8.3.2 Zweiter Schritt: das Ziel formulieren

Mit Hilfe der folgenden Kriterien (Merkwort: RUMBA) kann man versuchen ein Behandlungsziel angemessen zu formulieren:

- **R**elevant – bedeutsam, sinnvoll?
- **U**nderstandable – nachvollziehbar?
- **M**easurable – messbar?
- **B**ehavioural – verhaltensorientiert?
- **A**tainable – erreichbar?

Auch die folgende Kriterienliste (Merkwort: SMART) kann hilfreich sein. Ist das Ziel:

- **S**pecific – spezifisch?, d. h. nicht in undeutlichen Termini wie „wieder nach Hause"
- **M**easurable – messbar?, z. B. „Wiederherstellung einer sinnvollen Existenz" – wie kann man das messen?
- **A**cceptable – akzeptabel?, d. h. verständlich und akzeptabel für Teammitglieder, Patient und Partner
- **R**ealistic – realistisch?, d. h. erreichbar und sinnvoll für den Alltagleben des Patienten (gärtnern, Briefmarken sammeln)
- **T**imebound – zeitgebunden, d. h., welches Ziel muss wann erreicht sein?

Die RUMBA- und SMART-Kriterien sind also nicht ganz identisch. Und es bestehen noch weitere Varianten solcher Kriterienkataloge (die hier nicht weiter erörtert werden). Diese Vielfalt spiegelt die noch anhaltende Diskussion wider.

Zur Formulierung der Ziele können wir die Konstruktion eines Satzes als Metapher verwenden. Wörter formen die Bausteine eines bedeutungsvollen Satzes: eine Syntax. So auch eine Syntax zur Formulierung von Therapiezielen:

Subjekt	Prädikat	Objekt	Methode*	Kriterium/Ziel
Patient A	erweitert	Gehdistanz	mittels Gehübungen nach Methode X, während 3 Wochen, täglich 1 Stunde	um selbstständig den Supermarkt in seinem Stadtteil erreichen zu können
Patient B	verbessert	Aussprache/ Artikulation	mittels Sprechübungen nach Methode Y, während 4 Wochen, täglich 1 Stunde	um mit Familienangehörigen in Australien verständlich telefonieren zu können
Patient C	verstärkt	Kontrolle über Wutanfälle	mittels Verhaltenstraining nach Methode Z, während 6 Wochen	um am Arbeitsplatz wieder an Sitzungen teilnehmen zu können

* Die Methoden X, Y und Z sind so genau wie möglich zu definieren. Nicht deutlich sind Aussagen wie „Mittels Bobath-Prinzipien" (ist nicht für jeden deutlich) oder „mittels Imitationslernen" (was wird wie demonstriert?)

Mit Hilfe der Übungen X, Y und Z verbessert Jaap seine Geschicklichkeit beim Anziehen so weit, dass er sich innerhalb von N Wochen (siehe weiter) wieder selbst ohne Hilfe anziehen kann, wie vor dem Schlaganfall. Bis auf weiteres erachtet das Team dieses Ziel als realistisch. Das Teilziel „wie vor dem Schlaganfall" stammt von Jaap selbst. Er möchte keinesfalls mit einem T-Shirt oder ohne Krawatte im Büro erscheinen.

8.4 Welche Untersuchungsdaten benötigen wir?

Aus der Anamnese wird ersichtlich, was der Patient selbst als wichtigste Behinderung empfindet („Der Patient kennt seine Erkrankung selbst am besten", Oosterhuis [1997]). Wichtig dafür ist ein offenes Ohr. Der Patient hat auch eine eigene Meinung über seine Probleme. Diese Einstellung zu kennen kann wichtig, unter Umständen sogar inspirierend sein für die Problemanalyse und den Therapieansatz. Auch wenn unsere Diagnostik nur Normalbefunde ergibt, kann es bedeutsam sein zu wissen, wie der Patient jede einzelne diagnostische Maßnahme subjektiv erfahren hat. So kann ein Patient mit einer Läsion im Bereich des rechten Temporal- und Okzipitallappens die Reihe der neuropsychologischen Tests mit unauffälligen Werten absolvieren, teilt jedoch mit, dass er Mühe gehabt habe, Gesichter zu erkennen: Ihm habe der „Blitz der Wiedererkennung" gefehlt. Für jemanden, der im Beruf und Alltag Kontakt zu vielen Menschen hat, könnte sich so eine Störung sehr negativ auswirken.

Befragt man den Lebenspartner (Heteroanamnese), dann zeigt sich oft, dass dieser ganz andere Probleme wahrnimmt als der Patient selbst. Dann müssen wir uns fragen, warum das so ist.

Das Ergebnis der allgemeinen körperlichen und neurologischen Untersuchung setzen wir einmal als bekannt voraus. Dinge wie Diabetes, Schwindel, Gelenkbeschwerden, Schmerzen sowie Hör- oder Sehstörungen sollen abgeklärt sein. Jedoch lehrt die Erfahrung, dass oft wichtige Daten fehlen (z. B. über Propriozeption oder Gesichtsfelder). Auch vermissen wir oft zuverlässige Information über die Lokalisation der Läsion; diese Information ist aber oft besonders sinnvoll, um die Probleme des Patienten verständlich zu machen. Alle Mitarbeiter müssen auf den aktuellen Stand gebracht werden bezüglich der Medikamente, die der Patient einnimmt. Die Erfahrung zeigt, dass viele Patienten gewohnheitsmäßig Medikamente schlucken mit Wirkung auf das Gehirn (Tranquillizer, Psychopharmaka), doch gerade nach einer Hirnschädigung können sich daraus kontraproduktive Effekte ergeben.

Zur jetzt folgenden Untersuchung der neuropsychologischen Funktionen können wir in zwei Schritten vorgehen, z. B.:

- erst eine allgemeine Orientierung (Screening) und
- später, falls nötig, spezielle neuropsychologische Untersuchung (z. B. Gedächtnisprüfung).

Zur Verfügung stehen eine Vielzahl an Tests, Skalen und Fragenbogen. Daraus müssen wir eine verantwortete Auswahl treffen. Im idealen Fall werden nur solche Instrumente verwendet, mit denen alle Teammitglieder einverstanden sind.

Veränderungen des Verhaltens und der Persönlichkeit sind konkret, eindeutig und beispielhaft zu beschreiben. Gerade dieses Detail wird oft vergessen, ist aber außerordentlich wichtig, um nicht mit Worthülsen zu arbeiten, die niemandem weiterhelfen.

Ferner benötigen wir Informationen über das Funktionieren des Patienten im sozialen und environmentalen Kontext, z. B. am Arbeitsplatz, zu Hause (z. B. Wochenendurlaub), auf der Krankenstation und während der Therapie.

Wichtig für die Zielsetzung der Behandlung ist des Weiteren das präexistente Funktionieren, also das Leben vor der Hirnschädigung. Jemand, dessen kognitive Fähigkeiten bereits vor dem Schlaganfall nicht besonders ausgeprägt waren, sollte man nicht mit einem intensiven Rehabilitationsschema quälen, das ein hohes kognitives Niveau erfordert. Das Umgekehrte gilt natürlich auch: Ein hochintellektueller Mensch kann etwas leisten, die Ziele werden höher gesetzt. Darum ist es sinnvoll, eine ausführliche Berufs- und Fertigkeitenanamnese durchzuführen: Was alles hat der Patient in seinem Leben bislang getan – Schach, Doppelkopf oder Golf gespielt, sein Auto gewaschen, geritten, gewandert, Tennis gespielt, Kreuzworträtsel gelöst, geschneidert, im Garten gearbeitet?

Dann stellt sich die Frage, ob weitergehende Spezialuntersuchungen notwendig sind. Gibt es konkrete Hinweise auf Schädigungen der rechten und/oder linken Hemisphäre (Scans) oder auf eine Epilepsie (EEG)? Ist eine Gesichtsfeldbestimmung (Perimetrie) sinnvoll? Würde ein umfassender Gedächtnistest etwas bringen?

Die Ergebnisse solcher Untersuchungen können die Planung und Durchführung der Behandlung mitbestimmen. Manchmal haben die ermittelten Daten direkte Konsequenzen für den therapeutischen Ansatz (z. B. bezüglich Art und Zeitpunkt der Verstärkung, Notwendigkeit von Antiepileptika).

Ein weiterer wichtiger Aspekt: Ist erst einmal eine Störung gefunden, dann besteht häufig die Gefahr, dass eine weitergehende Untersuchung und Diagnostik beendet wird (Gordon in: Meyer et al., 1987).

Beispielsweise entdeckt man bei der Untersuchung eines Schlaganfallpatienten, der sich mit der rechten Hand ungeschickt anstellt, eine deutliche Kraftminderung gegenüber links. Außerdem ist der rechte Arm deutlich spastisch. Nun erscheint es logisch, dass die Ungeschicklichkeit als Folge der spastischen Lähmung eingestuft wird mit dem Risiko, dass man sich weitere Diagnostik erspart und mit einer auf die Parese gerichteten Behandlung beginnt. Man muss sich jedoch darüber klar sein, dass damit keineswegs die spastische Parese als die wirkliche Ursache der Ungeschicklichkeit schon erwiesen ist. Nach dem potenziellen Scheitern der durchgeführten Therapie wird man möglicherweise feststellen, dass der Patient auch noch Sensibilitätsstörungen oder eine Apraxie hat, die bei einer Ungeschicklichkeit ebenfalls eine Rolle spielen könnte. Aus diesem Grund ist es wichtig, immer erst einen Untersuchungsplan aufzustellen, diesen dann aber auch konsequent durchzuführen.

Die Untersuchungen bei Jaap haben Folgendes ergeben:

- Geringfügige Lähmung des linken Arms und des linken Beins (fast keine Kraftdifferenz gegenüber rechts), keine Spastik, jedoch asymmetrische Reflexe.
- Deutliche Sensibilitätsstörung sowohl des Tast- als auch des Bewegungsempfindens der linken Hand.
- Linksseitiger visueller Neglect, der ziemlich wechselnd auftritt.
- Beim Zusammenstellen geometrischer Formen und beim Nachzeichnen von Figuren stellte sich eine Störung der räumlichen Orientierung heraus.

Eine weiterführende spezielle Neglect-Untersuchung ergab vor allem eine Extinktion, das heißt, der Neglect trat vor allem bei beidseitiger Stimulierung auf. Die Extinktion bestand für alle Modalitäten (visuell, auditiv, taktil, kinästhetisch).

Weitere visuell-räumliche Tests bestätigten die räumliche Orientierungsstörung.

Es fiel auf, dass der Patient selbst sagte, dass er diese Tests als schwierig empfindet.

8.5 Problemanalyse

Während der Problemanalyse, die zu einer Erklärungshypothese führen soll, versuchen wir, zwischen den Befunden einen Zusammenhang herzustellen. Dazu müssen wir die ermittelten Daten nach einer vorher festgelegten Systematik anordnen, Beispiele sind:

Neun/Zwölf-Zellen-Modell (Abb. 8.1)

Die Befunde werden nach zwei Aspekten gruppiert, nämlich nach den drei klinischen Kategorien: neurologisch – neuropsychologisch/kognitiv – psychologisch und den drei Schweregraden des ICF-Modells: elementare Funktion (Störung) – Aktivität (Einschränkung) – Partizipation (Handicap). Das ergibt also neun Zellen. Man könnte noch eine vierte Dimension hinzufügen, nämlich das soziale System: inwieweit ist dieses soziale System verändert, z. B. Ehefrau ist überbelastet, das Geschäft in Konkurs gegangen? Dann entstehen 12 Zellen.

	Neurologisch	**Neuro-psychologisch**	**Psychologisch**
Elementare Funktion	Parese	Aphasie	Depression
Aktivität	Gehen	Kommunikation	Unternimmt nichts
Partizipation	Laden und ausladen	Gespräche mit Kunden	Verliert Interesse an Geschäft
Soziales System	Ehefrau ist überlastet	Freunde fühlen sich allein gelassen	Kinder ohne Unterstützung → schlechte Schulleistung

Abb. 8.1 Das Zwölf-Zellen-Modell (van Cranenburgh, 2014). In der medizinischen Welt liegt ein starker Akzent auf den Zellen links oben. In der Neurorehabilitation sind aber auch die Zellen rechts unten wichtig.

Zwei-Sterne-Modell (Abb. 8.2)

Dieses Modell zeigt die möglichen Zusammenhänge zwischen Störungen und Behinderungen auf (eine Behinderung oder ein Problem kann verursacht werden durch mehrere Störungen – die obere Sterne – und eine Störung kann wieder viele Probleme verursachen – die untere Sterne).

Lurias Einteilung (Abb. 8.3)

Lurias Einteilung nach primären, sekundären und tertiären kortikalen Störungen (Abb. 8.3) am Beispiel eines Fahrradfahrers, der wegen eines Balls spielender Kinder bremst:

1 Ball auf dem Weg wird bemerkt
2 Ball wird als Ball erkannt
3 Lärm wird bemerkt
4 Lärm wird als Kinderlärm erkannt
5 und **6** Tastsinn (spielt in diesem Beispiel keine Rolle)

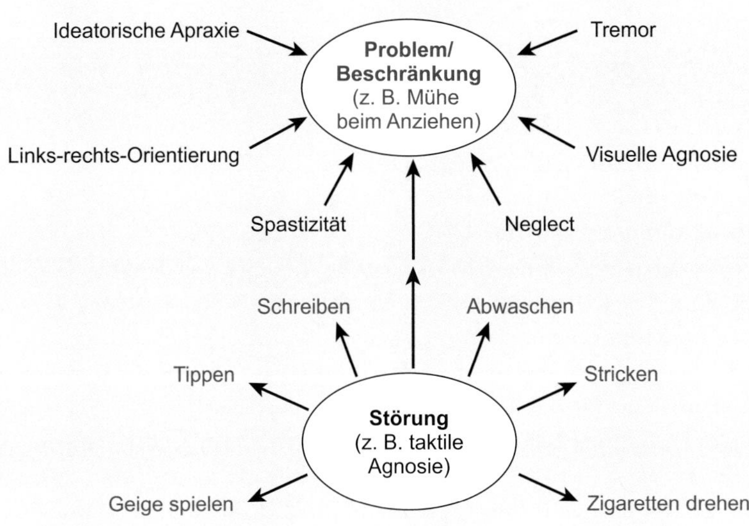

Abb. 8.2 Zwei-Sterne-Modell: Ein Problem (oben) kann mehrere Störungen als Ursache haben, eine Störung (unten) kann mehrere Probleme verursachen.

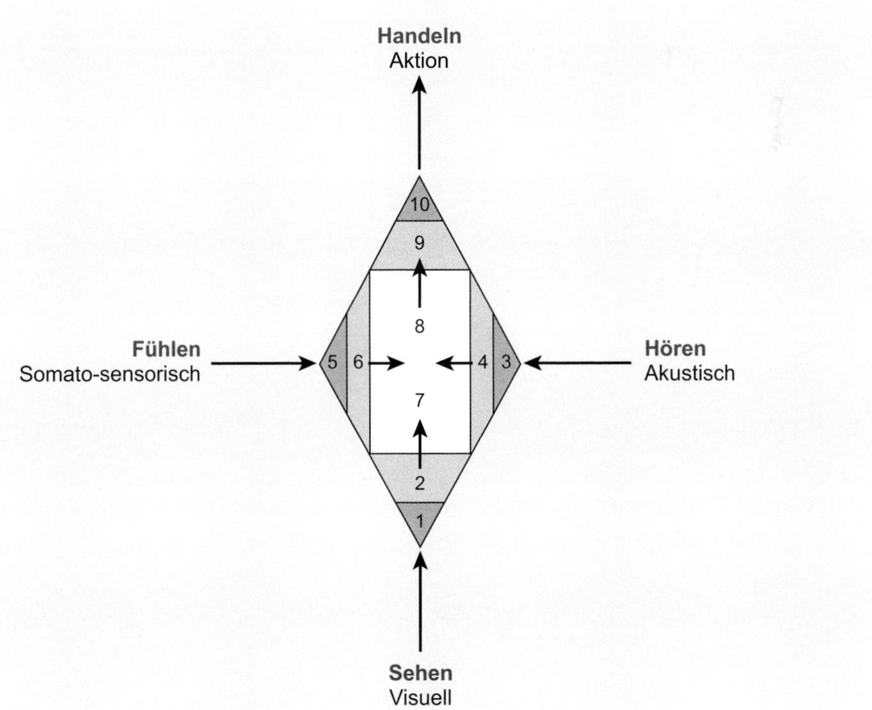

Abb. 8.3 Lurias „Drei-Stufen-Modell" der kortikalen Funktion. Dunkelgrau: primärer Cortex (1, 3, 5, 10); grau: sekundärer Cortex (2, 4, 6, 9); weiß: tertiärer oder assoziativer Cortex (7, 8).

7 Die Verbindung zwischen Ball und Kindern wird erkannt: Kinder spielen Ball
8 Der Fahrradfahrer entscheidet sich zu bremsen
9 Wie bremst man? Rücktrittbremse, Handbremse, Pedale?
10 Das „Bremsprogramm" wird ausgeführt: die Handmuskeln kontrahieren
Ein Problem, z. B. ein Unfall, kann viele Ursachen haben, z. B. Hemianopsie (1), akustische Agnosie (4), Frontalhirnsyndrom (8), Apraxie (9).

Kognitives Sprachdiagramm (Abb. 8.4)

Zur näheren Präzisierung des gestörten Links im Sprachprozess (Ellis und Young, 1995). Dieses Modell hat vier „Äste": Sprache verstehen (links-oben), Sprechen (links-unten), Lesen (rechts-oben) und Schreiben (rechts-unten).

Sprachprozesse laufen stufenweise ab, z. B. im Fall der Wort-/Satzerkennung: Sprachklänge werden gehört und erkannt, Wörter werden erkannt (akustische Analyse links-oben); die Bedeutung des Worts wird abgerufen/entdeckt (semantisches System 1); der Satz wird verstanden (semantisches System 2). So ist auch die Umsetzung von einem Gedanken (semantisches System 2) in das gesprochene Wort ein stufenweiser Prozess. Beim Lesen und Schreiben findet ein ähnlicher Prozess statt.

Dieses Modell erklärt, dass es viele Formen von Sprachstörungen (Aphasien) gibt.

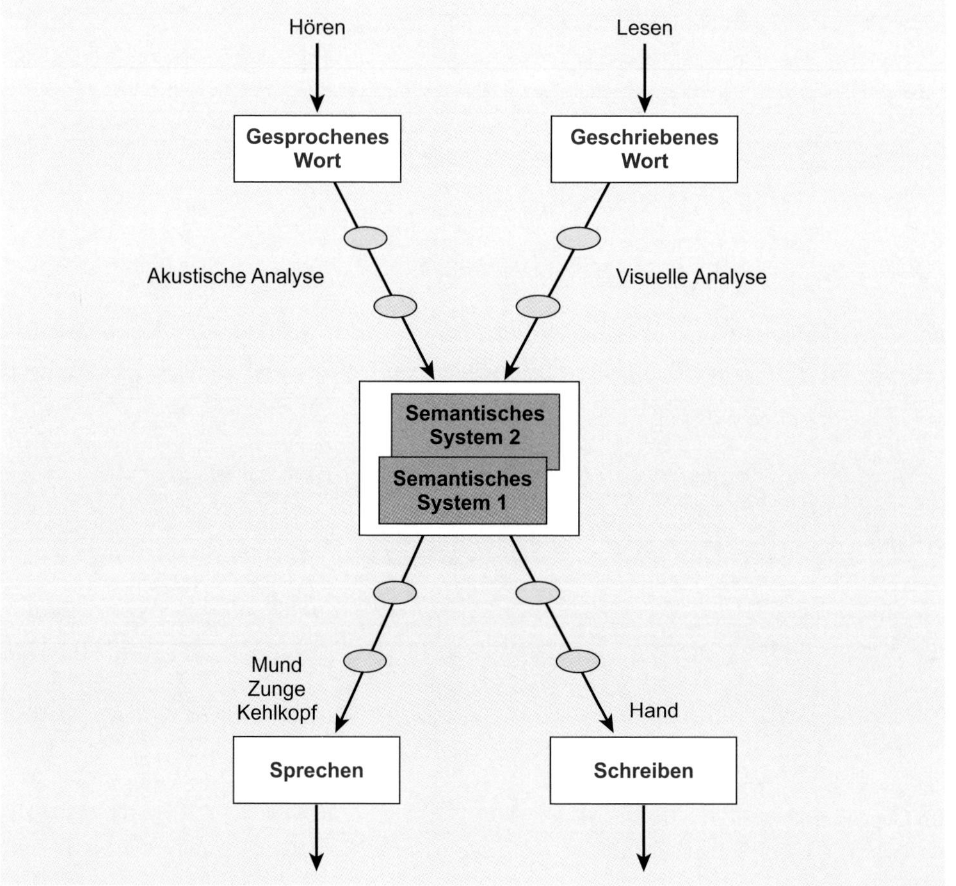

Abb. 8.4 Kognitives Sprachdiagramm

Verhaltensanalyse (Kap. 7)

Natürlich kann auch das veränderte Verhalten (Angst, Impulsivität usw.) eine Rolle spielen für die auftretenden Probleme. Eine Analyse gemäß den in Kapitel 7 beschrieben Schemata könnte dazu einen Beitrag leisten (4 Determinanten und Verhaltenskreis).

Besonders wichtig ist auch, dass ein Problem durch die Anhäufung mehrerer Störungen entstehen kann:

- Eine Gangunsicherheit kann die Folge eines linksseitigen Neglects in Kombination mit einer geringen Extensionsspastik des linken Beins sein.
- Eine geringfügige Parese kann in Kombination mit einer Apraxie und einer Sensibilitätsstörung eine Ungeschicklichkeit hervorrufen.

Der Beweis für die genaue Beteiligung der einzelnen Faktoren ist nicht immer zu erbringen. Oft muss man sich darum mit Argumenten und Wahrscheinlichkeiten begnügen.

Wir ermitteln bei Jaap die folgenden Faktoren:

- Räumliche Orientierungsstörung – Begründung: 1 Beim Ankleiden macht er charakteristische räumliche Fehler (Oben/unten- und Links/rechts-Verwechslungen). 2 Die neuropsychologische Untersuchung ergibt Störungen der räumlichen Orientierung.
- Eingeschränkter Tast- und Bewegungssinn der linken Hand – Begründung: 1 Sensibilitätsuntersuchung. 2 Wenn der Patient beim Knöpfen auf seine linke Hand schaut, verbessert sich die Leistung.
- Extinktion und Neglect – Begründung: 1 Beim Ankleiden vergisst der Patient regelmäßig, den linken Arm in den Ärmel zu stecken. Das Hemd hängt häufig links aus der Hose. 2 In einer ruhigen und aufgeräumten Umgebung geschieht dies jedoch nicht. 3 Die neuropsychologische Untersuchung ergibt sowohl einen Neglect als auch die Extinktion.

8.6 Formulierung einer Erklärungshypothese

Die Problemanalyse führt zur Formulierung einer Erklärungshypothese, einer nachvollziehbaren Beschreibung der kausalen Zusammenhänge. Mit Hilfe des Neun/Zwölf-Zellen-Modells werden die bestehenden Probleme auf mehreren Niveaus inventarisiert, wobei mögliche kausale Verknüpfungen bewusst unterlassen werden. Beim Formulieren der Hypothese liegt der Schwerpunkt gerade auf der **Kausalität,** z. B. Neglect infolge einer Läsion in der rechten Hemisphäre; dadurch Leseschwiergkeiten und zunehmende Desinformiertheit über tagesaktuelle Dinge. Eine Hypothese muss plausibel, begründet und validierbar bzw. falsifizierbar sein, z. B. im Fall der Hypothese: „Ungeschicklichkeit infolge einer Sensibilitätsstörung“:

- Plausibilität: Sensibilität ist eine notwendige Voraussetzung für Geschicklichkeit.
- Begründetheit: Sensibilität und Motorik hängen zusammen; die Sensibilitätsstörung wurde durch eine gezielte Untersuchung entdeckt; außerdem wurde eine Läsion im parietalen Kortex nachgewiesen.
- Validierbarkeit/Falsifizierbarkeit: Die Geschicklichkeit müsste sich verbessern, wenn der Patient auf seine gefühllose Hand schaut. Tritt dieser Effekt nicht auf, dann müssen wir unsere Hypothese in Frage stellen.

Im Gegensatz dazu sind in den folgenden drei Beispielen diese Voraussetzungen **nicht** erfüllt:

- Plausibilität: Der Patient zirkumduziert sein Bein, weil er sich nicht genügend Mühe gibt.
- Begründetheit: Die Ungeschicklichkeit ist ein Hinweis auf eine beginnende Demenz (im Übrigen zeigt der Patient aber keinerlei Anzeichen von Demenz).

- Validierbarkeit/Falsifizierbarkeit: mangelhafte Zusammenarbeit kortikaler Gebiete oder Dysfunktion des Corpus callosum. Dies sind nicht überprüfbare Allgemeinplätze und Spekulationen, die niemandem weiterhelfen.

Eine Hypothese beruht in der Regel auf einem theoretischen Konzept, beispielsweise dem des sensomotorischen Kreises, dem der hierarchischen Niveaus oder dem der Funktion des Stirnlappens. Die Bedeutung eines Erklärungskonzepts für die aktuelle Problemsituation sollte eindeutig sein. Solange es noch Unklarheiten gibt, kann es nicht schaden, kritische Fragen zu stellen und alternative Konzepte einzubeziehen.

Die Schwierigkeiten von Jaap beim Ankleiden sind auf die Kombination einer Sensibilitätsstörung der linken Hand mit einer visuell-räumlichen Störung und einem Extinktions-Neglect zurückzuführen. Der Beitrag der jeweiligen Störung zu den verschiedenen Phasen der Handlung (Ankleiden) ist unterschiedlich :

- Sensibilitätsstörung: Knöpfen des Hemdes, Binden der Krawatte, Hemd unter den Hosenbund stecken.
- Visuell-räumliche Störung: Vorne/hinten-, Links/rechts- und Innen/außen-Unterscheidung der diversen Kleidungsstücke (Oberhemd, Hose, Jackett).
- Neglect: während und nach der Handlung Fehler und Unvollständigkeiten bemerken.

8.7 Formulierung der Interventionshypothese(n)

Eine Behandlungshypothese wird üblicherweise als Wenn-dann-Satz formuliert, z. B.:

- „Wenn sich die Spastizität verringert, dann wird sich die Gehfähigkeit verbessern."
- „Wenn der Patient lernt, auf seine gefühllose Hand zu schauen, dann wird seine Geschicklichkeit zunehmen."
- „Wenn der Patient sich an den Gebrauch eines Taschenkalenders gewöhnt, dann werden ihn Gedächtnisprobleme weniger beeinträchtigen."

Auch diesen Hypothesen liegt bestenfalls ein theoriegestütztes Behandlungskonzept zugrunde, z. B. gemäß Kompensation, operantem Lernen oder Schema-Theorie.

Weil meist jede der teilnehmenden Disziplinen einen Anteil an der Intervention hat, sollte über die Intervention ein interdisziplinärer Konsens bestehen. Die Interventionshypothese ergibt sich im Regelfall folgerichtig aus der Erklärungshypothese: die Erklärung eines Problems suggeriert gewissermaßen schon den therapeutischen Ansatz.

Eine Interventionshypothese muss immer realistisch sein. Die Hypothese „Wenn die Lähmung überwunden ist, dann wird sich die Gehfähigkeit verbessern" klingt zwar logisch, kann aber bei einem Patienten, der bereits seit sechs Jahren unter einer spastischen Hemiparese leidet, ganz und gar unrealistisch sein.

Unter „Intervention" verstehen wir hier nicht nur „Behandlung" oder „Therapie", sondern beispielsweise auch Erläuterungen, Instruktionen, Unterstützung, Betreuung oder Veränderungen der Umgebung. Die Intervention kann auf verschiedenen Niveaus ansetzen (Kap. 4):

- Verbesserung der gestörten Funktion (Funktionstraining, Stimulation),
- Suchen und Einüben einer Kompensationsstrategie,
- Anpassen der Umgebung.

Der gewählte Ansatz muss natürlich in die Interventionshypothese aufgenommen werden.

Wenn es gelingt, durch entsprechende Übungen die Sensibilitätsstörung, die Störung der visuell-räumlichen Wahrnehmung, die Extinktion und der Neglect zu vermindern oder zu kompensieren, dann wird sich seine Fähigkeit zum Selbstankleiden deutlich verbessern können. Die Erfolgswahrscheinlichkeit ist dann am höchsten, wenn es im Zuge der Behandlung gelingt, eine Generalisierung zum Ankleiden zu gewährleisten.

8.8 Entwurf eines Behandlungsplan

Der Entwurf eines Behandlungsplans ist eine kreative Leistung des Behandlers und des ganzen Teams. War das bisher Besprochene noch ziemlich logisch und übersichtlich, so wird der Therapeut beim Entwurf eines Behandlungsplans strapaziert durch eine fast unendliche Anzahl von Möglichkeiten – vergleichbar mit einem Künstler, der mit dem Auftrag, ein Gebirgsmotiv zu schaffen, vor einer leeren Leinwand steht. Dieser Aspekt ist besonders wichtig, da immer wieder der Eindruck erweckt wird, es gäbe eine einzige optimale Therapie. Tatsächlich kann eine Vorgehensweise, die dem einen Patienten nützt, für einen anderen Patienten wirkungslos oder gar nachteilig sein. Doch zum Glück können wir aus viele Methoden wählen.

Jeder Teilschritt des Behandlungsplans sollte in einer klaren Beziehung zum Hauptziel der Behandlung stehen; diesbezüglich kann man gar nicht kritisch genug sein. Es muss unbedingt verhindert werden, dass die verschiedenen Übungen und Maßnahmen zum Selbstzweck geraten. Was erreichen wir wirklich mit einer Verminderung der Spastizität, mit dem Erlernen symmetrischer Bewegungen und dem Üben der Rumpfbalance oder dem Einüben der räumlichen Orientierung am Computer?

Jeder Behandlungsplan ist zudem in mehrere zeitliche Phasen aufgegliedert. In welcher Reihenfolge sollen z. B. die Störungen, Aktivitätseinschränkungen und Partizipationsprobleme (Handicaps) behandelt werden? Klassischerweise beginnen wir mit Übungen zur Behandlung der Störung gefolgt von Übungen der Aktivitäten und schließlich zur Verbesserung der Partizipation. Es ist wie mit dem Klavierspielen: Man beginnt mit Fingerübungen, gefolgt von Etüden und schließlich dem gesamten Musikstück. Bei diesem Ansatz besteht immer die Gefahr, dass man während des Übens der Elementarfunktionen das endgültige Behandlungsziel aus dem Auge verliert. Der Bezug zum Behandlungsziel ist dann allenfalls intellektuell noch nachzuvollziehen. Darum ist es in vielen Fällen besser, die drei Phasen mehr oder weniger parallel verlaufen zu lassen, indem man beispielsweise während jeder Therapiestunde alle drei Behandlungsniveaus berücksichtigt. Beispielsweise wird jede Sitzung mit einer Übung der Zielaktivität beendet (für ein Kind wird der Klavierunterricht dann auch spaßiger, wenn es abschließend zusammen mit dem Lehrer etwas Lustiges spielen darf) (Abb. 11.3). Immer müssen die Übungen so viel wie möglich in Beziehung mit dem Behandlungsziel stehen (wieder das Klavierbeispiel: Ein bestimmter Fingersatz kommt auch buchstäblich in dem Musikstück vor). Wir sprechen hier von **ökologischer Validität.**

Im Allgemeinen wird recht schludrig mit den Übungsfrequenzen und -intensitäten umgegangen. Der erstbeste Feiertag oder Urlaubstag reicht schon aus, um notwendige Übungstermine ausfallen zu lassen. Dabei ist längst erwiesen, dass Intensität und Regelmäßigkeit einer Therapie für das Erreichen des Behandlungsziels von großer Bedeutung sind. Andernfalls kommt man leicht in die Situation, dass eine bestimmte Behandlungsform (z. B. Verhaltenstherapie) vordergründig als nicht effektiv beurteilt wird, während die Unzulänglichkeit tatsächlich in der mangelhaften Durchführung zu suchen wäre.

Zu einem Behandlungsplan gehören auch Ratschläge zur Einheitlichkeit der Vorgehensweise und Methodik, beispielsweise, welche Verstärker, wie viel Variation in den Übungen und wie verbale Instruktionen und Feedback oder auch Demonstration und Imitation einzusetzen sind.

Gelegentlich kollidieren auch die Maßnahmen verschiedener Disziplinen aufgrund fehlender Kohärenz. Wenn ein Arzt Medikamente zur Verminderung der Spastik verschreibt, ergeben sich bei der Physiotherapie Probleme, weil das gute Bein zu wenig Tonus aufweist. In solchen Situationen kann ein sogenannter **Case Manager** hilfreich sein. Damit meinen wir einen Lotsen, bei dem alle den Patienten betreffenden Informationen zusammenlaufen und der den Einsatz der verschiedenen Disziplinen überwacht und koordiniert. Dies kann z. B. ein Facharzt für rehabilitative Medizin oder auch eine spezialisierte Krankenschwester sein. Leider ist so ein Idealfall im Rahmen der heutigen Organisationsstrukturen und Arbeitsbelastung oft schwierig zu realisieren.

Der fertige Behandlungsplan wird mit dem Patienten, dessen Angehörigen und dem gesamten Behandlungsteam (Physiotherapie, Krankenpflege, Ärzte) besprochen. Idealerweise verstehen und unterstützen alle Einbezogenen (Patient, Partner, Teammitglieder) die Grundidee des Behandlungsansatzes.

Weitere wichtige Grundsätze des Behandlungsplans besprechen wir in Kap. 9.

8.9 Durchführung der Behandlung

Wer macht was, wo, wann und wie lange? Im Rahmen des Behandlungsprogramms legen wir die Aufgaben des Arztes, der Physio-, Logo- und Ergotherapie, der Psychologin, der Krankenpflege und der Angehörigen fest. Wegen des Risikos auf Interferenz oder Behandlungsinkonsistenzen sollten die behandelnden Personen nicht zu häufig wechseln (Krankheit, Urlaub). Wie ist es um die praktische Durchführbarkeit bestellt? Stehen alle Räumlichkeiten und Hilfsmittel zur Verfügung? Ich selbst habe häufiger neuropsychologische Untersuchungen durchführen oder Unterricht geben müssen, während in der Nähe mit einem Presslufthammer oder einer Kreissäge gearbeitet wurde. Auf solche rein praktische Sachen wird oft wenig geachtet.

Jaap wohnt in unserer unmittelbaren Nachbarschaft. Jeden Morgen und Nachmittag erscheint er, um seine Übungen zu machen. Unser Patient erhält während vier Wochen zwei Stunden täglich ein Übungsprogramm zur Verbesserung des selbstständigen Ankleidens. Danach wird überprüft, ob eine Fortsetzung notwendig und erwünscht ist. Das Programm umfasst die folgenden Elemente:

- Sensibilitätsfördernde Übungen der linken Hand; Ziel: kortikale Reorganisation (vergleichbar dem Erlernen der Blindenschrift). Die Übungen finden mit verbundenen Augen statt und werden so gewählt, dass sie im Lauf des Programms eine immer engere Beziehung zum Ankleiden haben, beispielsweise Tasterkennung von Knöpfen, Knopflöchern und Ärmelöffnungen.
- Übungen der visuell-räumlichen Funktionen; anfänglich geometrische Figuren, dann gezeichnete Umrisse von Kleidungsstücken bis hin zur Einschätzung der räumlichen Anordnung wirklicher Kleidungsstücke. In die Übungen ist die Unten/oben-, Links/rechts- und Innen/außen-Orientierung mit einbezogen.
- Visuelle und taktile Übungen zur Verminderung der Extinktion und des Neglects. Die visuellen Übungen bestehen aus Durchstreichaufgaben (engl. *cancellation task*) und Bildmaterial. Taktil arbeiten wir uns langsam von einseitigen zu beidseitigen Stimulationen vor.
  Sowohl bei den elementaren Übungen als auch beim Ankleiden arbeiten wir mit **verbaler Selbstinstruktion.** Während der Übungen sagt der Patient zunächst laut, dann leise immer wieder „Achte auf Links". Linksseitig verwenden wir anfänglich eine rote Linie, die aber nach und nach entfernt wird. Zu Beginn erhält der Patient häufiger, dann immer seltener Feedback über die erzielten Erfolge. Während der Ankleideübungen setzen wir rechts zunächst nur weni-

ge ablenkende Stimuli ein, gehen aber nach und nach über auf eine realitätsnahe, beidseitige Stimulation wie Kleidungsstücke, Musik oder Personen.

Als Hausaufgabe erhält Jaap den Auftrag, die Übungen auch beim allmorgendlichen Ankleiden zu Hause zu machen.

Jeden Tag beschließen wir mit der gleichen, alltagsnahen Ankleideaufgabe (Hose, Oberhemd, Krawatte und Jackett), wobei wir aber Art und Farbe der einzelnen Kleidungsstücke variieren. Diese Aufgabe ist keine Übung, sondern ein Test, das heißt, wir geben dabei keine weiteren Instruktionen oder Feedback. Das Ganze nehmen wir mit Video auf und besprechen die Aufnahme anschließend mit dem Patienten.

Für den Fall des Scheiterns verfügen wir während der ganzen Zeit über einen „Plan B", bei dem der Schwerpunkt stärker auf Kompensation und Umgebungsanpassung liegt.

8.10 Auswertung der Behandlungsresultate

Im Praxisalltag peilen wir unsere Bewertung des Behandlungsfortschritts aus den Beobachtungen, die wir während der Sitzungen machen können, meist über den Daumen, wobei wir der Patientenzufriedenheit ein großes Gewicht beimessen. Diese Vorgehensweise ist nicht unbedenklich. So kann der Patient beispielsweise mit der Physiotherapie sehr zufrieden sein, obwohl er in dem Bereich keinerlei Fortschritte erzielt. Mit der Ergotherapie ist er weniger zufrieden, kommt aber objektiv gut voran. Unsere subjektive Wahrnehmung kann uns täuschen. Oft meinen wir, dass der Patient Fortschritt mache, was letztlich aber nicht objektiviert werden kann.

Es ist deshalb angezeigt, bereits vorab die Messkriterien festzulegen, nach denen wir später das Behandlungsergebnis bewerten wollen. Manchmal sind tägliche Messungen notwendig, wie z. B. bei der Verhaltensmodifikation (Kap. 7, „Erfolgsmessung"), in anderen Fällen genügt es, den Fortschritt beispielweise erst nach jeder fünften Behandlungssitzung zu bewerten. Das Angebot an Messinstrumenten, aus dem man wählen kann, ist teilweise kaum mehr überschaubar. Allein zur Beurteilung der Beweglichkeit stehen Dutzende von Tests zur Verfügung.

Vor dem Hintergrund der verwirrenden Vielfalt der Beurteilungsmöglichkeiten scheint eine Warnung angebracht: Zu Beginn des empirischen Zyklus (Untersuchungsdaten) haben wir viele relevante Daten über den Ist-Zustand des Patienten erhoben. Was wäre naheliegender, als nach einiger Zeit die gleichen Tests einfach zu wiederholen und zu sehen, ob eine Verbesserung aufgetreten ist? Dennoch ist diese Vorgehensweise nicht die richtige. Die erste Untersuchung steht immer im Dienst der Problemanalyse – warum ist ein Defizit so, wie es ist, was herauszufinden mitunter einer Detektivarbeit gleichkommt. In diesem Rahmen dient eine Durchstreichaufgabe dazu festzustellen, ob es Hinweise auf ein Neglect gibt. Wiederholen wir die gleiche Aufgabe, nachdem ein Teil der Behandlung beendet ist, wird es wohl so kommen, dass der Patient nunmehr weniger Fehler macht. Dies aber nicht zuletzt, weil er nach der damaligen Übung die Testaufgabe jetzt besser beherrscht. Damit ist aber nicht geklärt, ob sich sein Hauptproblem, z. B. Stolpern, verbessert hat. Mitteilungen wie „Ihr EEG ist wieder normal", „Ihr CT-Scan ist noch nicht in Ordnung" oder „Der 15-Worte-Test hat sich deutlich verbessert" wären in diesem Sinne völlig bedeutungslos.

Aus diesen Gründen empfehlen wir, Behandlungserfolge möglichst auf **ökologisch validem Niveau** zu messen, indem wir Tests wählen, die Auskunft über den **Grad der Zielerreichung** geben. Hat das Gehtraining beispielsweise zum Ziel, sich wieder sicherer im Straßenverkehr und im Einkaufszentrum zu bewegen, dann sind gerade diese Situationen mit in die Erfolgsmessung einzubeziehen: Wir beurteilen, wie der Patient eine Straße überquert und wie er seinen Einkaufswagen durch den Supermarkt manövriert. Dieses Vorgehen ist mit einem höherem Maß an Subjektivität verbunden. Aber es geht um Alltagsverhalten, nicht um Übungen. Es wird also in der Praxis oft notwendig sein, Bewertungen oder Beobachtungen zu machen, die die Forderungen der bekannten validierten, zuverlässigen, standardisierten Tests nicht erfüllen. Gelegentlich ist man auch hier zu Kompromissen gezwungen. Entweder man überprüft direkt das Zielverhalten und riskiert dabei eine erhöhte Unzuverlässigkeit der Beobachtung, oder man verlässt sich auf einen erprobten Standardtest, riskiert aber eine Fehlbeurteilung, weil der Test nicht valide bezüglich des Zielverhaltens ist.

Natürlich kann es sinnvoll sein, sowohl das Zielverhalten als auch die eingeübten Elementarfunktionen abzuprüfen. Hat man beispielsweise die Hypothese aufgestellt, dass sich die Beweglichkeit des Patienten durch eine bessere Fußabwicklung verbessern werde, dann sollte man auch überprüfen, ob sich die Fußabwicklung tatsächlich verbessert hat.

Folgt man den Regeln wissenschaftlichen Arbeitens, dann wird der Behandlungserfolg Idealerweise von einem unabhängigen Dritten erhoben. Dieses Prinzip ist im klinischen Alltag jedoch nicht immer durchzuhalten.

Unsere Erfolgsmessung bei Jaap findet auf zwei Ebenen statt:

- Jaaps Fortschritte bezüglich Sensibilität, visuell-räumlicher Orientierung und Neglect werden während der Therapiesitzungen immer notiert und grafisch aufbereitet, womit wir zeitnahe Informationen über Veränderungen zugrunde liegender Funktionen erhalten. Diese Informationen können insbesondere dann wichtig werden, wenn man beurteilen will, ob man die Behandlung zu einem späteren Zeitpunkt auf Kompensationen oder Anpassungen der Umgebung umstellen muss.
- Nach jedem Übungstag erstellen wir eine Videoaufnahme vom Ankleiden. Diese dient einerseits dem Behandler als Feedbackmittel für den Patient, wird aber auch unabhängigen Dritten zur Beurteilung vorgelegt, die damit sowohl das erzielte Ergebnis (KR) als auch das gewählte Verfahren (KP) bewerten können.

8.11 Und wenn die Behandlung scheitert?

Trotz großer Anstrengungen müssen wir immer wieder erfahren, dass Behandlungen scheitern. Will man es sich einfach machen, dann verortet man die Ursache beim Patienten, der für diese Behandlung „nicht geeignet war" oder der einfach „nicht lernfähig ist". Ehrlicherweise müssen wir aber erkennen, dass auch der gewählte Verfahren falsch gewesen sein könnte, was übrigens in einer Zeit des Personalmangels und zunehmenden Zeit- und Effizienzdrucks immer öfter der Fall sein könnte. Heute drängt sich die Anwendung von Standardverfahren fast schon auf, mit dem Risiko, dass eine solche Standardbehandlung nicht zu den Bedürfnissen des individuellen Patienten „passt".

Umso wichtiger ist es, nach jeder Phase des empirischen Zyklus erneut zu überprüfen, ob wir uns im Plan befinden. Gibt es Lücken oder Schwachstellen? Fehlen Untersuchungsdaten (z. B. zur Aufmerksamkeit und zum Gedächtnis)? Ziehen alle Beteiligten an einem Strang, oder gibt es negative Interferenzen? Sind die gewählten Übungen ökologisch valide? Gibt es ein Generalisierungsproblem? Wurde die Behandlung immer korrekt durchgeführt?

Der aggressive Patient C. E. (Kap. 7) reagierte hervorragend auf eine nur geringfügige Veränderung des Behandlungsplans. Manchmal muss man auch die Intensität einer Behandlung in Frage stellen. Was kann man realistischerweise bei dreimal einer halben Stunde Ergotherapie pro Woche erwarten? Die Probleme eines Patienten, der in der Rehabilitation keine Fortschritte macht, gleichen dem Problem eines Kindes, das beim Klavierunterricht nicht weiterkommt. Wo genau liegen die Gründe? Der Leser dieses Buches kann inzwischen mühelos wohl zehn mögliche Ursachen bedenken.

Jaaps Fähigkeiten zum selbstständigen Ankleiden verbessern sich deutlich. Hose, Oberhemd und Jackett werden wieder normal angezogen. Rechts/links- und Innen/außen-Verwechslungen kommen nicht mehr vor. Auch links steckt das Oberhemd jetzt immer in der Hose. Jedoch beim Schließen der Hemdknöpfe und beim Binden der Krawatte zeigt er keinerlei Fortschritte.

Im Behandlungsplan wurde ein deutlicher Schwerpunkt auf die Verbesserung der Sensibilität gelegt (Übungen mit verbundenen Augen). Aber es kann sein, dass sich die Sensibilität nicht verbessert hat und dass diese Übungen gerade verhindert haben, dass Jaap eine visuelle Kompensationsstrategie entwickeln konnte. Deshalb könnte man nach diesen ersten vier Wochen die Vorgehensweise anpassen, indem man eine neue Behandlungsserie („Plan B") einsetzt mit dem Ziel, eine automatisierte visuelle Kompensation zu lernen (eventuell unter Zuhilfenahme eines Spiegels).

8.12 Schlussbetrachtung

Die Behandlung eines hirngeschädigten Patienten ist ein Prozess von Versuch und Irrtum und durchaus vergleichbar mit wissenschaftlicher Forschungsarbeit. Im Zentrum unserer Bemühungen stehen Analyse und Erläuterungen des Problems. In diesem Rahmen macht die Aussage „Immer so schnell wie möglich mit der Therapie beginnen" keinen Sinn. Solange wir nicht wissen, was das Problem ist, ist es nicht möglich, eine sinnvolle Therapie anzufangen, und ist die Wahrscheinlichkeit eines Erfolgs gering. Erst das Verständnis des Problems eröffnet Wege zu seiner Lösung. Darum gehören eine gründliche Untersuchung des Patienten und die Formulierung einer Erklärungshypothese zu jeder Behandlung.

Kritiker dieser Vorgehensweise führen an, dass sie zu zeitaufwendig sei. Dem halten wir entgegen, dass nichts zeitaufwendiger ist als unnütze und wirkungslose Behandlungen. Jedoch werden angestellte Ärzte und Therapeuten für ihre Anwesenheit am Arbeitsplatz bezahlt und nicht für den Erfolg ihrer Therapien. Das Ziel ist erreicht, wenn die Therapie gegeben wird! Unter solchen Voraussetzungen nimmt man die Nachteile nicht einmal wahr. Auch nach einer fehlgeschlagenen Behandlung wird der Patient entlassen und muss versuchen, sich trotz der ungelösten Probleme wieder im Leben zurechtzufinden. Möglicherweise muss er permanent betreut werden oder immer wieder Dienstleistungen in Anspruch nehmen. Seine Lebensqualität könnte währenddessen auf einen absoluten Tiefpunkt sinken. Ganz abgesehen davon, dass erst ein solcher Fall richtig viel Geld kostet, haben wir auch die berufsethische Verpflichtung, dem Patienten genau die Behandlung zu gewähren, die er individuell braucht. Dass uns dies – durch unsere Unvollkommenheit – nicht immer gelingt, ist natürlich kein Grund, unser Bestes nicht immer wieder zu versuchen.

Kapitel 9

Prinzipien und Methoden der Neurorehabilitation

Zur Behandlung von Patienten mit Hirnläsionen stehen uns zahlreiche Prinzipien und Methoden zur Verfügung, die wir der Übersicht halber einteilen gemäß den vier Komponenten einer therapeutischen Situation: der ***Patient*** in seiner unmittelbaren Umgebung, die ***Übungen bzw. Therapie*** im Rahmen des gesamten Behandlungsprogramms, der ***Therapeut*** und das Behandlungsteam und die Rolle des ***Umgebungskontexts***.
Innerhalb jeder Kategorie können bestimmte Prinzipien und Methoden eingesetzt werden. So appellieren beispielsweise mentale Bewegungsvorstellungsübungen an bestimmte mentale Aktivitäten des ***Patienten***, ***Übungen*** können schrittweise zu Handlungsreihen aufgebaut werden; der ***Therapeut*** begleitet und steuert das Üben, wobei er z. B. die intakten neuralen Kanäle des Patienten nutzt; schließlich kann die Komplexität des ***Umgebungskontexts*** bewusst und schrittweise gestaltet werden. In zehn separaten Boxen werden Hintergründe und praktische Anwendungen bestimmter Techniken ausgearbeitet: Bewegungsvorstellung, Doppelaufgaben, Forced Use, Chaining, verbale Selbststeuerung, Imitationslernen, fehlerfreies Lernen, Spiegeltherapie, Neglect-Training mittels motorischer Aktivierung und Biofeedback. Wir besprechen sechs Faktoren, die uns bei der Auswahl helfen können: individuelle Problemanalyse, Effektivitätsnachweis, Erfahrung, Wünsche, Möglichkeiten und Begrenzungen.

In den Kap. 9, 10 und 11 behandeln wir die praktische Umsetzung von Programmen zur Neurorehabilitation aus vier Blickwinkeln:

- **die therapeutische Situation** und ihre Optimierung (Kap. 9),
- **die Prinzipien und Methoden,** die zur Verfügung stehen: das therapeutische Repertoire (Kap. 9),
- **störungszentrierte Therapien und Trainings:** welche Möglichkeiten bestehen bei bestimmten Störungen (z. B. Kraft-, Gang-, Schreib-, Gedächtnis- und Aufmerksamkeitstraining (Kap. 10).
- **patientzentrierte Therapien und Trainings:** wie können Rehabilitationsaktivitäten auf die individuellen Bedürfnisse eines Patienten (z. B. Gärtner, Rechtsanwalt oder Bauunternehmer) zugeschnitten werden (Kap. 11).

Die Standardtherapie ist eine Fiktion, da das therapeutischen Repertoire enorm ist. Die Frage ist darum weniger, ob es eine Therapie gibt, sondern vielmehr, welche Methode wir bei welchem Patienten wählen sollen.

9.1 Grundprinzipien

Für Patienten mit einer Hirnschädigung gibt es keine Allheilmethode. Dazu sind die Probleme zu komplex und die betroffenen Personen zu unterschiedlich. Im besten Fall liefern vereinzelte wissenschaftliche Arbeiten Hinweise darauf, dass zur Behandlung einer bestimmten Störung eine spezielle Methode einer anderen überlegen ist. Es gibt also keinen Grund, dogmatisch an der einen oder anderen Methode festzuhalten, obwohl gerade das leider allzu häufig geschieht.

Die zur Verfügung stehenden Prinzipien und Methoden entstammen verschiedenen Fachdisziplinen, insbesondere den Neurowissenschaften, der Psychologie, der Pädagogik und der rehabilitativen Medizin. Wir empfehlen an dieser Stelle drei ausgezeichnete Werke an der Schnittstelle zwischen Neurowissenschaften und Pädagogik:

- *Shepherd Ivory Franz:* Nervous and Mental Re-Education (1923; Franz war auf diesem Gebiet ein Pionier, sein Werk ist heute noch durchaus lesenswert);
- *Jeanne S. Chall, Allan W. Mirsky:* The Brain and Education (1978);
- *Sarah L. Friedman, Kenneth A. Klivington, Rita W. Petersen:* The Brain, Cognition and Education (1986).

Jedes Fachgebiet liefert seine eigenen Beiträge. Aus der Neuropsychologie wissen wir, dass ein komplizierter kognitiver Vorgang wie sinnvolles Handeln („Praxis") auf unterschiedlichen Ebenen gestört sein kann. Wir unterscheiden eine ideatorische und eine motorische oder kinetische Apraxie. Bei der ideatorischen Apraxie ist das Wissen, bei der motorischen Apraxie das Können gestört, was natürlich erhebliche Konsequenzen für die Auswahl der richtigen Therapie mit sich bringt.

Aus der Pädagogik wissen wir, dass weder zur Kindererziehung noch zum Erlernen des Klavierspielens eine Idealmethode existiert. Und die Rehabilitationsmedizin lehrt uns, dass Patienten mit sehr unterschiedlichen Störungen existieren – von einer Lähmung bis hin zur Aggressivität.

Jedes Fachgebiet hat seine eigenen „Fundamentalisten". Wir kennen Neuropsychologen, die sich grundsätzlich nur anhand „validierter Tests" orientieren, Pädagogen, die auf eine einzige allein gültige Erziehungsmethode bestehen, und Physiotherapeuten, die Spastik trotz fehlender Behandlungsfortschritte immer weiterbehandeln und heilen wollen. Überall sehen wir Übersteigerungen. In den achtziger Jahren des letzten Jahrhunderts entstanden beispielweise bezüglich der linken und rechten Hemisphäre eine Reihe von unsinnigen Dogmen, die noch heute nachhallen. Anhänger der sogenannten Brain-based Education wollen uns weismachen, dass die rechte Hemisphäre gewissermaßen abstürbe, sobald wir nicht täglich ihre Behandlungsprinzipien anwenden würden. Lehre und Erziehung wurden viel zu lange von einem simplizistisch-unitaristischen Intelligenzmodell dominiert. In der Therapie nach *Doman* und *Delacato* muss ein Kind immer erst krabbeln, bevor es gehen darf; andernfalls könnten schwerste Störungen resultieren.

Wir wollen gerade jede Form von Dogmatik vermeiden und stattdessen erkennen, dass in den meisten Behandlungsmethoden durchaus ein Kern von Wahrheit steckt. Auf der Ebene unseres Gehirns sind die Mechanismen, die bei einem Jugendlichen im Tanzkurs, einem Musiker, der eine Sonate einstudiert, einem Vierzigjährigen, der das Schlittschuhlaufen erlernt, und einem Hemiplegiker, der einen Transfer einübt, eine Rolle spielen, nicht wesentlich voneinander verschieden. Grundsätzliche Unterschiede finden sich dagegen in der Art und Weise, wie Kinder im Gegensatz zu Erwachsenen lernen. So verläuft beispielsweise der Spracherwerb bei Kindern völlig automatisch (implizites Lernen, Kap. 5), während ein Erwachsener sich eine neue Sprache viel bewusster aneignen muss (explizites Lernen). Jedoch sind viele Lernmechanismen allgemein gültig und können für bestimmte Zielstellungen zugeschnitten werden. Das breite Angebot an Therapiemethoden hat auch darin seine Ursache, dass sehr viele unterschiedliche Problembereiche bestehen. So gibt es Methoden

- zur Verbesserung von Motorik und Bewegungen,
- die auf Verhaltensänderungen abzielen,
- die sich entweder auf Schwächen oder auf Stärken konzentrieren,
- die entweder auf der Ebene der elementaren Funktion (Störung), der Aktivität (Einschränkung) oder der Partizipation (Teilhabe) angreifen,
- bei denen ein bestimmter Lernprozess im Fokus steht,
- die auf einer biopsychosozialen Gesamtperspektive beruhen (ganzheitliche Medizin).

Ein Verhaltenstraining kann man deshalb nicht einer Bobath-Therapie (engl. NDT = *neurodevelopmental treatment*) gegenüberstellen, weil beide Ansätze gänzlich verschiedene Behandlungsziele verfolgen.

Vergleichen wir es mit dem Repertoire eines Musikorchesters. Das Orchester besteht aus mehreren Musikern (Behandlern), von denen jeder ein anderes Instrument beherrscht (Fachdisziplin). Vor jedem Konzert (Behandlung) wird ein spezielles Programm zusammengestellt (Behandlungsplan). Ein einziger Musiker ist nicht viel wert, denn niemanden würde ein abendfüllendes Querflötensolo ansprechen (ein Ergotherapeut kann nicht die gesamte Behandlung eines Schlaganfallpatienten übernehmen). Gemeinsam bieten sich jedoch zahlreiche Möglichkeiten an (interdisziplinäre Zusammenarbeit). Im Idealfall verfügt das Orchester (Behandlungsteam) über ein breites Repertoire, aus dem für ein bestimmtes Zielpublikum, das sich in der Großstadt von dem in der Provinz unterscheiden wird, ein spezifisches Spielprogramm (für einen individuellen Patienten ein Behandlungsprogramm) zusammengestellt werden kann.

Ein Behandlungsprogramm läuft also nicht nach einem feststehenden „Standard" ab, sondern richtet sich immer nach den individuellen Bedürfnissen und jeweiligen Umständen des Patienten.

Nehmen wir das Beispiel zweier Schlaganfallpatienten mit genau gleichem klinischem Bild (Hemiparese rechts plus Aphasie), doch Patient A ist alleinstehend und leidenschaftlicher Spaziergänger, wogegen Patient B gerne unter Menschen ist und am liebsten stundenlang in der Kneipe sitzt. Die Therapie ist dann an den individuellen Bedürfnissen auszurichten: Im ersten Fall besteht der Behandlungsschwerpunkt aus einem Gehtraining, im zweiten Fall aus kommunikationsfördernden logopädischen Maßnahmen. Das Repertoire eines flexiblen Behandlungsteams sollte ausreichen, auch sehr unterschiedliche einzeltypische Wünsche zu befriedigen (Cramer et al., 2011).

9.2 Die therapeutische Situation

Bei der Beschreibung der überaus zahlreichen und heterogenen Behandlungsansätze stoßen wir auf das Problem der richtigen und systematischen Zuordnung. Abb. 9.1 zeigt die therapeutische Situation. Wie jede Lernsituation, sei es in Sport, Erziehung, Schule oder Musik, besteht auch die therapeutische Situation aus vier Komponenten: dem Unterwiesenen, dem Unterweiser, dem Lernprogramm und der Lernumgebung; hier also dem Patienten (1), den Übungen bzw. der Therapie (2), dem Therapeuten (3) und dem jeweiligen Umgebungskontext (4). Wir gebrauchen jetzt dieses Schema, um die vielen Prinzipien und Methoden in der Neurorehabilitation einigermaßen ordnen zu können.
Jede der genannten Komponenten präsentiert sich in vielen Variationen, die berücksichtigt werden müssen:

1 **Der Patient (Schüler, Lehrling).** Ist der Patient motiviert? Wenn nicht, wie könnte man die Motivation beeinflussen? Was sind seine Schwächen und Stärken, und wie geht man am besten damit um? Was erfährt der Patient selbst (subjektiv) als Problem? Auch eine veränderte Persönlichkeit kann eine Rolle spielen (ist der Patient jähzornig, niedergeschlagen?). Daneben haben Familie und Freunde (kleine Kreise in Abb. 9.1) und das Wohnumfeld (auf dem Land, Problemquartier) Einfluss auf den Verlauf der Therapie.

2 **Die Übungen bzw. Therapie.** Es stellen sich folgende Fragen: Sind die Übungen sinnvoll für diesen individuellen Patienten? Wie oft, auf welchem Gebiet, auf welcher Ebene (Funktion, Aktivität, Partizipation) soll geübt werden? Ist die Generalisierung bzw. der Transfer

in die gewünschte Alltagssituation berücksichtigt? Keine Übung steht allein (kleine Kreise in Abb. 9.1), die Transfer- oder Hebeübungen, die Aufmerksamkeitsübungen usw. sind nur Teil eines umfassenderen Ganzen.

3 **Der Therapeut (Arzt, Lehrer, Trainer).** Mit seinem jeweiligen Sachverständnis erklärt er die Probleme, macht er eine (bio-psycho-soziale) Problemanalyse, erkennt er Stärken und Schwächen, verfügt er über bestimmte Behandlungsmethoden, entwirft er einen Behandlungsplan, plant er nutzenbringende Übungen, setzt er bestimmte Stimulationstechniken ein, gibt er verbale Instruktionen und Feedback usw. Und dies nicht allein, auch andere Therapeuten und Versorgende spielen ihre Rolle (kleine Kreise in Abb. 9.1); im Idealfall besteht ein interdisziplinärer Konsens. Der Therapeut kann oft gezielt seinen Behandlungskontext wählen: Praxis, Draußen, beim Patient zu Hause (siehe auch 4).

4 **Der Umgebungkontext.** Wo findet dies alles statt? Im Therapieraum, auf der Straße, im Park, beim Patienten zu Hause, aber auch in einem Entwicklungsland, in einer Krisensituation? Werden die Prinzipien des „therapeutischen Milieus" berücksichtigt? Gibt es einen logischen Zusammenhang mit der gewünschten (oder unvermeidlichen) Endsituation?

Aber auch diese Kategorien dürfen nicht isoliert betrachtet, sondern müssen immer in ihrem wechselseitigen Zusammenhang gesehen werden (Verbindungslinien in Abb. 9.1); dafür einige Beispiele:

- Beziehung zwischen Therapeut und Patient: Der Erfolg einer Therapie beruht in hohem Maß auf der Qualität der Beziehung zwischen Patient und Behandler. Er basiert auf Vertrauen, Kontakt und Erklärungen. Die Motivation des Patienten speist sich auch aus der Motivation des Behandlers. Die Krankheitseinsicht des Patienten hängt u. a. von den Informationen ab, die der Therapeut gibt.

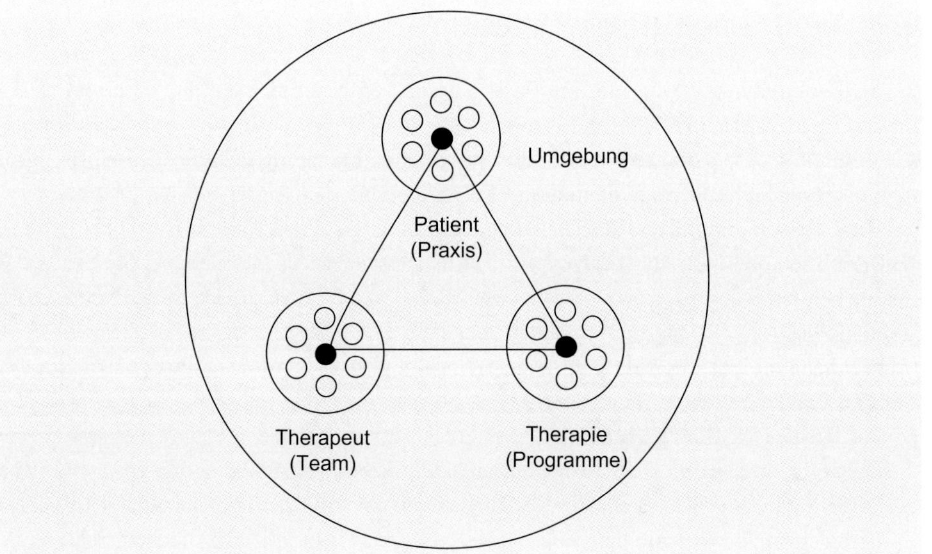

Abb. 9.1 Die therapeutische Situation
Die beschriebenen Behandlungsprinzipien und -methoden lassen sich vier Kategorien zuordnen: 1 Patient innerhalb seines Kontextes (Familie, Nachbarn, Bekannte [kleine Kreise]), 2 Übungen als Bausteine eines Totalprogramms (kleine Kreise), 3 Therapeut und Behandlungsteam (kleine Kreise). Zwischen Patient, Therapeut und Übung bestehen wechselseitige Interaktionen (Verbindungslinien), 4 Sämtliche Aktivitäten finden innerhalb einer bestimmten Umgebungskontext statt (großer Kreis).

- Die Übungen sind zugeschnitten auf den Patienten, doch kann dessen Rezeption unterschiedlich ausfallen: Der eine Patient genießt die Übungen, ein zweiter hasst sie, ein dritter ist ambivalent.
- Der Therapeut bedenkt und begleitet die Übungen, präsentiert sie in einer bestimmten Art und Weise, gibt eventuell nähere Instruktionen oder Feedback.

Angesichts der Komplexität der therapeutischen Situation wäre es simplifizierend zu denken, dass man eine Therapiemethode an sich als effektiv oder nicht effektiv einstufen könne (evidenzbasierte Medizin). Der Erfolg einer Therapie hängt von der therapeutischen Situation im Ganzen ab. Manche Therapien sind beispielweise vor allem effektiv durch die Erwartungen des Patienten und das Vertrauen in den Therapeuten. Man spricht dann von **Placeboeffekt,** wenn die Abnahme einer Beschwerde bzw. der Leistungsfortschritt wesentlich auf der Perzeption einer therapeutischen Intervention beruht (Benedetti, 2008).

Andere Therapien enttäuschen bezüglich des Effekts, z. B. weil bei ihnen der Kontext der Übungen und die Generalisierung in die Alltagssituation nicht berücksichtigt wurden. Man spricht von einem **Noceboeffekt,** wenn ein Beschwerde zunimmt bzw. ein Rückgang auftritt aufgrund der Perzeption eines negativen Faktors, z. B. der entmutigenden Ankündigung des Arztes, nach sechs Monaten könne keine weitere Restitution auftreten.

Manche Methoden können bei bestimmten Patienten von vornherein als unangemessen eingeschätzt werden:

- Imitationslernen ist an sich eine legitime Lernmethode, aber funktioniert natürlich nicht bei Menschen, die schlecht sehen.
- Verbale Selbststeuerung macht wenig Sinn bei Aphasikern.
- Nicht jeder Patient mit Hirnschädigung ist fähig, Bewegungen „gedanklich" zu machen *(mental practice).*

Als ein sehr wichtiger Faktor zur Optimierung der therapeutischen Situation zählt die sog. **Edukation** in Form von Erklärungen. Viele Menschen haben keine Ahnung davon, wie das Gehirn funktioniert und welche Veränderungen aufgrund einer Hirnschädigung auftreten. Dabei können einfache Erklärungen zu Plastizität, Wiederherstellungsmechanismen, Rolle der Sensibilität, enthemmtem Verhalten usw. manchmal Wunder wirken. Denn wenn ein Patient falsche Vorstellungen von Hirnschädigung und Rehabilitationsmöglichkeiten hat, kann sich das negativ auswirken. In jedes Rehabilitationsprogramm sollte darum eine gute Edukation integriert sein (siehe unten „Therapeut").

Im Folgenden betrachten wir die gemäß obenstehenden Kategorien geordneten Prinzipien und Methoden zwar getrennt, bleiben uns aber bewusst, dass es in Wirklichkeit oft Kombinationen betrifft und alles mit allem zusammenhängt. Wir können diese Liste von Prinzipien und Methoden (→ Tab. 9.1) auch als eine Art Checkliste ansehen, die man vor allem dann systematisch verwenden kann, wenn der Patient aus irgendeinem Grund nicht weiterkommt. Stillstand und Rückschritt sind leider auch in der Neurorehabilitation keine Fremdwörter. Dann kann man sich fragen, wie es dazu kommt: Fehlt es dem Patienten an Motivation? Ist die Beziehung zwischen Patient und Therapeut in Ordnung? Erhält der Patient widersprüchliche Informationen? Wird ausreichend Feedback gegeben über erzielte Erfolge? Zielt die Therapie auf die richtigen Aspekte ab? Manchmal muss man im empirischen Zyklus auch einige Schritte zurückgehen oder sogar wieder von vorne beginnen. Die Checkliste kann also neue Anregungen liefern, wenn Fortschritte aus irgendeinem unklaren Grund ausbleiben.

Tabelle 9.1 Ordnung der Prinzipien und Methoden der Neurorehabilitation

A Patient	B Übungen/Therapie
Motivation, Geduld und Vertrauen	Ziele
Arousal (Wachheit)	Intensität und Häufigkeit
Aufmerksamkeit	Art und Typ
Emotion	ökologische Validität und Generalisierung
Kognition	Aufbau des Übungsprogramms
bewusster Einsatz oder Routine?	
individuelle Persönlichkeitsmerkmale	
C Therapeut	**D Umgebungskontext**
Edukation	angereicherte Umgebung
Rolle von Sprache	angepasste Umgebung
Analyse starker und schwacher Funktionen	Struktur
Stimulation	Angehörige und Freunde
Erfolgsmessung	Behandlungsteam
Fehlerermittlung	
Feedback	
sensorische Manipulation	

9.3 Der Patient

Im Folgenden beschreiben wir Prinzipien, die mehr oder weniger mit Eigenschaften oder Fähigkeiten des Patienten zusammenhängen.

9.3.1 Motivation, Geduld und Vertrauen

Schon *Franz* (1923) wusste, dass Motivation, Geduld und Vertrauen (auf Seiten des Behandlers, des Patienten und seiner Angehörigen) für jeden Therapieerfolg absolute Voraussetzungen sind. In seinem Werk *Restoration of Function After Brain Injury* widmet *Luria* dem „problem of motivation" ein ganzes Kapitel. Entscheidend für das Lernresultat ist eine positive Motivation (siehe Beispiele Helma und Bach y Rita in Kap. 4). Liegt die Latte der Anforderungen an den Patienten zu hoch, kann dies demotivierend wirken und den Patienten schließlich resignieren lassen. Darum müssen alle gesteckten Ziele in für den Patienten bewältigbare Schritte dosiert sein.

Im Therapieprozess muss der Patient seinem Behandler vertrauen können, darf aber nicht in eine Abhängigkeit gelangen und seine Selbstverantwortlichkeit aufgeben. Im schlimmsten Fall würde ein Patient die Übungsstunden als „Alibi" gebrauchen, um selbst gar nicht mehr üben zu müssen. Um derartige Fehlentwicklungen zu verhindern, legt *Prigatano* (1999) in seinem ganzheitlichen Ansatz auf die Patient-Therapeut-Beziehung größten Wert.

Allerdings können Motivation und Wille selbst durch die Hirnläsion beeinträchtigt sein bis hin zur vollkommenen Willenlosigkeit (Abulie). *Luria* beschreibt zahllose Patienten mit frontalen Schädigungen, die ihre Motivation (engl. *inner drive*) vollständig verloren hatten. Im besten Fall taten sie, was der Therapeut von ihnen verlangte, verloren aber gleich nach der Therapie, wenn sie wieder auf sich allein gestellt waren, jegliches Interesse und Ziel. Offensichtlich hat bei Frontalschädigungen eine mögliche Zielerreichung keine Anreizwirkung mehr. Einer von *Lurias* Patienten zimmerte einen gänzlich schiefen Bilderrahmen. Auch nachdem der Behandler ihm aufgezeigt hatte, dass die Glasscheibe unmöglich in den Rahmen passen würde, arbeitete der Patient unverdrossen wie gehabt weiter. Für ein korrektes Ergebnis bedarf es in solchen Fällen einer ständigen externen Kontrolle (Therapeut, Struktur).

Die Rehabilitation nach einer Hirnschädigung nimmt oft lange Zeit in Anspruch, wozu Geduld und Vertrauen notwendig sind. Manchmal geben die Angehörigen den Patienten vorzeitig auf, wodurch der Patient eine wichtige Unterstützung verlieren kann und unter Umständen seine Übungen aufgibt.

Im Folgenden kommen wir auf die drei wichtigsten „Bausteine" von Motivation zurück: Arousal (Wachheit, einschließlich Aufmerksamkeit), Emotion und Kognition (Kap. 4), die allesamt prinzipiell beeinflusst werden können.

9.3.2 Arousal (Wachheit)

Jede Aktivität setzt eine gewisse geistige Frische voraus. Im Schlaf „wollen" wir nichts. Ein somnolenter Patient ist nicht für Unternehmungen aufgelegt. Jeder Mensch kennt im Laufe eines Tages normale Wachheitsschwankungen (z. B. „ein voller Bauch studiert nicht gern", Schlafbedürfnis nach der Mahlzeit). Ist infolge einer Hirnschädigung auch das aufsteigende retikuläre aktivierende System (ARAS) des Hirnstamms beeinträchtigt, dann sind diese Wachheitsschwankungen oft viel stärker ausgeprägt.

Für viele Aufgaben lässt sich in Abhängigkeit vom Wachheitsgrad ein Leistungsoptimum ermitteln. Sowohl bei Schläfrigkeit als auch bei Übererregtheit können die Leistungen abnehmen (z. B. ein sehr nervöser Patient beim Arzt oder Therapeut). Der Zusammenhang zwischen Wachheit und Leistungsfähigkeit wird oft dargestellt als eine umgekehrt U-förmige Grafik (Abb. 9.2). Aber auch davon gibt es wieder viele individuelle Varianten. Manch einer ist erst im Zustand maximaler Wachheit am leistungsfähigsten, während andere dann gerade versagen (daher unterschiedliche Kurven in Abb.9.2).

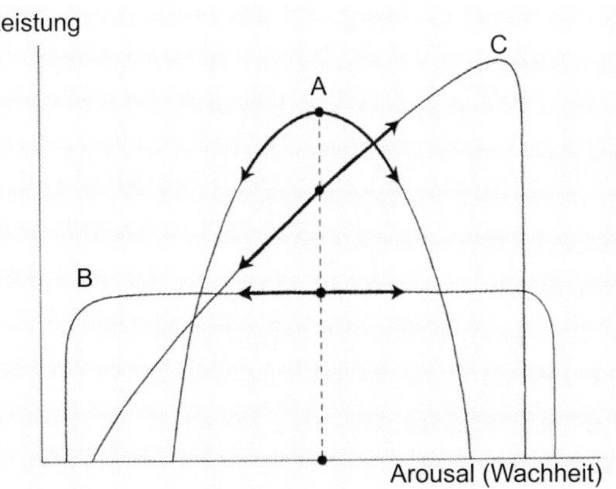

Abb. 9.2 Zusammenhang zwischen Wachheit und Leistung: das umgekehrte „U"
Die Kurven A, B und C sind je nach Person und Aufgabe unterschiedlich, das heißt, derselbe Wachheitsgrad ist – abhängig von Person und Aufgabe – nicht gleichermaßen für jeden optimal.

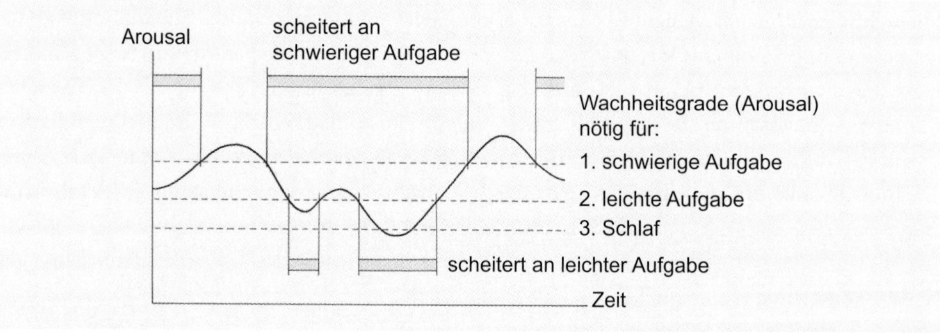

Abb. 9.3 Einfluss des Arousal auf die Leistungsfähigkeit
Die Kurve repräsentiert wechselnde Wachheitsgrade desselben Patienten. Eine schwierige Aufgabe gelingt nur bei hoher Wachheit (1); der Patient scheitert demnach häufig. Eine einfache Aufgabe gelingt auch bei niedriger Wachheit (2).

Aber auch intraindividuell gibt es Schwankungen der Wachheit. Abb. 9.3 zeigt das Beispiel eines Patienten mit stark wechselndem Arousal. Lässt dieses ein wenig nach, dann misslingen zunächst die schwierigen (1), später auch die leichten Aufgaben (2).

Mit anderen Worten: Wechselhafte Leistungen können mit schwankendem Bewusstsein zusammenhängen. Wie aber wird die Wachheit beeinflusst? Wir nennen einige Faktoren.

- **Medikamente:** Nimmt der Patient Beruhigungsmittel, Psychopharmaka, Antiepileptika oder Schlafmittel ein? Im Übrigen gibt es auch Stoffe, die die Wachheit verstärken, z. B. Weckamine, Ritalin, Coffein. *Steube* und *Gortelmeyer* (2000) fanden einen günstigen Einfluss von Amantadin auf den Wachheitsgrad von 38 Patienten mit schwerem Schädel-Hirn-Trauma.
- **Umgebungsfaktoren:** Ist die Umgebung ausreichend stimulierend? Belebt den Patienten etwas? Sind individuell gewünschte Anregungen möglich? Manche Patienten lieben Musik, andere Gemälde oder Natur.
- **Persönliche Situation:** Ist der Patient vereinsamt oder sensorisch depriviert?
- **Aktuelle Verfassung:** Ist der Patient besonders müde (Besuchszeiten, Physiotherapieübungen)?
- **Biorhythmus:** Ist der Zeitpunkt für Übungen richtig gewählt (oder ist es genau die Zeit, zu der der Patient in den letzten zwanzig Jahren immer sein Mittagschläfchen machte)?
- **Attraktivität der Übungen:** Sind die Übungen nicht zu langweilig oder zu einfach? Wachheit lässt sich manchmal dadurch steigern, dass man kleine Risiken in die Übungen einbaut, z. B. Gehen mit einer Tasse Kaffee oder einem zerbrechlichen Glas in der Hand.
- **Interesse:** Besteht eine emotionale Bindung? Interessiert sich der Patient für die gestellte Aufgabe?
- **Haltung und Motorik:** Hat der Patient eine aktive Körperhaltung (im Liegen oder Sitzen sind Menschen oft weniger alert als im Stehen)? Ist der Patient sonst körperlich eher zu wenig (Körperbewegung macht wach) oder zu stark aktiv (Übermüdung)?

Bei allen hirngeschädigten Patienten ist der Bewusstseinszustand von entscheidender Bedeutung. Oft kann er nur bei maximalem bewusstem Einsatz wieder einigermaßen funktionieren, und dies gilt nicht nur für die Rehabilitationsphase. Auch nach Jahren kann eine Störung bei nur geringer Bewusstseinsverminderung wieder auftauchen. Wir denken an den Schlaganfallpatienten mit erfolgreich ausbehandeltem Neglect, der am Ende eines sehr ermüdenden Tages (Reise, Familienfest) im Supermarkt zweimal mit jemandem zusammenstößt, weil das Neglect sich wieder manifestiert. Auch ein als wiederhergestellt geltender Aphasiker bekommt bei Übermüdung wieder Wortfindungsprobleme. Wenn Patienten sagen „Man erholt sich nie von einer

Hirnschädigung", bezieht sich dies auch auf solche Situationen. Dies muss man bei der Durchführung von Tests berücksichtigen: Versagt der Patient bei diversen Aufgaben, muss es keineswegs bedeuten, dass spezifische Störungen auf all diesen Funktionsgebieten bestehen. Für eine standardisierte Testabnahme wird deshalb üblicherweise gefordert, dass der Patient ausreichend „wach" (Arousal) sei. Andererseits beschränkt eine derartige Forderung die Aussagekraft der Testergebnisse, weil im wirklichen Leben ein wechselndes Bewusstsein ja gerade Realität ist (beim Autofahren, Lesen, Fernsehschauen).

9.3.3 Aufmerksamkeit

Motivation setzt ein gewisses Maß an Aufmerksamkeit voraus, die nach einer Hirnschädigung fast immer mehr oder weniger eingeschränkt ist (Friedman et al., 1986; van Zomeren und Spikman in: Halligan, 2003). Der Patient hat oft Konzentrationsprobleme und ist leicht ablenkbar. Hier ist es wichtig, die angemessene Umgebung auszuwählen. Manche Patienten funktionieren gerade in einer (gutgemeinten) geselligen Umgebung schlechter.

Übungen erfordern Aufmerksamkeit. Aber dann ist die Frage: Worauf muss der Patient achten? Auf die Bewegung selbst? Auf das Bewegungsziel? Auf die Kommentare des Behandlers? In Kap. 6 haben wir die Prinzipien des impliziten und expliziten Lernens beschrieben, hier zur Erinnerung:

- Beim expliziten Lernen richtet der Patient seine Aufmerksamkeit auf die Bewegung selbst.
- Beim impliziten Lernen ist die Aufmerksamkeit auf das Handlungsziel gerichtet.

Weil diese Differenzierung für die Leistung und Fortschritt entscheidend sein kann, muss der Therapeut diesbezüglich sicher agieren. Hat der Patient beispielsweise Schwierigkeiten, seine Aufmerksamkeit zu steuern, dann sind Bemerkungen wie „Achten Sie auf Ihr Knie" und – einen Moment später – „Achten Sie auf den Rollstuhl dort" sicher hilfreich. Eine falsch gerichtete Aufmerksamkeit kann kontraproduktiv wirken. Zum Beispiel versucht ein CVI-Patient, mit seinem spastischen Arm Tee einzuschenken; wenn seine Aufmerksamkeit nur auf Hand und Arm gerichtet ist, gießt er neben die Tasse. In einem solchen Fall ist es besser, seine Aufmerksamkeit auf Strahl und Tasse zu lenken.

Aufmerksamkeit ist auch eine Voraussetzung für Lernen und Gedächtnis. Tätigkeiten wie Rollstuhlfahren, Ankleiden, das Behalten eines Weges, Belegen eines Brotes oder Führen eines Gesprächs gelingen besser, wenn man sich gezielt darauf konzentriert. Man leistet immer besser mit gezielter Aufmerksamkeit. Die meisten Verkehrsunfälle werden verursacht durch Momente fehlender Aufmerksamkeit! Ist die Konzentrationsspanne infolge einer Hirnschädigung verkürzt, dann versucht man, Aufgaben in kürzere Fragmente aufzuteilen. Auch bei der Wiedereingliederung am Arbeitsplatz ist es wichtig, die Aufgaben unter den Mitarbeitern so aufzuteilen, dass ein Patient mit verkürzter Aufmerksamkeit noch im Arbeitsablauf funktionieren kann (Kap. 10, „Aufmerksamkeitstraining").

9.3.4 Emotion

Emotionen können die Motivatoren für Handlungen sein. Hunger veranlasst uns, ein Brot zu belegen, Angst lässt uns Dinge vermeiden, Schreck lässt uns zurückzucken, und die Libido ... Auch während der Übungen sind Emotionen wichtig. Übungen (und Therapeuten!) sollten nicht langweilen, sondern immer spannend und unterhaltsam sein. Versuchen Sie, Übungen immer im Interessenbereich des Patienten anzusiedeln. Welche Tätigkeiten erwecken Begeisterung (Blumenbinden, Trommeln, Häkeln oder Schreinern)? Sinnvolle Handlungen mit Flexion-Extension oder Pronation-Supination (wenn das sein muss) finden sich immer. Auch hier ist das „therapeutisches Milieu“ wichtig (Billard, Kinder, Hühner, Natur usw., siehe unten). Es wäre ja schön, wenn der Patient spontan ausriefe: „Hi, was ist es hier gemütlich!“

Übungen in einer Gruppe können die Motivation steigern und dem Patienten Spaß bereiten. Hin und wieder ein kleiner Wettbewerb mit Mitpatienten oder eine in Aussicht gestellte Belohnung (Tasse Kaffee) tun manchmal Wunder. Gruppentherapie kann aber auch kontraproduktiv sein, wenn der Patient den Lebensmut verliert zwischen all den anderen Behinderten. Auch das Therapeutenverhalten spielt eine Rolle. Grundsätzlich sollte es freundlich zugewandt sein, doch ein zu liebenswürdiges Auftreten birgt die Gefahr, dass der Patient sich mehr über den Therapeuten anstatt über das Gelingen seiner Übungen freut.

Emotionale und automatische (Re-)Aktionen gelingen dem Patienten oft leichter als bewusst gesteuerte Bewegungen (hierarchische Niveaus, Abb 2.2). Durch den Ausfall höherer Niveaus verstärken sich emotionale Reaktionen oder Automatismen häufig sogar noch. Wir denken beispielsweise an Zwangslachen, Zwangsweinen, zwanghaftes Essen oder bestimmte Formen impulsiven oder enthemmten Verhaltens. Viele Bewegungen lassen sich bewusst nicht oder kaum noch ausführen. Beim Auftrag, die Zähne zu zeigen, verzieht sich das Gesicht des Patienten schief. Weint oder lacht er, dann werden die Gesichtszüge symmetrisch. Im Falle des Erschreckens macht der Patient manchmal Bewegungen, zu denen er bewusst nicht fähig ist. Der Therapeut kann sich darauf einstellen, indem er nur intakte Funktionen oder Ebenen anspricht und dem Patienten hilft, diese bewusster zu steuern. Auch können manchmal interne mentale Strategien helfen: Bei einem Patienten, der früher leidenschaftlicher Reiter war, haben wir beispielsweise versucht, das Gleichgewichthalten zu üben mittels Konzentrationsübungen, wobei er sich auf dem Tischrand sitzend lebendig vorstellte, auf seinem Pferd zu reiten – der Kraft der Vorstellung.

9.3.5 Kognition

Wie bereits erwähnt (Kap. 1), ist eine genaue Definition des Begriffs „Kognition“ nicht einfach. „Denken“ und „Verstehen“ gehören sicher zu Kognition. Häufig denken wir, bevor wir handeln. Zuerst fällt uns etwas ein („Ich wollte doch etwas besprechen“) und dann rufen wir an. In diesem Sinne ist Kognition eine Voraussetzung für Motivation. Wir handeln, weil wir wissen, verstehen, begreifen. Besitzt ein Patient keine Krankheitseinsicht (Extremfall: Nosoagnosie), dann fehlt auch ein wichtiger motivierender Faktor zu üben. Begreift der Patient überhaupt, was mit ihm geschehen ist (Schlaganfall)? Weiß er, warum er sich in einem Reha-Zentrum befindet? Versteht er den Sinn der Übungen? Ein unverständiger Patient, also ein Patient, der keine „Awareness“ hat, bekommt häufig das Etikett „nichtmotiviert“ aufgeklebt, aber vielleicht wäre es in solchen Fällen angemessener von eingeschränkter Krankeitseinsicht“ zu sprechen; dann wird schon über den Patienten ganz anders gedacht und gesprochen. Und hier greift am ehesten der Faktor Erklärung: Der Therapeut kann ihm verdeutlichen, dass das Gehirn plastisch ist, dass Funktionen sich im Gehirn verlegen können, dass sich Umleitungen ausformen können und dass aktives Üben einen entscheidenden Einfluss hat auf diese Prozesse hat. Das könnte motivierend wirken.

Koltai und Mitarbeiter (2001) konnten nachweisen, dass Demenzkranke mit Krankheitseinsicht bessere Lernerfolge hatten als Demenzkranke ohne Krankheitseinsicht. *Pizzamiglio* und Mitarbeiter (1996) zeigten anhand einer Neglect-Training-Studie, dass von dreizehn Patienten genau die beiden Patienten keine Fortschritte machten, die keine Krankheitseinsicht hatten. Auch *Luria* betont, dass mangelhafte Krankheitseinsicht einem Therapiefortschritt im Weg steht. Darum ist es ganz besonders wichtig zu wissen, wie es um die Krankheitseinsicht des Patienten steht. In Kap. 10 besprechen wir einige Methoden zur Verbesserung der Krankheitseinsicht. Ein Sonderausgabe der Zeitschrift *Neuropsychological Rehabilitation* über „Awareness" gibt hierzu interessante Informationen (2006).

Kognition spielt auch eine Rolle bei der Durchführung von Übungsaufträgen. Wie bereits erwähnt, gibt es einen Unterschied zwischen „Zähnezeigen" und „Lachen". Die Aufgaben „Bringen Sie den Arm in die Horizontale" und „Was tut ein Radfahrer, bevor er rechts abbiegt?" setzen einiges an Kognition voraus. Man muss z. B. wissen, was „horizontal" bedeutet und was Verkehrsregeln sind. Aufträge wie „Reichen Sie mir bitte die Tasse an" oder „Hängen Sie Ihren Mantel an die Garderobe" erfordern weniger Nachdenkarbeit. Wir wissen, dass die emotionale Sprache von Aphasikern weniger gestört ist als ihre kognitive Sprache. Im Zustand der Verzweiflung oder Wut sprechen sie manchmal lückenlos ganze Sätze aus und beim Fluchen gibt es keine Wortfindungsschwierigkeiten.

Gerade dieser Bewegungsautomatismus fehlt jedoch bei Parkinson-Patienten, die bei jeder Aktion nachdenken müssen, womit sie gleichzeitig aufzeigen, worin ihre Kompensationsstrategie besteht.

Schwankende Leistungen hängen möglicherweise mit kognitiv-emotionalen Wechselwirkungen zusammen, wobei der Patient einmal mit größter Selbstbeherrschung und wohlüberlegt, dann wieder ängstlich, gespannt oder nervös vorgeht. Und für den einen kann ein mit Nachdenken begleitetes Bewegen positiv wirken, für den andern dagegen hemmend. Das ist größtenteils abhängig von der Lokalisation der Hirnschädigung.

Auch die sogenannte **mentale Anstrengung** (engl. *mental effort*) gehört in den Bereich der Kognition:

- Ein halbseitig gelähmter Patient, der soeben wieder gelernt hat zu gehen, investiert in seine Gehfähigkeit erheblich mehr mentale Anstrengung als ein Gesunder.
- Ein Patient mit einer visuell-räumlichen Orientierungsstörung muss ständig über den richtigen Weg durch die Stadt nachdenken (normal geht das von selbst).
- Ein Aphasiker muss sich bei jedem Gespräch außerordentlich anstrengen.

Dieser Aspekt der mentalen Anstrengung wird oft übersehen. Für den Außenstehenden beherrscht der Patient eine Fähigkeit offenbar wieder (z. B. während eines Tests): die Handlung sieht gut aus und ist zielführend. Man soll sich aber bewusst sein, dass die dahinter stehenden subjektiven mentalen Aspekte verborgen bleiben, unter Umständen von dem Patienten sogar kaschiert werden (der Patient will ja gern als „normal" gesehen werden). Solange man nicht speziell nachfragt, bleibt die geleistete Anstrengung verborgen. Das folgende Beispiel eines Patienten, der seine Wiederherstellung nach einem Schlaganfall in der rechten Hemisphäre beschreibt (1973), soll das illustrieren.

Patient Brodal, mentale Anstrengung

Fünf Tage nach dem Schlaganfall konnte er Schulter, Ellenbogen, Hüfte und Knie wieder ein wenig bewegen. Auch geringe Flexionen der Finger und Zehen waren möglich. Extensionsbewegungen am Hand und Füße waren jedoch nicht möglich.

Nach zwei Monaten war der Patient wieder in der Lage, die Knöpfe an seiner Kleidung zu schließen, eine Krawatte zu binden und (noch ein wenig ungeschickt) mit Messer und Gabel zu essen. Den Kraftverlust der ersten Monate beschreibt er wie folgt: „Es ist so, als ob der Muskel sich gegen die Kontraktion wehrt, als ob ein Widerstand mit einer bewussten Anstrengung überwunden werden muss. Je größer die Lähmung ist, umso größer ist die zu ihrer Überwindung notwendige Willenskraft.

Diese mentale Anstrengung kann sehr erschöpfend sein: eine Tatsache, deren jeder Physiotherapeut sich bewusst sein sollte."

Die mentale Struktur hinter einer Handlung ist also von großer Bedeutung. Ein extremes Beispiel davon ist das **mentale Üben:** die Technik der Bewegungsvorstellung (Kap. 2), bei der Bewegungen nur im Geiste, also ohne jede Muskelaktivität, durchgeführt werden. Es hat sich gezeigt, dass die Bewegungsvorstellung zum größten Teil die gleichen Hirnregionen aktiviert wie die Bewegung selbst, allerdings ohne Beteiligung der primären motorischen Hirnrinde (Gerardin, 2000). Mentale Übung wird häufig von Sportlern und Musikern angewendet, kann aber auch sehr nützlich für Patienten sein.

Man kann beispielsweise den auf einem Stuhl sitzenden Patienten bitten, schon einmal diejenigen Bewegungen vorauszudenken, die er machen muss, um von seinem Stuhl zum Bett zu gelangen. Dazu muss er sehr bewusst die einzelnen Schritte aus seinem deklarativen Gedächtnis reproduzieren (eine explizite Lernstrategie). Eine praktische Umsetzung dazu entwickelte die Gruppe um Miltner aus Düsseldorf (siehe Box 1).

Box 1 Mentales Üben (Bewegungsvorstellung)

Definition

Rein gedankliches Einüben von Bewegungen. Bewegungsvorstellung (engl. *mental practice, motor imagery*) ist zu unterscheiden von

- der gedanklichen Vorbereitung (engl. *preparation*), beispielsweise eines Aufschlags beim Tennis oder des Anfangsakkords auf dem Klavier;
- der mentalen Konzentration während der Durchführung einer Aufgabe;
- der *Visualisierung* einer Bewegung, was bedeutet, man stellt sich vor, die Bewegung zu *sehen.*

Hintergrund

Mit Ausnahme der primären motorischen Hirnrinde werden während einer Bewegungsvorstellung größtenteils die gleichen Hirnregionen aktiviert wie bei der wirklichen Bewegung. Analog dazu kennen wir visuelle, auditive und kinästhetische Sinnesvorstellungen, bei denen wir mit Ausnahme der primären sensorischen Hirnrinde die gleichen Regionen aktivieren wie bei der wirklichen Sinneswahrnehmung. Die günstigen Effekte mentaler Übungen sind mehrfach wissenschaftlich belegt. Bewegungsvorstellungen werden u. a. von Sportlern und Musikern angewendet. Im Rahmen einer Rehabilitation ist ihr Nutzen zwar sehr wahrscheinlich, aber es gibt leider dazu noch wenig Erfahrung.

Voraussetzungen

- Die einzelnen Bewegungen, aus denen eine Handlung aufgebaut ist, müssen bewusst zur Verfügung stehen (deklaratives/explizites Gedächtnis). Beispielsweise ist das Binden der Schnürsenkel mittels Bewegungsvorstellung meistens nicht zu leisten, da wir einfach nicht genau (explizit) wissen, wie wir das tun. Das mentale Üben des Schaltens aus dem zweiten in den dritten Gang ist erst dann möglich, wenn uns die teilnehmenden Bewegungen (des linken Fußes, des rechten Fußes und des rechten Arms usw.) bewusst sind. Ein Pianist ist zu einer Bewegungsvorstellung erst dann in der Lage, wenn er die beteiligten Fingersätze gefunden hat und kennt.
- Die Methode hilft dem Patienten nur dann weiter, wenn er in der Lage ist, sie intellektuell zu verstehen. Manchmal hilft ein Vergleich: „Stellen Sie sich einmal den Fußweg vom Bahnhof bis zum Marktplatz Ihrer Heimatstadt vor. Während Ihres Spaziergangs fallen Ihnen zahllose Dinge auf und viele Erinnerungen kehren zurück: das barocke Rathaus, der Supermarkt und die Kreuzung, an der Sie einmal Zeuge eines Unfalls wurden, der Marktplatz, wo immer Musi-

ker spielen, usw. Ihr mentaler Spaziergang frischt das Gedächtnis auf und unterstützt damit Ihren wirklichen Spaziergang."

- Das Gehirn muss in der Lage sein, die Bewegungsvorstellung hervorzurufen. Insbesondere Schädigungen im Bereich der parietalen Hirnrinde scheinen die Beziehung zwischen Bewegungsvorstellung und wirklicher Bewegung zu stören (Crammond, 1977, Buch et al., 2011). Bei diesen Patienten würden Übungen dieser Art eher verwirrend wirken.

Praktische Umsetzung

Das folgende ausgearbeitete Beispiel beruht auf *Miltner* und Mitarbeitern (1998). Es geht um das Ergreifen eines Trinkglases mit dem paretischen Arm. Diese Übungen greifen auch auf Elemente der Engramm- und der Schema-Theorie zurück (Kap. 6).

1 Afferente Phase

Während dieser Phase geht es darum, dass sich die Bewegungen dem Gehirn einprägen (sensorisches Engramm, perzeptuelle Gedächtnisspur).

1a Visuelle Demonstration der Greifbewegung mittels Videoaufnahme. Zwei Varianten stehen zur Verfügung:

- Von vorne. Der Patient betrachtet jemanden, der ein Glas ergreift, von vorne. Dies hat den Nachteil, dass der Patient gedanklich die Rechts-links-Orientierung umkehren muss. Nicht jeder Patient ist dazu in der Lage.
- Von hinten. Der Patient schaut der Versuchsperson quasi über die Schulter und sieht die Bewegung damit aus der eigenen, natürlichen Perspektive.

Anstatt eine Videoaufnahme zu verwenden, kann der Therapeut die Bewegung natürlich auch selbst vormachen.

1b Zuhilfenahme eines Ramachandran-Spiegels (→ Box 8). Der Spiegel wird in der Medianebene sagittal vor dem Patienten aufgestellt, wobei die Spiegelseite dem gesunden Arm zugewandt ist. Während der Patient jetzt mit dem gesunden Arm das Glas ergreift, schaut er in den Spiegel und sieht darin genau die Bewegung, die sein gelähmter Arm machen würde. Im Gehirn wird dieses visuelle Bild an den gelähmten Arm gekoppelt.

1c Wiederholung des letzten Schritts, dabei passive Mitbewegung des gelähmten Arms. Liegt keine allzu schwerwiegende Sensibilitätsstörung vor, dann wird hierdurch auch ein kinästhetisches Abbild der erforderlichen Bewegung erzeugt.

1d Passive Mitbewegung des gelähmten Arms mit geschlossenen Augen. Durch diese Prozedure erfolgt eine Verstärkung des kinästhetischen Engramms.

2 Mentale Phase

Wir unterstellen, dass sich die Bewegung während der afferenten Phase im Gehirn eingeprägt hat. Die erforderlichen Engramme liegen vor und sind bewusst abrufbar. Der Patient ist jetzt in der Lage, in seiner Vorstellung die Bewegung durchzuführen. Zur weiteren Konkretisierung wird jetzt das Glas zentral gestellt. Mehrere Varianten sind möglich:

2a Position. Man setzt beispielsweise zehn Gläser in räumlich unterschiedlichen Positionen vor dem Patienten auf den Tisch (links, rechts, nah und fern, aber immer im Handbereich), die er vorstellungsmäßig ergreifen soll. (Ein Bild auf einer Tafel oder ein Monitor wäre nur zweidimensional und damit nicht realistisch genug.)

2b Glastyp. Die Gläser unterscheiden sich in mehreren Merkmalen, beispielsweise mit oder ohne Henkel, groß oder klein. Dadurch gelingt das Einüben der jeweils notwendigen Handöffnung und Handorientierung.

2c Bewegungsbahn. *Miltner* und Mitarbeiter zeigen dem Patienten verschiedene Bewegungsbögen, über die das Glas erreichbar ist und die er in seiner Vorstellung nachvollziehen muss. »

» Theoretisch scheint diese Variante weniger geschickt, da sich nachweislich beim motorischen Lernen vor allem Bewegungsziele und Endpositionen und nicht die Bewegungsbahn einprägen (Kap. 6). Dennoch ist es unzweifelhaft, dass Bewegungsbahnen variieren sollen: Wenn wir ein Glas ganz hinten im Hängebüfett fassen wollen, machen wir vorsichtige „Umwegbewegungen", um zu verhindern, dass wir andere Gläser herumwerfen.

Die Methode der Bewegungsvorstellung ist vor allem dann sinnvoll, wenn die Voraussetzungen zum Üben der wirklichen Bewegung beschränkt oder nicht vorhanden sind, z. B.:

- Der Pianist übt die Partitur während einer Zugfahrt.
- Der Skifahrer übt den Slalom im Hotelzimmer.
- Der Schlaganfallpatient übt im Liegen seinen Transfer zum Rollstuhl.
- Ein Turner übt Sprünge, während sein Bein in Gips liegt.
- Ein Patient mit einem schmerzhaften CRPS-Arm (Complex Regional Pain Syndrome, früher „Dystrophie") kann versuchen, diesen Arm „gedanklich zu bewegen". Das wäre dann ein erster Ansatz zur aktiven Mobilisierung.

Literatur: Miltner et al., 1998; Magill, 1989; Hamzei et al., 2000; Gerardin, 2000; Bütefisch et al., 2001; Mulder, 2001 (deutsche Übersetzung: Das adaptive Gehirn: Über Bewegung, Bewusstsein und Verhalten. 2006); Pascual-Leone in: Peretz und Zatorre, 2003; Morris, 2005; Buch et al., 2011; Ietswaart et al., 2011.

9.3.6 Bewusstes Üben oder Routine?

Diese Frage betrifft die Beziehung zwischen dem Patienten und den Übungen (siehe die Verbindungslinien in Abb. 9.1). Wie führt der Patient die Übungsaufgabe durch? Gelingt es nur mit maximaler mentaler Anstrengung (engl. *mental effort*) oder fast gedankenlos?

Eine automatische Durchführung einer Fähigkeit könnte man auffassen als einen Schlussstein des Lernprozesses. Beim Gehen denkt man nicht mehr an Beinbewegungen und man nimmt auf einem Stuhl Platz, ohne darüber nachzudenken. Oft durchgeführte – auch sehr komplexe Tätigkeiten wie Pianospielen, Tennisaufschlag oder Laufen auf einem Bergpfad – werden zur Routine oder zur „zweiten Natur". Normalerweise ist unser Repertoire an Routinebewegungen viel größer als die Zahl der Bewegungen, über die wir bewusst verfügen können, was übrigens bedeutet, dass in unserem Gehirn mehr gespeichert ist, als wir uns bewusst sind. Letzteres kann für die Rehabilitation wichtig sein.

Automatisierung (Routinebildung) ist aus verschiedenen Gründen wichtig:

- Routine erfordert kaum eine mentale Anstrengung.
- Die Bewegungen verlaufen schneller und flüssiger und sind oft zielführender.
- Automatisierte Bewegungen erfordern vom Gehirn weniger und anders lokalisierten Hirnaktivitäten (Abb. 2.5).
- Routinetätigkeiten sind für die Folgen einer Hirnschädigung weniger anfällig (Luria, 1963).
- Stark automatisierte Fertigkeiten bilden sich eher und besser zurück (Luria, 1963).
- Automatisierung ermöglicht die Durchführung mehrerer Aufgaben zugleich.

Auch *Franz* (1923) betonte bereits, dass die *„foundation of habits"* ein wichtiger Endpunkt jedes Lernprozesses sei. Gleichzeitig weist er auf die Gefahr einer Entstehung falscher Gewohnheiten hin. Ein Patient behauptet beispielsweise, dass er ohne Stock nicht gehen könne. Nach mehrmaliger Aufforderung, es doch einmal zu versuchen, zeigt sich, dass es doch ohne Stock klappt. Gehen mit Stock war zu einem Automatismus geworden, normales Gehen war aber offenbar infolge erlernten Nichtgebrauchs (engl. *learned disuse*) in Vergessenheit geraten. In ähnlicher Weise gewöhnen sich manche Patienten während des Gangtrainings an, auf ihre Füße zu schauen. Dies ist natürlich ein wichtiger Kompensationsmechanismus, solange man keine vollständige Kontrolle über seine Beine hat. Im weiteren Verlauf des Trainings muss diese Gewohnheit aber auch wieder verlassen werden, da sonst z. B. im Straßenverkehr neue Gefahren drohen. Automatisierung und Routinebildung sind also nicht unter allen Umständen günstig.

In Abb. 9.4 werden die bereits besprochenen hierarchischen Niveaus (Abb. 2.2) auf die komplexe Tätigkeit des Eisschnelllaufens angewendet.

Links (A) sehen wir die Aktivität des Eisschnellläufers während einer längeren Tour in der freien Natur. Auf dem Neoniveau genießt er die Schönheit der Umgebung, das Paläoniveau sorgt für das automatisierte Fließen der Bewegung und das Archiniveau regelt die Muskelspannung, wodurch der Läufer nicht zusammenstürzt. Dieser Eisschnellläufer beschäftigt sich bewusst mit der Tour.

Rechts (B) ist eine andere Variante des Eisschnelllaufs abgebildet. Unter dem gestrengen Auge seines Trainers versucht der Läufer, seine Technik zu verbessern. Er erhält genaue Instruktionen über seine Schlagbewegung: „länger strecken", „früher Gewicht verlegen" oder „mehr auf der Außenkante fahren" usw. Dieser Eisschnellläufer arbeitet gezielt und bewusst an seiner Technik. Die Schlagbewegung ist unter der Kontrolle des Neoniveaus, die Route über den Eisring ist dagegen völlig automatisiert. Gelegentlich wird auch der Muskeltonus unter die Kontrolle des Bewusstseins geraten. Diese Form des Laufens sieht nicht nur anders aus, sie beansprucht auch andere Hirnregionen und erfordert ein anderes mentales Engagement.

Auf diese Weise werden im Rahmen vieler Lernvorgänge bestimmte Teilbewegungen unter die Kontrolle des Bewusstseins gebracht, die später einmal vollständig automatisiert verlaufen sollen. Anfänglich ist der Pianist bewusst mit seinem Fingersatz beschäftigt. Er schaut auf seine Hand und fühlt die Bewegungen der Finger. Zu irgendeinem späteren Zeitpunkt hat sich der Fingersatz automatisiert (ein rätselhafter Prozess übrigens!). Das Neoniveau hat die Aufgabe gewissermaßen an das Paläoniveau weitergereicht. Der Pianist kann sich jetzt auf die Musik selbst konzentrieren.

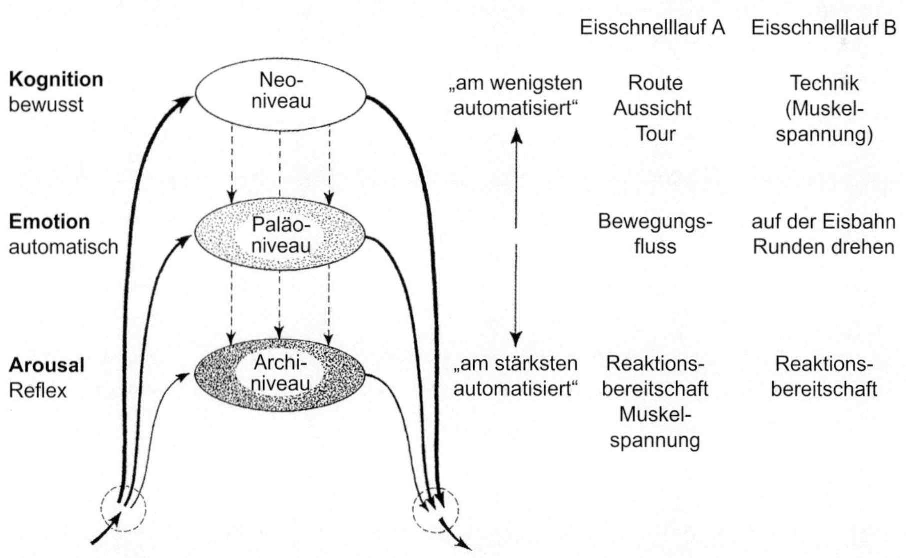

Abb. 9.4 Beteiligung der hierarchischen Niveaus am Beispiel des Eisschnellläufers
Bei A ist er primär mit der Tour beschäftigt; unter B konzentriert er sich bewusst auf die Abstoßtechnik. Die Beteiligung der hierarchischen Niveaus an beiden Szenarien ist unterschiedlich (weitere Erläuterungen im Text).

Beim Üben des Schlaganfallpatienten geschieht etwas Ähnliches. Fußabwicklung und Kniebeugung geschehen anfänglich bewusst, später aber idealerweise automatisch (Kap. 6 „Motorik und Gedächtnis").

Obenstehendes basiert auf dem klassischen Konzept, dass neue Bewegungen kortikal gesteuert werden (Neoniveau) und automatisierte Bewegungen mehr subkortikal (Stammganglien, Paläoniveau). Wie so oft ist es tatsächlich komplizierter: Beim Erlernen neuer Bewegungen ist auch das Striatum mitbeteiligt, während automatische Bewegungen auch rein kortikal erzeugt werden können (Ashby et al., 2010). Eines steht jedoch fest: Die Beteiligung des Gehirns bei neuen bzw. routinemäßigen Aufgaben ist unterschiedlich.

Neben Automatisierung ist häufig auch das Gegenteil wichtig: „Entautomatisierung": Autofahren in London gelingt nicht einfach mit Routine. Wenn Schnee und Eis die Fahrbahn bedecken, müssen wir wieder „nachdenkend" Rad fahren, d. h. kein abruptes Bremsen, vorsichtiges Steuern.

Veränderungen des gewohnten Kontexts zwingen uns zu einem Strategiewechsel. Das gilt auch für den CVI-Patient, der erstmals wieder in den Dünen spazieren geht: Im Therapieraum konnte er gut und automatisch gehen, in der sandigen, unebenen Umgebung muss er wieder über jeden Schritt nachdenken (Beachtung von Löchern, Steinen, Ästen usw.). Bei diesem „Entautomatisierungsprozess" sind frontostriatale Neuronenkreise beteiligt. Durch eine Läsion können diese Neuronenkreise beschädigt sein. Der Patient hat dann Mühe, vom automatisierten auf den bewussten Modus umzuschalten (Hikosaka und Isoda, 2010).

Dies bedeutet für den Therapeuten, dass es herauszufinden gilt, welche Routinefertigkeiten der Patient vor seiner Hirnschädigung beherrschte (Fähigkeitenanamnese). Der eine bevorzugte Bergwanderungen, ein anderer Badminton, ein Dritter betätigte sich als Hobbyzimmermann. Die dazugehörigen „Fertigkeiten-Sets" haben sicherlich ihre biologische Verankerung in einem individuell einzigartigen Gehirn, woraus sich wiederum ergibt, dass die Wahrscheinlichkeit einer Restitution individuell verschieden ist (siehe auch unten, „Individuelle Persönlichkeitsmerkmale" und „Übungstypen"). Manchmal zeigt sich dieses Prinzip sehr deutlich bei zweisprachig erzogenen Personen. Gewöhnlich ist die zuletzt erworbene Sprache weniger fest im Gehirn verankert.

Nehmen wir einmal an, Person A spricht ursprünglich Deutsch und lernt im Alter von 25 Jahren wegen der Emigration nach Australien Englisch. Bei Person B verhält es sich genau umgekehrt. Erleiden beide Personen im Alter von 60 Jahren den gleichen Infarkt der linken Hemisphäre, dann wird Patient A primär eine Aphasie des Englischen (das Deutsche kehrt eher zurück) und Patient B eine Aphasie des Deutschen entwickeln (das Englische kehrt eher zurück). Dieses Muster wird bei zweisprachigen Menschen zwar häufiger, aber nicht immer beobachtet. Die wissenschaftlichen Meinungen über Aphasie bei Zweisprachigen gehen darum immer noch auseinander.

Automatisierte Bewegungen ermöglichen die Durchführung mehrerer Aufgaben gleichzeitig, sogenannte **Doppelaufgaben:** sich beim Spazierengehen oder Autofahren unterhalten, sich während des Gehens eine Zigarette drehen oder die Nase schnäuzen, während des Geschirrspülens die Nachrichten hören. Ein Schlaganfallpatient, der stehen bleibt, sobald das Gespräch interessant wird, verdeutlicht damit, dass sein Gang noch nicht vollständig automatisiert ist und es für ihn schwierig ist, sich während des Gehens auf etwas anderes zu konzentrieren. Denken Sie an einen Gebirgspfad, der allmählich immer unbegehbarer wird. Anfänglich unterhält man sich noch entspannt, aber zum Schluss schweigt jeder, weil die gesamte mentale Energie zum Klettern benötigt wird.

Doppeltaufgaben eignen sich als Tests: Kann der Patient sprechend gehen? Ist er in der Lage, sich während eines Spaziergangs zu unterhalten oder während des Ankleidens die Nachrichten im

Radio zu verfolgen? Doppelaufgaben können aber auch – vorsichtig – benutzt werden im Training, um Automatisierung abzuzwingen. Zur praktischen Umsetzung siehe Box 2.

Box 2 Doppelaufgaben (Dual-, Triple-, Multi-Tasking)

Definition

Gleichzeitige Durchführung von zumindest zwei Aufgaben, entweder motorisch (Handlung) oder sensorisch (Wahrnehmung), beispielsweise während eines Spaziergangs ein Gespräch führen oder die Aussicht genießen, während des Geschirrspülens Nachrichten hören, während des Radfahrens telefonieren, beim Autofahren rauchen oder Schulaufgaben machen mit Radio. Oft machen wir mehr als zwei Dinge gleichzeitig: beim Autofahren den Gang schalten, auf dem Verkehr achten, die Staunachrichten anhören, ein Gespräch führen (engl. *dual-, triple-, multi-tasking*).

Hintergrund

Man kann sich nur mit *einer* Aufgabe *bewusst* beschäftigen. Die gleichzeitige Durchführung von zwei Aufgaben gelingt nur dann, wenn eine der beiden Aufgaben automatisiert ist (Routine). Dazu liefert unser hierarchisches Modell die klassische, aber stark vereinfachte (und nicht ganz korrekte) Erklärung: Das Neoniveau (der Kortex) wird vor allem für bewusste, schwierige und neuartige Aufgaben eingesetzt. Stark automatisierte Routinetätigkeiten werden von einer Art Autopilot gesteuert, wobei andere neurale Systeme beteiligt sind, u. a. das Paläoniveau (Basalganglien). Jemand, der gerade erst den Führerschein gemacht hat, wird erheblich behindert durch einen sprechenden Beifahrer. Für einen Schlaganfallpatienten ist es schwierig, während des Gehens ein Schwätzchen zu machen. Ein Patient mit Schädel-Hirn-Trauma nimmt seine Arbeit wieder auf, fühlt sich aber durch umherlaufende Menschen und Hintergrundmusik gestört.

Die beeinträchtigte Fähigkeit zu Doppelaufgaben ist ein empfindlicher Indikator für das Bestehen von kognitiven Störungen (Holtzer et al., 2004).

Da unser Leben aus zahlreichen Doppelaufgaben besteht, muss während der Rehabilitation versucht werden, die häufigsten Alltagsaufgaben zu automatisieren.

Praktische Umsetzung

Automatisierung des Gehens

1 Diagnostik

Ist ein Patient nach intensiven Übungen wieder in der Lage, im Übungsraum freihändig zu gehen, dann hat man ein wichtiges Teilziel erreicht. Das Gangtraining ist jedoch nicht beendet, das Gehen ist noch störanfällig. Diese Vulnerabilität (hier: Gangunsicherheit) hängt unter anderem davon ab, inwieweit die Bewegungen automatisiert sind. Um einen Eindruck vom Ausmaß der Automatisierung zu erhalten, kann man den Patienten während des Gehens gezielt und wohldosiert mit einer zweiten Aufgabe bzw. einem störenden Faktor belasten, z. B.:

- ihm verschiedene Fragen stellen,
- ihn auffordern, etwas zu erzählen,
- das Radio oder eine Nachrichtensendung einschalten,
- ihn in einer Umgebung mit anderen Patienten Gangübungen machen lassen,
- ihn durch einen belebten Flur des Gebäudes gehen lassen,
- ihn gleichzeitig rauchen, telefonieren oder sich schnäuzen lassen.

Manöver wie diese werden sich bei jedem Patienten anders auswirken. Nimmt durch sie die Gangunsicherheit zu, verzögert sich sein Gang oder hält der Patient gar inne, dann kann man daraus schließen, dass sich die Gehfähigkeit noch nicht automatisiert hat (ein Phänomen übrigens, das »

» man an jedem Bahnhof beobachten kann: die Leute, die so langsam die Treppe hinuntersteigen, sind oft diejenigen die gleichzeitig telefonieren).

2 Training

Manche Patienten gewöhnen sich im Lauf der Rehabilitation an, sehr bewusst auf ihren Gang zu achten. Da sie ihren Beinen nicht ganz vertrauen, blicken sie ständig auf die Füße. Ist diese Vorsicht wegen der erhöhten Sturzgefahr zu Beginn der Behandlung noch berechtigt, sollte sie dennoch nicht zur festen Gewohnheit werden, da sich hierdurch keine fließende Routinebewegung entwickeln kann. Die Gangbewegungen bleiben hölzern und erscheinen mühsam. In einem solchen Fall kann man versuchen, eine Automatisierung zu erzwingen. Wir nennen zwei Möglichkeiten:

- Versuchen Sie, die Aufmerksamkeit des Patienten mittels Instruktion und Information vollständig auf die Ziele des Gehens zu lenken, wie z. B. den Supermarkt auf der anderen Straßenseite, den zu seiner Rechten stehenden Stuhl oder die Klinikpforte. Gelegentlich verbessert sich die Gehfähigkeit dadurch schlagartig, was sich wiederum motivierend auf den Patienten auswirkt (Verstärkung).
- Durch eine zusätzliche Aufgabe kann man „den Druck im Kessel" erhöhen, beispielsweise indem man den Patienten während des Gangtrainings in zunehmendem Maße zu Gesprächen nötigt:
  - Zunächst macht der Therapeut nur kurze Bemerkungen, die nicht beantwortet zu werden brauchen („Dort hängt der Briefkasten", „Der Baum ist aber hoch").
  - Nun folgen einfache Fragen, die mit Ja oder Nein zu beantworten sind („Kommen Sie aus Köln?").
  - Jetzt berichten Sie über tagesaktuelle Neuigkeiten, die Sie ab und zu mit einer Frage unterbrechen („Finden Sie nicht auch?").
  - Schließlich bitten Sie den Patienten um Mitteilungen oder um seine Meinung („Was machen Ihre Kinder beruflich?", „Was halten Sie von unserer Regierung?").

Damit stellen wir den Patienten vor Herausforderungen mit zunehmendem Schwierigkeitsgrad, die er nur durch eine Steigerung der kortikalen Aktivität meistern kann. Gelingt es, dies in kleinen Schritten zu tun, dann wird sich seine automatisierte Gehfähigkeit möglicherweise nach und nach gegen Störeinflüsse immunisieren.

Die Konzentration auf die Beine und Füße lässt sich auch dadurch verringern, dass man den Patienten auffordert, während des Gehens einen Teller mit Suppe oder ein Tablett mit Teetassen zu tragen. Beim Gehen durch die Einkaufspassage kann man den Patienten zusätzlich auffordern, alle passierten Läden zu benennen.

Die Diagnostik und das Training von Automatisierung ist vor allem für solche Patienten von Bedeutung, die sich nach der Reha-Phase wieder in komplexen Umgebungen (große Familie, Bahnhof, Einkaufszentrum, Stadtzentrum) zurechtfinden müssen.

Literatur: Janke et al., 2000; Mulder, 2006, Holtzer et al., 2004.

9.3.7 Individuelle Persönlichkeitsmerkmale

Die Anwendung einer einzigen Standardtherapie auf alle Patienten ist aus verschiedenen Gründen nicht zu empfehlen:

- **Individuell unterschiedliche Ziele:** Der eine (beruflich selbstständige) Patient möchte unbedingt seinen Beruf wieder aufnehmen, dem anderen genügt die ruhige Umgebung einer betreuten Wohneinrichtung.
- **Persönliche Anlagen:** Manche Menschen sind – sogar mit einer Körperbehinderung – geschickt, andere haben auch ohne Handicap „zwei linke Hände". Ein verbal begabter, analytisch

eingestellter Mensch nutzt die sprachlichen Erklärungen und Erläuterungen des Therapeuten, z. B. um seine eigenen Gedanken und Handlungen zu ordnen. Einen intelligenten Patienten spricht man natürlich anders an als jemanden, der nur begrenzte intellektuelle Möglichkeiten besitzt. Die Behandlungsstrategie richtet sich nach den individuellen Anlagen des Patienten.
- **Fertigkeiten:** Jedes Individuum besitzt ein eigenes Arsenal an Fertigkeiten. Jemandem, der sein Leben lang viel getanzt hat, kann das erworbene Taktgefühl möglicherweise bei der Therapie, z. B. beim Gangtraining (Dreivierteltakt, Vor-Seit-Schluss; Marschmusik – marschieren), das Lernen erleichtern. Bei einem Schachspieler können wir ein Schachbrett nutzen zum Einüben räumlicher Funktionen. Bei jemandem, der viel gezimmert hat, kann man über den Gebrauch von Hammer, Säge und Zange die Hand-Arm-Funktion üben.
- **Persönlicher Lernstil:** Auch der Lernstil ist persönlich geprägt. Der eine lernt immer zunächst global und präzisiert erst später, der andere arbeitet dagegen von Anfang an sehr präzis und „fehleranalysierend".
- **Art der Schädigung:** Auch infolge seiner Hirnschädigung besitzt jeder Patient bestimmte Stärken und Schwächen wie Aphasie, Apraxie oder Sehstörungen, die man im Rahmen der Behandlung mitberücksichtigen muss. Schwache Funktionen kann man trainieren, starke Funktionen kann man zur Kompensation einsetzen. Eine wichtige Aufgabe des Therapeuten ist, diese Schwächen und Stärken einzuordnen (siehe Kap. 9.5.3).
- **Charakter:** Jeder Mensch besitzt einen eigenen Charakter. Der eine ist jähzornig und impulsiv, der andere eher abwartend und ruhig. Der eine hat eine niedrige Frustrationstoleranz, der andere ist lockerer und meint, dass man aus Fehlern lernen könne. Der Introvertierte zeigt seine Gedanken und Gefühle nie, der Extravertierte trägt sein Herz auf der Zunge.

All diese Facetten einer Person sind zu berücksichtigen. Ein idealer Behandlungsplan ist immer maßgeschneidert. Macht der Patient während der Rehabilitation plötzlich keine Fortschritte mehr, dann sollte man systematisch überprüfen, ob die genannten Faktoren ausreichend berücksichtigt wurden.

9.4 Die Übungen/Therapie

Wir gehen davon aus, dass „Üben" eine der wichtigsten Maßnahmen ist, um plastische Veränderungen im Gehirn zu erzeugen (Raskin, 2011). Deshalb besprechen wir in diesem Abschnitt einige wichtige Aspekte von Übungen.

9.4.1 Das Ziel der Übungen

Die Ziele der Behandlung und einige Tipps zu ihrer Formulierung finden sich in den Schritten des empirischen Zyklus wieder (Kap. 8). Im Idealfall steht jedes einzelne Mitglied des Behandlungsteams hinter den definierten Zielen und versucht, sie immer zu überwachen. Im Rahmen des gesamten Behandlungsplans verfolgt jede Fachdisziplin mit ihrer Übung je ein Teilziel. Aber der Patient sollte immer verstehen, wozu eine bestimmte Übung dient; dessen sollte man sich von Zeit zu Zeit vergewissern.

Jedes Übungsziel steht in einem bestimmten Bezug zum Gesamtziel der Behandlung. Vor Transferübungen werden beispielsweise zuerst Rumpfbilanzübungen durchgeführt. Der Patient muss auch verstehen, wie die disziplingebundenen Ziele mit dem Hauptziel zusammenhängen: die Ankleideübungen des Ergotherapeuten, die Kommunikationsübungen des Logopäden und die Gangübungen des Physiotherapeuten dienen allesamt dem gleichen Ziel, dass der Patient wieder selbstständig in den eigenen vier Wänden leben kann.

Der Schwierigkeitsgrad von Übungen ist immer so zu wählen, dass das Ziel annähernd oder ganz erreicht werden kann. Sowohl zu schwierige als auch zu leichte Übungen wirken demotivierend. Jede Übung sollte so dosiert sein, dass sie für den Patienten eine **erreichbare Herausforderung** darstellt.

Auch sollte der Patient immer wissen, worauf er seine Aufmerksamkeit zu richten hat. Geht es um das Erreichen des Ziels einer Alltagshandlung (z. B. Zucker in den Kaffee geben) oder um die korrekte Durchführung einer Bewegung (z. B. Ellenbogenflexion) (KP-KR-Diskussion Kap. 6). Konzentriert sich der Patient beispielsweise auf die korrekte Durchführung der Bewegung, während der Physiotherapeut eigentlich eher das Erreichen des Zieles einer Alltagsfertigkeit in den Fokus stellt, liegt ein Missverständnis vor. Der Unterschied zwischen den beiden folgenden Instruktionen ist erheblich: „Versuchen Sie, so schnell und sicher wie möglich die Straße zu überqueren" und „Versuchen Sie, möglichst normal zehn Meter zu gehen".

Bei der Aufstellung von Behandlungszielen sind noch weitere, subtile Faktoren im Spiel. So besprachen wir im Kap. 2 das Beispiel vom Heben des Arms (Luria, 1963), aus dem ersichtlich wurde, dass eine Zielerreichungsinstruktion („Heben Sie den Arm bis Punkt 5 auf der Skala an") zu einem deutlich besseren Ergebnis führte als die reine Aufforderung, sein Bestes zu geben. *Gauggel* und *Fischer* (2001) kommen bei einer sogenannten Pegboard-Aufgabe zu einer ähnlichen Schlussfolgerung, was uns übrigens nicht weiter überrascht; denn wir alle kennen den pädagogischen Grundsatz, dass das Erreichen-Müssen einer Frist die Leistungsfähigkeit erhöht. Die Anweisung „Übermorgen liefern alle ihre Hausarbeiten ab" funktioniert in der Schule erheblich besser als „Schaut mal, wie weit ihr kommt". Dieser Grundsatz sollte in jeder Behandlung so weit wie möglich beherzigt werden.

Insbesondere Patienten mit frontalen Läsionen haben manchmal Mühe, ihr Ziel im Auge zu behalten.

Ein Patient macht sich z. B. auf den Weg in die Stadt, um ein bestimmtes Buch zu kaufen. Unterwegs sieht er in einem Schaufenster Schuhe, die ihm gefallen. Er geht hinein und probiert verschiedene Schuhe an. Kurz darauf kehrt er zurück – mit neuen Schuhen, aber ohne Buch. Eine andere Patientin ist in der Küche mit den Vorbereitungen zum Backen eines Kuchens beschäftigt. Nach zehn Minuten ruft eine nahe Verwandte an und erzählt ausführlich von ihrem Urlaub. Nach dem Telefonat beginnt die Patientin mit Staubsaugen (der Boden ist deutlich staubig). Als sie mit dem Staubsauger die Küche erreicht und die unterbrochenen Backvorbereitungen sieht, erinnert sie sich plötzlich wieder daran, was sie eigentlich vorhatte.

Patienten mit Hirnschädigungen verlieren häufig das Ziel ihrer Handlungen aus dem Auge (Luria, 1963). Hier können spezielle Trainingsprogramme helfen, bei denen der Patient z. B. zunächst eine Schrittfolge aufstellt, an die er dann regelmäßig, beispielsweise mit Hilfe eines Signaltons, erinnert wird (siehe Kap. 10.12 *goal management training,* GMT, Levine et al., 2000).

9.4.2 Intensität und Häufigkeit von Übungen

Die Intensität und die Häufigkeit von Übungen während der Rehabilitation werden vor allem von praktischen Bedingungen und Traditionen bestimmt. Mühelos fällt eine Therapie an Feiertagen aus. Ist die Therapie also von so geringer Bedeutung? Schon immer gab es zehnmal mehr Physiotherapeuten als Psychologen, was angesichts der erheblichen psychischen Probleme und der Verhaltensproblematik von Menschen mit Hirnläsionen zumindest bemerkenswert ist. In der Regel werden beispielsweise täglich dreißigminütige Behandlungen gegeben, aber eigentlich wissen wir gar nicht, ob Häufigkeit und Dauer der Therapie mit harten Argumenten untermauert sind (zum Vergleich: Die Dauer von Einzelmusikstunden auf Musikschulen wurde inzwischen auf dreißig Minuten reduziert, allerdings nicht aus pädagogischen, sondern aus rein finanziellen Gründen).

Franz wies bereits im Jahre 1923 auf dieses Problem hin. Er brachte Katzen dazu, selbstständig die Tür ihrer Box zu öffnen, und ermittelte, nach wie vielen Tagen und Übungen die Fertigkeit zur Routine geworden war:

Häufigkeit der Übungen	**Anzahl Tage gesamt**	**Anzahl Übungen gesamt**
1 x zweitäglich	32	16
1 x täglich	17	17
3 x täglich	9	27
5 x täglich	8	40

Unsere Finanz-Controller dürften sich für diese Tabelle interessieren!

Franz resümiert, dass die Steigerung der Behandlungshäufigkeit zwar zu einer früheren Zielerreichung, aber eigentlich auch zu einem geringeren Rendement der Behandlungen führt. Sinngemäß kommt er zu dem Schluss, dass Ruhe den Lerneffekt verbessert – eine These, die auch heute wieder ausgesprochen aktuell wäre (Kap. 5, „Bedeutung von Ruhe, Schlaf und Traum"), in seinen eigenen Worten:

„A certain amount of apparently resting time must be allowed the nervous system to become organized for required adjustments. The complex nervous adjustments are made not only at the time a specific exercise is taken, but also in the period of rest which follows one exercise and which precedes the next exercise."

Kwakkel und Mitarbeiter (1999) konnten nachweisen, dass zusätzliche, die Mobilität fördernde Übungen von Arm und Bein die Gehfähigkeit und Geschicklichkeit verbessern. Wir halten also kritisch fest, dass die gängige Dauer, Intensität und Häufigkeit von Behandlungen nicht selbstverständlich auch angemessen ist.

Bis sich eine Fertigkeit eingeprägt hat, bedarf es einer großen Zahl von Wiederholungen. Daher ist es besser, wenn die Übungen sich nicht nur auf die Therapiestündchen beschränken. Unabhängig davon sollte der Patient im Reha-Zentrum oder zu Hause auch selbst üben können. Wählen Sie darum möglichst immer solche Übungen aus, die unabhängig vom Behandler sind und leicht in den Tagesablauf des Patienten integriert werden können.

9.4.3 Übungstypen

Außer dem Ziel der Übung ist auch die Art und Weise wichtig, in der geübt wird. Einerseits gibt es immer mehrere Wege zum Ziel, die gleiche Methode kann aber auch zum Erreichen unterschiedlicher Ziele genutzt werden. Im Folgenden findet sich eine kleine Auswahl der zahlreichen und variablen Faktoren, die die Art der Übungen mitbestimmen können.

Die Übungen finden auf dem Niveau der Elementarfunktion, der Aktivität oder der Partizipation (frühere Terminologie: Störung, Einschränkung oder Handicap) statt

Mit der klassisch-fundamentalen Vorgehensweise übt man die **Elementarfunktion** (z. B. Fingerübungen), da man davon ausgeht, dass die Grundelemente einer Fertigkeit so stark wie möglich im Gehirn verankert werden müssen. Auch wenn dies theoretisch plausibel erscheint und in der Praxis oft zutreffen mag, müssen wir gewahr sein, dass es dennoch nicht immer funktioniert, unter anderem weil den Patienten das Endziel der Behandlung womöglich verschlossen bleibt.

Doch hat die fundamentale Vorgehensweise auf vielen Gebieten wie in der Musik oder im Sport ihren Nutzen erwiesen, und es gibt sicher auch Patienten, die sie favorisieren.

Übungen auf dem Niveau der **Aktivität** haben den Vorteil, dass das Ziel für den Patienten deutlicher ist, da er beispielsweise das freihändige Gehen, selbstständiges Ankleiden und Lesefähigkeit als nützliche Fertigkeiten für die zukünftige Eigenständigkeit zu Hause wahrnimmt.

Übungen auf dem Niveau der **Partizipation** sind immer individuell abzustimmen. Mit einem Patienten, der wieder Radtouren unternehmen möchte, wird das Radfahren trainiert. Jemand, der wieder ans Internet will, erhält Übungen am Computer. Ein großer Vorteil partizipationszentrierter Übungen (noch mehr als bei aktivitätszentrierten Übungen) besteht darin, dass sie sich auf eine vom Patienten erwünschte Endsituation beziehen, was eine maximale Motivation des Patienten gewährleistet. Der Nutzen von Übungen auf dem Niveau der Aktivität oder Partizipation ist für den Patienten direkt als sinnvoll erkennbar, sie haben daher einen starken Lerneffekt. Zu Ende gedacht bedeutet dies, dass ein Schlaganfallpatient, der

- selten oder nie auf einem Fahrrad gesessen hat,
- von Beruf Bauarbeiter war,
- selten Treppen stieg, da er im Parterre wohnt und
- in seiner Freizeit viel Tennis spielte,

ein gänzlich anderes Übungsprogramm erhält als ein Schlaganfallpatient, der

- sehr viel mit dem Fahrrad unterwegs war,
- von Beruf Violinist war,
- in einem Haus ohne Aufzug auf der fünften Etage wohnt und
- häufig Schach spielte.

Die Übungen sollten möglichst an präexistierende Fertigkeiten des Patienten anknüpfen

Zahlreiche Fertigkeiten sind wesensverwandt, beispielsweise:

- Vorlesen und Abschreiben eines Textes (visuelle Analyse von Buchstaben),
- Schreiben auf der Tastatur und Klavierspielen (unabhängige Bewegungen der Finger),
- einen Ball fangen und eine Straße überqueren (auf bewegende Objekte reagieren),
- auf einem Pferd reiten und mit der Straßenbahn fahren (auf einer sich bewegenden Unterlage das Gleichgewicht austarieren).

Je größer der Verwandtschaftsgrad zweier Fertigkeiten ist, umso größer ist der resultierende Transfer (sog. *Gesetz der identischen Elemente*). Je enger die Übungen an die präexistierenden Fertigkeiten anschließen, umso größer ist der zu erwartende Lerneffekt. *McEwen* und Mitarbeiter (2010) zeigen, dass der Einsatz einer gleichen kognitiven Strategie bei unterschiedlichen, durch den Patienten selbst zu wählenden Aktivitäten die Übertragung auf nichtgeübte Aufgaben vergrößert.

Sollen die Übungen vor allem auf die Schwächen (Funktionstraining) oder auf die Stärken des Patienten ausgerichtet werden (Kompensationstraining)?

Beim Gangtraining kann der Schwerpunkt beispielsweise auf dem „Gehen wie früher" oder gerade auf dem „anders Gehen" liegen. Bei Übungen nach dem Forced-Use-Prinzip ist der Patient gezwungen, eine schwache Funktion zu trainieren (zur praktischen Durchführung von Forced-Use-Techniken → Box 3).

Wie viel Variation der Übungen?

Indem man die Übungen variiert, beugt man der Abstumpfung (Habituation) und Langeweile vor, und der Patient bleibt bei der Sache. Aus der Schema-Theorie wissen wir außerdem, dass die

Variabilität der Bewegungen und Situationen dem Lernprozess zugutekommen kann; denn auch im Normalfall werden die meisten Ziele mittels stets leicht voneinander abweichender Bewegungen erreicht. Beispiele sind das Ergreifen einer Kaffeetasse aus verschiedenen Ausgangspositionen, das Sicherheben von diversen Sitzgelegenheiten, das Ersteigen von Treppen mit unterschiedlicher Neigung oder Stufenhöhe, das Ausbalancieren auf wechselndem Untergrund (mit geschlossenen oder offenen Augen) (siehe Shumway-Cook und Woollacott, 2000). Durch das Einüben von Variationen werden die „Schemata" mehr universell vom Charakter, was den Patienten besser auf die Unwägbarkeiten des „Lebens draußen" vorbereitet.

In Abb. 9.5 werden die Bedeutung von Variationen (1A und 1B) und der Einfluss ihrer Anordnung auf die resultierende Leistung dargestellt. Anhand von zwei neuen, aber ähnlichen Aufgaben (in der Abbildung rechts) wird die Lernleistung ermittelt. Die Testergebnisse nach variierten Übungen (1B) sind besser als nach Wiederholungen der immer gleichen Übung (1A). Im Beispiel 2A werden die Variationen nach einem festen Muster (engl. *blocked practice*), im Beispiel 2B unsystematisch eingespielt. Hier zeigt sich, dass die Variante B überlegen ist, was eigentlich zu erwarten war, weil man im „wirklichen Leben" auch oft mit unerwarteten Ereignissen zu tun hat (siehe Kap. 6 „Ökologische Theorie").

In diesem Zusammenhang muss man also das übliche Vorgehen in vielen Sportarten in Frage stellen, wie z. B. die Gewohnheit, während der Tennisstunde Vorhand-Cross oder Rückhand-Cross in Blöcken zu üben und nicht im unregelmäßigen Wechsel.

Andererseits dürfen Variationen auch wieder nicht so ausgeprägt sein, dass der Patient in Verwirrung gerät. Selbst eine objektiv geringfügige Veränderung (z. B. ein Wechsel des Rollstuhltyps) kann für manchen Patienten große Anpassungsprobleme mit sich bringen. Die Übungsvariationen müssen demnach passend zur Lernphase, in der sich der Patient gerade befindet, sorgfältig dosiert werden.

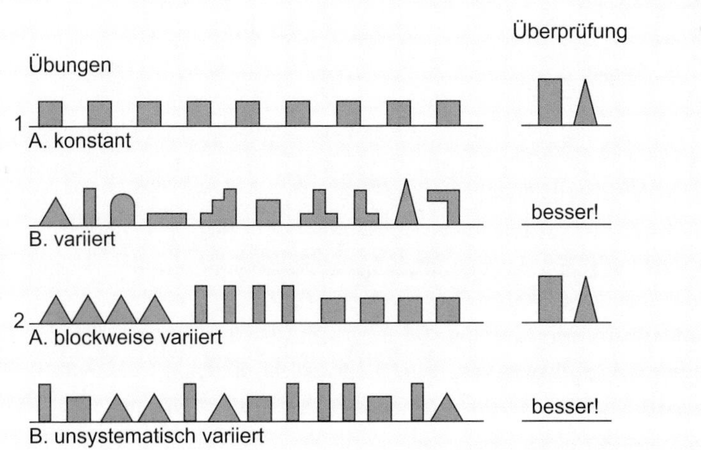

Abb. 9.5 Einfluss variierter Übungen auf die Leistung
Die dargestellten unterschiedlichen Symbole stellen die Variationen der Übungen vor. Die zwei Symbole rechts sind verwandte, aber neuere Testaufgaben. 1A Wiederholen der immer gleichen Übung, 1B Variierte Übungen, 2A Variation systematisch üben in Blöcken, 2B unsystematische/unerwartete Variationen. Testet man die Versuchspersonen jetzt mit zwei neuen, aber mit den Übungen verwandten Aufgaben (rechts in der Abbildung), dann erweisen sich die Verfahren 1B und 2B als überlegen (nach Shumway-Cook und Woolacott 2000).

Aktives Lernen ist dem passiven Lernen überlegen

Aktives Lernen steht für Learning by doing. Der Patient selbst ergreift die Initiative, versucht eine Bewegung und erzeugt damit sensorische Reafferenzen. Während passiven Lernens unternimmt der Patient selbst wenig oder nichts, wird aber beispielsweise mit äußeren Reizen stimuliert (Exafferenz). In zahlreichen Studien wurde nachgewiesen, dass aktives Lernen dem passiven Lernen überlegen ist, was sowohl für kognitive (Vakil et al., 1998) als auch für motorische Funktionen gilt (es ist durchaus fragwürdig, ob man bei rein passiver Stimulation noch von „üben" sprechen kann). In fMRI-basierten Studien konnte gezeigt werden, dass eine bestimmte aktive Armbewegung mehr und andere Hirnregionen aktiviert, als wenn man die gleiche Bewegung passiv stimuliert (Lotze et al., 2003; Mima et al., 1999). Aus dem Blickwinkel des operanten Lernens würde man sagen, dass das Individuum durch die aktive Beziehung zwischen der Bewegung und dem erreichten Bewegungsziel Macht über seine Umgebung gewinnt. Wir erinnern uns an das Äffchen, das sein Bestes gibt, um ein Stückchen Banane aus dem Gerät zu lösen (Abb. 3.12).

Box 3 Forced Use

Definition

Erzwungener Gebrauch. Bekanntes Beispiel ist die Okklusion der „trägen" Augen bei Amblyopie: das Gehirn hat „entlernt", Information aus einem sehschwachen Auge (z. B. bei Astigmatismus, Schielen usw.) zu verarbeiten (erlernter Nichtgebrauch, engl. *learned disuse*). Die Abdeckung des intakten Auges zwingt das Gehirn zur Registrierung von Informationen aus dem schlechten Auge und zur Mobilisierung bisher nicht genutzter plastischer Potenziale – in diesem Fall die kortikale Repräsentation des sehschwachen Auges.

Andere Beispiele von erzwungenem Gebrauch:

- Immobilisierung des gesunden Arms zur Stimulation des Gebrauchs des paretischen oder gefühllosen Arms.
- Verbinden der Augen; man kann auch eine Sichtblende nach unten, ähnlich einem Mühlsteinkragen, einsetzen; hierdurch wird der Patient gezwungen, „nach Gefühl" zu gehen.
- Anwenden von dämpfendem Gehörschutz zur Schärfung der visuellen Wachsamkeit, beispielsweise im Straßenverkehr.

Der erwünschte Zwang kann auch durch andere Faktoren herbeigeführt werden, z. B.:

- **Willensstärke** und die Bereitschaft, zur Wiedergewinnung einer Fertigkeit bis zum Äußersten zu gehen (Kap. 4, Fallbeispiele 3 und 5).
- Situationsbedingte **Notwendigkeiten,** beispielsweise Bedienung des Autopedals ohne Sichtkontrolle der Füße, Spielen eines Instruments ohne Sichtkontrolle der Hände (man soll ja entweder in die Noten oder zum Dirigenten schauen).
- **Bimanuelle Handlungen** zwingen den betroffenen Arm grundsätzlich zur Aktivität.

Weiter oben haben wir bereits den Fall der Patientin mit dem gefühllosen Arm beschrieben, die der Hunger dazu trieb, schließlich selbst ihr Frühstücksbrot zu bereiten (Kap. 6, „Lernen ohne Gefühl: Deafferenzierung").

Hintergrund

Die intensive Nutzung neuraler Systeme, vor allem im Rahmen sinnvoller und zielgerichteter Aufgaben, induziert innerhalb der beteiligten neuralen Systeme plastische Veränderungen, wodurch sich die betroffenen Fertigkeiten verbessern: Übung macht den Meister, Learning by doing. Im Fall sensorischer Forced Use spielt crossmodale Plastizität eine Rolle: Die Sehstörung zwingt den Erblindeten zum Erlernen der Blindenschrift; die Hörstörung zwingt den Gehörlosen zum Erlernen der Gebärdensprache. Über die genaue Erklärung der Effekte besteht kein Konsens (siehe die kritische Betrachtung von Sunderland und Tuke, 2005).

Aus einem Experiment, das *Ogden* und *Franz* schon im Jahre 1917 an vier Affen unternahmen, können wir ableiten, dass die Technik des Forced Use nicht wirklich neu ist. Zitat:

„Die von den meisten Neurologen empfohlene allgemeine Körpermassage bewirkt zwar eine leichte Verbesserung der Symptomatik; es bleibt aber dabei, dass das Tier (ein Affe) im Rahmen der Alltagstätigkeiten des Essens und Kletterns seine Hand und seinen Arm nur äußerst unbeholfen gebrauchen kann. Immobilisiert man dagegen die Gliedmaßen der intakten Körperhälfte, wodurch das Tier bei Essen und Klettern gezwungen ist, die betroffenen Gliedmaßen zu Hilfe zu nehmen, dann entsteht eine rasche Verbesserung bis hin zur vollständigen Restitution."

Voraussetzungen

Für die Durchführung des Forced-use müssen drei Grundbedingungen vorliegen;

- **Restfunktion:** Es muss zumindest eine geringe Restfunktion (motorisch, sensibel, visuell) vorhanden sein. Der erzwungene Gebrauch eines vollständig gelähmten Arms und das Abdecken der Augen bei vollständig fehlender Sensibilität führen nur zu Frustration.
- **Verständnis:** Um die Motivation zu einem Tagesablauf unter erschwerten (Forced-Use-)Bedingungen aufbringen zu können, muss der Patient in der Lage sein einzusehen, dass der erzwungene Gebrauch zwar unangenehm ist, aber trotzdem eine Funktionsverbesserung liefern könnte.
- **Nichtakute Phase:** Forced Use während der akuten Phase nach einer Hirnläsion ist kontraindiziert. *Schallert* und Mitarbeiter (2000) konnten nachweisen, dass ein Hirninfarkt durch vorzeitiges Forced-Use-Training verschlimmert werden kann.

Praktische Umsetzung

Motorisch

Für Patienten mit erlerntem Nichtgebrauch des betroffenen Arms (engl. *learned disuse*), der jedoch eine erhaltene Restkapazität zur Funktionsverbesserung hat, empfiehlt sich die Immobilisierung des intakten Arms mittels einer Schlinge oder einer Schiene mit Klettverschlüssen. In diesem Fall spricht man auch von *Constraint Induced Movement Therapy* (CIMT) oder von Taub-Training (nach die Pionier Edward Taub). Zusammen mit dem Patienten wird die weitere Dosierung besprochen, z. B. drei Wochen lang acht Stunden täglich. Während dieser Zeit ist der Patient zur Durchführung bestimmter Aufgaben verpflichtet, wie beispielsweise Haushaltstätigkeiten, Briefe schreiben, im Internet surfen oder im Garten arbeiten. Während der Therapieperiode wird regelmäßig die Mobilität des betroffenen Arms getestet (z. B. einmal wöchentlich Action-Research-Arm-Test).

Sensorisch

Gehen nach Gefühl (z. B. mit einem horizontalen Karton um den Nacken als Sichtblende). Empfiehlt sich für Patienten, die sich während der Rehabilitation die fortwährende Blickkontrolle ihrer Fußbewegungen angewöhnt haben, obwohl eine weitere Verbesserung der Kinästhesie noch möglich erscheint. Schneiden Sie einen kreisförmigen Karton mit einer Öffnung in der Mitte aus und legen Sie diesen um den Hals des Patienten. Zu Beginn macht man den Durchmesser des Kartons nicht zu groß (z. B. 30 cm), damit der Patient nötigenfalls noch seine Füße sehen kann. Allmählich wird die Sichtblende größer. Bei einem Durchmesser von 60 cm sieht der Patient den Fußboden vor sich erst ab einer Entfernung von zwei Metern, wodurch die Fußschritte nur noch nach dem Gefühl gemacht werden können. Scheut man sich, den beschriebenen Kragen aus Karton in der Öffentlichkeit anzuwenden, kann man auch eine mit Klebeband nach unten blickdicht gemachte Spezialbrille verwenden.

»

» Der Bodenbelag ist eine weitere veränderliche Variable. Man beginnt beispielsweise mit dem Linoleum des Übungsraums, gefolgt vom weitgehend noch planen Belag des Bürgersteigs; dann wird es zunehmend unebener: Grasfläche, Waldweg und Bergpfad.

Die Effektivität von Forced-Use-Prozeduren ist anhand fundierter wissenschaftlicher Untersuchungen bewiesen (vor allem bezüglich die Motorik). Jedoch hat es sich gezeigt, dass viele Patienten den während der Therapie gebuchten Gewinn nicht dauerhaft aufrechterhalten können. Vielleicht spielt eine Rolle, dass das Ausführen von Handlungen mit dem betroffenen Arm sich zwar „objektiv" verbessert hat, aber noch immer mehr „mentalen Einsatz" erfordert. Und gerade das erlebt der Patient als unbehaglich. Auch gibt es Patienten, die diese Therapiemethode insgesamt als unangenehm finden und lieber auf Kompensation setzen. Jeder hat sein eigenes Gutdünken! Ein Beweis von Effektivität ist also nicht eine zwingend Rechtfertigung, diese Methode bei jedermann einzusetzen.

Literatur: Ogden und Franz, 1917 (in: Finger und Stein, 1984, und Nudo, 2000); Taub (in: Ince, 1980) sowie Taub und Crago (in: Julesz und Kovacs, 1995), van der Lee et al., 2001; Leidner, 1998; Uswatte und Taub (in: Stuss et al., 1999), Sunderland und Tuke, 2005

9.4.4 Ökologische Validität und Generalisierung

Ökologisch valide sind solche Übungen, die einen Nutzen für das Alltagsleben des Patienten haben. Das bedeutet, dass ein Transfer bzw. Generalisierung von der Übung in das tägliche Leben stattfinden muss. Wir können drei Aspekte der Generalisierung unterscheiden, nämlich in Bezug zu:

- **Zeit:** Der Effekt einer Übung bleibt auch Tage bis Monate nach Beendigung der Therapie erhalten.
- **Kontext:** Das in der Übung Erlernte wird auch in anderen Umgebungen wie beispielsweise zu Hause oder im Beruf angewandt.
- **Aufgabe:** Zu hoffen ist, dass die eingeübten Fertigkeiten auch in artverwandten Aufgaben eingesetzt werden (z. B. Nach-links-Schauen nicht nur im Straßenverkehr, sondern auch im Supermarkt und beim Geschirrabwaschen).

Ökologische Validität wird oft als gegeben unterstellt, aber ist nur selten nachgewiesen, das heißt: Man geht wie selbstverständlich von einem Nutzen der Übungen aus, der aber durchaus fraglich sein kann (Uzzel und Gross, 1986).

Im Idealfall ist der Patient fähig, das in der Therapie Erlernte in seinem Alltag anzuwenden. Dies muss aber nicht zwingend so sein. Gerade das ist die größte Schwachstelle von vielen Trainingsverfahren.

So wurden in den letzten Jahren zahlreiche computerunterstützte Trainingsverfahren entwickelt, mit deren Hilfe fast jede denkbare Funktion eingeübt werden konnte (z. B. visuelle Wahrnehmung, Aufmerksamkeit, räumliche Funktionen), wobei sich regelmäßig zeigte, dass die eingeübte Fertigkeit sich zwar verbesserte, jedoch keine Generalisierung auf das Alltagsleben entstand: Auch intensive Übungen räumlicher Funktionen „in vitro" führen nicht automatisch dazu, dass der Patient sich „in vivo" weniger oft verirrt, seinen Schrank besser aufräumt oder sich besser anzieht.

Offensichtlich waren die Ergebnisse dermaßen enttäuschend, dass in einem niederländischen Bericht mit dem Titel *Revalidatie na een beroerte* („Rehabilitation nach Schlaganfall") Folgendes ausgeführt wird:

> *„Richtlinie 64 (Niveau 2): Es liegt der Schluss nahe, dass eine computerunterstützte Therapie zur Verbesserung kognitiver Funktionen ohne aktive therapeutische Begleitung nicht zu empfehlen ist."*

Was wohl nichts anderes heißt, als dass ein computerunterstütztes Training nur dann sinnvoll ist, wenn der Zusammenhang zwischen der Übung am Computer und der Alltagsfunktion deutlich wird.

Grundsätzlich gilt das natürlich für **alle** Übungen: Eine der wichtigsten Voraussetzungen für Generalisierung ist erst dann gegeben, wenn dem Patienten der Zusammenhang zwischen der Übung und der zu beherrschenden Fertigkeit klar ist.

Beispiel: Neglect
Ein Patient mit linksseitigem Neglect übt die Ausführung einer Durchstreichaufgabe. Durch schlechte Leistungen zu Beginn der Übungen wird der Patient sich seiner Schwäche, Dinge zu übersehen, bewusst. Diese Selbsterkenntnis ist besonders wichtig, da das Durchstreichen von Buchstaben noch kein Gefahrenpotenzial birgt, wie es im Straßenverkehr der Fall wäre. Während des Trainings wird mit einer Selbstinstruktionstechnik gearbeitet. Der Patient sagt immer wieder laut „Nach links schauen" und bemerkt dabei, dass ihm das hilft. Das dabei eingeschliffene Prinzip „Nach-links-Schauen" kommt im Anschluss bei der alltagspraktischen Übung „Überqueren der Straße" zur Anwendung. Auch hier sagt der Patient „Nach links schauen" vor sich hin und gewinnt dadurch an Sicherheit. In diesem Beispiel bildet die Formel „Nach links schauen" das Bindeglied zwischen dem Einüben der Elementarfunktion und der Alltagsfertigkeit.

Beispiel: Einsatz kognitiver Strategien (frei nach McEwen et al., 2010)
Drei CVI-Patienten werden trainiert mit einer festen kognitiven Strategie: immer laut sagen „Ziel – Plan – tue – Check". Jeder Patient wählt aus vielen Möglichkeiten drei Aufgaben aus, die er gerne üben möchte: z. B. Gemüse schneiden, Kaffee machen, Ei kochen. Bei jeder Aufgabe wird immer dieselbe Strategie angewandt: Der Patient fragt sich immer wieder: Was will ich erreichen? („Ziel"), Wie schaffe ich das? („Plan"), macht die Übung („tue") und reflektiert danach, wie es funktioniert hatt („Check"). Wenn nötig, korrigiert der Therapeut Fehler. Während und nach der Therapiephase wurde geprüft, ob der Patient auch Fortschritte macht in Bezug auf nichttrainierte Aufgaben - das war der Fall. Der Einsatz einer festen Strategie fördert also die Generalisierung.

Mayer und Mitarbeiter (in: Uzzel und Gross, 1986) führen fünf Punkte an, die für das Zustandekommen von Generalisierung wichtig sind:

- Je größer die Ähnlichkeit zwischen den Aufgaben ist, umso mehr Transfer findet statt.
- Ein Anschluss an bestehende Routinetätigkeiten beschleunigt die Entstehung von Transfer.
- Transfer entsteht nicht immer automatisch, sondern muss dem Patienten oft nahegebracht werden.
- Die Einsicht des Patienten in die den Übungen zugrunde liegenden Prinzipien erhöht die Wahrscheinlichkeit einer Generalisierung.
- Die Intelligenz des Patienten, insbesondere dahin gehend, ob er den Zusammenhang zwischen Übung und Endziel versteht, spielt eine wichtige Rolle.

Gelingt es, ein für die Rehabilitation brauchbares Alltagsäquivalent der Elementarübung zu finden, dann ist dies in den meisten Fällen einer eher mühseligen Generalisierungsprozedur vorzuziehen. Mit etwas Kreativität ist es sogar fast immer möglich, zum Einüben eher steriler Elementarfunktionen Alltagsvarianten zu finden, die für den Patienten letztlich nutzenbringender sind. Beispiele aus der Physio- und Ergotherapie:

- Flexion - Extension: mit einem Trommelstock auf eine Trommel schlagen,
- Supination - Pronation: eine Schraubendreher benutzen,

- Buchstabendurchstreichen-Test: in einer Kiste mit Krimskrams ein Radiergummi suchen,
- Block-Design-Test: farbige Blöcke in einer Kiste rearrangieren,
- Rechenaufgaben: an der Kasse abrechnen,
- Linienhalbierungsaufgabe: eine Holzlatte mit einer Säge in zwei gleiche Hälften teilen; eine bestimmte Menge „gerecht" verteilen.

Inzwischen dürfte deutlich geworden sein, dass das Zustandekommen von Generalisierung in hohem Maße von Entscheidungen abhängt, die der Behandler trifft (Abb. 9.1, Verbindungs-linie zwischen Therapeut und Übung).

9.4.5 Aufbau des Übungsprogramms

Eine Übung steht meist nicht allein, sondern ist Teil eines breiter angelegten Übungsprogramms (Abb. 9.1, kleine Kreise). Der Patient absolviert verschiedene Therapieformen, wie Physio- oder Ergotherapie, deren Übungen in einen Zeitplan integriert sind und zunehmende Schwierigkeitsgrade aufweisen. Eine einzelne Übung ist also Teil einer größeren Struktur, die idealerweise bewusst und planvoll vom Behandler oder Behandlungsteam geschaffen wurde (Abb. 9.1, Verbindungslinie zwischen Therapeut und Übung).

Eines der wichtigsten Elemente eines guten Behandlungsprogramms ist die ausgewogene Dosierung und zeitliche Abstimmung der verschiedenen Übungen. Es müssen zu große Therapiesprünge – wie beispielsweise aus dem Übungsraum direkt auf die Straße oder aus der Ergotherapie direkt in den beruflichen Alltag – vermieden werden. Ohne Anspruch auf Vollständigkeit wollen wir hier neben den schon genannten, weitere Möglichkeiten vorstellen.

- Von der Elementarfunktion (Störung) zur Aktivität (Einschränkung) und dann zur Partizipation (individuelle Patientenrolle; Kap. 8, „Entwurf eines Behandlungsplans", und Kap. 11, „Ellie").
- Phaseneinteilung gemäß Engramm-Theorie. Zunächst Aufnahme und Speicherung sensorischer Informationen (innere Referenz), danach Übungen und schließlich Automatisierung (Kap. 6, „Engramm-Theorie und perzeptive Theorie").
- Von kognitiv-orientierender Phase zu assoziativer Übungsphase zu automatischer Lernphase. Mehr oder weniger analog zur Phasierung gemäß Engramm-Theorie (Kap. 5.5).
- Chaining und Chunking. Kettenbildung aus Einzelbausteinen (Kap. 2, „Bewegungssequenzen", und Kap. 5, „Chaining oder Chunking"). Wichtiger Unterschied zwischen Forward Chaining und Backward Chaining (s. Box 4).
- Von elementar nach komplex, von leicht nach schwierig, von alleinstehend nach kontextbezogen. Beispielsweise zuerst freihändig gehen, allein im Übungsraum, schließlich draußen, unter Menschen, mit einer Einkaufstasche auf einem unebenen Fußboden gehen.
- Von sturer Wiederholung zu Variationen (Kap. 6, „Drei Theorien zum motorischen Lernen", und Kap. 9, „Aufmerksamkeit").
- Fading-in = Einschleichen: allmähliches Einbringen von Elementen wie Ablenkung oder Kontext.
- Fading-out = Ausschleichen: allmählich Herausnehmen von Elementen wie Hilfsmitteln, verbaler oder körperlicher Unterstützung oder Feedback.
- Von Archi- zu Paläo- zu Neo-Ebene (Kap. 2, „Funktionen sind auf mehreren Ebenen verankert", hierarchisches Modell). Dieser Aufbau ist in vielen Therapieverfahren wiederzufinden. Dabei wird von der Annahme ausgegangen, dass das Folgen der Entwicklungslinie „Archi–Paläo–Neo" auch in der Erwachsenenrehabilitation vernünftig ist (diese Annahme ist allerdings fragwürdig). Beispielsweise konzentriert die Therapie sich anfänglich vor allem auf die

Reflexe und den Muskeltonus, anschließend auf Körperhaltung und Gleichgewicht und schließlich auf die distalen Fertigkeiten.
- Von externer (Therapeut, Struktur) nach interner Kontrolle (selbstinitiiert). Gelegentlich wird vergessen, dass der Patient schlussendlich alles selbst regeln muss. Die allmähliche Entziehung von Unterstützung und Struktur und der gleichzeitige Aufbau der Selbstkontrolle und Eigeninitiative kann eine entscheidende Voraussetzung für die Entlassung des Patienten in die häusliche Situation sein. Wir denken beispielsweise an die Kontrolle von enthemmtem Verhalten (Kap. 7). Idealerweise werden externe Verstärker durch intrinsische Motivation ersetzt.

Box 4 Chaining und Chunking

Definition

Zusammenfügen von Reflexen oder Handlungssegmenten zu einer Kette *(chain)* bzw. einem Bündel *(chunk)*.

Hintergrund

Zahlreiche Handlungen bestehen aus einzelnen Handlungssegmenten, die während eines Lernprozesses miteinander verknüpft werden. Häufig vorkommende Handlungsketten werden automatisiert und als Serie gespeichert, wodurch man über bestimmte Bewegungen nicht mehr bewusst nachzudenken braucht. Das Händewaschen verläuft beispielsweise fließend und automatisch: Ergreifen der Seife – Öffnen des Wasserhahns – Hände ins fließende Wasser halten – Ablegen der Seife – Waschbewegungen machen – Hände im fließenden Wasser abspülen – Wasserhahn schließen – Hände abtrocknen. Auch eine bekannte (selbst eine komplizierte) Route legen wir gedankenlos und fehlerfrei zurück. Das Erlernen des Maschineschreibens ist ausgiebig erforscht. Zu Beginn ist man mit jedem einzelnen Buchstaben beschäftigt; anschließend bilden sich Buchstabenreihen (häufig vorkommende Wörter); zuletzt werden ganze Sätze in einem Zug ausgeführt. Durch Kettenbildung werden allmählich größere „Chunks“ geformt. Danach ist man sich der einzelnen Anschläge nicht mehr bewusst und weiß nicht einmal mehr, wo genau auf der Tastatur sich der einzelne Buchstabe befindet. Beim Einstudieren eines Musikstücks findet ein ähnlicher Vorgang statt. Einzelne Töne fügen sich zu Tongruppen, Gruppen werden Musikfragmenten.

Chaining-Formen

- **Forward Chaining (Vorwärtsansatz):** das Miteinanderverbinden von Handlungsfragmenten, beginnend am Anfang. Eine systematische Vorgehensweise, die sich beispielsweise zum Einstudieren eines Musikstücks eignet. Die Beherrschung der ersten Takte kann für den Schüler bereits sehr motivierend sein (der Schlussakkord ist also nicht das Lernziel). Bei anderen Aufgaben kann das eventuelle Nichterreichen des Lernziels (z. B. Sichankleiden, Finden einer Route zu einem Ziel) sich nachteilig in Form von Demotivierung auswirken.
- **Backward Chaining (Rückwärtsansatz):** das Miteinanderverbinden von Handlungsfragmenten, beginnend am Ziel, von dem aus man sich stetig zurück arbeitet. Der Vorteil dieser Methode besteht darin, dass der Patient von Anfang an am Erreichen des Lernziels beteiligt ist (z. B. der Kaffee ist da, das Ziel der Route ist erreicht), was als Verstärker wirkt und die Motivation antreibt (siehe unten).

Praktische Umsetzung (Backward Chaining)

Lernen, Kaffee zu machen (bei Apraxie) Einige Patienten mit (ideatorischer) Apraxie führen Teilhandlungen in der falschen Reihenfolge durch (zuerst Kaffee und dann erst Filter in Filterhalter), wodurch die Handlung versandet. In einem solchen Fall muss die ganze Handlungsreihe neu eingeschliffen werden. Nehmen wir einmal an, das Kaffeemachen besteht aus den folgen- »

» den zehn Handlungssegmenten: (1) Kaffeekanne ergreifen – (2) Wasser einfüllen – (3) Wasser in Kaffeemaschine gießen – (4) Kaffeekanne in Kaffeemaschine setzen – (5) Filterhalter ergreifen – (6) Filterpapier einsetzen – (7) Kaffee aus dem Schrank nehmen – (8) Kaffee in Filter füllen – (9) Filterhalter auf Kaffeekanne setzen – (10) Kaffeemaschine einschalten. Nehmen wir ferner an, dass der Patient die einzelnen Handlungssegmente jedes für sich beherrscht, sie aber nicht in der richtigen Reihenfolge durchführt.

Zum Backward Chaining wird der Behandler zunächst vor den Augen des Patienten die Schritte 1 bis 9 durchführen und ihn dann bitten, den letzten Schritt durchzuführen: Kaffeemaschine einschalten. Dann wird weiter zurück gearbeitet, erst Schritt 8, dann Schritt 7 usw., vom Ziel weg bis zum Anfang hin. Durch diese Vorgehensweise ist der Patient recht schnell davon überzeugt, dass er selbst den Kaffee zubereitet hat, was außerordentlich motivierend wirkt.

Den Weg zur Physiotherapieabteilung finden (bei visuell-räumlicher Störung) Patienten mit visuell-räumlichen Störungen oder Neglect haben häufig Mühe, den richtigen Weg zu finden. Räumlich bleibt das Reha-Zentrum ihnen fremd; im Kopf entsteht kein Gebäudeplan. In einem solchen Fall kann es sinnvoll sein, die Route zum Physiotherapieraum, die ja täglich zurückgelegt werden muss, als automatisierte Handlungsreihe einzuüben. Das Erreichen des Ziels ist in diesem Beispiel natürlich entscheidend.

Nehmen wir an, Sie wollen, dass Ihr Kind lernt, den Weg zur Schule selbst zurückzulegen. Da es offensichtlich unsinnig wäre, zum Abschied zu winken und den Sprössling dann sich selbst zu überlassen, wenden viele Eltern bereits intuitiv die Methode des Backward Chaining an. Sie gehen zunächst mit, lassen das Kind aber immer schulferner allein weitergehen.

Mit einem Patienten verfahren wir ganz ähnlich. Zu Beginn begleitet die Schwester ihn noch bis zum Ziel, dann kehrt sie ihm den Rücken zu, sobald die Tür des Physiotherapieraums in Sicht kommt und schließlich schon beim Erreichen der Schwingtür („Hinter der Schwingtür sehen Sie die blaue Tür zum Physiotherapieraum"). So wird immer weiter zurück gearbeitet.

Hat man auf diese Weise den Startpunkt (das Zimmer des Patienten) erreicht, dann ist er in der Lage, völlig selbstständig den Weg zum Physiotherapieraum zurückzulegen. Die Belohnung für den Lernerfolg liegt in der Möglichkeit, sich unabhängig von anderen selbst entscheiden zu können, wann man sich auf den Weg macht. Und gerade das – das Nicht-abhängig-Sein und Selbst-entscheiden–Können, wenn man irgendwo hingehen möchte – ist ein wichtiges Etappenziel im Lernprozess (intrinsische Verstärkung).

Literatur: Wilson et al., 2003; Rosenbaum, 1991.

9.5 Der Therapeut

In diesem Abschnitt beschreiben wir einige Aspekte eines Therapieprogramms, die in erheblichem Maße abhängig sind von der Aktivität, dem Sachverstand des Therapeuten und der Auswahl, die er macht.

9.5.1 Edukation

Innerhalb eines jeden Rehabilitationsprogramms hat Edukation, d. h. Aufklärung, einen wichtigen Platz inne. Diese sollte vorzugsweise am Anfang erfolgen, aber das gelingt nicht immer, z. B. weil der Patient noch verwirrt ist oder in einer Verneinungsphase steckt. Es ist darum wichtig, den richtigen Moment dafür einzuschätzen. Man sollte sich stets dessen bewusst sein, dass viele, sogar gebildete Laien, kaum etwas über das Gehirn wissen. Das ist angesichts der weiten Verbreitung von Hirnschädigungen (etwa zwei Prozent der Menschen leben mit den Folgen einer Gehirnerschütterung, eines Traumas oder Schlaganfalls) erstaunlich.

Ziel der Edukation ist, dass der Patient realistische Informationen bekommt über seine Probleme und die Chancen auf Restitution und dass falsche Vorstellungen korrigiert werden. Dabei ist es schwierig, den richtigen Mittelweg zu finden. Eine positive Attitüde ist einerseits nicht schlecht, kann aber andererseits falsche Hoffnung wecken. Fakt ist jedoch, dass Patienten (und ihre Familien) manchmal unnötig pessimistische Informationen vermittelt bekommen im Sinne von: „Das kann nichts mehr werden", „Nach einen halben Jahr erholt man sich nicht mehr weiter".

Die Qualität der Informationen existierender Broschüren und Videos über die Folgen von Hirnschädigung ist ziemlich wechselnd. Nach unserer Meinung wird leider zu oft zu sehr verallgemeinert: „Sie sind so dies .... sie sind so und so ...". Es ist deshalb wichtig, gerade die enorme individuelle Diversität von Störungen und Problemen zu betonen. Man sollte aus diesem Grund jedem Patienten (eventuell zusammen mit Partner, Verwandten oder Freunden) Edukationssitzungen anbieten im Umfang von beispielsweise 4-mal einer halben Stunde.

Ein solches Programm könnte in Stichworten so aussehen:

Erste Sitzung. Thema: Gehirn. Man benutze eine gute Abbildung oder ein Kunststoffmodell des Gehirns.

- drei Ebenen des Gehirns: Hirnstamm, Innengehirn und Außengehirn (hierarchisches Modell).
- drei Stufen von Informationsverarbeitung in der Hirnrinde (Signalisieren, Erkennen, Situation verstehen bzw. primärer, sekundärer und tertiärer Kortex).
- Hemisphärenspezialisierung: Unterschiede zwischen linker und rechter Hirnhälfte.
- Funktion Gehirnvorderseite (Motorik und Aktion: „Tun") und Gehirnrückseite (Wahrnehmung: „Verstehen").

Zweite Sitzung. Thema: Hirnschädigung

- Arten der Hirnschädigung (Infarkt, Blutung, Trauma usw.).
- Folgen der Hirnschädigungen. Störungen in drei Gebieten: neurologisch (z. B. Parese), kognitiv (z. B. Neglect) und psychisch (z. B. Stimmung, Verhalten, Persönlichkeit). Dazu Beispiele.
- Fallbezogen: Wie ist das bei Ihnen (Art und Ort der Läsion; Störungen und Veränderungen)?

Dritte Sitzung. Thema: Plastizität und Wiederherstellung

- Was ist Plastizität?
- Welche Wiederherstellungsmechanismen gibt es? (Evtl. Gebrauch von Abb. 4.10, auch als Poster erhältlich).
- Fallbezogen: Was sind Ihre Möglichkeiten und Chancen?

Vierte Sitzung. Thema: Therapie

- Erklärung: Therapie = Lernen.
- Information über die Vielzahl der Therapiemethoden (therapeutisches Repertoire).
- Betonung, dass aktives Üben wichtig ist.
- Information, dass es für jede Störung andere Therapien gibt.
- Vorstellung der Mitglieder des Behandlungsteams und ihre Funktion.
- Fallbezogen: Was wären in Ihrem Fall die Optionen?
- Fallbezogen: individueller Zuschnitt: Es geht um Ihr Leben!

Innerhalb eines Teams sollte Konsens bestehen über das Edukationsprogramm und sollten die Kompetenzbereiche klar geregelt sein. Das ist besser, als wenn jeder nach eigenem Gutdünken arbeiten würde. Das Büchlein „Leben nach Hirnschädigung" (van Cranenburgh, 2012) und das Poster „Hirnschädigung – Wiederherstellung" (ITON, 2013) könnte als Leitfaden dienen für diejenigen, die die Edukation übernehmen.

9.5.2 Die Rolle der Sprache

Angesichts ihrer wichtigen Rolle im Leben widmen wir der Sprache einen separaten Abschnitt. Die Bedeutung der Sprache während der Therapie hängt vom Ergebnis der Analyse von Stärken und Schwächen des Patienten ab, die wir im nächsten Abschnitt besprechen werden. Natürlich spielt Sprache im Fall von Aphasie eine geringere Rolle.

Verbale Instruktionen und Feedback gehören wie selbstverständlich zu jeder Lernsituation. Dennoch müssen wir uns immer wieder vor Augen führen, dass wir es mit einer hirngeschädigten Person zu tun haben. Sprache beansprucht insbesondere die **linke Hemisphäre,** wodurch vor allem Menschen mit linksseitigen Läsionen Probleme haben können, wenn Sprache eingesetzt wird. Ist dies der Fall, dann analysiert man zunächst einmal, welche sprachlichen Funktionen genau gestört sind. Handelt es sich eher um eine expressive oder um eine rezeptive Aphasie? Ist das Sprachverständnis intakt, dann helfen verbale Instruktionen und Feedback sicher. Ist das Sprachverständnis dagegen gestört, muss man patientenabhängig sprachliche Instruktionen entweder ganz meiden oder so kurz und einfach wie möglich halten.

Bei **rechtshemisphärischen Läsionen** ist die Sprache selbst meistens intakt, jedoch können nonverbale Sprachelemente gestört sein. In diesen Fällen ist darauf zu achten, ob der Patient zum Beispiel sprichwörtliche Mitteilungen wörtlich nimmt („Sie treffen den Nagel auf den Kopf" oder „Sie sollten nicht jedes Wort auf die Goldwaage legen") oder Mühe hat mit Witzen, Gefühlsinhalten und der adäquaten Erfassung von Intonation, beispielsweise wenn „Bitte setzen" (Befehlsintonation) oder „Wir sind jetzt fertig?" (Frageintonation) gesagt wird. Auch kleine Komplimente oder kritische Bemerkungen können Missverständnisse hervorrufen (dieser Aspekt ist zu beachten im Zusammenhang mit der Rolle der Verstärkung).

Abgesehen von solcherlei Kommunikationsstörungen kann Sprache während der Behandlung auf unterschiedliche Weise eingesetzt werden:

- Zur Instruktion, z. B. „Beugen Sie das Knie" (Bewegung), „Tun Sie so, als ob ..." (Ähnlichkeit), „Achten Sie auf den Klang Ihrer Schritte" (Aufmerksamkeit).
- Als Auslöser, z.B. „Nur zu ...", „Fertig ... gut", „Junge, Junge ...", „Hop hop ...".
- Zur Unterstützung einer Aktivität, z. B. lautes Mitzählen oder wie beim Walzer: „Vor – Seite – Schließ". Nach *Luria* können das anfänglich laute Mitsprechen des Therapeuten, dann des Patienten und schließlich das wortlose Mitsprechen im Kopf die Durchführung einer Handlung sehr gut unterstützen. *Meichenbaum* hat die Strategie der verbalen Selbststeuerung weiterentwickelt. Diese Technik kann auch helfen, um verändertes/enthemmtes Verhalten in Bahnen zu leiten (→ Box 5).
- Als Feedback, z. B. „Gut", „Super", „Tipptopp", „Noch zu holperig", „Schade, das ging schief".
- Auch der schriftliche Einsatz von Sprache ist möglich, z. B. durch eine Gebrauchsanleitung beim Waschbecken, eine Schrittfolge für den Gang zur Toilette oder eine Wegbeschreibung.

Natürlich ist diese Aufzählung nicht vollständig. Dazu ist der Einsatz von Sprache zu variantenreich. Er reicht von Erläuterungen und das Geben von Informationen (z. B. über die Folgen eines Schlaganfalls, Kap. 9, „Edukation") bis hin zum Sozialkontakt (ein Schwätzchen machen) und zu einem Bericht über das Ergebnis eines Tests.

Box 5 Verbale Selbststeuerung

Definition

Verwendung von Sprache zur Steuerung des Denkens, des Handelns oder des Verhaltens.

Hintergrund

Viele Routinehandlungen prägen sich mit Hilfe sprachlicher Instruktionen ein: „Vor dem Essen Händewaschen nicht vergessen", „Vor dem Überqueren der Straße immer erst nach links schauen", „Vor dem Spurwechsel immer in den Spiegel schauen", „Niemals Rauchen im Bereich einer Tankstelle".

Verbale Instruktionen und Feedback steuern den Lernprozess, der allgemein nach dem folgenden Muster verläuft:

- verbale Instruktion oder Auftrag: „Na los ...", „Versuchen Sie's ...";
- (Versuch zu) handeln;
- Feedback: „Gut", „Etwas zu wenig", „Fehler – schade".

Wird etwas für uns schwierig oder problematisch, dann neigen wir dazu, laut mitzusprechen. Die Sprache hilft uns bei der Problemlösung. Insbesondere *Luria* betonte immer wieder, dass unser Denken, Handeln und Verhalten durch Sprache gesteuert werden kann. Das Abhalten einer Unterrichts- oder Vorlesungsstunde strukturiert unser Denken (Ausnahmefall: Lampenfieber) und führt gelegentlich zu neuartigen oder kreativen Ideen.

Analog zum „Vor – Seit – Schließ" beim Walzer könnte man Worte auch zum Einschleifen einer Bewegung einsetzen, beispielsweise zur Fußabwicklung („Ferse – Fußsohle – Zehen"). Im deutschen Kinderlied „Kopf und Schulter, Knie und Fuß" steuert die Nennung des Körperteils die Bewegung jeweils zu diesem hin. Es hat sich gezeigt, dass Handbewegungen und Positionen besser behalten werden, wenn sie verbal benannt werden (Frencham et al., 2003).

Durch eine Hirnschädigung können sich die Einflussmöglichkeiten verbaler Selbststeuerung verändern. Insbesondere linkshemisphärische Läsionen schädigen die Sprachfunktion, während die Sprache nach Schädigungen auf der rechten Seite häufig relativ intakt und dadurch brauchbar bleibt.

Das bekannte „Talk him through the task" soll andeuten, wie effektiv verbale Instruktionen und sprechende Betreuung bei Patienten mit rechtsseitigen Läsionen sein können.

Zur Verdeutlichung der unterschiedlichen verbalen oder non-verbalen Therapieansätze sei das Beispiel „Weg erklären" genannt: Dies kann mittels eines Grundrisses oder einer Skizze (visuell-räumliche Methode) oder einer mündlichen Beschreibung erfolgen („Geradeaus über den Kreisverkehr hinweg, hinter der Kirche links ab, dann an der dritten Ampel nach rechts und anschließend der Rechtskurve weiter folgen"). Die einen sprechen besser auf die visuell-räumliche, die anderen besser auf die verbale Strategie an. Zur besseren Unterscheidung diene folgende Eselsbrücke:

Linkshemisphärische Läsion: keine Worte, sondern Taten.

Rechtshemisphärische Läsion: keine Taten, sondern Worte.

Lautes Mitsprechen als Mittel der Verhaltenssteuerung bringt noch andere, zum Teil sehr wesentliche Vorteile mit sich.

- Es erhöht die Wachheit.
- Es stimuliert die fokussierte Aufmerksamkeit.
- Es verringert umgebungsbedingte Ablenkungen.
- Es verbessert das Verständnis und die Einsicht für die bestehenden Handlungs- oder Verhaltensprobleme.

»

» Wenn ein Patient mit linksseitigem Neglect sich immer laut sagt: „Achte auf links", dann spielen all diesen Faktoren mit.

Voraussetzungen

- Intakte, zumindest aber nicht schwerwiegend gestörte Sprachfunktion.
- Der Patient versteht die Methode und ist bereit und motiviert, sie auch anzuwenden.

Praktische Umsetzung

Planung und Organisation von Handlungen

Bei Patienten mit Frontalläsionen ist häufig die Fähigkeit zur Planung und Organisation von Handlungen gestört (Exekutivfunktionen). Bei diesen Patienten kann beispielsweise das morgendliche Waschen und Ankleiden gänzlich aus den Fugen geraten, wodurch er zu spät zum Frühstück oder bei der Physiotherapie erscheint.

Man kann den Patienten auffordern, laut bei jedem Handlungsfragment des Ankleidens mit zu sprechen. Zunächst spricht der Therapeut laut mit, aber dann zunehmend leiser, bis nur noch der Patient spricht. In der Folge spricht der Patient immer leiser, bis die Wörter sozusagen nur „im Kopf" klingen. Schlussendlich wird das Ankleiden gesteuert durch die „inneren Worte".

Ein solches Mitsprechprotokoll für Ankleiden könnte in etwa folgendermaßen aussehen:

- Es beginnt mit der Unterhose,
- dann kommt das Oberhemd;
- die Knöpfe müssen in die richtigen Knopflöcher;
- dann kommt die lange Hose;
- merke, was das linke und das rechte Hosenbein ist;
- stecke die Beine in die richtigen Hosenbeine,
- ziehe die Hose hoch;
- stecke das Oberhemd ein;
- schließe den Hosenschlitz;
- schaue in den Spiegel, ob alles gut ist.

Eine Variante wäre, das Ankleiden mittels eines „Frage-Antwort-Protokolls" zu begleiten in einer Art von **verbalem Dialog.**

Zunächst stellt der Therapeut laut die Frage: „Womit beginnt das Ankleiden?", der Patient antwortet laut: „Unterhosen anziehen." Nach mehreren Wiederholungen „kennt" der Patient die Fragen und die Antworten. Dann stellt er sich selbst die Fragen und gibt auch die Antworten; erst laut, dann flüsternd und schlussendlich gedanklich.

Nach Wunsch kann man das Protokoll oder den Dialog länger und/oder detaillierter machen (je nachdem, was der Patient bewältigen kann). Die Wahl der verbalen Aussagen/Fragen wird selbstverständlich dem Problem des Patienten (Schwierigkeit beim Planen? Neglect? Visuell-räumliche Störung?) angepasst.

Analog zu einem solchen Protokoll kann der Patient für häufig vorkommende Probleme auch eine Schrittabfolge auswendig lernen, um damit sein Problem beim Planen (z. B. Vorbereitung eines Ausflugs) zu bewältigen.

Impulsives Handeln

Eine Führungskraft handelt nach einem Schädel-Hirn-Trauma impulsiv, wodurch Fehler auftreten, Konflikte entstehen und er das Ziel aus den Augen verliert. Nach einer sorgfältigen Analyse dieser Probleme kann man versuchen, kurze problembeschreibende Schlagzeilen und lösungsorientierte Schlagwörter zu finden, Beispiele:

- Übereiltes Buchen von Zahlungen, wodurch sich schwere Fehler einschleichen → „Langsam ist schneller".

- Aus dem Auge verlieren des Handlungsziels → „Was mache ich gerade? Was will ich damit erreichen?"
- Immer nur die erstbeste Lösung auswählen → „Ist dies die einzige Möglichkeit?"
- Sich bei Fehlern des Personals schnell aufregen → „Jeder Fehler hat eine Ursache".

Eine Zeitlang spricht der Patient diese kurzen Schlagzeilen und Schlagwörter laut aus, wodurch sie sich in seinem Kopf festsetzen und ins Unterbewusste eingeschleust werden. Der Patient ruft sich gewissermaßen ständig selbst zur Ordnung.
Literatur: Luria, 1961 und 1963; Meichenbaum, 1977.

Cantagallo und Mitarbeiter (2010) beschreiben einen Patienten mit Alien-Hand-Syndrom (auch „anarchische Hand"). Der der Läsion kontralateral gelegene Arm (bzw. die Hand) entzog sich der willkürlichen Kontrolle und macht unwillkürliche (d. h. „nichtgewollte") zielgerichtete Bewegungen, z. B. an Haaren ziehen. Dieser Patient konnte diese „Fremdbewegungen" schließlich verhindern, indem er laut Kommandos gab („Lass los", „Hör auf").

9.5.3 Analyse starker und schwacher Funktionen

Die Art der Probleme des Patienten ist weitgehend abhängig von der Lokalisation der Hirnschädigung. Die gewählte Therapie muss „passen" für die aktuell verfügbaren Stärken und Schwächen des Patienten. Das hat zur Konsequenz, dass man bei Aphasikern zurückhaltend mit sprachlichen Elementen (verbale Feedback, Instruktion) umgeht; bei Seh- oder Hörbehinderten berücksichtigt man deren Beeinträchtigungen. Wegen der großen Variationsbreite von Störungsbildern und Patientenpersönlichkeiten ist es sinnvoll, eine „Schwächen-und-Stärken-Analyse" zu machen.

In Abb. 9.6 wird deren Prinzip bei Patienten mit Hirnschädigung dargestellt. Wir können sechs „Achsen" unterscheiden („Achse" ist hier gemeint als abstraktes Ordnungsprinzip, wie z. B. auch in der Psychiatrie):

1. **Links-rechts-Achse.** Bei linksseitiger Läsion: Armparese rechts, linker Arm intakt; Hemianopsie rechts, linkes Gesichtsfeld intakt; Hemianästhesie rechts, links intakt usw. Das heißt: rechts ist die Schwachstelle, links kann zur Kompensation gebraucht werden (z. B. vermehrt auf dem linken Bein stehen, mehr den linken Arm gebrauchen).
   Anwendungsbeispiele:
   - Lehren, mit links zu schreiben; Besuch an der linken Bettseite platzieren.
   - Auch die unterschiedlichen Verhaltensstile kann man diesem Punkt zurechnen, z. B. Patienten mit Läsion rechts sind oft detailgerichtet, mit Läsion links mehr global, ganzheitlich gerichtet.
2. **Verbal-nonverbal-Achse.** Entspricht weitgehend (aber nicht vollkommen!) der Links-rechts-Achse, wird hier aber wegen ihrer besonderen praktischen Bedeutung separat erwähnt. Mit „nonverbal" ist hier speziell die nonverbale Kommunikation gemeint (Kap. 9, „Die Rolle der Sprache"). Bei linksseitiger Läsion: Sprachfunktion geschwächt.
   Anwendungsbeispiel: Man gebe bei ausgeprägter rezeptiver Aphasie keine verbalen Instruktionen, sondern visuelle Demonstrationen (→ Box 6).
3. **Vorne-hinten-Achse (Motorik – Sensorik).** Verhalten und Motorik sind vorwiegend vorn lokalisiert, das Sensorium hinten. Bei vorderer Läsion: nicht bewegungsfähig (Parese), jedoch fähig zur Wahrnehmung (passive Bewegungen spüren, sehen und hören von Bewegungen). Im Bereich der Sprachfunktion gilt entsprechend: Expression (Sprachgebrauch) vorne, Rezeption (Sprachverständnis) hinten. Bei hinterer Läsion: Wahrnehmung und Verständnis schwach, Motorik und Handeln relativ stark.

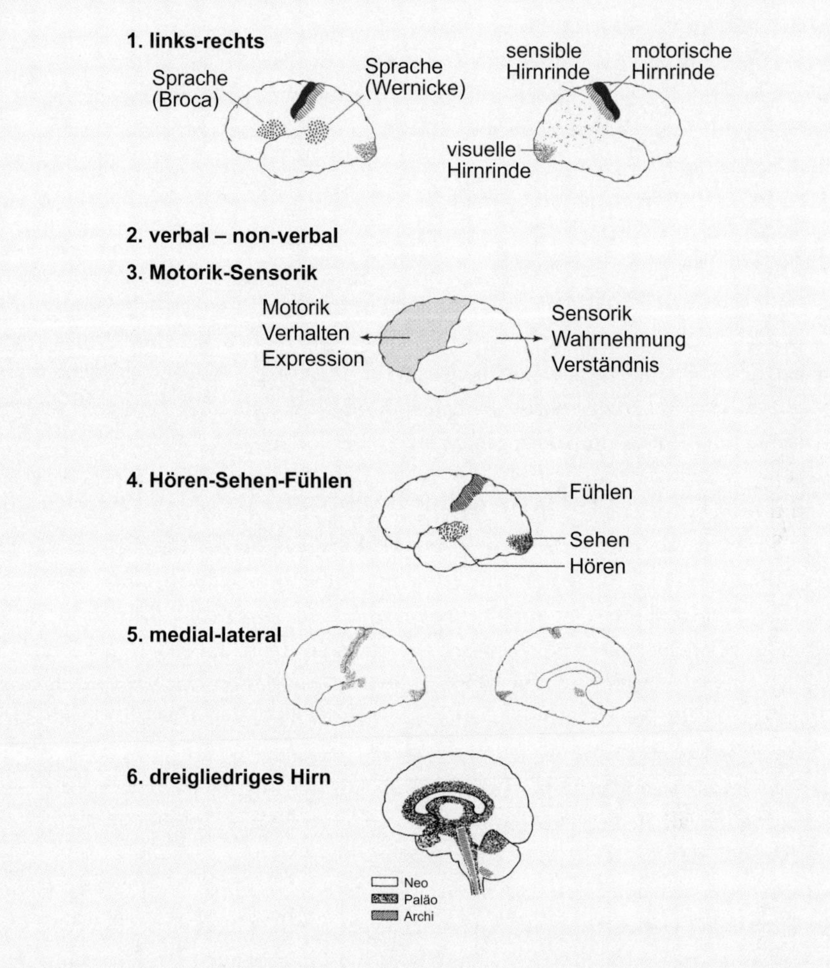

Abb. 9.6 Nach einer Hirnschädigung vorhandene Schwächen und Stärken sind entlang sechs verschiedener Achsen zu analysieren: 1 links–rechts, 2 verbal–nonverbal, 3 vorne–hinten (Motorik – Sensorik), 4 Hören – Sehen – Fühlen, 5 medial–lateral und 6 dreigliedriges Gehirn (weitere Erläuterungen im Text).

Beispiele: Betroffener tastet bei verminderter Sensibilität mehr ab, macht bei Gesichtsfeldverlust mehr scannende Augenbewegungen; kann gut lesen, aber nicht schreiben; kann gut verstehen, aber nicht sprechen.

4. **Hören – Sehen – Fühlen.** Bei temporaler Läsion: schwache Hörfunktion; bei okzipitaler Läsion: schwache Sehfunktion; bei parietaler Läsion: schwache Sensibilität.
   Beispiele: Ein Patient mit einer okzipitalen Läsion hat bei einer visuellen Demonstration Probleme, erfasst kinästhetische Informationen jedoch gut. Ein Patient versteht mündliche Instruktionen deutlich besser als schriftliche Instruktionen.
5. **Medial-lateral-Achse.** Medial gelagerte Gebiete (limbisches System, medialer Teil des Lobus frontalis) sind wichtig für selbstinitiiertes Verhalten (gesteuert durch den eigenen Wille). Laterale Gebiete werden mehr eingesetzt bei Stimulus-Response-Verhalten (also situationsbedingt).
   Beispiel: Ein Patient mit einer medialer Läsion kann – im Extremfall – völlig willenlos sein, jedoch gut reagieren auf Reize oder Fragen.

6. **Das dreigliedrige Gehirn.** Das Archi-Niveau steuert unser Arousal, das Paläo-Niveau die Emotionen und Automatismen, das Neo-Niveau spielt eine Rolle bei Kognition und wohlüberlegtem, kontextangepasstem Verhalten. Bei einer Läsion auf dem Neo-Niveau sind vor allem die bewusst gesteuerten Funktionen gestört („Setzen Sie erst die Ferse auf den Boden"). Die niedrigen Niveaus (automatisch, emotionell, reflexmäßig) können noch gut funktionieren.

Obwohl dies alles zunächst kompliziert erscheint, sind die praktischen Konsequenzen recht logisch.

- **Broca-Aphasie:** Befragen Sie den Patienten nicht nach Meinungen oder Gedanken, sondern stellen Sie geschlossene Fragen (die man also nur mit Ja oder Nein beantworten kann).
- **Wernicke-Aphasie:** Halten Sie mündliche Erläuterungen und Instruktionen knapp. Besser sind visuelle Demonstrationen, Bildserien, passive Bewegungen.
- **Visuell-räumliche Störungen:** Visuelle Demonstrationen führen nicht weiter. Versuchen Sie es mit mündlichen Instruktionen.
- **Hörstörung:** Mündliche Informationen werden schlecht wahrgenommen. Versuchen Sie es mit schriftlichen Instruktionen oder mit Abbildungen.
- **Sensible Störung:** Passive Bewegungen haben wenig Sinn. Versuchen Sie es mit visuellen Demonstrationen.
- **Linksseitiges Neglect:** Informationen aus der linken Raumhälfte werden nicht aufgenommen. Versuchen Sie es mit Annäherung immer nur von rechts oder Einsatz einer Drehungsstrategie, z. B. beim Spazierengehen.
- **Antriebsstörung:** Ein Patient mit einer medial-frontalen Läsion unternimmt nichts aus sich selbst, aber reagiert gut auf Aufträge und funktioniert gut mit einem Stundenplan.
- **Störung bewusster Motorik:** Ein Patient mit einem kortikalen Infarkt hat Mühe, sein Bein zu versetzen; manchmal, wenn er nicht an das Bein denkt, versetzt er sein Bein reflexartig/automatisch.

Wir sehen also, dass die Schwächen und Stärken des Patienten von recht vielen Variablen beeinflusst werden. Deshalb lohnt sich oft die Mühe, beim individuellen Patienten in aller Ruhe zu versuchen, die verschiedenen Möglichkeiten herauszufinden. Man kann dazu Untersuchungen und Tests einsetzen, aber auch Patientin, Partner oder Pflegepersonal befragen, z. B. „Was verwirrt sie?", „Worin ist sie gut?", „Was findet sie schwierig?". Durch diese Informationen versteht man oft besser, warum der Lernprozess stockt. Sie können Anhaltspunkte liefern über die Probleme und auch neue Ideen für therapeutische Ansätze.

Box 6 Imitationslernen

Definition

Lernen durch Nachahmen. Der Lehrling/Patient observiert, was der Lehrer/Therapeut vormacht (Demonstration), und imitiert dieses. Lernen mittels Demonstration/Imitation kann verlaufen über unterschiedliche Kanäle:

- visuell, z. B. eine Bewegung/Handlung imitieren („die Kunst abschauen")
- auditiv, z. B. ein Wort nachsagen, eine Melodie nachsingen/nachspielen
- kinästhetisch, z. B. eine Armbewegung nachmachen, die der Therapeut an ihm vorher passiv ausgeführt hat.

Hintergrund

Lernen mittels verbaler Instruktion und Feedback ist relativ spät entstanden in der Evolution. Imitationslernen ist älter. Imitationslernen kommt zustande mittels sog. Spiegelneuronen, die »

» sich u. a. in den Areae 6 und 44 des Frontalhirns befinden (Kap. 2, „Sehen und Motorik"). Das visuelle Spiegelsystem ist am besten untersucht: Neuronen in diesem System werden aktiviert beim Sehen einer Bewegung, aber auch beim Selbstausführen dieser Bewegung. Es besteht sicher auch ein auditives Spiegelsystem, das eine wichtige Rolle spielt für die Sprachentwicklung (Aussprache eines Wort, Akzent, Mundart), für die Fähigkeit, eine Melodie nachzusingen oder nachzuspielen, was einer Lehrer vorspielt. Ein Spiegelsystem ist also ein neurales System, das gemeinsam wirkt bei Perzeption und Aktion. Lernen mittels verbaler Instruktion und Feedback sowie Lernen mittels Demonstration/Imitation beanspruchen spezifische, aber unterschiedlich organisierte neurale Systemen. Deshalb können diese zwei Arten von Lernen *doppelt dissoziiert* sein, das heißt, durch Hirnschädigung kann die eine Art von Lernen gestört und die andere intakt sein.

Indikationen

Lernen mittels Demonstration und Imitation kann eine Option sein in den folgenden Fällen:

- Bestimmte Handlungen sind schwierig in Worte zu fassen: Wie beschreibt man einen Parallelschwung? Wie formuliert man genau, wie man ein Jackett anziehen muss?
- Die Verarbeitung verbaler Information verläuft nicht bei jedem gleich gut. Im Fall von Aphasie, Demenz, geistiger Behinderung und bei jungen Kindern oder Personen, die die gängige Sprache nicht beherrschen, ist sprachliche Kommunikation eine Schwachstelle. Es wäre dann eine Fehldiagnose, diese Patienten „nicht lernfähig" zu nennen, obwohl Imitationslernen erfolgreich sein könnte.
- Man könnte noch weiter gehen, indem man festlegt, dass Imitationslernen immer eine erste Option sein sollte.

Praktische Umsetzung

Während der Rehabilitationsperiode versuchen wir zu erreichen, dass der Patient wieder so selbstständig wie möglich bei seinen täglichen Verrichtungen ist. Nehmen wir wieder das Beispiel des Ankleidens. Statt verbaler Instruktion oder Selbststeuerung (→ Box 5) können wir auch Demonstration/Imitation als Methode einsetzen. Beim Anziehen der Hose folgen wir dann den Prinzipien, die man auch bei der Ballettstunde anwendet:

- Der Therapeut hält die Hose in der korrekten Richtung vor sich, öffnet Hosenschlitz und Schließknopf, steckt sein rechtes Bein in das rechte Hosenbein usw.; er zeigt also schrittweise die Handlungsfragmente.
- Der Therapeut steht vor dem Patienten, den Rücken ihm zugewendet. Das erleichtert die Imitation, weil der Patient die Bewegung nicht zu spiegeln braucht.
- Der Patient imitiert so simultan wie möglich. Wenn der Patient erst beobachtet und mit Verzögerung erst versucht zu imitieren, entsteht das Risiko, dass die demonstrierte Bewegung wieder vergessen ist (Amnesie!).

Natürlich kann man die ganze Bewegungsreihe auch mittels eines Videos demonstrieren.

Einmal wieder zu Hause, tauchen vielleicht unerwartete, neue Probleme auf, z. B. das Flicken eines Fahrradschlauchs (was früher so flott ging). Auch dann könnten wir die Prinzipien des Imitationslernen anwenden: Das Fahrrad wird umgekehrt aufgestellt, das eine Rad ist das „Demo-Rad", das andere das „Imi-Rad".

Untersuchungen zeigen, dass Bewegungen mit einem sinnvollen und deutlichen Ziel besser imitiert werden können. Auch ist wichtig, dass die demonstrierte Bewegung/Handlung durch den Patienten als erreichbar eingeschätzt wird.

Literatur: Rizzolatti und Sinigaglia, 2008, Rizzolatti et al., 2006; Iacoboni, 2008; Meltzoff und Prinz, 2002; Warren et al., 2005.

9.5.4 Stimulation

In diesem Abschnitt geht es um gezielte exafferente Stimulationen, also nicht um Feedback oder Reafferenz. Der Therapeut kann allerlei Reize anbieten, z. B. zur Verbesserung der Mobilität oder Sprache:

Fazilitationstechniken: Zum Beispiel durch Reiben, kräftiges Massieren, Anwendung von Eis, Kälte oder Bürsten kann man versuchen, die motorische Kontrolle des Patienten zu verbessern. Abb. 9.7 gibt drei mögliche Erklärungen für die günstige Wirkung:

- Fazilitation der Motoneuronen im Rückenmark, wodurch deren Membranpotenzial sich der Reizschwelle nähert. Ein absteigendes motorisches Kommando (bewusster Bewegungsversuch) hat dadurch einen größeren Effekt.
- Durch kräftige Stimulation „erwachen" korrespondierende Hirnregionen: Aufhebung des Schocks (Diaschisis).
- Verbesserte Wachheit und dadurch allgemeine Funktionsverbesserung.

Visuelle Stimulation: Zum Beispiel Videodemonstration einer bestimmten Bewegung, wodurch es dem Gehirn leichter fällt, die demonstrierte Bewegung nachzuahmen (Spiegelneuronen, Kap. 2 und Box 6). Streifenmuster auf dem Fußboden unterstützen Parkinson-Patienten bei der Kontrolle ihrer Schritte und ihres Gangmusters (der Film *Zeit des Erwachsens* [Orig. *Awakenings*] nach dem gleichnamigen Buch von *Oliver Sacks* zeigt Parkinson-Patienten, die

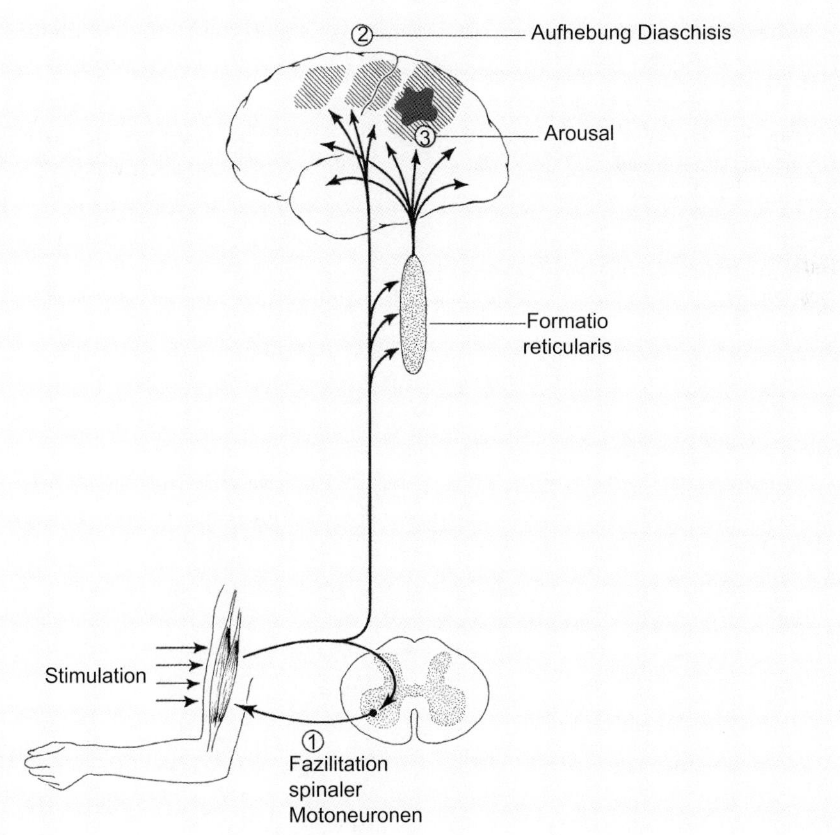

Abb. 9.7 Drei mögliche Erklärungen für den Effekt von Fazilitationen
1 Fazilitation spinaler Motoneuronen, 2 Aufhebung des Schocks (Diaschisis), 3 Erhöhung der Wachheit.

erst wieder Schritte machen können, nachdem der Fußboden einen neuen Belag in Form eines Schachbrettmusters erhalten hatte).

Akustische Stimulation (Rhythmus, Musik) kann unterstützend wirken. Das Gehirn orientiert sich an einem Rhythmus und richtet das Gangmuster nach ihm aus (zwei nebeneinanderher gehende oder laufende Personen neigen unbewusst dazu, ihre Laufrhythmen zu synchronisieren). Im oben genannten Film beginnen die Patienten erst dann heftig zu essen, wenn Musik von Glenn Miller erklingt. In der Logopädie sind akustische Stimulationen besonders wichtig. Der Therapeut spricht einen Laut vor, den der Patient nachzusprechen versucht. Auch hierbei verwendet das Gehirn den externen Input zur Steuerung des eigenen Outputs (akustische Spiegelneuronen: Warren et al., 2005).

Musiktherapie: Sowohl unbewusstes als auch bewusstes Hören von Musik kann den Patienten tiefgehend beeinflussen. Außer den erwähnten Effekten des Rhythmus auf die Bewegungen kann Musik einen positiven Einfluss auf das emotionale Wohlbefinden, auf das Denken und die Kommunikation ausüben (Magee, 2005; Särkämo et al., 2008). Interessant ist die Tatsache, dass das Zuhören von Musik bei Musikern nicht nur den akustischen, sondern auch den **motorischen** Kortex aktiviert. Solche Kopplungen formen sich auch aus, wenn man mit einem Patienten auf einem Musikinstrument (Klavier, Trommel) übt: dadurch entstehen also neue Kanäle zur Aktivierung des motorischen Kortex (Rodriguez-Fornells et al., 2012). Bei der MIT *(melodic intonation therapy)* und der SMTA *(speech-music therapy for aphasia)* wird Musik verwendet, um sprachliche Äußerungen zu stimulieren.

Dyslexietherapie: Bei Kindern mit bestimmten Formen von Dyslexie kann man das Lesen durch spezifische Stimulation (visuell oder taktil) von einer Hemisphäre verbessern:

- bei P- oder phonologischer Dyslexie (langsames, aber präzises Lesen) der linken,
- bei L- oder lexikalischer Dyslexie (schnelles, aber ungenaues Lesen) der rechten Hemisphäre (Lorusse et al., 2006).

Es folgen vier Fallbeschreibungen zur Bedeutung sensorischer Stimulationen.

Afferente Stimulation mittels einer Manschette (Luria)

Beim folgenden Patienten spricht *Luria* von einer „afferenten Parese“, also der Unfähigkeit zu zielgerichteten Bewegungen aufgrund einer sensiblen Störung.

Infolge einer Schussverletzung der linken Hemisphäre litt der Patient an einer rechtsseitigen Hemiplegie, an schwerwiegenden Störungen aller sensiblen Funktionen sowie an einer motorischen Aphasie.

Während der ersten Monate verlief die Wiederherstellung vielversprechend. Bewegungen des Arms und des Beins waren wieder möglich, wenn auch nicht distal. Jeder Bewegungsversuch führte aber zu einem gesteigerten Muskeltonus und zu unkoordinierten, unwillkürlichen Bewegungen, wodurch ein gezieltes Handeln des Arms nicht möglich war.

Nun legte man die Hand in eine Kunststoffmanschette, um damit ein zusätzliches kinästhetisches und taktiles Feedback zu erzeugen. Wegen der immer noch erheblichen Sensibilitätsstörung fühlte der Patient diesen Stimulus **nicht bewusst.**

Dennoch erwies sich, dass der Patient nach dem Anlegen der Manschette eine viel bessere Kontrolle über seinen rechten Arm besaß. Jetzt waren gezielte Bewegungen ohne allerlei störende Nebenbewegungen möglich (man könnte das – analog zu „Blindsehen“ – als eine Art von „Taubfühlen“ betrachten: reagieren, ohne bewusst wahrzunehmen).

Die Bahn des Hammers (Luria)

Nach einer Schussverletzung am Kopf litt ein Zimmermann an einer rechtsseitigen Hemiplegie, wodurch er mit seinem Hammer nur in fünf von hundert Fällen den Nagel traf.

Darauf fertigte man zu Übungszwecken eine Art Trichter an, der über den Nagel gestülpt wurde, wonach der Hammer jeweils von selbst den Kopf des Nagels traf. Hinter dem Trichter wurde eine Tafel angebracht, auf der die ideale Bahn des Hammers abgebildet war. Die richtige Bahn des Hammers wurde auf diese Weise sowohl kinästhetisch (der Trichter) als auch visuell (die Tafel) eingeschliffen.

Nachdem er auf diese Weise einige Monate lang geübt hatte, war der Mann wieder in der Lage, seine Zimmermannsarbeiten einigermaßen zufriedenstellend auszuführen.

Mutismus (Luria)

Patienten mit Schädel-Hirn-Trauma können manchmal mutistisch sein. Sie scheinen taub zu sein und sprechen nicht, was man als eine Art von Schockzustand des akustischen Systems (Diaschisis) interpretieren kann. Ohne angemessene Behandlung kann ein solcher Zustand über Jahre hinweg bestehen bleiben.

Luria beschrieb Übungen mit einem solchen Patienten, wobei mündliche und schriftliche Fragen kombiniert wurden. So wurde beispielsweise die Frage „Wie spät ist es?" laut ausgesprochen und gleichzeitig in schriftlicher Form vor den Augen des Patienten niedergelegt. Immerhin kann der Patient lesen und ist in der Lage, die Frage schriftlich zu beantworten. Dennoch wird die Frage immer auch gleichzeitig laut ausgesprochen. Langsam lässt man die Schrift jetzt undeutlicher werden. Geschieht dies nicht zu rasch, dann gibt der Patient auch weiterhin die richtige Antwort, worüber er sich zunächst gar nicht bewusst ist (auch ein Beispiel von „Taubhören": reagieren ohne bewusste Wahrnehmung). Sobald ihm aber die offensichtlich unleserliche Schrift gezeigt wird, ist ihm auch wieder bewusst, dass er hören kann. Auf dieser Basis entwickelt sich jetzt auch wieder das normale Sprechen.

Zusammengefasst:

- Dieselbe Frage wird gleichzeitig mündlich und schriftlich gestellt,
- die Schrift langsam unleserlich werden lassen,
- der Patient gibt weiterhin die richtige Antwort,
- der Patient hört unbewusst,
- der Patient wird mit dem Erfolg konfrontiert,
- das Hören wird bewusst,
- der Patient spricht wieder.

Luria zeigte auch, dass Hören verschiedene Ebenen umfasst. Zu Beginn zeigte der Patient keine Reaktion auf einen lauten Knall, nach einiger Zeit war jedoch eine normale, schreckbedingte Erweiterung der Pupille zu beobachten.

Diese Reaktion (Hörreflex) verläuft über hierarchisch niedrigere Niveaus, die den Schockzustand als Erste überwinden und als Vorboten einer Wiederherstellung auch des höheren Hörniveaus zu verstehen sind.

Zusammengefasst kehrt das Hören demnach in einer phylogenetisch festliegenden Reihenfolge zurück (Kap. 2):

- Archiniveau: akustische Reflexe (bei Erschrecken: Pupillendilatation),
- Paläoniveau: automatisierte Reaktionen, evtl. auch verbal, aber noch unbewusst,
- Neoniveau: bewusstes Hören und Reagieren.

Passives Bewegen (Brodal, 1973)

Brodal beschrieb die Folgen seines eigenen Schlaganfalls:

„Anfänglich kam es häufig vor, dass der Patient auch mit größter Willensanstrengung nicht in der Lage war, in einem Gelenk eine bestimmte willkürliche Bewegung durchzuführen. Wurde die Bewegung dagegen einige Male passiv vom Physiotherapeuten ausgeführt, dann konnte auch der Patient die Bewegung machen, wenn auch weniger kräftig. Subjektiv wurde erfahren, dass die durch die passive Bewegung entstehenden sensorischen Informationen „die bewusste Innervation" in die gewünschte Richtung steuern konnten. Subjektive Informationen über die erwünschte Bewegung (Richtung, Ziel) scheinen also ein entscheidender Faktor zu sein. Das Phänomen verläuft in jedem Lernprozess wahrscheinlich auf ähnliche Weise: Aus verschiedenen Zufallsbewegungen wird mit Hilfe des sensorischen Feedbacks die richtige Bewegung „erkannt"; in einem späteren Stadium des Lernprozesses kann auf dieser Grundlage die richtige Bewegung selektiert werden."

Damit hat *Brodal* eigentlich bereits im Jahre 1973 die Prinzipien der Schema-Theorie formuliert, die erst 1976 offiziell präsentiert wurden.

Künstliche Formen von Stimulation

In Kap. 4 beschrieben wir schon die transkranielle Magnetstimulation (TMS) und Elektrostimulation (DCS: direct current stimulation). Das sind nichtinvasive Methoden von Hirnstimulation, die möglicherweise einen Einfluss haben auf die Plastizität oder Erregbarkeit der Hirnneuronen. Untersuchungen zeigen, dass diese Form von Stimulation, vor allem in Kombination mit der übliche Physio- und Ergotherapie, einen günstigen Effekt auf die Restitution von Motorik und/oder Kognition haben kann (Podubecka et al., 2011, Miniussi und Vallar, 2011; Miniussi und Rossini, 2011; Stagg et al., 2011; Cramer et al., 2011).

Natürlich handelt es sich hier um eine sehr unnatürliche Art von Reizung; wir verstehen noch nicht genau, was sie im Gehirn hervorruft. Grund genug, um damit zurückhaltend umzugehen und erst einmal natürliche Formen von Stimulation einzusetzen (was andere nicht davon abhält, diese sehr „technische" Methode euphorisch zu bejubeln). Die Zeitschrift „Neuropsychological Rehabilitation" publizierte in 2011 ein Sonderheft zum Thema „Non-invasive Brain Stimulation", mit einem Akzent auf mögliche Anwendungen in der kognitiven Rehabilitation (Miniussi und Vallar, 2011).

9.5.5 Erfolgsmessung

Eine wichtige Aufgabe des Therapeuten ist die Erfassung der erzielten Fortschritte. Manchmal sind diese deutlich sichtbar, und wir können uns mit der Beobachtung des erwünschten Zielverhaltens begnügen. Aber das ist nicht immer der Fall. Bisweilen verliert der Patient jedoch schon früh am Anfang aus unerfindlichen Gründen die Motivation. In diesem Fall sollte man erzielte Fortschritte (z. B. Muskelkraft) objektiv nachweisen können, beispielsweise mit Hilfe einer Grafik.

Auch kann es geschehen, dass ein Patient z. B. sechs Wochen lang täglich ein Gangtraining beim Physiotherapeuten oder ein Handtraining beim Ergotherapeuten absolviert, bis ihn der Mut verlässt, weil ihm alles zu langsam vorangeht. Auch in diesem Fall ist eine objektive Fortschrittsdokumentation nützlich. Eine Grafik mit der objektiven Leistungsentwicklung während der letzten sechs Wochen ist ein konkreter Anhaltspunkt, um mit dem Patienten zu besprechen, ob sein Eindruck tatsächlich zutrifft.

Ein anderer wichtiger Anlass für Messungen ist die Frage, ob die gewählte Strategie den erwarteten Erfolg hat. So wäre es beispielsweise nicht sinnvoll, ein Funktionstraining oder eine Stimulationstherapie (die sich auf eine gestörte Funktion beziehen) endlos fortzusetzen, wenn kein Effekt sichtbar wird.

Bei Patient Jaap (Kap. 8) führte das Sensibilitätstraining mit verdeckten Augen mit dem Ziel, die Fertigkeiten, das Hemd zu knöpfen und die Krawatte zu binden, wiederzuerlangen, zu keinerlei Fortschritten: offensichtlich eine Sackgasse. Diese Erkenntnis war Anlass für einen Strategiewechsel (in diesem Fall: visuelle Kompensation).

Früher versuchte man, gehörlose Kinder so lange wie möglich einem intensiven Sprachunterricht zu unterziehen, auch wenn die Effekte nur sehr gering waren. Die Zurückhaltung, mit dem Training der Gebärdensprache zu beginnen, führte bei vielen gehörlosen Kindern letztendlich zu einem intellektuellen und sozialen Entwicklungsrückstand.

Schließlich sollte man bei der Wahl des Messinstruments immer darauf achten, dass die Testaufgabe auch für den Patienten sinnvoll und akzeptabel sein muss. Die Aufgabe sollte immer so eng wie möglich mit dem Behandlungsziel zusammenhängen (ökologische Validität). Im genannten Beispiel von Patient Jaap aus Kap. 8 hatte man sich darum für eine Videoaufnahme des Ankleidens entschieden. Viele Tests, die in der Neurologie, Neuropsychologie oder Physiotherapie verwendet werden, sind weit entfernt vom wirklichen Leben. Negativbeispiele:

- Die Sensibilität wird geprüft mit Watte und Nadel, obwohl Sensibilität im Alltag in ganz anderer Art und Weise vorkommt (Oberhemd zuknöpfen, abwaschen).
- Gedächtnis wird oft getestet mittels 15-Wörter-Test, aber im Alltag spielen Gedächtnisleistungen eine ganz andere Rolle (Aufgaben nicht vergessen, Termin halten, Fahrradschlüssel wiederfinden).

Auch hier ist es wichtig, im Behandlungsteam einen Konsens zu erreichen.

9.5.6 Fehlerermittlung

Ein kompetenter Behandler muss in der Lage sein, mögliche Problemursachen durch Beobachtung aufzuspüren. Anschließend wird der Patient auf den Fehler hingewiesen, und es werden auf die Fehlerquelle bezogene Übungen durchgeführt. Für den Therapeuten reicht es nicht festzustellen, **dass** etwas nicht in Ordnung ist (das weiß der Patient selbst meistens auch), sondern er muss angeben können, **was** nicht in Ordnung ist. Der Patient kann lernen, spezifische Informationen über die Fehlerursache zu nutzen. Denn das Wiederholen fehlerhafter Handlungen in der Hoffnung, dass es irgendwann einmal klappen werde, hat keinen Sinn. Wir vergleichen die Situation mit einer Orchesterprobe. Ein kompetenter Dirigent unterbricht das Stück und benennt den Fehler: „Trompete, falscher Ton“, worauf der Trompeter den Ton etwas höher spielt und die Passage gut klingt. Ein schwacher Dirigent erkennt den Fehler nicht und sagt: „Stopp, noch mal von vorn“. Falls es dann einmal besser geht, beruht das auf Zufall.

Dennoch drängt sich immer die Frage auf, was eigentlich gut oder falsch ist. Man kann den typischen hemiplegischen Gang „falsch“ nennen, wenn man von einem idealen Bewegungsbild ausgeht (KP: *knowledge of performance*), aber man kann es auch „gut“ nennen, weil es eine Strategie ist, womit man, trotz einer spastischen Parese, gut vorwärtskommt (KR: *knowledge of results*) (Kap. 6 zur sog. KP-KR-Diskussion).

Im Kap. 5 haben wir die Methode des fehlerfreien Lernens beschrieben, die vor allem für Patienten mit Gedächtnisstörungen oder mit eingeschränkter Krankheitseinsicht geeignet ist. In Box 7 geben wir noch einmal eine praktische Übersicht.

Box 7 Fehlerfreies Lernen

Definition

Methode zum Erlernen von (kognitiven oder motorischen) Fertigkeiten, bei der das Auftreten von Fehlern während des Lernprozesses verhindert wird (engl. *errorless learning*). Dies kann man sowohl durch eine direktive Verhaltensweise des Therapeuten als auch durch eine (anfängliche) Vereinfachung der Aufgaben mit nur langsam ansteigendem Schwierigkeitsgrad erreichen.

Hintergrund

In Pädagogik und Rehabilitation wird – meistens implizit – davon ausgegangen, dass man durch Erfahrung lernt: Versuch-und-Irrtum-Lernen *(trial and error)* oder Aus-Fehlern-Lernen. Wir lassen das Kind einfach so lange mit den Schlüsseln am Schloss herumhantieren, bis es selbst die Lösung gefunden hat. Auch in der Rehabilitation ist solch eine „Hände-weg-Strategie" (engl. *hands-off approach*) sehr gängig (hands-off = man lässt der Patient selbst versuchen, der Therapeut dirigiert also nicht). Wir lassen den Patienten so lange herumprobieren, bis er den Trick gefunden hat, selbstständig von seinem Bett aufzustehen – immer nach dem Grundsatz „Nicht zu viel dirigieren, und nur ausnahmsweise eingreifen".

Das Tolerieren von Fehlern ist jedoch in bestimmten Situationen nachteilig:

- Ein Fehler kann riskant oder tödlich sein (Straßenverkehr, Fallschirmspringen, die Treppe hinabstürzen).
- Eine falsche Handlung kann sich einprägen. Man neigt dazu, immer wieder den gleichen falschen Weg zu benutzen, das gleiche Wort immer wieder falsch zu tippen und auf dem Computer immer wieder mit derselben umständlichen Strategie zu hantieren.
- Bestimmte Hirnläsionen zerstören die Fähigkeit, aus Fehlern zu lernen (engl. *error utilisation*) (z. B. dorsolaterales Frontalhirnsyndrom).
- Fehler können den Lernprozess verzögern und zu Motivationsverlusten führen.
- Manche Patienten erkennen ihre Fehler nicht (Anosognosie, eingeschränkte Krankheitseinsicht).
- Patienten mit einer Amnesie vergessen begangene Fehler, Irrtümer und kleine Unfälle und können demnach bei einem erneuten Versuch nicht auf eine Fehlererfahrung zurückgreifen.

Indikation

Wenn bei einem hirngeschädigten Patienten ein oder mehrere der oben genannten Faktoren vorliegen, ist die Anwendung einer Strategie des fehlerfreien Lernens zu erwägen.

Diesbezügliche Effektivitätsstudien beschäftigen sich bis heute leider nur mit dem Behalten von Wörtern oder Namen bei Patienten mit Amnesie. Jedoch ist zu erwarten, dass fehlerfreie Lernstrategien nützlich sein können beim Lernen von anderen Aufgaben, z. B. Alltagshandlungen (Apraxie), den Weg finden (räumliche Störungen), mit dem Computer arbeiten, Haushaltsaufgaben.

Praktische Umsetzung

In Kap. 5 erwähnten wir kurz das Beispiel des Rollstuhltransfers. Hier möchten wir ein Beispiel aus dem Straßenverkehr nehmen: lernen, sicher die Straße zu überqueren.

Ein Patient ist nach einem rechtshemisphärischen Schlaganfall einigermaßen wiederhergestellt, erlebt aber nach seiner Entlassung aus dem Reha-Zentrum beim Überqueren der Straße immer wieder gefährliche Situationen (in seiner Nähe gibt es weder einen Zebrastreifen noch eine Fußgängerampel). Die Beinaheunfälle werden nicht geringer, der Patient sieht die Ursachen aber nicht bei sich selbst, sondern schreibt sämtliche heiklen Situationen externen Umständen zu. Obwohl seine Neglect-Tests unauffällig waren, taucht insbesondere in komplexen und reizreichen Situationen immer wieder ein linksseitiges Neglect auf. Die Krankheitseinsicht ist begrenzt. Er kann seine Schwächen nicht benennen, schätzt Aufgaben falsch ein und lernt nicht aus Fehlern.

Wir üben mit ihm eine feste Überquerungsstrategie: Am Straßenrand stopp – zuerst nach links und dann nach rechts schauen – hören, ob es Verkehrsgeräusche gibt – auf dem kürzesten Weg zur anderen Straßenseite gehen. Während der Übungen wendet der Therapeut den Kopf des Patienten passiv nach links und nach rechts, verhindert Frühstarts und begleitet den Patienten auf dem kürzesten Weg zur anderen Straßenseite. Diese Prozedere wiederholen wir beispielsweise eine ganze Woche lang, täglich zweimal zwanzig Minuten.

Effektivität

Untersuchungen zeigen, dass die Methode des fehlerfreien Lernens vor allem sinnvoll ist für Patienten mit Amnesie oder verminderter Krankheitseinsicht. In anderen Fälle ist die Methode sicher nicht immer dem üblichen „Lernen aus Fehlern" überlegen (siehe z. B. Jean et al., 2010). Obwohl ein Patient im Verkehr vielleicht gut aus seinen Fehlern lernt, ist wegen der geringeren Risikos jedoch manchmal eine fehlerfreie Strategie zu bevorzugen.

Literatur : Wilson et al., 1994; Hunkin et al., 1998; Evans et al., 2000; Fillingham et al., 2003 und 2006; Lloyd et al., 2009; Cohen et al., 2010; Jean et al., 2010.

9.5.7 Feedback

Ohne Rückmeldung (Feedback) ist kein Lernen möglich und werden Bewegungen ungenau. Darum ist es vor jeder Behandlung wichtig festzustellen, welche reafferenten Kreise bei dem Patienten gestört und welche noch intakt sind. Der oben genannte Patient mit der Schussverletzung hatte sein gesamtes sensibles Feedback verloren (Tastsinn und Kinästhesie) und war daher zur Durchführung kontrollierter Bewegungen nicht mehr in der Lage. Im Kap. 6 haben wir die Patientin mit einem gefühllosen Arm kennengelernt. Sie war zunächst hilflos, brachte es jedoch fertig, über einen anderen sensorischen Kreis (visuell) eine motorische Kontrollfunktion aufzubauen. Auch bei dem Patienten Ian („The Man Who Lost His Body"), der durch eine massive Störung der Kinästhesie nicht mehr fühlen konnte, wo seine Gliedmaßen waren, spielte das visuelle System die entscheidende Rolle für seine zurückgewonne Kontrolle. *Nowak* und Mitarbeiter (2003) zeigen, dass die Kraftdosierung einer Hand erheblich erschwert wird, wenn kein sensorisches Feedback zur Verfügung steht.

Über die Fokussierung seiner Aufmerksamkeit kann der Patient erlernen, bei bestimmten Handlungen andere sensomotorische Regelkreise einzusetzen, z. B.:

- Ein Patient, der schlecht gehen kann und die Tendenz hat, immer wieder auf seine eigenen Füße zu schauen, kann dazu aufgefordert werden, seine Aufmerksamkeit (evtl. mit verdeckten Augen) ganz auf die Empfindungen seiner Fußsohlen (Ferse und Ballen) und auf dem Stand und die Bewegung seiner Beine zu richten. Damit übt er sich im Gebrauch eines anderen sensomotorischen Kreises.
- Ein Tennisspieler kann während des Ballwechsels die Aufmerksamkeit wahlweise auf seine eigenen Bewegungsmuster (Rumpfrotation, Rückschwung) oder auf die Stelle, wo der Ball aufspringen wird, richten. Dazu schaltet er von einem kinästhetischen auf einen visuellen Kreis um.

Unser Aufmerksamkeitssystem ist also in der Lage, unseren Lernprozess zu steuern, und der Therapeut kann uns durch Instruktionen dazu ermutigen: „Achten Sie jetzt vor allem auf ..." Der Therapeut hat damit großen Einfluss auf die sensomotorischen Kreise, die den Lernprozess steuern.

Zusätzlich kann weiteres Feedback gegeben werden über die Ausführung der Bewegung (KP, engl. *knowledge of performance*) oder des erzielten Resultats (KR, engl. *knowledge of results*) (KP-KR-Diskussion Kap. 6). Die Entscheidung, ob KP und/oder KR und gegebenenfalls in welcher Form, liegt in der Kompetenz des Behandlers.

Bei KP informiert man den Patienten über die richtige Ausführung einer Bewegung selbst, beispielsweise ein Gangmuster. Das ist vor allem dann wichtig, wenn eine korrekte Bewegung erwünscht (z. B. der Patient schämt sich) oder unentbehrlich ist, um das Ziel zu erreichen (z. B. das Ergreifen der Kaffeetasse wird durch einen Beugespasmus verhindert). Manchmal – z. B. bei Turnern oder Kunsteisläufern – ist die Bewegung selbst das Ziel. Üblicherweise werden KP-Informationen mündlich gegeben, lassen sich aber auch sehr effektiv mit visuellen Mitteln ergänzen (z. B. Videoaufnahme).

Bei KR wird der Patient über das erreichte Ergebnis informiert, z. B.:

- Ist es gelungen, eine Tasse Tee einzuschenken?
- Kann der Patient während des Gehens eine Einkaufstasche tragen?
- War das Vorlesen gut zu verstehen?
- Hat der Patient ohne fremde Hilfe gegessen?
- Hat der Patient den Bus erreicht?

Bei vielen Übungen ist es möglich, KR zu quantifizieren, z. B. Gehgeschwindigkeit, Zeiten, zurückgelegte Distanzen, Anzahl begangener Fehler usw. Mit den gewonnenen Daten kann man Grafiken erstellen, die dem Patienten seine eigenen Fortschritte veranschaulichen. Für den Patienten kann KR aus mehreren Gründen sinnvoll sein:

- **Informationsgrundlage.** Der Patient erfährt, welche Fortschritte er macht, und der Behandler kann eine Therapie aufgrund der Datenlage anpassen oder beenden.
- **Motivationselement.** KR kann das Engagement und die Motivation des Patienten verbessern. Erzielte Fortschritte ermutigen zum Durchhalten.
- **Erfolgsverstärker.** KR wirkt auch verstärkend, ein erzielter Erfolg wird als eine Belohnung erfahren.

9.5.8 Sensorische Manipulation

Der Therapeut kann die reafferenten sensorischen Informationen auf verschiedene Art und Weise beeinflussen.

Verstärkung eines reafferenten sensorischen Kanals

- Einsatz spezieller Einlegesohlen, durch die bei jedem Schritt ein stärkerer taktiler Abdruck entsteht; mit bloßen Füßen auf einer rauen Unterlage gehen.
- Gehen in Schuhen mit harter Sohle auf einem harten Untergrund ergibt ein besseres akustisches Feedback (wie beim Steppen).
- Gebrauch von hellfarbigen visuellen Leitsystemen, beispielsweise auf dem Fußboden angebrachte Fußabdrücke oder ein fluoreszierender Punkt auf dem Handrücken (vergleichbar mit der weißen Linie auf dem Straßenasphalt).

Abschließen eines reafferenten sensorischen Kanals

Durch die Blockierung eines sensorischen Kanals (Forced-Use-Prinzip s. Box 3) wird der Patient zum Gebrauch anderer sensorischer Kreise gezwungen, z. B.:

- **Visuell:** Beim Treppensteigen mit verbundenen Augen oder mit einem Kragen aus Karton kann der Patient seine Schritte nicht sehen und muss sich nur auf kinästhetische und taktile Informationen verlassen.
- **Auditiv:** Gehörschutz, Ohrklappen usw. (z. B. die auch in lärmbelasteten Berufsumgebungen verwendet werden) können dazu beitragen, dass der Patient seine Augen gezielter einsetzt (z. B. Mimik beachten, Lippenlesen, Straßenverkehr).

- **Taktil:** Durch dickere oder dünnere Handschuhe wird die Sensibilität mehr oder weniger stark eingeschränkt. Auch in diesem Fall ist man gezwungen, besser hinzuschauen (z. B. beim Drehen einer Mutter auf eine Schraube).

Das Forced-Use-Prinzip kann zwei unterschiedlichen Zielen dienen:

- Einerseits verhindert es die endgültige Vernachlässigung eines nur teilweise gestörten sensorischen Systems, das heißt, es verhindert den erlernten Nichtgebrauch. Beispielsweise im Fall eines Patienten mit verminderter Sensibilität der Beine, aber noch brauchbaren sensiblen Restfunktionen, der sich angewöhnt hat, bei jedem Schritt immer nur seine Füße zu beobachten.
- Andererseits begünstigt es die Einübung kompensatorischer sensorischer Kreise, z. B. eines Sehbehinderten, der die Blindenschrift erlernt, oder eines Gehörlosen, der die Gebärdensprache erlernt.

Künstliches Feedback

Sensorisches Feedback lässt sich auf verschiedene Art und Weise künstlich verändern. In den siebziger und achtziger Jahren wurden zur Rehabilitation und zur Steuerung von Lernprozessen zahlreiche und recht unterschiedliche Methoden des Biofeedbacks entwickelt (Den Brinker, 1984; Mulder, 1985; Harris, 1984; siehe auch das übersichtliche Buch von Ince, 1980). Man experimentierte mit teilweise pfiffigen Hilfsmitteln wie z. B. einem Helm mit eingebauter Wasserwaage und Warnton zum Aufrechthalten des Kopfes oder einem sog. Voice-Intensity-Controller zur Kontrolle der stimmlichen Lautstärke und anderes mehr. Hilfsmittel dieser Art erfüllten meist ihren Zweck im Rahmen der Aufgabe, für die sie konstruiert waren. Auf Grund dieser Wirksamkeit erwartete man, dass das Biofeedback sich eine bedeutende Position in der Rehabilitation erwerben würde. Das hat sich nicht bewahrheitet. Dies dürfte in erster Linie darauf zurückzuführen sein, dass zu wenig Engagement in die Weiterentwicklung der Apparaturen und Methoden investiert wurde und auch seitens der medizintechnischen Industrie zu geringe Investitionen getätigt wurden, um entsprechende Geräte und Materialien im notwendigen Umfang flächendeckend anbieten zu können (Box 10).

Es ist jedoch davon auszugehen, dass die Weiterentwicklung der bildgebenden Verfahren neue Feedback-Methoden hervorbringen wird. Beispielweise kann der Patient mittels Feedback Information über seine eigene Hirnaktivität bekommen. *DeCharms* (2007) zeigte, dass Probanden unter Nutzung von „On-line-fMRI“ lernen können, die neurale Aktivität in ihrem somatosensorischen Kortex zu beeinflussen. Mögliche Anwendungen liegen auf dem Gebiet von chronischen Schmerzen, aber sicher auch in der Neurorehabilitation. Es wäre z. B. denkbar, dass ein Patient auf Grundlage solcher Techniken lernen kann, seine präfrontale Aktivität zu unterdrücken, um sich somit zu „zwingen“, eine bestimmte Aufgabe so automatisch wie möglich auszuführen. Auch Anwendungen in der Psychiatrie liegen auf der Hand: das Unterdrücken von Wahnvorstellungen und Halluzinationen, die Beeinflussung von Depressionen usw.

Im Folgenden werden einige ausgearbeitete Beispiele von Formen künstlichen Feedbacks genannt:

- **Spiegeltherapie** (MVF: *mirror visual feedback;* s. Box 8). Jeder kann seine eigenen Bewegungen beobachten: visuelles Feedback. Im Fall eines gelähmten Arms fehlt hier aber diese Art Feedback: Der Patient versucht zwar, ihn zu bewegen, aber es bewegt sich nichts. Mit Hilfe des sagittal aufgestellten Spiegels „sieht“ der Patient jedoch Bewegungen seiner spastischen Hand, wenn er seinen gesunden Arm bewegt; dieses Feedback ist also „falsch“ (illusorisch). Und dennoch hilft dieses Täuschungsmanöver oft, die Spastizität zu durchbrechen und den lahmen Arm auch tatsächlich zu bewegen!

- **Neglect-Therapie mit Hilfe eines LAD** (engl. *limb activation device;* s. Box 9). Der Patient wird gezwungen seine Hand dauernd zu bewegen, indem ein Knopf bedienen muss, um einen immer wiederkehrenden Signalton abzuschalten. Durch die gesamten Bewegungen dieses Arms verringert sich das Neglect.
- **Biofeedback** (s. Box 10). Viele Formen des Biofeedbacks generieren Daten über Vorgänge, über die wir normalerweise keine Informationen erhalten, z.B. EMG, EEG, Hautwiderstand oder Herzfrequenz. Diese zusätzlichen Informationen können beim Lernen und Verlernen unterstützend wirken.

Box 8 Spiegeltherapie (Ramachandran)

Definition, Beschreibung

Durch Spiegelung von Bewegungen der intakten Gliedmaße in einem sagittal aufgestellten Spiegel wird der Anschein von Bewegungen der betroffenen Gliedmaße erweckt (engl. *mirror visual feedback;* MVF).

Hintergrund

Ein Schlaganfallpatient neigt dazu, seinen spastisch gelähmten oder anderweitig beeinträchtigten Arm weniger zu gebrauchen, wodurch sich das Bild eines erlernten Nichtgebrauchs entwickeln kann (engl. *learned non-use*): der paretische Arm wird nicht mehr gebraucht, die Bewegungsengramme im Gehirn sind „eingefroren". Schließlich besitzt der Patient keinerlei Kontrolle mehr über den betroffenen Arm, die Verwendung des Arms ist „verlernt".

Über den sagittal aufgestellten Spiegel werden dem Gehirn Bewegungen der gelähmten Gliedmaße nur vorgetäuscht, da es sich in Wahrheit um gespiegelte Bewegungen der intakten Extremität handelt. Hierdurch können die erstarrten Bewegungsmuster aber wieder aufgebrochen werden, wodurch die aktive Bewegungsfähigkeit des paretischen Arms oder Hand erheblich zunehmen kann.

Ein Patient aus der Studiengruppe um *Altschuler* bemerkte spontan: „Jetzt erst habe ich zum ersten Mal während meiner Rehabilitation das Gefühl, dass nicht meine Muskeln, sondern mein Gehirn trainiert wird." Wie schon bei der Technik der Bewegungsvorstellung ist dies ein wichtiges Unterscheidungsmerkmal der Methode gegenüber den traditionell in der Peripherie ansetzenden Techniken (Fazilitation, passive und aktive Übungen).

Ramachandran verwendete die Technik ursprünglich dazu, um festsitzende schmerzhafte Phantome zu „mobilisieren". Auch bei CRPS (*complex regional pain syndrome*, komplexes regionales Schmerzsyndrom, früher Reflexdystrophie) wird eine Gliedmaße längere Zeit nicht mehr bewegt (um Schmerzen zu vermeiden); dann kann der Spiegel verwendet werden, um dem Gehirn wieder einen aktiven Input über die Gliedmaße zu geben. Möglicherweise kann die Spiegeltherapie auch eingesetzt werden, unwillkürliche Bewegungen, z. B. Tremor, kontrollieren zu lernen. Fokale Dystonie äußert sich in anhaltenden Muskelkontraktionen und Verlust von Willkürbewegungen in Zusammenhang etwa mit häufig wiederholten Bewegungen, z. B. Tastenanschläge auf einem Musikinstrument (dieselben Bewegungen ohne Instrument sind weiterhin ausführbar), aber auch beim Schreiben und der Gebrauch der Computer-Maus. In solchen Fällen wäre der Einsatz der Spiegeltherapie eine interessante Option!

Material

Ein senkrecht aufstellbarer Spiegel mit einem Umfang von etwa 30 × 40 cm, beispielsweise in einem selbstgefertigten Ständer aus Holz oder in einem an Vorder- und Oberseite offenen Karton. Mirror-Boxen werden auch kommerziell angeboten.

Voraussetzungen

- Das Vorhandensein einer Restfunktion ist günstig, aber keine absolute Voraussetzung. Die Methode kann auch effektiv sein bei einer komplett spastisch fixierten Hand (der Spiegel konnte schon Phantome lockern, die seit mehr als zehn Jahren vollständig festsaßen).
- Der Patient sollte die Technik grundsätzlich verstehen und bereit sein, diese auch selbst (u. a. zu Hause) anzuwenden.

Praktische Umsetzung

Wir nehmen den Fall eines Patienten nach Schlaganfall mit spastischer Lähmung des rechten Arms und der rechten Hand.

Der rechte Arm wird rechts neben den sagittal stehenden Spiegel (die blinde Seite) gelegt. Der Patient nimmt eine Position etwas links vom Spiegel ein, wodurch er in den Spiegel schauen, seinen rechten Arm aber nicht mehr sehen kann. Der intakte linke Arm wird in die gleiche Position gebracht wie der spastisch gelähmte rechte Arm.

Der Patient versucht jetzt symmetrische Bewegungen mit beide Armen bzw. Händen zu machen, das heißt, er gibt bewusst den mentalen Auftrag an beide Hände und Arme, sich symmetrisch zu bewegen (obwohl er weiß, dass sein rechter Arm nicht oder schlechter funktioniert als der linke Arm).

Von proximal nach distal kann man die folgenden Bewegungen durchführen lassen:

- Am Unterarm
  - Pronation - Supination (Schraubenzieherbewegung),
  - Flexion - Extension (z. B. auf den Tisch schlagen).
- Am Handgelenk
  - Abduktion - Adduktion (Winkbewegung),
  - Flexion - Extension (Pinselbewegung).
- An Hand und Finger
  - Strecken - Beugen, Öffnen - Schließen (einen Stock ergreifen, einen Ball fangen),
  - Einzelbewegungen der Finger (Tasten betätigen),
  - Opposition Daumen - Zeigefinger (der Daumen berührt nacheinander die Spitzen des 2., 3., 4. und 5. Fingers, Geldzählbewegung).

Auf ähnliche Weise kann man versuchen, eine spastische Inversionsstellung des Fußes zu lösen (Beispiel in Kap. 12.2). Natürlich kann man auch Handlungen spiegeln: eine Tasse greifen, einen Zünder bedienen, mit einer Schere schneiden. Viele weitere Varianten sind möglich.

Altschuler und Mitarbeiter (1999) führten ein vierwöchiges Therapieprogramm von täglich zweimal fünfzehn Minuten durch.

Literatur: Ramachandran und Blakeslee, 1998; Ramachandran und Hirstein, 1998; Altschuler et al., 1999; Ramachandran und Altschuler, 2009; Bieniok et al., 2011.

Box 9 Neglect-Training mittels motorischer Aktivierung

Ausgangspunkt

Ein Neglect kann sich durch aktive Bewegungen einer Gliedmaße der vernachlässigten Seite vermindern.

Hintergrund

Grundsätzlich verstärken Bewegungen in einem Teil des Raums die Aufmerksamkeit für diesen Raumabschnitt. Gezielte Motorik geht mit einer selektiven Aufmerksamkeit für die entsprechende Aufgabe einher, oder – mehr „neural“ formuliert: Eine einseitige motorische Aktivität »

» erhöht das Aktivitätsniveau in der kontralateralen Hemisphäre. Zur motorischen Aktivierung einer Gliedmaße verwendet man ein LAD (engl. *limb activation device*). Mit Hilfe der folgenden beiden Mechanismen wird die Aufmerksamkeit auf eine Seite gelenkt:

- Ein akustisches oder taktiles Signal zieht die Aufmerksamkeit zur betroffenen Seite hin.
- Das Ausschalten oder Verhindern des Signals verlangt eine aktive Handlung – also eine zentralmotorische Aktivität.

Beide Mechanismen gemeinsam aktivieren die kontralaterale (geschädigte) Hemisphäre.

Bei linksseitigem Neglect ist der linke Arm häufig gelähmt oder ungeschickt. Daher neigt der Patient dazu, die meisten Handlungen mit der rechten Hand zu verrichten, was mit einer Aktivierung der linken Hemisphäre einhergeht, wodurch die Aktivität der rechten Hemisphäre weiter gehemmt würde, was wiederum zu einer Verstärkung des Neglects führt (die Hemisphären würden sich im Sinne einer reziproken Inhibition gegenseitig hemmen). Und tatsächlich hat sich gezeigt, dass Neglect-Patienten bei Durchstreich- und Zeichenaufgaben manchmal viel bessere Leistungen zeigen (also weniger „Auslassungen"), wenn sie die Aufgabe mit der Hand an der Neglect-Seite ausführten (also kontralateral der Läsion). Durch die zusätzliche Aktivierung der geschädigten Hemisphäre manifestiert sich das Neglect geringer.

Ein spezielles Problem sind bimanuelle Handlungen. Es gibt Hinweise darauf, dass der günstige Effekt einer einseitigen motorischen Aktivierung nachlässt oder erlischt, wenn gleichzeitig der andere Arm aktiv ist (motorische Extinktion). Daher sind wahrscheinlich nur solche Aufgaben zu bevorzugen, bei denen nicht gleichzeitig auch der andere Arm aktiv ist, wie beispielsweise Gehen oder Lesen (vergleichbar mit Forced-Use, wobei der andere Arm stillgelegt wird).

Verschiedene Untersuchungen ergaben, dass die günstigen Effekte einer motorischen Aktivierung von den eingeübten Tätigkeiten auf diverse Aktivitäten des Alltags generalisieren können, beispielsweise Gehen durch Gänge oder Türen, Lesen, Gegenstände suchen.

Material

Das von *Robertson* und Mitarbeitern beschriebene LAD (engl. *limb activation device*) sendet im Abstand weniger Sekunden immer wieder ein störendes Signal aus, das nur durch eine aktive Handlung wie die Bedienung eines Schiebers, eines Knopfes oder einer Taste wieder unterbrochen oder verhindert werden kann. Der Patient muss also immer wieder die betroffene Hand aktivieren. Das Gerät ist erhältlich über *www.treatneglect.co.uk*.

Auch ein Wecker oder die Weckerfunktion eines Handys kann diesen Zweck erfüllen. Wählen Sie Ihren gewünschten Signalton aus und aktivieren Sie die Vibrationsfunktion. Wählen Sie möglichst eine Ausschaltvariante, die zwar einige Aktivität verlangt, aber auch ohne Blickkontrolle mit der Hand an der Neglect-Seite durchführbar ist (z. B. Ziffernfolge 1-5-9). Mit einiger Kreativität kann man sich auch anderes überlegen, die Hand zu „beschäftigen", z. B. mit einem Handdynamo oder einer Schüttellampe während des Lesens (bei Neglect-Dyslexie).

Praktische Durchführung

Nehmen wir das Beispiel eines Patienten mit (insbesondere akustischem und visuellem) linksseitigem Neglect, der auf der Straße, in Einkaufszentren oder im Bahnhof immer wieder kleine Unfälle erleidet. In der linken Hand wird das LAD (engl. *limb activation device*) getragen, das akustisch-taktile Signale alle acht Sekunden abgibt.

Phase 1 (Testphase im Behandlungsraum): Durchstreich-, Linienteilungs- oder Auslegeaufgabe (z. B. Baking-Tray-Task: Holzstücke repräsentieren Brötchen oder Plätzchen, die auf eine Ofenplatte gelegt werden sollen) von 20 Minuten Dauer; die Aufgabe wird einige Male ohne, dann mit LAD (akustisches und taktiles Signal) durchgeführt. Hierbei stellt sich heraus, ob eine günstige Wirkung auf das Neglect vorliegt.

Phase 2: Mit einem akustisch-taktilen Signal während 20 Minuten in einem Einkaufszentrum oder im Straßenverkehr navigieren.

Phase 3: Schrittweise Reduktion des LAD-Gebrauchs, z. B. durch

- Ausschalten des akustischen Signals,
- automatische Abschaltung des Signals,
- Verlängerung des Zeitintervalls,
- Ausschalten der (taktilen) Vibrationsfunktion.

Zeitplanung: beispielsweise während vier Wochen zweimal täglich 20 Minuten.

Literatur: Robertson und Halligan, 1999; Robertson et al., 1998 und 2002; Brunila et al., 2002; Maddicks et al., 2003. LAD erhältlich bei www.treatneglect.co.uk.

Box 10 Biofeedback

Definition

Rückkoppelung biologisch-physiologischer Variablen zur Unterstützung eines Lernprozesses.

Mögliche Ziele sind z. B.: bewusste Kontrolle zu bekommen über etwas, worüber man normalerweise keine bewusste Kontrolle hat (z. B. Hautwiderstand, Herzfrequenz, Gehirnaktivität) oder Unterstützung des Erlernens oder Verlernens bestimmter Körperhaltungen oder Bewegungsmuster.

Messvariablen

- **Mechanisch:** Auftrittsdruck des Fußes auf dem Fußboden (Kontaktsensoren), Veränderung des Gelenkwinkels (Bewegungssensoren), Position im Raum (Wasserwaage-artige Horizontal- und Vertikalsensoren), Kraftdosierung (Kraft- oder Gewichtssensoren), Stimmkontrolle (akustische Sensoren).
- **Elektrisch:** Herzrhythmus (EKG), Muskelaktivität (EMG), Hirnaktivität (EEG), sympathische Aktivität (z. B. GSR = galvanische Hautreaktion).
- **Chemisch:** Speichel (bei vermehrtem Speichelfluss), Urin (bei Inkontinenz). (Meistens betrifft es hier Instrumente, die elektrische Flüssigkeitswiderstand registrieren.)

In Prinzip geht es um künstliches und/oder zusätzliches Feedback, wenn die betreffenden Informationen normalerweise nicht oder unzureichend zur Verfügung stehen.

Wiedergabe

- Visuell (Kurve auf einem Bildschirm)
- Akustisch (Tonhöhe, Intensität oder Frequenz eines repetitiven Signals)

Das Output-Signal kann verknüpft werden mit etwas, das für den Patienten sinnvoll oder interessant ist (z. B. Walkman, Computerspiel, Modelleisenbahn).

Lernziele

Es bieten sich zahlreiche mögliche Anwendungsmöglichkeiten: bei inadäquatem Muskeltonus (Spastizität, Rigidität), abweichender Körperhaltung (Schiefhals, Sitzgleichgewicht), zur Regulation unwillkürlicher Bewegungen (Tremor, Chorea, Athetose), zur Steuerung motorischer Bewegungsmuster (Reichen, Greifen, Fußabwicklung), zur Regulation von Speichelfluss und offenem Mund, zur Blasenkontrolle (Inkontinenz), zur Entspannung und Relaxation (Alpha-Feedback), zu Atemübungen und Aufmerksamkeitstraining (Beta-Feedback).

In den siebziger und achtziger Jahren des letzten Jahrhunderts wurden zahlreiche Methoden des Biofeedbacks entwickelt, die nachweislich auch günstige Effekte auf Alltagsaktivitäten haben (Harris, 1984 in: Ince, 1980). Dem Biofeedback im Rahmen von Rehabilitationen wurde daher eine große Bedeutung vorhergesagt, die sich bisher möglicherweise aus folgenden Gründen nicht eingestellt hat:

»

» • **Angeblich niedrige ökologische Validität.** Es ist sicher so, dass viele Biofeedback-Studien nur ökologisch wenig valide Variablen untersuchten. Ein EMG-Signal ist etwas anderes als das Ergreifen einer Kaffeetasse. Die erworbene Kontrolle überträgt sich nicht immer auf sinnvolle Alltagsaktivitäten. Viele Studien untersuchten aber auch die Verknüpfung des Biofeedback-Signals mit relevanten Bewegungen und Handlungen, beispielsweise der Unterdrückung unwillkürlicher Bewegungen beim Essen oder der Verbesserung von Reich- und Greifbewegungen. Effektiv waren auch Trainingsprogramme, bei denen sich das Ziel der Übungen langsam von einem reinen Biofeedback zur Einübung von ADL-Fertigkeiten verlagerte. Trotzdem ist eine Skepsis gegenüber Biofeedback entstanden. Mit dem Falschen wird leider auch das Richtige verworfen.
• **Assoziationen mit esoterisch anmutenden Entspannungs- oder Tranceübungen.** Vordergründige Ähnlichkeiten mit esoterischen Methoden verhinderten kritische Auseinandersetzungen mit dem Feedback in einer Zeit, in der wissenschaftliche Absicherung hoch im Kurs steht.
• **Vorgeblicher Anachronismus.** Angeblich passte Biofeedback nicht zum Zeitgeist, wofür aber die Gründe unerfindlich bleiben. Eine ähnliche Entwicklung sehen wir bei den computerunterstützten Trainings in der kognitiven Rehabilitation: Sie wurden ab 1985 zunächst mit Begeisterung aufgenommen, dann aber trotz vieler sinnvoller Anwendungsmöglichkeiten recht schnell wieder unpopulär.

Hintergrund

Kein Lernen ohne Feedback!

Infolge gestörter Reafferenzen (Kinästhesie, Sensibilität) oder Gewöhnung (Habituation) können Fehlstellungen und Fehlbewegungen fixiert werden (ein verbogenes Fahrradpedal bemerkt man erst dann, wenn es wieder gerade gebogen wurde). Verbessert man die Reafferenzen durch Verstärkung oder Ergänzung (Biofeedback), dann kann sich auch die motorische Kontrolle verbessern; falsche Gedächtnisspuren werden korrigiert.

Praktische Umsetzung: drei Beispiele.

1 Mechanisches Feedback: unwillkürliche Haltung und Bewegung

Anwendung von mechanischem Feedback bei einem Kind mit spastischem Schiefhals und unwillkürlichen Bewegungen des linken Arms. Zur Verbesserung der Kopfstellung wird ein Helm mit Positionssensoren, für die Armbewegungen ein Goniometer (Gelenkwinkelsensor) eingesetzt.

Für ein motorisches Biofeedback-Programm schlägt *Harris* grundsätzlich die folgende Vorgehensweise vor:

• Passive Bewegungen des mit Sensoren versehenen Körperteils. Der Patient lernt, wie das akustische oder visuelle Signal mit der Position oder Bewegung des Körperteils zusammenhängt.
• Das Körperteil wird für einige Sekunden in der gewünschten Position gehalten, wodurch der Patient das zu dem Feedbacksignal gehörende (so weit intakte) Stellungs- oder Bewegungsgefühl kennenlernt. Nun lässt der Therapeut den Körperteil los und bittet den Patienten, selbst die gewünschte Stellung zu halten. Gelingt dies einigermaßen, dann beginnt man mit dem Anwenden von Widerstand. Der Patient versucht jetzt, die gewünschte Stellung gegen Widerstand beizubehalten.
• Der Patient versucht, die gewünschte Stellung ohne fremde Hilfe zu halten. Dazu wird die Toleranzgrenze zunächst breit, zunehmend aber immer eingeschränkter eingestellt. Auf diese Art und Weise wird das Erreichen und Beibehalten bestimmter Körperstellungen geübt (engl. *shaping*).
• Der Patient versucht, ohne fremde Hilfe die gewünschte Endposition zu erreichen (z. B. einen sichtbaren Gegenstand). Die Toleranzgrenze des Feedback-Signals wird zunehmend kritischer eingestellt.

- Der Patient übt unterschiedliche Folgebewegungen ein. Am Bildschirm oder mit dem Therapeuten (Finger, Gegenstand) wird mit sich bewegenden Zielen gearbeitet.

Grundprinzip: Die verschiedenen Schritte sind jeweils der konkreten Störung anzupassen. Bei spastischem Schiefhals wird zunächst die Zielposition des Kopfes und dann erst die Kontrolle der Kopfbewegungen eingeübt. Bei unwillkürlichen Bewegungen des linken Arms erlernt der Patient zunächst, den Arm still zu halten (während andere Körperteile in Bewegung sind), und dann erst, ihn gezielt zu bewegen.

In beiden Fällen kann man versuchen, das Feedback-Outputsignal für den Patienten attraktiver zu machen, z. B. für ein Kind, indem auf dem Bildschirm (bewegende oder stillstehende) Figuren oder Autos erscheinen oder indem Modellautos oder -eisenbahnen anfahren oder anhalten.

2 EMG-basiertes Feedback: Reichen und Greifen

EMG-basiertes Feedback zum Einüben von Reich- und Greifaufgaben bei einem rechtsseitig gelähmten Patienten. Dazu werden auf bestimmten Muskeln von Oberarm, Unterarm und Hand EMG-Elektroden angebracht (evtl. stufenweise). Das EMG-Signal wird in ein akustisches Muster umgewandelt. Die einzuübende Reich- und Greifaufgabe wird zunächst vom Therapeuten (der ebenfalls EMG-Elektroden trägt) vorgemacht; der Patient hört das Tonmuster, das es zu erzielen gilt.

Anschließend macht er sich mit der Technik vertraut, indem er zunächst versucht, das Tonmuster mit seinem gesunden Arm zu reproduzieren. Dann erst versucht er es mit dem gelähmten Arm, wobei die Positionen der Ziele und damit die Reich- und Greifbewegungen allmählich variiert werden.

3 EEG-unterstütztes Beta-Feedback zur Konzentration

Bekannt ist natürlich das Alpha-Feedback zur Kontrolle der Relaxation. Aber auch Beta-Feedback ist möglich, z. B. EEG-Beta-Feedback-unterstützte Konzentrationsübungen bei Patienten mit Schädel-Hirn-Trauma. Am Kopf des Patienten werden die Elektroden eines einfachen EEG-Feedback-Geräts angebracht. Der Patient erhält jetzt mittels eines auf dem Bildschirm sichtbaren Balkens eine kontinuierliche Rückmeldung seiner mittleren Beta-Aktivität (Amplitude von 13–20 Hz, berechnet über eine bestimmte Zeit, z. B. 250 ms) und versucht, den sichtbaren Balken oberhalb eines bestimmten Grenzwerts zu halten. Gelingt dies nicht spontan, dann kann man beispielsweise eine „schwierige" Rechenaufgabe stellen, wodurch der Patient sieht, wie die Position des Balkens zu beeinflussen ist.

Keller und *Rottensteiner* (2000) verglichen die Ergebnisse eines Neurofeedback-Programms von 10-mal 30 Minuten mit denen einer Kontrollgruppe, die ein computerunterstütztes Aufmerksamkeitstraining erhielt. Das Neurofeedback-Training erwies sich sowohl bei der Zunahme der Beta-Aktivität (Feedback-Parameter) als auch bei einem Vigilanztest (Reaktion auf Reize in einer monotonen Umgebung) als überlegen. Leider haben solche Studien nur wenig Aussagekraft bezüglich Generalisierbarkeit auf ADL und der subjektiven Erfahrung der beteiligten Patienten.

Unserer Auffassung nach sollte dem Biofeedback in der Neurorehabilitation eine größere Bedeutung zukommen.

Literatur: Ince, 1980 (insbesondere die Kapitel von Harris, Sacks und Brucker); Harris (in: Basmajian, 1984); Basmajian, 1981; Wissel et al., 1989; Keller und Rottensteiner, 2000; Gartland, 2004;

Eine Organisation, der sich für die Entwicklung von Biofeedback-Geräten einsetzt: www.fastuk.org

9.6 Der Umgebungskontext

Die Bedeutung der richtigen Umgebung wurde in diesem Buch bereits an mehreren Stellen und jeweils in einem anderen Zusammenhang besprochen: Plastizität, z. B. sensorische Reizung, visuelle Deprivation (Kap. 3), Restitution (Kap. 4), Lernen (Kap. 5, 6 und 7). Da Umgebungseinflüsse den Lern- und Wiederherstellungsprozess des Patienten in entscheidendem Maß beeinflussen können, kommen wir auch in diesem Kapitel noch einmal darauf zurück. In Abb. 9.1 wird die Umgebung in Form von Kreisen dargestellt. Der große Kreis ist die weitere Umgebung (Makroniveau, das Reha-Zentrum, die Stadt, das Land). Die kleineren Kreise repräsentieren den Kontext: den Therapeuten in seinem Behandlungsteam, den Patienten mit seinen Angehörigen und Freunden, die Übungen als Unterteil eines vielumfassenden Behandlungsprogramms. Man muss sich grundsätzlich darüber im Klaren sein, dass der Kontext, in dem eine Therapie oder ein Training stattfindet, einen großen Einfluss hat auf den Effekt; z. B. ob die Übung „frei stehen" im Therapieraum oder in einer Straßenbahn stattfindet.

Auch wenn der Patient wieder zu Hause ist, spielt die Umgebung eine wichtige Rolle: Gibt es stimulierende Aufgaben? Gibt es Unterstützung (Familie, Nachbarn)? Gibt es Hindernisse (steile Treppe, schmale Vordertür)? Sind die benötigten Hilfsmittel vorhanden (Treppe/Lift, Warnsystem). Leider kommt es vor, dass Patienten nach einer intensiven erfolgreichen Rehabilitationsperiode wieder Rückschritte machen oder vereinsamen, wenn sie einmal wieder zu Hause sind, weil dort Stimulation und Support fehlen.

9.6.1 Angereicherte oder angepasste Umgebung?

Die Umgebungsfaktoren haben erheblichen Einfluss auf das Verhalten einer Person. Dieses Buch wurde hoch oben in den Alpen geschrieben. Nicht zufällig wurden Sanatorien für körperlich und geistig behinderte Menschen früher in schönen Umgebungen und in der freien Natur errichtet. Die Zeiten haben sich jedoch geändert. Heute findet man Rehabilitationseinrichungen in den Zentren der Städte, nicht zuletzt, damit die Patienten so viel wie möglich mit dem „wirklichen Leben" in Kontakt kommen können. Dieser Gesinnungswandel repräsentiert zwei Paradigmen in der Rehabilitationsmedizin – angereicherte Umgebung versus angepasste Umgebung – die sich jedoch nicht völlig gegenseitig ausschließen.

Angereicherte Umgebung: Denn durch eine sensorisch angereicherte Umgebung werden, wie eingangs schon aufgezeigt, plastische Veränderungen des Nervensystems maximal stimuliert (Synapsen, Dendritenaussprossungen). Reichhaltige sensorische Informationen wirken im Regelfall stimulierend sowohl auf das Bewusstsein (Patient ist hellwach) als auch auf die Stimmung (Patient fühlt sich gut). Ein Mangel an Stimulation (monotone Umgebung, wenig soziale Kommunikation) kann sich bei Patienten mit Hirnschädigungen sehr ungünstig auswirken: Patienten können dann dahindämmern und unternehmen nichts mehr (sensorische Deprivation). Aber nicht nur passive Stimulationen wie Hintergrundmusik, Bilder, Massagen und eine schöne Aussicht sind wichtig, sondern insbesondere auch aktiv herbeigeführte, sensorische Reafferenzen wie der Umgang mit Haustieren, Kindern, Werkzeugen oder Spielsachen. In zahlreichen Studien wurde nachgewiesen, dass reafferente Stimulationen zu relativ starken plastischen Veränderungen führen.

Angesichts des zunehmenden Personalmangels und der damit einhergehenden Vorliebe für „pflegeleichte" Patienten, die brav in ihrem Stuhl oder Bett bleiben, ist die Gefahr der sensorischen Unterversorgung in den zeitgenössischen Einrichtungen sicher nicht aus der Luft gegriffen.

Angepasste Umgebung: Andererseits kann man das auch aus einen anderen Perspektive betrachten: Die Patienten müssen durch Anpassungen der Umgebung so gut wie möglich vor den Folgen ihrer Schwächen geschützt oder kompensiert werden (Motto: Das Leben ist auch ohne Anpassungen schon schwierig genug). Auf bestimmte Patienten wirkt sich ein sensorisches Überangebot ungünstig aus. Lärm im Übungsraum, hin und her laufende Menschen und klingelnde Telefone lenken sie ab und beeinträchtigen sie. Hierdurch können Enttäuschungen entstehen, die den Beginn einer abwärts gerichteten Spirale bilden, an deren Ende die Patienten gar nichts mehr (ver)mögen. Anpassungen der Umgebung können rein dinglicher Natur sein wie beispielsweise ein Rollstuhl, ein Treppenlift, das Entfernen von Türschwellen oder das Anbringen elektrischer Türen. Sie können aber auch – beispielsweise bei starker Ermüdungstendenz – die Einführung eines angepassten Therapiestundenplans oder (z. B. bei Verhaltensauffälligkeiten) die Beiziehung speziell ausgebildeter Fachkräfte beinhalten.

In den Begriffen „therapeutisches Milieu" und *environmental therapy* sind beide Gedanken wiederzufinden. Einerseits muss die Umgebungsstruktur stimulierend sein (viele Reize und Aktivitäten), andererseits erleichtern Anpassungen der Umgebung das Leben der durch die Hirnschädigung schon erheblich eingeschränkten Patienten. Daher wird man sich häufig zwischen Stimulation und Anpassung hindurchlavieren müssen:

- Bei zu geringer Stimulation verschlechtert sich der Patient durch abnehmende Wachheit, wodurch sich immer mehr Störungen manifestieren.
- Bei zu starker Stimulation wird der Patient möglicherweise abgelenkt oder übersättigt.

Wieder gilt also, dass für jeden einzelnen Patienten der jeweils richtige Mittelweg gefunden werden muss.

9.6.2 Struktur

Bereits in Kap. 7 haben wir darauf hingewiesen, dass der Begriff „Struktur" weiter zu konkretisieren sei, wie es *Alderman* (in: Wood und McMillan, 2001) versucht. Mit Bezug darauf schlagen wir eine Gliederung in sechs Teilaspekte vor:

Physikalisch-räumliche Struktur Das Gebäude und alle dazugehörigen Einrichtungen, in denen der Patient sich aufhält. Ist es geeignet, komfortabel und stimulierend zugleich? Nach *Alderman* sind viele Reha-Zentren allein schon aufgrund ihrer baulichen Struktur für Verhaltensrehabilitationen ungeeignet.

Zeitliche Struktur Der Stundenplan mit z. B. Übungszeiten, Freizeit und Mahlzeiten. Ist er für den Patienten übersichtlich und durchführbar? Versteht der Patient den Aufbau des Übungsprogramms oder verwirren ihn die vielen verschiedenen Therapien nur?

Personalstruktur Weiß der Patient, wo er die verschiedenen, ihn umgebenden Leute einzuordnen hat (Therapeuten, Putzpersonal, Ärzte, Versorgende)? Und wer tut was? In einem multidisziplinären Behandlungsteam hat jeder seine eigene, sehr individuelle Herangehensweise, was beim Patienten manchmal einen unkoordinierten Eindruck hervorrufen kann. Ein interdisziplinäres Team arbeitet dagegen mehr „mit vereinten Kräften", was den Umgang mit den Patienten und seinen Problemen meist konsistenter und damit durchschaubarer macht.

Aktivitätenstruktur Im Reha-Institut finden viele Aktivitäten statt: Therapie, Edukation, Rekreation, Alltagaktivitäten wie Essen, Ankleiden. Für den Patienten müssen jeweils Ziel und Zusammenhang deutlich sein.

Verhalten dem Patienten gegenüber Der Umgang mit dem Patienten hat konsistent, deutlich und direkt zu sein, beispielsweise im Falle einer operanten Verhaltensmodifizierung (Drei C von Alderman: consistency, clarity, contingency) (Kap. 7):

- konsistent: Alle Beteiligten halten sich an die gemachten Absprachen zur Verstärkung.
- deutlich: Allen Beteiligten einschließlich des Patienten ist klar, welches Verhalten gemeint ist.
- direkt: Die Verstärkung erfolgt immer unmittelbar nach dem Verhalten.

Nicht selten beschweren sich (vernünftig denkende) Patienten zu Recht über das Vorgehen in der Klinik (z. B. unhöfliche oder lieblose Umgangsformen, mangelnde oder gegenseitige Information).

Kommunikationsstruktur Die Erklärungen und Instruktionen für den Patienten und seine Angehörigen müssen deutlich, zusammenhängend und der Kommunikationsfähigkeit des Patienten angepasst sein (z. B. bei Aphasie).

9.6.3 Angehörige und Freunde

Die Bedeutung der direkten Bezugspersonen des Patienten kann gar nicht genug betont werden (u. a. Wilson et al., 2003). An erster Stelle stehen umfassende Aufklärung und Erläuterungen. Unverständnis des Lebenspartners bezüglich der Probleme des Patienten kann den Fortschritt der Rehabilitation ernsthaft erschweren. Vielmehr können Empathie und Unterstützung einer nahestehenden Person für die Erreichung des Ziels außerordentlich förderlich sein. Der Lebenspartner oder ein Freund kann auch ganz bewusst eingesetzt werden als Kotherapeut oder Coach. In solchen Fällen macht es Sinn, mit dem Partner die gewählte Übungsmethode (z. B. Gleichgewichtstraining, Aufmerksamkeitstraining) zu besprechen und einzuüben. Eine gute Übersicht hierzu findet sich bei *Ploux* (in: Stuss et al., 1999).

Manchmal sind auch einzelne Familienmitglieder oder gar die ganze Familie „Opfer“: Der Partner fühlt sich durch die Therapie an den Rand gedrückt, andere, z. B. Kinder (Stichwort: Schattenkinder), bekommen weniger Aufmerksamkeit. Dann kann es wichtig sein, die Interventionen auf das Erreichen eines neuen und angemessen Gleichgewichts innerhalb der Familie zu richten.

In Ländern ohne entsprechend geschulte Fachkräfte sind Training und Information freiwilliger Helfer und Familienmitglieder der einzige Weg zu einer erfolgreichen Neurorehabilitation. In diesem Zusammenhang weisen wir auf einen äußerst lesenswerten Artikel über die Rehabilitation emotionaler Probleme nach Hirnläsionen in Entwicklungsländern hin (Judd in: Williams und Evans, 2003).

9.6.4 Das Behandlungsteam

Manche Therapeuten arbeiten allein, andere im Team. Ein nicht gut funktionierendes Team (Konkurrenz, Irritationen, Streitigkeiten) wirkt sich auf die Qualität der Rehabilitation negativ aus. Im schlimmsten Fall wird der Patient widersprüchlich informiert, handelt jeder nach eigenem Gutdünken und fehlt dem Behandlungsprogramm die Linie. Darum ist für alle Beteiligten eine einheitliche und für alle verbindliche Vorgehensweise des Teams wichtig. Auf eine weitere Vertiefung des Themas müssen wir im Rahmen dieses Buches leider verzichten. Erinnert sei an dieser Stelle an folgende Differenzierung (Kap. 1, „Das Behandlungsteam: mono-, multi- oder interdisziplinär?“):

- **multidisziplinäres Team:** klare Absprachen bezüglich Teilaufgaben (Wer macht was?),
- **interdisziplinäres Team:** Diskussion und möglichst Konsensbildung bezüglich der anzuwendenden Methoden.

Tabelle 9.2 fasst die zuletzt diskutierten Umgebungsaspekte in einer Checkliste zusammen, anhand deren man positive und negative Einflussfaktoren auf den Patienten (zu Hause oder in der Klinik) beurteilen kann.

Tabelle 9.2 Checkliste „Therapeutisches Milieu" (Klinik oder zu Hause)

Stimulation Gibt es ein sensorisches Angebot?	Hören	Rundfunk, Musik, sprechende Leute, Kinder, Tiere, Verkehr usw.
	Sehen	Aussicht, Natur, Fernseher, Leute, Zeitschriften, Zeitung usw.
	Fühlen	Wird der Patient berührt, massiert? Arm geben? Kind auf Schoß usw.
	Geruch	Kaffee, Essen, Blumen, Parfüm, Putzmittel, Urin, Abgase usw.
	Geschmack	Essen und Trinken, Süßigkeiten, Bonbons usw.
Aktion Gibt es ein Angebot an Aktivitäten?	Kommunikation	Gespräche, Gruppenaktivitäten, Gruppentherapien, Singen
	Beschäftigung, Hobby	Schreiben, Farben, Sticken, Malen, Basteln, Computerarbeiten, Musik
	Sport, Spiel	Fußball, Billard, Kegeln, Tischtennis, Tanzen usw.
	Entspannung	Spazieren, Fahrradfahren, Reiten, Tieren
	Alltagsverrichtungen	Haushalt, Gärtnern, Hausreparaturen
Soziale Kontakte	emotionale Anbindung	Kontakt mit Familie, Kindern, Freunde
	Klinik	Personal
	Regio, Quartier	Verein, Club usw.
Struktur Anwesend / abwesend? Adäquat / inadäquat	physikalisch-räumlich	Einrichtung, Ordnung
	Zeit	Stundenplan
	Personal	Wer tut was?
	Aktivitäten	übersichtlich über den Tag geordnet?
	Verhalten	konsistent, deutlich, direkt
	Kommunikation	klar, konsistent
Support	Personen	Pflegende/Versorgende, Behandlungsteam, Familie, Freunde/Nachbarn, Spitex, Haushaltshilfe
	Hilfsmittel	Rollstuhl, Stock, Treppenlift usw.
Hindernisse und Gefahren	innen (zu Hause oder Klinik)	Schwellen, Treppe, Bett, Geräte usw.
	außen	Garten, Verkehr, Einkaufzentrum usw.

9.7 Auswahl

Das große Spektrum der zahlreichen möglichen Techniken wirkt fast schwindelerregend. Darum stellt sich die Frage, ob es Regeln gibt, die den Therapeuten helfen, eine verantwortungsvolle Wahl zu treffen? Die Antwort lautet eindeutig: „Jein". Ja – weil unsere Entscheidungen einerseits auf Erfahrungswissen, andererseits auf Einschränkungen und Wünschen sowohl des Patienten als auch der Behandler und der jeweiligen Institution basieren müssen. Nein – weil für keines der zahllosen Probleme eine einzige Standardlösung vorliegt.

Auch hier bietet sich wieder der Vergleich mit unserem Orchester an, das inzwischen ein großes Repertoire an Musikstücken beherrscht. Nun soll für ein bestimmtes Datum in einer bestimmten Stadt ein Programm zusammengestellt werden. Das Orchester hat die freie Wahl von einem einfachen, kurzen Auftritt bis hin zur Aufführung eines aufwendigen Musicals. Bevor man sich entscheidet, werden die lokalen Möglichkeiten und Wünsche untersucht. Dann erst versucht man, ein auf die Situation zugeschnittenes, einmaliges Programm zu gestalten.

Bei den diversen Erwägungen wird man einige entscheidungsleitende Faktoren mit einbeziehen:

- Was ist der Anlass der Aufführung (Beerdigung, Jubiläum, Eröffnung einer Ausstellung, Konzertreihe)?
- Bestimmte Musikstücke sind bekannt oder berühmt – also garantiert erfolgreich („evidenzbasierte Musik").
- Erfahrung: Bestimmte Musik kommen in dieser Stadt nicht an. Das war schon im letzten Jahr ein Reinfall.
- Wünsche: „Sie wollen Barock", „Sie wollen mehrere kontrastierende Stile".
- Möglichkeiten: „Die sind dort einiges gewöhnt", „Das Ensemble hat einen Spitzenklarinettisten".
- Beschränkungen: „Der Saal ist klein", „Der Flötist ist krank", „Die Partituren sind nicht zu bekommen", „Wir haben zu wenig Zeit zum Proben".

In der alltäglichen Wirklichkeit werden auch noch andere Faktoren mitspielen: Tradition und Gewohnheit („Wir spielen unser übliches Programm"), Ergebenheit und Gehorsam („Wir tun einfach, was der Dirigent entscheidet") oder Willkür („Wir nehmen das, was oben auf dem Stapel liegt").

Übertragen auf die Rehabilitation, lassen sich dann sechs Entscheidungsfaktoren unterscheiden (s. Tab. 9.3).

- **Problemanalyse:** Ein bestimmtes Problem, z. B. häufiges Straucheln, kann durch verschiedene Störungen verursacht werden. Die Problemanalyse liefert einen einzigen, individuellen Erklärungsansatz der Störung oder Kombination von Störungen, die das Problem wahrscheinlich verursacht. Diese Störung entscheidet damit über Art und Typ der gewählten Behandlung. Straucheln infolge einer Sensibilitätsstörung erfordert eine ganz andere Behandlungsstrategie als Straucheln infolge Spastik oder Neglect.
- **Nachgewiesene Effektivität** (auf Effektstudien basierende Evidenz): Für manche Therapien wurde die Wirksamkeit aufgezeigt (evidenzbasierte Medizin), andere sind umstritten und wieder andere scheinen praktisch nutzlos zu sein. Eine Unschärfe resultiert aus dem Placeboeffekt. In wissenschaftliche Studien zu Therapieeffekten wird meistens eine Therapie mit einem Placebo verglichen. Der Placeboeffekt kann aber bisweilen sehr ausgeprägt sein! Das bedeutet also, dass eine Therapie, die den Maßstäben der evidenzbasierten Medizin nicht entspricht, trotzdem sehr günstigen Effekte haben könnte. Umgekehrt kann sich eine nachweislich effektive Therapie als ungünstig herausstellen, z. B. weil der Patient negative Erwartungen hat (Noceboeffekt) oder die Therapie als unangenehm erlebt.
- **Erfahrung:** Bei einem konkreten Patienten wurde bereits einiges ausprobiert, wodurch bekannt ist, welche Methoden günstig wirken und welche nicht. Beispiel: Trotz eines vierwöchigen intensiven Trainings der Handgeschicklichkeit nach dem Forced-Use-Prinzip stellen sich keine Fortschritte ein. In diesem Fall wechselt man selbstverständlich die Strategie (z. B. in Richtung Kompensationsmethode).

- Die **Wünsche** des Patienten, der Angehörigen, des Therapeuten oder des Teams. Beispiele:
  - Der Patient möchte so schnell wie möglich wieder Auto fahren oder am Computer arbeiten können.
  - Der Patient bittet um häusliche Übungen, die vom Lebenspartner begleitet werden können.
  - Der Therapeut bevorzugt eine bestimmte Methode.
  - Der Patient möchte so schnell wie möglich wieder zurück in sein Geschäft (auch mit einem spastisch gelähmten Bein). Wir schieben also unsere „therapeutischen" Ideale beiseite und machen uns an die Arbeit.
- **Möglichkeiten** des Patienten, des Therapeuten und der Umgebung (auch des Reha-Zentrums), Beispiele:
  - Der Lebenspartner des Patienten ist sehr kooperativ und unterstützend.
  - Eine Eislaufhalle liegt in der Nachbarschaft des Reha-Zentrums.
  - Einer der Therapeuten im Team ist ein Fachmann auf dem Gebiet der Perfetti-Methode (s. Kap. 10.2).
- **Grenzen** des Patienten, des Therapeuten und der Umgebung (auch des Reha-Zentrums), Beispiele:
  - Der Patient ist Aphasiker – also keine Anwendung von verbalen Selbststeuerungsmethoden; der Patient hat einen Paralyse – also bei Neglect kein LAD (engl. *limb activation device*) (s. Box 9); der Patient ist schwer sehbehindert – also keine visuellen Übungen.
  - Innerhalb des Reha-Zentrums wird nur nach einer einzigen Methode gearbeitet. Abweichende Therapiestrategien werden kaum toleriert.
  - Fehlender Sachverstand auf dem Gebiet der Verhaltensrehabilitation.
  - Es herrscht Personalmangel; der Psychologe hat nie Zeit.
  - Biofeedback-Geräte sind leider nicht vorhanden.
  - Die Möglichkeiten zur Durchführung lebensechter Übungen sind begrenzt (die Physiotherapie befindet sich auf der 4. Etage, das Gebäude liegt im Stadtzentrum und besitzt zudem keine Außenanlagen).
  - Unzureichende Fachkompetenz und begrenzte Finanzmittel.

Tabelle 9.3 Faktoren zur Steuerung der Interventionswahl

1	Problemanalyse	individuell
2	Erwiesene Effekte	evidenzbasierte Medizin
3	Erfahrung	mit diesem konkreten Patienten
4	Wünsche	Patient, Familie, Therapeut, Team
5	Möglichkeiten	Patient, Therapeut, Umgebung
6	Begrenzungen	Patient, Therapeut, Umgebung

Leider wird auch die tägliche Rehabilitationspraxis von allerlei ressortfremden und unspezifischen Faktoren beeinträchtigt. Beispiele:

- **Tradition und Gewohnheit:** Innovationen kosten Energie. Es besteht die Neigung, nur diejenigen Therapien und Trainingsmöglichkeiten durchzuführen, mit denen man Erfahrung hat. Dagegen ist grundsätzlich nichts einzuwenden, nur wird sich dadurch niemals etwas ändern.
- **Ergebenheit und Gehorsamheit:** Der Oberarzt sagt, dass wir Methode X anwenden müssen (der Arzt ist zu Recht oder zu Unrecht eine Autorität).

- **Willkür:** Wir entscheiden uns für bestimmte Maßnahmen aus Opportunismus und weil wir keinen Ärger bekommen wollen oder vielleicht auch nur intuitiv. Manchmal ist dieses Vorgehen erfolgreich, funktioniert es nicht, dann versuchen wir eine Alternative.

Die drei letztgenannten Punkte mögen trivial erscheinen, sind aber in der heutigen Praxis leider realitätsnah.

Wir trösten uns mit dem Gedanken, dass es für die meisten unserer Probleme nicht eine einzige, beste Lösung gibt. Nach der Durchführung unseres Orchesterauftritts (entsprechend unserem Behandlungsprogramm) erkennen wir, dass mit Sicherheit auch andere Programme erfolgreich gewesen wären.

Manchmal kommen wir im Nachhinein zu der Schlussfolgerung, dass ein anderes Vorgehen besser gewesen wäre. Es bleibt dann die Hoffnung, dass diese Erfahrung in unsere nächste Entscheidung mit einfließt.

Kapitel 10

Störungszentrierte Therapie und Training

Wenn die Analyse des Problems ergibt, dass eine bestimmte Störung die Ursache ist, dann überprüfen wir, ob eine störungszentrierte Therapie oder Training effektiv ist. Bleibt der Effekt aus, dann versuchen wir es mit einer Kompensationsstrategie oder mit Anpassungen der Umgebung. Neurorehabilitation ist mehr als nur motorische Rehabilitation. Darum besprechen wir die Vorgehensweise bei sehr unterschiedlichen Störungen – von Paresen, Sensibilitätsstörungen und Hemianopsie über Apraxie, Agnosie und Aphasie bis hin zum Neglect, zu Gedächtnisstörungen, Aufmerksamkeitsstörungen sowie Störungen der Krankheitseinsicht und des Denkens. Insbesondere bei Aphasien lehrt auch ein Blick in die Vergangenheit, dass es die jeweils beste Therapie nicht gibt. Die Methode der Wahl soll immer individual zugeschnitten sein. Die meisten der zugrundeliegenden Konzepte sind logisch und theoretisch klar. Das bedeutet aber nicht automatisch, dass diese Methoden auch immer effektiv sind. Die Anzahl der therapeutischen Möglichkeiten steht im schrillen Kontrast zu einem eklatanten Mangel an Effektforschung. Dennoch gibt es einen Grund für Optimismus: die heute bekannten Studien weisen aus, dass eine Behandlung möglich ist und auch Jahre nach einer Hirnschädigung effektiv sein kann.

10.1 Vorbemerkungen

Die in der Rehabilitationsmedizin verwendeten therapeutischen Konzepte entsprechen nicht immer dem aktuellen Erkenntnisstand der Neurowissenschaften. Das war schon so im Jahre 1980 als Harris hierzu bemerkte:

„Viele traditionell arbeitende Behandler auf dem Gebiet der Rehabilitation versuchen, die Motorik des Patienten mit Hilfe von Hands-on-Techniken zu verbessern, z. B. Fazilitation oder krankengymnastische Übungen. Leider beruhen diese Methoden größtenteils auf inzwischen veralteten Konzepten der Reflexneurophysiologie, wonach die gestörte Motorik des Patienten auf eine Dominanz primitiver Reflexe und Reaktionen zurückzuführen sein soll, die es zu unterdrücken gilt. Durch diesen Ansatz, der nur sehr begrenzte Behandlungserfolge aufweisen kann, hat sich die Entwicklung moderner neuroedukativer Methoden verzögert.
Anderseits kennen wir genug Beispiele äußerst engagierter Eltern, die bei ihrem spastisch gelähmten Kind ausschließlich durch die Anwendung allgemein bekannter Erziehungsgrundsätze (gesunder Menschenverstand) bessere Ergebnisse erzielt haben als manch ein professioneller Behandler, vielleicht auch, weil Eltern instinktiv erfassen, welche Faktoren bei ihrem Kind für die Wiedergewinnung bestimmter Fertigkeiten wichtig sind.
Letzteres ist ein Hinweis darauf, dass Problemstellungen der Rehabilitation eher als edukative/pädagogische Probleme denn als medizinische Herausforderung aufgefasst werden sollten. Es geht also um die Optimierung eines (z. B. motorischen) Lernprozesses."

Dieses Zitat ist auch heute noch hochaktuell. Der verständnisvolle Lebenspartner eines Patienten erreicht mit Engagement und gesundem Menschenverstand häufig mehr als der beste Physiotherapeut. Therapeutische und/oder ärztliche Interventionen sind oft gar nicht der entscheidende Wirkfaktor. Darum erscheint es sinnvoll, innerhalb des Behandlungsteams immer wieder die Bedeutung von nachvollziehbaren Lernprinzipien hervorzuheben, die für jeden eingängig sind. Typische ärztliche Interventionen wie die Gabe von Arzneimitteln, Transplantationen oder Nervenblockaden können als flankierende Maßnahmen eine Rolle spielen, aber sie stehen meistens eher im Hintergrund. So gesehen, ist Rehabilitation keine fachärztliche Disziplin und die evidenzbasierte Medizin nicht immer das entscheidende Kriterium. Dass ein Kind in der Schule das Einmaleins und ein bestimmtes Sozialverhalten erlernt, ist in diesem Sinne ebenso evidenzbasiert, jedoch nicht im Sinne einer Effektuntersuchung, sondern eine kollektive Erfahrung, die wir mit bestimmten Erziehungsmethoden verbinden.

Leider gibt es auch jetzt noch immer einen manchmal heftig geführten Streit zwischen den Schulen. Auch diesbezüglich trifft Harris schon 1984 den Nagel auf den Kopf, indem er sagt:

> *„Nur solche Behandler, die motiviert und kompetent genug sind, sich aus dem gesamten Arsenal der zur Verfügung stehenden Methoden selektiv zu bedienen (statt Fürsprecher einer einzigen Methode zu sein), sind in der Lage, effektiv mit der enormen Symptomenvielfalt umzugehen, die man im Gebiet der Neurorehabilitation begegnet.“*

In der kognitiven Rehabilitation zeichnen sich bereits ähnliche Tendenzen ab. Inzwischen gibt es fanatische Verfechter bestimmter Methoden wie computerbasiertes Training oder Psychotherapie, während das Gesamtrepertoire viel breiter gefächert ist (siehe auch die interessante Diskussion bei *Wilson,* 1997, und *Prigatano,* 1997). In diesem Sinne ist auch der Inhalt dieses Kapitels zu verstehen.

Jeder Therapeut steht vor der Wahl zwischen vier Strategien:

- Funktionstraining,
- Stimulation,
- Kompensation oder
- Anpassung der Umgebung.

In den meisten Behandlungsplänen finden sich Elemente aller vier Behandlungsstrategien irgendwo wieder, wobei die Auswahl jeweils begründbar ist. In diesem Kapitel liegt der Schwerpunkt auf den störungszentrierten Funktionstrainings. Doch werden – wenn erforderlich – auch stimulierende, kompensierende oder auf die Anpassung der Umgebung ausgerichtete Maßnahmen beschrieben.

In der Praxis sehen wir häufig kombinierte Strategien. Ein Hemiplegiker wird im Stehen sein gesundes Bein stärker belasten (Kompensation), während des Trainings jedoch versuchen, verstärkt sein gelähmtes Bein einzusetzen (Funktionstraining), eventuell unterstützt durch Fazilitation der Beinextensoren (Stimulation). Ein Patient mit einer gefühllosen Hand wird diese ständig visuell beobachten (Kompensation). Während der Übungen mit verbundenen Augen wird er aber dazu gezwungen *(forced use),* sich ganz auf die verbliebene Sensibilität zu konzentrieren (Funktionstraining, Stimulation). Aus lerntheoretischer Sicht sind solche kombinierten Behandlungsformen nicht immer unproblematisch und deshalb kritisch zu betrachten: was wäre eigentlich das Lernziel, wenn der Patient bei der einen Therapie auf dem gesunden und dann bei einer anderen Therapie wieder auf dem gelähmten Bein stehen soll (Kap. 5, negative Interferenz)?

Ein störungszentriertes Training basiert immer auf einer **Problemanalyse**, aus der sich eine kausale Beziehung zwischen der Störung und der Einschränkung oder dem Problem ergibt (Kap. 1 und 8, „Der empirische Zyklus“ und Abb. 8.3).

Beachte jedoch, dass nicht jede Störung zu Behinderungen führt und dass ein Problem durch mehrere Störungen verursacht werden kann.

In unserem Behandlungsplan muss eine klare Linie von der Störung (Elementarfunktion) über die daraus resultierende Einschränkung (Aktivität) bis hin zum Handicap (Partizipation) sichtbar werden (siehe *Wade* 2005 für eine gute Beschreibung dieses Problems). Ist ein Neglect die Ursache für häufiges Straucheln, dann werden wir natürlich unseren therapeutischen Fokus auf das Neglect richten. Unfälle wegen riskanten Verhaltens infolge fehlender Krankheitseinsicht (Anosognosie) werden verhindert, indem man versucht, die Krankheitseinsicht des Patienten zu verbessern.

Betrachte den Musikvergleich in Abb. 10.1: Das elementarste Niveau sind hier die Fingerübungen (vergleichbar mit Flexion–Extension), die mit dem Einüben der Etüde weiter ausgebaut werden (vergleichbar mit den täglichen ADL). Das Ziel ist jedoch schlussendlich die Musik (vergleichbar mit der Sinngebung im Leben). Wird das Musizieren durch einen Ringfinger beeinträchtigt, der seinen Dienst verweigert, dann kann es sinnvoll sein, Ringfingerübungen durchzuführen.

Damit ist jedoch keinesfalls gesagt, dass jede erkannte Störung auch automatisch behandelt werden soll. Viel zu häufig werden Störungen behandelt, ohne dass es für den Behandler und/oder Patient deutlich ist, auf welche Weise die Störung mit der Problematik des Patienten zusammenhängt (der Ringfinger spielt zwar nicht mit, dennoch klingt die Musik akzeptabel). Oder die Auswirkung der identifizierten Störung ist letzten Endes so geringfügig oder für die konkrete Lebenssituation irrelevant, dass keine aufwendigen Maßnahmen gerechtfertigt sind. Beispiele:

- Der neuropsychologische Test hat eine visuell-räumliche Orientierungsstörung ergeben. **Behandlung:** computerunterstütztes Training der räumlichen Funktionen. **Kommentar:** möglicherweise völlig sinnlos! Vielleicht verursacht diese Störung bei dem Patienten kein einziges Problem (z. B. weil er nicht mobil ist). Und wenn es räumliche Probleme (z. B. im Supermarkt) gibt: Generalisierung wird zwar unterstellt, ist aber nicht zwingend gegeben.
- Nachgewiesene Spastizität. **Behandlung:** Tonusminderung. **Kommentar:** Dieses Vorgehen kann kontraproduktiv sein, weil die Spastizität adaptiv sein könnte.

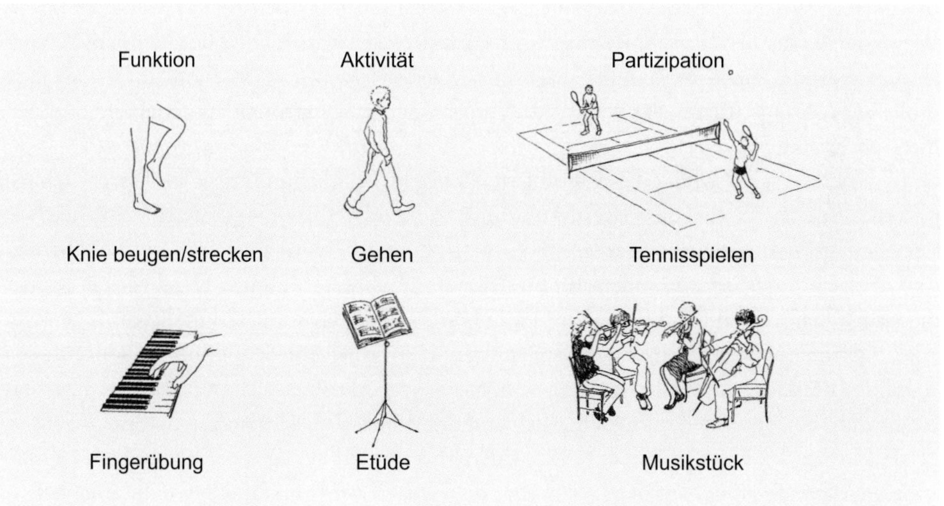

Abb. 10.1 Zusammenhang Elementarfunktion – Aktivität – Partizipation an den Beispielen Gehen und Musizieren
Von links nach rechts: Knieflexion und -extension – Gangübungen – Tennisspielen; analog dazu: Fingerübung – Etüde – Musikstück.

- Mangelhafte Fußabrollung. **Behandlung:** elementare physiotherapeutische Fussabrollübungen. **Kommentar:** Zunächst haben wir uns zu fragen, warum die Fußabwicklung gestört ist. Eventuell besteht auch hier eine adaptive Funktion; außerdem: Wie störend ist die gestörte Fußabwicklung wirklich?
- Ein moderner neuropsychologischer Test hat bei einem Patienten eine gestörte Problemlösungskompetenz ergeben. **Behandlung:** Übungsserie „Problemlösung" wird gestartet. **Kommentar:** Braucht der Patient dieses Training wirklich? Oder war seine Problemlösungskompetenz vielleicht auch vor der Erkrankung schon schwach?

Aber auch der umgekehrte Fehler kommt vor: Sobald wir feststellen, dass der Patient eine bestimmte Fertigkeit nicht vollständig beherrscht, verordnen wir ein Training dieser Fertigkeit. Doch solange wir nicht wissen, warum die Fertigkeit eingeschränkt ist, muss die Verordnung entsprechender Übungen als willkürlich, fraglich und unprofessionell eingestuft werden. Wir erinnern an den Dirigenten, der Passagen wiederholen lässt, ohne zu wissen, warum sie schlecht klingen. Einige Beispiele:

- Schwierigkeiten beim Ankleiden. **Behandlung:** „Ankleidetraining". **Kommentar:** Die Behinderung kann durch zahlreiche, sehr unterschiedliche Störungen verursacht sein, z. B. Kraftverlust, Spastizität, Sensibilitätsstörung, Neglect, visuell-räumliche Orientierungsstörung oder Apraxie. Jede dieser Störungen würde eine andere Art des Trainings erfordern.
- Ein Patient ist nach einem Schlaganfall nicht mehr fähig, seinen Kaffee zu machen. **Behandlung:** Einübung in Kaffeezubereitung üben. **Kommentar:** Aber was ist die Ursache für die Unfähigkeit?
- Ein Patient kann nicht mehr schreiben. **Behandlung:** Schreibtraining. **Kommentar:** Es gibt viele Ursachen für Schreibprobleme, zunächst ist festzustellen, ob die Schreibschwäche motorisch oder kognitiv bedingt ist.

Ziel eines jeden Trainings ist es, bestimmte für den individuellen Patienten bedeutsame Fertigkeiten zu optimieren. Dies gilt auch für störungszentrierte Funktionstrainings. Hierbei ist wichtig, die Endziele stets so präzise wie möglich zu definieren, und zwar sowohl auf der elementaren Handlungsebene - wir könnten französische Wörter lernen (wenn wir nach Frankreich in Urlaub fahren wollen) oder bestimmte Fingerübungen machen (die mit einem bestimmten Musikstück zusammenhängen) – als auch auf einer übergreifenden Metaebene – erreicht der Patient damit größere Selbstständigkeit (ADL selbstständig), einen höheren Grad gesellschaftlichen Funktionierens (Arbeit, Familie, Verein), größere Autonomie (Entscheidungsfreiheit) oder weitergehende Selbstverwirklichung (Leben genießen können, sinnvolle Zeitbeschäftigung).

Im Folgenden erläutern wir die Trainings- und Therapiegrundzüge für die elf häufigsten Störungen im Bereich der Neurorehabilitation:

1. Motorik – Hemiparese und Spastizität
2. Sensibilität – Hemianästhesie, Hemianalgesie und Störungen der Kinästhesie
3. Gesichtsfeld – Hemianopsien
4. Handeln – Apraxien
5. Störungen des Erkennens – Agnosien
6. Sprachstörungen – Aphasien
   Lese- und Schreibstörungen – Alexien, Agraphien
7. Aufmerksamkeit und Aufmerksamkeitsstörungen
8. Neglect
9. Gedächtnis und Gedächtnisstörungen
10. (Eingeschränkte) Krankheitseinsicht
11. Störungen der exekutiven Funktionen (logisches Denken und überlegtes Handeln)

Angenommen, jede dieser Störungen komme (nach konservativer Schätzung) in drei Ausprägungen vor und für jede davon stünden die vier Therapieansätze (Funktionstraining, Stimulation, Kompensation und Umgebungsanpassung) zur Verfügung, diese wiederum in drei Varianten: Dann müssten wir an dieser Stelle theoretisch 396 verschiedene Interventionsmöglichkeiten beschreiben. Dieser Zahl ist natürlich nicht genau richtig, aber soll nur zeigen, wie groß das therapeutische Repertoire ist. Eine vollständige Beschreibung aller zur Verfügung stehenden Methoden würde Ziel und Rahmen dieses Buches sprengen. Darum verweisen wir regelmäßig auf die weiterführende Fachliteratur.

Die kognitive Rehabilitation entwickelt sich angesichts explosiv zunehmender Veröffentlichungszahlen zurzeit rasch weiter. Die nachstehende Auswahl ist natürlich persönlich gefärbt. Eine Auswahl aus diesem enormen therapeutischen Arsenal wird in der Praxis erleichtert, wenn wir die Auswahlkriterien einsetzen, wie sie in Kap. 9 „Auswahl" besprochen wurden.

Die Motorik spielt in der Rehabilitation traditionell eine Hauptrolle, die häufig auch von den Patienten so gesehen wird. Ganz bewusst werden Hemiplegien (motorische Störungen) jedoch in diesem Buch nur in einem einzigen Abschnitt besprochen, denn andere Probleme wie z. B. Konzentrationsschwäche, Gedächtnisstörungen, Denkstörungen und Verhaltensänderungen werden langfristig für den Patienten eine entscheidendere Rolle spielen. Um es etwas sarkastisch auszudrücken: Mit einem gelähmten Arm sind Beruf, Privatleben und Hobbys häufig noch einigermaßen (manchmal sogar noch gut) zu bewältigen, doch beispielsweise mit einer Gedächtnisstörung kann man das alles „vergessen".

10.2 Motorik: Hemiparese und Spastizität

10.2.1 Altes Paradigma der motorischen Rehabilitation

Die meisten der beschriebenen Techniken haben ihren Ursprung bereits vor dem Jahr 1980. Erst danach gewannen neue Einsichten über die Bedeutung der Motorik an Boden. Diese wirken sich aber leider nur langsam auf die Praxis aus. Wie schon erwähnt, wird oft die Überlegenheit einer Methode beansprucht, während jeder Beweis fehlt. So konnten beispielsweise *Wagenaar* und Mitarbeiter (1990) keine signifikante Unterschiede zwischen den Behandlungsergebnissen nach *Bobath* und nach *Brunnstrom* finden. Pikanterweise gehen beide Ansätze gerade von sehr gegensätzlichen Grundprinzipien aus. Vergleichende Effektstudien werden auch dadurch erschwert, dass Behandlungsmethoden oftmals unzureichend definiert sind. Auch heute ist häufig noch nicht deutlich, welche Verfahren oder Übungen zu einer Methode zuzurechnen und welche nicht.

Darum sollten wir uns *Harris'* Ratschlag zu Herzen nehmen: Stellen Sie sicher, dass Sie alle gängigen Methoden und Konzepte kennen, und verwenden Sie für Ihren Patienten jeweils diejenigen Prinzipien, die ihm am besten weiterhelfen.

Da sich unsere Erkenntnisse über die Motorik und das Nervensystem im zurückliegenden halben Jahrhundert grundlegend verändert haben, wäre es sinnvoll, jede Methode anhand folgender wichtiger Kriterien erneut auf den Prüfstand zu stellen, um sicherzustellen, welche Rolle bestimmte Konzepte spielen (vgl. Shumway-Cook und Woollacott, 2001; Freivogel, 1998, und Harris, 1984):

- Stimulus-Response-Modell/Reflexmodell (Fazilitationstechniken),
- Erkenntnisse über neurale Steuerung von Motorik (z. B. hierarchischer Aufbau des ZNS, koordinative Strukturen),

- Spontanverhalten (Intention und Wille des Patienten) vs. reaktives Verhalten,
- Rolle des sensorischen Feedbacks und der (bewussten oder unbewussten) Wahrnehmung,
- kognitive Faktoren der Motorik und des Handelns (Aufmerksamkeit, Sprache, Denken),
- Grundzüge des motorischen Lernens (implizites Lernen, Schema-Theorie, Engramm-Theorie usw.),
- Erkenntnisse über Plastizität und Restitutionsprozesse.

Eine solche Überprüfung würde sicherlich zur Erkenntnis führen, dass jede Behandlungsmethode auf ihre eigenen Grundzüge baut und eigene Schwerpunkte setzt. Eine Universalmethode besteht nicht. Bemühen wir erneut den Vergleich mit der Musik, dann ist zu sagen, dass das eine, allen anderen Lehrbüchern überlegene Etüdenbuch nicht existiert, und über diese Tatsache könnten wir glücklich sein. Natürlich entscheidet sich der Klavierlehrer dennoch für die Methode, die am besten zu seinem Schüler passt.

Die bei vielen Methoden zu beobachtende Betonung der Stimulation ist ein Erbe der sechziger Jahre. Nach den Grundsätzen des Stimulus-Response-Lernens (Reflexmodell) werden unerwünschte Motorikmuster, wie z. B. Spastizität, unterdrückt und erwünschte, normale Muster durch die Fazilitation von Motoneuronen stimuliert. Auch der hierarchische Aufbau des ZNS steht in vielen Behandlungsmethoden zentral. Die Wiederherstellung der Motorik verläuft dann entlang der Entwicklungslinie Tonus (Archiniveau) → Körperhaltung und Gleichgewicht (Paläoniveau) → distale Fertigkeiten (Neoniveau).

Aber ein Modell ist eben auch nur ein Modell, es zeigt nur einen Teil der Wirklichkeit. Das Reflexmodell ist also weder richtig noch falsch, hilft aber, bestimmte Situationen oder Probleme besser zu verstehen; beispielsweise, warum sich eine Spastiztät verstärkt, wenn der Patient an einer Blasenentzündung erkrankt. Dagegen ist das Modell völlig ungeeignet, uns zu erklären, warum die Technik der Bewegungsvorstellung günstige Effekte bewirkt.

Die moderneren Behandlungsmethoden gründen immer mehr auf Theorien über Motorik, motorisches Lernen, Plastizität, Funktionsrestitution und die Rolle der Kognition, wie sie in diesem Buch beschrieben wird (Kap. 3, 4 und 6). *Mudie* und *Matyas* (2000) halten es beispielsweise für wahrscheinlich, dass das beidseitige Einüben bestimmter Arm- und Beinbewegungen die Übernahme der gestörten Funktionen durch die kontralaterale Hemisphäre erleichtert. Beispiele wie diese gibt es viele mehr (z.B. CimT, s. Kap. 9, Box 3), aber, wie schon gesagt, werden diese Erkenntnisse nur sehr langsam auf die tägliche Praxis der Rehabilitation übertragen. Eingefahrene Gewohnheiten lassen sich offensichtlich nicht so schnell verändern.

Manche Methoden, beispielsweise die von *Perfetti,* versuchen immerhin, mit der Entwicklung und den Erkenntnissen der Neurowissenschaften Schritt zu halten, obwohl auch hier offensichtlich nicht zu verhindern ist, dass gewisse Dogmen nachhaltiger sind als manche Argumente. Bei anderen Methoden zeigt sich die ärgerliche Tendenz, dass schlichtweg alles dem eigenen Methodenkanon einverleibt und zugeschrieben wird – eine Art therapeutischer Imperialismus, also z.B.:

- Plastizität? – Klar, stimulieren wir!
- Motorisches Lernen? – Bei uns längst realisiert!
- Neuropsychologie? – Unheimlich wichtig, haben wir natürlich!
- Spastizität? – Damit sind wir heute ganz flexibel!

Uns geht es nicht darum, bestimmte Behandlungsmethoden zu protegieren oder zu desavouieren, sondern allein um die Frage, worin die Möglichkeiten, aber auch die Grenzen der einzelnen Methoden bestehen.

10.2.2 Kurzvorstellung verschiedener Therapiemethoden

Die meisten Methoden zur motorischen Rehabilitation wurden nach den Personen benannt, die sie entwickelt haben, beispielsweise *Bobath, Brunnstrom, Rood, Vojta, Johnstone, Affolter, Perfetti* oder *Petö.* Gelegentlich erfolgt die Bezeichnung auch nach dem zugrundeliegenden Konzept, beispielsweise NDT (engl. *neurodevelopmental treatment* nach *Bobath*), PNF (engl. *proprioceptive neuromuscular facilitation* nach *Knott* und *Voss/Kabat*), S.I. (sensorische Integration nach *Jane Ayres*) oder *Conductive Education* nach *Petö.* Diese Bezeichnungen sind nicht immer zielführend und passen oft nicht mehr zu den heutigen Einsichten. So erweckt das Attribut „developmental" in NDT den Eindruck, dass Grundzüge der normalen motorischen Entwicklung zur Anwendung kämen, was aber gerade besonders umstritten ist. Bereits *Luria* wies darauf hin, dass Entwicklungsstörungen grundsätzlich anders zu betrachten seien als erworbene Störungen.

Bobath-Methode (NDT = neurodevelopmental treatment) Dies ist das am weitesten verbreitete Behandlungskonzept. Es wurde ursprünglich in den fünfziger Jahren des letzten Jahrhunderts von *Karel* (Neurologe) und *Bertha Bobath* (Physiotherapeutin) entwickelt und basierte ursprünglich auf dem Reflexmodell und den hierarchischen Niveaus des Nervensystems. Nach *Bobath* ist Spastizität im Prinzip ein unerwünschtes Motorikmuster, das unterdrückt werden muss. Die klassische Methode beinhaltet in groben Zügen drei Phasen: Während der ersten Behandlungsphase versucht man, den Muskeltonus mittels Fazilitation und Inhibition zu normalisieren (Archiniveau). Darauf aufbauend werden Körperhaltung und Gleichgewicht (freihändiges Sitzen und Stehen) eingeübt (Paläoniveau), beide sind die Voraussetzung für die dritte Phase, in der eine Verbesserung der distalen Feinmotorik (essen mit Messer und Gabel) versucht wird (Neoniveau).

Da der Zusammenhang zwischen Spastizität und funktioneller Aktivität weniger eindeutig ist, als zunächst angenommen wurde (O'Dwyer, 1996), wird die Bedeutung der Unterdrückung von Spastizität heute in der Praxis weniger betont. Früher konzentrierte man sich auf die Verbesserung von Bewegung und Körperhaltung; heute geht es primär um die Wiedergewinnung der ADL-Fertigkeiten (in Bobath-Kreisen „24-Stunden-Management" genannt).

Trotz der weiten Verbreitung der Bobath-Methode, nach der sich viele Ergo- und Physiotherapeuten fortbilden (müssen), entspricht sie eigentlich nicht mehr dem neuesten Stand des rehabilitativen Denkens. Die Deutsche Gesellschaft für Neurorehabilitation stellt sogar sinngemäß fest:

> *„Für traditionelle physiotherapeutische Methoden, z. B. nach Bobath, wurde bislang ein methodologisch überzeugender Wirksamkeitsnachweis nicht erbracht. Die Absolvierung spezieller Kurse zu fordern, die Kenntnisse und Fertigkeiten einer der genannten traditionellen physiotherapeutischen Schulen vermitteln, ist sachlich unbegründet und ökonomisch nicht zu rechtfertigen."*

Es gibt also keinen Beweis für die Überlegenheit der Bobath-Methode, viele andere Konzepte sind mindestens gleich wertvoll. Deshalb finden heute innerhalb der „Bobath-Kreise" tiefgreifende Veränderungen statt. In den Niederlanden ist die Etikettierung NDT- oder Bobath-Therapie rückläufig, weil man anerkennt, dass die ursprünglich durch Bobath beschriebenen Prinzipien und der Entwicklungsaspekt nicht mehr mit dem heutigen Wissenschaftsstand zu vereinbaren sind.

Für mehr Informationen sei bezüglich des klassischen Konzepts auf *Bobath* (1978) und *Davies* (1985), bezüglich kritischer Würdigung auf *Freivogel* (2003, 2004) und bezüglich des neueren Konzepts auf IBITA (www.ibita.org) verwiesen.

Brunnstrom-Methode Auch Brunnstrom verwendet Fazilitationstechniken. Spastische Bewegungsmuster und davon abgeleitete Reaktionen werden jedoch nicht unterdrückt, sondern als motorische Grundfertigkeiten des Patienten interpretiert. Es zeigt sich, dass viele Patienten trotz oder sogar infolge einer Spastizität eine funktionelle Motorik entwickeln können. In diesem Sinne wäre Spastizität „angesichts einer Hirnschädigung die bestmögliche Form der Motorik". Spastizität wird damit nicht mehr als eine Störung, sondern als Anpassung gesehen. Auf der Grundlage der vorhandenen (spastischen) Bewegungsmuster versucht man, mit Hilfe gezielter proprio- und exterozeptiver Stimulationen eine Verbesserung der motorischen Kontrolle zu erreichen (Brunnstrom, 1970).

Rood-Methode Hierbei geht es um eine Technik, bei der die Haut zur Fazilitation der darunter liegenden Muskeln kräftig stimuliert wird, z. B. mit Hilfe kleiner (evtl. elektrisch angetriebener) Bürsten (engl. *brushing*) oder durch Einreibung mit Eisstückchen (engl. *icing*). Die Hautstimulation im Gebiet des Antagonisten führt zur Inhibition der agonistischen Motoneuronen. Direkt nach der Stimulation hat sich die Kontrolle des Patienten über den betreffenden Muskel verbessert. Wichtig ist der richtige zeitliche Abstand zwischen Stimulation und Bewegungsversuch (Harris, 1984).

PNF (proprioceptive neuromuscular facilitation) Bei dieser Technik nach *Knott* und *Voss* sowie *Kabat* liegt der Schwerpunkt auf der propriozeptiven Stimulation, indem die Muskeln zunächst nach einem bestimmten Schema maximal passiv gedehnt und dann gegen Widerstand aktiv verkürzt werden. Die durchgeführten Bewegungen sind also teilweise aktiv und teilweise passiv. Dabei wird der Muskel nicht isoliert, sondern im Rahmen einer komplexer zusammengestellten Bewegung aktiviert (z. B. diagonal verlaufende, spiralförmige Bewegungsmuster). Ein Nachteil der Methode ist, dass es für manche Patienten schwierig ist, die Bewegungsmuster zu verstehen, da sie kaum einen Zusammenhang mit Aktivitäten des täglichen Lebens aufweisen (Harris, 1984).

Johnstone-Methode Diese Methode ist vor allem in Belgien verbreitet. Man gibt eine intensive Hautstimulation mittels aufblasbarer Manschetten, wodurch Rückenmark und Gehirn kräftige Impulse erhalten. In der Praxis zeigt sich, dass sich die Kontrolle über die betroffene Gliedmaße hierdurch oft verbessert (Johnstone, 1995).

Affolter-Methode *Affolter*, ein Schweizer Psychologe und Logopäde, entwickelte eine Methode, bei der die taktil-kinästhetische Wahrnehmung im Mittelpunkt steht, weil diese besonders für das Lernen motorischen Fähigkeiten wichtig ist. Während des Trainings von ADL-Fertigkeiten bewegt der Physiotherapeut die Gliedmaße des Patienten passiv mit (Führen, engl. *guidance*) (Affolter und Bischofberger, 1993).

Perfetti-Methode Eine in Italien zur Hemiplegiebehandlung entwickelte Technik, die insbesondere in der Schweiz (Tschugg) und in Belgien Anhänger hat. Obwohl die Methode vor allem auf die Hemiplegie gerichtet ist, werden bewusste Wahrnehmung (vor allem taktiler und kinästhetischer Art) und fokussierte Aufmerksamkeit stark betont. Daher wird die Methode auch als „kognitiv-therapeutische Übungen" bezeichnet (Perfetti, 1997).

10.2.3 Neues Paradigma motorischen Lernens

Grundsätzlich verwenden alle beschriebenen Methoden klassische Prinzipien der Stimulation und Fazilitation. Mit Hilfe eines bestimmten Inputs versucht man, motorische Funktionen zu verbessern. Je nach Technik ist der Anteil kompensatorischer Strategien unterschiedlich groß. Nicht jeder Patient wählt zur Bewältigung seines motorischen Handicaps automatisch die gleiche Strategie (z. B. Gehen mit Zirkumduktion, andere Reich- und Greifbewegung; vgl. Cirstea und Levin, 2000). In diesem Sinne kann die Auswahl der Methode für den Patienten von erheblicher Bedeutung sein.

Folgt man neueren Erkenntnissen der motorischen Rehabilitation (u. a. Carr und Shephard, 1986, 1998 und 2004; Freivogel, 1998 und 2004; Shumway-Cook und Woollacott, 2001) und der neuralen Steuerung der Motorik, wie sie in diesem Buch dargestellt werden, dann müssten die Ausgangspunkte weitgehend verändert werden.

Motorische Rehabilitation ist ein auf sensomotorischen Kreisen beruhender Lernvorgang. Die Sensorik dient nicht nur zum Auslösen erwünschter Reaktionen, sondern liefert auch die Reafferenz nach bewusst durchgeführten Spontanhandlungen. Motorik und Kognition hängen miteinander zusammen, z. B. Aufmerksamkeit und räumliche Funktionen.

Der Akzent verschiebt sich von Muskelkontraktionen und vereinzelten Bewegungen nach zielgerichteten Handlungen (Fahrradfahren, Wäsche aufhängen). Aus den diversen Theorien über motorisches Lernen, die wir in diesem Buch besprochen haben, ergeben sich eine Vielzahl von Prinzipien und Methoden, z. B.:

- zusätzlicher Einsatz von Feedback (Video, EMG),
- Einsatz von KP und/oder KR,
- dosierte Variation der Übungen,
- kontrollierte und unterstützte Generalisierung,
- Einüben von Reaktionen auf Umgebungsveränderungen,
- Anwendung neuartiger Techniken wie Bewegungsvorstellung oder verbale Selbstinstruktion,
- fehlerfreies Lernen und Lernen aus Fehlern,
- implizites Lernen (Ausrichtung der Aufmerksamkeit nicht auf die Bewegung, sondern auf das Ziel),
- Imitationslernen.

In Kap. 9 (insbesondere in den 10 Boxen) haben wir versucht, die wichtigsten Grundsätze zusammenzufassen. Dabei wurde zumindest deutlich, dass das zur Verfügung stehende Repertoire der Methoden sehr umfangreich ist.

Robotertherapie

Es wurden diverse Geräte entwickelt, um Arm- bzw. Handbewegungen intensiv trainieren zu können. Das grundlegende Prinzip: Ein paretischer Arm initiiert die Bewegung, das Gerät komplettiert die Bewegung (sofern der Patient dazu nicht fähig ist). Verschiedene Bewegungsbahnen, Amplituden und Frequenzen sind auf dem Gerät einstellbar. Der Vorteil eines solchen Roboters ist, dass man eine sehr hohe Therapieintensität erreichen kann (das Gerät wird nicht müde).

Untersuchungen von *Takahashi* und Mitarbeitern (2008) sowie *Reinkensmeyer* und Mitarbeitern (2010) zeigen, dass eine Robotertherapie Zusatzeffekte neben der üblichen Therapie liefert und vermutlich einen günstigen Einfluss auf die neurale Reorganisation hat. Es wurden verschiedene Varianten (z. B. Aktiv-Passiv-Bilateral-Therapie, APBT; *Stinear* et al., 2008) und diverse Laufbandtherapien untersucht. *Reisman* und Mitarbeiter (2007) zeigten bei CVI-Patienten, dass die sog. „Split-belt"-Laufbandtherapie (links-rechts getrennte Laufbänder) die Symmetrie des Gangmusters verbesserte. Weitere Forschung ist nötig, um einen sinnvollen Standardeinsatz in der Rehabilitation beurteilen zu können.

Transkranielle Magnet- (TMS) und Gleichstromstimulation (DCS)

In den Kap. 4 und 9 haben wir schon die transkranielle Magnetstimulation (TMS) und transkranielle Gleichstromstimulation (*transcranial direct-current stimulation,* TDCS) beschrieben. Ein positiver Effekt auf die motorische Restitution ist nachgewiesen. Eine Standardanwendung dieser Techniken in der Rehabilitationspraxis ist im Moment noch in der Diskussion.

10.2.4 Zusammenfassende Beurteilung

Ziele aller erwähnten Techniken sind eine verbesserte motorische Kontrolle und die größtmögliche Selbstständigkeit des Patienten im ADL-Bereich.

Das Leben besteht jedoch aus mehr als nur den Alltagsaktivitäten. Die traditionellen Verfahren helfen uns auf dem Gebiet spezieller Fertigkeiten in Beruf und Hobby kaum weiter.

Jeder Patient hat sehr individuelle „motorische" Wünsche, z. B. das Bedienen der Computertastatur, das Spielen eines Musikinstruments, das Reiten auf einem Pferd, das Lenken eines Lkw, Skatspielen oder Bergwandern. Die wohlüberlegte Umsetzung eines individualisierten Behandlungsplans gelingt nur mit Hilfe engagierter und kreativer Therapeuten, nur dann können die in Kap. 9 beschriebenen Grundsätze und Methoden ihren Nutzen entfalten.

Abschließend müssen wir feststellen, dass die gegenwärtige Situation, was die Vielzahl an Methoden der motorischen Rehabilitation betrifft, recht unübersichtlich ist. Es scheint oft, als ob jedes Institut oder jeder Therapeut seine eigene Methode verwendet. Die vorgestellten Techniken brauchen sich einander jedoch nicht auszuschließen, aber Vorsicht: manchmal sind sie nicht miteinander kompatibel. Viele gängige Methoden beruhen auf überholten Konzepten, und es fehlen solide Studien bezüglich ihrer Effektivität. Darum sollten wir jede Methode vor ihrer Anwendung kritisch an der Aktualität des zugrundeliegenden Konzepts (insbesondere Lerntheorien) und am Nachweis ihrer Effektivität prüfen (evidenzbasiert oder nicht). Zum Glück sind die Diskussionen über die motorische Rehabilitation gegenwärtig durchaus konstruktiv und anregend.

10.3 Sensibilität: Hemianästhesie, Hemianalgesie und Störungen der Kinästhesie

10.3.1 Hintergrund

Die Effekte von Übungen auf die Wiederherstellung von Sensibilitätsstörungen sind kaum erforscht. Dies steht im krassen Widerspruch zu der Tatsache, dass bis zu 80 Prozent der Schlaganfallpatienten Sensibilitätsstörungen haben, die das tägliche Handeln des Patienten sehr nachteilig beeinflussen. Eine fehlende Sensibilität ist mit Risiken (Verletzung, Verbrennung) verbunden und eine zielführende Motorik ist ohne ein funktionierendes Sensorium erheblich erschwert. Wir denken an die beiden Beispiele der Patientin mit dem gefühllosen und dadurch unbrauchbaren rechten Arm und des Patienten Ian Waterman, der seine Propriozeption verloren hatte und dadurch zunächst vollständig „gelähmt" war (Kap. 6).

Fundierte Untersuchungen zur Behandlung von Sensibilitätsstörungen sind schon älteren Datums (beispielsweise *Brown* und *Stewart,* 1916, beschrieben im Mai 1988, oder *Goldman,* 1966), während neue, methodisch saubere Arbeiten kaum vorhanden sind. Eine Literaturübersicht von Publikationen nach 1993 (van Londen et al., 2007) liefert kaum relevantes Neues.

Als etwas ergiebiger erweisen sich die Bereiche der Traumatologie und Handchirurgie. *Leontev* und *Zaporozhets* (1960) beschreiben in *Rehabilitation of Hand Function* Sensibilitätstrainings bei Kriegsversehrten. *Dellon* (1981) untersuchte ausführlich und kreativ die Wiederherstellung und Reedukation der Sensibilität nach peripheren Nervenläsionen. Mit prophetischem Blick kommen beide Studien zu der Erkenntnis, dass das sensible Training bei peripheren Nervenläsionen zu umfangreichen zentralen Reorganisationen sensibler Funktionen führen kann.

Wichtig ist, ob die Sensibilität ganz (Anästhesie) oder nur teilweise aufgehoben ist (Hypästhesie = Hypoästhesie). Bei einer Anästhesie fühlt der Patient nichts mehr und ist auf Kompensation angewiesen. Bei einer Hypästhesie besteht die Wahl zwischen maximaler Ausschöpfung der Restsensibilität und einer Kompensationsstrategie.

Wir sollten auch bedenken, dass bestimmte sogenannte Sensibilitätsstörungen sich bei näherem Hinsehen als Neglect oder Extinktion herausstellen können. Dies hat sich darin gezeigt, dass sich die Sensibilität nach einer Reizbehandlung mit TENS oder Vibrationen manchmal wieder normalisieren kann (Vallar et al., 1996). Ebenfalls zu beachten ist, dass eine aufgehobene Sensibilität nicht schon bedeutet, dass eine sensible Stimulation sinnlos sei: Reize können viele Regionen des Gehirns erreichen, ohne eine bewusste Wahrnehmung auszulösen („Taubfühlen", Kap. 9, „Stimulation").

10.3.2 Formen von Sensibilität

Der Sensibilität des Körpers (auch „Somatosensorik" genannt) betrifft mehrfache Sensorien, somit ist „Sensibilität" ein Sammelbegriff für mehrere Sinne. Die verschiedenen Typen von Sensibilität können wir unter zwei Kategorien zusammenfassen.

Vitale Sensibilität: warnende, signalisierende, protopathische (= erstgefühlte) Sensibilität; umfasst Schmerz- und Temperatursinn. Der Akzent liegt auf der exafferenten Funktion. Auch nach einer Hirnschädigung ist der Schmerzsinn meist noch zumindest teilweise intakt. Eine vollständige Analgesie kommt weniger oft vor. Ein verminderter oder aufgehobener Schmerzsinn birgt Risiken. Beispiele: Der Patient lehnt sich an einem heißen Heizkörper oder er bemerkt eine Dekubituswunde nicht. Hier wäre also ein „Training des Schmerzsinns" angebracht.

Neurophysiologische Untersuchungen weisen darauf hin, dass die Schmerzschwelle durch wiederholte, kräftige Stimulationen gesenkt werden kann. Neuere Untersuchungen über chronischen Schmerz zeigen tatsächlich, dass die Eigenschaften des neuralen Schmerzsystems tiefgreifend verändert werden können: ein überempfindliches Schmerzsystem wird heute oft als Ursache chronischer Schmerzen betrachtet. Dem zufolge würde es auf der Hand liegen, dass sich auch der Schmerzsinn durch solche neuralen Reorganisationsprozesse erholen könnte. Leider sind darüber keine Untersuchungen vorhanden.

Andererseits sehen wir nach Hirnschädigung auch Enthemmungssymptome der Sensibilität: Schmerz, Hyperalgesien, Dysästhesien (spontan auftretende unangenehme Sinneswahrnehmungen) sowie *Allodynien* (schmerzhafte Wahrnehmung von Reizen. die normalerweise nicht schmerzhaft sind). Bekannt ist das Postschlaganfall-Schmerzsyndrom (engl. *central post stroke pain syndrome,* CPSP), dessen Erklärung noch umstritten ist (De-afferentation? Desinhibition?). Ein CPSP kann außerordentlich störend sein und das tägliche Tun behindern. Medikamente sind manchmal hilfreich, sind aber keine Dauerlösung.

Gnostische Sensibilität: "erkennende" Sensibilität; umfasst u.a. den Tast- und Bewegungssinn. Erkennung ist vor allem wichtig für feinmotorische Handlungen wie das Schließen von Knöpfen, das Drehen einer Mutter auf eine Schraube oder Arbeiten mit Stricknadeln. Zur gnostischen Sensibilität gehört auch die **Kinästhesie,** der Haltungs- und Bewegungssinn, also der bewusst wahrgenommene Anteil der Propriozeption. Eine intakte Propriozeption, bewusst oder nichtbewusst empfunden, ist eine der wichtigsten Voraussetzungen jeder motorischen Aktivität und jeden motorischen Lernens.

Der oft gehörte Terminus „Tiefensensibilität" ist ungenau und nichtssagend und wird hier nicht verwendet.

Die *Stereognosie,* also die Fähigkeit, Gegenstände nur durch Betasten zu erkennen, gehört zu den höheren sensiblen Funktionen und ist von der Intaktheit anderer Teilfunktionen abhängig: (1) dem Tastsinn im engeren Sinn, (2) der Kinästhesie (Stellung und Bewegung von Hand und Fingern, die einen Gegenstand festhalten) und (3) den Abtastbewegungen (explorierende Handmotorik). Folglich werden Paresen und andere Störungen der Motorik die Abtastbewegungen und damit die Möglichkeiten zur taktilen Erkennung einschränken.

10.3.3 Behandlungsprinzipien

Der Satz „use it or loose it“ gilt ganz besonders für die Sensibilität. Aus zahlreichen Untersuchungen geht hervor, dass bei Personen, die viel mit der Hand arbeiten (Geige spielen, Basteln, Stricken), die Sensibilität der Hand rascher wiederkehrt als bei anderen. Wir könnten hier von einer Art von **Braille-Effekt** sprechen: Um lesen zu können, muss der erblindete Patient lernen, mit seinen Fingern zu lesen (Braille = Blindenschrift), wodurch er sein Potenzial zur neuralen Reorganisation aufs Äußerste ausschöpft. Die inzwischen klassisch gewordenen Experimente von *Jenkins* und *Merzenich* unterstützen diese Auffassung (Kap. 3, Erweiterung sensibler Kortexregionen mittels taktiler Übungen).

Während der sensiblen Reedukation findet eine beständige Wechselwirkung zwischen der gestörten Funktion selbst (z. B. Handsensibilität) und möglicher Kompensationsmechanismen statt. Wegen der bereits erwähnten Risiken der negativen Interferenz und des Nichtlernens erscheint es uns sinnvoll, während eines zuvor festgelegten Zeitraums Stimulationen und Funktionstraining zu versuchen. Stellt sich dann überhaupt kein Erfolg ein, hat man ein starkes Argument, sich mit den weiteren Maßnahmen ganz auf eine Kompensationsstrategie zu konzentrieren.

Grundsätzlich bieten sich für die Kompensation mehrere Wege an (Kap. 9; „Analyse starker und schwacher Kapazitäten“):

- Einsatz der anderen (sensibel intakten) Hand,
- visuelle Kompensation durch Beobachten der gefühllosen Hand,
- auditive Kompensation (bei Bewegung erzeugt der Gegenstand ein Geräusch, z. B. Streichhölzer, Schlüssel, Kleingeld; der Laut eines Schritts gibt Information über Bodenkontakt)
- motorische Exploration durch mehr Abtastbewegungen bei vorhandener Restsensibilität (vergleichbar mit mehr scannenden Augenbewegungen bei Hemianopsie),
- Hervorrufen einer mentalen Vorstellung des Gegenstandes oder der Bewegung. Dies gelingt nur dann, wenn der Gegenstand oder die Bewegung bekannt ist, wenn also Gedächtnisspuren vorhanden sind, was bei peripheren Erkrankungen meistens, bei zentralen Läsionen jedoch nicht immer der Fall ist: gelegentlich ist nicht nur die Bewegung oder Wahrnehmung selbst, sondern auch deren mentale Vorstellung gestört oder unmöglich. Daher kann das Anlegen einer Gedächtnisspur über die intakte Hand ein Hilfsmittel für die Erkennung mit der gestörten Hand sein.

Ein wichtiger Teil jedes Sensibilitätstrainings ist die fokussierte Aufmerksamkeit, weil eine verminderte Sensibilität mitunter durch größere Aufmerksamkeit kompensiert werden kann. Die Übungen erfordern hohe Konzentration. Gerade intensive Fokussierung ist wahrscheinlich einer der wichtigsten Faktoren der neuralen Reorganisation und Funktionsverbesserung. Wir denken wieder einmal an den Pianisten, der eine schwierige Passage nur dadurch erlernt, dass er sie immer wieder langsam und hochkonzentriert wiederholt.

Ein elementares Sensibilitätstraining mittels Abtasten, beispielsweise von Sandpapier oder geometrischen Formen, ist relativ monoton und für den Patienten nur schwierig durchzuhalten. Darum verknüpfen wir die Übungen möglichst mit Aufgaben, die für den Patienten nützlich sind, wie die Beurteilung der Art und Qualität eines Textilgewebes, von geschliffenem oder ungeschliffenem Holz, das Drehen einer Mutter auf eine Schraube, das Aufspüren eines Lochs im Fahrradschlauch oder das Ertasten eines Gegenstands in der Tiefe des Rucksacks.

Mehrere kurze, über den Tag verteilte Sitzungen (z. B. 6 x 5 Minuten) sind wahrscheinlich besser als eine lange Sitzung.

Die leider nur spärlich vorhandene Fachliteratur lässt darauf schließen, dass Sensibilitätstraining sowohl elementar (z. B. Zweipunktdiskrimination) als auch auf ADL-Niveau (z. B. manuelle Geschicklichkeit) wirksam sein kann (Yekutiel und Guttman, 1993, in: Halligan et al., 2003).

10.3.4 Praktische Durchführung

Wir testen zunächst die Sensibilität und notieren so objektiv wie möglich Schmerzempfindung, Tastsinn und Kinästhesie. Im Verlauf der Übungen werden die Tests regelmäßig wiederholt.

In der gängigen Praxis wird die Untersuchung der Sensibilität meistens „über den Daumen" mittels Watte und Nadel gemacht. Wir empfehlen, einem Standardprotokoll zu folgen.

Taktiles Training

Entwerfen Sie einen Trainingsplan und eine Systematik wie folgendes Beispiel:

Taktile Wahrnehmung der Lokalisation und Bewegung (taktile Elementarfunktion): Dazu verwenden wir beispielsweise Pinsel mit unterschiedlicher Härte (erhältlich im Farbenhandel). Damit die Haut berühren oder über die Haut streichen. Der Patient gibt an, ob, was und wo er

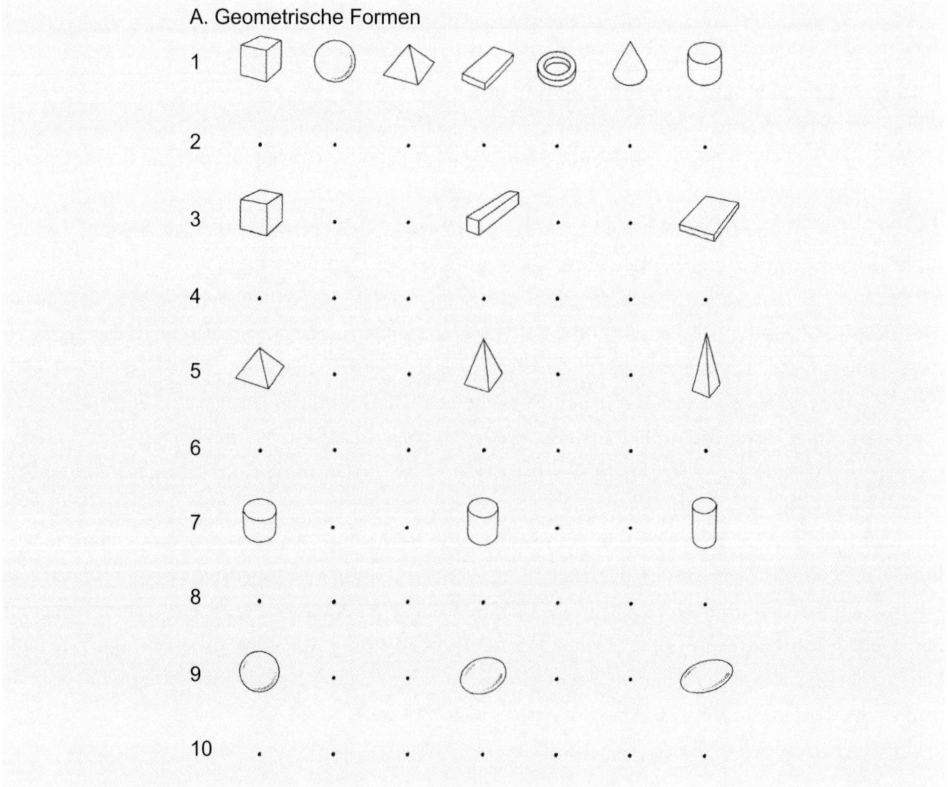

Abb. 10.2A Geometrische Formen im Rahmen eines Sensibilitätstrainings
Der Schwierigkeitsgrad der Übungen nimmt von oben nach unten zu.

etwas fühlt, z. B. „quer über die Handfläche" oder „über den Rücken des Mittelfingers zur Fingerspitze hin". Zum besseren Verständnis der Aufgabe beginnen wir mit der intakten Hand. Wir üben abwechselnd mit und ohne visuelle Unterstützung. Zum Abdecken der Augen kann man eine geschwärzte Schutzbrille (ist praktischer als eine Augenbinde) oder eine Tastbox (Box mit zwei Öffnungen für die Hände) verwenden.

Taktiles Erkennen von Formen und Gegenständen: Wir verwenden zunächst elementare Körper wie Kuben, Zylinder oder Pyramiden. Der Patient muss nacheinander zwei Körper betasten und dann angeben, ob die Körper gleich oder verschieden sind *(matching)*. Einander ähnliche Körper sind schwieriger zu diskriminieren als unähnliche Körper (Abb. 10.2). Die Ergebnisse werden in einer Punktetabelle festgehalten.

Für Übungen des Alltagslebens werden ADL-relevante Gegenstände verwendet, die dem Patienten bekannt sind, wie Gefäß, Schere, Zahnbürste, Kugelschreiber, Nagel, Mutter oder Schlüssel.

In Abb. 10.2 (A. Elementarkörper, B. Gegenstände) ist dargestellt, wie man einen „selbst-steuernden" Ansatz durchführen kann. Die verschiedenen Gebilde sind entsprechend ihrem Schwierigkeitsgrad angeordnet. Die Gegenstände in der oberen Reihe der Abb. 10.2B sind beispielsweise groß und unverwechselbar (Gefäß, Kugelschreiber, Bürste). Die Gegenstände der unteren Reihe sind kleiner und nur schwierig voneinander zu unterscheiden (Knöpfe, Schrauben, Geldstücke). Jede Reihe enthält beispielsweise zehn Gegenstände. Das vorab festgelegte Erfolgskriterium lautet z. B. „korrekte Erkennung innerhalb von 20 Sekunden".

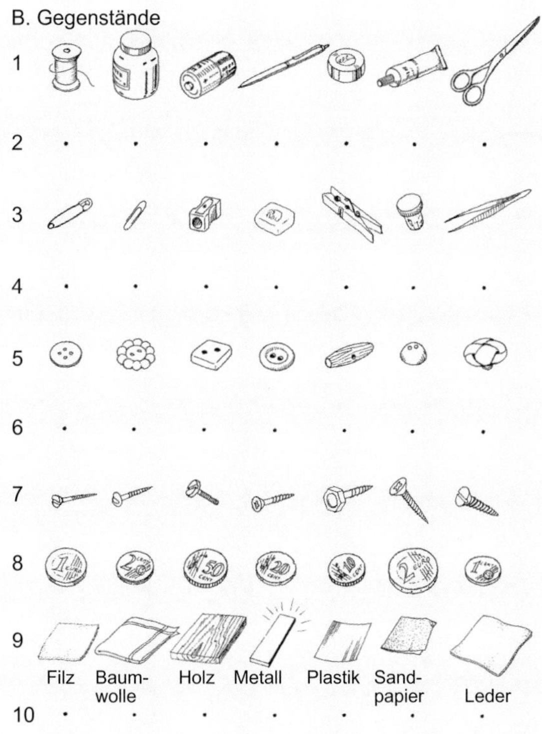

Abb. 10.2B Gegenstände im Rahmen eines Sensibilitätstrainings
Der Schwierigkeitsgrad der Übungen nimmt von oben nach unten zu.

Der Patient beginnt mit der ersten Reihe. Erfüllt er das Kriterium, dann setzt er die Übung mit der zweiten Reihe fort. In der Reihe, für die das 20-Sekunden-Kriterium nicht mehr erfüllt wird, ändert sich die Vorgehensweise. Der Patient nimmt jetzt abwechselnd die intakte Hand und visuelle Kompensation zu Hilfe. Bleibt der Erfolg weiterhin aus, dann geht er ein Niveau zurück. Auf diese Weise gestaltet er den Trainingsfortschritt in seinem eigenen Tempo. Jemand, der rasche Fortschritte macht, braucht nicht unnötig lange zu üben.

Taktile Handlungen als das Ziel des Sensibilitätstrainings: Der Inhalt der verschiedenen Handlungen unterscheidet sich je nach Patient. Eine Frau braucht nicht unbedingt eine Krawatte binden und ein Mann muss nicht unbedingt einen Schal stricken können. Eine Differenzierung zwischen ADL-Fertigkeiten, wie Knöpfe schließen, Schnürsenkel binden oder Kartoffeln schälen, und individuellen Fertigkeiten wie Schreiben auf einer Tastatur, Mutter auf Schraube drehen oder einen Schal stricken, erscheint uns angemessen. Wir setzen bewusst die oben beschriebenen Kompensationstechniken ein, aber auch Bewegungsvorstellungen sind auf diesem Niveau erfolgversprechend. Immerhin geht es um Handlungen, deren Motorprogramme im Gehirn bereitstehen. Beachten Sie jedoch, dass mentales Handeln insbesondere bei Patienten mit parietalen Läsionen erschwert sein kann.

Kinästhesietraining

Ein empfindliches Maß für die Kinästhesie ist der Vibrationssinn. Wir testen z. B. die Finger mit einer Stimmgabel von 30 Hz. Höhere Frequenzen sind zunehmend schwieriger. Bei vielen der oben genannten motorischen Rehabilitationstechniken (u. a. Perfetti, Affolter) hat Kinästhesie eine wichtige Bedeutung. Jedoch existiert über kinästhetische oder propriozeptive Übungstechniken kaum Fachliteratur. Gleichzeitig bestehende motorische Störungen (Paresen) bilden ein Problem, da in diesem Fall nur passive Bewegungen möglich sind (evtl. intensiviert mittels Robotertherapie). Zur Beschreibung einer kinästhetischen Störung können wir zwischen Kraft-, Haltungs- und Bewegungswahrnehmung unterscheiden.

- Die Kraftwahrnehmung kann man üben, indem wir den Patienten mit der Hand das Gewicht verschiedener mit Sand gefüllter Säckchen oder Gefäße schätzen lassen.
- Das Wahrnehmen der Position und der Körperhaltung kann sowohl aktiv als auch passiv eingeübt werden:
  - **Passiv:** Der Therapeut bringt den betroffenen Arm oder die betroffene Hand in eine bestimmte Stellung, wonach der Patient die intakte Gliedmaße in die gleiche Stellung bringen muss.
  - **Aktiv:** Der Therapeut nimmt eine Stellung ein, die der Patient zu imitieren versucht.

Ähnliches Vorgehen kann man einsetzen für das Training der Bewegungswahrnehmung. Auch im Kinästhesietraining kann man das Prinzip des ansteigenden Schwierigkeitsgrades einbauen. Wie beim taktilen Training können hier andere Informationsquellen eingesetzt werden:

- Visuelles Feedback durch direkten oder gespiegelten Anblick der Gliedmaße,
- Haltungs- oder Bewegungsvorstellung,
- Biofeedback, beispielsweise in Form von Bewegungsrückmeldung mittels Bewegungssensor (Beispiel in Kap. 9, Box 10).

Zweifellos spielt die Verfeinerung kinästhetischer Funktionen beim Erlernen jeder motorischen Fertigkeit eine wichtige Rolle (Sport, Musik), jedoch existieren leider keine Effektivitätsstudien über kinästhetische Übungsprogramme.

Literatur: Dellon (1981), Leontev und Zaporozhets (1960), Mai (in: von Cramon und Zihl, 1988), Kerkhoff (in: Halligan et al., 2003), van Londen et al., 2007.

10.4 Gesichtsfelder: Hemianopsien

10.4.1 Hintergrund

Lange Zeit war man der Meinung, dass eine zentrale Halbseitenblindheit (meist homonym) endgültig sei: Ist die visuelle „Hardware" einmal zerstört, dann bleibt die Störung bestehen. Bedingt durch dieses Dogma, hat sich in der Behandlung von Hemianopsien leider ein therapeutischer Nihilismus breitgemacht, der dem Problem nicht gerecht wird. Hemianopsien sind für den Patienten sehr beeinträchtigend. Geräuschlose Verkehrsteilnehmer wie Radfahrer werden häufig zu spät bemerkt, und im linken oder rechten Randbereich von Wörtern schleichen sich Lesefehler ein (hemianopische Lesestörung).

Voneinander unabhängig beschreiben *Luria* (1963) und *Kolb* (in: Kapur, 1997) eine Verschiebung des Fixationspunktes, was die nachteiligen Folgen der Hemianopsie insgesamt verringert. Wie bereits erwähnt, geschieht das nicht bei allen Patienten automatisch. *McDonald* und Mitarbeiter (2006) zeigen, dass Patienten mit einer rechtsseitigen Hemianopsie beim Lesen ihre Augenscanbewegungen verändern, die jedoch nicht immer effektiv sind.

Die Patienten sind sich häufig nicht bewusst, dass ein Teil ihres Gesichtsfeldes fehlt. Sie sehen den fehlenden Abschnitt also nicht, wie häufig grafisch dargestellt wird, als schwarze Fläche, sondern er „existiert" einfach nicht für sie. Und einer Sache, die nicht existiert, ist man sich auch nicht bewusst. Denken wir einmal an den Straßenverkehr: Man achtet auf vorne, hinten, links und rechts, aber nicht auf unten; denn aus dem Asphalt kommt nichts. Wir beschäftigen uns also nicht bewusst mit der Tatsache, dass von unten kein Verkehr kommt.

Es kann sich somit als wichtig erweisen, dass man dem Patienten seine Störung bewusst macht. Sobald er versteht, dass seine frühere visuelle Welt kleiner geworden ist, ist er leichter zu Übungen zu motivieren, um das Problem zu verringern.

Aus diversen Untersuchungen entnehmen wir, dass ein störungszentriertes Hemianopsietraining erfolgversprechend sein kann (z. B. VRT = Visual Restitution Therapy; Zihl, 2000). Die

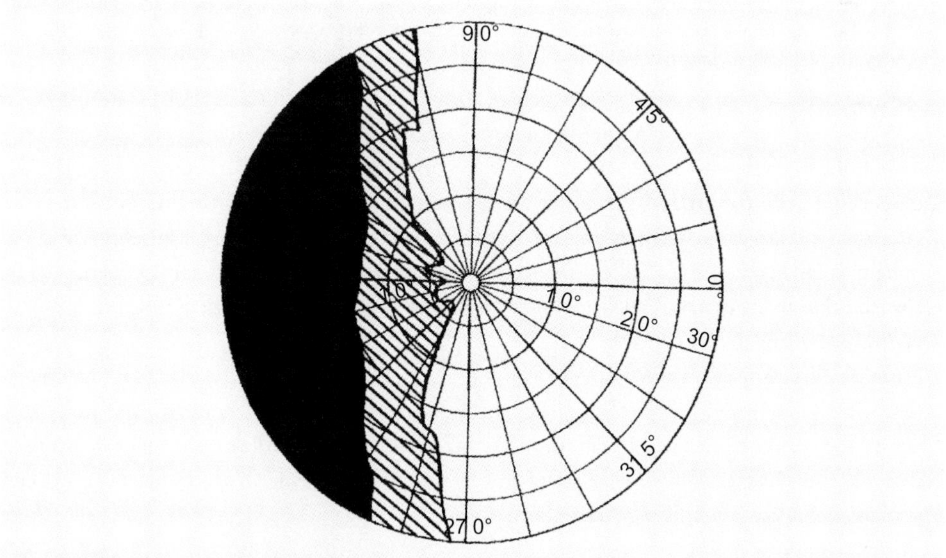

Abb. 10.3 Gesichtsfeldvergrößerung durch Hemianopsietraining
Das gestrichelte Gebiet ist ein Effekt des Trainings (Bergsma und van der Wildt, 2001).

Meinungen über seinen praktischen Nutzen sind jedoch geteilt. Mit Hilfe von Übungen kann das Gesichtsfeld um mindestens fünf Grad erweitert werden. Dies erscheint zwar wenig, ist aber von entscheidender Bedeutung, wenn man bedenkt, dass ein Gesichtswinkel von fünf Grad eine Mindestvoraussetzung für normales Lesen ist (andernfalls sähe man alle Wörter nur zur Hälfte). Solch eine geringfügige Verbesserung ist mit den üblichen (konfrontativen) Verfahren der Gesichtsfelduntersuchung kaum wahrnehmbar. Subjektiv erfahren die Patienten jedoch eine deutliche Besserung (in Ballsportarten, im Straßenverkehr, beim Lesen).

10.4.2 Therapie und Training

Im Rahmen eines **Stimulationstrainings** wird der Randbereich des ausgefallenen Gebietes gezielt mit Lichtstimuli gereizt, wodurch intakte Kortexzonen die Funktion übernehmen. Idealerweise gelingt dies aber nur dann, wenn der Patient seinen Blick sehr genau auf einen Punkt in der Mitte fixiert. Da dies in der Praxis nur schwer durchzuhalten ist, werden die Reize geblitzt, damit die Augenscanbewegungen keinen Einfluss haben können.

Übrigens findet dieser Restitutionsvorgang bei kleineren Skotomen, beispielsweise infolge kleiner Okzipitalinfarkte, meist spontan statt. Nach drei Monaten berichtet der Patient, dass der anfängliche Schleier wieder verschwunden ist (Abb. 4.15). Größere Ausfälle erfordern jedoch ein intensives Training. Dass Stimulationsübungen zur Erweiterung des Gesichtsfeldes beitragen, wird heute nicht mehr bezweifelt, jedoch sind die verantwortlichen Mechanismen noch unklar. Hemianopsietraining ist noch nicht verbreitet, vielleicht auch, weil die beschriebenen Techniken (VRT) allesamt intensiv und ziemlich monoton sind. Der Patient muss (bis zu einer Stunde pro Tag) ständig einen einzigen Punkt auf dem Computerschirm fixieren. Jedes Mal, wenn er einen Lichtblitz sieht, muss er einen Knopf betätigen. Mit ein wenig Kreativität sind wahrscheinlich abwechslungsreichere Übungen zu entwickeln, z. B. blitzartige Projektionen prägnanter Bilder oder sinnvoller Wörter, wobei wichtige Details auf das ausgefallene Gebiet treffen. Auf der Basis lerntheoretischer Überlegungen (Verstärkung) würde man dann wahrscheinlich einen stärkeren Effekt erzielen.

Neben diesen „Gesichtsfeldtrainings" gibt es verschiedene Möglichkeiten der **Kompensation**.

- **Verschiebung des Fixationspunkts:** Der Patient übt, an Gegenständen vorbei zu schauen, der „gelbe Fleck verschiebt sich"; ein intakter Retinaabschnitt mit dem dazugehörigen Kortexgebiet wird „trainiert" (siehe Kap. 3.4.4). Eine adaptive Verschiebung des Fixationspunkts erfolgt immer in Richtung der Hemianopsieseite, das heißt, ein gegenübersitzender Patient, der seine linksseitige Hemianopsie auf diese Weise kompensiert, schaut nach Ihrem rechten Ohr.
- **Blindsehen (blindsight):** Manche Patienten werden sich bestimmter Restwahrnehmungen des erblindeten Gebietes bewusst wie beispielsweise Bewegungen oder Bewegungsrichtungen, was sich im Straßenverkehr als nützlich erweisen kann (Ro und Rafal, 2006; ffytche und Zeki 2011).
- **Intermodale Kompensation:** Gezielteres Hören, z. B. akustische Lokalisierung im Straßenverkehr oder in einem Gesprächskreis.
- **Motorische Kompensation:** Aktives Herumschauen, häufigere Kopfbewegungen, mehr Scanning-Bewegungen der Augen. Vor allem ein Training der Scanning-Bewegungen der Augen beim Lesen und bei visuellen Explorationsaufgaben ist wissenschaftlich untersucht. Der Effekt dieses Trainings ist ziemlich aufgabenspezifisch, das heißt, ein Augenbewegungstraining beim Lesen generalisiert nicht automatisch auf Explorationsaufgaben (z. B. etwas in einem Zimmer suchen) und umgekehrt (Schuett et al., 2012).
- **Aufmerksamkeit:** Bei jedem Gesichtsfeldtraining spielt Aufmerksamkeit eine wichtige Rolle: weniger Gesichtsfeld – mehr Aufmerksamkeit. Größere Aufmerksamkeit kann den Nach-

teil eines eingeschränkten Gesichtsfelds teilweise kompensieren (analog zur Sensibilität: weniger Sensibilität – mehr Aufmerksamkeit, siehe oben). Mehr Aufmerksamkeit geht automatisch einher mit mehr Augenbewegungen. Deshalb ist es schwierig zu sagen, ob der günstige Effekt am Training den Augenbewegungen oder der Aufmerksamkeit zuzuschreiben ist.

Literatur: Zihl (1995 und 2000), Kasten (1998), Kasten et al. (2001), Tant et al. (2002), Sarno et al. (2001), Bergsma und van der Wildt (2001), Lane et al. (2010), Schuett et al. (2008, 2012), Bolognini et al. (2005), Ro und Rafal (2006), ffytche und Zeki (2011), McDonald et al. (2006).

Für Visual Restitution Therapy (VRT) siehe www.novavision.de

10.5 Handeln: Apraxien

In der Praxis wird der Begriff „Apraxie" leider als Sammelbegriff für jegliche Form von Ungeschicklichkeit angewandt. Die uns bekannten Definitionen, Gliederungen und Auffassungen sind nicht eindeutig, und jeder Autor verwendet eigene Umschreibungen (siehe Kangas und Tate 2006). Dadurch ist es schwierig, über die Häufigkeit spontaner Rückbildungen und die Chancen spezifischer Therapien oder Übungen, ein realistisches Bild zu gewinnen.

10.5.1 Definition und Diagnose

Klinisch wird eine Ungeschicklichkeit, die nicht eindeutig paretisch bedingt ist, vorschnell als „Apraxie" bezeichnet. Dabei vergessen wir, dass auch Störungen der (taktilen oder kinästhetischen) Sensibilität, Sehbehinderungen, Ataxien, visuell-räumliche Orientierungsstörungen und unwillkürliche Bewegungen ungeschicktes Handeln verursachen können. Darum ist es wichtig, sich zunächst einmal auf eine allgemein akzeptable Definition des Begriffs festzulegen:

„Eine Apraxie ist eine Störung des erlernten, zielführenden Handelns, die nicht von einer Lähmung, einer Sensibilitätsstörung, Ataxie oder einer anderen unspezifischen Störung wie Aphasie oder Bewusstseinsverminderung verursacht wird" (van Cranenburgh, 2014).

Fest steht, dass Hirnschädigungen infolge eines Traumas oder eines Schlaganfalls CVI häufig zu Apraxie führen, die sich auch langfristig sehr ungünstig auf das Alltagsfunktionieren des Patienten auswirken können.

Im Krankenhaus wird eine Apraxie oft übersehen, da der meist bettlägerige Patient komplett versorgt wird und kaum selbst etwas unternimmt.

Die wenigen bekannten Effektivitätsstudien zu Therapie und Training nach Apraxie kommen allesamt zu dem Schluss, dass es Sinn hat, apraxiespezifische Behandlungen zu entwerfen und durchzuführen (Goldenberg et al., 2001; Donkervoort et al., 2001). Bei solchen wissenschaftlichen Untersuchungen geht es allerdings vor allem um den schlussendlichen Effekt (evidenzbasierte Medizin), während zur Behandlungsmethode und zur zugrundeliegenden Philosophie leider nur wenige Aussagen gemacht werden. Auch die wohlgemeinte Übersicht der Behandlungsgrundsätze in *Millers* (1986) Werk über Dyspraxie ist leider etwas konfus.

Es gibt viele Einteilungen der Apraxien. Die wichtigste Herausforderung für den Behandler von Patienten mit Apraxie besteht darin herauszufinden, ob die jeweilige Handlung misslingt infolge von Verständnisschwierigkeiten (Kognition) oder durch eine motorische Ungeschicklichkeit (Ausführung), also um die Frage **Nichtwissen** oder **Nichtkönnen** (ideatorische/konzeptionelle bzw. motorische/kinetische Apraxie).

Denken wir beispielsweise an ein Kind, das während des Klavierunterrichts einen Fehler macht. Der Fehler kann einerseits durch eine Unkenntnis der Notation (Kreuz, Moll usw.), andererseits aber auch durch den motorischen Schwierigkeitsgrad des Musikstücks (z. B. für den Ringfinger) verursacht werden. Natürlich wird der pädagogisch ausgebildete Klavierlehrer die Fehlerursache analysieren. Im Fall von Unkenntnis wird er seinem Schüler den Sachverhalt erklären, im Fall von Unvermögen Fingerübungen veranlassen.

Damit ist klar, dass ein Patient, der sein Brot mit einer Gabel zu schneiden versucht, eine andere Therapie erhält als ein Patient, der ungeschickt mit dem Brotmesser umgeht.

Merkwürdigerweise ist dieser einfache und allgemein bekannte erzieherische Grundsatz in den spärlichen Veröffentlichungen über Apraxie (bewusst oder unbewusst) kaum wiederzufinden (vgl. Goldenberg in: Halligan et al., 2003; van Heugten in: Eslinger, 2002).

Eine Apraxie kann sich während eines neuropsychologischen Tests („Tun Sie mal so, als ob Sie Ihre Zähne putzen") oder unmittelbar im Alltag offenbaren (während des Zähneputzens). Testergebnisse sind immer nur im Zusammenhang mit Beobachtungen aus dem täglichen Leben des Patienten zu interpretieren. Oft zeigt sich dann, dass ein Test nur wenig über das tägliche Tun und Lassen des Patienten aussagt. Patient A hat schlechte Testergebnisse, aber im täglichen Leben kein Problem (z. B. weil ihm der Kontext vertraut ist oder weil er ausreichend unterstützt wird); bei Patient B verhält es sich genau umgekehrt (der Test ist übersichtlich; es gibt keine Ablenkung). Beispielweise wird gelegentlich eine *ideomotorische Apraxie* diagnostiziert, ohne dass die Diagnose irgendeine Bedeutung für den Alltag hätte: nur während des Tests kann der Patient bestimmte Gebärden oder Bewegungen nicht durchführen oder imitieren, dennoch benötigt er die in seinem wirklichen Leben gar nicht (ökologische Validität, Kap. 9).

Darum ist es sinnvoll, zunächst immer die wichtigsten Aktivitäten des täglichen Lebens aufzulisten. *Mayer* und Mitarbeiter (in: Uzzel und Gross, 1986) verwenden dazu den sogenannten API (engl. *activity pattern indicator*), der aus 148 Fragen in neun Kategorien besteht:

1 Selbstversorgung (z. B. sich waschen)
2 Haushalt (z. B. staubsaugen)
3 Freizeit (z. B. spazieren gehen)
4 Finanzielle Angelegenheiten (z. B. eine Überweisung tätigen)
5 Konsumverhalten (z. B. Einkäufe machen)
6 Soziale Kontakte (z. B. Vereinsmitgliedschaften)
7 Schule (z. B. auf dem Schulhof spielen)
8 Beruf (z. B. Aufgaben erledigen)
9 Familiäre Pflichten (z. B. Geburtstage)

Dies ist nur eines von vielen Beispielen, innerhalb der Ergotherapie existieren zahlreiche andere Beobachtungsinstrumente, z. B. CMOP = Canadian Model of Occupational Performance.

10.5.2 Kritische Anmerkung

Zur Therapierbarkeit von Apraxien existieren zwei gängige Auffassungen, die beide kritisch zu sehen sind:

- Die Störung selbst ist nicht behandelbar; nur Kompensation ist wirksam.
- Der Behandlungserfolg bezieht sich nur auf die eingeübten Fertigkeiten, generalisiert aber nicht auf untrainierte Fertigkeiten.

Für die erste Sichtweise gibt es im Grunde keine wissenschaftliche Untermauerung. Außerdem stellt sich die Frage, ob Funktionstraining und Kompensationstechniken immer so klar voneinander abzugrenzen sind. Zuallererst: Was ist genau unter Kompensation zu verstehen? Ist es Kompensation, wenn man zur Zubereitung des Nachtisches ein Rezept zur Hand nimmt? Wenn man sich mit Hilfe verbaler Gedächtnishilfen Handlungsreihen einprägt? Wenn man über eine früher automatisch stattfindende Handlung bewusst nachdenkt? Wir neigen dazu, konkrete und allseits sichtbare Problemlösungsstrategien des Patienten als Kompensation zu bezeichnen (z. B. eine schriftlich auf einer plastifizierten Karte festgelegte Handlungssequenz). Aber sobald der Patient eine Lösungsstrategie internalisiert hat, könnte man sagen, dass die „Störung" Apraxie in dem Moment *de facto* verschwunden ist: die Störung ist ja für die Umgebung nicht mehr sichtbar.

Die zweite Sichtweise kann so nicht stimmen. Ist denn wirklich zu erwarten, dass das Einüben sinnloser Handpositionen und Handbewegungen sich automatisch auf den Gebrauch einer Zange oder eines Schlüssels überträgt? In Kap. 9 haben wir einige Faktoren besprochen, die eine Generalisierung begünstigen, beispielsweise die Ähnlichkeit zwischen zwei Aufgaben. Erlernt man den Gebrauch einer Kombizange, dann wird sich dieses mit ziemlicher Sicherheit auf den Gebrauch einer Wasserpumpenzange generalisieren, nicht aber ohne Weiteres auf den Gebrauch einer Säge oder eines Schraubenziehers, ganz zu schweigen den eines Kartoffelschälmessers. *Geusgens* und Mitarbeiter (2006) zeigen, dass der Einsatz einer festen Strategie, um auftauchende Probleme zu bewältigen, die Chance einer Generalisierung auf andere Aufgaben erheblich erhöht (Kap. 9, „Ökologische Validität und Generalisierung", Beispiel: Einsatz kognitiver Strategien nach McEwen).

Trotz aller imponierender wissenschaftlicher neuropsychologischer Diskurse sollte deutlich werden, dass das Einüben von Handlungen immer auf ganz einfachen und jedermann verständlichen erzieherischen Grundlagen beruht.

Ein Zimmermannslehrling beginnt mit einfachen Tätigkeiten, erhält Instruktionen und Feedback, schaut dem Meister die Kunstfertigkeit ab, liest eine Gebrauchsanleitung und ist am Ende auf das erzielte Ergebnis stolz (der perfekte Schluss der eingehängten Tür dient als positiver Verstärker).

10.5.3 Therapie und Training

Grundsätzlich stehen uns vier Vorgehensweisen zur Verfügung:

- **Funktionstraining,** also die elementare, störungszentrierte Behandlung der Schwachstelle selbst. Der Patient macht beispielsweise eine ganze Reihe elementarer Hand- und Fingerübungen. Durch eine Verbesserung der elementaren Funktionen erhofft man sich eine Verbesserung der Leistungen bei anderen zielgerichteten Handlungen. Wie bereits ausgeführt, wird eine solche Generalisierung zwar häufig unterstellt, tritt aber bei Weitem nicht immer ein (Kap. 9). Ein elementares Funktionstraining impliziert daher immer, dass auch bewusst auf die Generalisierung, also die Erreichung der erwünschten Zielaktivitäten, geachtet wird.
- **Stimulation,** z. B. mittels visueller Demonstration, passiver Bewegung (Kap. 9, Box 6 – Imitationslernen).
- **Kompensationen** oder Alternativstrategien zur Erreichung der gewünschten Zielaktivität. Hierbei wird die Schwachstelle bewusst umgangen und es werden intakt gebliebene Funktionen eingesetzt, beispielsweise der Gebrauch des anderen, gesunden Arms, einer Liste oder lautes Mitsprechen.
- **Umgebungsanpassung,** d. h. eine behinderungsgerechte, angepasste Wohnung mit einfach zu bedienenden Hilfsapparaturen (Treppenlift, Kaffee- oder Spülmaschine) oder personale Hilfsangebote (Haushaltshilfe, Pflegedienst, mobile Essensversorgung).

Es sei noch mal daran erinnert, dass die vier Ansätze einerseits nicht immer voneinander abzugrenzen sind, andererseits sich nicht gegenseitig ausschließen. Eine Abbildungsreihe ist für einen

Patienten, der die Reihenfolge einer Handlung vergessen hat, ein kompensierendes Hilfsmittel. Hat sich die Handlungssequenz durch die Übungen später wieder eingeprägt, dann ist die Schwachstelle grundsätzlich aufgehoben. Ein Holzbrett mit einem Nagel kann zum einhändigen Schälen eines Apfels verwendet werden (Kompensation). Enthält die Küche jedoch viele solcher Hilfsmittel, dann sprechen wir wohl eher von einer Umgebungsanpassung. So kann es auch sinnvoll sein, die Brotschneidebewegung als Trockenübung (mit oder ohne Messer und Brot) zu demonstrieren und durchzuführen (Elementartraining), die Handlungssequenz des Kaffeemachens schriftlich festzulegen (Kompensation) und auch noch die Einrichtung und das Material der Küche anzupassen. Die Definition und Abgrenzung solcher unterschiedlicher Vorgehensweisen ist denn auch eher von akademischem Interesse. Es geht also nicht um ein Entweder-oder, sondern um ein Sowohl-als-auch.

Bevor man mit der Konzeptionierung und Durchführung einer Behandlung beginnt, sind einige wichtige Fragen zu klären:

- Welche für den Patienten wichtige Tätigkeiten sind behindert? Hilfreich sind hier Listen nach dem Muster der oben vorgestellten APT-Liste. Zu jeder Tätigkeit legen wir fest:
  - das frühere Leistungsniveau,
  - das heutige Leistungsniveau,
  - das erwünschte (erreichbare) Ziel, abschließend die Frage:
  - Wurde das Ziel erreicht oder nicht?
- Liegt die Störung auf dem Niveau des zentralen Bewegungsentwurfs (konzeptionell/ideatorisch) oder auf dem Niveau seiner motorischen Umsetzung (kinetisch/motorisch)?
- Was ist das schwächste (*Luria:* gestörte) Glied in der Handlungskette? Zur Beantwortung ziehen wir eine Fehleranalyse heran: Ist die Störung ein
  - Fehler im Handlungskonzept? Beispiel: Mit Zahnbürste wird das Haar gekämmt.
  - sequenzieller Fehler? Beispiel: Zuerst wird der Kaffee und dann erst der Filter in den Filterhalter gegeben.
  - Koordinations- oder Durchführungsfehler? Beispiel: Man beobachtet hölzerne, holprige anstatt fließender Bewegungen.
  - visuell-räumlicher Fehler? Beispiel: Trifft mit Schlüssel das Schlüsselloch nicht. Probleme beim Ankleiden können z. B. verursacht werden durch räumliche Störungen (rechte Hemisphäre) oder durch Reihenfolgenfehler (linke Hemisphäre) mit Konsequenzen für den therapeutischen Ansatz.
- Besteht Krankheitseinsicht (engl. *awareness*)? Der Patient (und auch andere) führen ihre Ausführungsprobleme häufig auf die Tatsache zurück, dass sie eine Handlung entweder mit der spastischen oder mit der nichtdominanten Hand durchführen müssen. Das kann, aber braucht nicht wahr zu sein! Fehlt hier die Krankheitseinsicht, wird jede Behandlung erheblich erschwert.

Therapie von ideatorischen (konzeptionellen) Apraxien

Problembeschreibung: Der Patient weiß nicht mehr, wozu eine Kneifzange dient oder wie man Sahne schlägt. Ein anderer Patient möchte zwar Kaffee machen, weiß aber nicht mehr, wie das geht, oder macht zumindest Fehler im Handlungsablauf (füllt Filterkaffee in die Kanne). Die Schwachstelle in solchen Fällen ist das **Handlungskonzept,** also der Gedanke hinter der Handlung.

- **Anwendung von Gegenständen oder Instrumenten.** Zeigen Sie den Gegenstand vor und fragen Sie den Patienten, wozu der Gegenstand dient, oder bitten Sie ihn, den Gebrauch des Gegenstands zu demonstrieren. Geben Sie Feedback, korrigieren Sie, bieten Sie Gedächtnisstützen an. Wählen Sie für den Patienten relevante Gegenstände aus und verringern Sie lang-

sam Ihr Feedback und die Gedächtnisstützen. Dies ist ein Beispiel für Lernen aus Fehlern. Gelegentlich (insbesondere bei Amnesie und eingeschränkter Krankheitseinsicht) ist es besser, eine Technik des fehlerfreien Lernens anzuwenden. In diesem Fall wird Fehlern entweder durch direkte mündliche Instruktion oder durch passives Bewegen vorgebeugt (Kap. 9, Box 7). Schon die reine Demonstration einer Handlung kann sehr effektiv sein (Bozeat et al., 2004).
- **Handlungsreihen werden eingeübt,** indem man Abbildungen zu Alltagsthemen (Kaffee machen, Fahrradschlauch flicken, Tisch decken) in die richtige Reihenfolge bringen lässt. Der Schwierigkeitsgrad lässt sich sowohl durch die Anzahl der Abbildungen als auch durch inhaltliche Sprünge zwischen den Abbildungen variieren. Schlussendlich muss sich der Patient die richtige Reihenfolge einprägen, wonach man die Handlung folgendermaßen weiter konkretisieren und ausbauen kann mit dem
  - Fragmentansatz (Chaining und Chunking, Kap. 9, Box 4), also dem Aneinanderfügung von Handlungssegmenten. Hier empfehlt sich das Backward Chaining, wobei die Zielerreichung ohnehin gewährleistet ist, was natürlich motivierend wirkt.
  - globalen Ansatz, also zunächst mit einer vereinfachten Handlung, die dann allmählich präzisiert wird.

Bei einer ideatorischen Apraxie wird die rein motorische Kompensation durch den anderen Arm nicht gelingen: da das Bewegungskonzept, nicht aber die Bewegungsdurchführung gestört ist, wird sich die Apraxie auch auf den intakten Arm auswirken. Wir müssen also nach Möglichkeiten einer „kognitiven" Kompensation, d. h. einer anderen mentalen Struktur hinter der Handlung, suchen.

Dies kann gelingen mit Abbildungsreihen zur Unterstützung des Ankleidens, schriftlichen Step-by-step-Instruktionen und kochrezeptähnlichen Gebrauchsanleitungen auf Karten oder in einem speziellen Tätigkeitenbuch (vergleichbar einem Taschenwörterbuch für Patienten mit Aphasie).

Auch verbale Selbststeuerung kann hilfreich sein. Zunächst spricht der Therapeut die einzelnen Handlungsschritte laut aus, die der Patient zunächst laut und später nur noch innerlich wiederholen muss (Kap. 9, Box 5). Akronyme (Abkürzungen), Reime, Verse oder kleine Lieder dienen als Gedächtnisstützen und erleichtern das Behalten der Einzelschritte. Schließlich prägen sich die Handlungsschritte dauerhaft ein und werden zur zweiten Natur. Da diese Veränderung der kognitiven Struktur von außen unsichtbar bleibt, halten wir die Anwendung des Begriffs „Kompensation" hier für ziemlich fragwürdig.

Zahlreiche Patientenbeispiele finden sich bei *Luria* (1963) sowie *Bickerton* und Mitarbeitern (2006).

Therapie von motorischen (kinetischen) Apraxien

Problembeschreibung: Der Patient weiß genau, was er zu tun hat; dennoch kann er die Bewegung nicht gut ausführen. Dann geht es um das Wiederholen und Üben des richtigen Bewegungsmusters und das Erzielen fließender Bewegungen. Die Bewegungsausführung kann auf verschiedene Weise unterstützt werden:
- **sichtbare Demonstration:** Der Patient imitiert die veranschaulichte Bewegung unter Sichtkontrolle der eigenen Bewegung oder Videofeedback,
- **passive Führung der Bewegung (engl. *guiding*):** Der Therapeut „führt" die Bewegung, der Patient nimmt sie passiv wahr, evtl. mit geschlossenen Augen,
- **verlangsamte Durchführung der Bewegung** (bei Musikern die Methode der Wahl zum Einüben schwieriger Passagen),

- **systematisches Einüben von Teilbewegungen** (Richtungen, Richtungsänderungen, Distanzen),
- **Feedback** über die logischen Konsequenzen der Bewegungen: Der Patient wird mit dem eigenen und/oder dem Zielergebnis konfrontiert: Wie sieht die abgeschnittene Scheibe Brot aus? Ist die Sägeschnitt gerade? Ist das Tischtuch sauber gefaltet?
- **Ergänzende, technische Feedbackmittel** (EMG, Bewegungsfeedback, Kap. 9, Box 10).

Der Nutzen von Bewegungsvorstellungen (engl. *mental practice*) hängt davon ab, ob die gewünschte Bewegung oder Handlung bewusst zur Verfügung steht. Um eine Passage mental üben zu können, muss der Pianist den Fingersatz der Passage kennen (Kap. 9, Box 1). Kennt der Patient die Handlung nicht mehr (einen Korken ziehen, Kabel mit Stecker verbinden, Tee aufgießen), dann kann er sie auch gedanklich nicht durchführen. Ist die Apraxie rein motorisch (wissen, aber nicht können), dann existieren meist intakte Gedächtnisspuren, was die Arbeit mit Bewegungsvorstellungen sinnvoll macht.

Motorische Kompensation mit der anderen Hand oder durch Hilfsmittel kann insbesondere bei motorischer Apraxie effektiv sein. Die zu wählende Kompensationsstrategie hängt eng mit der einzuübenden Tätigkeit zusammen, beispielsweise einhändiges Binden einer Schleife, linkshändiges Schreiben oder Gebrauch eines Schuhlöffels.

Bei allen Übungen können verhaltenstherapeutische Grundsätze angewandt werden (Kap. 7). Man wählt beispielsweise eine für den Patienten gewünschte und relevante Aufgabe (z. B. Arbeiten am Computer). Das Erreichen des Ziels dient als intrinsischer Verstärker (z. B. eine Tabelle mit Jahreszahlen). Eventuell kann man extrinsische Verstärker hinzufügen, z. B. Tokens (ein Kind erhält als Belohnung Sammelbilder, wenn es seine Spielsachen aufräumt).

Literatur: Luria (1963), Miller (1986), Mayer et al. (in: Uzzel und Gross, 1986), van Heugten (in: Eslinger, 2002), Donkervoort et al. (2001), Goldenberg et al. (2001 und 2002), Goldenberg (in: Halligan et al., 2003), Goldenberg (in: Brouwer et al., 2002), Maher und Ochipa (in: Rothi und Heilman, 1997), Prosiegel und Säring (in: von Cramon und Zihl, 1988), Bickerton et al. (2006), Geusgens et al. (2006), Sunderland et al. (2006).

10.6 Erkennen: Agnosien

Man muss bedenken, dass die individuellen Unterschiede zwischen den perzeptiven Fähigkeiten von Menschen groß sind. Ein Musiker ist fähig, auch geringe Nuancen des Klangs und der Tonhöhe zu erkennen; ein Vogelkundler kann zahllose Vogelstimmen unterscheiden; ein Briefmarkensammler bemerkt Unterschiede, die ein Laie übersieht; ein Naturliebhaber nimmt im Wald wichtige Details wahr, und ein Blinder kann dort lesen, wo ein Gesunder nur punktförmige Erhebungen im Papier fühlt (Blindenschrift), ein Sommelier hat gelernt, subtile Unterschiede in Geschmack und Geruch wahrzunehmen. Offensichtlich kann man perzeptive Fähigkeiten einüben.

Poppelreuter fand bereits im Jahre 1917, dass dies auch für Patienten mit Hirnschädigung gilt. Anhand zahlreicher Fallbeispiele weist er die Trainierbarkeit fast jeder visuellen Funktion nach. Dieser optimistischen Auffassung stehen einige recht negative Schlussfolgerungen neuerer Studien über visuelle Agnosie gegenüber. Die relativ geringe Restitution bei der Behandlung visueller Agnosien hängt möglicherweise damit zusammen, dass die vorliegende okzipitale Schädigung häufig beidseitig ist (CO-Intoxikation, Ischämie im Versorgungsgebiet der A. basilaris), was eine Funktionsübernahme durch andere visuelle Regionen erschwert. *Riddoch* und Mitarbeiter

(1999) verfolgten sechzehn Jahre lang den Lebensweg des Patienten John. Dabei stellten sie fest, dass seine visuell-perzeptiven Fähigkeiten in den Tests nicht grundsätzlich zugenommen hatten. Im Alltagsleben hatte sich seine Fähigkeit der visuellen Erkennung jedoch deutlich verbessert, weil er gelernt hatte, auf optische Kleinigkeiten zu achten. Er erkennt z. B. sein Haus durch die Farbe des Gartenzauns (intramodale Kompensation, siehe unten).

10.6.1 Einteilung der Agnosien

Agnosien kommen in vielen Ausprägungen vor, wobei die wichtigste Einteilung auf den Sinnesorganen beruht. Darüber hinaus kennen wir auch andere, schwierig einzuordnende Agnosien, und innerhalb jeder Modalität bestehen weitere Unterformen:

- **visuelle Agnosien (Seelenblindheit):** Farbagnosie (Achromatopsie, Farbenblindheit), Bewegungsagnosie (Akinetopsie), Raumagnosie (visuospatielle Agnosie), Objekt- und Gesichtsagnosie (Prosopagnosie);
- **auditive Agnosien (Seelentaubheit):** verbale Agnosie (Worttaubheit), Stimmenagnosie (Phonagnosie), Lokalisationsagnosie, Agnosie für Musik (Amusie) und Agnosie für Alltagsgeräusche;
- **taktile Agnosie:** Formenagnosie (Astereognosie), Materialagnosie (Ahylognosie)
- **gustatorische Agnosie:** Geschmacksagnosie
- **olfaktorische Agnosie:** Geruchsagnosie
- **andere Formen der Agnosie:** Körperagnosie (Somatoagnosie = Asomatognosie), Raumagnosie (spatielle Agnosie), Simultanagnosie (gestörte Ganzheitswahrnehmung), Nosoagnosie (= Anosognosie: fehlende Krankheitseinsicht).

Wissenschaftliche Erkenntnisse bestehen insbesondere über visuelle Agnosieformen, wogegen die auditiven und andere Agnosien relativ vernachlässigt sind. Die Effekte von Übungstherapien für Agnosien sind kaum erforscht und beschränken sich auf Kasuistiken.

Wegen der großen individuellen Unterschiede wäre aber die Entwicklung von Standardbehandlungen auch wenig sinnvoll. Ein Violinist möchte nach einem Schlaganfall wieder seine Geige stimmen können, ein Gärtner Pflanzen und Blätter voneinander unterscheiden können. Für den Bewohner einer abgelegenen Berghütte hat es keinen Nutzen, das Geräusch herannahender Autos zu erkennen. Jede Behandlung muss also individuell zugeschnitten werden.

10.6.2 Therapie und Training

Vor dem Beginn eines Trainingsprogramms sind immer zunächst einige Fragen zu beantworten:

Liegt wirklich eine Agnosie vor oder sind primäre Störungen oder eine Kombination im Spiel? Viele Schlaganfallpatienten sind gleichzeitig schwerhörig (Presbyakusis) oder leiden an Augenerkrankungen (Katarakt, Glaukom). Ein Infarkt im Gebiet des Kortex kann sowohl eine Hemianopsie als auch eine visuelle Agnosie zur Folge haben. Der Patient selbst gibt meist peripheren Ursachen die Schuld: „Meine Ohren sind schlecht", Ich brauche eine neue Brille". Ähnlich wie der Begriff „Apraxie" wird auch der Begriff „Agnosie" häufig falsch verwendet, beispielsweise bei gestörter Wahrnehmung infolge Neglect (hier wäre der Term „Agnosie" nicht angebracht).

Handelt es sich um eine perzeptive oder um eine konzeptionelle Form von Agnosie? Diese Frage ist wegen der Auswahl des Übungsmaterials und der Art der Übungen wichtig. Analog zur Apraxie unterscheiden wir auch bei der Agnosie ein elementar-perzeptives und ein konzeptionell-semantisches (assoziatives) Niveau.

- Bei der **perzeptiven Agnosie** geht es um Bausteine von Wahrnehmung wie gerade-gebogen, viereckig-dreieckig, hoch-niedrig, lauter–leiser werdend.

- Bei der **konzeptionellen oder assoziativen Agnosie** geht es um die Bedeutung des Wahrgenommenen: Ist der Gegenstand ein Bleistift, eine Säge oder eine Gabel? Was bedeutet dieses Verkehrsschild? Welches Musikstück ist zu hören? Was fährt dort vorbei? Wer ist die Person im Fernseher?

Wir differenzieren diese Unterformen mittels einer Fehleranalyse. So kann beispielsweise ein Patient mit einer perzeptiven visuellen Agnosie geometrische Muster oder Zeichnungen nicht korrekt, sondern nur verzerrt nachzeichnen. Bei einer konzeptionellen visuellen Agnosie ist die Zeichnung perfekt, aber der Patient weiß nicht, was er gezeichnet hat.

Welche perzeptiven Fähigkeiten hatte der Patient vor der Erkrankung, welche hat er jetzt und welches Ziel soll erreicht werden?

Welche Strategien verwendet der Patient selbst im Umgang mit seiner Agnosie? Häufig entdecken Patienten eigene Auswege. Patienten mit einer Prosopagnosie achten beispielsweise auf winzige Details ihrer Mitmenschen (eine Pustel, eine Haarsträhne, ein Schmuckgegenstand).

Im Film *Broken Images* erzählt die an einer Agnosie leidende Hauptperson John in einer Szene, dass er seine Frau daran erkenne, dass sie so auffallend mit ihm Schritt halte und ihm bekannte Schuhe trage. Aber erst wenn sie ihn dann anspreche, sei er sich ganz sicher.

Trainingsprinzipien

Wir beschränken uns im Folgenden auf die Behandlung der visuellen und auditiven Formen von Agnosie, die Förderung der taktilen Erkennung wurde bereits oben („Sensibilität") besprochen.

Funktionstraining Die Art der Übungen soll sich richten nach dem Niveau der Störung.

- Visuelles Funktionstraining:
  - **Elementar-perzeptiv:** Orientierung gerader Linien vergleichen, Vergleichen geometrischer Formen. Der Patient muss Unterschiede bewerten und erhält ein Feedback.
  - **Konzeptionell-semantisch:** Abbildungen benennen; bei Aphasie matchen oder sortieren (Hammer–Nagel, Gabel–Messer, Flasche–Flaschenöffner).
- Auditives Funktionstraining:
  - **Elementar-perzeptiv:** Vergleichen von Tonhöhen, Lautstärken, Klangfarben, Rhythmen. Der Patient muss Unterschiede bewerten und erhält ein Feedback.
  - **Konzeptionell-semantisch:** Benennen von Geräuschen; bei Aphasie Geräuschquelle auf einer Abbildung anweisen.

Manche Lotto-Ratespiele für Kinder funktionieren nach dem gleichen Prinzip wie die Übungen bei visueller Agnosie. Zum visuellen Lotto besteht auch eine auditive Variante: Zunächst muss ein bestimmtes Geräusch (von Kassette oder CD) erkannt werden. Wer dazu die richtige Abbildung wählt, der erhält einen Punkt. Die moderne Variante von „Elektro" ist gut brauchbar: Form-, Farben- oder Buchstabenerkennung wird geübt mittels einer Matrix von elektrischen Kontakten. Ein Signalton gibt Auskunft darüber, ob die richtigen Elemente miteinander verknüpft wurden. Die gleichen Ausgangspunkte finden sich in verschiedenen Softwareprogrammen zur „kognitiven Rehabilitation".

Intramodale Kompensation Innerhalb derselben Modalität lernt der Patient, auch andere Aspekte einzubeziehen, z. B. eine Person an ihrer Kleidung oder an ihren Bewegungen oder einen Gegenstand innerhalb seines Kontextes zu erkennen.

Intermodale Kompensation Hier lernt der Patient auf andere Sinne zu achten, z. B. eine Person an ihrer Stimme, eine Streichholzschachtel durch Schütteln, das Geräusch eines Autos durch Hinschauen und eine Form durch Abtasten zu erkennen (kinästhetisches Scanning).

Assoziation Ein Gesicht wird dadurch erkennbar, indem man es mit Wissenswertem über die betreffende Person verknüpft (sog. tiefe Encodierung, engl. *deep encoding*; Kap. 10, „Interventionen bei Gedächtnisstörungen"; Polster und Rapcsak, 1996). Hilfreich ist auch das laute Verbalisieren des Wahrgenommenen.

Rationale Kompensation Häufig beschreiben die Patienten, dass ihnen der „Erkenntnisblitz" fehle, dass die Erkennung zu einem zeitraubenden und mühsamen Prozess geworden ist. Ein Foto oder eine abgebildete Situation wird Detail für Detail analysiert, die Erkennung wird also auf rationalem Weg erreicht.

Scanning-Techniken Visuelles Abtasten der Konturen von Gegenständen oder von Ausschnitten einer komplexen Situation. Aus Erfahrung wissen wir, dass diese Technik die Erkennung verbessert (Luria, 1963). Analog dazu kann man im Bereich des Hörens ein komplexes Geräusch Detail für Detail absuchen, wodurch ein Musiker mit einer rezeptiven Musikwahrnehmungsstörung (Amusie) ein komplexes Musikstück erkennen kann. Um zu einem Ergebnis zu gelangen, richtet er ganz konkret seine Aufmerksamkeit zunächst auf die Klarinette, dann auf die Oboe und schließlich auf das Cello (Melodie oder Rhythmus) und kommt dann zu seiner Schlussfolgerung.

Unbewusste Wahrnehmung Wir wissen, dass Patienten mit einer Agnosie manchmal unbewusst in der Lage sind, Dinge zu erkennen (Blindsehen, engl. *blindsight;* Taubhören, engl. *deaf-hearing;* Taubfühlen, engl. *numb-feeling*). Solch ein Patient erkennt beispielsweise den Hammer auf einer Abbildung nicht, ordnet ihn aber Nägeln, Zange und anderen Werkzeugen zu. Obwohl er eine vertraute Person nicht bewusst erkennt, reagiert ein Patient mit einer Prosopagnosie auf den Anblick ihres Fotos mit einer galvanischen Hautreaktion (engl. *galvanic skin response,* GSR) oder einer Erhöhung der Herzfrequenz. *Engelien* beschreibt einen Patienten mit kortikaler Taubheit, der seine Fähigkeit zum Taubhören durch bewusste Konzentration modulieren konnte.

Ob und inwieweit solche Strategien bei Agnosie grundsätzlich erfolgversprechend sind, ist nicht bekannt, da in der Fachliteratur nur anekdotische Fallbeschreibungen vorliegen.

Literatur: Poppelreuter (1917), Luria (1963), Zihl (2000), Kerkhoff (in: Halligan et al., 2003), Francis et al. (2002), Riddoch et al. (1999), Riddoch und Humphreys (1994), Engelien et al. (2000).

10.7 Sprache: Aphasien

In der Praxis werden diverse Störungen des Sprechens und der Sprache immer wieder durcheinandergeworfen. Darum beginnen wir mit einer Klärung der wichtigsten Begriffe.

10.7.1 Definition von Aphasie

Eine Aphasie (oder Dysphasie) ist eine infolge einer Hirnschädigung entstandene, erworbene Störung der mündlichen oder schriftlichen Sprachkommunikation bei einer Person, die bereits über eine entwickelte Sprachfähigkeit verfügte.

Im Falle einer gestörten oder verzögerten Sprachentwicklung beim Kind kann man am besten sprechen von einer Entwicklungsdysphasie (engl. *developmental dysphasia*).

Bei der Aphasie geht es also nicht um „Sprechen", aber um „Sprache", d. h. um ein Codierungssystem, das unserer Kommunikation dient. Aphasien sind gegenüber anderen häufig vorkommenden Störungen abzugrenzen. Dazu gehören:

- **Dysarthrie:** Störung der Artikulation (d. h. Aussprache), evtl. in Kombination mit Veränderungen der Resonanz (z. B. Nasalsprache).

- **Dysphonie oder Aphonie:** Störung der Stimmformung/Phonation, z. B. des Klangvolumens, infolge einer Stimmbandentzündung, verringerter Atmungsleistung, falscher Sprechtechnik oder auch funktionell.
- **Mutismus:** Nichtsprechen bei intakten Sprech- und Hörorganen; eine Art von Schockzustand des akustisch-motorischen Systems, der psychisch, aber auch hirntraumatisch bedingt sein kann.
- **Taubstummheit:** taubheitsbedingte Unfähigkeit zum Erlernen des Sprechens.

Wenn man diese Störungen nicht scharf unterscheidet, riskiert man, die falschen Funktionen zu behandeln. In der Vergangenheit mussten Aphasiker oft endlose Serien von Mund-, Zungen- und Artikulationsübungen über sich ergehen lassen (die also sinnlos sind, um die Sprache zu verbessern). Wir erinnern auch an das in Kap. 4 erwähnte Kehlkopfpflaster bei Aphasie.

10.7.2 Geschichte der Aphasietherapie

In der medizinischen Welt fällt eine hartnäckige negativ gefärbte Grundhaltung gegenüber jeder Art von Aphasiebehandlung auf. Die Aphasietherapie hat eine niedrigen Stellenwert und gilt als perspektivlos („Jeder weiß, dass es nicht funktioniert", Rothi, 1998). *Goldstein* (1948) ärgerte sich schon über den Pessimismus seiner neurologischen Fachkollegen, die der Meinung waren, eine Aphasie bilde sich entweder spontan zurück oder bleibe trotz intensiven Trainings unverändert. Dazu schreibt er:

> *„Nach dem Ersten Weltkrieg entstanden Spezialinstitute zur Behandlung von Soldaten mit Kriegsverletzungen, insbesondere auch zur Behandlung von Aphasien. Die Entstehung solcher Institute wurde von den Neurologen nicht begeistert begrüßt. Auch überzeugende Behandlungsergebnisse führten nicht zu einer allgemeinen Akzeptanz der entsprechenden Behandlungsmethoden."*

Als Gründe für diese negative Haltung gibt *Goldstein* an:

- Jeder einzelne Fall bedürfe einer gründlichen Analyse, für die im klinischen Alltag nicht genügend Zeit ist, und
- Übungsprogramme seien nur dann effektiv, wenn sie über einen längeren Zeitraum mit großem persönlichem Einsatz und hoher Fachkompetenz durchgeführt würden.

Sind diese Voraussetzungen nicht erfüllt, sind die Ergebnisse meist enttäuschend und führen zur Abqualifizierung einer Methode.

Dennoch nimmt die Aphasie unter den neuropsychologischen Störungen gerade darum eine besondere Stellung ein, weil bezüglich ihrer Behandlung eine enorme Fülle an Praxiserfahrung und auch recht zahlreiche Effektivitätsstudien vorliegen.

Im Laufe der letzten hundert Jahre haben sich viele Strömungen und Verfahrensweisen herausgebildet, deren Popularität immer auch vom jeweils herrschenden Zeitgeist abhängt. Als Treiber der Entwicklung gelten nach wie vor unsere Auffassungen von Erziehung, Unterricht und Lernen sowie der jeweilige Stand der Neurowissenschaft.

Anfänglich wurde Aphasie mit den gleichen erzieherischen Methoden behandelt, die auch bei Taubstummheit zum Einsatz kamen, wobei das Sprechen stärker im Vordergrund stand als die Sprache. Im Laufe des neunzehnten Jahrhunderts wurde dann immer klarer, dass eine Aphasie die Folge einer Hirnschädigung ist. Unter anderen definierten *Broca* und *Wernicke* bestimmte Aphasiesyndrome; dennoch wurden in der Behandlung auch weiterhin alle Patienten über einen Kamm geschoren. *Franz* (1923) war der Erste, der seine Übungen systematisch auf den jeweiligen Aphasietyp abstimmte. Er schlug vor, die vier sprachlichen Modalitäten – nämlich Sprechen, Verstehen, Lesen und Schreiben – getrennt auszuwerten und zu behandeln. Ferner unterschied er sowohl in der Sprachproduktion wie auch beim Sprachverständnis vier Niveaus, nämlich Klang,

Wort, Satz und Bedeutung/Darlegung. Damit war *Franz* seiner Zeit weit voraus und legte den Grundstein für die Arbeiten von *Luria* und *Goldstein*.

In den vierziger Jahren des letzten Jahrhunderts entwickelte *Luria* in Russland seine Theorie der zentralen funktionellen Systeme, aus der konsequenterweise eine Behandlungssystematik bei lokalisierten Läsionen erwuchs. Damit war er der Vorreiter, der für die Behandlung von Aphasien ein stabiles Fundament schuf, jedoch blieben seine Lehren im Westen lange Zeit unbekannt.

Die kognitive Neuropsychologie der achtziger Jahre schrieb im Wesentlichen *Lurias* Ideen fort, wobei wir auf dem Weg vom Klang oder Zeichen bis zur Erfassung ihrer Bedeutung und vom Gedanken bis zu dessen Äußerung viele Schritte unterscheiden, die in der Regel als Block- und Pfeildiagramme wiedergegeben werden (Sprachschema von Ellis und Young, 1995; Levelts Modell, 1989; s. Abb. 8.4). Aus diesen Diagrammen wird die enorme Diversität an Patienten mit Aphasie ersichtlich, von denen jeder einem anderen Pfeil im Diagramm entspricht. Die kognitiv-neuropsychologische Vorgehensweise verzichtet also auf die klassischen hirnlokalen Sprachsyndrome, sondern versucht, sorgfältig zu analysieren, welcher Schritt genau im Sprachsystem gestört ist.

Zurzeit nimmt der Einfluss der Neurowissenschaften wieder zu. Die modernen bildgebenden Verfahren zeigen besser als je zuvor, welche Hirnregionen an sprachlichen Aktivitäten beteiligt sind. Außerdem wurde nachgewiesen, dass Plastizität und die Restitutionsfähigkeit des Gehirns die biologische Basis für die Funktionserholung nach Hirnschädigung sind. Bei Patienten, die eine Aphasie überwunden hatten, konnte die neurale Reorganisation nachgewiesen werden (Abb. 1.5 und Kap. 4).

Geschichtlich verlief das Denken über Aphasien und deren Behandlung in Wellenbewegungen. Logischerweise wurde in den sechziger Jahren die Anwendung von Techniken des operanten Lernens (Skinner) bevorzugt. In den Siebzigern machten sich die Fortschritte der Linguistik (Chomsky) bemerkbar. In das Klima der Achtziger passte eine mehr pragmatische Strömung, die den Akzent auf Aspekte der Kommunikation und der sozialen Funktion von Sprache legte, während seit 1990 wieder die Neurowissenschaften den Ton angeben.

Quer durch die verschiedenen Ansätze verläuft eine ständige Pendelbewegung, die hin- und herschwingt zwischen streng elementaren, störungszentrierten einerseits und dann wieder flexibleren Methoden, in denen Kommunikation und sozialer Kontext zentral stehen („Alles erlaubt"), andererseits.

Im Folgenden werden die wichtigsten Strömungen und Ansätze in der Behandlung von Aphasien beschrieben.

10.7.3 Therapie und Training

Eine detaillierte Beschreibung der Therapie von Aphasien würde den Rahmen dieses Buches sprengen. Außerdem betrifft dies primär die Fachgebiete der Logopädie und der Neurolinguistik. Aufgrund der großen Zahl vorhandener Methoden wird verständlich, dass innerhalb der Logopädie eine Spezialdisziplin „Aphasietherapie" entstanden ist. *Wielaert* und *Berns* (2003) in *Status Afasietherapie* (in Niederländisch) sowie *Basso* (2003) in *Aphasia and its Therapy* geben gute noch aktuelle Übersichten.

Wir werden die verschiedenen Ansätze kurz umschreiben, wobei wir uns der von *Howard* und *Hatfield* (1987) bevorzugten Einteilung in **acht Schulen** anschließen. Für Interessierte ist ihr kritisches und klar formuliertes Buch eine echte Bereicherung. Außer einigen Akzentverschiebungen ist die von ihnen gewählte Einteilung auch heute noch sehr brauchbar.

Eine „Schule" in unserem Sinn ist nicht homogen, sondern beinhaltet meistens zahlreiche Varianten der bevorzugten Übungsmethoden. Die Schulen und Methoden schließen einander nicht aus. Einige Vorgehensweisen können mehreren Strömungen zugeordnet werden. So kann man beispielsweise durch Stimulation (→ Stimulation) zu sprachlichen Äußerungen anregen, wobei man automatisierte Sprachäußerungen zuerst auslösen kann und anschließend bewusst werden lässt (→ Reorganisation). Dabei versucht man, die andere Hemisphäre zu aktivieren (→ Neoklassische Methode). Eine gelungene Response kann belohnt werden (→ Verhaltensmodifizierung).

Die Beschreibung dieser Strömungen dient also nicht dazu, den Eindruck verschiedener Lager zu erwecken, die sich – wie in der Politik – mehr oder weniger heftig bekriegen, sondern um klarzumachen, aus wie vielen unterschiedlichen Therapieansätzen wir wählen können. Mit *Howard* und *Hatfield* meinen auch wir, dass eine Aphasietherapie konzeptionell gut unterbaut sein muss. Auf welcher Idee basiert die Methode? Auf welcher neurowissenschaftlichen Theorie über (Restitution nach) Aphasie beruht sie?

Edukative Methode

Edukation war die dominierende Strömung bis zum Beginn des zwanzigsten Jahrhunderts. Die Therapie von Aphasien verlief nach allgemein bekannten Erziehungsregeln, die auch für das Lesen-, Schreiben- und Grammatiklernen im Schulunterricht verwendet wurden. Eine grundlegende Theorie im wissenschaftlichen Sinn gibt es nicht: die Übungen und Methoden basieren auf dem „gesunden Menschenverstand". Ein Vorteil dieser Methode ist ihre Ausrichtung auf das Individuum. Mehrere Aphasieformen werden unterschieden, und die Übungen werden mit einem dosiert ansteigenden Schwierigkeitsgrad darauf abgestimmt. Dieser Ansatz ist intensiv: Der Patient geht während ganzer Tage „zur Schule". Familienangehörige und Freunde werden einbezogen.

Beispiele: Bilderalphabet (Lesen oder Benennen); Wörter nachsprechen (Artikulation); Sätze ergänzen (Semantik); Bildung von Zweiwortsätzen („möchte Geld"), die langsam zu komplexeren Sätzen ausgebaut werden („Können Sie mir Geld für Zigaretten geben?"); eine Geschichte erzählen; einen Dialog führen. Feedback wird gegeben mittels Bandaufnahmen.

Verhaltensmodifizierung

Auch hier liegt eigentlich keine Aphasietheorie zugrunde. Allerdings ist die Methode selbst theoretisch gut unterbaut (operantes Lernen nach *Skinner*), aber Fragen nach der genauen Art der Gehirnstörung sowie nach Art und Ursache der Aphasie werden nicht gestellt. Der Patient, sein Gehirn und die darin stattfindenden mentalen Prozesse werden als Blackbox betrachtet, womit gleichzeitig auch der Schwachpunkt der Methode benannt ist. Ihre Stärke besteht darin, dass die Therapieresultate durch eine Basislinie (Kap. 7) und die regelmäßige Erhebung zwischenzeitlicher Messdaten (z. B. KR) objektivierbar sind, was zuverlässige Aussagen über Effekt und Fortschritt der Therapie erlaubt.

Beispiele: Während der Übungen wird bewusst mit Verstärkern (engl. *reinforcement*) gearbeitet. Bewältigte Aufgaben (eine Wortäußerung, eine verstandene Bemerkung) werden belohnt, wobei intrinsische Verstärker weitaus mehr bevorzugt werden als extrinsische. Man kann dem Patienten beispielsweise (mit Worten) erläutern, wo sich der Zigarettenautomat befindet. Das tatsächliche Auffinden des Automaten ist dann die intrinsische Belohnung für das Verstehen der Erläuterung. Eine vom Patienten korrekt gestellte Frage ist mit einer adäquaten Antwort zu belohnen. Auch gemütliche Sozialkontakte („ein Schwätzchen machen") können als Verstärker dienen.

Gelegentlich kann auch der Einsatz extrinsischer Verstärker sinnvoll sein, beispielsweise bei Kindern in Form von Sammelbildern als Belohnung für deutliches Sprechen. Dies ist aber sicher nicht die erste Wahl, da zwischen deutlichem Sprechen und den Sammelbildern kein logischer Zusammenhang besteht (Kap. 7).

Stimulation

Hier lässt sich der einigermaßen verschwommene Leitgedanke etwa wie folgt formulieren: Jeder Patient mit Aphasie besitzt irgendwo in seinem Gehirn noch einen „Sprachrest", der aktiviert werden kann (Kap. 9, Anwendung von Fazilitationstechniken bei Paresen). Traditionell spielt auditive/verbale Stimulation eine wichtige Rolle (z. B. Hörbuch). Analog zur Fazilitation unterscheiden wir auch hier drei mögliche Mechanismen:

- Auslösung reflexhafter und/oder automatisierter Sprachreaktionen durch auditive Stimulation.
- Infolge einer Diaschisis deaktivierte Hirnregionen werden wieder zum Leben erweckt.
- Erhöhung der Wachheit des Patienten.

Ein Schwachpunkt der Methode besteht darin, dass Aphasie als ein einzelne Störung betrachtet wird, deren Schweregrad je nach Patient variiert. Diese Vorstellung ist falsch. Vorteilhaft ist dagegen die Intensität der Methode. *Schuell* entwickelte zahlreiche Übungen, und *Weigl* führte die Technik des Deblockierens ein: Hören oder Aussprechen des Wortes X erhöht die Verfügbarkeit des korrespondierenden Wortes Y. Aussprechen des Wortes „Gabel" erleichtert das Finden des Wortes „Messer".

Effektuntersuchungen dieser Methode liegen kaum vor. Die Qualität der spärlichen Untersuchungen ist schwierig zu beurteilen, da meist nicht bekannt ist, was genau mit welcher Intensität geübt wurde.

Beispiel: Dem Patienten werden Abbildungen von Gegenständen und deren geschriebene Namen vorgelegt. Der Therapeut spricht das Wort laut und deutlich aus (Kombination einer auditiv-visuell-verbalen und einer visuell-bildlichen Stimulation). Durch beständiges Wiederholen würde sich die Verfügbarkeit des Wortes für den Patienten erhöhen.

Reorganisation

Goldstein und *Luria* waren die Ersten, die eine theoretisch unterbaute Vorgehensweise entwickelten. Unser sprachliches System besteht aus mehreren Modalitäten und linguistischen Komponenten.

- **Modalitäten:** visuell (lesen, Gebärdensprache), auditiv (sprechen, zuhören), motorisch-kinästhetisch (schreiben, Gebärden) und taktil (Blindenschrift).
- **Linguistische Komponenten:** Klang (Phonologie), Ordnung (Syntax), Bedeutung (Semantik), Kommunikation (Pragmatik).

Die neurale Basis dieses umfangreichen funktionellen Systems befindet sich nicht an einer einzigen Stelle des Gehirns (was dem überholten Zentrumsgedanken entspräche), sondern ist über das gesamte Gehirn verteilt: vorne–hinten, links–rechts, tief–oberflächlich (Abb. 1.4). Irgendwo innerhalb dieses Systems befindet sich eine Läsion. Die vielfältigen denkbaren Lokalisationen der Läsion erklären die Vielfalt der Aphasieformen. Manche Läsionen führen zu mehr elementar-peripheren Störungen des Sprachsystems, z. B. der Artikulation (Dysarthrie), der Klangproduktion (Sprechapraxie) oder der Klangdiskriminierung (auditive oder verbale Agnosie). Andere Läsionen beschädigen syntaktische, z. B. Agrammatismus bei expressiver Aphasie, oder semantische Aspekte der Sprache (gestörtes Sprachverständnis bei Wernicke-Aphasie).

Bei jedem Patienten mit Aphasie wird zunächst eine Analyse seiner Sprachfähigkeiten gemacht. Die Behandlung richtet sich immer nach den individuellen Möglichkeiten des Patienten. Die Therapie selbst bedient sich unterschiedlicher Prinzipien:

- **Verstärkung an der schwächsten Stelle,** z. B. Aufheben einer Diaschisis mittels Stimulation,
- **intrasystemische Reorganisation:** Verwendung anderer Routen oder Alternativsysteme inner-

halb des Sprachsystems, z. B. Einüben von bewusster Kontrolle über automatisierte Sprachbereiche,
- **intersystemische Reorganisation:** Erlernen nonverbaler Strategien, z. B. Verwendung eines (illustrierten) Taschenwörterbuchs, eines Gesprächsbuchs (rubrizierte Sprachwendungen), von Gebärden und Anweisungen (eine große Auswahl möglicher Hilfsmittel findet sich bei *Wielaert und Berns,* 2003, allerdings auf Holländisch).

Luria betont, dass die mögliche Rückbildung einer Aphasie grundsätzlich anders zustande komme als in der normalen Sprachentwicklung, womit er die edukative Methode kritisiert. Während der normalen Sprachentwicklung bilden sich die neuralen Systeme langsam aus. Die Sprache nistet sich im Gehirn ein. Bei einer Aphasie nach einer Hirnläsion wird jedoch ein bestehendes System verstört und eine Reorganisation soll stattfinden: das Gehirn muss neu eingerichtet werden.

Luria legte seine Erkenntnisse in den beiden russischsprachigen Werken *Restoration of function after brain injury* (1948, engl. 1963) und *Traumatische Aphasie* (1947, engl. 1970) nieder, die erst spät in ihrer englischen Fassung für den Westen zur Verfügung standen, zu einem Zeitpunkt, an dem *Lurias* Lehren in Russland bereits zu einer umfangreichen Neuausrichtung der Aphasietherapie geführt hatten. Der Eiserne Vorhang und westliche Vorurteile gegen alles, was sich dahinter verbarg, sorgten dafür, dass *Lurias* Ideen erst mit erheblicher Verzögerung im Westen bekannt wurden. Auch heute noch werden Texte über die Geschichte der Neuropsychologie und die Therapie von Aphasien verfasst, in denen *Lurias* Name nicht vorkommt. Der Eiserne Vorhang scheint also in einigen Köpfen weiter fortzubestehen (siehe z.B. Hinckley in: Eslinger, 2002).

Zwei **Beispiele** für *Lurias* Vorgehensweise:
- Ein Patient mit Agrammatismus versucht, Wortkärtchen (eventuell in Kombination mit Bildern) in die richtige Reihenfolge zu legen, z. B.: Gärtner – gräbt – Grube (Syntaxübung).
- Ein Patient mit rezeptiver Aphasie übt sein Sprachverständnis, indem er Bilder mit Wort- oder Satzkärtchen kombiniert: „Das Kind fährt mit dem Rad zur Schule“, „Der Mann strauchelt über einen Ast“, „Vater hat Einkäufe gemacht“ (Semantik-Übung).

Pragmatische Methode

Bei dieser Therapieströmung steht das Ziel, nämlich die Fähigkeit zur **sozialen Kommunikation** im Mittelpunkt. Alle Mittel sind der Erreichung dieses Ziels untergeordnet. Diese rein praktische Vorgehensweise hat keinen wirklichen theoretischen Unterbau, sondern setzt auf Vision und Überzeugung. Soziale Kommunikation ist mehr als eine Anhäufung grammatisch korrekter Sätze oder die sprachlich korrekte Überbringung einer Nachricht. Gesunde Menschen begehen im Rahmen ihrer alltäglichen Sozialkontakte zahlreiche Fehler im mündlichen Sprachgebrauch (unterbrochene und/oder grammatikalisch inkorrekte Sätze, falscher Wortgebrauch). Oft geht es dabei jedoch nicht um die Mitteilung von Sachverhalten, sondern um das Gefühl des gemütlichen sozialen Miteinanders (ein Schwätzchen machen, etwas daherreden). Die hinter den Worten liegende Bedeutung ist oft wichtiger als der Inhalt der Worte: „Ich habe viel Arbeit“ bedeutet z. B. „Bleib nicht zu lange“. Und die zur Begrüßung gestellte Frage „Wie geht es?“ sollte im Grunde nicht ehrlich beantwortet werden (siehe Basso in: Meier et al., 1987; Berns und Wielaert, 2003).

So betrachtet, ist die **„technische“ Sprachfähigkeit** im engeren Sinne innerhalb des Gesamtgefüges menschlicher Kommunikation nur von untergeordneter Bedeutung. Probleme in der sozialen Kommunikation können viele Gründe haben: Autismus, Introvertiertheit, Distanziertheit, man kann jemanden aber auch lediglich unsympathisch finden, anderen sozialen Kreisen angehören oder wegen Wissenslücken nicht mitreden können.

Sohlberg und *Mateer* (2001) weisen darauf hin, dass Menschen mit einer Hirnschädigung, die nicht aphasisch sind, häufig sozial schlecht kommunizieren. Sie können **besser sprechen als kommunizieren.** Das Problem liegt also auf dem Gebiet der pragmatischen Komponente, was zweifellos mit Störungen kognitiver Funktionen wie Aufmerksamkeit und Gedächtnis zusammenhängt, wodurch sich kein Gesprächsfaden entwickeln kann und viele Wiederholungen auftreten. Auch das von *Goldstein* als „Verlust der Abstraktionsfähigkeit" (engl. *abstract attitude*) bezeichnete Phänomen (sich nicht in den anderen versetzen können) kann hier mitspielen.

Probleme auf dem Gebiet der sozialen Kommunikation können insbesondere auch durch Schädigungen der rechten Hemisphäre hervorgerufen werden. In dem Fall sind vor allem nonverbale Aspekte der Sprache gestört. Die Sprache selbst ist zwar korrekt, jedoch sind Intonation, Melodie, Gebärden, Mimik und der Aufbau einer Mitteilung verwirrend oder gestört.

Patienten mit einer (isolierten) Aphasie können oft besser kommunizieren als sprechen (solange die übrigen kognitiven und sozialen Fähigkeiten nicht geschädigt sind).

Viele Patienten mit Aphasie kommunizieren gerade mit ihrem Lebenspartner besser als beispielsweise mit ihrem Therapeuten. Aufgrund seiner enormen Erfahrung aus vielen Jahren des Zusammenlebens kennt und erkennt der Lebenspartner alle nonverbalen Signale des Patienten. Manchmal genügt schon ein angefangenes Wort oder ein Augenzwinkern.

Im Rahmen einer pragmatischen Vorgehensweise stehen zahlreiche Hilfsmittel zur Verfügung. Dabei wird das früher häufig verwendete Taschenwörterbuch zunehmend durch elektronische Hilfsmittel ersetzt (z. B. Touch Speak; früher PCAD, *portable communication assistant for people with dysphasia;* Wiegers und Sandt-Koenderman, 2002). Zur Behandlung gehört auch das Einbeziehen der sozialen Umgebung des Patienten mittels Beratung und Training der Angehörigen, Kollegen und Freunde.

Im Mittelpunkt der Problemanalyse steht die Kommunikationsfähigkeit. Zur Diagnostik stehen Instrumente wie die systematische Observation der Konversation („Systematic Observation of Conversation", *Sohlberg,* 2001) und weitere Instrumente zur Verfügung (siehe Goldenberg et al., 2002, und Bundesverband für die Rehabilitation der Aphasiker: www.aphasiker.de). In den Niederlanden sind u. a. das Funktionelle Kommunikationsprofil und das sog. BIPAC (Bedürfnisinventarisierung und Problemanalyse von kommunikativen Aktivitäten [„Behoeften Inventarisatie en Probleem Analyse van Communicatieve Activiteiten"]) in Gebrauch (Wielaert und Berns, 2003). Die anschließenden Übungen richten sich auf die ermittelten Schwachstellen.

Beispiel: PACE (engl. *promoting aphasic's communicative effectiveness*): Dabei geht es um den Austausch neuer Informationen wie Zeitungsberichte, Ereignisse oder Situationen zwischen zwei Personen, z. B. Patient und Therapeut oder Patient und Patient.

Neoklassische Methode

Hierbei geht es im Grunde um ein Wiederaufleben des klassischen Gedankens, dass die Ursache einer Aphasie im neurologischen Bereich liege. Der Aphasietyp sowie Stärken und Schwächen des Patienten wären demnach abhängig vom Ort der Läsion. Seit 1980 stehen uns immer mehr neurowissenschaftliche Daten zur Verfügung, die auch unsere therapeutische Strategie bei Aphasien beeinflussen. Bildgebende Verfahren wie PET-Scan und fMRT liefern uns Informationen darüber, welche ganz unterschiedlichen Hirnregionen bei diversen sprachlichen Aktivitäten mobilisiert werden, woraus die individuellen Unterschiede bestehen und welche Veränderungen im Gehirn auftreten während der Rückbildung der Aphasie (neurale Reorganisation (siehe Rijntjes und Weiller, 2001). In Gegensatz zum Stimulationsansatz (eine Aphasie – eine Therapie), der bis 1960 dominant war, wird jetzt wieder die Diversität der verschiedenen Aphasietypen betont (demzufolge eine verspätete Reaktion auf *Luria*).

Obwohl sich die Konsequenzen des aktuellen Stands der Neurowissenschaft noch nicht vollständig herauskristallisiert haben, sind dennoch schon heute einige vorsichtige Anregungen möglich. Falls anfänglich eine Funktionsübernahme durch die rechte Hemisphäre stattfindet, dann wäre methodisch zunächst eine Stimulierung der rechten Hemisphäre sinnvoll. Werden dann in einer späteren Phase auch plastische Veränderungen in der linken Hemisphäre in Gang gesetzt, das heißt, benachbarte Repräsentationsfelder übernehmen (vorübergehend) die Sprachfunktion, dann wäre die Stimulation der linken Hemisphäre förderlich. Dieser Gedanke erscheint uns im Moment noch ein wenig vereinfachend (Kap. 3 und 4), macht aber deutlich, dass zurzeit versucht wird, Therapie und Neurowissenschaften unter einen Hut zu erbringen.

Die **melodische Intonationstherapie** (MIT, Wertz et al. in: Stuss et al., 1999) beruht auf der Tatsache, dass Aphasiker leichter Wörter bilden, wenn sie im Rahmen eines Liedes, eines Gedichts oder eines Gebets ausgesprochen werden. Durch den starken Akzent auf der Sprachmelodie wird die rechte Hemisphäre beansprucht. Therapeut und Patient sprechen synchron Sätze aus, wobei Melodie, Intonation und Rhythmus anfänglich stark übertrieben werden. Wenn der Patient allmählich die Kontrolle über die Wörter wiedererlangt, werden Melodie und Intonation auf ihr Normalmaß reduziert. Da Zweifel an der Wirksamkeit dieser Methode bisher nicht ganz ausgeräumt wurden, wird sie noch nicht häufig angewendet. Die spärlich vorhandenen Effektivitätsstudien stufen sie jedoch als wirksam ein (vgl. Sparks et al., 1974, Jungblut und Aldridge, 2004). Die Praxis liefert immer wieder beeindruckende Beispiele von Aphasikern, die zunächst kein Wort herausbringen, dann aber plötzlich, gestützt durch Melodie und Rhythmus, einen ganzen Satz aussprechen. In den Niederlanden gibt es zudem mehrere Aphasiechöre. Heute gibt es noch weitere Aphasietherapien, in denen Musik eingesetzt wird, z. B. die SMTA (Speech Music Therapy for Aphasia; siehe z. B. Tomaino, 2012 und de Bruin, 2012).

Linguistischer Ansatz

Hierbei geht es nicht um Sprachklang und Wörter, sondern um die geordnete Beziehung der Wörter untereinander: die Sprachstruktur. Die entsprechenden störungszentrierten Übungen richten sich auf die linguistischen Komponenten Phonologie, Syntax und Semantik. Die Methodik beruft sich auf Theorien und Konzepte sprachlicher Strukturen (beispielsweise *Chomsky* und *Levelt*). Neurowissenschaftliche Erkenntnisse spielen keine Rolle. Syntax und Bedeutung bilden den Mittelpunkt der Übungen. Da zu einer bestimmten Anordnung von Wörtern eine bestimmte Bedeutung gehört, sprechen wir auch von Mapping-Therapie (z. B. Rochon et al., 2005).

Bei **REST (reduzierte Syntaxtherapie)** geht man genau umgekehrt vor (Kolk in: Brouwer et al., 2002). Man übt mit dem Patienten einen stark vereinfachten Sprachgebrauch (wie Kinder- oder Ausländersprache), beispielsweise „Papa Reise", „Christkind kommt", „Zugticket München wollen". Bei diesem Ansatz wird die Schwachstelle bewusst vermieden.

Beispiel einer Mapping-Therapie: Angesichts eines Fotos kurze Sätze bilden, z. B. „Vogel entkommt aus Käfig", „Mädchen schlägt Jungen". Anschließend wird gefragt: „Wer entkam?" „Wer hat Schmerzen?" Mit Hilfe der Übungen versucht man, die schwächste Stelle des Sprachsystems zu verstärken.

Weiterführende Informationen zum linguistischen Ansatz bei Chapey (2001), Hillis (2002) sowie Faber-Feiken und Links (2002).

Kognitive Neuropsychologie

Wie bereits erwähnt, hat der kognitiv-neuropsychologische Ansatz unser Wissen um die enorme Verschiedenheit von Sprachstörungen stark erweitert (Ellis-Young-Schema, Levelt-Modell). Die Folge dieser feinmaschigen Analyse ist, dass wir immer ziemlich genau wissen, wo die Schwachstelle sitzt, etwa in der Klangdiskriminierung, Wortfindung oder visuellen Worterkennung? Am informativsten ist die Fehleranalyse, beispielsweise während lauten Vorlesens. Ein Patient, der ein Trinkglas mit „Fensterscheibe" bezeichnet, beweist ein semantisches Problem. Liest er „schwinden" anstatt „schwimmen" oder „Boot" anstelle von „Brot", dann hat er ein phonologisches Leseproblem. Hieraus ließe sich ableiten, welche Übungen zur Stärkung und welche Kompensationen zur Umgehung der Schwachstelle geeignet sind. Allerdings wurden diese Schlussfolgerungen bereits von *Luria* gezogen, und die kognitive Neuropsychologie hat sie bis dato nicht weiter vertiefen können.

Mit anderen Worten: Der kognitiv-neuropsychologische Ansatz eignet sich zum besseren Verständnis der Aphasie, bietet aber als Unterbau einer Behandlungsstrategie wenig Neues, weil bereits *Luria* uns lehrte, immer zuerst die Schwachstelle zu suchen und sich dann erst zwischen störungszentriertem Training oder Kompensation zu entscheiden.

Eine weitere Schwierigkeit dieses Ansatzes ist seine Beschränkung auf die Wortebene. Wir haben bereits gesehen, dass soziale Kommunikation viel mehr umfasst als nur das Verstehen, Finden und Aussprechen von Wörtern. Wörter bilden Sätze, und Sätze bilden eine Botschaft. Doch die soziale Kommunikation steht außerhalb vieler Sprachregeln.

10.7.4 Die Effektivität von Aphasietherapien

Wie schon erwähnt, gibt es bei keiner anderen neuropsychologischen Störung so viel praktische Therapieerfahrung wie bei der Aphasie. Die Durchführung von Effektivitätsstudien wird jedoch durch den sehr individuellen Charakter der Aphasie und ihrer Behandlung erschwert. Eine Kontrollgruppenuntersuchung ist dadurch schwierig zu realisieren. Auch ist nicht klar, welche Kriterien zur Messung von Sprachkompetenz geeignet sind. Die vorliegenden Studien verwenden sehr unterschiedliche Messvariablen, was die Interpretation der Ergebnisse umso verwirrender macht.

Die Problematik der randomisierten klinischen Studien (*randomized clinical trial*, RCT) in dieser Zeit der evidenzbasierten Medizin wird durch ein Zitat von *Howard* und *Hatfield* (1987) treffend charakterisiert:

> *„Angesichts der großen Diversität des Patientenguts und der Therapieansätze wird bei einer Kontrollgruppenuntersuchung (RCT) wohl nur ein Teil der Patienten von der Behandlung profitieren. Für andere ist die Behandlung wahrscheinlich ungeeignet, und wieder andere profitieren nicht wegen ihrer schlechten körperlichen Verfassung, da sie entweder verwirrt oder dement sind. Dritte hätten profitieren können, wenn nur die Behandlung regelmäßiger, intensiver oder häufiger stattgefunden hätte. In einer solchen Situation zieht nur ein Teil der Patienten Nutzen aus einer Therapie. Nimmt man hinzu, dass gleichzeitig auch noch manche Spontanrestitutionen auftreten, dann gibt es sehr viel Rauschen und Variationen in den Daten, womit es sehr unwahrscheinlich ist, dass eine RCT noch belastbare Aussagen über die Effektivität einer Therapie zeigen kann."*

Außerdem ist das Unterlassen einer Therapie ethisch zweifelhaft. Darum beschränken sich die verfügbaren kontrollierten Studien zumeist auf den Vergleich zweier Ansätze. Eine vielzitierte Untersuchung wies beispielsweise aus, dass das Ergebnis einer Therapie davon unabhängig war, ob sie von einem Laien oder einem Aphasietherapeuten durchgeführt wurde (David et al.

in: Howard und Hatfield, 1987). Hieraus wurde zu Unrecht gefolgert, dass die Logopädie keinen Mehrwert gegenüber einer Spontanremission habe. Merkwürdigerweise werden bestimmte ungünstige Ansichten über nichtmedizinische Therapieformen, wie sie in dem Zitat

„Üblicherweise wird die natürliche Rückbildung einer Aphasie mit Sprachunterricht flankiert" (Oosterhuis 1997),

zum Ausdruck kommen, immer noch kritiklos hingenommen. Einige randomisierte klinische Studien neueren Datums weisen die Effektivität von Aphasietherapien nach (z. B. Bhogal et al. in: Wielaert und Berns, 2003; Cicerone et al., 2000, 2011; RAT-Studie [Rotterdamse Afasie Therapie Studie], Doesburg et al., 1999).

Die Sichtung aller vorliegenden Arbeiten belegt eindeutig, dass Aphasietherapien im Allgemeinen sinnvoll sind, womit natürlich nicht gesagt ist, dass es nichts ausmacht, welche Methode man anwendet. Wir verweisen in diesem Zusammenhang auf die Arbeiten von *Howard* und *Hatfield* (1987), *Cicerone* et al. (2000, 2011), *Hinckley* (in: Eslinger, 2002) und *Wertz* (in: Stuss et al., 1999).

In der Neurorehabilitation laufen wir ständig Gefahr, unsere therapeutischen Anstrengungen auf das falsche Niveau auszurichten. Wir trainieren die Armmuskulatur, während die Läsion im Gehirn sitzt. Der Patient erhält eine neue Brille, während sich die Ursache der Sehstörung in der Okzipitalrinde befindet. Der Aphasiker erhält Mund-, Zungen- und Artikulationsübungen, hat aber eine Wortfindungsstörung. Ein guter Therapeut muss sich deshalb immer wieder hinterfragen: Warum – was – wann – gerade bei diesem Patienten? (frei nach: Schuell et al., 1963). Dies ist auch die Kernfrage in der Status Afasietherapie (Wielaert und Berns, 2003).

Literatur: Franz (1923), Goldstein (1948), Luria (1963), Miller (1984), Howard und Hatfield (1987), Schmid (in: Kasten et al., 1998), Kolk (in: Brouwer et al., 2002), Marshall (in: Halligan, 2003), Wertz (in: Stuss et al., 1999), Cicerone et al. (2000, 2011), Hinckley (in: Eslinger, 2002), Wielart und Berns (2003), Brookshire (1992).

Zum Thema Kommunikation: Basso (in: Meier et al., 1987), Sohlberg und Mateer (2001), Goldenberg et al. (2002), Milton und Wertz (in: Uzzel und Gross, 1986).

10.7.5 Lesen und Schreiben: Alexien, Agraphien

Lese- und Schreibstörungen werden in diesem Buch nur beiläufig thematisiert. Die Einteilungen und Bezeichnungen auf diesem Gebiet sind sowohl äußerst verwirrend wie auch oft widersprüchlich. Alexie und Agraphie können im Rahmen einer Aphasie einzeln oder gemeinsam auftreten. Die Lese- und Schreibfähigkeit sind jedoch nicht immer im gleichen Maße gestört wie die verbalen Fähigkeiten und können auch isoliert vorkommen. So ist z. B. ein Patient mit einer schwerwiegenden expressiven Aphasie praktisch nicht zur mündlichen Kommunikation mit dem Lebenspartner oder Freunden in der Lage. Sind Lesen und Schreiben dagegen relativ intakt, kann ein Notizblock Wunder wirken. Darum ist es wichtig, jeweils sowohl das mündliche als auch das schriftliche Sprachvermögen (Verständnis und Produktion) ausführlich zu beurteilen (die vier Arme im Ellis-Young-Schema).

Schwere Aphasien gehen häufig mit semantischen Störungen einher, wobei dann leider alle Sprachmodalitäten betroffen sind. Der Brief eines Patienten mit Wernicke-Aphasie zeigt alle Merkmale, die auch seine gesprochene Sprache kennzeichnen (chaotisch, „Wortsalat").

Lese- und Schreibfähigkeit werden auch durch andere Störungen wie Hemianopsie (hemianopische Lesestörung), Neglect (halbseitige Aufmerksamkeitsstörung) oder Apraxie (Schreibapraxie) beeinträchtigt. Gegebenenfalls müssen natürlich diese Störungen in den Lese- und Schreibübungen berücksichtigt werden.

In jedem Fall scheint es vernünftig zu sein, immer von den auch für die Aphasie geltenden Störungsniveaus auszugehen: Buchstaben – Wörter – Bedeutung – Sätze – Mitteilungen – Diskurs – soziale Kommunikation. Bei einer Dyslexie könnte es den Patienten beispielsweise schwerfallen,

- bestimmte Buchstaben zu unterscheiden (b/p/q/b, s/2/z),
- bestimmte Wörter zu erkennen (liest „Rauch" anstatt „Laub"),
- Wortbedeutungen auseinanderzuhalten (verwechselt z. B. „Zange" mit „Hammer" oder „Fensterscheibe" mit „Glas"),
- Sätze zu verstehen („Die Frau bezahlt beim Bäcker": Wer bekommt Geld?)
- einen Zeitungsbericht zu verstehen (eine einfache Nachricht wird nicht verstanden),
- zur Entspannung zu lesen (Arztromane).

Bei der **Schreibfähigkeit** unterscheiden wir analoge Niveaus. Die Übungen richten sich jeweils auf (die Kompensation des) gestörte Niveaus.

In den vielen Varianten der Dyslexien zeigen sich verschiedene Lösungsstrategien und „Umwege", z. B. nicht still lesen können, wohl aber laut und buchstabierend lesen können; vorlesen können, ohne zu verstehen usw. Daher werden in der Fachliteratur noch viel mehr Subtypen unterschieden. Hinzu kommt das separate Gebiet der entwicklungsbedingten Lesestörungen, für das das Ellis-Young-Schema ebenfalls gut brauchbar ist.

An dieser Stelle ist auch auf die zunehmende Bedeutung des Gebrauchs von Tastaturen zu verweisen (Computer, Internet, Fernbedienungen, Handys, E-Mail). Immer häufiger fragen Patienten mit Hirnschädigungen nach tastaturbezogenen Trainings. Eine E-Mail oder SMS schreiben fordert andere Fähigkeiten als das Handschrift. Da die Bedienung von Computer-Tastaturen eine beidhändige Tätigkeit ist, tauchen weitere Störungstypen auf, die diese Fähigkeit behindern können (z. B. motorische Extinktion).

Literatur: Standardwerke: Goldstein (1948), Luria (1963 und 1969); neuere Übersichten zu Alexie und Agraphie mit Behandlungsvorschlägen: Hanley und Kay (in: Halligan, 2003), Beeson und Rapcsak (in: Halligan 2003), Riddoch und Humphreys (1994), Ellis (1993), Brookshire (1992), Zihl (2000, hemianope Lesestörung).

10.8 Aufmerksamkeit und Aufmerksamkeitsstörungen

Obwohl „Jederman weiß, was Aufmerksamkeit ist" (James, 1890), ist es dennoch schwierig, eine präzise Definition zu geben. Auf jeden Fall ist Aufmerksamkeit eine Funktion des Gehirns, die unsere Effizienz und Leistungsfähigkeit vergrößert. Bildgebende Untersuchungen zeigen, dass durch Aufmerksamkeit ganz bestimmte Hirnregionen oder Systeme beeinflusst werden können. Außerdem ist es sehr wahrscheinlich, dass in diesen Hirngebieten durch eine hohe Aufmerksamkeit plastische Veränderungen hervorgerufen werden, was bedeutet, dass Konzentration beim Lernen und bei der Funktionsrestitution eine wichtige Rolle spielt. Im Übrigen deckt sich dieses mit der allgemeinen Erfahrung (z. B. in Sport und Musik), dass das konzentrierte Einüben eines bestimmten Elements erheblich effektiver ist als unverbindliche Wiederholungen.

Nach einer Hirnläsion ist die Aufmerksamkeit fast immer irgendwie beeinträchtigt, was für den Patienten oft dramatische Folgen hat: Möglicherweise gilt er physisch als rehabilitiert, hat aber Probleme am Arbeitsplatz in Form von Aussetzern, erhöhter Fehlerquote, verlangsamtem Arbeitstempo oder verringerter Konzentrationsfähigkeit.

Aufmerksamkeitsstörungen können andere, intakte Funktionen maskieren. So kann beispielsweise ein Patient mit hoher Sprachkompetenz diese wegen einer Konzentrationsschwäche nicht mehr umsetzen; ein von ihm verfasster Brief enthält zahlreiche Fehler oder unlogische Verknüpfungen. Manchmal kann eine Aufmerksamkeitsstörung so ausgeprägt sein, dass sie mit einer primären oder mit einer kognitiven Störung verwechselt wird. Die bei der neurologischen Untersuchung festgestellte Sensibilitätsstörung stellt sich im Nachhinein als Aufmerksamkeitsstörung heraus, da sie verschwindet, sobald die Untersuchungsumstände optimal sind und der Patient sich konzentrieren kann. Viele Leute klagen auch über Gedächtnisstörungen, die sich dann als Aufmerksamkeitsstörung erweisen. Darum ist es nicht verwunderlich, dass auf die Erhöhung der Wachheit oder Aufmerksamkeit abzielende Interventionen bei vielen Störungen einen günstigen Effekt haben. Bei einem wachen und aufmerksamen Patienten können sich die Symptome einer Aphasie, Amnesie oder eines Neglects bis auf ein Minimum reduzieren.

Die Optimierung der Wachheit und der Aufmerksamkeit des Patienten ist das Fundament jeder Intervention und kann manche Intervention sogar überflüssig machen.

10.8.1 Definition von Aufmerksamkeit

Aufmerksamkeit ist keine einzelne Funktion. Doch über die verschiedenen Komponenten von Aufmerksamkeit existieren nach wie vor diverse Auffassungen, obwohl die Frage wohl eher als akademisch einzustufen ist. Letztendlich fließen in jede Handlung die verschiedenen Aufmerksamkeitskomponenten mehr oder weniger mit ein.

Ausgehend von ihrer praktischen Bedeutung, wollen wir die folgenden fünf Funktionen der Aufmerksamkeit zuordnen:

- **Wachheit (engl. *arousal*), Reaktionsbereitschaft (engl. *alertness*):** Grundvoraussetzung aller übrigen Funktionen, also auch der Aufmerksamkeit,
- **Daueraufmerksamkeit, Wachsamkeit, Vigilanz:** Es sind zu unterscheiden eine tonische (dauerhafte Leistung eines Fernfahrers) und eine phasische Komponent (etwas „zieht" die Aufmerksamkeit des Lokführers auf sich).
- **geteilte Aufmerksamkeit:** gleichzeitig zwei Aufgaben durchführen können,
- **fokussierte (gerichtete, selektive) Aufmerksamkeit:** sich auf eine einzige Aufgabe konzentrieren können und dabei gegenüber ablenkenden Reizen resistent sein,
- **Aufmerksamkeitssteuerung:** beispielsweise das Beachten der richtigen Fußabwicklung im einen Moment und dann das Umschalten auf das Genießen der Aussicht im nächsten.

Die ersten drei Punkte betreffen die Kapazität zur Informationsverarbeitung: Ein nicht ganz wacher Patient reagiert langsamer; die Unfähigkeit zur gleichzeitigen Durchführung von zwei Aufgaben lässt sich als Kapazitätsproblem deuten. Die beiden letzten Punkte betreffen die bewusste Kontrolle (Eling und Brouwer, 1995).

Abschließend wollen wir auf Unschärfen hinweisen, die durch die Verwendung des Modebegriffs „exekutive Funktionen" entstanden sind. Mit diesem Begriff bezeichnet man so etwas wie die „Fähigkeit zur bewussten Steuerung und Kontrolle des gezielten Denkens und/oder Handelns". Und natürlich spielen die fünf genannten Komponenten der Aufmerksamkeit dabei eine entscheidende Rolle. Mit „exekutive Funktionen" werden meist komplexere Funktionen wie die Planung und Durchführung einer Mahlzeit für mehrere Personen, ein Ausflug mit den Kindern in den Zoo oder eine Sitzung mit Kollegen zu einem heiklen Thema als Exekutivfunktionen bezeichnet. Aufmerksamkeit wird in diesem Zusammenhang mehr als eine Komponente der exekutiven Funktion angesehen und könnte als solche auch gesondert trainiert werden.

10.8.2 Aufmerksamkeitstraining

Wie üblich, unterscheiden wir wieder vier Arten der Intervention, nämlich Funktionstraining und/oder die direkte Stimulierung der Aufmerksamkeit, Kompensationsstrategien sowie die Anpassung der Umgebung. Obwohl manche Interventionen sich nur schwer einordnen lassen, gehören die meisten der modernen Vorgehensweisen zu mindestens einem dieser vier Kategorien.

Training der Aufmerksamkeitsfunktion selbst

Hierbei steht seit den achtziger Jahren der Computer im Mittelpunkt. Ging es anfänglich noch um den recht unsystematischen Gebrauch von diversen aufmerksamkeitsbeanspruchenden Videospielchen, wurde später spezielle Software entwickelt, mit der gezielt Teilaspekte von Aufmerksamkeit angesprochen werden können. Beispielaufgaben:

- die Identifikation eines bestimmten Zielworts oder einer Buchstaben- oder Zahlenkombination innerhalb einer Reihe oder eines Textes,
- die Addition einer größeren Anzahl von Zahlen im Kopf (Daueraufmerksamkeit),
- Wechsel zwischen mehreren Zielworten oder Rechenarten (Aufmerksamkeitssteuerung),
- dieselbe Aufgabenstellung, jedoch mit zunehmender akustischer und/oder visueller Hintergrundbelastung (fokussierte Aufmerksamkeit),
- während des Lesens eines Texts auf bestimmte Reize reagieren (geteilte Aufmerksamkeit).

Übungen wie diese wurden in computerbasierten Trainingsmethoden wie APT (engl. *attention process training*), ORM (engl. *orientation remediation module,* Ben-Yishay in: Meier et al., 1987), CogniPlus ALERT (Hauke et al., 2011) und noch vielen mehr verarbeitet. Untersuchungen mit bildgebenden Verfahren haben gezeigt, dass sich durch dieses Training der Einbezug von Hirngebieten während einer bestimmten Aufgabe verändert, z. B. der Einsatz des präfrontalen Kortex nimmt zu (Chem et al., 2011).

In Bezug auf die trainierten und damit verwandte Aufgaben haben diese Trainings ihren Nutzen bewiesen. Ob sie sich auch positiv auswirken auf Alltagsaktivitäten, ist noch umstritten. Je mehr Ähnlichkeit, desto mehr Generalisierung (Kap. 9, „Ökologische Validität und Generalisierung"). In jedem Fall sollte Ihr Augenmerk der Generalisierung gelten, indem Sie dafür sorgen, dass der Patient den Zusammenhang zwischen computerbasierter Übung und der Zielaufgabe erkennt (z. B. Autofahren oder einen Brief schreiben); üben Sie später die Zielaufgabe unter Hinweis auf die vorangegangene Computerübung.

Beim Training der Aufmerksamkeit können verschiedene **Verstärkungstechniken** eingesetzt werden (Reinforcement, operante Konditionierung, Kap. 7).

Grundsätzlich sollte intrinsischen gegenüber extrinsischen Verstärkungsmethoden der Vorzug gegeben werden, mit anderen Worten: Wählen Sie solche Aufgaben oder Übungen aus, die für den Patienten sinnvoll sind und damit einen belohnenden Charakter haben, z. B. eine Radtour machen, um einen Freund zu besuchen; Lesen der Gebrauchsanleitung eines Geräts, das man wirklich benötigt; einen Kuchen backen oder einen für den Patienten interessanten Text lesen. Beginnen Sie mit kurzen und einfachen Aufgaben, und bauen Sie diese langsam aus.

Nötigenfalls können extrinsische Verstärker wie Tokens oder Response-Cost-Verfahren verwendet werden, die auch bei Kindern mit ADHS (Aufmerksamkeitsdefizit-Hyperaktivitäts-Störung) effektiv sein können.

Das in Kap. 9 beschriebene Neurofeedback der Beta-Aktivität (Box 10) kann man ebenfalls als eine Art Konditionierungsstrategie betrachten. Der Patient versucht, das auf einem Bildschirm erscheinende EEG-Signal zu beeinflussen. Über den Nutzen dieser Methode als Aufmerksamkeitstraining sind die Meinungen geteilt.

Stimulation

Zur Unterstützung des Aufmerksamkeitstrainings können verschiedene Arten von Stimulation eingesetzt werden. In einer bewegten Umgebung (visuelle, akustische, taktile, verbale Reize) ist unsere Aufmerksamkeit meistens höher.

Zur Durchführung eines Aufmerksamkeitstrainings stehen unterschiedliche **Hilfsmittel** zu Verfügung. Beispielsweise trägt der Patient einen Pieper oder einen Wecker mit sich, der zu bestimmten Zeiten anschlägt (Stimulation). Damit wird einerseits ein Einschlafen oder Schläfrigwerden verhindert (Wachheit), andererseits dient das Signal dazu, den Patienten wieder auf seine Aufgabe aufmerksam zu machen, wenn er gelernt hat, das Signal mit der Frage „Was tue ich jetzt gerade und warum tue ich das?" zu assoziieren.

Für diesen Zweck eignen sich auch elektronische Organizer, beispielsweise der „NeuroPager", mit dem der Patient die jeweils für ihn wichtigsten Nachrichten und Warnungen enthält. Die Nachrichten erscheinen an einem vorprogrammierten Zeitpunkt unter dem gleichzeitigen Ertönen eines Signals auf dem Bildschirm. Dieses ursprünglich für Gedächtnisstörungen entwickelte Gerät eignet sich für Patienten mit Aufmerksamkeitsstörungen gleichermaßen (Wilson in: Stuss et al., 1999). Heute ist es gut möglich, das iPhone für dasselbe Ziel einzusetzen.

Kompensationsstrategien

Viele Stimulationstechniken könnte man natürlich als Kompensationsstrategie einstufen. Aber es gibt viele andere Möglichkeiten, z. B.:

- Verbale Selbststeuerung (Kap. 9): während einer Tätigkeit (z. B. Aufräumen) laut mitsprechen; lautes Lesen eines schwierigen, monotonen, aber wichtigen Textes (Computerhandbuch); in regelmäßigen Abständen, beispielsweise beim Erklingen eines Signaltons, sich selbst die Frage stellen: Was tue ich gerade? Was habe ich vorhin getan? Was werde ich jetzt gleich tun?
- Langsamer arbeiten (= weniger Fehler machen); Aufgaben in Teilaufgaben zerlegen; Pausen einlegen.

Leitgedanke: Falls sich die gewählte Vorgehensweise bewährt, sollte sie für den Patienten zur Gewohnheit werden.

Umgebung

Anpassungen und Veränderungen der Umgebung können sich auf unterschiedliche Weise auf die Aufmerksamkeitsfunktion des Patienten auswirken.

- Die **Ausweitung des Reizangebots** (Stimulation) ist vor allem bei schläfrigen Patienten und in monotonen Umgebungen nützlich.
- Eine **Einschränkung des Reizangebots** ist dann zu empfehlen, wenn der Patient leicht abzulenken ist und sich nicht gut konzentrieren kann.
- Die **Vorgabe einer Struktur** (Raum, Zeit und Person) ist wichtig, um sicherzustellen, dass nicht verschiedene Aktivitäten durcheinanderlaufen, wodurch die Aufmerksamkeit des Patienten dauernd abgelenkt würde.
- **Vermeiden ungeeigneter Umgebungen.** Beispielsweise kann man gemeinsam mit dem Patienten eine Liste erstellen, welche Umgebungen für ihn problematisch sind, z. B. Supermarkt, Hauptbahnhof, überfüllte Einkaufszentren oder laute Restaurants. Erstellen Sie ebenso eine Alternativliste mit erleichternden Bedingungen, z. B. Tante-Emma-Laden, kleiner Bahnhof, ruhiges Restaurant.
- Stellen Sie **Hausregeln** und Gewohnheiten auf: z. B. ein Schild „Nicht stören", Staubsaugen

erst dann, wenn die Kinder in der Schule sind, beim Schreiben eines Briefes den Anrufbeantworter einschalten.

- **Soziale Unterstützung.** Zur Optimierung der Situation können auch der Lebenspartner, die Kinder sowie Freunde und Kollegen mit einbezogen werden. Für die nicht-physischen Folgen einer Hirnschädigung besteht oft nur geringes Verständnis. Darum ist es besonders wichtig, den unmittelbar betroffenen Personen die Sachlage ausführlich zu erklären (Kap. 9, „Edukation"). Es spricht nichts dagegen, auch einmal einen guten Arbeitskollegen des Patienten aktiv einzusetzen. Man kann beispielsweise vereinbaren, dass der Kollege regelmäßig den Satz „Was tust du gerade und warum tust du das?" ausspricht.

Die Effektivität des Aufmerksamkeitstrainings ist erwiesen, soweit es die trainierten Aufgaben betrifft. Leider sind die trainierten Aufgaben selbst oft kaum relevant. Darum ist es wichtig, möglichst immer individuell erwünschte Zielaufgaben wie Tastaturschreiben, Spazierengehen oder Aufgaben im Haushalt zu trainieren. Falls notwendig, muss gezielt eine Generalisierung gefördert werden. Wichtig ist, dass Übungen immer individuell zugeschnitten sind und einen systematischen Aufbau hin zu einem erreichbaren Ziel besitzen.

Literatur: Posner und Rafal; Ben-Yishay et al. (in: Meier et al.,1987); Eling und Brouwer (1995); Poggel (in: Kasten et al., 1998); Sohlberg und Mateer (2001); Manly et al. (in: Eslinger 2002); Manly und Robertson (in: Halligan et al., 2003); Robertson (in: Stuss et al., 1999), Halligan und Wade (2005), Johnstone und Stonnington (2009), Ponds et al. (2010).

10.9 Neglect

10.9.1 Definition

Ein Neglect ist eine halbseitige Aufmerksamkeitsstörung, die häufig im Rahmen halbseitig lokalisierter Hirnschädigungen besteht, beispielsweise nach einem Schlaganfall (aber auch bei Schädel-Hirn-Trauma, Tumoren, postoperativ). In der Akutphase, also unmittelbar nach Auftreten der Hirnschädigung, kommt ein Neglect bei links- und rechtsseitiger Hirnschädigung gleich häufig vor. Das Neglect tendiert zur Spontanrestitution, die manchmal durch subtile Kompensationsmechanismen unterstützt wird. So greift beispielsweise ein Patient mit linksseitigem CVI zunächst links an seiner Kaffeetasse vorbei ins Leere, korrigiert diese Bewegung aber im letzten Moment noch. Aus bislang ungeklärten Gründen ist der Linksseitenneglect bei rechtshemisphärischen Läsionen hartnäckiger und bildet damit öfter ein Rehabilitationshindernis.

Bei Neglect ist die Aufmerksamkeit des Patienten asymmetrisch verteilt. Sie wird wie von einem Magneten immer nur zu einer Seite hin gezogen (zur Seite der Läsion hin, also meistens nach rechts). Die andere Seite (die Seite der nichterkrankten Hemisphäre, meist links) wird entweder ganz vernachlässigt oder geringer wahrgenommen.

Inzwischen wissen wir mehr über die Effekte diverser Behandlungen und Trainings, was sicherlich auch damit zusammenhängt, dass das Neglect ein auffälliges und medizinisch faszinierendes Phänomen ist. Während der Testabnahme ist man immer wieder verblüfft, wenn ein Patient mit Neglect mehrere Minuten lang hoch konzentriert an einer Zeichnung (z. B. eines Hauses) arbeitet und diese dann mit dem resoluten Ausruf „fertig" abgibt, obwohl nur ein halbes Haus zu sehen ist. Neglect-Patienten wirken oft tollpatschig: sie stürzen häufiger, haben öfter kleine Unfälle und verhalten sich im Straßenverkehr selbstgefährdend (engl. *accident-prone-behaviour*).

Inzwischen ist klar, dass die Ursache dieser Unfälle nicht in der Parese, sondern in einer Aufmerksamkeitsstörung zu suchen ist.

Auch im Rahmen der Theoriebildung zur Hemisphärenspezialisierung bildet das Symptom Neglect eine Herausforderung. Die intensive Suche nach Deutungen ergab diverse Erklärungsmodelle, die Anlass zu unterschiedlichen Behandlungsstrategien gaben. Insgesamt verfügen wir darum heute über ein beträchtliches Arsenal an Neglect-Interventionen.

10.9.2 Therapierelevante Charakterisierung des Neglects

Man unterscheidet zahlreiche Formen und Varianten des Neglects, die sorgfältig zu diagnostizieren sind, bevor man mit der Behandlung oder einem Training beginnt. Die Situation ist ähnlich wie bei der Aphasie. Einen Patienten als „aphatisch“ zu benennen ist wenig aussagekräftig. Im Fall eines Neglects ist das genau gleich. Wichtig ist, bezüglich der folgenden Punkte zu differenzieren.

Betroffene Modalität

Handelt es sich um ein visuelles, taktil-kinästhetisches, auditives oder motorisches Neglect? Ein Neglect kann beispielsweise motorisch und visuell sein (Patient gebraucht einen Arm nicht und übersieht Radfahrer), während der Patient auf auditive Reize relativ adäquat reagiert (Fahrradklingel, Anrede). In diesem Fall würde man natürlich gezielt auditive Reize wie Pieper, Signaltöne oder Anrede als Kompensation einsetzen können, um die Aufmerksamkeit zur vernachlässigten Seite hin zu lenken.

Aber auch der umgekehrte Fall kommt vor: Ein Patient reagiert falsch auf Geräusche, indem er den Kopf von ihnen weg dreht, kann aber sichtbare Bewegungen relativ gut registrieren. In diesem Fall würde man den Angehörigen und Freunden raten, vor dem Ansprechen des Patienten kurz mit der Hand zu wedeln.

Würde man versuchen, bei dem letzten Patienten die korrekte Reaktion auf eine Anrede auf dem Wege der klassischen Konditionierung zu erreichen, müsste man die Reihenfolge der Reize genau umgekehrt wählen (Beispiele „Klassische Konditionierung“ Kap. 3, Kap. 5 und Punkt C.10 in diesem Kapitel)!

Versuchen Sie also zunächst immer festzustellen, welche die stärkeren und welche die schwächeren Aufmerksamkeitsmodalitäten sind.

Betroffener Wirkungskreis

Der **Körper**, der **Greifraum** und der **Großraum** sind im Gehirn nicht unbedingt gleich stark repräsentiert. Man denke an ein Kleinkind, das zwar mit seinen Händchen und Füßchen oder mit Bauklötzchen spielt, aber noch kein Auge für das Bergpanorama hat. Nach einer Hirnläsion kann die Aufmerksamkeit für die Sphären selektiv geschädigt sein und muss daher für jeden Wirkungskreis gesondert überprüft werden.

- **Körper:** Ist der Patient fähig, seine Körperteile anzuweisen? Vergisst er beim Waschen bestimmte Körperteile? Hängt das Hemd links aus der Hose?
- **Greifraum:** Übersieht der Patient beim Frühstück das Messer oder den Salzstreuer? Die meisten neuropsychologischen Tests finden sitzend an einem Tisch statt (Greifraum), z. B. eine Zeichnung anfertigen, Durchstreichaufgaben, Linienhalbierungsaufgaben, einen Text vorlesen.
- **Großraum:** Verirrt der Patient sich bei einem Spaziergang? Wie geht es mit dem Rollstuhlfahren? Gelingt ihm das sichere Überqueren der Straße? Findet er im Supermarkt alles, was er braucht?

Wir möchten darauf hinweisen, dass ein Neglect sich nicht in allen Wirkungskreisen gleich zu manifestieren braucht. Manch ein Patient legt beim Ergotherapeuten oder Neuropsychologen bestimmte Neglect-Tests mit glänzendem Resultat ab, während er gleichzeitig mit dem Rollstuhl oder im Straßenverkehr gefährliche Situationen heraufbeschwört: eine schlimme Falle in der Neurorehabilitation! Auch hieran zeigt sich wieder, dass Training einer Aufgabe im Bereich einer bestimmten Domäne außerordentlich erfolgreich sein kann, dass aber wenig oder keine Generalisierung in Bezug auf andere Aufgaben oder Domänen stattfindet. Etwas, das mit Papier und Bleistift oder am Computer (Greifraum) erlernt wurde, generalisiert also nicht automatisch in die Domäne des Rollstuhlfahrens oder des Verhaltens im Straßenverkehr (Großraum). Hier gilt auch der Umkehrschluss: Ein erfolgreiches Rollstuhltraining erlaubt keine Rückschlüsse über die Verbesserung der Lesefähigkeit.

Relevante Aktivitäten

Diese Frage ist besonders wichtig, da das Einüben einer elementaren Funktion oder Aufgabe (z. B. Buchstaben durchstreichen) nicht automatisch auf die Aktivitäten des täglichen Lebens generalisiert. Darum empfehlen wir dringend, möglichst immer auch die gewünschten Zielfertigkeiten einzuüben, wobei jeder Mensch seine individuellen Lieblingsbeschäftigungen hat. Stellen Sie immer zunächst fest, welche Beschäftigungen das sind, z. B. Tastaturschreiben, die Straße überqueren, Kochen, Skatspielen, Spazierengehen, im Garten arbeiten oder Lesen.

Krankheitseinsicht

Viele Patienten sind sich ihres Neglects nur gering bewusst. Patienten mit einer hartnäckigen Nosoagnosie sind sich keinerlei Schwäche bewusst und neigen dazu, ihre Unfälle und Fehlleistungen äußeren Umständen zuzuschreiben: „Der Rollstuhl ist nicht in Ordnung", „Welcher Idiot hat denn hier die Blumenvase abgestellt?" Manchmal denkt der Patient (oder der Angehörige), dass er eine neue Brille brauche. Bleiben Erklärungen und Einsicht gebende Therapien ohne Erfolg, dann versucht man es mit Methoden, die die kognitiven Fähigkeiten des Patienten nicht beanspruchen, beispielsweise Stimulationen, fehlerfreies Lernen oder prozedurales Lernen.

10.9.3 Therapie und Training

In der Behandlung des Neglects ist oft nur schwer zwischen Funktionstraining, Stimulation, Kompensation und Umgebungsanpassung zu trennen. Das Einüben von Augenscanbewegungen mittels einer visuellen Scanning-Methode kann man beispielsweise als Kompensationstechnik auffassen. Zieht man links eine rote Linie, um die Aufmerksamkeit nach links zu richten, spricht man von einer Umgebungsanpassung. Werden die zusätzlichen Augenbewegungen zur zweiten Natur und sieht der Patient vor seinem inneren Auge links immer eine rote Linie, dann gilt unterm Strich, dass das Neglect verschwunden ist. Dass die Symmetrie der Aufmerksamkeit wiederhergestellt ist, gilt umso mehr, wenn die neuen Gewohnheiten in unterschiedlichen Situationen zum Tragen kommen. So kann auch der gedanklich ausgesprochene Satz „Achte auf links" zu einer nützlichen Gewohnheit werden.

Therapien können sowohl auf der gestörten als auch auf der intakten Wahrnehmungsseite ansetzen, hier am Beispiel eines Patienten mit linksseitigem Neglect:

- **Vorgehensweise A:** kräftige Reizung der linken (schwachen) Seite; anfänglicher Reizentzug der rechten Seite (streng genommen eine Kompensation); langsames Verringern der linksseitigen Reizung (Ausschleichen) und gleichzeitiges Steigern der rechtsseitigen Aktivität (Einschleichen).

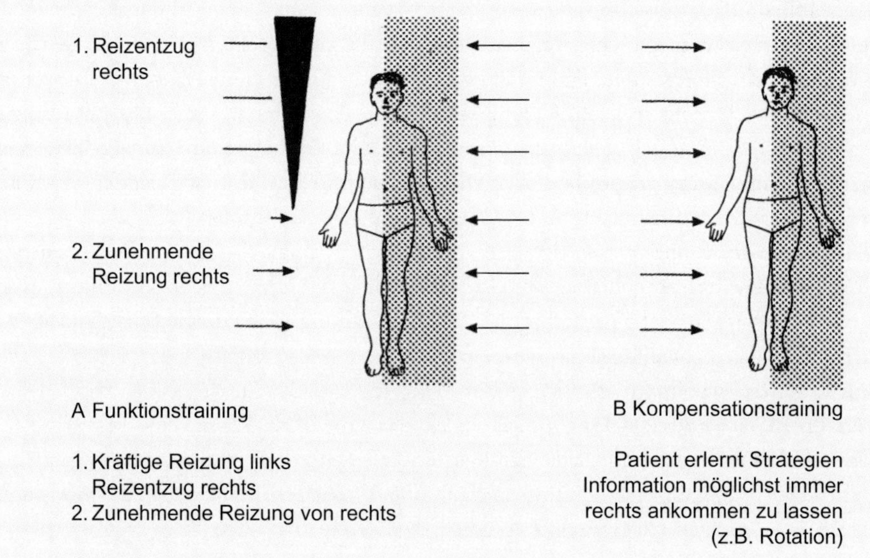

Abb. 10.4 Funktionstraining gegenüber Kompensation bei Neglect
A Funktionstraining. Anfänglicher Reizentzug der rechten Seite (z. B. Wand oder Vorhang) und kräftige Reizung der linken Seite; dann langsames Steigern der von rechts kommenden Information (Einschleichen), bis die gewünschte Zielsituation erreicht ist.
B Kompensation. Der Patient erlernt Strategien, Informationen möglichst immer über die intakte Seite ankommen zu lassen (Rotationsstrategie).
grau = Seite des Neglects

- **Vorgehensweise B:** Sicherstellen, dass alle Informationen über die intakte (rechte) Seite ankommen, z. B. mit Hilfe von Rotationsstrategien und/oder Umgebungsanpassungen; langsame Verlagerung der relevanten Informationen auf die linke Seite.

In Abb. 10.4 sind die beiden Extrempositionen dargestellt.

In der Praxis ist es oft schwierig, die beiden Vorgehensweisen voneinander abzugrenzen. Die meisten Neglect-Therapien enthalten – je nach Therapiephase – Elemente beider Verfahren.

Für Neglect bestehen viele Trainingsformen und Therapien. Kein einzige Therapie wirkt bei jedem: die Effekte sind individuell sehr variabel. Den einen besten Ansatz gibt es also nicht. Deshalb empfiehlt es sich, als Therapeut über das breite „Repertoire" an Neglect-Interventionen auf den Laufenden zu sein und daraus seine wohlüberlegte Auswahl zu treffen.

Unser Grundgerüst der Neglect-Interventionen differenziert sich nach den Schwerpunkten (van Cranenburgh 2014)

- Grundbedingungen,
- Feedback,
- Stimulation und
- Sprache.

Grundbedingungen

Die folgenden Aspekte gelten eigentlich für alle Therapien, werden an dieser Stelle jedoch etwas ausführlicher besprochen, da sie sich besonders beim Neglect als wichtige Einflussfaktoren erwiesen haben.

Krankheitseinsicht

Wie bereits erwähnt, besitzen viele Neglect-Patienten eine nur begrenzte Einsicht in ihrer Störung (Nosoagnosie), wodurch der Patient nicht veranlasst ist, eigenständige Kompensationsstrategien zu suchen („Warum etwas verändern, solange alles in Ordnung ist?"). Dadurch können sich die nachteiligen Folgen des Neglects erheblich verstärken: mehr Probleme bei Alltagsaktivitäten, mehr Unfälle, mehr Konflikte usw. Eine mangelhafte Krankheitseinsicht verstärkt also die Schwere des Handicaps.

Darum ist zunächst immer wichtig, die Krankheitseinsicht des Patienten zu bewerten. Am einfachsten erfolgt dies über eine konkrete Alltagsaktivität (z. B. Tee aufgießen), wobei man den Patienten fragt, ob er das auch könne. Dann lässt man den Patienten genau diese Aktivität durchführen, ohne dabei einzugreifen. Nun wird evident, ob die Aufgabe gelingt. Im Anschluss fragt man den Patienten, wie ihm diese Aktivität nach eigener Einschätzung gelungen sei. Auf diese Weise erfährt man unmittelbar, wie der Patient seine eigenen Fähigkeiten im Voraus einschätzt und wie er seine Ergebnisse im Nachhinein beurteilt.

Ist er zu einer realistischen Einschätzung der eigenen (auch fehlerhaften) Leistungen in der Lage, wird sich die Behandlungsprognose günstiger gestalten. Ist die Selbstbewertung dagegen unangemessen, wird man versuchen, seinen Realitätssinn durch Informationen, Erläuterungen und Feedback zu verbessern. Dabei ist umsichtig vorzugehen, da die plötzliche Konfrontation mit seinen Defiziten (z. B. durch die Videopräsentation seiner vergeblichen Ankleideversuche) den Patienten in eine emotionale Krise stürzen kann. Die Folge wäre möglicherweise keine verbesserte Krankheitseinsicht, sondern eine Depression, die sich extra negativ auswirken könnte. Leugnung und eingeschränkte Krankheitseinsicht können ja letzten Endes eine gewisse Schutzfunktion darstellen.

Aber auch wenn es nicht gelingt, dem Patienten größere Krankheitseinsicht zu vermitteln, kann der Patient diverse Strategien erlernen (prozedurales Lernen, Drill, Einschleifen), um beispielsweise den Transfer vom Bett zum Rollstuhl oder die Handlungsabfolge beim Kaffeemachen zu bewältigen. Denken Sie zum Vergleich an Kinder, die lernen, beim Husten die Hand vor den Mund zu halten, ohne wirklich zu verstehen, warum das wichtig ist: sie tun es, weil sie sollen oder weil sie mitbekommen, dass es jeder tut. Eine eingehendere Beschreibung dieser und anderer Interventionen finden Sie in Kap. 10.11. Nicht zuletzt ist es wichtig, den Familienangehörigen Informationen und Empfehlungen über das Phänomen Neglect zu geben, das ja unter Laien nicht wohlbekannt ist.

Wachheit (engl. *arousal*)

Die klinische Erfahrung lehrt, dass Ermüdung und Somnolenz ein Neglect hervorrufen können. Auch Sedativa, Neuroleptika und Schlafmittel können sich in diesem Sinne ungünstig auswirken. Ein in den ersten Monaten nach einem Schlaganfall manifestes Neglect kann sich sowohl unter dem Einfluss eigener Verhaltensanpassungen als auch mit Hilfe externer Interventionen teilweise oder ganz zurückbilden. Allerdings kann auch Jahre später, beispielsweise während einer außergewöhnlichen psychischen Belastung (z. B. drohender Konkurs) oder infolge extremer Übermüdung (u. U. unter Einfluss von Sedativa), eine Remission erfolgen. Darum ist es wichtig, auch langfristig die wachheitsrelevanten Faktoren zu beobachten (Kap. 9, „Arousal" und Kap. 10 „Aufmerksamkeit und Aufmerksamkeitsstörungen").

Häufig sieht man bei Neglect eine verminderte Kontrolle der Wachheit und der Daueraufmerksamkeit, also eine Art von Konzentrationsschwäche, was den Anschein erweckt, als besäße das Gehirn zwei unterschiedliche Mechanismen der Aufmerksamkeitssteuerung:

- die selbstinitiierte Steuerung der Aufmerksamkeit (bei Neglect häufig gestört),
- die extern gesteuerte Aufmerksamkeit (bei Neglect relativ intakt).

Dies bedeutet, dass man zur Erhaltung der Wachheit auf verschiedene Reize zurückgreifen kann, die das Neglect minimalisieren, beispielsweise indem man plötzlich und unerwartet mit der Hand auf den Tisch schlägt oder „Achtung“ ruft.

Alternativ läge es auf der Hand, stimulierende Medikamente wie Bromocriptin, Weckamine oder Methylphenidat einzusetzen. Solange dazu jedoch keine belastbaren Studienergebnisse vorliegen, sollte man angesichts der besonderen Empfindlichkeit des geschädigten Gehirns Vorsicht walten lassen. Bei vielen Neglect-Interventionen spielt (wie bei vielen Störungen) die Optimierung des Arousals mittels einer allgemeinen Wachheitsstimulation eine Rolle, beispielsweise mittels motorischer Aktivierungstherapien (Kap. 9, Box 9) und durch verbale Selbststeuerung (Kap 9, Box 5; Robertson und Halligan, 1999).

Generalisierung

Die ersten Neglect-Trainings hatten einen Schwerpunkt auf dem Visuellen, es dominierten computerunterstützte Übungen der Augenbewegungen (Diller und Weinberg, 1977). Bezogen auf die jeweils trainierte Aufgabe, waren solche Trainings effektiv, jedoch entstand keine Generalisierung bezüglich wichtiger Alltagstätigkeiten. Daraus folgern wir, dass

- Neglect auf Therapie anspricht,
- die erzielte Verbesserung eng mit der trainierten Aufgabe zusammenhängt,
- jeweils nach Möglichkeiten zur Generalisierung gesucht werden muss.

Spätere Studien untersuchten die Effekte visueller Scanning-Techniken (Pizzamiglio et al., 1992; Antonucci et al., 1995), dennoch erfolgte dies im Rahmen größerer Übungsserien, die auch relevante Alltagsfertigkeiten betrafen (z. B. Tee einschenken). Hierbei wurden auch Generalisierungen auf nicht eingeübte Alltagstätigkeiten beobachtet, wobei anzumerken ist, dass es um außergewöhnlich systematische, aufbauende und überdies sehr intensive Übungsreihen ging (insgesamt 40 Stunden pro Patient). Für uns ist die Erkenntnis wichtig, dass Generalisierung zu beeinflussen ist. In Kap. 9 („Ökologische Validität und Generalisierung“) wurden bereits einige für die Generalisierung wesentliche Bedingungen besprochen. Zwei dieser Grundsätze sollten dem Therapeuten jederzeit präsent sein:

- Übe so viel wie möglich die individuell erwünschten Zielaufgaben ein. Stößt dies in der Praxis auf Schwierigkeiten, dann gilt:
- Überwache und steuere den Zusammenhang zwischen der eingeübten Fertigkeit und der individuell erwünschten Zielaufgabe.

Feedback

Sensorisches Feedback

Sowohl während der Übungssitzungen als auch im Alltag kann ein Patient die unterschiedlichen Arten von Feedback über sein Funktionieren erhalten. Dies kann sich zum einen auf die Aufgabe selbst, z. B. das von der Kaffeetasse ausgelöste Tastgefühl im Augenblick des Ergreifens (Kap. 6, taktiles Feedback, obligatorische Reafferenz), und zum anderen auf von außen kommendes Feedback beziehen, z. B. ein anerkennendes Nicken des Physiotherapeuten. Der Lerneffekt einer Therapie hängt zu einem Großteil von der Fähigkeit des Patienten ab, Feedback zu nutzen. Darum muss der Therapeut wissen, welche sensorischen Informationswege intakt sind, um den Lernprozess nötigenfalls über einen gezielten Einsatz von Feedback steuern zu können. Einige Beispiele mögen dies verdeutlichen:

- Visuell:
  - Der Patient sucht die Toilette, öffnet eine Tür, aber sieht sich in einem Büro (Steuerung: WC-Türen blau anstreichen).
  - Bei einem Spaziergang wählt der Patient eine falsche Seitenstraße. Beim Lesen des Straßennamens bemerkt er, dass er falsch geht.
  - Der Physiotherapeut hat das Ankleiden des Patienten auf Video aufgezeichnet. Bei der gemeinsamen Betrachtung des Videos fällt dem Patienten sofort auf, dass das Oberhemd aus der Hose hängt.
- Auditiv:
  - Der Patient wählt eine falsche Telefonnummer, bekommt ein Fehlersignal oder einen unbekannten Gesprächspartner.
  - Der Patient führt einen Pieper mit sich, der einen Ton abgibt, sobald der Patient seinen linken Arm länger als zehn Sekunden nicht bewegt.
  - Wenn man links auf der Tastatur des Klaviers eine falsche Taste anschlägt, hört man gleich den falschen Basston.
- Taktil:
  - Der Patient rempelt mit der Schulter gegen eine Schwingtür oder stößt sich die Zehe an.
  - Immer wenn der Patient sich während eines Gesprächs nach rechts wendet, tippt der Therapeut ihm auf die linke Schulter.
- Vestibulär:
  - Der Patient verliert sein Gleichgewicht und stürzt, weil er irgendwo anstößt.
- Verbal:
  - Der Therapeut kann verbales Feedback geben, z. B. wenn der Patient im Supermarkt die Kasse nicht findet: „Sie sind rechts statt links abgebogen", oder beim Überqueren der Straße: „Sie haben nicht nach links geschaut."
- Schriftlich:
  - Weil der Patient jeweils die linke Hälfte der Zeilen auslässt, versteht er einen gelesenen Text nicht.

Verschiebungen und Rotation

Feedback durch Verschiebung oder Drehung kann gelegentlich nützlich sein, wenn Patienten sich infolge Neglect häufig verirren, Dinge nicht finden können oder andere Fehler machen (z. B. beim Tastaturschreiben oder beim Zeichnen). Beispiele:

- Ein Patient findet häufig die Rollstuhltoilette nicht. Wir raten ihm, den Rollstuhl regelmäßig (eventuell beim Ertönen eines Signaltons) um 360° zu wenden. Die Maßnahme funktioniert. Die Toilettentür wird weniger oft übersehen als vorher.
- Ein Patient findet auf seinem Essenstablett bestimmte Gegenstände wie Gabel oder Salzstreuer nicht, bemerkt aber, dass eine Rechtsverschiebung oder Drehung des Tabletts hilfreich ist.
- Eine Zeichnung wird nur sehr unvollständig fertiggestellt: auf der linken Seite fehlen zahlreiche Details. Durch Rechtsverschiebung oder Drehung der Zeichnung erhält der Patient Feedback über seine Auslassungen. In Abb. 10.5 ist die Verwendung von Klarsichtfolien dargestellt.
- Während der Arbeit am Computer macht ein Patient zahlreiche Tippfehler; eine Analyse ergibt, dass die Fehler insbesondere falsche oder ungenaue Anschläge im linken Bereich der Tastatur betreffen. Verschiebt man die Tastatur nach rechts, werden die Fehler weniger.
- Drehung des Kopfes und/oder des Rumpfes. Dreht der Patient seinen Kopf (und die Augen) nach links, dann erscheinen im rechten Gesichtsfeld Umgebungsreize, die sich zunächst im

linken Gesichtsfeld befanden. Die Umgebungsreize „verschieben" sich also durch die linksseitige Drehung des Kopfes relativ nach rechts. Dadurch kann es geschehen, dass der Patient bislang übersehene Gegenstände, Details oder Fehler bemerkt **(kopf- oder augenzentriertes Neglect)**. Gelegentlich reicht dazu bereits eine linksseitige Rumpfdrehung aus. Offensichtlich kann auch die Medianlinie des Körpers als Neglectreferenz dienen **(körperzentriertes Neglect)**.

- Eine Brille mit Prismengläsern, durch die sich die visuellen Bilder nach rechts verschieben, führt zunächst dazu, dass die Versuchsperson rechts neben die Gegenstände greift. Die räumliche Repräsentation im Gehirn verschiebt sich jedoch nach einiger Zeit so, dass die Gegenstände wieder korrekt ergriffen werden können (z. B. Kaffeetasse oder einen Schlüssel ins Schloss stecken). Die Repräsentation der visuellen Umgebung im Gehirn hat sich adaptiv verschoben. Setzt man die Brille nun ab, dann zeigt sich bei verschiedenen Tests und Alltagsaufgaben nach dem Training eine deutliche Verminderung des Neglects. Die Effekte können bis fünf Wochen nach die Training anhalten (Frassinetti et al. in: Manly, 2002). Die Prismabrille forciert offenbar eine Veränderung der Balance der Aktivitäten zwischen rechter und linker Hemisphäre. Das ergibt sich auch aus der Tatsache, dass sich die Aufmerksamkeit für Laute links verbessert (Jacquin-Courtois et al., 2010) und der Patient seinen detailgerichteten Verhaltensstil aufgibt und mehr den Blick fürs Ganze entwickelt (Bultitude et al., 2008). *Striemer* und *Danckert* (2010) publizierten einen wertvollen Übersichtsartikel über Nutzen und Wirkung der Prismabrille. Sie machen kritische Anmerkungen zu den gemeldeten positiven Erfahrungen, wobei sie betonen, dass die Prismabrille vor allem Einfluss auf Aufgaben und Tests habe, die motorische Aktivität erfordern, d. h. Aufgaben die am dorsalen visuellen System (visuelle

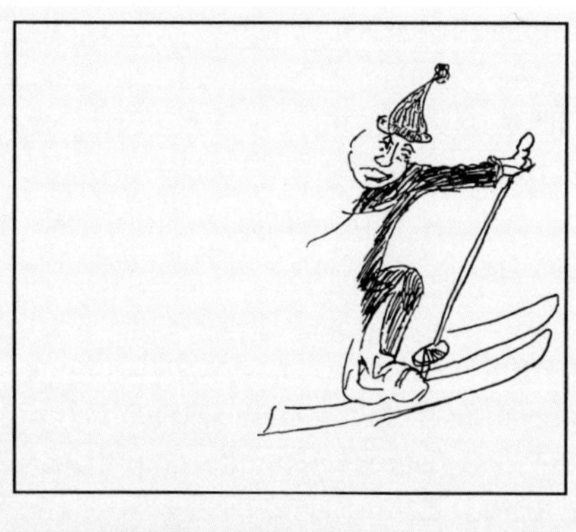

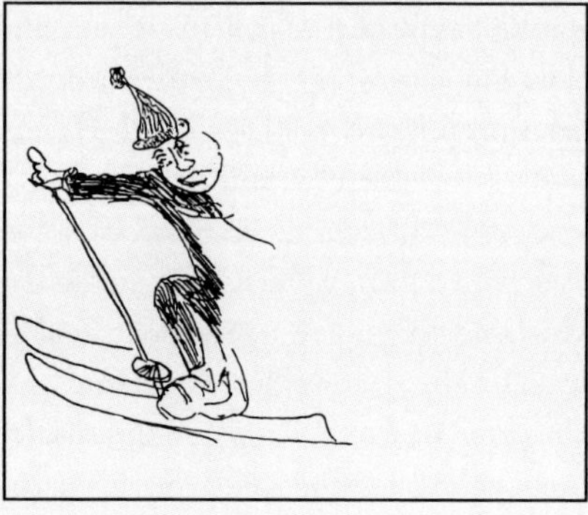

Abb. 10.5 Rotationsstrategie bei Neglect
Oben: Zeichnung eines Neglect-Patienten. Unten: Lässt man die Zeichnung auf Klarsichtfolie anfertigen, kann man sie umdrehen, wodurch der Patient Feedback über das Neglect erhält.

WO- und WIE-System) ansetzen. Auf die Perzeption, z. B. das Bemerken von Details links in einer komplexen Abbildung, hat die Prismabrille wenig oder keinen Einfluss.

Die Verschiebung eines Objekts (Blatt Papier, Zeichnung, Prüfbogen, Tastatur) nach rechts hilft bei weitem nicht immer, weil ein Neglect häufig an das Objekt gekoppelt ist. In der Zeichnung eines Fahrrads fehlen die linken Speichen des rechten Rades (objektzentriertes Neglect).

Verstärkung

Bereits früh wurde nachgewiesen, dass Verstärkung eine wichtige Rolle in der Therapie des Neglects spielen kann (Kap. 7). Bittet man betroffene Personen, willkürlich auf einem Tisch verstreute Münzen aufzunehmen, dann werden meist einige Münzen auf der Seite des Neglects „vergessen". Der Prozentsatz liegen gebliebener Münzen nahm jedoch rapide ab, wenn echtes Geld verwendet wurde und der Patient das Geld behalten durfte.

Sorgen Sie also immer dafür, dass die Übungen die Interessen des Patienten treffen, z. B. auf dem PC einen Brief schreiben, den Rasen mähen, den Tisch decken, kochen, sich schminken, oder etwas Angenehmes liefern, z. B. die Aussicht nach draußen, Zigaretten, das Café links gegenüber, oder etwas Unangenehmes verhindern, z. B. einen Sturz, Schmerzen, Streit, das Fehlen eines Gegenstandes. Eine fehlende Verstärkung ist sicher eine Erklärung für die Tatsache, dass das Einüben elementarer Funktionen am Computer oder mit Prüfbögen manchmal kaum Erfolg hat. Welches Interesse sollte ein Patient daran haben, ein Lichtsignal zu verfolgen, einen Lichtblitz zu erkennen oder einen Buchstaben durchzustreichen? Wählen Sie darum immer Aufgaben aus, die eine hohe intrinsische Verstärkungsfunktion beinhalten, z. B. das Verstehen eines Lesetextes, Zubereiten von Kaffee, sich selbst ankleiden können. Gelegentlich genügen dazu geringfügige Veränderungen: Legen Sie die Messer links in der Besteckschublade und bitten Sie den Patienten, beim Tischdecken die Messer jeweils rechts neben den Teller zu legen. Wenn nötig, kann man weitere extrinsische Verstärkung hinzufügen, indem man Punkte gibt, wettbewerbliche Elemente einbringt oder Kommentare abgibt.

Stimulation

Sensorisch

Sensorische Reize können im Rahmen einer Neglectbehandlung auf unterschiedliche Art und Weise eingesetzt werden.

- **Ankertechnik,** z. B ein grellroter Lichtstreifen links neben einem Lesetext, ein Blinklicht im linken Bereich der Küchenanrichte (**visueller** Anker; gut geeignet sind die heutigen Fahrrad-LED-Blinklichter); ein tickendes Metronom im linken Schreibtischbereich (**auditiver** Anker); taktile Stimulation der linken Hand (z. B. durch die Vibrationsfunktion eines Handys - in diesem Fall dient der Stimulus auch als Aufmerksamkeitserreger).
- **Aktivierung:** Die Stimulation fördert den Wachheit; dadurch Verminderung des Neglects (siehe oben).
- **Musik:** Der Effekt von Musik ist wirklich interessant. *Bernlef* beschreibt in seinem Buch *Eclips*, wie ein Mann nach Hirnschädigung durch einen Verkehrsunfall ein linksseitiges Neglect hat. Durch Klaviermusik kommt das Gefühl in seiner linken Korperhälfte wieder zurück. Hierbei handelt es sich nicht um eine einzelne Anekdote, solche Effekte der Musik werden öfter berichtet.
- **Stimulation** der (geschädigten) Hemisphäre. Reizung des linken Ohrs mit kaltem Wasser (**kalorische vestibuläre** Stimulation), Vibrationsreizungen oder TENS des linken Nackenbereichs oder auf dem Arm (Polanowska et al., 2008), FES (= funktionelle Elektrostimulation;

Harding und Riddoch, 2009), DCS (*direct current stimulation;* Sparring et al., 2009); passive Dehnung der linksseitigen Nackenmuskulatur; **optokinetische** Stimulation mittels einer nach rechts drehenden Trommel mit vertikaler Streifung.
Bei allen Techniken der Stimulation konnte während der Durchführung ein günstiger Effekt auf das Neglect nachgewiesen werden. Offen ist, wie dieser Effekt zustande kommt. Ist die selektive Stimulation der rechten Hemisphäre von Bedeutung oder löst die Stimulation eine Veränderung der Körper- oder Raumrepräsentationen im Gehirn aus? Eine Kombination mehrerer Methoden kann eine größere Wirkung haben, z. B. Prismabrille plus Nackenvibration (Saevarsson et al., 2010).

Am unmittelbaren Effekt dieser Techniken zeigt sich jedenfalls, dass Neglect behandelbar ist. Da der Effekt jedoch nach dem Ende der Stimulation nicht lange anhält, gehen wir an dieser Stelle nicht zu tief auf diese Techniken ein. Sie sind passiver Art und erfordern vom Patienten weder eine nennenswerte Mitarbeit noch Einsicht. Aus diesem Grunde scheint es logisch, sie bei Patienten anzuwenden, die ihr Neglect hartnäckig leugnen (z. B. Nichtgebrauch des linken Arms bei gleichzeitiger Nosoagnosie). Wenn man Stimulation einsetzen will, empfehlen wir, möglichst natürlichen Reizen den Vorzug zu geben.

In der Praxis neigen wir dazu, die diagnostizierte Störung eines Patienten jeweils als primär zu qualifizieren. Werden linksseitige Berührungen nicht gefühlt, dann bezeichnen wir das als Hemianästhesie; werden linksseitige visuelle Reize nicht wahrgenommen, dann nennen wir das Hemianopsie. *Vallar* und Mitarbeiter (1995) konnten jedoch zeigen, dass solchen Störungen manchmal ein Neglect zugrunde liegt. Die gestörte Wahrnehmung ist dann nicht perzeptiv bedingt, sondern beruht auf einer halbseitigen Aufmerksamkeitsstörung. Sie stellten bei zehn Patienten mit einer Schädigung der rechten Hemisphäre fest, dass die Hemianästhesie nach einer linksseitigen Nackenstimulation mit TENS verschwand. Dieser Effekt trat bei Patienten mit linksseitiger Schädigung nicht auf (rechtsseitige TENS-Behandlung). Dieses Phänomen ist bislang leider kaum weiter erforscht. In der Praxis ist gleichwohl mit ihm zu rechnen.

Motorisch

Zur motorischen Stimulation werden insbesondere die drei folgenden Methoden eingesetzt.

- **Trainieren von Abtastbewegungen** der Augen (engl. *visual scanning*): Im Idealfall wird das visuelle Scanning im Alltagsleben zur zweiten Natur. Weiter oben haben wir aber bereits erwähnt, dass gerade die Generalisierung oft die Schwachstelle ist.
- **Motorische Aktivität:** Durch die motorische Aktivierung einer Gliedmaße auf der Seite des Neglects kann sich das Neglect erheblich verringern (Kap. 9, Box 9). Dies zeigte sich zunächst im Rahmen von Durchstreichaufgaben. Strich ein Patient mit linksseitigem Neglect die Buchstaben mit der linken Hand durch, dann verbesserten sich seine Leistungen. Es liegt auf der Hand, sich diesen Effekt zunutze zu machen, indem man den Patienten immer wieder dazu ermutigt, so viele Aufgaben wie möglich mit der neglectseitigen Hand zu verrichten. Voraussetzung ist natürlich, dass der Arm nicht vollständig gelähmt ist. Oft jedoch besteht nur eine partielle Parese. Liegt gleichzeitig auch noch ein Neglect vor, dann besteht das Risiko, dass der Patient den Arm überhaupt nicht mehr verwendet. Reichen Ermutigungen nicht aus, kann man den Einsatz einer Forced-Use-Technik erwägen (Kap. 9, Box 3).
- **LAD** (engl. *limb activation device,* s. Kap. 9, Box 9) ist eine weitere Methode zur Stimulation der motorischen Aktivität (Robertson et al., 1998, 2002). Dieses Gerät, das der Patient in der linken Hand trägt, erzeugt beispielsweise alle acht Sekunden einen Pfeifton, der nur durch eine Tätigkeit der linken Hand wieder verhindert oder abgestellt werden kann, z. B. durch Betätigen eines Schiebers oder Schalters. In zahlreichen Studien wurde nachgewiesen, dass eine LAD-

Therapie gut auf die Alltagssituation generalisiert, was sicherlich damit zusammenhängt, dass diese Stimulationstechnik nicht isoliert, sondern in Kombination mit relevanten Alltagsaufgaben eingeübt werden kann, z. B. Training des Rollstuhlfahrens (Punt et al., 2011).

Forced Use

Es wurden bereits viele Methoden erprobt, um bei Neglect-Patienten eine größere linksseitige Aufmerksamkeit zu „erzwingen".

- **Abdecken des rechten Auges oder des rechten Ohres.** Theoretisch fragwürdige (Chiasma!) und kaum wirksame Methode, da das Abdecken des rechten Auges nicht zum Ausschalten des rechten Gesichtsfeldes und das Abdecken des rechten Ohres nicht zum Ausschalten des rechten Hörfeldes führt (Gesichts- und Hörfelder überlagern sich zu mehr als 80 Prozent).
- Erfolgversprechender scheint daher das **Abdecken der rechten Gesichtsfelder beider Augen** zu sein. *Beis* und Mitarbeiter (1999 in: Manly, 2002) konnten nachweisen, dass Patienten mit beidseitig rechts abgedeckten Brillengläsern während ADL signifikant mehr Augenbewegungen nach links machen – schließlich haben sie keine andere Wahl.
- In Analogie hierzu kann man auch ein vertikal rechts neben dem Kopf stehendes Stück Karton verwenden, wodurch alle rechtsseitigen Informationen entfallen, während linksseitige Informationen „sich aufdrängen".
- Forced Use wurde bereits weiter oben als Mittel zur motorischen Stimulation besprochen, die sich wieder günstig auf das Neglect auswirken kann (Kap. 9, Box 3).

Klassische Konditionierung

Die klassische Konditionierung kann man als eine spezielle Variante der sensorischen Stimulation auffassen, da auch hier durch die Assoziation zweier Reize versucht wird, bei dem Patienten eine erwünschte Reaktion auszulösen (zum Prinzip der klassischen Konditionierung Kap. 3 und Kap. 5). Bevor wir diese Methode bei Neglect-Patienten einsetzen, sind zunächst einige Fragepunkte zu klären:

- Genaue Beschreibung des Problemverhaltens, z. B.: Schaut beim Überqueren der Straße zu wenig nach links.
- Definieren des fehlenden Verhaltens, z. B.: spontanes Schauen nach links, Reaktion auf linksseitige visuelle Reize.
- Festlegen des Trainingsziels, z. B.: Soll gut um sich schauen und sicher die Straße überqueren.
- Bestimmung der wirksamen Reize, z. B.: Patient dreht beim Erklingen eines Huptons oder einer Fahrradschelle den Kopf nach links.

Nehmen wir einmal an, dass der Hupton oder die Fahrradschelle der wirksame (unbedingte) und die sichtbare Bewegung der konditionierende (neutrale) Reiz sind. Der Patient steht am Straßenrand und schaut zur anderen Straßenseite hinüber. Nun wenden wir das in Kap. 5 Besprochene an und machen einige Meter links vom Patienten eine für ihn sichtbare Bewegung (z. B. Pedalbewegung eines Fahrrads). Unmittelbar danach ertönt eine laute Fahrradschelle. Der Patient erschreckt sich und wendet den Kopf nach links. Der Radfahrer wird wahrgenommen. Die klassische Konditionierung entsteht dann, wenn man diese Assoziation einige Male wiederholt, wodurch der Patient lernt, bereits auf die sichtbare Bewegung zu reagieren. Dies gelingt jedoch nur dann, wenn der visuelle Reiz dem akustischen Reiz unmittelbar vorausgeht.

In Kap. 3 besprachen wir ein analoges Beispiel, in dem der Patient auf linksseitiges Ansprechen oder Hüsteln (akustisch) entweder gar nicht oder entgegengesetzt, auf ein Schulterklopfen (taktil) jedoch wie gewünscht reagierte. Lässt man auch hier den neutralen (konditionierende)

Reiz (das Hüsteln) dem Schulterklopfen vorausgehen, wird der Patient lernen, auf linksseitige Geräusche zu reagieren. Zu einer effektiven Anwendung der klassischen Konditionierung gehört also die Feststellung, auf welche Reize adäquat und auf welche Reize nicht adäquat reagiert wird.

Einschleichen (engl. *fading in*) und Ausschleichen (engl. *fading out*)

Im Alltagsleben prasseln von allen Seiten Reize auf uns ein: beim Radfahren im Berufsverkehr, beim Einkaufen im Supermarkt, beim Gang durch eine Fußgängerzone, auf einer Party. Neglect-Patienten bekommen insbesondere dann Schwierigkeiten, wenn sie aus mehreren Richtungen gleichzeitig Reize erhalten (Extinktion). Auch ein als wiederhergestellt geltender Neglect-Patient bekommt in einer belebten Einkaufsstraße erneut Probleme. Kreuzmodale Extinktion kommt gleichermaßen vor: Die Fernsehbilder auf der rechten Seite interferieren dann mit dem Gespräch, das mit einer Person zur Linken geführt wird.

Die für den Patienten erwünschte Situation lässt sich jetzt dadurch herbeiführen, dass man das links- und/oder rechtsseitige Reizangebot langsam steigert oder verringert. Am Beispiel des linksseitigen Neglects:

- **Über die Seite des Neglects:** Zunächst werden alle von rechts kommenden Informationen unterbrochen, relevante Informationen kommen nur noch von links. Dem Patienten wird keine Wahl gelassen. Die von rechts kommende Information wird langsam gesteigert (Einschleichen) und die linksseitige Information so lange verringert (Ausschleichen), bis ein realistisches Gleichgewicht erreicht ist. Im Alltag eignen sich dazu beispielsweise Trennwände, Gardinen, die Positionen zweier oder dreier Gesprächspartner, ein Fernseher, ein tragbares Radiogerät oder ein Physiotherapeut, der eine Massage oder passive Bewegungsübungen durchführt. Jeder dieser „Faktoren" ist links oder rechts einsetzbar. So ist beispielsweise zu Beginn die auf der rechten Seite befindliche Gardine geschlossen, der Physiotherapeut sowie drei Gesprächspartner sitzen links. Der links befindliche Fernseher und das ebenfalls links stehende tragbare Radio sind eingeschaltet. Mit Hilfe von Ein- und Ausschleichen erreichen wir unser Ziel, z. B.: Die Gardine ist geöffnet, aus dem Radio links dringt leise Musik, rechts sitzen zwei und links eine Person, der Fernseher ist ausgeschaltet, und der Physiotherapeut ist nicht mehr anwesend.
- **Über die intakte Seite:** Sorgen Sie dafür, dass zu Anfang über die gesunde Seite so viele Informationen wie möglich eindringen, wobei Sie dem Patienten Drehungs- und Verschiebungsstrategien beibringen. Während dieser Phase lernt der Patient seine Umgebung und wichtige Merkmale der Umgebung kennen. Möglicherweise kann man nach einer gewissen Zeit Verschiebungen oder Drehungen des Esstabletts unterlassen, weil der Patient inzwischen gelernt hat, dass es ein „Links" gibt, dass sich die Gabel und der Salzstreuer meist links auf ihm befinden. Nach und nach kann auch ein Besucher oder die Schwester links von ihm Platz nehmen.

In Abb. 10.4 wurde diese Verfahrenstaktik an zwei Modellen grafisch dargestellt.

Die erste Vorgehensweise ist als therapeutisches Verfahren zu betrachten: ein Lernprozess, der effektiv sein kann, aber sicher nicht immer wünschenswert ist. Die zweite Methode ist wohl eher als adaptiv und patientenfreundlicher zu bezeichnen. Der Patient lernt seine Umgebung über die intakte Seite kennen, kann aber in eine dauerhafte Abhängigkeit von Kompensationsstrategien oder Umgebungsanpassungen geraten.

Sprache

Sprache kann für Neglect-Patienten ein wichtiges Hilfsmittel sein. In Kap. 9 („Therapeut") wurde bereits auf die vielfache Bedeutung von Sprache im Rahmen von Training und Therapie eingegangen.

Verbale Stimulation

Bezogen auf Patienten mit rechtshemisphärischen Läsionen gilt im Englischen das Prinzip „Talk him through the task". Darüber hinaus informieren wir die Therapeuten, die Angehörigen und die Freunde des Patienten über ihre Möglichkeiten, Sprache im Sinne des Patienten einzusetzen:

- Instruktionen: „Achte auf links", „Schau nach links",
- Feedback: „Schade", „Fehler", „Noch was vergessen",
- Aktivierung: „Achtung!", „Vorsicht!" (jeweils mit erhobener Stimme).

Während eines Spaziergangs kann auch ein Reha-Walkman oder iPhone verwendet werden, womit z. B. alle zehn Sekunden ein Hinweis gegeben wird: „Achte auf links", „Dreh dich nach links", „Links nicht vergessen", „Dreh dich auch mal um", „Hebst du den linken Fuß genug an?" Um Gewöhnung zu verhindern, kann man diese und andere Bemerkungen auch noch mit unterschiedlichen Stimmen und Betonungen vermitteln (barsch, streng, freundlich, entschlossen, weich, fragend, schmeichelnd). Die elektronisch vermittelten Informationen lassen sich sukzessive abbauen. Ziel ist, dass sich die Texte und Ratschläge langsam im Unterbewusstsein des Patienten festsetzen und dieser sie fortan zur verbalen Selbststeuerung nutzt.

Verbale Selbststeuerung

Der Patient übernimmt verbal die Sprachanweisungen seines elektronischen Begleiters, des Therapeuten oder von Familienangehörigen. Sie werden von ihm anfänglich laut, dann fast unhörbar (nur Lippenbewegungen) und schließlich gedanklich ausgesprochen. Zur Erklärung dieser Strategie kann wohl der London-Analogie dienen: In London liest man beim Überqueren einer Straße auf dem Boden erst „Look to the right" und später „Look to the left". Zum Überqueren der Straße prägen wir uns (auf dem Kontinent!) beispielsweise die beiden Sätze „Schau nach links" und „Schau nach rechts" in dieser Reihenfolge auswendig ein. Diese Sätze klingen im Kopf und helfen beim Straßenüberqueren (weiter Praxisbeispiele Kap. 9, Box 5).

Kein Neglect-Patient ist wie der andere. Auch und gerade deshalb gibt es keine universelle Behandlungsmethode. Darum müssen immer eine individuellen Analyse und patientenbezogene Behandlung stattfinden. Wie schon bei Aphasien gilt auch hier, dass Interventionen notwendig und sinnvoll sind.

Folgende Punkte sind besonders wichtig:

- Was ist die gewünschte Zielaktivität?
- Muss der Patient in komplexer Umgebung zurechtkommen?
- Wie wird eine Generalisierung gewährleistet?
- Sind die Anzahl und die Intensität der Therapiemaßnahmen gewährleistet?

Während eines Neglect-Übungsprogramms lassen sich viele der genannten Methoden kombinieren. *Robertson* und Mitarbeiter (in: Robertson und Halligan, 1999) entwarfen ein Programm für Neglect-Patienten, in dem nacheinander die folgenden acht Schritte abgearbeitet werden (in der rechten Spalte die jeweils gewählten Prinzipien):

1	Der Patient erhält eine Aufgabe. Der Therapeut gibt Feedback über Fehler.	sensorisches Feedback
2	Der Therapeut erklärt dem Patienten, welche Hirnregionen geschädigt oder intakt sind, was eine Aufmerksamkeitsstörung ist und wie diese – beispielsweise verbal – kompensiert werden kann.	Krankheitseinsicht – Edukation

3	Der Patient führt die Aufgabe durch. Alle 20 bis 30 Sekunden auf unvorhersehbare Momente schlägt der Therapeut mit der Hand auf den Tisch und ruft „Achtung“.	Wachheit, sensorische und verbale Stimulation
4	Nun sagt der Patient beim Hören des Schlages „Achtung“.	verbale Selbststeuerung
5	Der Patient selbst schlägt auf den Tisch und sagt „Achtung“.	motorische Stimulation
6	Der Patient schlägt auf den Tisch und denkt „Achtung“.	Ausschleichen, verbale Selbststeuerung
7	Der Patient schlägt in Gedanken auf den Tisch und denkt „Achtung“.	motorische Stimulation, verbale Selbststeuerung
8	Der Patient wendet diese Strategie auch bei verschiedenen anderen Alltagsaktivitäten an.	Generalisierung

Literatur: Übersichten: Ponds et al., (2010), Manly et al. (in: Eslinger, 2002), Manly (2002), Robertson und Marshall (1993), Robertson und Halligan (1999), Robertson und Heutink (in: Brouwer et al., 2002), Robertson (in: Stuss, 1999), Müller-Oehring und Schulte (in: Kasten et al., 1998). Limb Activation Device: Samuel et al. (2000), Maddicks et al. (2003), Robertson et al. (2002). Stimulationstechniken (Vibrationen, TENS, vestibulär, optokinetisch, taktil): Karnath et al. (1993 und 1994), Vallar et al. (1993 und 1995), Storrie et al. (1997), Kerkhoff et al. (2001), Wenman et al. (2003).

10.10 Gedächtnis und Gedächtnisstörungen

10.10.1 Hintergrund

In der Fachliteratur stoßen wir immer wieder auf zwei Dogmen zur Wiederherstellung der Gedächtnisfunktion, die wir an dieser Stelle einmal kritisch unter die Lupe nehmen wollen.

- „Das Gedächtnis selbst lässt sich nicht trainieren – nur Kompensation ist möglich.“
- „Gedächtnis ist nicht trainierbar wie ein Muskel.“

Die erste Aussage ist vollkommen nichtssagend. Die eigentliche Frage ist, was mit dem Ausdruck „das Gedächtnis selbst“ gemeint ist. Menschen können lernen, Memory oder irgendein Kartenspiel zu spielen, wobei ihre Leistungen durch Übung und Wiederholung immer besser werden. Hierbei spielt auch das Gedächtnis eine Rolle. Da „das Gedächtnis selbst“ als isolierte Funktion wahrscheinlich gar nicht existiert, ist es auch nicht separat trainierbar. Eher ist es wohl in einen größeren Komplex sich gegenseitig unterstützender Hirnfunktionen eingebettet. Denken wir beispielsweise an einen Studenten, der Mühe hat, sich eine größere Menge von Studieninhalten zu merken, und darum immer wieder durch seine Prüfungen fällt. Schließlich bedient er sich der PQRST-Methode (Robinson, 1970, siehe unten), eines probaten Mittels zur besseren Einprägung von Texten. Jetzt besteht er seine Prüfungen. Die Beantwortung der Frage, ob sich durch die Anwendung der Methode sein Gedächtnis verbessert hat, überlassen wir dem Leser.

Die zweite Aussage: wer dagegen eine Analogie von Gedächtnis und Muskel verneint, verrät bezüglich der Motorik eine gewisse Naivität. Während einer gezielten und sinnvollen Aktivität sind die Aktionen eines einzelnen Muskels immer Teil einer ganzen Reihe motorischer Aktivitäten (man spricht auch von *symphony of movements:* Motorik als Zusammenwirken mehrerer zeitlich und räumlich koordinierter Muskelaktivitäten, vergleichbar den einzelnen Instrumenten in einem Orchester). Zwar kann man ein isoliertes Krafttraining der Oberschenkelmuskulatur durchführen; dennoch ist es fraglich, ob sich dadurch die Explosivität beim Sprintstart verbessert, bei der auch Technik eine wichtige Rolle spielt. Wahrscheinlich ist ein kontextbezogenes Training hier viel effektiver (z. B. Sprintstart mit Gewichten um die Fersen).

Gerade aus diesem Blickwinkel sind Gedächtnis und Muskulatur gut vergleichbar. Auch das Gedächtnis funktioniert niemals isoliert, sondern immer nur in einem sinnvollen Zusammenhang, beispielsweise die Einkaufsliste im Supermarkt (Wörter erhalten eine wichtige Bedeutung), das Behalten einer Telefonnummer (Zahlen als Schlüssel zum Gespräch mit einem guten Freund) oder das Behalten des Weges zum Friseur (ohne den es keinen Haarschnitt gibt), kurzum: Im Alltagsleben ist das Gedächtnis niemals Selbstzweck, sondern immer nur ein Mittel zum Zweck.

Um die Analogie noch einmal auf den Punkt zu bringen: Töne sind Bausteine eines Musikstücks, Muskeln helfen beim Zustandekommen einer sinnvollen Handlung und Gedächtnis ist ein Teil fast jeder Aktivität.

Das wissenschaftliche Interesse an Gedächtnis und Gedächtnistraining richtete sich in der Forschung anfänglich allerdings nur auf nebensächliche Szenarien wie das Behalten von Wortpaaren oder Buchstabenkombinationen. Erst langsam setzte sich die Erkenntnis durch, dass Trockenübungen wie diese nur wenig mit der Funktionsweise des Gedächtnisses im Alltagsleben zu tun haben (vgl. Cohen: *Memory in the Real World,* 1983). Im Alltag ist z. B. das sog. **prospektive Gedächtnis** sehr wichtig: Man muss sich Termine (Zahnarzt) merken, hat Aufgaben zu erledigen (Waschmittel kaufen) usw. (Roche et al., 2007). Jedoch fehlt gerade diese Form des Gedächtnisses in den meisten Tests!

Bei den meisten gebräuchlichen Gedächtnistests liegt den Akzent auf dem Behalten und Reproduzieren von angebotenen Informationen. In ihrem Buch *Forever Today* (dt. *Gefangen im Augenblick,* 2006) legt *Deborah Wearing,* die Frau des Musikers Clive Wearing, der nach einer Herpes-simplex-Enzephalitis an einer schweren Form der Amnesie litt, den Finger in die Wunde: Durch seine Gedächtnisstörung habe Clive den Zugriff auf sein eigenes Leben verloren, er erkenne keine Zusammenhänge zwischen Ereignissen und sei jeden Tag verzweifelt und wütend. Das steht in flagrantem Kontrast zu den ziemlich simplistischen Aufgaben, mit denen er während eines Gedächtnistests konfrontiert wird. Zum Glück zeichnet sich eine Tendenz dahingehend ab, Tests und Interventionen mit stärker alltagsbezogenen Gedächtnisleistungen zu konstruieren. Der *Rivermead Behavioural Memory Test* (liegt in deutscher Übersetzung von *K. Becker* vor) ist ein Beispiel für einen Test, der einen starken Akzent auf das prospektive Gedächtnis und mit alltagsrelevanten Aufgaben legt.

Im Vergleich zu Gedächtnistheorien hatten Therapie und Training auch hier lange Zeit einen relativ niedrigen Status. Über das Gedächtnis existiert zwar ein enormer Fundus wissenschaftlicher Einzelerkenntnisse und Theorien, die leider aber erst langsam zu einer praktischen und systematischen Vorgehensweise gebündelt werden. Immerhin verfügen wir über ein beträchtliches Arsenal von Interventionen für Menschen mit Gedächtnisstörungen.

Die Gedächtnisfunktion ist für die Neurorehabilitation in zweierlei Hinsicht bedeutsam.

- Während der Rehabilitation vollzieht sich ein Lernprozess, für den ein funktionsfähiges Gedächtnis notwendig ist. So ist es naheliegenderweise förderlich, wenn der Patient die Instruktionen behält oder sich an den Verlauf der letzten Therapiesitzung erinnern kann. In diesem Fall ist die Gedächtnisfunktion ein Mittel zur Erreichung des Rehabilitationsziels (dieser Aspekt der Gedächtnisfunktion wurde bereits in Kap. 5 ausführlich besprochen).
- Gedächtnisstörungen nach einer Hirnläsion in Form einer Amnesie sind häufig. Der Patient wird vergesslich und kommt zu Hause, im Beruf und im sozialen Miteinander nicht mehr gut zurecht. Ein mögliches Rehabilitationsziel wäre in diesem Fall die Verbesserung der Gedächtnisfunktion (Besprechung vor allem in diesem Kapitel).

Je nachdem, welche Gedächtnisphase und welcher Gedächtnistyp im Spiel ist, beteiligen sich an der Gedächtnisfunktion unterschiedliche Hirnregionen (Abb. 5.1). Die wichtigsten Einteilungen haben wir in Kap. 5 besprochen.

Gedächtnis ist nicht eine einzelne, isolierte Funktion und ist damit auch selten „insgesamt" gestört. Gedächtnis hängt vielmehr untrennbar mit vielen anderen Hirnfunktionen wie z. B. der Wahrnehmung, dem Denken, dem Handeln und der Aufmerksamkeit zusammen.

10.10.2 Interventionen bei Gedächtnisstörungen

Sehr häufig sieht man nach einer Hirnschädigung zunächst ein gewisses Maß an Spontanrestitution. Da die Gedächtnisfunktion auf dem Zusammenwirken vieler zentraler Systeme beruht, ist das Gedächtnis in der Akutphase einer Hirnschädigung sehr oft gestört. Nach einen Hirntrauma besteht meist sowohl eine retrograde als auch eine anterograde Amnesie. Viele Systeme werden „aus der Bahn geworfen" und brauchen einige Zeit, um sich zu erholen. Eine retrograde Amnesie bildet sich meist „von hinten" wieder zurück, das heißt, nach und nach stehen zunächst die älteren Informationen wieder zur Verfügung. Auch eine anterograde Amnesie bildet sich wieder zurück. Werden zunächst nur bestimmte, beispielsweise stark emotional gefärbte Informationen oder Ereignisse behalten, so funktioniert das Gedächtnis im weiteren Verlauf wieder einigermaßen normal.

Vorbereitung einer Intervention

Vor dem Entwurf eines Gedächtnistrainings sind zunächst immer die folgenden Fragenkomplexe zu beantworten.

- Was läuft falsch im Alltag?
- Handelt es sich wirklich um eine Gedächtnisstörung? Falls ja, wie lässt sich diese genau beschreiben?

Diese beide Punkte lassen sich anhand des Fragenkatalogs im nachfolgenden Abschnitt abarbeiten.

- Ist der Patient sich seiner Gedächtnisstörung bewusst? Nosoagnosie? Leugnung als Abwehrmechanismus? → Das Vorgehen bei Nosoagnosie wird weiter unten besprochen.
- Liegen noch andere kognitive Störungen vor: Aufmerksamkeit, Aphasie, Demenz? → Die Abklärung von weiteren kognitiven Störungen erfolgt am besten mittels neuropsychologischer Testverfahren.
- Ist der Patient für ein Gedächtnistraining ausreichend motiviert? → Zur Motivationsverbesserung des Patienten empfiehlt *Berg* (in: Brouwer, 2002) folgendes Vorgehen:
  - Den Patienten Ziele selbst bestimmen lassen.
  - Darauf achten, dass nur für den Patienten relevante Aufgaben ausgewählt werden.
  - Dem Patienten einfache Kniffe und Gedächtnisstützen anbieten.
  - Für Erfolgserlebnisse sorgen (d. h. mit leichten Aufgaben beginnen).

Phänomenologie der Gedächtnisstörung

Da sich Gedächtnisstörungen individuell sehr unterschiedlich präsentieren können, sollte eine Amnesie zunächst immer ausführlich beschrieben werden. Vieles ergibt sich bereits aus der Eigen- oder Fremdanamnese und den Beobachtungen der ADL: Was behindert den Patienten? Was läuft falsch? Neuropsychologische Tests können dann zur weiteren Klärung beitragen.

Die folgenden Gedächtnisaspekte können bei einem Patienten in unterschiedlichem Maße gestört sein.

- Gedächtsnisstörung:
  - Einprägen gestört: anterograde Amnesie
  - Abrufen gestört: retrograde Amnesie
- Betroffene Modalität:
  - Läsion links: verbales Gedächtnis,
  - Läsion rechts: räumliches Gedächtnis,
  - Läsion hinten: visuelles Gedächtnis.
- Deklaratives und/oder prozedurales Gedächtnis gestört?
  - Läsion im Bereich des Hippocampus: vorwiegend deklarativ,
  - Läsion im Bereich der Stammganglien oder des Zerebellums: prozedural.
- Episodisches und/oder semantisches Gedächtnis gestört?
  - Episodisch meist stärker gestört als semantisch
  - Für das semantische Gedächtnis besonders wichtig ist das sog. Reservewissen (Ausbildung, Allgemeinbildung).
- Ultrakurzzeit-, Kurzzeit- oder Langzeitgedächtnis gestört?
  - Ultrakurzgedächtnis ist meist intakt.
  - Am schwersten betroffen ist meistens das Kurzzeitgedächtnis.
- Wie funktioniert das prospektive Gedächtnis? Eine wichtige Frage wegen der Relevanz für den Alltag.
  - Werden vorgenommene Intentionen auch tatsächlich realisiert (Wäsche waschen, jemanden anrufen usw.),
  - Wird Terminen nachgekommen (Friseur, Rückgabe eines ausgeliehenen Gegenstands).

Für eine reine Amnesie ist folgendes Profil typisch:

- sowohl anterograd (vor allem Einprägung) als auch retrograd (vor allem Abrufen),
- Ultrakurzzeit- und prozedurales Gedächtnis meist relativ unversehrt,
- episodisches Gedächtnis meist stärker gestört als semantisches,
- Gedächtnislücken oft unbewusst durch Konfabulationen überspielt,
- Wiedererkennung viel besser als Spontanerinnerung (engl. *recognition vs. recall*),
- Auslöser (engl. *cues*) und Kontext verbessern Erinnerung,
- intellektuelle Funktionen intakt.

Aus dieser Aufstellung wird leicht ersichtlich, dass viele Teilfunktionen und bestimmte Formen des Gedächtnisses intakt bleiben können, wodurch Lernen trotz Amnesie möglich ist.

Maßnahmenkatalog bei Gedächtnisstörungen

Barbara Wilson (1984, 1987) ist eine Pionierin in der Entwicklung von Gedächtnistraining. Sie ist auch Gründerin der Zeitschrift *Neuropsychological Rehabilitation*, worin regelmäßig Studien über Gedächtnistraining veröffentlicht werden. Die Anzahl der möglichen Methoden ist zwar groß, doch keine dieser Methoden ist die alles in den Schatten stellende. Man wird in der Praxis deshalb auf individuell zugeschnittene Kombinationen zurückgreifen.

Einsicht geben, Erklären („Edukation“)

Über das Gedächtnis existieren zahlreiche Missverständnisse. Aufklärung ist darum für die Therapiemotivation des Patienten unabdingbar. In Bezug auf Gedächtnisstörung besteht oft die Vorstellung, dass Lernen unmöglich und eine Therapie somit sinnlos sei. Aus diesem Grund ist es wichtig, auf intakte Restfunktionen des Gedächtnisses zu verweisen. Die Situation des Patienten muss ebenso den Angehörigen erklärt werden, z. B. dass eine Gedächtnisstörung nicht automatisch bedeutet, dass der Patient dement ist oder nichts lernen kann. Wir verwenden stark vereinfachte Beispiele, um dem Patienten zu verdeutlichen, was genau mit ihm geschehen ist.

Erklärungsbeispiel:

„Das Gehirn ist wie ein Schreibtisch, in dem Informationen aufbewahrt werden. Wir öffnen ihn, weil wir etwas Bestimmtes suchen (z. B. einen Radiergummi). Manchmal dauert es lange, bis wir es finden. Manchmal klemmt auch die Schublade; der Radiergummi ist zwar vorhanden, wir können aber nicht zu ihm gelangen. Ein wenig Schmiere tut dann Wunder. Auch können die Türen des Schreibtischs verschlossen sein, wodurch wir nichts entnehmen, aber auch nichts hinzufügen können."

Wir bitten Lebenspartner und Angehörige, den Patienten bei der Bewältigung seiner Amnesie sowohl emotional als auch praktisch aktiv zu unterstützen. Meist gibt es einen jüngeren Verwandten, der sehr geschickt ist mit Computern und dem Patienten die Anwendung eines Organizers, Smart-Phones oder Google-Kalenders beibringen kann.

Optimierung intakter, das Gedächtnis unterstützender Funktionen

Unabhängig vom Vorliegen einer Gedächtnisstörung haben wir bereits in Kap. 5 einige Faktoren genannt, die wir hier – diesmal im Zusammenhang mit Störungen des Gedächtnisses – noch einmal kurz aufgreifen wollen.

Einprägung und Enkodierung von Informationen Wählen Sie einen möglichst intakten sensorischen Zugangsweg und eine ausreichend hohe Intensität und sorgen Sie für den richtigen Kontext. So muss beispielsweise eine Transfer-Instruktion bei einem nichtaphatischen und nichthörgestörten Patienten laut und deutlich (mündlich oder schriftlich) gegeben werden. Und das nicht nur in der Übungssituation, sondern insbesondere auch zu Hause, wo der Patient das Erlernte anwenden muss.

Arousal Stellen Sie sicher, dass der Patient hellwach ist (Kap. 9).

Fokussierte Aufmerksamkeit Achten Sie darauf, dass der Patient sich auf die einzuprägenden Informationen konzentriert, und vermeiden Sie Ablenkung (aus diesem Grund ist Gruppentherapie für manche Patienten nicht geeignet). Worauf achtet der Patient während des Spaziergangs? Auf seine Fußabwicklung? Auf Unregelmäßigkeiten im Gehweg? Oder auf die Route? Ein Patient, der nur auf den Bodenbelag achtet, vergisst natürlich die Route.

Emotion und Interesse Vermeiden Sie eintönige Gedächtnisübungen, z. B. das Behalten sinnloser Zahlen. Holen Sie den Patienten stattdessen in seiner eigenen Interessenwelt ab (Prominente, Fahrpläne, Berggipfel, Politik, wichtige Termine behalten).

Kognition: Ist der Patient in der Lage, das Übungsmaterial, die Erläuterungen und Instruktionen sowie das erhaltene Feedback zu verstehen? Erklärungen und Instruktionen in akademischer Sprache haben meist nicht den gewünschten Effekt und sind deshalb zu vermeiden.

Übungen und Wiederholungen Gedächtnistraining muss mit einer bestimmten Intensität und Häufigkeit durchgeführt werden. Die gewählte Strategie (z. B. Imaging, PQRST-Methode, Spaced Retrieval, siehe unten) geht erst nach zahlreichen Wiederholungen in Fleisch und Blut über. Eine Viertelstunde Gedächtnistraining pro Woche hat wahrscheinlich keinerlei Effekt. Der Patient muss die Übungen oft und aktiv durchführen. Die Motivation dazu entsteht nur dann, wenn die Übungen im Alltag angewendet werden können und dem Patienten etwas Gewünschtes liefern (Verstärkung). Nur dann wird der Patient geneigt sein, die gelernte Strategien häufiger zu gebrauchen, z. B. sich beim Verlassen der Wohnung durch Tasten in der Tasche vom Vorhandensein des Fahrradschlüssels überzeugen; wenn er das vergisst, nimmt er das gleich wahr, weil er nicht Fahrradfahren kann: negative Verstärkung, Vermeidungslernen. Oder, etwas komplizierter: Während der Lektüre eines Romans notiert der Patient Stichwörter, um am Ende jedes Kapitels bei jedem Stichwort eine lebendige bildliche Assoziation des Gelesenen hervorzurufen. Die Einprägung wird gefördert, das Buch wird spannender, und der Patient wird motiviert, auf diesem Wege weiterzumachen: positive Verstärkung, Belohnung.

Interferenz Vermeiden Sie widersprüchliche Informationen. Sagt der eine Behandler z. B.: „Aus Fehlern lernt man", und der andere: „Vermeiden Sie Fehler", dann weiß der Patient nicht, was er davon halten soll.

Organisation und Ordnung Sehr oft lassen sich sog. Gedächtnisstörungen von vornherein vermeiden, wenn man sich regelmäßig nur einige Minuten Zeit nimmt, die Dinge zu planen und zu ordnen: ein Einkaufszettelchen, eine To-do-Liste für den Nachmittag, den Stapel auf dem Schreibtisch aussortieren. Auch kann es nützlich sein, Verknüpfungen zwischen diversen (Teil-) Aufgaben herzustellen. Beim Verlassen der Wohnung wird grundsätzlich überprüft, ob Gas und Licht abgestellt sind, die Katze an ihr Futter kann und der Haustürschlüssel sich in der Manteltasche befindet. Feste Verknüpfungen werden auf die Dauer zu automatisierten, aber nützlichen Handlungsreihen (Chaining, Chunking).

Kompensation durch intakte (Teil-)Funktionen

Nutzung intakter Modalitäten (siehe oben und Kap. 9, „Analyse starker und schwacher Kapazitäten"), z. B. mündliche gegenüber schriftlicher Instruktion, verbale gegenüber visueller Gebrauchsanleitung (z. B. graphisch gestaltete Montageanleitungen), mündliches Feedback gegenüber Videofeedback. Ein Patient mit einer räumlichen Gedächtnisstörung (Vergessen von Routen), aber einem gut entwickelten Auge fürs Detail erlernt, sich während des Weges Einzelheiten einzuprägen (dort ein schräger Laternenpfahl, hier ein Schild, eine ungewöhnliche Bordsteinplatte oder ein Gartenzwerg).

Nach heutigem neurowissenschaftlichem Kenntnisstand ist zu erwarten, dass die Lokalisierung einer Hirnläsion prognostische Aussagen über die Erfolgschance der gewählten Modalität erlaubt. Bei linkshemisphärischen Läsionen sind verbale und bei okzipitalen Läsionen visuelle Strategien weniger geeignet. Allerdings sind die Dinge in der Praxis nicht immer so trennscharf. Darum muss man bei der Wahl der richtigen Behandlungsstrategie nicht nur von der Lokalisation der Läsion ausgehen, sondern immer eine Analyse der starken und schwachen sensorischen Kapazitäten machen.

Auslöser (engl. *cues*) können helfen, die gewünschten Informationen leichter abzurufen. Insbesondere bei retrograder Amnesie ist zu beobachten, dass mit Hilfe der richtigen Auslöser eine ganze Zeitspanne auf einen Schlag wieder erinnert wird (vgl. Luchelli et al., 1995). Dann zeigt sich auch die wichtige Bedeutung des richtigen Kontextes. Ein Patient hatte z. B. nach einem Schädel-Hirn-Trauma vergessen, welchen Beruf er ausübte. Als sein Lebenspartner ihn dann zu seinem Arbeitsplatz begleitete, konnte der Patient mit einem Mal detailliert über seine Tätigkeiten Auskunft geben. Auch Fotos, Video- oder Tonbandaufnahmen sowie vertraute Personen und Umgebungen können als Auslöser dienen. Ein Patient mit retrograder Amnesie hat eine Gedächtnislücke und bemerkt, welche Verwirrung er dadurch erzeugt (falsche Adressangaben, wichtige familiäre Ereignisse vergessen). Jetzt kann man versuchen herauszufinden, mit welchen wichtigen Ereignissen, Tätigkeiten, Orten und Personen der Patient während der Periode, für die Amnesie besteht, zu tun hatte und diese gezielt zur realitätsnahen Schließung der Gedächtnislücke einsetzen.

Vanishing-Cues-Methode (engl. für „verschwindende Auslöser") Diese Methode setzt auf die gute Reaktion bei Gedächtnisauslöser. Ein Patient vergisst immer wieder Schwester

Sylvias Namen. Man kann ihm jetzt ein Foto von Sylvia zeigen und dabei laut und deutlich „Sylvia" sagen. Allmählich lässt man immer mehr Buchstaben weg (Sylvia-Sylv-Syl-Sy-S), bis der Patient in der Lage ist, sich bereits beim S-Laut an den ganzen Namen zu erinnern. Zuletzt genügt der Anblick des Fotos oder Sylvias selbst (in diesem Beispiel könnte man also von Backward-Chaining sprechen, Kap. 5, „Chaining oder Chunking").

Spaced-Retrieval-Methode Diese Methode macht sich das Vorhandensein eines intakten Ultrakurzzeitgedächtnisses (Sekundenbereich) zunutze. Das sorgt auch dafür, dass ein amnestischer Patient ein Gespräch führen oder die Nachrichten verfolgen kann. Das Ultrakurzzeitgedächtnis hält einen gesprochenen Satz gerade so lange fest, bis seine Bedeutung erfasst wurde. Man lässt den Patienten Informationen wie eine Adresse oder einen Verabredungstermin zunächst sofort, dann in immer größeren Abständen (nach 10, 20, 30 Sekunden, einer Minute ...) wiederholen. Durch diese Vorgehensweise wird die Einprägung nachweislich verbessert.

Prospective Memory Process Training (PROMPT) Dieses von *Sohlberg* und *Mateer* (2001) entwickelte Gedächtnistraining ist speziell auf Alltagsaufgaben ausgerichtet. Dabei geht es vornehmlich um Übungen für das prospektive Gedächtnis, beispielsweise um das Nichtvergessen von Terminen oder Erledigung von Aufgaben wie Einkäufen, Haushaltstätigkeiten oder Tabletteneinnahme. Der Therapeut erteilt dem Patienten einen Auftrag, der nach einen bestimmten Zeitinterval zu erfüllen ist. Das Programm arbeitet mit systematisch zunehmenden Zeitintervallen von 3, 5, 8, 12, ... Minuten, mit zunehmend komplexer werdenden Aufgaben und mit stets mehr Ablenkungen wie z. B. dem Klingeln eines Telefons.

Einschleifen und Drill (implizites, prozedurales Lernen) Dies wurde bereits ausführlich besprochen in Kap. 5. Die Fähigkeit zum prozeduralen Lernen und das prozedurale Gedächtnis sind bei einer Amnesie meist intakt. Das bedeutet, dass der Patient trotz seiner Amnesie vieles lernen kann, z. B. Wiedererlernen von Alltagsfertigkeiten, nützlichen Routinehandlungen (Bezahlen, Routen, Transfers), Bedienung des PC, Einüben eines Musikstücks. Einfach „machen", wiederholen und vor allem nicht zu viel darüber nachdenken (wie übrigens auch bei vielen Computerhandlungen).

Fehlerfreies Lernen (Kap. 5, „Aus Fehlern lernen oder fehlerfreies Lernen?" und Kap. 9, Box 7) Für Patienten mit einer Amnesie ist es schwierig, aus Fehlern zu lernen, da gemachte Fehler einfach vergessen werden. Der Patient hat keine Ahnung mehr, was er beim letzten Mal in der Physiotherapie gemacht hat und was dabei gut und was weniger gut ging. Es besteht sogar die Gefahr, dass sich einmal gemachte Fehler durch Wiederholung festsetzen und zu festen Routinehandlungen werden (prozedurales Lernen). Wir alle kennen Beispiele, in denen „Roland" hartnäckig als „Ronald" angesprochen wird. In solchen Fällen kann eine Strategie des fehlerfreien Lernens nützlich sein. Man lässt den Patienten beim Anblick eines Fotos nicht raten (Cilia? Sylvia? Cynthia? Cisca?, usw.), sondern gibt sofort den richtigen Namen an. Mit Hilfe der Vanishing-Cues-Technik (siehe oben) wird verhindert, dass sich der Patient Fehler angewöhnt. Auf die gleiche Weise geht man vor beim Einüben von Handlungen wie dem Überqueren der Straße, Kaffeemachen, Einprägen von Routen oder Behalten von Adressen.

Interne (mentale) Gedächtnisstrategien

Hierbei geht es um Gedächtnisstützen oder Eselsbrücken, beispielsweise zum Behalten von Übungen, Routen, Transferstrategien, Namen, Einkäufen oder Zahlen. Solche Strategien werden meist nicht spontan angewendet, sondern müssen gezielt eingeübt werden.

Bildliche Vorstellung (engl. *imagery*) Zur besseren Einprägung einer Information wird der Patient angehalten, sich von ihr eine lebendige, visuelle Vorstellung zu machen. Um die Wörter „Butter", „Bleistift" und „Waschmittel" zu behalten, stellt man sich eine ganze Situation vor: „Vor Ihnen auf dem Tisch steht eine Waschmittelpackung, daneben ein Päckchen Butter, in das Ihr kleiner Sohn einen Bleistift gesteckt hat." Diese Strategie hat sich vor allem zum Erlernen von Wörtern im Gedächtnislabor bewährt. Die Anwendung dieser Strategie im Alltagsleben ist jedoch manchmal gekünstelt: Die Methode ist nicht in allen Fällen anwendbar und der Patient muss in der Lage und bereit sein, sie umzusetzen. Einige Amnesiepatienten werden diese Methode jedoch erfolgreich anwenden können (vgl. Kaschel et al., 2002).

Enkodierungstiefe (engl. *deep encoding*) Wenn man sich einen Wort einprägen will, kann man die Tiefe der Informationsverarbeitung bewusst steuern, hier am Beispiel des Wortes „Löwe":

- Das visuelle Wortbild wird am schlechtesten behalten.
- Besser prägt sich der Wortklang ein. Hilfsmittel: Wie klingt das Wort, womit reimt es sich (Möwe)?
- Was für eine Art von Tier verbirgt sich hinter dem Wort? Ein Raubtier, das Zebras reißt.

Mit der letzteren Technik erzielt man die beste Einprägung. Optimiert wird die Behaltensleistung durch Kombination mehrerer Aspekte (der **Löwe** ist als Raubtier **böse**).

Ortsverknüpfungen Begriffe werden mit bestimmten Orten assoziiert, z. B. wird die Reihe Metzger–Bäcker–Postschalter mit dem dazugehörigen Fußweg verknüpft. Gegenstände werden mit dem Ort verknüpft, an dem sie sich befinden (z. B. Butter – Kühlschrank, Bettlaken – Kleiderschrank, Nägel – Garage). Ein Lehrer kann versuchen, die Namen seiner Schüler zu behalten, indem er sie mit ihrem festen Sitzplatz verknüpft. Ein Gastgeber mit schlechtem Namengedächtnis verknüpft die Namen seiner Gäste mit der Tischordnung.

Lernmethoden als Gedächtnishilfen Am bekanntesten ist die PQRST-Methode zur Einprägung von Text, wobei die Akronyme „P-Q-R-S-T" das Behalten der Schritte dieser Lernstrategie vereinfacht (Robinson, 1970):

- **P**review (Vorschau): Man versucht, durch die Überschriften und Untertitel eine Übersicht über die Grobstruktur des Textes zu bekommen.
- **Q**uestion (Fragen): Bei jeder Überschrift fragt man sich, was wohl in dem dazugehörigen Paragraphen behandelt werden soll und welche Fragen beantwortet werden sollen.
- **R**ead (Lesen): Der Text wird abschnittsweise gelesen.
- **S**tate (Bestätigen): Abgleich von erwarteten Fragen und tatsächlichen Inhalten.
- **T**est (Überprüfen): Kontrollieren, ob Inhalt des Kapitels nunmehr bekannt ist (z. B. durch lautes Nacherzählen).

Diese Methode (auch bekannt unter SQ3R: Survey = Besichtigung, Überblick, Question = Fragen, Read = Lesen, Recite = Sagen, Vortragen, Review = Prüfen) ist anderen Einprägungsmethoden, wie z. B. dem wiederholten Lesen oder dem lauten Vorlesen, überlegen. Die Methode fordert eine höhere Eigeninitiative, aktiven Einsatz und die Information wird tiefer mental verankert.

Eine Geschichte konstruieren In seinem Bändchen *The Mind of a Mnemonist* beschreibt *Luria* (1968) die Technik, die ein Gedächtniskünstlers zum Behalten riesiger Zahlenreihen verwendete. Er „verpackte" die Zahlenreihe in eine Geschichte und konnte sie dadurch behalten, z. B. 19247–381013–12070–2021934–48350–53192–44813... :

> *„Wir begaben uns mit dem Zug von 19 Uhr 24, der 7 Minuten Verspätung hatte, mit drei Kindern von 8, 10 und 13 Jahren auf eine Reise von 120 Kilometern, um unsere Tante zu ihrem 70. Geburtstag zu besuchen. Sie ist nämlich am 20. 2. 1934 geboren. Wir hatten vier Geschenke bei uns, die zusammen 83,50 Euro kosteten. Wir bezahlten mit einer Karte, die den Pincode 53192 hatte. Weil wir 4 Personen waren, nahmen wir 4 Äpfel, 8 Brötchen und eine Flasche Cola als Reiseproviant mit. Leider gab es nur noch 3 Bananen usw.*

Auch wenn sie ein wenig gekünstelt wirkt, kann die Technik durchaus effektiv sein, was unter anderem damit zusammenhängt, dass zusammenhanglose Zahlen eine Bedeutung erhalten, die Geschichte verleiht der Zahlenreihe einen Sinngehalt. Unser Gehirn behält Geschichten besser als bedeutungslose Zahlen!

Externe Gedächtnishilfen

Im Alltag stehen viele Gedächtnishilfen zur Verfügung, doch jeder weiß, dass sogar der allgemein bekannte Terminkalender oft nicht benutzt wird. Jeder von uns hat bestimmt einen Bekannten, der regelmäßig seinen Terminkalender „vergisst", obwohl absehbar ist, dass neue Termine gemacht werden müssen. Das reine Vorhandensein einer Gedächtnishilfe bedeutet also noch lange nicht, dass diese auch angewendet wird. Häufig sind weitere Hilfestellungen, Erläuterungen und Erinnerungen notwendig.

Im täglichen Leben ist häufig das prospektive Gedächtnis entscheidend. Bestimmte Termine oder Aufträge dürfen nicht vergessen werden (ein Zahnarztbesuch, Geld abheben, ein Anruf, eine Zahlung, ein Medikament einnehmen, etwas Ausgeliehenes zurückgeben, einen Einkauf machen). Dazu verwenden wir Notizblätter, Taschenkalender, Knoten im Taschentuch, Post-it, Tonsignale und Taschenwecker. *Oddy* und *Cogan* (2004) beschreiben eine Amnesiepatientin, die im Alltag gut durchkommt dank eigener Einsicht in ihre Gedächtnisstörung, der Unterstützung durch die Familie und des Einsatzes von Tagesplänen.

Eines der ersten elektronischen Hilfsmittel war ein sog. Neuro-Page, ein Gerät, das mit speziellen, persönlichen Information gefüttert werden kann und mit einer Warnfunktion verknüpft ist. Zu einem vorab eingestellten Zeitpunkt gibt das Gerät ein Warnsignal ab und meldet die geplante Tätigkeit auf einem Display. Inzwischen können hierzu auch Organizer, Notebooks und Handys verwendet werden. Computer und Internet bieten eine große Auswahl von Anwendungsmöglichkeiten, u. a. als Kalender (Google, Yahoo) und Warnungssystem.

Externe Gedächtnishilfen gibt es auch für Patienten, die bestimmte Ereignisse vergessen haben. Wie bereits erwähnt, bestehen nach einem Schädel-Hirn-Trauma häufig Gedächtnislücken (totale Gedächtnislücke = Zeitraum retrograde Amnesie + Zeitraum anterograde Amnesie), durch die der Patient seine Kontrolle über das Geschehen verliert. Hier können Gedächtnishilfen wie Tagebücher, Berichte, Tonband, Videoaufnahme oder Fotos eingesetzt werden. Heute ist es ein Leichtes, mit einem Handy immer aktuelle Fotos oder Filmaufnahmen zu machen. Wählen Sie immer nur ein für den jeweiligen Patienten geeignetes Medium aus, also keine Handy für jemanden, der so ein Ding nicht bedienen kann, und kein schriftliches Tagebuch für jemanden, der nicht (mehr) lesen kann. Heute werden auch spezielle Helpdesks, mit denen der Patient in Problemsituationen jeweils Fragen an eine kompetente Person stellen kann, eingesetzt für Menschen mit Gedächtnis- oder anderen kognitiven Störungen (vgl. Martin-Saez u.a. 2011).

Umgebungsanpassung

Für Patienten mit Gedächtnisstörungen stehen zahlreiche Anpassungsmöglichkeiten und unterstützende Maßnahmen zur Verfügung, beispielsweise in Pflegeheimen:

- **Farbleitsysteme:** Beispiel: blaue Türen = Toiletten, rotes Blinklicht = „Sie haben einen Fehler gemacht", gelber Streifen auf dem Fußboden = Weg zur Physiotherapie, roter Streifen auf dem Fußboden = Weg zur Ergotherapie.
- **Konstruktive Vereinfachungen:** Küchenschränke mit Glastüren, wodurch der Inhalt jederzeit sichtbar ist.

Ein extremes Beispiel sind sogenannte *Smart Houses,* also Häuser mit „klugen Anpassungen", deren Einrichtung ganz auf die Versorgung von Personen mit kognitiven Störungen ausgerichtet ist. Jede Art von Schwierigkeit wird unmittelbar von Online-Kameras erfasst und an eine zentrale Leitstelle weitergeleitet. Über einen Druck auf den Knopf kann der Patient direkt Hilfe anfordern. Beim Telefon hängen Fotos von Familienangehörigen, die nur berührt zu werden brauchen, um sofort eine Verbindung zu der betreffenden Person herzustellen. Natürlich bieten moderne Technologien hier immer mehr Möglichkeiten.

Wie immer wird es in der Praxis auch hier um ein Paket gehen, das aus maßgeschneiderten Therapien, Strategien, Hilfsmitteln und Maßnahmen besteht. Ein gutes Programm hat immer einen „ganzheitlichen" Charakter. Damit ist gemeint, dass sowohl medizinische als auch psychologische und soziale Aspekte berücksichtigt werden, also nicht nur der klinische Zustand des Patienten, sondern auch dessen emotionale und soziale Folgen und die direkten Bezugspersonen (Partner, Familie, Bekannte) (Prigatano, 1999; Wilson in: Scheiris, 2003).

Die Wirkungen von Gedächtnisinterventionen fallen individuell sehr variabel aus. Doch selbst wenn die Effekte objektiv eher geringfügig erscheinen (Berg in: Brouwer, 2002), können schon kleine Verbesserungen für den Patienten ausschlaggebend sein, z. B. in seiner beruflichen Situation. Patienten nehmen Verbesserungen subjektiv oft viel positiver wahr, als die objektiven Testergebnisse vermuten lassen. Und zum Schluss soll noch einmal betont werden, dass die Trainingsprogramme für den Einzelnen zugeschnitten sein müssen: was für den einen Patient wirksam ist, könnte für einen anderen Patienten völlig ungeeignet sein.

Literatur: Ponds et al. (2010), Wilson und Moffat (1984), Wilson (1987, 2005, 2009), Meier et al. (1987), Wilson (in: Stuss et al., 1999), Cohen (1989), Riddoch und Humphreys (1994), Scheiris et al. (2003), Berg und Schmidt (in: Brouwer, 2002), Sohlberg und Mateer (2001), Rak (in: Kasten et al., 1998).

10.11 Eingeschränkte Krankheitseinsicht

Der Erfolg einer Rehabilitation hängt zum Großteil von der Motivation des Patienten ab. Patienten, die sich nicht einsetzen können oder wollen, fehlt eine wichtige Voraussetzung zur Rehabilitation. In diesem Buch unterscheiden wir drei wesentliche Elemente der Motivation: Wachheit, Emotion und Kognition (Kap. 9). Ein schläfriger, passiver, gleichgültiger, wütende, uneinsichtiger oder seine Probleme bagatellisierender Patient ist nur schwer auf den Weg der Rehabilitation zu bringen. In seinem viel zitierten Buch *Restoration of Function after Brain Injury* (1963) widmet *Luria* diesem Thema ein ganzes Kapitel: „The problem of motivation". Im folgenden Abschnitt behandeln wir vor allem den Aspekt der Kognition: Versteht und übersieht der Patient wirklich, was mit ihm los ist?

10.11.1 Definition der Nosoagnosie (Anosognosie)

Anmerkung: Ich führe hier den Begriff „Nosoagnosie" statt „Anosognosie" ein. Letzeres ist sprachlich unpräzise (ebenso wie „Stereoagnosie" statt „Astereognosie" und „Somatoagnosie" statt „Asomoatognosie"; es geht ja um Formen von Agnosie).

Eingeschränkte Krankheitseinsicht ist in der Praxis zwar ein häufig vorkommendes Problem, dennoch wird dieser Begriff allzu großzügig verwendet (Kap. 7). Im Übrigen handelt es sich hier nicht um eine deutlich abgrenzbare Störung, sondern um ein Bild mit zahlreichen Abstufungen und Varianten. Anhand der folgenden Punkte lässt sich das Symptom näher präzisieren.

Es ist wichtig, das **Ausmaß des Nichtverstehens** festzustellen. Das Spektrum erstreckt sich von totaler Leugnung (engl. *denial*) bis hin zur Bagatellisierung oder zu einem falschen Verständnis eines oder mehrerer Teilprobleme.

Ein CVI-Patientin mit einem ungeschickten, sensibel gestörten rechten Arm sagt, wenn etwas danebengeht: „Tja, dieser Arm ist früher gebrochen gewesen." Einerseits ist sie sich bewusst, dass etwas los ist mit diesem Arm, andererseits sieht sie keinen Zusammenhang mit dem kurz zurückliegenden Schlaganfall und dem „Nichtfühlen".

Wenn jemand seine Probleme leugnet oder bagatellisiert, können grundsätzlich zwei ursächliche Mechanismen im Spiel sein:

- Leugnung als **Abwehrmechanismus** mit einer Schutzfunktion. Durch das Leugnen kann ein Patient die unmittelbare Konfrontation mit seinem Problem und die damit einhergehende emotionale Krise vermeiden.
- Leugnung als **neurologisches Symptom** wird als Nosoagnosie (Anosognosie) bezeichnet (wörtlich: das Nicht-Erkennen einer Krankheit). Infolge der Hirnschädigung verschwindet nicht nur die Funktion (Störung), sondern auch das Wissen um ihr Vorhandensein (Bewusstsein). So verliert ein Patient beispielsweise die Hälfte seines Gesichtsfeldes, aber auch das Wissen darüber, dass dieses Gesichtsfeld überhaupt existierte. Dies hat zur Folge, dass der Patient die Störung nicht kompensieren wird, was sich zunehmend nachteilig für ihn auswirkt. Nosoagnosie wirkt also kontraproduktiv und verstärkt das Problem (zunehmende Neigung zu riskantem Verhalten, engl. *accident prone behaviour*).

Mit Blick auf die Behandlungsstrategie ist es wichtig, zwischen Leugnung als psychologischem und Leugnung als neurologischem Symptom zu unterscheiden. Durch die Eliminierung seines psychologischen Abwehrmechanismus wird der Patient eines wichtigen Schutzes beraubt und gerät in Gefahr einer emotionalen Krise. Hier ist dann eine verstärkte psychologische Betreuung vonnöten. Durch das Aufheben einer neurologisch begründeten Leugnung kann zwar auch eine Krise entstehen, es eröffnet sich jedoch auch die Chance auf Kompensation, wodurch sich die Funktionsfähigkeit verbessern kann. Der Patient passt günstigenfalls besser auf, verhält sich weniger riskant und die Rehabilitation hat mehr Aussicht auf Erfolg.

Man kann zwei Ebenen von Krankheitseinsicht unterscheiden:

- **Selbsteinsicht (engl. *self-awareness*):** als hierarchisch hochstehende Funktion des präfrontalen Kortex, die die Fähigkeit zur Selbstreflexion und Selbstbeurteilung ermöglicht („Ich kann verstehen, dass Sie meine Handlungsweise nicht begrüßen, gebe aber zu bedenken ...", usw.). Im Störungsfall: Es ist bekannt, dass bei Schädigungen des präfrontalen Kortex die fehlende Selbstreflexion sozial unangepasstes Verhalten hervorrufen kann.
- **Störungseinsicht:** Der Patient versteht, dass sein Bein gelähmt ist, dass die Hälfte seines Gesichtsfelds ausgefallen ist oder dass er ein Sprach- oder Gedächtnisproblem hat. Im Störungsfall: Durch die Hirnschädigung kann diese Einsicht beeinträchtigt sein. Diese Form der Nosoagnosie tritt vor allem bei weiter hinten im Gehirn lokalisierten Läsionen auf.

Bezüglich des Erscheinungsbildes einer Nosoagnosie unterscheiden wir zwei Formen, die jede für sich, die aber auch in Kombination auftreten können:

- **Verbale Nosoagnosie** Der Patient macht realitätsfremde Aussagen wie „Ich bin nur zur Beobachtung hier", „Ab morgen setze ich mich wieder selbst ans Steuer" oder „Mein linker Arm war gebrochen".
- **Verhaltensmäßige Nosoagnosie** Während des Gesprächs zeigt der Patient sich der Problematik bewusst, verhält sich aber nach wie vor riskant (beim Radfahren, Treppensteigen etc.).

Man sollte die Aussagen des Patienten darum immer kritisch hinterfragen. Immer offenherzig zu glauben, was ein Patient einem berichtet, kann sich also als eine Fallgrube herausstellen.

10.11.2 Objektivierung der fehlenden Krankheitseinsicht

Die Anamnese ist zur Objektivierung der unangemessenen Krankheitseinsicht unverzichtbar. Die eigenen Worte des Patienten, seine Sicht der Dinge und das Gespräch über sein Funktionieren vermitteln einen – wenn auch subjektiven – ersten Eindruck. Zur weiteren Diagnose bittet man den Patienten, eine wichtige, in der Durchführung nicht zu schwierige Aktivität des täglichen Lebens vorzuführen. Sie fragen dann vorab, ob er dies könne und sich zutraue. Der Patient wird während der Durchführung beobachtet und im Anschluss gefragt, wie er seine Leistung selbst einschätze.

Konkrete Aktivitäten könnten z. B. sein: das Einschenken von Tee, das Überqueren einer Straßenkreuzung, das Zigarettenziehen oder das Tätigen von Einkäufen im Supermarkt per Rollstuhl.

Dadurch gewinnt man einen Eindruck darüber, wie realistisch der Patient sich selbst vorher einschätzt und nachher beurteilt.

10.11.3 Wege zur Verbesserung der Krankheitseinsicht

Eine eingeschränkte Krankheitseinsicht wird oftmals als eine zusätzliche Erschwernis der eigentlichen Rehabilitationsarbeit empfunden. Dabei ist ein ausreichendes Verständnis der eigenen Funktionsfähigkeit für den Patienten in jeder Hinsicht von vitaler Bedeutung. Ein selbstständig geführtes soziales Leben ohne realistische Selbsteinschätzung ist nicht nur unmöglich, sondern auch gefährlich.

Aus diesem Grund muss die Wiedergewinnung einer realistischen Selbsteinschätzung ein Hauptziel der Rehabilitation sein.

Alle Gangübungen und Kochtrainings machen keinen Sinn, wenn der Patient schon am nächsten Tag die Treppe hinabstürzt (falsche Einschätzung) oder vergisst, den Gashahn abzudrehen (mangelhaftes Gedächtnis).

Folgende Grundbedingungen werden zur Verbesserung der Krankheitseinsicht als förderlich erachtet:

- Eine erste Vorsorgemaßnahme besteht darin, dem Patienten eine zu große **Frustration zu ersparen.** Er sollte nicht wiederholt mit seinen Fehlern konfrontiert werden, weil er sonst in eine emotionale Krise geraten könnte, was die Zielerreichung noch weiter erschweren würde! Deshalb muss man die physische und personale Struktur vereinfachen. Leitlinie: nicht zu viel fordern, positive Verhaltensweisen verstärken, schwierige Situationen und Aufgaben vermeiden (Prigatano, 1999).
- Eine Grundbedingung ist die **Vertrauensbeziehung** zum Patienten (Prigatano, engl. *therapeutic alliance*). Besteht gegenüber Ärzten und anderen Therapeuten kein Vertrauen oder Respekt, dann werden sich Einsicht und Einstellung des Patienten nicht so schnell verändern.
- Wichtig ist auch das **Einbinden der Umgebung.** Partner und Angehörige des Patienten sollten verstehen, was eine Nosoagnosie ist und dass diese Störung auch ohne einen allgemeinen geistigen Verfall vorkommen kann. Geben Sie dem Lebenspartner Tipps, wie er mit der Störung umgehen kann, ohne sich in fruchtlosen Konflikten mit dem Patienten zu verstricken.
- **Informationen und Erläuterungen** über Art und Folgen einer Hirnschädigung sollten nicht nur über eine Standard-Informationsbroschüre, sondern immer persönlich, individuell und gezielt erfolgen (Kap. 9, „Edukation“). Das dabei entstehende Gespräch gestaltet sich oft müh-

sam, weil der Patient dazu neigt, entweder an seiner eigenen Sicht der Dinge festzuhalten oder die Probleme auf allerlei externe Faktoren zu schieben („Die Schwingtüren sind falsch eingestellt", „Der Rollstuhl funktioniert nicht richtig", „Mein Mann will mich nur loswerden"). Vieles hängt vom Vertrauen des Patienten in seinen Gesprächspartner ab. Manchmal hilft auch Autorität: „Wenn der Herr Professor das so sagt, dann wird es wohl wahr sein."

- Geben Sie dem Patienten Gelegenheit, mit konkreten Aufgaben **Erfahrungen** zu sammeln, Beispiele:
  - Lassen Sie einen Patienten mit Dysarthrie oder Wernicke-Aphasie eine Tonbandaufnahme des eigenen Sprechens hören.
  - Zeigen Sie dem Patienten eine Videoaufnahme seines Gehens oder Ankleidens.
  - Geben Sie ihm Aufgaben, bei denen der Erfolg objektiv wahrnehmbar ist: Tee einschenken (gekleckert?), jemanden anrufen (erledigt?), den Fernseher einschalten (gelungen?).
- Unterm Strich erhält der Patient somit ein Feedback über seine Leistungen. Überstürzen Sie jedoch nichts. Um eine Krise zu verhindern und gleichzeitig Akzeptanz zu erreichen, darf die Konfrontation mit der Wirklichkeit nur in kleinen Schritten stattfinden.

Prigatano (1999) beschreibt einen Professor, der nach einem Schädel-Hirn-Trauma gegen den Rat seiner Therapeuten darauf bestand, seine Vorlesungen wieder aufzunehmen. Die Psychologen und Therapeuten fanden das viel zu hoch gegriffen. Während der Rehabilitation war die Wiederaufnahme seiner Alltagsaktivitäten recht chaotisch verlaufen. Immer wieder vergaß er das Hauptziel. In diesem Fall war er allerdings zu einer Abmachung bereit: Der Ergotherapeut durfte ihn zu seiner Vorlesung begleiten, um ihre Systematik und Verständlichkeit zu beurteilen. Die Vorlesung erwies sich für den Patienten als viel schwieriger als erwartet. Er verlor den Faden und verärgerte die Studenten. Diese Konfrontation führte dazu, dass er seine Schwächen einsah.

- Benennen Sie explizit die **Ziele und Schritte** einer Aufgabe und überprüfen Sie während der Umsetzung das Gelingen der Teilschritte. So kann man beispielsweise beim Kochtraining jede Teilaufgabe definieren und auf einem Formular festhalten. Während der Übungen wird die Sequenz Schritt für Schritt abgehakt (gelungen, nicht gelungen, teilweise gelungen). Abschließend wird das Formular mit dem Patienten besprochen.

Falls der Patient dennoch weiterhin in seinem Leugnen hängen bleibt und kein Verständnis seiner krankheitsbedingten Defizite entwickelt, bleiben nur noch direktive Maßnahmen:

- **Einschleifen und Drill** ist als letzter Versuch zu werten, mittels Einübung und Wiederholung bestimmte nützliche Fertigkeiten einzuschleifen (prozedurales Lernen), z. B. das Überqueren der Straße oder sich ankleiden. Dies wird allerdings nur dann gelingen, wenn der Patient trotz eingeschränkter Krankheitseinsicht zur Kooperation bereit ist (manche Patienten sind gewissermaßen „gehorsam" trotz fehlender Einsicht).
- **Umgebungsanpassungen,** sodass „gefährliches" Verhalten verhindert wird, z. B. Moped abschließen, Treppengitter, Haustürsicherung.

Literatur: Sonderausgabe von Zeitschrift *Neuropsychological Rehabilitation* über „Pathologies of awareness: bridiging the gap between theory and practice" (Clare und Halligan ed. 2006). Hierin u. a. Fleming und Onsworth (2006) über Interventionen. Luria (1963), Prigatano und Schacter (1991), Prigatano (1999), Sohlberg und Mateer (2001), Wilson et al. (2003).

10.12 Störungen der exekutiven Funktionen

10.12.1 Definition

Unter dem etwas konstruierten Begriff „exekutive Funktionen" wird eine ganze Skala von Funktionen subsumiert, die mit der Fähigkeit zu einer durchdachten und gezielten Problemlösung zusammenhängen. Es geht also um planvolle und bewusste Vorgehensweisen, die den mehr automatisierten Routinetätigkeiten gegenüberstehen. Beispiele sind: einen Ausflug mit den Kindern vorbereiten, einen Haushaltsplan aufstellen, ein Protokoll schreiben, ein Fest oder ein größeres Essen organisieren, ein Regal zusammenbauen. Leider werden Exekutivfunktionen in der Literatur und in der Praxis sehr uneinheitlich definiert.

„Exekutive Funktionen" ist demnach ein Sammelbegriff für Aufgaben mit höherer Komplexität, die gleichzeitig motorische, sensorische, kognitive und andere Hirnfunktionen beanspruchen. Man muss quasi den Kopf beisammen haben. Eine der wichtigsten Funktionen dabei ist die Aufmerksamkeit: Nur durch Steuerung der Aufmerksamkeit ist ein systematischer Ansatz möglich und wird Chaos verhindert. Es geht also um Zusammenhang, Ordnung und Organisation, für die die präfrontale Hirnrinde zuständig ist, die darum auch mit dem Dirigenten eines Orchesters verglichen wird. Wie ein Dirigent, der ja mit jedem einzelnen Musiker Kontakt hat, so steht auch der präfrontale Kortex mit praktisch allen übrigen Hirnregionen in Verbindung. Aus diesem Grunde ist es auch nicht ganz richtig zu sagen, dass die exekutiven Funktionen im Lobus frontalis lokalisiert seien. Ein Dirigent ohne sein Orchester ist nichts, und im Stirnlappen befindet sich nicht eine bestimmte Funktion. Vielmehr geht es um den steuernden Einfluss, den die präfrontale Hirnrinde auf alle übrigen Hirngebieten und Funktionen ausübt (Goldberg, 2001).

Manche Patienten mit einer Präfrontalschädigung sind bei Untersuchungen und Tests gänzlich unauffällig, versagen aber zu Hause oder im Beruf vollständig (würden wir analog hierzu in Abwesenheit des Dirigenten die einzelnen Musiker seines Orchesters testen, dann würden wir nichts Auffälliges entdecken; bei der Ausführung der Symphonie würden aber Fehler gemacht).

Charakteristisch für „frontal bedingte" Verhaltensstörungen sind Eigenschaften wie Enthemmung, Planlosigkeit, Impulsivität, unbesonnenes, wirres Handeln, eine gewisse Rigidität (kein Abwägen von Alternativen), Unzugänglichkeit für korrigierendes Feedback (eine gewisse Starrköpfigkeit) und Gleichgültigkeit.

Störungen dieser Art fallen in der strukturierten Umgebung eines Krankenhauses, eines Reha-Zentrums oder eines Pflegeheims weniger auf und die Aufgaben in den meisten Tests sind ohnehin vorstrukturiert. Die Probleme werden häufig erst dann manifest, wenn der Patient versucht, sein früheres Leben wieder aufzugreifen. Erst jetzt zeigt sich, dass er durch einen unerwarteten Telefonanruf, durch lärmende Kinder, durch die Kreissäge des Nachbarn oder durch eine Katze, die den Teppich beschmutzt, völlig aus der Fassung gebracht wird. Abgesehen davon treten Reaktionen dieser Art auch bei sog. gesunden Menschen auf. Jeder von uns kennt wahrscheinlich die ein oder andere Person, die sich impulsiv, chaotisch oder gleichgültig verhält.

Um diese komplexe Funktion in den Griff zu bekommen, verwenden wir ein vereinfachtes Modell, nach dem sich planvolles menschliches Handeln in drei Phasen abspielt.

- Die **Motivation** zum Handeln: Die Handlungsmotivation beruht, wie gesagt, auf Wachheit, Emotion und Kognition. Eine Störung äußert sich entweder als Antriebsverlust, Affektschwäche, Apathie und Gleichgültigkeit (Minus-Symptome) oder als Impulsivität oder zwangmäßiges Handeln (Plus-Symptome).

- Das **Denken** hinter dem Handeln:
  - Das Ziel formulieren.
  - Feststellen, welche Informationen benötigt werden.
  - Auswahl von Teilaktivitäten und Festlegen der Prioritäten.
  - Schritte zur Durchführung planen.
  - Kreativität (sich etwas Neues ausdenken) und Flexibilität (Alternativen berücksichtigen).
- Die **Durchführung,** Erfolgsbewertung und evtl. Korrektur:
  - Fehler registrieren und korrigieren.
  - Unerwünschtes Verhalten unterdrücken (z. B. Perseveration).
  - Aktivität fortsetzen, bis das Ziel erreicht ist.
  - Feststellen, ob das Ziel erreicht ist.

10.12.2 Therapeutisches Vorgehen

Weil logisches Denken und planvolles Handeln von zahlreichen Teilfunktionen abhängen, gibt es keine einheitliche oder ganzheitliche Therapie. Generell ist auch hier die Vertrauensbeziehung zwischen Therapeut und Patient eine wichtige Grundbedingung.

Bei den Übungen werden oft die Teilfunktionen Gedächtnis und Aufmerksamkeit im Mittelpunkt stehen. Auch das Verständnis und die Krankheitseinsicht des Patienten sind wichtig (zur Erläuterung kann die Orchester-Dirigent-Analogie hilfreich sein). Ein Hauptziel der Übungen besteht darin, dem Patienten eine bewusste, aktive und planvolle Verhaltensweise näherzubringen. Oft spielen verbale Selbststeuerungstechniken eine wichtige Rolle.

Die ziemlich verschwommene Definition der exekutiven Funktionen und die große Diversität der individuellen Probleme erschweren die wissenschaftliche Untersuchung der therapeutischen Maßnahmen mittels RCT (kontrollierte Zwei-Gruppen-Forschung) und erfordern vom Behandler einen kreativen Ansatz für jeden individuellen Patienten.

Die Motivation zu handeln

Viele Grundzüge von Motivation wurden bereits weiter oben besprochen (Kap. 9), hier soll nur kurz auf zwei gegensätzliche Störungsbilder eingegangen werden.

Der apathische Patient: Apathische und antriebslose Patienten sind besonders schwierig zu behandeln. Die folgenden Hinweise sind eventuell hilfreich, um ihre Aktivitätsbereitschaft zu erhöhen (Luria, 1963; Goldenberg, 2002):

- Suchen Sie immer eine Aktivität, die den Patienten interessiert. Hier hilft oft ein Blick in die Vergangenheit des Patienten. Beispiel: Patient Jos aus Kap. 11 war sehr apathisch, munterte aber komplett auf, als sein Schlagzeug ins Pflegeheim gebracht wurde.
- Nutzen Sie auch biologische Bedürfnisse. Beispiel: Ein Patient mit Hunger wird möglicherweise ein innerhalb seiner Reichweite befindliches Brötchen selbst zubereiten.
- Bieten Sie Reize mit Auslöserfunktion an. Oft reagiert der Patient gut auf eine Frage oder Ermunterung. Ergänzend zum obigen Beispiel: „Möchten Sie Ihr Brötchen selbst schmieren?". Diesen Stimulator kann man dann sukzessive ausschleichen lassen.
- Sorgen Sie für eine angemessene Verstärkung des gewünschten Verhaltens (Kap. 7).

Der enthemmte Patient: Im Fall von enthemmtem oder impulsivem Verhalten kann man Prinzipien der verbalen Selbststeuerung einsetzen (Kap. 9, Box 5). Bei jemandem, der laut schreit oder schimpft, kann man auditives Feedback (mittels eines Mikrofons/Sensors) verwenden: Jedes Mal, wenn die Lautstärke eine bestimmte Grenze überschreitet, bekommt der Patient ein Warnsignal (Ton oder Vibration).

Der Gedankenfluss

Luria (1963 und 1967) unterscheidet zwischen zwei Typen von Denkstörung, die sich nachteilig auf das Handeln auswirken können.

- Läsionen im Bereich des Hinterkopfes (temporo-parieto-okzipital) können zu Störungen von Teilfunktionen wie Sprachverständnis, Lesen oder Rechnen führen, die auch nachteilige Auswirkungen auf das Handeln des Patienten haben (eine Nachricht verstehen, einen Preis berechnen).
- Läsionen im Bereich des Frontalhirns führen zu einer anderen Art von „Denkstörung". Diese Patienten können antriebslos und uninteressiert, aber auch impulsiv und chaotisch sein. Sie überblicken ihre Situation nicht, planen und evaluieren nicht und korrigieren ihr eigenes Tun nur unzureichend.

Übungsprogramme für Patienten mit temporo-parieto-okzipitaler Störung zielen auf die Kompensation der zugrunde liegenden Störung (siehe oben bei den betreffenden Störungen).

Patienten mit frontaler Störung benötigen Hilfe beispielsweise in Form eines schriftlichen Protokolls, um ihr Handeln zu strukturieren. Die in dem Protokoll festgelegten Regeln macht sich der Patient zu eigen und langsam mutiert die externe Hilfe in eine eigenständige mentale Strategie.

Luria zitiert einige Patienten, die infolge eines frontalen Schädel-Hirn-Traumas die Kontrolle über ihr eigenes Denken verloren haben, mit „Meine Gedanken laufen fest ...", „Mein Kopf ist leer" und während des Erzählens einer Geschichte: „In meinem Kopf spielt sich alles Mögliche ab, aber es gibt keinen Zusammenhang", „Ich weiß nicht, wo ich anfangen soll". Die Erfahrung lehrt, dass diese Patienten sich insbesondere damit schwertun, spontan etwas zu erzählen. Hier kann man unterstützen, indem man strukturierende Fragen der Art „Womit hat das angefangen?", „Und was geschah dann?", „Ja, aber warum?", „Wie ging es weiter?" stellt. Mit solchermaßen relativ kleinen Hilfestellungen gelingt es durchaus, die meisten Patienten zu einer zusammenhängenden Äußerung zu bewegen. Diese zunächst extern gestellten Fragen lassen sich mit Hilfe einer verbalen Selbststeuerungstechnik in eine innere Strategie umwandeln (eine Art von innerem Dialog, Kap. 9, Box 5).

Eine Variante dieser Technik arbeitet mittels einer vor dem Patienten liegenden Liste, die verbindende Nebensatzpräpositionen wie „zunächst", „jedoch", „seitdem", „obwohl" und „nachdem" enthält. Wenn ein Patient, der beispielsweise eine ihm vorgelesene Textpassage mündlich reproduzieren soll, nicht weiß, wie er beginnen soll oder plötzlich abbricht, kann er den verlorenen Faden wieder aufnehmen, indem er aus der Wortliste das richtige Verbindungswort wählt. Auch diese Strategie, die die Dynamik des Gedankenflusses verbessern soll, kann auf die Dauer zu einer Internalisierung führen.

Bei einer anderen Gruppe von Patienten fehlt ein mentales Konzept. Inhalte bleiben für sie weitgehend unverständlich, ihnen fehlt der Sinn für das große Ganze, sie können keine Kohärenz einzelner Handlungsfragmente herzustellen und sie sind nicht in der Lage, selbstständig wieder den roten Faden aufzugreifen. Das Einzige, was ihnen gelingt, ist die Wiedergabe unzusammenhängender Satzfragmente: „Ich habe Geld geholt." – „Musste an der Ampel warten." – „Habe die Haustür abgeschlossen." – „Habe ein Käsebrot gegessen." – „Ging zum Bäcker." Für diese Patienten verwendete *Luria* eine andere Technik (Abb. 10.6). Die Satzfragmente werden auf separaten Kärtchen notiert und auf einen Tisch gelegt. Anschließend versucht der Patient, die Kärtchen in die richtige Reihenfolge zu bringen, wobei er einen Stadtplan mit den Orten der verschiedenen Handlungen zu Hilfe nimmt. Auf diese Weise gelingt es ihm, eine geordnete Mitteilung zu machen. Der Umweg über den Stadtplan ermöglicht dem Gehirn den Einsatz einer anderen (räumlichen) Strategie, um Ordnung in das Gedankenwirrwarr zu bringen. Das

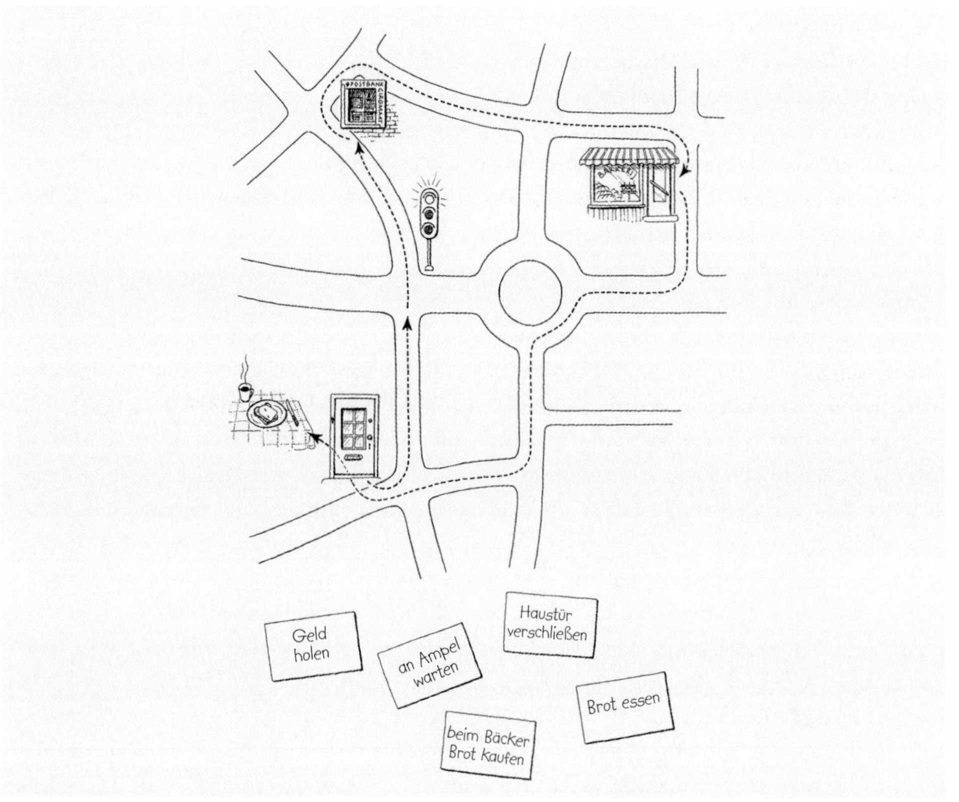

Abb. 10.6 Training in kohärentem Denken
Der Patient kann das Geschehen des abgelaufenen Tages nur in Form von Satzfragmenten wiedergeben. Die Fragmente werden auf separaten Kärtchen notiert und vor dem Patienten ausgelegt. Anschließend versucht er, die Kärtchen mit Hilfe eines Stadtplans in die richtige Reihenfolge zu bringen. Auf diese Weise gelingt es ihm, eine geordnete Mitteilung zu machen.

Ziel dieser Übungen ist dann wieder zu erreichen, dass der Patient diese Strategie rein gedanklich anwenden kann.

Probleme lösen

In der Literatur über exekutive Funktionen wird sehr oft auf die Studie von *von Cramon* und *Matthes-von Cramon* (1992 und 1994) verwiesen. Sie entwickelten einen Problemlösungstraining (PST, *Problem Solving Training*) für Patienten mit Problemen in der Durchführung von komplexen Alltagsaktivitäten (planloses Handeln, Nichtgebrauch wichtiger Informationen, Perseveration). Als Einschlusskriterien legten sie fest: genügende Aufmerksamkeit und Konzentration: mindestens 20 Minuten; Gedächtnis: mindestens 24 Stunden; vorhandene Motivation, keine Demenz, keine Aphasie, zumindest hinlänglich Krankheitseinsicht.

Die Übungen fanden teils individuell, teils in Gruppen statt. In 25 Sitzungen von je 50 Minuten Dauer wurden 20 Patienten mit PST mit einer Placebo-Kontrollgruppe von 17 Patienten verglichen, die ein Gedächtnistraining erhielten (Bemerkung: eine fragwürdige Placebo-Gruppe, weil die inkludierten Patienten keine Gedächtnisstörung haben durften). Das PST erwies sich als überlegen.

Im Rahmen dieses Problemlösungstrainings wurden unter anderem folgende Übungen durchgeführt.

- Eine Zeitungsinformation (z. B. Sportbericht, Wetterbericht) finden und wiedergeben
- Preisvergleiche zwischen Werbebroschüren anstellen
- Einen Zug- oder Busfahrplan lesen und gebrauchen
- Argumente für und gegen einen bestimmten Maßnahme formulieren
- Ein Bestellformular mit einem Lieferschein vergleichen
- Wohnungsanzeigen für junge Familien mit Kind und Hund durchsuchen, wobei die Miete ein bestimmtes Limit nicht übersteigen darf
- Kind möchte an einem Zeltlager teilnehmen; Vater ist dafür, Mutter ist dagegen: Formulieren von Argumenten
- Berechnung der Versandkosten eines Pakets mit einem bestimmten Gewicht und vorgegebenen Maßen
- Ideensammlung: Geburtstagsmahlzeit für mehrere Personen; Organisation eines Tages für einen auswärtigen Besucher.

Während der Übungen wird eine feste Liste mit Selbstinstruktionen verwendet:

- Wozu dient diese Übung?
- Was habe ich zu tun?
- Welche Informationen brauche ich?
- Wo kann ich diese finden?
- Kann ich die Informationen behalten oder muss ich sie notieren oder kopieren?
- Wie fange ich am besten an?
- Was ist am einfachsten?
- Ist meine Vorgehensweise und/oder Lösung richtig?

Untersuchungen bezüglich Problemlösungstrainings sind kaum vergleichbar, weil die jeweiligen Problemlösungsfähigkeiten nicht immer eindeutig zu definieren sind. *Rath* und Mitarbeiter (2003) untersuchten die Effektivität eines speziell entworfenen Problemlösungstrainings (u. a. mit stufenweisem Vorgehen) bei einer Gruppe von 60 Menschen mit Schädel-Hirn-Trauma, die wieder zu Hause lebten, aber dennoch regelmäßig Mühe hatten, Probleme anzupacken und zu lösen. Auch diese Untersuchung zeigt deutlich, dass das Lernen von Problemlösungsstrategien effektiv sein kann.

Das Ziel festhalten

Viele Patienten mit einer Hirnschädigung haben auch nach Ablauf der Rehabilitation noch Schwierigkeiten, einen roten Faden zu halten oder ein Ziel nicht aus dem Auge zu verlieren.

Eine Hausfrau nimmt sich vor, wegen eines für den Abend angekündigten Besuchs das Wohnzimmer aufzuräumen und zu putzen. Beim Aufräumen stößt sie auf den unbeantworteten Brief eines guten Bekannten. Eine Stunde später hat sie einen Antwortbrief verfasst und bemerkt erst auf dem Weg zum Briefkasten, dass jetzt keine Zeit mehr zum Putzen des Wohnzimmers ist. Der Besuch kann jeden Moment erscheinen.

Levine und Mitarbeiter (2000) verwendeten in ihrem GMT (engl. *goal management training*) das folgende Selbstinstruktionsprotokoll:

	Fragen Sie sich:
Stopp	Was mache ich jetzt gerade?
Hauptziel	Was war das Ziel meiner Tätigkeiten? Welche Aufgabe war am wichtigsten?
Schritte	Welche Schritte sind notwendig?
Lernen	Prägen Sie sich diese Schritte ein.
Handeln	Führen Sie die Aufgaben durch.
Prüfen	Tue ich, was ich tun wollte? Stimmt das auch?

Sie randomisierten 30 Patienten, die Probleme hatten, an einem Ziel festzuhalten, in zwei Gruppen. Eine Gruppe erhielt GMT, die andere Gruppe ein motorisches Training von gleicher Dauer. Die GMT-Gruppe erzielte das bessere Ergebnis.

Zeitdrucktraining

Die Informationsverarbeitung von Patienten mit einer Hirnläsion ist häufig verzögert. Die früher schnell arbeitende Sekretärin benötigt doppelt so viel Zeit; der Schlaganfallpatient im Pflegeheim ist körperlich in einer guten Verfassung, braucht aber jeden Morgen anderthalb Stunden zum Ankleiden; nach einer schweren Gehirnerschütterung schafft der Schüler seine Hausaufgaben nicht mehr in der zur Verfügung stehenden Zeit. In einem Großteil von Alltagssituationen ist Zeit der limitierende Faktor. Ein Zug fährt ab; die Kinder müssen rechtzeitig in der Schule sein; der Brief muss noch geschrieben werden, denn nächste Woche ist da keine Zeit für ... In all diesen und ähnlichen Situationen ist es für den Patienten nützlich, wenn er gelernt hat, mit Zeitdruck umzugehen.

Fasotti und Mitarbeiter (2000, Fasotti in: Brouwer et al., 2002) verwenden ein Selbstinstruktionsprotokoll, das unter anderem die folgenden Punkte enthält:

- Erstellen Sie einen Zeitplan.
- Prüfen Sie, ob bestimmte Dinge (Papiere ordnen, Dinge bereitstellen) schon vorher erledigt werden können?
- Erstellen Sie einen Plan für den Notfall (z. B. Taxi) und seine Umsetzung (z. B. Handy)?
- Überprüfen Sie die Richtigkeit des Zeitplans und ob der Notfallplan realistisch ist.

Fasotti und Mitarbeiter (2000) verglichen ihr Zeitdrucktraining mit einem Konzentrationstraining. Die Leistungen verbesserten sich in beiden Programmen, jedoch war der Effekt des Zeitdrucktrainings größer.

WSTC-Methode

Sohlberg und *Mateer* (2001) veröffentlichten eine brauchbare Übersicht der verschiedenen Selbstinstruktionstechniken, beispielsweise lautes Verbalisieren, Selbstevaluation und WSTC-Methode:

- **W**hat (Was muss ich tun),
- **S**elect (Wählen Sie eine Strategie),
- **T**ry (Probieren Sie die Strategie aus),
- **C**heck (Überprüfen Sie, ob es funktioniert).

Die vier Schritte werden auf einer Karte notiert, sollen aber vom Patienten vollständig internalisiert werden. Das folgende Fallbeispiel illustriert die Anwendung der WSTC-Methode.

Bei einem Betriebsunfall vor einem Jahr erlitt der dreißigjährige Jeff ein Schädel-Hirn-Trauma. Anschließend wurden nur geringe neuropsychologische Störungen festgestellt. Was aber auffiel, war die impulsive und unstrukturierte Art und Weise, in der er fortan seine Probleme anging. Da er alleinstehend war, machten seine Angehörigen sich über seine Ernährung sowie die hygienische und finanzielle Situation Sorgen. Planlos fing Jeff allerlei Aktivitäten an, und als dann Probleme entstanden (angebrannte Kartoffeln), konnte er sie nicht lösen. Es ging meistens besser, wenn zwischen dem Entschluss zu einer Aktivität und deren Beginn eine größere Zeitspanne lag, und auch, wenn eine Hilfsperson zur Verfügung stand. Glücklicherweise hatte er eine gewisse Krankheitseinsicht („Ich bin ein schlechter Koch") und die entsprechende Motivation, an einer Lösung zu mitzuwirken.

Jeff wurde die Wirkungsweise der WSTC-Methode erläutert. Mit Hilfe der vier Schritte, die auf einer Karte notiert waren, wurde die Anwendung eines PC-Programms eingeübt. Während der Übungen sprach der Therapeut jeden einzelnen Schritt laut vor. Nachdem Jeff auf diese Weise den Umgang mit dem PC erlernt hatte, wurde die gleiche Methode für das Kochtraining in der Küche angewendet. Trotz des lauten Aufsagens der verschiedenen Schritte machte Jeff während des Kochens immer wieder Fehler, weil er zu impulsiv war. Darum entschloss man sich, das Handy zu einer zwingenden Wiederholung der WSTC-Schritte einzusetzen, wodurch auch das Kochen nach einiger Zeit fehlerlos gelang. Schließlich genügte bereits der erste Schritt der Sequenz („Was will ich tun"), um ein impulsives Handeln zu vermeiden. Der kleine Erinnerungsimpuls reichte aus, Jeff zu einer kurzen Nachdenkpause zu zwingen und Fehler bereits im Ansatz zu vermeiden.

Anfänglich fand keine Generalisierung zu anderen Aufgaben statt. Allwöchentlich wurde im Gespräch ermittelt, ob bei anderen Aufgabentypen Schwierigkeiten bestanden (z. B. für einen Wochenendausflug die Reisetasche packen, Medikamente einnehmen). Man besprach, ob die Probleme mit Hilfe der WSTC-Methode zu verhindern gewesen wären. Wenn er dies bejahte, wurde ihm empfohlen, es doch wieder einmal mit der WSTC-Methode zu versuchen, die dann auch regelmäßig zum Erfolg führte. Einige Monate später gab es zwar noch die eine oder andere kleinere Schwierigkeit. Im Großen und Ganzen funktionierte Jeff jedoch zu Hause viel besser.

Umgebung und Hilfsmittel

Natürlich lassen sich auf diversen Ebenen Hilfsmittel einsetzen. Protokolle, Checklisten und Fragen sind mit Hilfe von Neuro-Pagern, Handys, Organizern oder Notebooks praktisch direkt verfügbar. Nötigenfalls kann man die Umgebung entsprechend anpassen (→ oben: Smart House). Kaffee kann man traditionell selbst aufgießen, aber auch von einer Kaffeemaschine oder einem Kaffeeautomaten herstellen lassen. Beim Kaffeeautomaten braucht man kaum einen Handlungsplan und genügt ein Druck auf den Knopf!

Literatur: Luria (1963 und 1969), Goldstein und Levin (in: Meier et al., 1987), von Cramon (1992), Levine et al. (2000), Fasotti et al. (in: Brouwer et al., 2000), Evans (in: Wood und MacMillan, 2001), Worthington (in: Halligan et al., 2003), Sohlberg und Mateer (2001), Mateer (in: Stuss et al., 1999), Oddy und Worthington (2009), Ponds et al. (2010). Eine interessante Fallbeschreibung findet sich bei Rood und Rutherford (2004).

Literaturempfehlungen

Für diejenigen, die sich weiter vertiefen wollen in Interventionsmöglichkeiten für diverse Störungen und Probleme nach Hirnschädigung, empfehlen wir unten stehenden Bücher.

Bücher mit stark neuropsychologischem Akzent:

Ponds et al. (Hrsg.): Neuropsychologische behandeling. Boom 2010 (in NL).

Johnstone und Stonnington: Rehabilitation of Neuropsychological Disorders. 2nd ed., Psychology Press 2009.

Halligan und Wade (Hrsg.): Effectiveness of Rehabilitation for Cognitive Deficits. Oxford University Press 2005.

Eslinger (Hrsg.): Neuropsychological Interventions. Guilford 2002.

Sohlberg und Mateer: Introduction to Cognitive Rehabilitation. Guilford 2001.

Bücher mit Akzent auf Zusammenhang zwischen biologischen Mechanismen und Rehabilitation:

Raskin (Hrsg.): Neuroplasticity and Rehabilitation. Guilford 2011.
Cramer und Nudo (Hrsg.): Brain Repair After Stroke. Cambridge University Press 2010.
Stuss et al. (Hrsg.): Cognitive Neurorehabilitation. Cambridge University Press 1999.
Dettmers und Weiller (Hrsg.): Update Neurologische Rehabilitation. Hippocampus 2005.

Bücher mit Akzent auf Verhaltensaspekte:

Ponsford (Hrsg.): Cognitive and Behavioral Rehabilitation. Guilford 2004.
Ponsford et al.: Traumatic braininjury. Rehabilitation for everday living. Psychology Press, London 2013
Prigatano: Principles of Neuropsychological Rehabilitation. Oxford University Press 1999.
Wilson et al.: Behavioral Approaches in Neuropsychological Rehabilitation. Psychology Press 2003.

Kapitel 11

Patientenzentrierte Behandlung

Jeder Patient stellt uns immer wieder vor die Wahl: Was genau wollen wir warum, wann und wie behandeln? Die richtige Behandlung ist immer individualisiert: was bedeutet das? Es werden dreizehn kardinale Leitsätze formuliert mit Prinzipien, die bei jedem Patienten immer handlungsleitend sein müssen.
Das therapeutische Vorgehen wird anhand zweier konkreter Fallbeispiele schrittweise besprochen:
Patient Jos jammert den ganzen Tag. Was genau ist sein Problem, und wie gestalten wir die Therapie? Der Fall beschreibt ein verhaltenstherapeutisches Experiment: Lässt sich störendes Verhalten auch ohne Medikamente behandeln? Die Antwort lautet ja, jedoch verfügen wir nicht immer über die notwendigen Ressourcen.
Patientin Ellie hat eine Reha mit motorischem Schwerpunkt hinter sich und versucht jetzt, ins Alltagsleben zurückzufinden, stößt aber auf Probleme. Sie strauchelt wiederholt und tut sich mit dem Lesen schwer. Beides deutet auf ein Neglect hin. Gemeinsam mit dem Leser bauen wir Schritt für Schritt auf den bisherigen Erkenntnissen einen Behandlungsplan auf.

11.1 Vorgehensweise in der patientenzentrierten Behandlung

In Kap. 8 haben wir den Patienten Jaap kennengelernt, der Schwierigkeiten beim Ankleiden hatte. Wir konnten zeigen, dass die Vorgehensweise des empirischen Zyklus einen angemessenen und systematischen Ansatz unterstützt. In den Kap. 9 und 10 konnten wir unser Wissen um das immense Angebot an Behandlungsprinzipien und -methoden im Zusammenhang mit verschiedenen Störungen erweitern. In diesem Kapitel wenden wir uns wieder konkreten Patienten zu. Der Entwurf eines sinnvollen Behandlungsprogramms ist immer Maßarbeit. Jedes Mal stehen wir erneut vor der Entscheidung, was wir behandeln und wie wir behandeln wollen. Nicht jede Störung und nicht jede Behinderung bedarf einer Behandlung, und nicht jede Methode eignet sich für jeden Patienten. Die zwingende Notwendigkeit einer individuellen Behandlung wurde in den vorherigen drei Kapiteln immer wieder betont. Die damit verbundenen wichtigsten Gesichtspunkte wollen wir hier noch einmal in Form von dreizehn kardinalen Leitsätzen zusammenfassen.

Kardinale Leitsätze

1 Schaffen Sie zum Patienten eine Vertrauensbeziehung Deren Effekt ist nicht zu unterschätzen: Ist die Therapeut-Patienten-Beziehung positiv, können auch scheinbar sinnlose Behandlungen sehr effektiv sein. Umgekehrt können auch wirkungsvolle Methoden in Ermangelung einer Vertrauensbeziehung wirkungslos bleiben.

2 Stellen Sie ein therapeutisches Milieu her Dies sollte einerseits angepasst (bei Bedarf Aufzug, automatische Türen usw.), andererseits stimulierend (durch Farben, Geselligkeit usw.) sein. Ein Angebot von Reizen und Aktivitäten ist äußerst wichtig, um plastische Restitutionsprozesse zu optimieren.

3 Jede Behandlung ist individuell zu gestalten Jeder Mensch ist anders, unverwechselbar und einzigartig. Nichts ist schlimmer als eine gedankenlos durchgeführte Standardbehandlung.

4 Jeder Patient ist ein biopsychosoziales Wesen Der Mensch „funktioniert" körperlich, geistig und sozial, eine Hirnschädigung stört diese biopsychosoziale Balance: der Patient hat eine Gehbehinderung infolge einer Parese; er ist durch seine Hirnschädigung impulsiv geworden, ist niedergeschlagen, weil er so vieles nicht mehr kann, verliert soziale Kontakte infolge körperlicher Einschränkungen, Kommunikationsschwierigkeiten oder Persönlichkeitsveränderung. Auch das Familienleben kann tiefgreifend belastet sein (Ehebeziehung, Aufmerksamkeitsverteilung usw.). Gibt es Unterstützung durch Partner oder Familie, oder brauchen gerade sie Hilfe und Unterstützung? Möchte er zurück in den Beruf? Wie wichtig ist die Mobilität für den Patienten? Es ist wichtig, solche Fragen zu stellen und zu beantworten. Rehabilitation ist keine rein medizinische Angelegenheit, sondern muss auch die anderen genannten Aspekte berücksichtigen.

5 Was erlebt der Patient subjektiv selbst als seine Probleme? Wir müssen ihn ernst nehmen, wenn er sich über vereinzelte Tippfehler ärgert, obwohl er damit bereits Überdurchschnittliches leistet; ebenso, wenn er gut verständlich spricht und dennoch unter der Veränderung seiner Stimme oder Aussprache leidet. Vieles hängt davon ab, welche beruflichen oder Freizeitaktivitäten der Patient täglich unternehmen möchte. Fragen Sie so lange nach, bis die vorhandenen Probleme deutlich umschrieben sind.

6 Die Persönlichkeitsmerkmale des Patienten können für den Erfolg einer Behandlung entscheidend sein Relevante Faktoren sind: Ist er intelligent, systematisch, genau, nervös, impulsiv, geduldig, rasch verärgert oder frustriert, empfänglich für Kritik und in seiner Art eher niedergeschlagen oder heiter?

7 Was sind für diesen individuellen Patienten sinnvolle Aktivitäten? Vorrangig ist insbesondere die Frage, wie sie am besten in den Behandlungsplan integriert werden können.

8 Die Motivation des Patienten, gliedert sich in folgende drei Komponenten:
- Wachheit *(Arousal)*. Ist der Patient wach genug? Besitzt er genug Energie zur Bewältigung der Therapie?
- Emotion. Wie ist die Stimmungslage des Patienten? Hat er „Lust" auf die Behandlung?
- Kognition. Besitzt der Patient Krankheitseinsicht? Was meint und erwartet er selbst von der Therapie?

9 Was sind die Stärken und Schwächen des Patienten? Bei einem Aphasiker arbeitet man nicht mit verbaler Selbstinstruktion oder ausführlicher mündlicher Instruktion. Patienten mit rechtshemisphärischer Schädigung haben dagegen häufig verbale Stärken, die man benutzen kann („Talk him through the task").

10 Sind die ICF-Ebenen im Behandlungsplan verarbeitet? Sind die Ebenen der elementaren Funktionen, Aktivitäten und Partizipation im Behandlungsplan wiederzufinden?

11 Überwachen Sie die Generalisierung Während der Einübung von Elementarfunktionen muss dem Patienten immer der Zusammenhang mit den erstrebten Zielfertigkeiten klargemacht werden. Generalisierung ist mit einer gezielten und schrittweisen Vorgehensweise zu erreichen. Ist eine Generalisierung mühsam oder nicht zu erreichen, dann sind möglichst die individuell erreichbaren Zielfertigkeiten zu trainieren.

12 Versuchen Sie, Routine zu erzeugen Lassen Sie den Patienten so lange üben, bis Fertigkeiten automatisiert ablaufen und Doppelaufgaben möglich sind (z. B. sich während des Gehens unterhalten können).

13 Bedeutung des interdisziplinären Konsensus Versuchen Sie, in Ihrem Team zwischen den beteiligten Fachdisziplinen Einigkeit bezüglich des Behandlungsplans zu erzielen.

Insgesamt eine umfassende Liste! Eine Rehabilitationsbehandlung ist auch etwas anderes als das Verschreiben der einen oder anderen Tablette. Die dreizehn Leitsätze und -gedanken sollen auch verdeutlichen, dass eine Rehabilitationsbehandlung mehr ist als die Beherrschung und Anwendung der entsprechenden Techniken allein. Um zukünftige Verbesserungen in seinen eigenen Therapiealgorithmus zu bringen, könnte man diese Liste als Checkliste benutzen. Jeder einzelne Leitsatz daraus kann separat in Angriff genommen werden.

In den beiden folgenden Abschnitten wollen wir die beiden Patienten Jos und Ellie besprechen. Jos hat vor allem Verhaltensprobleme, Ellie leidet unter Gang- und Lesestörungen.

11.2 Jos jammert den ganzen Tag

Anmerkung: Die Lokation der Läsion war in diesem Fall unklar und ist hier auch unwichtig, weil es um die Verhaltungsänderung geht.

Der nachfolgend beschriebene Fall basiert auf einer wahren Begebenheit. Er gibt den Versuch wieder, ungewünschtes Verhalten nach Hirnschädigung durch verhaltenstherapeutische Techniken günstig zu beeinflussen. Einzelheiten des Falles wurden aus didaktischen Gründen etwas verändert dargestellt.

Persönliche Daten und Problembeschreibung

Seit einem Schlaganfall vor zwei Jahren lebt der 63-jährige Jos in einem Pflegeheim. Er ist verheiratet, aber kinderlos. Er war zunächst Musiker (Klarinettist und Schlagzeuger) und spielte auf Hochzeiten und anderen Veranstaltungen. Da er damit aber nicht genug verdiente, wechselte er mit dreißig in einen Hilfsarbeiterjob in der Erdölindustrie.

Der Schlaganfall resultierte aus einem Herzstillstand. Er war bewusstlos aufgefunden und anschließend reanimiert worden. Der Herzstillstand hatte eine Hirnischämie verursacht vor allem im Versorgungsgebiet der A. basilaris (im medizinischen Bericht wird von einem Stammhirninfarkt gesprochen)

Jos hat keine primär neurologischen Ausfallserscheinungen mehr, und mit ein wenig Ermunterung und Unterstützung ist er ADL-selbstständig. Jedoch leidet er unter einer Orientierungsstörung zu Zeit, Ort und Person sowie unter schweren Störungen des Gedächtnisses, der Urteils- und Kritikfähigkeit und einer eingeschränkten Krankheitseinsicht. Ab und zu hat er Angstattacken; oft läuft er ziellos herum und wird gegenüber den Schwestern handgreiflich.

Im Laufe seines Aufenthalts im Pflegeheim hat er sich ein störendes Jammern und Nörgeln angewöhnt, was schließlich den ganzen Tag anhält. Beim morgendlichen Wecken schlägt er nach den Schwestern, weil er nicht aufstehen will, und im Laufe des Tages grabscht er nach ihnen.

Meist sitzt er aber in seinem Sessel und tut nichts, außer sich die Hände zu reiben, sich dann vornübergebeugt auf seine Hand zu stützen und sich dann wieder die Hände zu reiben. Währenddessen ächzt, stöhnt und quengelt er in einem fort.

Jeden Tag von 14–16 Uhr besucht ihn seine Frau. Gegen 14 Uhr nimmt das Jammern noch an Intensität zu. Jos geht dann unruhig und weinend durch die Gänge und ruft nach seiner Frau.

Jos lebt auf der psychogeriatrischen Station der Pflegeeinrichtung, eine ziemlich „kühle“ Umgebung, die als ehemalige Krankenhausabteilung für einen dauerhaften Aufenthalt eigentlich nicht geeignet ist.

Die verordneten Beruhigungsmittel machen ihn etwas schläfriger, wodurch das Jammern etwas leiser wird, haben aber ansonsten kaum Effekt. Eine Pflegeperson hat einmal bemerkt, dass Jos durch eine Fernsehsendung über einen Wettbewerb für Harmonieorchester gefesselt war (und dann nicht jammerte!).

Das Behandlungsteam fragte sich, ob eine Verhaltenstherapie Aussicht auf Erfolg haben könnte. Es wurde für Jos ein gezieltes Verhaltenstraining entworfen und deren Effektivität untersucht. Die Resultate sind in einem Abschlussbericht festgehalten (Heijstek, 1994). Im Folgenden werden die Hauptpunkte des Plans und der Verlauf der Behandlung in groben Linien zusammengefasst.

Probleminventarisierung

Zunächst wurden die Personen mit unmittelbarem Kontakt zum Patienten gefragt, welche seiner Verhaltensweisen sie am meisten störten. Aus den zahllosen Antworten schälten sich folgende heraus, über die unter allen Befragten Konsens bestand:

- hörbares Jammern, Nörgeln und Weinen,
- nie etwas tun, Initiativlosigkeit,
- kaum sinnvolle, soziale Kommunikation,
- Aggressivität, Schlagen, Treten, Schimpfen,
- unruhiges Umherlaufen auf der Station,
- Handgreiflichkeiten (den Schwestern an Brust und Po fassen).

Problemselektion

Nach einer Diskussion im Behandlungsteam wurde entschieden, zwei Probleme als vorrangig zu behandeln: das Jammern und das Nichtstun. Als Begründung wurde angeführt, dass das Jammern sehr hinderlich sei für die anderen Bewohner. Außerdem hatte das Pflegepersonal beobachtet, dass das Jammern aufhörte, sobald Jos aktiv mit etwas beschäftigt ist, was bis dahin allerdings sehr selten vorkam! Die Handgreiflichkeiten erwiesen sich schließlich als geringeres Problem, da es immer seltener auftrat und dann leicht korrigierbar war.

Baseline und Behandlungsziel

Ein Tag wurde in 25 Messzeitpunkte von jeweils 15 Minuten aufgeteilt, verteilt über Morgen, Mittag und Abend. Mehrere Beobachter hielten die Auftretenshäufigkeit des Zielverhaltens mittels einer Strichliste fest:

- Jammern: 58% der Messmomente = 7 h/Tag
- Aktivitäten: 4,5% der Messmomente = 30 min/Tag

Ganz bewusst wurden realistische Ziele gesetzt:

- Jammern: Verringerung auf 20%: ca. 2,5 h/Tag
- Aktivitäten: Zunahme auf 15%: ca .1,5 h/Tag

Verhaltenspsychologische Problemanalyse

Mit Hilfe der Elemente ABMC (**A**ntecedent = Auslöser, **B**ehaviour = Verhalten, **M**ind = mentaler Prozess, **C**onsequence = Konsequenz, siehe Kap. 7) inventarisierten wir die mit dem Zielverhalten zusammenhängenden Faktoren, hier ausgeführt am Beispiel des Jammerns.

Antecedent: Reize oder Situationen, die dem Verhalten vorausgehen.

- im Sessel sitzen und nichts tun,
- seine Frau erblicken,
- eine Instruktion erhalten (z. B. in der Physiotherapie),
- Lärm,
- morgens aufstehen müssen.

Behaviour: Beschreibung des Verhaltens.

- Bei der konkreten Beschreibung des Jammerns lag der Schwerpunkt auf Hörbarkeit, da vor allem das hörbare Jammern das Miteinander auf der Station störte (Personal, andere Patienten, Besucher). Das Jammern musste aus mindestens drei Meter Entfernung hörbar sein.

Mind: Was geht in dem Patienten vor? Was denkt und fühlt er?

- Auf die Frage, wie er sich fühle oder was er gerade denke, gibt Jos keine verwertbaren Antworten. Meistens antwortet er überhaupt nicht. Manchmal wird er auch wütend oder gibt merkwürdige Antworten. So antwortet er beispielsweise auf die Frage einer Schwester: „Warum weinen Sie?“, mit: „Weil ich froh bin.“ Und auf: „Warum sind Sie froh?“, mit: „Weil ich in Holland wohne.“
- **Wachheit:** Oft reagiert er nicht oder nur mit Verzögerung; häufig ist er auch schläfrig.
- **Emotion:** Wirkt oft traurig, ist selten fröhlich.
- **Kognition:** Schwer zu beurteilen; Jos scheint nicht wirklich zu verstehen, was um ihn herum vorgeht. Eine orientierende neuropsychologische Untersuchung ist kaum abzunehmen (van Cranenburgh et al., Oriënterend Neuropsychologisch Onderzoek, ONO, 2013; auch auf Deutsch erhältlich: ONU).

Consequence: Welche Folgen hat das Verhalten?

- Immer wenn er jammert, tröstet ihn seine Frau (positive Verstärkung).
- Wenn er jammert, kommt eine Schwester, um ihn zu beruhigen (positive Verstärkung).
- Wenn er jammert, werden andere Patienten wütend, äffen ihn nach oder schlagen ihn manchmal auch (positive und/oder negative Verstärkung).
- Seine Frau ist an der Grenze ihrer Belastbarkeit angekommen (das könnte negativ verstärken, aber Jos scheint das nicht zu bemerken).

Erklärungshypothese

- Enthemmung primitiver Verhaltensmuster infolge einer Hirnschädigung. Dadurch kann das Jammern weniger kontrolliert werden.
- Die relativ monotone und abweisende Umgebung bietet keine lohnenden Alternativen.
- Die Umgebung macht nicht fröhlich.
- Durch die Schläfrigkeit (Medikation?) wird die Wahrnehmung des eigenen Verhaltens erschwert.
- Das Jammern ist zum größten Teil operant konditioniert; es ist wahrscheinlich erst im Pflegeheim entstanden, weil es Aufmerksamkeit erzeugt (Verstärkung der positiven Faktoren unter **Konsequenz** wiegt schwerer als die negativen Faktoren).
- Jammern ist zur Routine geworden, tritt also unbewusst und automatisiert auf.

Es liegt also ein Zusammenspiel mehrerer Faktoren vor. Davon beeinflussbar sind insbesondere der Faktor Umgebung (Aktivitäten anbieten), der Faktor Wachheit (Medikation absetzen) und der Faktor Konsequenz (Verstärkungen verändern).

Behandlungsplan

Die Behandlung bestand aus einer Anzahl von Maßnahmen und Verhaltensregeln, die für jeden verbindlich waren, der mit dem Patienten in Berührung kam:

- Nichtreagieren auf Jammern,
- Nichtjammern belohnen,
- gemeinsame Aktivitäten unternehmen,
- Eigeninitiative zu Aktivitäten belohnen,
- Schritt für Schritt den Weg zum Rekreationsraum einüben.

Diese Verhaltensregeln waren vier Wochen lang genauestens einzuhalten. Bei dem Versuch, alle Beteiligten einzubinden, stellte sich heraus, dass seine Ehefrau nicht in der Lage war, ihr tröstendes Verhalten einzustellen. Bereits ein Gespräch über diese Maßnahme bewegte sie sehr stark. Allerdings war sie bereit, im Interesse ihres Mannes die Besuche während der Behandlung einzustellen.

Unter den im Dreischichtendienst organisierten Pflegekräften entstand das Problem, dass einige Kollegen den Nutzen der Behandlung nicht einsehen wollten. Sie sprachen von unethischen und dressurähnlichen Maßnahmen. Darum wurden in Form eines Kurzseminars (zweimal eine Stunde) noch einmal die wichtigsten im Zusammenhang mit Hirnläsionen auftretenden Verhaltensänderungen und die Grundzüge der Verhaltenstherapie besprochen. Die vorgegebene Linie wurde mit konkreten Beispielen untermauert:

Vorschläge für konkrete Maßnahmen der Mitarbeiter:

Bei Jammern, Nörgeln oder Weinen – ungewolltes Verhalten nicht verstärken:

- nicht reagieren, nichts sagen (auch keine Kritik üben),
- kein Schwätzchen machen,
- keinen Kaffee bringen,
- keine Zigarette anbieten.

Bei Nichtjammern – gewolltes Verhalten verstärken:

- Grüßen: „Guten Morgen, guten Tag“, „Haben Sie gut geschlafen?“, „Haben Sie schon Kaffee getrunken?“, „Hallo, Jos, haben Sie es sich bequem gemacht?“, „Gemütlich, so ein Kartenspiel, Buch, Gesellschaftsspiel“.
- Fragen stellen. „Was würden Sie heute am liebsten machen?“, „Sollen wir einen Spaziergang machen?“, „Möchten Sie eine Zigarette?“, „Sind Sie so nett und bringen Frau X diese Tasse Kaffee?“.

- Komplimente machen. „Sie haben sich heute aber schick gemacht", „Sie sehen fröhlich aus, haben Sie etwas Lustiges erlebt?", „Darf ich mich zu Ihrer gemütlichen Runde dazusetzen?", „Sie haben beim Duschen so gut mitgemacht, jetzt kriegen Sie von mir eine extra Tasse Kaffee".
- Ein kurzes, gemütliches Schwätzchen machen (nicht über das Jammern!).
- Körpersprache: kurze, freundliche Berührungen; Klaps auf die Schulter; die Hand geben; über den Kopf streichen; zuzwinkern; zulachen; bei einem lustigen Ereignis einbeziehen; Zigarette, Kaffee oder ein Plätzchen/ein Stück Schokolade anbieten.

Die kurze Fortbildung und die konkreten Verhaltenstipps bewährten sich gut. Trotz des Arbeitsdrucks hielten sich die Betroffenen meist gut an die gemachten Absprachen.

Zur weiteren Aktivierung versuchte man an etwas anzuknüpfen, das ihm in seinem Leben gefallen hatte; in diesem Fall die musikalische Vergangenheit des Patienten. Auf den Vorschlag, seine musikalischen Aktivitäten wieder aufzunehmen, reagierte er positiv. In seiner Wohnung war die Klarinette leider nicht zu finden, aber auf dem Speicher fand man das Schlagzeug, das ins Pflegeheim gebracht wurde. Jos lebte wirklich auf. Mit strahlenden Augen trommelte er jeden Tag eine halbe Stunde lang. Die wöchentlich stattfindenden Chorproben durfte er auf dem Schlagzeug begleiten, allerdings musste er jedes Mal wieder von einem der Betreuer auf die Probenzeit hingewiesen werden. Dennoch erlebte man ihn zum ersten Mal während seiner Rehabilitationszeit fröhlich.

Behandlungsergebnisse

Während der Behandlung ging die Dauer des Jammerns von 58 auf 15% der Zeit zurück. Messungen nach Abschluss der Behandlung ergaben eine geringe erneute Zunahme auf 20% der Zeit. Das Behandlungsziel (20%) wurde demnach erreicht und blieb auch erhalten (Abb. 11.1 A).

Während der Behandlung stieg der Zeitanteil durch Aktivitäten von 4,5 auf 44% an, fiel aber nach der Behandlung wieder auf 17% zurück. Auch hier wurde das Ziel erreicht (Abb. 11.1 B).

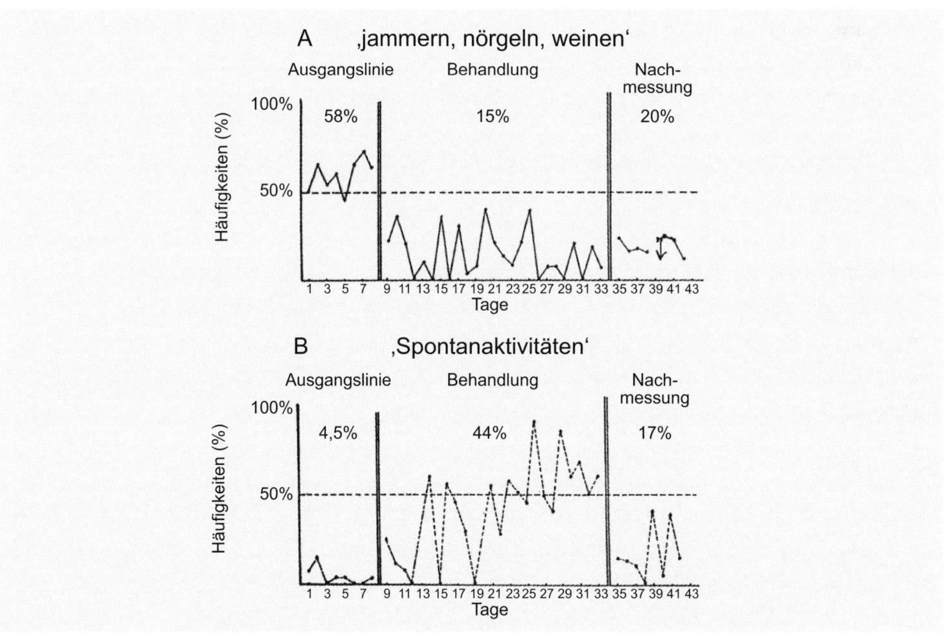

Abb. 11.1 Behandlungsergebnisse Patient Jos
A Jammern: erfolgreich, B Fehlende Eigeninitiative: Verbesserung ist offensichtlich möglich

Jedoch muss hinzugefügt werden, dass die Aktivitäten nicht spontan entfaltet wurden, sondern dass Jos immer wieder ermuntert werden musste. Die beiden Spitzen während der Nachmessungen wurden durch die aktive Aufforderung des Behandlers verursacht, den Chor am Schlagzeug zu begleiten. Das Ziel ist damit zwar nicht hundertprozentig erreicht worden, die Ergebnisse beweisen jedoch, dass Jos' Aktivitätsniveau erheblich gesteigert werden konnte.

Schlussfolgerung

- Durch Hirnschädigung bedingte Verhaltensänderungen sind mittels verhaltenstherapeutischer Maßnahmen günstig zu beeinflussen. Diese Beeinflussung ist erheblich gezielter, als es durch den Gebrauch von Psychopharmaka möglich wäre.
- Bei hirnorganisch bedingten Verhaltensstörungen sind Medikamente weder die einzige noch die erste therapeutische Wahl.
- Es scheint vernünftig, sich zunächst auf wenige Ziele zu beschränken und diese Ziele nicht zu hoch anzusetzen.
- Ein positiver Erfolg bei einem bestimmten Verhalten generalisiert nicht automatisch auf anderes Verhalten.
- Der Erfolg der Behandlung hängt entscheidend vom Verständnis und von der Einsicht der Mitarbeiter bezüglich Verhaltensänderung nach Hirnschädigung und verhaltenstherapeutischer Methoden ab. Nur wenn alle Beteiligten der gleichen Linie folgen, treten keine störenden Behandlungsbrüche auf.
- Eine stimulierende Umgebung und das Anbieten individuell attraktiver Aktivitäten können Wohlbefinden und Verhalten des Patienten stark positiv beeinflussen.

Dennoch mussten wir nach einem Jahr mit großer Enttäuschung feststellen, dass Jos wieder ganz in sein altes Muster zurückgefallen war. Obwohl alle Mitarbeiter sich der Bedeutung eines gezielten und konsequenten Umgangs mit dem Jammerverhalten bewusst waren, erwies es sich als unmöglich, dies auch nach dem Experiment im klinischen Alltag durchzuhalten (z. B. das Schlagzeug). Die Personaldecke für eine derartig intensive Behandlungsweise war einfach zu knapp bemessen – brüskierend und beschämend angesichts unserer superreichen Gesellschaft.

11.2 Ellie strauchelt und tut sich mit dem Lesen schwer

Ellie ist eine vitale, alleinstehende 69-jährige Witwe. Ihr Mann verstarb vor fünf Jahren. Ihre beiden Kinder (30 und 34 Jahre alt), die weit entfernt leben, sieht sie nur ein- bis zweimal im Jahr. Wichtige Aktivitäten in ihrem Leben sind der tägliche Waldspaziergang mit dem Hund (bei schönem Wetter ist sie manchmal den halben Tag draußen) und das Lesen mehrerer Tageszeitungen und Zeitschriften. Ellie interessiert sich für Politik und ist auf diesem Gebiet auf dem Laufenden. Ihren Haushalt führt sie systematisch und genau.

Vor vier Monaten erlitt sie einen rechtsseitigen Schlaganfall mit linksseitiger Hemiparese. Anfänglich konnte sie weder gehen noch stehen und ihren linken Arm und ihre linke Hand kaum bewegen. Ihr Zustand verbesserte sich jedoch rasch: sie machte schnelle Fortschritte bei den Physio- und Ergotherapie. Während der Übungen war sie sehr motiviert und perfektionistisch. Nach zwei Wochen konnte sie schon wieder am Stock gehen und gebrauchte bei vielen Aktivitäten den linken Arm. Nach drei Monaten wurde sie als „rehabilitiert" und ADL-selbstständig entlassen. Sie konnte freihändig gehen, zog jedoch noch ab und zu das linke Bein etwas nach, was als nicht problematisch beurteilt wurde, weil sie auch niemals gestürzt war. Wenn sie ihren Gang beschleunigte, wurde eine deutliche Bewegungsasymmetrie sichtbar. Arm- und Handfunktion hatten sich gut erholt. Nur die Feinmotorik bereitete noch etwas Mühe (Faden einfädeln, Knopf auf Nadel ziehen, Öffnen und Schließen kleiner Knöpfe).

Wieder daheim, beginnt sie ihr früheres Leben wieder aufzunehmen: Spaziergänge mit dem Hund und viel Lesen. Dies erweist sich aber als unerwartet schwierig. Durch das Nachziehen des linken Beins ist sie während der Spaziergänge im Wald mit dem Hund bereits dreimal schwer gestürzt. Das Lesen gestaltet sich schwieriger als früher. Oft muss sie Sätze und Abschnitte mehrmals lesen; Passagen, die sie nicht versteht, erschließen sich ihr erst dann, wenn sie erheblich langsamer noch einmal gelesen werden.

Aufgrund all dessen macht Ellie sich zunehmend Sorgen und wendet sich drei Wochen nach der Entlassung an ihren Rehabilitationsarzt mit der Frage, ob sie mehr Therapie bekommen könne.

Frage 1a

Nennen Sie – unabhängig von dem soeben beschriebenen Fall – mindestens fünf mögliche Störungen, die ein **Nachziehen des Beins** verursachen könnten (linke Spalte). Geben Sie in der mittleren Spalte an, wie die Störung das Nachziehen des Beins erklären kann, und machen Sie in der rechten Spalte Interventionsvorschläge **Problem: Nachziehen eines Beins**

Störung	Erklärung des Problems	Mögliche Intervention
1. Parese des linken Beins/Fußes ↓	Kraftverlust der Fußextensoren; während der Schwungphase wird der Fuß unvollständig angehoben	Krafttraining, Orthese

Frage 1b

Nennen Sie – ebenfalls unabhängig von Ellies Fall – mindestens fünf mögliche Störungen, die **Schwierigkeiten beim Lesen** erklären könnten, und geben Sie wieder entsprechende Therapiemöglichkeiten an. **Problem: Mühe mit Lesen**

Störung	Erklärung des Problems	Mögliche Intervention
1. Visus-verminderung ↓	Unscharfes Sehen	Brille

Antwort zu Frage 1a

Problem: Nachziehen eines Beins

	Störung	Erklärung des Problems	Mögliche Intervention
1	Parese des linken Beins/Fußes	Kraftverlust der Fußextensoren; während der Schwungphase wird der Fuß unvollständig angehoben	Krafttraining, Orthese
2	Anästhesie oder Hypästhesie des linken Fußes	Nachziehen und Fußstellung werden nicht (zuverlässig) gespürt	Sensibilitätstraining? Visuelle Kontrolle des linken Beins einüben
3	Linksseitiges Neglect (taktil, visuell, motorisch)	Achtet nicht auf das linke Bein	„Neglect-Training", z. B. Stimuli, die die Aufmerksamkeit nach links ziehen
4	Somatoagnosie (Störung des Körperschemas)	Veränderte Empfindung der Proportionen des linken Beins/Fußes	Visueller und/oder taktiler Aufbau eines mentalen Bilds des linken Beins/Fußes
5	Apraxie (u. a. Gangapraxie)	Nicht mehr wissen, wie man geht (z. B. Fußabwicklung)	Erneutes Einschleifen der Fußabwicklung beim Gehen (Führen, visuelle Demonstrationen)
6	Fehlende Motivation	Weigerung zu gehen; will sich keine Mühe geben	Gründe suchen, Gespräch über die Folgen führen
7	Operant konditioniert	Unwillig, ohne Begleitung zu gehen; das Nachziehen erzwingt Begleitung	Dekonditionierung: Begleitung nur bei Nichtnachziehen; bei Nachziehen keine Begleitung

Antwort zu Frage 1b

Problem: Mühe mit Lesen

	Störung	Erklärung des Problems	Mögliche Intervention
1	Visusverminderung	Unscharfes Sehen	Brille
2	Augenmuskelparese	Doppelbilder	Abdecken eines Auges; Kopfdrehung bis zum Verschwinden der Doppelbilder
3	Blickparese	Augen bewegen sich nicht in eine Richtung	Kompensation mittels Bewegungen von Kopf und/oder Rumpf
4	Hemianopsie	Ausfall des halben Gesichtsfeldes, Teile von Wörtern oder Zeilen werden nicht gesehen	Einüben, neben die Wörter zu schauen, mehr Scanning-Bewegungen der Augen
5	Dyslexie (peripher)	Nichterkennen von Buchstaben	Taktiles, kinästhetisches Einschleifen?
6	Dyslexie (zentral)	Mühe mit Wortbedeutungen	Einüben von Wort-Bild-Assoziationen
7	Neglect-Dyslexie	Übersieht die linke Hälfte von Wörtern und Sätzen	Linksseitige Ankerreize (Cues), langsamer lesen

Frage 2

Studieren Sie die beiden Tabellen und wählen Sie die Störung(en) aus, die wahrscheinlich für Ellies Probleme verantwortlich sind. Geben Sie an, wie Sie Ihren Befund bestätigen könnten.

Frage 3

Die weiteren Untersuchungen ergeben eindeutig das Vorliegen eines linksseitigen, visuell-taktil-motorischen Neglects.
Für die übrigen möglichen Diagnosen ergeben sich keine Hinweise.
Formulieren Sie auf Grundlage dieser Erkenntnisse eine praktisch brauchbare Erklärungshypothese.

Frage 4

Stellen Sie auf Grundlage der erhaltenen Informationen einen groben Behandlungsplan auf (bitte noch keine Details).

Antwort zu Frage 2

Ellies Schädigung befindet sich in der rechten Hemisphäre. Ein linksseitiges Neglect würde sowohl das Nachziehen des Beins als auch die Lesestörung erklären können.
Streng genommen müssen aber alle genannten möglichen Ursachen mit Hilfe gezielter Untersuchungen und Tests ausgeschlossen werden.

Antwort zu Frage 3

Ein Neglect kann sowohl das Nachziehen des Beins als auch die Mühe mit Lesen erklären (Abb. 11.2).
Während der Rehabilitation hat die Wiedergewinnung der Handgeschicklichkeit und des Gehens im Mittelpunkt gestanden. Da sich das Gehen sehr stark gebessert hat, waren alle Betroffenen der Meinung, dass die Patientin die Folgen ihres Schlaganfalls vollständig überwunden habe. Die oberflächliche neuropsychologische Untersuchung ergab keinen pathologischen Befund.
Es ist jedoch ein großer Unterschied, ob das Gehen im Übungsraum (ebener Boden, Linoleum, Struktur, Betreuung) oder ganz allein mit einem Hund im Wald stattfindet (Unebenheiten, herumliegende Äste, gleichzeitig auf das Tier und auf den Weg achten müssen, allerlei Ablenkungen in der Umgebung). Wegen der einseitigen Konzentration auf die motorischen Probleme (sowohl durch die Therapeuten als auch durch Ellie) wurde die Lesestörung übersehen. Die neuropsychologische Untersuchung beschränkte sich auf das Vorlesen weniger einfacher Sätze und verlief unauffällig. Beim Lesen einer ganzen komplexeren Zeitungsseite wäre die Störung sicher ans Licht gekommen.

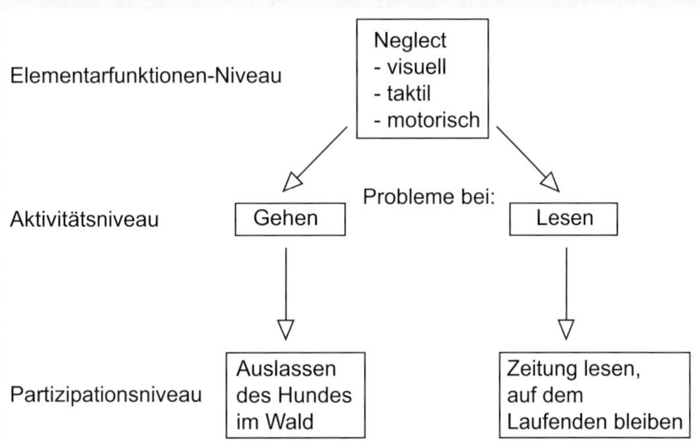

Abb. 11.2 Erklärungshypothese für Ellies Probleme
Die gemeinsame zugrundeliegende Störung ist ein Neglect, das zu Störungen des Gehens und des Lesens führt.

Antwort zu Frage 4

Da es wohl sinnvoll ist, sowohl die zugrunde liegende Störung als auch die gewünschten Zielfertigkeiten zu trainieren, könnten wir das ICF-Model (Elementarfunktion – Aktivität – Partizipation) als Leitfaden verwenden.
Phase A: Übungen auf dem Niveau der elementaren Funktionen (Störung) sind eine gemeinsame Basis für das Gehen und das Lesen.
Ziel: Zunahme der Aufmerksamkeit für die linke Körperhälfte und die linke Raumhälfte.
Phase B: Übungen auf dem Niveau der Aktivität (Einschränkung): Gehen und Lesen.
Ziel: in einer strukturierten Umgebung sicher gehen können; verbesserte Lesefähigkeit (lautes Vorlesen einfacher Übungstexte). Übertragung (Transfer) des in Phase A Erlernten auf die Aktivitäten des Gehens und Lesens.
Phase C: Übungen auf dem Niveau der Partizipation, d. h. der gewünschten Zielfertigkeiten.
Ziel: Sicher und ohne zu straucheln mit dem Hund im Wald spazieren gehen; Tageszeitung und Zeitschriften lesen; Übertragung des Erlernten auf die gewünschte Zielfertigkeit.

Frage 5

Wie würden Sie die Übungen der Phasen A, B und C zeitlich anordnen?

Frage 6

Nennen Sie einige konkrete Beispiele **elementarer Übungen** (Übungen auf dem Niveau der Störung) und machen Sie eine Auswahl für Ellies Behandlungsprogramm.
Welche Bedeutung könnten Cues, Feedback, Fading-in und Fading-out haben?

Frage 7

Welche Übungen auf dem Niveau der Einschränkung (Aktivität B) würden Sie empfehlen? Machen Sie einen möglichst konkreten Vorschlag für Ellies Gang- und Leseprobleme.
Wie könnte man auch in dieser Phase die Methode der klassischen Konditionierung anwenden?

Frage 8

Was schlagen Sie vor, um die erwünschte Endsituation zu erreichen?

Antwort zu Frage 5

In Abb. 11.3 werden mehrere Möglichkeiten dargestellt.

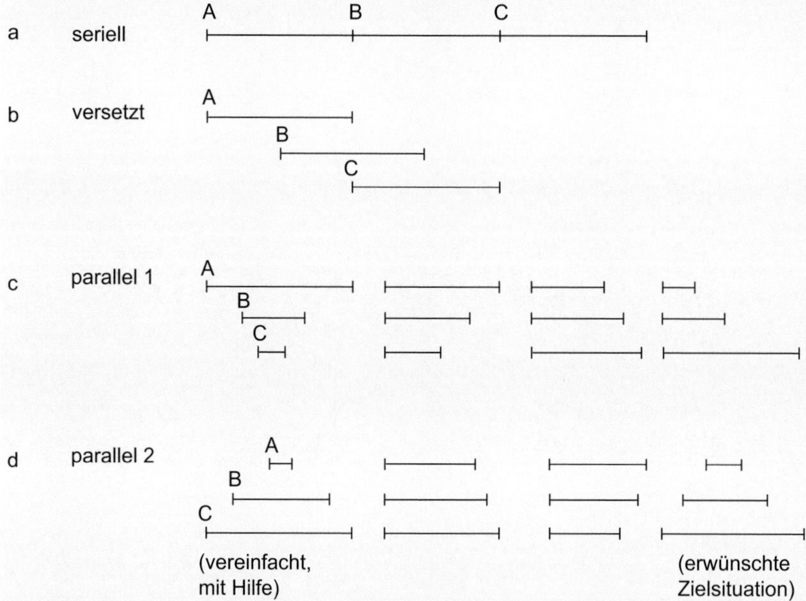

Abb. 11.3 Zeitstruktur des Trainingsprogramms
Darstellung vier möglicher Phasierungen:
a Seriell: von elementaren Übungen zu Übungen der Zielfertigkeiten.
b Überlappend: auch zur Förderung von Transfer.
c Parallel 1: Schwerpunkt zunächst auf elementaren Übungen.
d Parallel 2: von Anfang an Akzent auf Zielfertigkeiten.

a Variante: Serieller Übungsplan

Zunächst elementare Aufmerksamkeitsübungen auf dem Niveau der Störung selbst; dann Einüben der Aktivitäten des Gehens und des Lesens auf dem Niveau der Einschränkung; abschließendes Einüben der Zielfertigkeit (analog Klavierunterricht: Fingerübungen – Etüden – Musikstück, Abb. 10.1). Diese Vorgehensweise hat Vor- und Nachteile.

Vorteile: Gradlinige, übersichtliche und rationale Methodik; das Einüben elementarer Funktionen könnte all diejenigen Fertigkeiten fördern, bei denen diese Elementarfunktion eine Rolle spielt (z. B. Aufmerksamkeit ist wichtiger Bestandteil sowohl des Gehen als auch des Lesens).

Nachteile: Übungen in Phase A sind relativ langweilig oder monoton, der Zusammenhang mit der Zielfertigkeit ist nicht erkennbar, der Patient könnte seine Motivation verlieren; auch die Generalisierung ist zweifelhaft: wird das in Phase A Erlernte auch in Phasen B und C angewendet?

Dieses elementare und systematische Standardvorgehen ist demnach nicht grundsätzlich als richtig oder falsch zu qualifizieren und ist nicht zuletzt abhängig vom Patienten; für manche ist ein solches elementares Protokoll zu bevorzugen, für andere wiederum völlig ungeeignet. Glücklicherweise gibt es weitere Möglichkeiten, bei denen die Behandlungsphasen unterschiedlich zeitlich versetzt durchgeführt werden (Abb. 11.3b, c und d).

b Variante: überlappender Übungsplan
Auch hier überwiegt noch die elementare Vorgehensweise, jedoch finden die Phasen A–B bzw. B–C teilweise zeitgleich statt. So kann man die Behandlung beispielsweise nach einer Woche aufteilen: zunächst eine halbe Stunde Durchstreichaufgaben und Zeichnungen anfertigen, dann eine halbe Stunde Gangübungen im Physiotherapieraum und Vorlesen von Übungstexten. Die Übungen der Phasen A und B finden zeitlich gemeinsam statt, so dass eine Übertragung (Transfer, Generalisierung) leichter herzustellen ist.

c und d Varianten: parallele Übungspläne
Von Anfang an sind die gewünschten Zielfertigkeiten in der Übung angelegt. Entweder beginnt man mit Elementarübungen und einem geringen Anteil an Zielfertigkeiten, wobei sich im Verlauf der Behandlung dieses Verhältnis anteilsmäßig umkehrt (Abb. 11.3c). Oder man betont von Anfang an die erwünschten Zielfertigkeiten, zunächst vereinfacht, dann unter Echtbedingungen (Abb. 11.3d).

Für jeden Patienten ist erneut eine individuelle Entscheidung zu treffen. Ellie ist eine intelligente Frau. Wir legen ihr die verschiedenen Möglichkeiten vor. Sie entscheidet sich für die elementare und systematische Vorgehensweise und meint: „Ich übe lieber etwas länger, dafür aber umso gründlicher." Zur Behandlung wählen wir den überlappenden Übungsplan b.

Wie beim Backward-Chaining kann es sinnvoll sein, die Behandlung „rückwirkend vom Ziel" ausgehend zu planen. Beispielweise legt man zunächst ein Datum fest, zu dem der Patient wieder nach Hause gehen soll. Danach formuliert man Ziele, die zwei, vier und sechs Wochen zuvor erreicht sein müssen.

Seien Sie sich dessen bewusst, dass Ziele oft mehrgestaltig sind. Im Fall von Ellie gab es Probleme mit dem Gassiführen des Hundes und Lesen. Oft gibt es noch mehr Probleme. Für jedes Problem kann man eine spezifische Zeitphasierung entwerfen.

Antwort zu Frage 6

Durchstreichaufgaben (engl. *cancellation tasks*)
Sind brauchbar als Übungen auf Elementarniveau. Auf einem Blatt mit Buchstaben muss der Patient beispielsweise alle Buchstaben mit H heraussuchen. Der Schwierigkeitsgrad der Übung ist einfach zu variieren, indem man entweder die Breite des Buchstabenfeldes verändert oder die Buchstaben dichter oder lockerer staffelt. Außerdem kommen linksseitige Ankerreize (z. B. Farbton oder fluoreszierende Linien) zum Einsatz, die langsam verringert werden können (Fading-out). Die erbrachten Leistungen sind leicht zu messen (z. B. Prozentzahl gemachter Fehler, KR = *knowledge of results*). Die Messergebnisse können dem Patienten als Feedback dienen. Auch kann der Therapeut Feedback geben über die gewählte Suchstrategie (KP = *knowledge of performance*), z. B. chaotisch oder systematisch.

Abb. 11.4 zeigt einen selbstgesteuerten Übungsaufbau mit drei aufsteigenden Schwierigkeitsgraden. Für jedes Schwierigkeitsniveau stehen mehrere Blätter zur Verfügung. Der Patient füllt nun beispielsweise fünf vergleichbare Blätter des gleichen Schwierigkeitsgrades aus, wobei zunächst auffällige Anker und häufiges Feedback zur Verfügung stehen. Anker und Feedback werden sukzessive verringert. Der Patient erreicht den nächsten Schwierigkeitsgrad, sobald er

z. B. fehlerfrei drei Blätter ohne Anker und Feedback absolviert hat. Warum wir so streng sind? – Beim Überqueren der Straße gibt es auch keine Anker und kein Feedback, und nur ein einziger Fehler kann bereits fatale Folgen haben.

Bei dieser Vorgehensweise bestimmt der Patient sein eigenes Arbeitstempo und vor allem seinen Behandlungsfortschritt. Ein Patient, der gute Fortschritte macht, sollte nicht unnütz mit einfachen Aufgaben ermüdet werden. Ein langsamer Patient bleibt ganz automatisch länger bei dem gleichen Schwierigkeitsgrad oder geht sogar auf ein leichteres Niveau zurück.

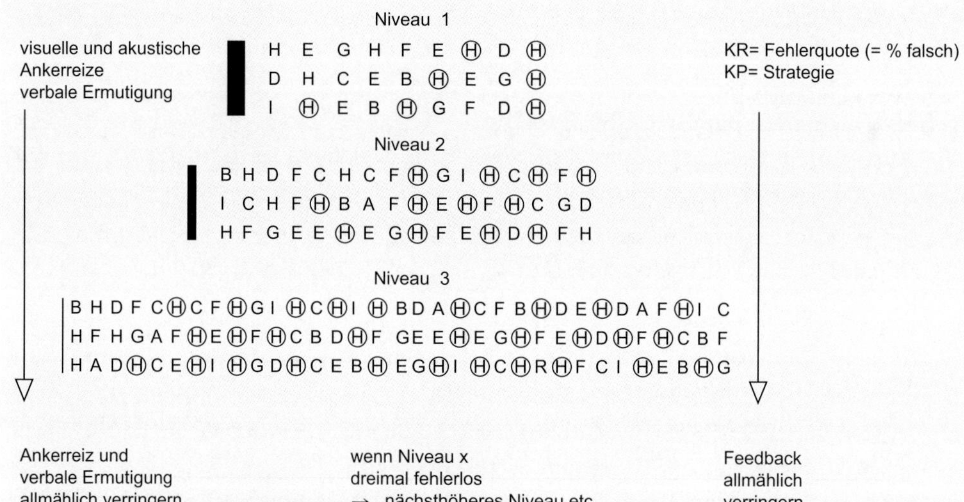

Abb. 11.4 Neglect H-Suchaufgabe, selbstgesteuerter Aufbau
Auf Vorlagen mit zunehmendem Schwierigkeitsgrad (Niveaus 1, 2 und 3) muss der Buchstabe H herausgesucht werden. Zunächst Unterstützung durch deutliche visuelle Anker auf der Neglect-Seite und Feedback zu Vorgehensweise und Ergebnis. Sobald ein Niveau fehlerlos absolviert wird, folgt das nächsthöhere Niveau. Anker und Feedback werden zunehmend verringert.

Zeichnen

Das Anfertigen von Zeichnungen kann bei Patienten, die das gerne tun, sinnvoll sein. Dies gilt sowohl für freies Zeichnen als auch für die Durchführung von Aufträgen („Zeichnen Sie ein Haus", „Zeichnen Sie einen Baum").

Sobald der Patient angibt, fertig zu sein, kann auf verschiedene Weise Feedback gegeben werden, z. B. Umdrehen der Klarsichtfolie, Drehung der Zeichnung, Abdecken der rechten Seite. Auf diese Weise lernt der Patient sein eigenes Neglect kennen (Abb. 10.5).

Aufmerksamkeitstraining für taktile Reizungen des linken Beins und Fußes

Ellie litt unter anderem an einem taktilen Neglect, wodurch sie nicht bemerkte, dass sie den linken Fuß nachzog. Auf akustische Reize reagierte sie gut, indem sie Kopf und Blick in Richtung der Signalquelle zuwendete. Also wurde an ihrem linken Unterschenkel ein kleines Gerät befestigt, das einen in Höhe und Lautstärke verstellbaren Signalton erzeugte. Man beginnt beispielsweise mit einem kräftigen und häufig erfolgenden Signal, das z. B. alle 5 sec in Kombination mit einem vibrierenden Apparat (z. B. Handy, taktiler Reiz) ertönt. Bei Auftreten des Stimulus muss der Patient jeweils auf sein linkes Bein schauen. Der akustische Reiz zieht die Aufmerksamkeit nach links, wodurch das Bein sowohl visuell als auch taktil besser wahrgenommen wird.

Nun kann man die linksseitigen Reizungen langsam vermindern (Fading-out) und interferierende Stimulationen auf der rechten Seite verstärken (ablenkende Informationen, z. B. Schreiben mit der rechten Hand oder ein Fernseher in der rechten Raumhälfte).

Man kann auch Methoden der klassischen Konditionierung versuchen (Kap. 5,), wobei der Signalton den unbedingten (effektiven) Reiz (NS) und das Vibrieren den (ineffektiven) bedingten Reiz (CS) darstellt. CS muss NS unmittelbar vorausgehen, also zuerst kommt der Vibrationsreiz, dann das Tonsignal. So lernt der Patient, auf taktile, aus dem linken Bein und Fuß stammende Informationen zu reagieren. Unserer Patientin Ellie wurde hiermit geholfen, da sie auf diese Weise das Nachziehen des linken Fußes als wichtigen taktilen Reiz wahrzunehmen lernte.

Antwort zu Frage 7

Die in Phase der elementaren Funktionen erlernten Fertigkeiten werden jetzt während des Gehens und Lesens angewendet, was der Patientin zunächst einmal erklärt werden muss. Sie versteht, dass sie das Nachziehen des Fußes taktil bemerken soll. Sie versteht auch, dass sie ihre Aufmerksamkeit beim Lesen, entsprechend dem Suchen nach Buchstaben, bewusst nach links steuern muss. Wir können jetzt aus zahlreichen Strategien wählen.

Therapie der Gehstörung

- Sukzessive Verminderung der anfänglichen Kombination mit einem akustischen Signal.
- Ablegen des linken Schuhs, so dass der Bodenkontakt besser empfunden wird; anschließend auch Ablegen des rechten Schuhs (Extinktion); dann links einen Strumpf überziehen, dann rechts etc.
- Statt eines akustischen Signals kann man auch eine verbale Warnung geben: Sobald die Patientin den linken Fuß nicht anhebt, sagt man „Linken Fuß beachten" (die Warnung fungiert dann auch als Feedback).
- Zwecks Konditionierung kann man die Warnung „Linken Fuß beachten" auch aussprechen, unmittelbar bevor sie das Gewicht auf den rechten Fuß verlagert.
- Einsatz eines Reha-Walkmans (oder iPod) und regelmäßige Wiederholung des Befehls „Linkes Bein beachten". Der Walkman schaltet sich erst ein, wenn der linke Fuß beispielsweise länger als zwei Sekunden nicht den Fußboden verlassen hat (Kontaktsensor mit Relais).
- Eine Sekunde nach der Warnung erhält der Fußrücken automatisch einen starken Impuls (z.B. Vibrationsreiz). Der Hinweis „Linkes Bein beachten" erhöht die Aufmerksamkeit generell; durch den Impuls richtet sich die Aufmerksamkeit auf die richtige Stelle. Der Vorteil eines Walkmans besteht darin, dass er kaum auffällt und die mündlichen Befehle langsam verringert und beispielsweise durch angenehme Musik ersetzt werden können:
- „Linken Fuß beachten"→ „Auf links achten"→ „Achtung"→ „..." (ein Klicken)→ „..." (Musik).

Sobald Ellie gelernt hat, als Reaktion auf den Befehl des Walkmans den linken Fuß anzuheben, kann der (künstliche) taktile Impuls verringert werden. Eventuell wird jetzt auch der Walkman/iPod überflüssig.

Therapie der Lesestörung

Wir arbeiten mit relativ einfachen Übungstexten und einer kräftig roten Linie als Anker, eventuell mit einem Metronom oder Signalgeber an der linken Seite kombiniert. Zunächst wird der Text vom Patienten langsam laut vorgelesen. Der Therapeut liest mit und gibt Feedback über nichtbeachtete Textstellen. Auch hier werden die Anker und das Feedback sukzessive so lange verringert, bis Ellie die Texte still lesen und den Inhalt anschließend zur Kontrolle sinngemäß wiedergeben kann.

Antwort zu Frage 8

Auch hier bieten sich zahlreiche Möglichkeiten an.

- Die in den ersten beiden Phasen erworbenen Elemente werden mitgenommen in die Phase auf dem Niveau des Handicaps (Gassigehen im Wald, Lesen der Tageszeitung). Im Wald wird links ein Schuh mit sehr dünner Sohle getragen, um maximale taktile Informationen zu erhalten. Zunächst können der Signalgeber, der Vibrator und der Walkman zu Hilfe genommen werden. In der Tageszeitung wird links vom Text mit Textmarker eine farbige Linie gezogen.
- Auch der Hund ist eine variable Größe. Ist er ungehorsam? Zieht er stark an der Leine (Hundetraining)? Wird die Leine in der linken oder rechten Hand gehalten? Wird er von der Leine gelassen? Sinnvoll wäre es, den Hund zunächst links an die Leine zu nehmen.
- Wählen Sie zum Spaziergang mit dem Hund anfänglich eine günstige Tageszeit: wenig Verkehr, wenig andere Menschen oder Hunden (oder Katzen!); dann schrittweise Normalisierung der Tageszeit.
- Wählen Sie eine geeignete Umgebung aus, z. B. den zum Rehazentrum gehörenden Park, eine Straße, einen öffentlichen Park, ein Waldstück. Das Gebiet muss zunächst übersichtlich sein (wenig Bodenvertiefungen, Äste, Tannenzapfen).
- Machen Sie die ersten Spaziergänge gemeinsam mit dem Therapeuten oder einem Begleiter, der die praktische Anwendung der erlernten Fertigkeiten überprüfen kann. Der Begleiter geht zunächst auf der linken, dann auf der rechten Seite.

Im Fall der Patientin Ellie sind jetzt viele Entscheidungen getroffen. Allerdings sind zahlreiche andere Programmvarianten denkbar. Es ist wieder genau wie bei unserer Konzertveranstaltung. Das beste Programm gibt es nicht, sondern viele Kombinationen würden den gleichen Zweck erfüllen. Am Schluss ist es wichtig, dass man sich für etwas entscheidet. Man kann ja nicht alles spielen, man muss wählen. Nach dem Motto: Es gibt nur ein Konzert in Kassel!

Wenn es tatsächlich gelingt, Ellies Probleme mit Gassigehen und Zeitunglesen mittels eines gezielten Trainings zu lösen, dann könnte dennoch als Ergebnis herauskommen, dass diese Aktivitäten von Ellie viel mehr Energie abverlangen als ehedem. Sie ist todmüde nach einer halben Stunde, in der sie den Hund ausgeführt hat, oder kann nicht mehr längere Zeit am Stück lesen. Am Ende eines durchschnittlichen Tages ist sie „ausgebrannt".

Restitution einer Aktivität besagt also keineswegs, dass alles wieder so wird wie früher. Nach einer Hirnschädigung erfordern Aktivitäten oft mehr Energie. Und natürlich ist es dann angebracht, zur Erleichterung die Unterstützung durch eine Haushaltshilfe zu erwägen, oder sich zu fragen, ob eine 40-stündige Arbeitswoche noch angemessen ist. Sollte das Lesen vielleicht teilweise durch Rundfunknachrichten ersetzt werden?

Man kann vielen Folgeproblemen durch rechtzeitige Maßnahmen vorbeugen. Dass jemand „alles wieder kann" (nach erfolgreicher Reha), will also nicht heißen, dass das Leben auf die gleiche Art und Weise wie vor der Läsion fortgesetzt werden kann.

Kapitel 12

Empfehlungen und Zusammenfassung

Wie kommen wir voran? Als einzelner Therapeut, aber auch die neurologische Reha als Ganzes? Die evidenzbasierte Medizin legt einen starken Akzent auf die bewiesenen Effekte von Therapien, wobei die klinische randomisierte doppelblinde Interventionsstudie an zwei Gruppen der Goldstandard ist (engl. RCT = *randomized clinical trial).* Wenn aber nur der Effekt zählt, führt dies auf die Dauer zu einer konzeptionellen Verarmung. Eine andere Art, der eigenen Entwicklung und dem Fortschritt des Berufsstandes zu dienen, ist eher konzeptioneller Art: wir gewinnen die Einsicht, dass Motorik mehr ist als Muskeln, dass Sensibilität unverzichtbar ist (Beispiel: Kinästhesie) und dass Motorik und Kognition untrennbar miteinander verbunden sind (Beispiel: Aufmerksamkeit). Aus dieser Perspektive würden wir ein motorisches Problem grundsätzlich anders betrachten und behandeln. Für solch ein konzeptionelles Fundament sind die klassischen Lehren nach James, Goldstein, Luria und anderen wichtige Bausteine. Letztes Endes sind Effektivitätsstudien und theoretisch-konzeptionelle Grundlagenentwicklung keine Gegenspieler, sondern müssen unter einen Hut gebracht werden. In der klinischen Praxis sollten wir uns in Referaten und Workshops mit der konzeptionellen Fundierung beschäftigen, aber auch einfache Effektivitätsuntersuchungen planen, die gut in individuelle Behandlungen integrierbar sind. Für diese Vorgehensweise geben wir einige brauchbare praktische Tipps.

12.1 Effektivitätsnachweise und/oder theoretische Fundierung

In diesem Buch werden zahlreiche mögliche Interventionen beschrieben, mit denen Probleme, die aus Hirnläsionen resultieren, behandelt werden können. Manche dieser Behandlungsmaßnahmen sind seit langem bekannt und in Gebrauch, andere wurden erst aufgrund neuer Erkenntnisse und Konzepte entwickelt. Aber auch eine vordergründig plausibel erscheinende therapeutische Methode muss sich in der Praxis erst noch beweisen. Eine überzeugende Theorie bedeutet also nicht, dass eine Therapie auch wirkungsvoll ist!

Zuverlässige Informationen über den Nutzen von Interventionen sind allein schon aus dem Grund ganz besonders wichtig, da sich auch Quacksalber und Kurpfuscher mit der Problematik beschäftigen.

Jeder Patient hat ein Anrecht auf eine möglichst wirksame Behandlung.

Befürworter bestimmter Behandlungsweisen nehmen gelegentlich für sich in Anspruch, über eine überlegene Methode zu verfügen. Doch wo bleiben die Beweise dafür? Wenn wir uns eingestehen, dass Aspekte wie Zuwendung, Erwartung, Ritualisierung und Vertrauen eine starke Placebowirkung haben können, dann verstehen wir auch, dass der reine Behandlungseffekt möglicherweise geringer ist, als behauptet wird. Und warum sollte man sich nicht die positiven Wirkungen von Placeboeffekten zunutze machen?

Das Wissen über die Effekte von Therapien verhindert das Aufkommen falscher Erwartungen beim Patienten, es werden weder Hoffnungen geweckt noch ein Negativismus genährt. Doch auch die Schulmedizin ist nicht frei von Vorurteilen, wenn sie manche Therapieformen bisweilen geringschätzig abgetan hat (z. B. bezüglich Logopädie: „Kann nicht schaden", oder: Ergotherapie: „Es ist immer gut, den Patienten irgendwie zu beschäftigen."). Eine wissenschaftlich fundierte Effektivitätsforschung kann solche negative Einstellungen korrigieren oder modifizieren. Und günstigenfalls erweist sich dann auch, dass wir wertvolle Behandlungszeiten besser anderweitig nutzen sollten (z. B. keine intensiven Krafttrainings bei Hemiparese). In einer Zeit zunehmenden Kostendrucks im Gesundheitswesen tun wir gut daran, die verfügbaren Mittel möglichst nur für sinnvolle und effektive Interventionen einzusetzen.

Angesichts all dessen begrüßen wir das Aufkommen der **evidenzbasierten Medizin,** deren wichtigste Forderung darin besteht, dass Medizin auf Fakten zu beruhen hat. In den letzten Jahren erscheinen häufiger **Metastudien** über Behandlungseffekte, in denen zu einer bestimmten Fragestellung alle verfügbaren Forschungsergebnisse zusammengetragen werden. Daraus versucht man, mit Hilfe inhaltlicher und methodologischer Kriterien Schlussfolgerungen, Richtlinien oder Empfehlungen zu entwickeln – auch zur Behandlung von Patienten nach Schlaganfall und Hirnläsion.

Als weiterführende Lektüre empfehlen wir: CBO-consensus Beroerte und Rapport Revalidatie na beroerte (Hartstichting, NL), Cicerone et al.: Evidence-based Cognitive Rehabilitation: Recommendations for Clinical Practice (2000, 2005 und 2011); Hildebrandt, H. et al.: Evidenzbasierte neuropsychologische Therapie (2004); Halligan, P. und Wade, D.: The Effectiveness of Rehabilitation for Cognitive Deficits (2005)

In der evidenzbasierten Medizin gilt die randomisierte klinische Studie (engl. *randomized clinical trial*, RCT) als das Instrument mit der höchsten Beweiskraft. Dabei geht es um eine klinische Untersuchung, bei der die Patienten nach dem Zufallsprinzip (engl. *at random*) in zwei (oder mehr) Gruppen aufgeteilt werden, wovon eine Gruppe nach einem neuen Verfahren oder mit einem neuen Medikament behandelt wird, während die Kontrollgruppe entweder nichts erhält (z. B. auf einer Warteliste steht) oder eine Placebotherapie (placebokontrollierte Studie) oder eine andere Therapie erhält. Im idealen Fall wissen weder der Arzt noch der Patient, zu welcher Gruppe die Patienten gehören (doppelblind). Ab einer bestimmten Gruppengröße sind zuverlässige statistische Aussagen über Effektunterschiede möglich.

Randomisierte klinische Studien beziehen ihren hohen Stellenwert aus der Arzneimittelforschung, in der die strengen Bedingungen relativ leicht zu erfüllen sind. Eine Tablette mit Wirkstoff unterscheidet sich in Aussehen und Geschmack nicht von einer Placebotablette. In der Rehabilitation ist dies jedoch viel schwieriger umzusetzen.

Ein Risiko der evidenzbasierten Medizin liegt in ihrer falschen Anwendung. Gerade in der Rehabilitation stellen wir heute die Tendenz fest, dass bewiesenen Effekten blind vertraut und entsprechend gehandelt wird, ohne ein zugrundeliegendes Konzept zu berücksichtigen. Die Therapie wird damit ausschließlich aufgrund ihrer Effekte bewertet, was auf die Dauer zu einer Art von konzeptioneller Armut führen kann.

Die Ergebnisse randomisierter klinischer Studien erlauben leider nur statistische Aussagen, in etwa dieser Art: „Wenn Sie dies und das tun, werden Sie mit einer Wahrscheinlichkeit von 40% innerhalb von drei Monaten wieder ohne fremde Hilfe gehen können." Was soll man mit dieser Aussage anfangen? Der individuelle Patient und der Therapeut zucken mit den Schultern. Ergebnisse randomisierter Studien lassen sich nicht auf den Einzelnen anwenden. Hinzu kommt, dass manche auf den ersten Blick methodisch saubere Studien sich bei näherem Hinsehen als wertlos erweisen, da die Interventionen entweder zu allgemein oder nur unvollständig beschrieben sind („Logopädie", „Gruppentherapie") oder weil die untersuchten Gruppen zu wenig homogen zusammengesetzt sind (z. B. Patienten mit und ohne „Aphasie", mit und ohne „dysexekutive Störungen"). Aus solchen Studien lassen sich einfach keine stichhaltigen Aussagen ableiten.

Ein bekanntes Missverständnis ist auch, dass man Therapien, deren Effekt nicht mit harten Zahlen untermauert werden kann, negativ beurteilt.

Ein fehlender Wirksamkeitsnachweis bedeutet jedoch nicht eo ipso Ineffektivität!

Wie steht es beispielsweise mit einer Klavierstunde? Kein RCT – kein Beweis von Wirksamkeit? Der Lehrer könnte trotzdem sehr gut sein, und die Kinder lernen Klavier spielen. *Smith* und *Pell* (2003) geben eine sarkastische Analogie am Beispiel des Fallschirmspringens. Der günstige Effekt eines Fallschirms wurde bisher in keiner wissenschaftlichen Untersuchung im Rahmen einer gründlichen Zweigruppenuntersuchung nachgewiesen – würden Sie deshalb ohne Fallschirm springen? Zum Glück gibt es noch den gesunden Menschenverstand.

Wird in der wissenschaftlichen Praxis eine Therapie mit einer Placebotherapie oder mit einer gängigen Standardtherapie verglichen, muss man sich vor Augen halten, dass man mit einem solchen Ansatz keine Information über das Ausmaß des Placeboeffekts bekommt. So kann es z. B. sein, dass die Placebogruppe bezüglich einer bestimmten Variablen (z. B. Ganggeschwindigkeit) eine Verbesserung von 30% erreicht, die experimentelle Gruppe dagegen von 35%. Der Mehrwert der Therapie (5 Prozentpunkte) scheint also eher gering zu sein. Dabei kann man leicht übersehen, dass der Anteil des Placeboeffekts relativ groß ist, d. h., eine Therapie ist jedenfalls sinnvoll. Um Information über das Ausmaß des Placeboeffekts zu bekommen, muss man also eine Placebogruppe mit einer Gruppe vergleichen, die gar keine Therapie bekommt. Die Auswirkung einer positiven Grundhaltung, von Erwartung und Überzeugung des Patienten kann erheblich sein. Ein Ausschalten solcher Faktoren ergäbe darum ein falsches Bild von der Effektivität einer Therapie (Benedetti 2009).

In Kapitel 9 besprachen wir sechs Kriterien, die als Entscheidungshilfe für Interventionen dienen sollen. Eines dieser Kriterien sind die Ergebnisse aus zuverlässigen Effektstudien (z. B. RCT). Sich in der Rehabilitation nur auf dieses eine Kriterium zu verlassen birgt Risiken:

- Die **qualitative Analyse der individuellen Patientenproblematik** gerät in den Hintergrund (Kap. 11, Fallbeispiele Jos und Ellie; Problem: Nachziehen eines Beins – aber warum wird das Bein nachgezogen? Problem: Schwierigkeiten beim Lesen – aber wodurch?). Das Vorgehen nach dem empirischen Zyklus zwingt uns zur Konzentration auf individuelle Erklärungen (wie *Luria* empfiehlt). In der Praxis bedeutet dies, dass man Entscheidungen trifft gemäß dem gesunden Verstand, was nicht nur auf der Ebene des einzelnen Patienten, sondern auch für die Neurorehabilitation generell gilt: es besteht ein Bedürfnis, (neue) Konzepte zu entwickeln. Ein gutes historisches Beispiel bietet die Entwicklung von Behandlungsmethoden bei Aphasie: das zunehmende Wissen über Aphasie und ihrer zahlreichen Ausprägungen hat die

Entwicklung von Therapien vorangetrieben (Kap. 10). In dieser (konzeptionellen) Hinsicht hat die evidenzbasierte Medizin leider nur wenig zu bieten.

- Die **Wünsche und Vorlieben** des Patienten werden nicht berücksichtigt. Untersuchungen zeigen jedoch eindeutig, dass positive Erwartungen und das Vertrauen in eine Therapie einen wichtigen Anteil haben am Therapieeffekt (Linde et al., 200; Benedetti, 2009). Eigentlich sollte also das Miteinbeziehen dieser Faktoren auch bei der evidenzbasierten Medizin eine Rolle spielen.
- Ein aufgrund randomisierter klinischer Studien nachgewiesener Therapieeffekt könnte den Eindruck erwecken, dass der Effekt über einen **uniformen Mechanismus** zustande kommt. Interventionen können jedoch **auf verschiedene Weise zum Ziel führen.** So können verbale Selbstinstruktionstechniken (z. B. lautes Mitsprechen) einerseits erfolgreich sein, weil sie die Wachheit steigern, aber auch weil sie die Aufmerksamkeit fokussieren, die Ablenkbarkeit verringern oder die Einsicht in die eigene Problematik verbessern (Kap. 9, Box 5). Bei jedem individuellen Patienten sind die Wege zum Ziel anders gewichtet. Gruppentherapie funktioniert bei dem einen gut, weil er Unterstützung und Mitgefühl erhält, und bei dem anderen, weil in der Gruppe zufällig auch eine nützliche Bewegungsübung durchgeführt wird.
- Obwohl die Rehabilitative Medizin offiziell eine fachärztliche Disziplin ist, hat der Rehabilitationsprozess einen eher **edukativen und pädagogischen Charakter.** Wir sehen Rehabilitation eher als Lernprozess denn als medizinischen Vorgang. Randomisierte Studien eignen sich nicht besonders gut zur Bewertung des Nutzens edukativer Methoden (Schreiben lernen, Klavierspielen lernen, Erziehung, Verhaltensänderung).
- Wie schon gesagt, sind die Ergebnisse randomisierter Studien wegen ihres **statistischen Charakters** kaum auf individuelle Patienten übertragbar. Die Aussage „Die Wahrscheinlichkeit, dass Sie innerhalb von drei Wochen wieder ohne fremde Hilfe gehen können, beträgt 40%" ist zwar statistisch korrekt, führt aber dazu, dass bei einem individuellen Patienten entweder falsche Erwartungen geweckt werden (bei hoher Wahrscheinlichkeit und/oder optimistischer Grundhaltung) oder dass er den Mut verliert (bei niedriger Wahrscheinlichkeit und/oder pessimistischer Grundhaltung).

Außerdem sind die Konzeption und die Durchführung randomisierter Studien in der Neurorehabilitation häufig aus folgenden Gründen schwierig oder gar unmöglich:

- Wegen der riesigen individuellen Unterschiede ist die Forderung nach **Homogenität** praktisch nicht erfüllbar, was die Bildung von Gruppen erheblich erschwert. Wir sahen bereits, dass das Nachziehen eines Beins viele Ursachen haben kann. Zu jeder Ursache gehört eine ganz spezielle Intervention. Das zeigt sich auch deutlich am Beispiel chronischer Rückenschmerzen: Trotz großer individueller Unterschiede werden Rückenpatienten häufig über einen Kamm geschoren mit der Folge, dass Wirksamkeitsstudien keine eindeutigen Aussagen ermöglichen und Effekte nivellieren.
- Auch die Bedingung „**doppelblind**" ist kaum zu erfüllen, da die Person des Therapeuten selbst ein Teil der Intervention ist und Placebobedingungen nur schwerlich herzustellen sind. Was wären z. B. eine geeignete Placebobehandlung für NDT nach Bobath, für verbale Selbststeuerung oder für Bewegungsvorstellung *(motor imagery)?*
- Randomisierte Studien sind auch **ethisch** nicht ganz unproblematisch. Darf man beispielsweise einem Aphasiepatienten aus Forschungsgründen die logopädische Behandlung vorenthalten oder gar eine Scheinbehandlung antun?
- Außerdem sind randomisierte Studien in der Neurorehabilitation **schwierig durchführbar,** da sie nur schwer mit den Anforderungen des klinischen Alltags zu kombinieren sind.

Zur Evaluation unserer Behandlungen stehen uns außer randomisierten Studien glücklicherweise noch andere Möglichkeiten zur Verfügung. Dazu folgen im nächsten Abschnitt einige praktische Tipps.

Aufgrund des bisher Gesagten empfehlen wir schon jetzt, die evidenzbasierte Medizin in der Neurorehabilitation zu erweitern um theoretische/konzeptuelle Aspekte, womit nicht nur der individuellen Problemanalyse des Patienten, sondern auch der Neurorehabilitation als Fachdisziplin gedient wäre. Im Idealfall basieren Therapien auf unterliegenden Theorien oder Konzepten: durch Bewegungsvorstellung werden z. B. spezifische Muster von Hirnaktivität erzeugt. Voraussetzung ist, dass die theoretischen Grundlagen klar und plausibel sind. Mit einer Therapie ohne fundierte wissenschaftliche Basis ist niemandem gedient. Während die heutige evidenzbasierte Medizinausrichtung einen überstarken Akzent auf signifikante Therapieeffekte legt, sollten zukünftig auch Konzepte und Theorien im Rahmen der evidenzbasierten Medizin berücksichtigt werden.

Leider ist unser Wissen über das Gehirn und die Folgen von Hirnschädigungen auch heute noch sehr lückenhaft. Viele Theorien sind entweder noch fragmentär (z. B. sog. Hirnzentren) oder zu simplifizierend (z. B. sog. rechtshemisphärische Stimulation), doch das entbindet uns nicht von der ethischen Pflicht, immer nach Erklärungshypothesen für die jeweiligen Probleme nach einer Hirnschädigung zu suchen. Die Entwicklung von Ideen und Konzepten kostet zwar Zeit und Mühe, kann aber schlussendlich – in menschlicher und ökonomischer Hinsicht – außerordentlich lohnend sein.

12.2 Effektstudien in der klinischen Praxis

Trotz der genannten Einschränkungen ist es im Rahmen des klinischen Alltags durchaus möglich, auch ohne eine randomisierte, placebokontrollierte Zweigruppenstudie die Effekte von Interventionen zu messen und zu bewerten. Aussagefähige Ergebnisforschung ist selbst mit einzelnen Patienten und an kleinen Gruppen möglich. Dazu orientieren wir uns z. B. an Methoden, die aus der Verhaltenstherapie bekannt sind, wo wiederholte Messungen und zuverlässige Aussagen über Effekte zum festen Repertoire gehören (N = 1-Studie, Longitudinalstudie, Beispiele: Abb. 7.5 und 11.1).

Eine Rehabilitation verläuft meist etwa wie folgt: Eine Behandlung oder Intervention wird durchgeführt (Gangtraining, Aufmerksamkeitstraining, Anwendung eines Hilfsmittels). Diese hilft dem Patienten entweder weiter oder nicht. Systematische Messdaten fehlen oft, das heißt, die Frage, ob eine Verbesserung aufgetreten ist, hängt ganz von den Eindrücken und Beobachtungen des Therapeuten und von der subjektiven Zufriedenheit des Patienten ab. Im günstigen Fall wird sowohl vor als auch nach der Behandlung eine Messung durchgeführt (z. B. der Gehgeschwindigkeit oder der Aufmerksamkeitsdauer, Abb. 12.1a). Aber auch ein Vergleich der beiden Messungen sagt nur wenig über den Effekt der dazwischen liegenden Therapie aus. Viele andere Faktoren können das Ergebnis beeinflusst haben, wie z. B. die biologische Restitution (etwa im Bereich der Randzone), normale Variationen physiologischer und psychologischer Faktoren sowie unspezifische Faktoren wie Zuwendung und Engagement des Therapeuten und sogar die Witterungsbedingungen (Gangtraining im Freien bei schönem Wetter). Vielleicht hätte man ohne die Therapie oder mit einer ganz anderen Therapie auch das gleiche Ergebnis erzielt.

Wie aber lässt sich im Alltag der Neurorehabilitation die Zuverlässigkeit von Effektforschungen verbessern, um einerseits den individuellen Wiederstellungsprozess besser steuern und gleichzeitig wissenschaftlich verwertbare Erfahrungen (Evidenz) gewinnen zu können? Dazu besprechen wir einige Varianten von Longitudinalstudien (Abb. 12.1b bis f).

- Durch **häufigeres Messen** (z. B. einmal täglich) erhält man einen besseren Eindruck davon, welche Schwankungen im Normbereich liegen. In Abb. 12.1b wird deutlich, dass die Ausgangs- und Nachmessungen in Abb. 12.1a nur Variationen tagesüblicher Schwankungen ergeben, d. h. keinen Fortschritt wiedergeben, sondern einfach eine Variation darstellen.
- Eine **Baseline** herstellen, z. B. vor dem Beginn der Behandlung eine Woche lang täglich messen, wodurch man einen Eindruck von der Stabilität der Messgröße gewinnt. Ist die Baseline flach, dann weist ein Abknicken der Kurve nach dem Beginn der Therapie auf einen Behandlungseffekt hin (Abb. 12.1c). Manchmal gibt es eine „natürliche" Basislinie aus dem Alltagsleben: wenn z. B. ein „erholter" Schlaganfallpatient, der jahrelang Mühe hatte, sich zu konzentrieren, keine entsprechenden Probleme mehr hat, nachdem eine Intervention angewendet wurde, dann hat das selbstverständlich eine bestimmte Beweiskraft.

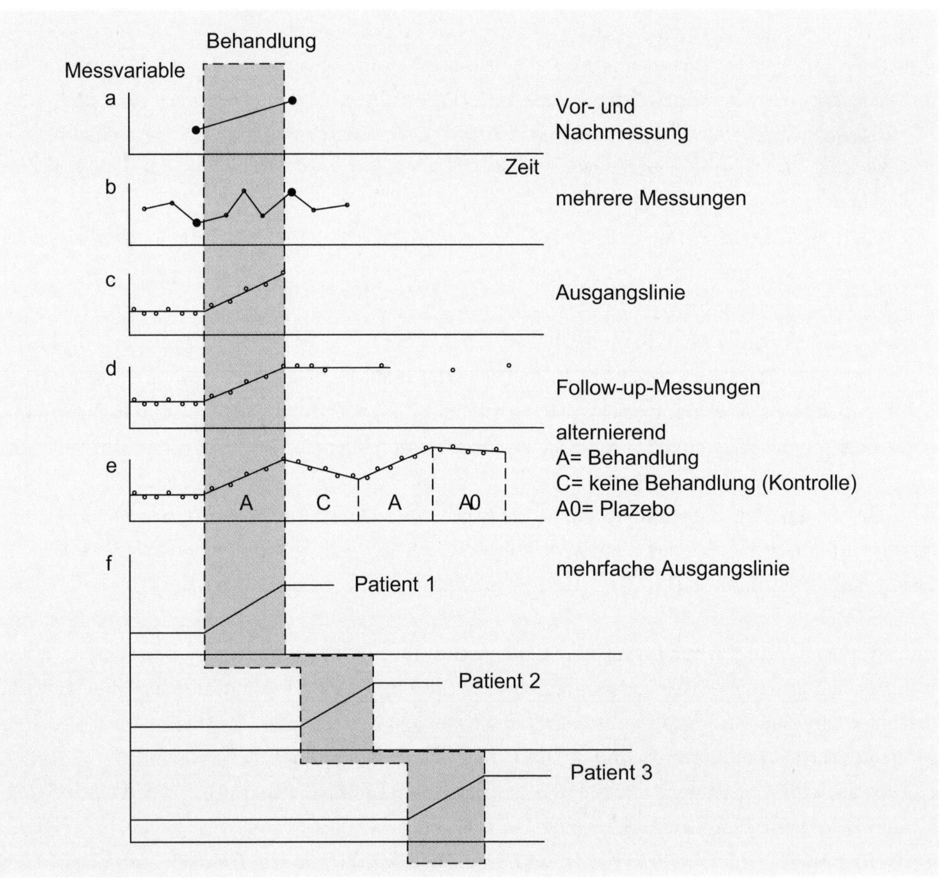

Abb. 12.1 Longitudinalstudien

Verschiedene Möglichkeiten der Durchführung von Effektforschung in der klinischen Praxis.

a Messung vor und nach der Behandlung: keine stichhaltige Beweisführung, sehr unzuverlässig.

b Häufigere Messungen: Hier wird sichtbar, dass die beiden Messungen unter a im Normbereich einer biologischen Variationsbreite liegen.

c Baseline erstellen: Ein Abknicken der Kurve weist auf einen Therapieeffekt hin.

d Nachmessungen: Ergeben wichtige Informationen über die Nachhaltigkeit eines Effekts.

e Alternierende Behandlung, mit oder ohne Placebokontrolle: deutlich erhöhte Beweiskraft für spezifischen Therapieeffekt.

f Mehrfache Baselines: Mehrere Patienten erhalten zu verschiedenen Zeitpunkten die gleiche Therapie. Tritt bei allen Patienten die gleiche Veränderung des Kurvenverlaufs auf, liegt ein starker Hinweis auf einen Therapieeffekt vor.

- **Nachmessungen** (Follow-up). Wenn der Patient unmittelbar nach dem Ende der Therapie wieder in die ursprüngliche Situation zurückfällt, dann war die Behandlung nicht nachhaltig. Darum ist es wichtig, mehrere Nachmessungen zu machen, beispielsweise direkt nach dem Ende der Behandlung, eine Woche sowie einen und sechs Monate später (Abb. 12.1d).
- **Alternierende Behandlung.** Phasen mit Therapie werden abgewechselt mit Phasen ohne Therapie oder mit Placebotherapie. Falls erwünscht, kann häufiger gewechselt werden. Ein konsistentes Abknicken der Messkurve während jeder Therapiephase ist ein deutlicher Hinweis auf einen Therapieeffekt (Abb. 12.1e).
- **Mehrfache Baselines** durchführen (engl. *multiple baseline design*). Der Nachteil einer Einzelfallstudie besteht darin, dass ein festgestellter Effekt möglicherweise nur für einen einzigen Patienten in einer bestimmten Situation gilt. Bei manchen Interventionen ist dies sogar sehr wahrscheinlich (z. B. Gangtraining mit Bach-Musik). Stellt man bei mehreren Patienten vergleichbare Effekte fest, dann weist das auf eine höhere Allgemeingültigkeit der Aussagen über Interventionseffekte: die Generalisierbarkeit nimmt erheblich zu (Abb. 12.1f). Wir unterscheiden drei Formen mehrfacher Baseline-Studien:
  - **Mehrere Personen:** Die gleiche Behandlung wird an mehreren Patienten durchgeführt.
  - **Mehrere Kontexte:** Die gleiche Intervention wird in unterschiedlichen Situationen durchgeführt (z. B. im Therapieraum, im Supermarkt, zu Hause).
  - **Mehrere Verhaltensweisen:** Die gleiche Methode (z. B. verbale Selbststeuerung) wird bei unterschiedlichen Aktivitäten oder Verhaltensweisen (Haushalt, am Computer arbeiten) auf Wirksamkeit überprüft.
- **Crossover-Versuch:** Häufig angewandtes Verfahren, bei dem die Patienten nach dem Zufallsprinzip entweder zunächst die Methode A und dann die Methode B erhalten oder umgekehrt. Ethisch unbedenklich, da alle Patienten letztendlich die gleiche Therapie erhalten. Methode B kann auch eine Placebotherapie zu Methode A sein (Abb. 12.2).

Beispiel Crossover-Versuch: Spiegeltherapie bei Inversionsstellung des Fußes

Patienten: Schlaganfallpatienten mit rechts- oder linksseitiger Hemiparese, die zwar noch (mit einem Stock) gehfähig sind, jedoch regelmäßig unter einer spastischen Inversion des Fußes leiden.
Methode A: Sagittal neben der gelähmten Extremität in der Medianebene aufgestellter Spiegel; Spiegelseite zur gesunden Extremität gerichtet. Der Patient führt mit dem intakten Fuß verschiedene Bewegungen aus, die er im Spiegel beobachtet (Kap. 9, Box 7).
Methode B (= Placebo): Frontal vor dem Patient stehender Spiegel; Patient macht Schritte zum Spiegel hin und wird aufgefordert, dabei insbesondere auf die Fußstellung zu achten (ein Placeboverfahren, das für den Patienten plausibel ist).
Versuchsaufbau: 5 Patienten erhalten erst 2 Wochen Methode A und dann 2 Wochen Methode B, 5 Patienten, aber umgekehrte Reihenfolge der Behandlungen.
Intensität: während 2 mal 2 Wochen täglich 4 mal 15 min.
Messvariablen:

- Anzahl der Inversionsstellungen je Anzahl Schritte auf einer Gehdistanz von 10 Metern,
- passive Fußbeweglichkeit bei vier Standardbewegungen,
- aktive Fußbeweglichkeit bei den gleichen vier Standardbewegungen.

Baseline: täglich während einer Woche vor Therapiebeginn.
Nachmessungen: täglich während einer Woche nach Behandlungsende; vier weitere Messungen, jeweils nach einer weiteren Woche.

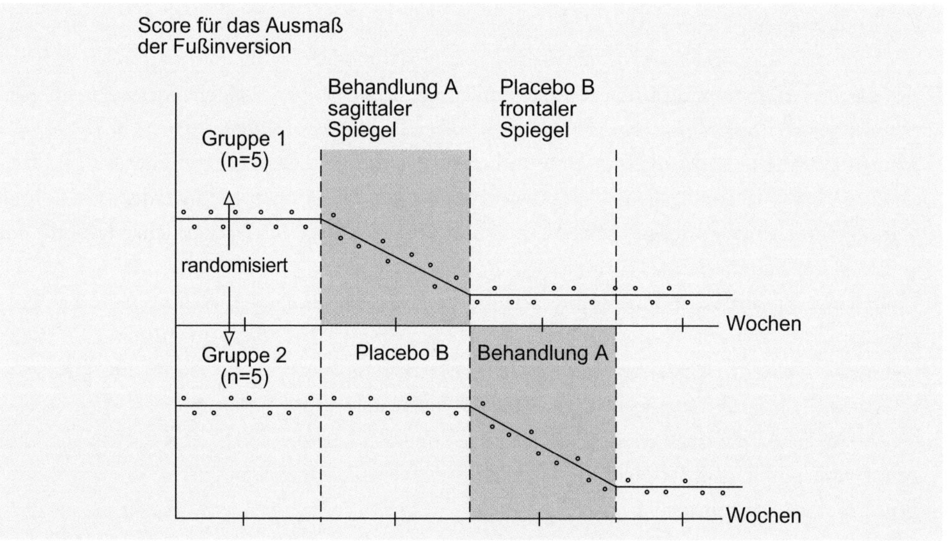

Abb. 12.2 Spiegeltherapie bei Fußinversion: Crossover-Versuch
Die Patienten werden nach dem Zufallsprinzip in zwei Gruppen eingeteilt. Die erste Gruppe erhält zunächst die Therapie und dann die Placebomaßnahme, die zweite Gruppe die umgekehrte Reihenfolge. Als Placebo dient ein frontal aufgestellter Spiegel, dessen Einbeziehung für den Patienten zwar plausibel erscheint, aber nicht den speziellen Mechanismus des sagittal aufgestellten Spiegels auslöst.

Die oben beschriebene Studie ist meines Wissens bislang noch nicht durchgeführt worden. Bei einer Umsetzung wird man sicherlich noch auf einige Haken und Ösen stoßen. Beratung durch Methodologen/Statistiker wäre nützlich und notwendig.

Innerhalb gewisser Grenzen sind im Rahmen des klinischen Alltags also Effektforschungen gut durchführbar. Weitere Vertiefungen würden aber den Rahmen dieses Buches sprengen. Die Methodologie des Aufbaus eines Studiendesigns ist ja sehr umfangreich und komplex.

Wir können nur hoffen, dass Reha-Zentren nicht zu Lieferanten von „Standardprodukten" werden, sondern auch zukünftig aktiv zu einer dynamischen Weiterentwicklung unseres Wissens, unserer Erfahrung sowie von Ideen und Konzepten beitragen.

Es wäre in der gängigen Praxis gut möglich, Möglichkeiten für kritische Reflexion zu organisieren, beispielsweise durch ein Angebot von Vorträgen und Fallkonferenzen, die Durchführung von Probebehandlungen oder interdisziplinären Diskussionen über relevante Literatur. Trotz der aus inhaltlichen Gründen zwingenden Notwendigkeit einer solchen Auseinandersetzung mit unserem Thema wird es wohl – selbst in einem der reichsten Länder der Welt – aus finanziellen Gründen wahrscheinlich nicht dazu kommen.

Literatur: Weiterführende Informationen über praktisch machbare Forschung bei: Payton (1989), Ottenbacher (1986), Sohlberg und Mateer (1989, 2001), Howard und Hatfield (1987), Gordon (in: Meier et al.,1987), Wilson et al. (2003). Über die Definition von evidenzbasierter Medizin: viele Artikeln, z.B. Sackett und Mitarbeiter (1996) und Wikipedia.

12.3 Zusammenfassung

Um nicht in Wiederholungen zu verfallen, wollen wir das vorliegende Buch mit einem einzigen Satz pro Kapitel zusammenfassen. Abschließend ergibt das zwölf Sätze:

- Etwa seit dem Jahr 2000 zeichnet sich im Denken und in der Haltung der Neurorehabilitation eine Wende ab (Kap. 1).
- Stark veränderte neurowissenschaftliche Einsichten gewinnen zunehmend Einfluss auf das Denken und Handeln in der Neurorehabilitation (Kap. 2).
- Das Gehirn ist plastischer als bislang vermutet: Plastizität findet sich überall und ist lebenslang (Kap. 3).
- Restitutionen nach Hirnschädigungen beruhen auf neuralen und/oder funktionalen Reorganisationen, die mit Hilfe von Interventionen steuerbar sind (Kap. 4).
- Interventionen auf dem Gebiet der Neurorehabilitation basieren wesentlich auf den Grundsätzen von Lernen und Gedächtnis (Kap. 5).
- Theorien über motorisches Lernen inspirieren zum Einsatz neuer Methoden in der motorischen Rehabilitation (Kap. 6).
- Auch hirnorganisch bedingte Verhaltensstörungen reagieren günstig auf gezielte Interventionen (Kap. 7).
- Der empirische Zyklus hilft dabei, die komplexe Problematik des Patienten systematisch anzugehen (Kap. 8).
- Es gibt nicht die eine überlegene Methode: das Arsenal an möglichen Interventionen und Grundsätzen ist immens (Kap. 9).
- Gut geplante, störungszentrierte Interventionen können außerordentlich effektiv sein und zu einer entscheidenden Verbesserung der Lebensqualität des Patienten mit Hirnläsion beitragen (Kap. 10).
- Für jeden Patienten kann ein individuelles Behandlungsprogramm aufgestellt werden (Kap. 11).
- Die Messung der Effekte von Interventionen ist nicht nur notwendig, sondern glücklicherweise auch gut möglich (Kap. 12)

Glossar

A

abstrakte Attitüde: von *Kurt Goldstein* eingeführter und ausführlich definierter Begriff, mit dem u. a. die Fähigkeit angedeutet wird, sich in eine andere Person, Ort oder Zeit zu versetzen.

Abulie: Willenlosigkeit, Antriebslosigkeit.

accident-prone behaviour (engl.): Verhalten, das leicht zu Unfällen führt; Neigung zu riskantem Verhalten.

Acetylcholin: wichtiger Botenstoff (Transmitter) im Gehirn und im peripheren Nervensystem; Reizübertragung in Synapsen.

Aceylcholinesterasehemmer: Wirkstoffe, die das Enzym Cholinesterase hemmen (u. a. Neostigmin); Verwendung insbesondere in Insektiziden und chemischen Kampfstoffen; Verwendung bei Myasthenia gravis pseudoparalytica und neuerdings auch bei Demenz; nach *Luria* auch geeignet zur Aufhebung einer → Diaschisis.

ACT (engl. acceptance committment therapy): Therapiestrategie, wobei der Patient seine Einschränkungen/Behinderungen akzeptiert oder lernt zu akzeptieren und sich aktiv einsetzt für Aktivitäten, die noch gut gelingen oder gewünscht/beliebt sind.

Agnosie: Störung des Erkennens, die nicht durch eine elementare Störung oder die Störung eines Sinnesorgans verursacht ist; man unterscheidet u.a. visuelle, auditive und taktile Agnosie.

- **assoziative oder konzeptionelle:** Nichterkennung von der Bedeutung von Reizen (semantische Ebene).
- **perzeptive:** Nichterkennung elementarer Sinnesinformationen wie beispielsweise Form, Tonhöhe oder Oberfläche.

Agrammatismus: bei Aphasie auftretende Störung der Grammatik (vergleichbar: kindliche Sprache).

Agraphie/Dysgraphie: nicht motorisch bedingte Störung der Schreibfähigkeit.

Alexie/Dyslexie: Störung der Lesefähigkeit bei intaktem Sehvermögen.

Alphafeedback: Entspannungstraining auf der Grundlage von Biofeedback, wobei der Proband seine eigenen EEG-Wellen wahrnehmen kann; die mit „Entspannung" korrespondierenden, relativ langen Alphawellen werden dem Probanden visuell oder akustisch zurückgekoppelt (→ Biofeedback).

Alzheimer-Krankheit: Form der Demenz mit langsam fortschreitender, degenerativer Veränderung des Hirngewebes (Amyloidplaques, Degenerationsfibrillen).

Amnesie: Gedächtnisstörung.

- **anterograde:** gestörte Einprägung von Informationen z. B. nach einem Hirntrauma oder durch eine Erkrankung (z. B. Enzephalitis).
- **retrograde:** gestörte Erinnerung innerhalb einer Phase vor einem Hirntrauma oder einer Erkrankung; insbesondere gestörtes Abrufen, teilweise auch Verlust von Informationen.

Amygdala: in beiden Temporallappen anterior und medial gelegene Gruppe von Hirnkernen; von Bedeutung bei der Regulation emotionalen Verhaltens.

Analgesie: aufgehobene Schmerzsinn

Ankertechnik: Neglect-Therapie mittels sensorischen Reizen; die Aufmerksamkeit wird durch bestimmte Reize wie beispielsweise eine fluoreszierende Linie oder ein Klickgeräusch zur Seite des Reizes hin gelenkt.

Anosognosie: siehe **Nosoagnosie**.

Antezedent (engl. antecedent): „dasjenige das vorausgeht": Reiz oder Situation, die einem bestimmten Verhalten vorausgeht oder dieses auslöst.

Aphasie: Störung der Sprachkommunikation, die nicht auf eine Schwerhörigkeit oder Sprechstörung zurückzuführen ist.

ApoE-E-4: für die Synthese des Eiweißes Apolipoprotein E verantwortliches Gen; Apolipoprotein E hat eine Funktion beim zerebralen Transport von Cholesterin.

Apraxie: Störung des erlernten, zielführenden Handelns, die nicht von einer Lähmung, Sensibilitätsstörung oder anderen unspezifischen Störung wie Ataxie, Aphasie oder Bewusstseinsverminderung verursacht wird. Wird leider in der Fachliteratur unterschiedlich definiert.

- **ideatorische oder konzeptionelle:** Unfähigkeit zu zielführenden Handlungen infolge eines gestörten Handlungskonzepts, beispielsweise falscher Gebrauch von Gegenständen, falsche Reihenfolge der Handlungsfragmente; wird in der Fachliteratur unterschiedlich definiert.
- **ideomotorische:** Unfähigkeit zu zielführenden Handlungen infolge einer gestörten oder blockierten Umsetzung des Handlungskonzepts in die Bewegungsausführung; schwierig abzugren-

zen gegenüber motorischer Apraxie; wird in der Fachliteratur unterschiedlich definiert.

– **motorische oder kinetische:** Ungeschicklichkeit bei intaktem Handlungskonzept; die Bewegung verlauft nicht fließend. Wird auch „melokinetische“ oder „limbkinetic“ Apraxie genannt.

APT, engl. attention process training: computerunterstütztes Aufmerksamkeitstraining, bei dem systematisch verschiedene Aufmerksamkeitsformen eingeübt werden (Sohlberg und Mateer, 2001).

ARAS = aszendierend retikulär aktivierendes System: neurales System dass seinen Ursprung hat im Hirnstamm (Formatio reticularis), von wo aus Fasern aufsteigen zur Aktivierung der Hirnrinde. Wichtig für Wachheit und Schlaf-Wach-Rhythmus. Eine Schädigung dieses Systems kann einhergehen mit Bewusstseinsverlust oder Koma.

Assoziatives Lernen: Lernen durch das Behalten der Verbindung zwischen zwei Reizen (klassische Konditionierung), oder der Verbindung zwischen einem bestimmten Verhalten und die Konsequenzen daraus (operante Konditionierung).

Aussprossung (engl. sprouting)

– **direkte:** Neuwachstum von zentralen oder peripheren Nervenfasern aus dem proximalen Axon.

– **kollaterale:** Neuinnervation eines denervierten Gebietes (zentral oder peripher) durch Wachstum von Nervenfasern aus benachbarten Regionen.

Axoplasmaströmung: langsame Strömung im Zytoplasma des Achsenzylinders; dadurch Stofftransport über große Entfernungen, wodurch periphere Veränderungen zentrale Wirkungen haben können und umgekehrt.

B

Backward chaining: das Miteinanderverbinden von Handlungsfragmenten, beginnend am Ziel.

Basislinie: eine Serie von Messungen in der Periode vor einer Intervention (die eine Veränderung dieser Variablen zum Ziel hat); man gewinnt einen Eindruck von der Stabilität der Variablen; ohne Basislinie ist ein Effekt einer Intervention schwierig nachweisbar.

BDNF, engl. brain derived neurotrophic factor: ein Wachstumsfaktor, der im Hirngewebe vorkommt.

Beta-Neurofeedback: Variante des Biofeedbacks, wobei der Proband seine eigenen EEG-Wellen wahrnehmen kann; die mit „aktiver Wachsamkeit“ korrespondierenden, relativ kurzen Beta-Wellen werden dem Probanden visuell oder akustisch zurückgekoppelt (→ Biofeedback).

Bewegungsvorstellung (engl. motor imagery oder mental practice): Ein Schüler, Sportler, Musiker oder Patient führt Bewegungen rein gedanklich, aber nicht wirklich durch.

Biofeedback: (apparative) Rückmeldung von Körperfunktionsvariablen.

biopsychosoziale Sichtweise: Hierbei wird der Patient mit seiner Erkrankung aus der biologischen (Gewebeschädigung), der psychologischen (Depression, Krise) und der sozialen (Verlust sozialer Kontakte, Verlust des Arbeitsplatzes) Perspektive betrachtet; wichtige Erweiterung der begrenzten medizinischen Sichtweise.(ein Therapie kann aus rein medizinischer Sicht „erfolgreich“ sein, dennoch in psychologischer oder sozialer Hinsicht völlig versagen).

blinder Fleck: Discus n. optici (Opticuspapille) in der Retina, aus dem die optischen Nervenfasern aus der Retina austreten, medial der optischen Achse; dieses Gebiet ist ohne Lichtrezeptoren und damit „blind“; normalerweise nehmen wir diesen blinden Fleck nicht wahr, weil wir zwei Augen haben (ein Bild, das in einem Auge auf dem blinden Fleck fällt, fällt im anderen Auge meistens auf einen intakten Retinateil), aber auch durch das sog. → „filling in“ Phänomen.

Blindsehen (engl. blindsight): Reaktion auf einen visuellen Reiz trotz Fehlens einer bewussten Wahrnehmung.

Bobath-Konzept (auch NDT, engl. neuro-developmental treatment): häufig angewendete Methode der motorischen Rehabilitation; in den fünfziger Jahren des letzten Jahrhunderts entwickelt von *Bertha* und *Karel Bobath;* Betonung des zeitlichen Therapieaufbauss: Tonusminderung → Körperhaltung und Gleichgewicht → distale Feinbewegungen.

Braille-Schrift: Blindenschrift; von *Louis Braille* entwickeltes Alphabet aus tastbaren Punkten.

Brunnstrom-Methode: von *Signe Brunnstrom* entwickelte Methode zur motorischen Rehabilitation, die teils entgegengesetzt zur Bobath-Methode verläuft; anstatt sie zu behandeln, werden spastische Bewegungsmuster eher zur Bewegungsanbahnung genutzt.

Brushing: eine Fazilitationstechnik eingeführt von *Margareth Rood.* Die Haut wird kräftig stimuliert mit (evtl. elektrisch angetriebener) Bürste.

C

CAM, engl. cell adhesion molecules: Gruppe großer Moleküle, die sich an die Außenwand von Nervenzellen heften und diese miteinander verkleben; dadurch mögliche Koppelung der funktionellen Aktivität und Rolle bei Plastizität.

Capgras-Syndrom: von *Capgras* beschriebenes „Doppelgänger-Syndrom", eine höhere Form von → Agnosie, wobei der Patient eine ihm bekannte Person bis in alle Einzelheiten erkennt (Gesichtsform, Augenfarbe, Alter, Geschlecht usw.), dennoch nicht imstande ist, diese Person als bekannt/vertraut zu identifizieren. Der Patient kommt zu der (unvermeidbaren) Schlussfolgerung, es mit einem „Doppelgänger" zu tun zu haben.

Chaining, engl. für Kettenbildung: Zusammenfügen von Bewegungs- oder Handlungssegmenten oder Reflexen.

Chunking, engl. für Brocken aneinanderfügen: durch die Zusammenfügung von Bewegungs- oder Handlungssegmenten entstehen längere Reihen, z. B. Schreibmaschine lernen (Buchstaben – Wörter – Sätze).

CIMT: → Taub-Training.

closed skill, engl. für: „geschlossene" Fähigkeit, d. h. eine Fähigkeit, die stattfindet in einer sensorisch stabilen Umgebung (in Gegensatz zu → Open skill).

CMCT: cortico-motoneural conduction time: die Leitungszeit, die ein Nervenimpuls benötigt, um vom Kortex aus die Motoneuronen im Rückenmark zu erreichen (via direkte oder indirekte kortikospinale Bahnen).

Cochlea-Implantat: Gerät, das Lautwellen auffangen und in elektrische Impulse umsetzen kann (wie ein Mikrophon), die den Gehörnerv reizen. Das Gerät wird bei angeborener Innenohrtaubheit in der Nähe des Gehörnervs implantiert. Mit Hilfe des Implantats kann der Betroffene (eingeschränkt) lernen, Laute und Geräusche zu unterscheiden (z. B. im Verkehr).

cortical mapping (engl. für kortikale Kartierung): Wie auf einer Landkarte werden Funktionen bestimmten Repräsentationsfeldern im Bereich der Hirnrinde zugeordnet (z. B. die Sensibilität von Hand und Fingern).

cross-innervation: Vertauschung der Innervation zu Forschungszwecken, beispielsweise N. radialis mit N. musculocutaneus (M. triceps und M. biceps).

Crossover-Versuch: Versuch in der Forschung, wobei zwei Interventionen A und B verglichen werden. A ist beispielsweise eine neue Therapie, B eine Alternative, z. B. eine Plazebotherapie oder die gängige Therapie; eine Patientengruppe erhält zuerst A, dann B, die andere Gruppe umgekehrt.

CRPS, engl. complex regional pain syndrom: komplexes regionales Schmerzsysndrom, früher sympathische Reflexdystrophie/Sudeck-Dystrophie. Neurogenes Schmerzsyndrom infolge Entriegelung des zentralen Schmerzsystems (Sensitisierung, neurale Reorganisation). Diese zentrale Entriegelung kann in Gang gesetzt werden durch viele Faktoren: Fraktur, Entzündung, Immobilisation. Die genaue Ursache ist unbekannt, aber genetische Faktoren spielen sicher mit.

D

DCS, direct current stimulation: Transkraniell (von außen am Schädel) wird einen Gleichstrom durch das Gehirn geleitet. Das elektrische Feld erhöht die Erregbarkeit der Neuronen, was Restitution fördern würde.

Deafferenzierung: Aufhebung des afferenten Inputs (beispielsweise bei traumatischem Wurzelabriss, Querschnittlähmung, peripherer Nervenverletzung, Amputation).

Deaf-Hearing: → Taubhören

Demaskierung (engl. unmasking): bestimmte neurale Verbindungen, die normalerweise nicht aktiv sind, manifestieren sich als alternative Routen, wenn der normale Weg blockiert ist durch eine Läsion.

Demyelinisierung: Verschwinden/Zugrundegehen der Myelinscheide, z. B. bei → multipler Sklerose.

dendritic spines (engl. für Dendritdörnchen): auf Dendritverzweigungen zahlreich vorkommende, dornenförmige Ausstülpungen; Form und Eigenschaften sind veränderlich; wahrscheinlich wichtig für → Plastizität.

Dendriten: meist stark verzweigte Fortsätze einer Nervenzelle; Dendriten erhalten Informationen und leiten sie in Richtung des Zellkörpers weiter.

Denervationsüberempfindlichkeit (engl. supersensitivity): nach dem Verlust ihrer Innervation reagieren Nerven- oder Muskelzellen überempfindlich auf andere Impulse; wahrscheinlich infolge zunehmender Anzahl und/oder zunehmender Erregbarkeit von Membranrezeptoren.

Deprivation: Mangel, Entbehrung.
- **sensorische:** Mangel an Sinneseindrücken (beispielsweise monotone Umgebung).
- **visuelle:** Mangel an visuellen Eindrücken (beispielsweise abgedunkelte Umgebung, Blindheit).

Diaschisis, gr. für Zerreissung: in den zwanziger Jahren des letzten Jahrhunderts von *von Monakow* eingeführter Begriff: ein Art von Schockeffekt, verursacht durch eine akut auftretende Läsion, wobei die mit dem Läsiongebiet verbundenen Hirngebiete inaktiviert werden. Durch den Diaschisis-Effekt kann der totale Funktionsausfall größer sein als als mit der Läsion korrespondierend.

Disinhibition: Enthemmung; Aufhebung von Inhibition.

Dysarthrie, Anarthrie: Sprechstörung, Störung der Artikulation.

Dysexekutiv-Syndrom: Störung der → exekutiven Funktionen. Meistens durch Läsionen im präfrontalen Kortex.

Dysphonie, Aphonie: Stimmstörung (Volumen, Heiserkeit, Flüstern).

Dysgraphie: → Agraphie

Dyslexie: → Alexie

E

EMG: Elektromyografie, Registrierung der elektrischen Muskelaktivität

Engrammtheorie: Theorie über „motorisches Lernen“: während des motorischen Lernens soll sich zunächst eine sensorisch-perzeptive (sensorisches Engramm) und dann – infolge von Einüben – eine motorische Gedächtnisspur bilden (motorisches Engramm).

Environmental therapy = Milieutherapie: Form der Therapie, bei der durch Umgebungsveränderung eine positive Wirkung auf das Funktionieren angestrebt wird (reich an Sinneseindrücken, Strukturierung der Zeit, des Ortes, der Personen und des Verhaltens).

Epilepsie: anfallsweise auftretende hohe Aktivität bestimmter Neuronengruppen im Bereich der Hirnrinde; Symptome (meist Erregung, manchmal Ausfall) passend zum aktivierten Kortexareal (beispielsweise Muskelzuckungen, Kribbeln, Lichtblitze); Epilepsie geht einher mit spezifischem EEG-Muster.

errorless learning: → Fehlerloses Lernen

Euphorie: nicht zur Situation passende Fröhlichkeit, Affektstörung.

evoked potential = evoziertes Potential: durch sensorische Stimulation (z. B. sensibler Nerven oder der Retina) hervorgerufene Potentialveränderung im EEG.

Exafferenz: Gesamtheit der Reize aus der Umgebung, also Reize, die nicht durch eigene Bewegungen oder durch eigenes Handeln hervorgerufen werden.

exekutive Funktionen: einigermaßen umstrittener Term mit dem Aktivitäten gemeint werden, die bewusstes, wohlüberlegtes Handeln fordern, z. B. einen Wochenend-Trip planen, einen Umbau planen. Steht im Gegensatz zu routinierten und stark automatisierten Fähigkeiten.

explizites Lernen: Form des Lernens, bei der man sich des genauen Lernprozesses bewusst ist. Im Fall des motorischen Lernens bedeutet das meist, dass die Aufmerksamkeit auf die Bewegung selbst gerichtet ist (z. B. Absatztechnik beim Eislauf, Fußabwicklung beim Gehen).

Extinktion: Erlöschen eines bedingten Reflexes oder eines erlernten Verhaltens (z. B. wenn keine Belohnung erfolgt). Auch: Erlöschen einer Wahrnehmung auf einer Seite bei gleichzeitigem Auftreten von Reizen auf der anderen Seite.

F

Faszikulation: unwillkürliche Kontraktionen einzelner Muskelbündel infolge spontaner Entladung des Motoneurons, insbesondere bei Vorderhornsyndromen (beispielsweise amyotrophische Lateralsklerose).

Fazilitation(stechnik): Erhöhung der Aktivierungswahrscheinlichkeit des (motorischen) Neurons, z. B. durch therapeutische Reizung; während und nach der Anwendung, beispielsweise kräftiges Reiben, erwirbt der Patient mehr Kraft und/oder Macht über die betroffene Extremität.

fading in/fading out = Einschleichen/Ausschleichen.
- **Einschleichen:** beispielsweise von externer ablenkende Reizen, von Doppeltaufgaben.
- **Ausschleichen:** beispielweise von externe Unterstützung wie Ankertherapie oder Biofeedback.

Feedforward, engl. für Vorauskoppelung: Information, die einer Handlung vorausgeht und zur Steuerung dieser Handlung gebraucht werden kann.

fehlerfreies Lernen (engl. errorless learning): Lernmethode, bei der das Auftreten von Fehlern verhindert wird; dadurch wird verhindert, dass sich Fehler einprägen.

Fibrillation: unwillkürliche Kontraktionen einzelner Muskelfasern nach Denervierung (beispielsweise nach peripherer Nervenverletzung); Ursache meist → Denervationsvationsüberempfindlichkeit der Muskelzelle.

Fibrinolyse: Lösung von Fibrin aus Thromben.

Filling-in-Phänomen (engl. für ausfüllen): Lücken der Sinneswahrnehmung werden vom Gehirn selbst überspielt; bekanntestes Beispiel ist der → blinde Fleck beim Sehen, den wir nicht bewusst wahrnehmen können; andere Beispiele: Konfabulationen bei Gedächtnislücken, Phantomempfinden nach Amputation.

fMRT/fMRI: funktionelle Magnetresonanztomographie (engl. Imaging); bildgebendes Verfahren, bei dem der Einfluss eines Magnetfelds auf Ionen zur Darstellung aktiver Hirnregionen genutzt wird.

Forced-use-Therapie: Therapie durch erzwungenen Gebrauch. Wird in deutschsprachigen Raum auch → Taub-Training genannt (nach dem Erfinder *Edward Taub*).

forward-chaining: das Miteinanderverbinden von Handlungsfragmenten, beginnend am Anfang (beispielsweise ein Musikstück Takt für Takt einstudieren).

frontotemporale Demenz: Form von Demenz, bei der die Degeneration zuerst die Vorderseite des Gehirns betrifft (manchmal links früher als rechts). Die ersten auffallenden Symptome sind Wortfindungsstörungen und Aphasie.

G

gap junction, engl. für Loch-Verbindung: nichtsynaptische interzelluläre Verbindungsstelle zwischen zwei Gliazellen oder zwischen einer Gliazelle und einem Neuron; wichtig bei der Informationsübertragung zwischen Gliazelle und Neuron.

Gedächtnis,
- **episodisches:** Gedächtnis für biographische Inhalte, persönliche Erfahrungen/Erlebnisse.
- **explizites oder deklaratives:** Bezeichnung für bewusste und reproduzierbare Gedächtnisinhalte.
- **implizites oder prozedurales:** motorische, perzeptuelle und kognitive Routinefähigkeiten; meist unbewusst (beispielsweise Radfahren).
- **prospektives:** Fähigkeit, sich in der Zukunft liegende Ereignisse zu merken (beispielsweise eine Verabredung, Termine oder Aufgaben).
- **semantisches:** Gedächtnis für Faktenwissen.

gelber Fleck (Macula lutea;): Retinagebiet des Scharfsehens; liegt auf der optischen Achse; hohe Rezeptordichte; wenig bis keine Blutgefäße.

Generalisierung (auch „Transfer"): Auftreten einer in einer bestimmten Situation erworbenen Verhaltensweise in anderen Momenten, in anderen Situationen und bei anderen Aufgaben (beispielsweise bedeutet ein günstiger Effekt krankengymnastischer Gehübungen auf einer Unterlage aus Linoleum nicht automatisch eine verbesserte Gehfähigkeit in der freien Natur).

Glaukom: grüner Star; Sammelbezeichnung für verschiedene Erkrankungen des Auges, die mit einer Degeneration der Nervus-opticus-Fasern und oft auch einer Erhöhung des Augeninnendrucks einhergehen; charakteristische Gesichtsfeldausfälle.

Gliazellen: nicht neuronale Zellen, die überall im Nervensystem anwesend sind. Es gibt mindestens drei Typen: Astrozyten (genaue Funktion unbekannt), Oligodendrogliazellen (Bildung der Myelinscheide) und Mikroglia (Abwehrfunktion). 80 % der Zellen im Zentralnervensystem sind Gliazellen.

GMT, engl. goal management training: von *Levine* et al. (2000) entwickelte Übungsmethode zum Festhalten von Zielen.

gnostische Sensibilität: die „erkennende" Sensibilität: feines, diskriminierendes Tasten, Kinästhesie (in der Praxis wird oft gesprochen von „tiefe Gefühl").

GSR = galvanic skin response: Bei Sympathikusaktivierung nimmt die Schweißsekretion zu; weil Schweiß eine gut leitende Flüssigkeit ist, erniedrigt sich der elektrische Hautwiderstand: die galvanischer Hautresponse. Mittels zweier Drahtelektroden und einem Widerstandsmesser kann das sichtbar gemacht werden. Wird gebraucht als „Lügendetektor", aber auch in der Forschung, um unbewusste Informationsverarbeitung sichtbar zu machen, wie z. B. → Blindsehen/Blindsight

H

Habituation: Abstumpfung, Gewöhnung; verringerte Reizbarkeit und Durchgängigkeit der Synapse.

Hebb-Prinzip: die wiederholte Reizung einer Synapse erhöht deren Erregbarkeit (sog. „use-principle“, *Donald Hebb,* 1949).

Hemianopsie: Halbseitenblindheit; homonyme Hemianopsie (auf beiden Augen die linke oder die rechte Hälfte betreffend), heteronyme Hemianopsie (entweder bitemporal = beide temporale Gesichtsfelder oder binasal = beide nasale Gesichtsfelder); nicht zu verwechseln mit Anopsie (Blindheit) eines einzigen Auges.

Hemiballismus: unwilkürliche, halbseitige „werfähnliche“ Bewegungen (gr. ballo = werfen). Kommt vor bei Läsionen im Bereich der Stammganglien, u. a. Nucleus subthalamicus)

Hemisphärektomie: operative Entfernung einer Großhirnhemisphäre; wird nur selten gemacht, wie z. B. bei hartnackiger Epilepsie mit schwerwiegender Schädigung einer Hemisphäre.

Herpes simplex: ein Virus, der bestimmte Formen von Enzephalitis verursachen kann (mit u. a. Betroffenheit der Hippocampus).

Hippocampus: medial im Schläfenlappen gelegene Struktur; spielt eine Schlüsselrolle beim Kurzzeitgedächtnis.

Hirnödem: vermehrte Einlagerung von Wasser in das Gehirn (intra-und/oder extrazellulär); häufig kurz nach Schädel-Hirn-Trauma; kann ein lebensbedrohliches Ansteigen des Hirndrucks verursachen.

Hoffmann-Tinel-Zeichen: zur Überprüfung der Reinnervation nach einer peripheren Nervenschädigung perkutiert man den Nerv distalwärts, beginnend am Ort der Schädigung; bei beginnender Regeneration der Axone bemerkt der Patient im denervierten Hautgebiet ein elektrisierendes Gefühl.

Homunculus, lat. für Männlein, kleines Monster: Bezeichnung für die unproportionierte Projektion des Körpers auf die Hirnrinde und verschiedene andere Hirngebiete (Cerebellum, Striatum, Thalamus); die Verzerrung entsteht dadurch, dass intensiv gebrauchte und präzise funktionierende Körperteile überdurchschnittlich stark repräsentiert werden.

I/J

Icing, eng. für vereisen: von *Margareth Rood* eingeführte Fazilitationstechnik (→ Fazilitation), bei der die Haut intensiv mit Eis stimuliert wird.

ICMS, eng. intracortical microstimulation: experimentelle Technik, bei der die Hirnrinde mittels operativ eingebrachter Drahtelektroden elektrisch stimuliert wird.

idiot savant: französische Ausdruck für Individuen mit sehr beschränktem geistigem Vermögen (niedriger IQ), die sich aber gleichzeitig auszeichnen durch bestimmte Fähigkeiten, z. B. Gedächtnis, Rechnen, Zeichnen oder Musik.

imagery: mentale Vorstellung, d. h. Hervorrufen innerer Bilder, Klänge oder Bewegungen.

Imitationslernen: Lernen durch nachahmen/imitieren

implizites Lernen: unbewusst verlaufende Form von Lernen. Im Fall des motorisches Lernens ist damit meistens gemeint, dass die Aufmerksamkeit nicht auf die Bewegung, sondern auf das Ziel gerichtet ist (z. B. vorwärts kommen, Radfahren lernen, lernen in Skilift zu stehen, eine Score machen).

interdisziplinär: Bei interdisziplinärer Arbeit, arbeiten die Disziplinen zusammen bei der Behandlung des Patienten. Die Disziplin ist dem patientzentrierten und beschlossenen Behandlungsziel untergeordnet. Die Disziplinen überschreiten die Grenzen ihres Fachgebietes, bemühen sich mit einander und streben nach einem konsistenten Ansatz für den Patienten und seine Probleme.

Interferenz: unterschiedliche Informationen können einander „im Weg stehen“.
- **retroaktive I.:** später verabreichte Information stört frühere Lernprozesse.
- **proaktive I.:** früher gegeben Information stört spätere Lernprozesse.

inter/intramodale Plastizität: → Plastizität

IT-Kurve: Kurve bei der elektrischen Muskeluntersuchung, die den Zusammenhang zeigt zwischen Intensität und Dauer derjenigen elektrischen Reizung, die den Muskel aktivieren kann; Veränderungen der IT-Kurve ermöglichen Rückschlüsse über Denervierungen oder Reinnervationen nach peripheren Nervenläsionen.

Johnstone, Margareth: Sie entwickelte Techniken zur Fazilitation größerer Hautareale mit Hilfe aufblasbarer Manschetten.

K

kalorische Stimulation: Reizung des Labyrinths durch Einbringen von kaltem Wasser in den äußeren Gehörgang.

Kennard-Effekt: „Das junge Gehirn erholt sich besser von Läsionen“. *Margareth Kennard* experimentierte mit Affen, denen Teile der motorischen Hirnrinde entfernt wurden; Ergebnis: jung Tiere erholen sich rascher und besser als erwachsene Tiere. Dieses Gesetz ist aber nicht allgemeingültig, z. B. gilt nicht bei erwachsenen Menschen unterschiedlichen Alters und auch nicht für die kognitiven Funktionen.

Kinästhesie: Bewegungs-und Haltungssinn; der bewusst wahrgenommene Anteil der → Propriozeption.

Kognition: Aufbauen von und Umgang mit Kenntnissen über das Denken, Wahrnehmen und Handeln (in der Fachliteratur finden sich zahlreiche und unterschiedliche Definitionen).

kognitive Reserve: Ein Individuum kann durch Ausbildung und Lernerfahrungen eine Reserve von Kenntnissen und intellektuellen Fähigkeiten aufbauen. Dadurch kann die Manifestation von mentalem Rückgang durch Hirnschädigung oder degenerative Krankheiten kompensiert werden. Man spricht auch von „neuraler Reserve".

kognitive Rehabilitation: Gebiet innerhalb der Rehabilitation, das zum Ziel hat, das kognitive Funktionieren des Patienten zu optimieren.

Kollateralkreislauf: Umgehungskreislauf zu einem ischämischen oder infarzierten Gebiet durch Dilatation bereits vorhandener Kollateralgefäße oder durch Gefäßneubildung.

konkrete Attitüde: gewissermaßen der Gegenspieler der → abstrakte Attitüde; der Patient lebt ausschließlich im Ich, Hier und Jetzt und kann sich nicht in andere Personen, Orte oder Zeiten versetzen.

kortikomotoneurale Kolonie: die Gesamtheit aller kortikalen Motoneuronen, die ein einziges spinales Motoneuron beeinflussen können.

kortikomotoneurale Konduktionszeit (engl. CMCT: coricomotoneural conduction time): Konduktionszeit, die ein Nervenimpuls benötigt, um von der Hirnrinde die Motoneuronen des Rückenmarks zu erreichen (via direkte und/ oder indirekte kortikospinale Bahnen).

kortikospinales System: Von der Hirnrinde zum Rückenmark ziehende Nervenbahnen; neben der Pyramidenbahn (direkter Weg, keine synaptische Unterbrechung) bestehen zahlreiche indirekte Verbindungen.

Konditionierung, klassische und operante: elementare Formen von → assoziativem Lernen.

- **klassische Konditionierung (nach *Pawlow*):** zwei Reize werden miteinander verknüpft. Ein nicht-effektiver Stimulus (konditionierter Stimulus: KS) wird kombiniert mit einem unmittelbar danach auftretenden effektiven Stimulus (NS: nicht-konditionierter Stimulus). Nach einigen Wiederholungen wird die Reaktion auch nach KS auftreten, d. h. KS „erwirbt" Bedeutung, das Nervensystem „entdeckt" den Zusammenhang zwischen beiden Reizen.
- **operante Konditionierung:** erfolgreiches Verhalten wird behalten; Verhalten, das unangenehme Konsequenzen hat, verschwindet oder wird unterdrückt. Das Nervensystem „entdeckt" die Beziehung zwischen Verhalten/ Motorik und deren Konsequenzen.

KP, knowledge of performance: Form von hinzugefügter Rückmeldung, wobei man Information gibt über die Ausführung der Bewegung/ Handlung, z. B. über die korrekte/nicht-korrekte Fußabwicklung.

KR, knowledge of results: Form von hinzugefügter Rückmeldung, wobei man Information gibt über das erreichte Resultat, z. B. Ganggeschwindigkeit, das erreichte Ziel.

L

LAT (engl. limb activation therapy): bei Neglect angewandte Technik, wobei auf der Seite des Neglect die motorische Aktivität des Arms stimuliert wird; beispielsweise hält der Patient einen kleinen Apparat in der Hand, der in regelmäßigen Abständen einen Signalton oder eine Vibration erzeugt, die nur dadurch beendet werden kann, dass der Patient an dem Apparat eine Handlung vornimmt.

learned disuse/non-use: „entlernen", angelernter Nicht-Gebrauch (z. B. eines sensibel gestörter Arms).

Limbisches System: Sammelbegriff für funktionell zusammenhängende tief im Gehirn lokalisierte Hirngebiete, die eine Rolle spielen für Emotionen und emotionales Verhalten.

Linguistik: Wissenschaft der Sprache und Sprachstrukur studiert.

LTD, engl. für long term depression: Langzeitdeprimierung. Nachhaltig verminderte Erregbarkeit des Neurons nach einem bestimmten Ereignis; wahrscheinlich Bedeutung für → Plastizität und Lernen.

LTP, engl. für long term potentiation: Langzeitpotenzierung. Nachhaltig gesteigerte Erregbarkeit des Neurons nach einem bestimmten Ereignis (meist: starke Reizung); höchstwahrscheinlich von entscheidender Bedeutung für → Plastizität und Lernen.

M

Macula lutea: siehe → gelber Fleck

mental effort (engl.): die Menge an bewusster Anstrengung bei der Durchführung einer Aufgabe.

mental practice: gedanklich bewegen/üben. Der Lehrling/Sportler/Musiker/Patient macht Bewegungen gedanklich ohne sie tatsachlich auszuführen. Siehe auch → motor imagery und → Bewegungsvorstellung.

mentale Vorbereitung: vor dem Beginn einer Aktivität wie beispielsweise dem Klavierspielen oder einem Hundertmeterlauf, befindet sich das Gehirn in einem speziellen Zustand, der manchmal in Form sogenannter Präparationspotentiale im EEG sichtbar gemacht werden kann.

Metaplastizität: will andeuten, dass die Plastizität selbst einer Plastizität unterliegt; der Umfang von Plastizität ist demnach veränderbar (Lernen zu Lernen).

Mikroglia: siehe → Gliazellen.

MIT = melodische Intonationstherapie: Anwendung bei Aphasikern mit Störungen der Wortfindung und sprachlicher Expression. Wörter und Sätze werden gekoppelt an Melodien (singen); nach und nach wird die Melodie abgeschwächt.

motor imagery: siehe → mental practice und → Bewegungsvorstellung

multidisziplinär: Bei multidisziplinärer Arbeit hat jede Disziplin ihren eigenen Anteil an der Behandlung des Patienten. Im Prinzip arbeiten die Disziplinen selbständig und unabhängig voneinander. Über Ziele und Grenzen der Disziplinen sind Abmachungen getroffen worden.

multiple Repräsentation: → Repräsentation.

multiple Sklerose: Erkrankung des zentralen Nervensystems mit multipler, herdförmiger Entmarkung von Axonen (→ Demyelinisierung); genaue Ursache unbekannt.

Mutismus: Stummheit und/oder Nichtsprechen bei intaktem Hör-und Sprachvermögen.

Myelinscheide: fetthaltige, isolierende Umhüllung der Achsenzylinder eines Neurons; erhöht die Leitungsgeschwindigkeit der Nervenzelle.

Myofeedback: Rückkoppelung eigener EMG-Wellen in Form visueller oder akustischer Signale, mit dem Ziel, aktive Kontrolle über die Muskelaktivität zu erwerben (beispielsweise Muskeltonus, unwillkürliche Bewegungen oder der Anteil eines einzigen Muskels bei komplexen Bewegungen).

N

NDT, engl. neuro-developmental treatment: → Bobath-Methode.

Neostigmin: → Acetylcholinesterasehemmer.

Neurogenese: Neubildung von Nervenzellen.

Neuroglia: → Gliazellen

neurotrophe Faktoren: Sammelbezeichnung für Stoffe, die das Wachstum von Nervenfortsätzen und/oder Synapsen fördern.

NGF (nerve growth factor): einer der → neurotrophen Faktoren.

NMDA-Rezeptor (N-Methyl-D-Aspartat-Rezeptor): im ZNS häufig vorkommender Membranrezeptor; wichtige Bedeutung für die → Plastizität.

Nosoagnosie: Nicht-Erkennen einer deutlich vorhandenen Störung wie z. B. eine Lähmung oder Erblindung. Wird oft als „Anosognosie“ bezeichnet.

Nucleus ruber: Kern in der Mesencephalon; gehört zur Gruppe der Stammganglien; Funktion im Bereich der Motorik.

O

ökologische Theorie des motorischen Lernen: Diese Theorie betont, dass wir uns beim Handeln dauernd einspielen müssen auf immer wechselnde Reize aus der Umgebung (beispielsweise Verkehr).

ökologische Validität eines Tests, Trainings oder einer Übung: Das Ausmaß der Aussage eines Tests oder einer Übung darüber, ob etwas Sinnvolles für die Alltagsaktivitäten geliefert wird.

open skill: engl für „offene“ Fähigkeit: Fähigkeit, die in einer sensorisch instabilen Umgebung angewandt wird, z. B. Teilnahme am Straßenverkehr (im Gegensatz zu → closed skill).

operante Konditionierung: → Konditionierung

ORM, engl. orientation remediation module: von *Ben-Yishay* et al. (1987) entwickeltes computergestütztes Aufmerksamkeitstraining.

P

PACE-Methode, engl. promoting aphasics communicative effectiveness: von *Davis und*

Wilcox (1985) entwickeltes Kommunikationstraining für Aphasiepatienten.

Pager: mit einem Organizer vergleichbares elektronisches Gerät mit wichtigen, patientenbezogenen Informationen; zu festgelegten Zeitpunkten ertönt ein Warnsignal; ein Text erscheint, mit dem der Patient beispielsweise an einen Termin, eine Medikamenteneinnahme oder eine Aufgabe erinnert wird.

paradoxe Kinese: Bezeichnung eines Phänomens, das insbesondere beim Parkinson-Syndrom zu beobachten ist; aufgrund einer meist starken Emotion kann der Patient plötzlich zielstrebig und effektiv handeln (beispielsweise rasches Ergreifen beim Anblick eines kleinen Kindes, das in ein Schwimmbecken zu fallen droht).

Parkinson-Syndrom: degenerative Erkrankung der Stammganglien mit charakteristischen motorischen Störungen wie Rigor, Verlust der Bewegungsautomatik und Tremor; Dopaminmangel, später auch Mangel anderer Transmittersubstanzen.

Penumbra, lat. für Halbschatten: Randbereich eines Hirninfarkts, wo das Gewebe nicht tot (nekrotisch) ist, aber in einem kritischen Zustand verkehrt.

Perfetti, Carlo: italienischer Neurologe; entwickelte eine Therapiemethode für Patienten mit Hirnschädigung, mit einem Schwerpunkt auf sensorische und kognitive Übungen.

PET (Positronen-Emissions-Tomographie): komplexes bildgebendes Verfahren, bei dem mittels Registrierung radioaktiver Strahlung eines in die Blutbahn injizierten Stoffs die regionale Hirndurchblutung gemessen wird; die regionale Durchblutung hängt zusammen mit dem lokalen Stoffwechsel und dieser wiederum mit der neuronalen Aktivität (eine Annahme, die noch immer zur Diskussion steht); PET-Scans dienen zur Klärung der Frage, welche Hirnregionen bei welchen Funktionen (z. B. Handlungen) aktiv sind (→ cortical mapping).

Phosphen: Lichterscheinung infolge Reizung der optischen Rinde, aber nicht infolge eines externen visuellen Reizes.

Plastizität: Verformbarkeit, Veränderbarkeit; die Fähigkeit der Nervenzellen und des Nervensystems zur Veränderung seiner strukturellen, physiologischen und chemischen Eigenschaften; Plastizität ist die biologische Grundlage von Entwicklung, Lernen und Wiederherstellung nach Hirnschädigung.

– **intermodale:** der Funktionsverlust eines Sinnesorgans wird durch die Funktionsverbesserung eines anderen Sinnesorgans kompensiert (Beispiel: sehbehinderte Menschen hören besser).

– **intramodale:** Neuordnung innerhalb eines Sinnessystems (beispielsweise nach Verletzung peripherer Nerven, nach Amputation, nach kleineren Netzhautschädigungen).

Plazebo-Effekt: günstiger therapeutischer Effekt, infolge der (bewussten oder unbewussten) Perzeption eines günstigen Faktors (also nicht infolge der Behandlung selbst). Bewusst: Vertrauen in dem Therapeuten, positive Erwartung. Unbewusst: durch klassische Konditionierung, z. B. weißer Kittel, Behandlungsraum.

PNF = propriozeptive neuromuskuläre Fazilitation: Technik zur Erhöhung der Aktivierungswahrscheinlichkeit, bei der insbesondere Propriosensoren durch Dehnung und Kontraktionen gegen Widerstand stimuliert werden.

polysensorisches Neuron: Diese Neuronen sind empfänglich für unterschiedliche sensorische Inputs; u. a. im Rückenmark und in der Hirnrinde.

PQRST-Methode: engl. P = preview (erstes durchlesen), Q = question (fragen), R = read (lesen), S = state (durchdenken), T = test (Fragen beantworten); strukturierte Technik zur Verbesserung der Texteinprägung.

präfrontaler Kortex: vorderster Teil der Lobus frontalis (u. a. Area 10).

Priming-Effekt (engl. für Zündung): Bereits früher angebotenes Material wird (unbewusst) schneller und leichter wieder erkannt. Beispiel: Schon nach Nennung des ersten Buchstabens wird der vollständige Name einer Person erinnert.

Prisma-Brille: Brille mit Prismagläsern, wodurch sich die visuellen Bilder verschieben (z. B. um 10 Grad): Die räumliche Repräsentation im Gehirn verschiebt sich. Wird eingesetzt als Neglect-Therapie: Nach dem Tragen einer Prisma-Brille hat sich der Neglect vermindert.

Proliferation: Wucherung, Vermehrung.

PROMPT (engl. prospective memory process training): von *Sohlberg und Mateer* (2001) entwickelte Trainingsmethode für das prospektive Gedächtnis, beispielsweise zum Nichtvergessen von Terminen oder Aufgaben.

Propriozeption: Gesamte Sinnesinformation aus Sensoren/Rezeptoren des Bewegungsapparats (Muskelspindel, Sehnen-und Gelenksensoren); der bewusst wahrgenommene Anteil der Propriozeption wird als → Kinästhesie bezeichnet.

prospektives Gedächtnis: → Gedächtnis

prospektives Potential: die verschiedenen Funktionen, die eine Zelle oder ein Gewebe während ihrer zukünftigen Entwicklung erfüllen kann.

prozedurales Gedächtnis: → Gedächtnis

pruning (engl. für stutzen): Bei Ausfall oder Schädigung eines oder mehrerer Nervenausläufer entwickelt das Axon neue Ausläufer; Pruning ist eine Form der → Aussprossung.

PST (engl. problem solving training): von *von Cramon* (1992, 1994) entwickelte Methode zur Einübung von Problemlösungsstrategien bei Patienten mit zerebralen Erkrankungen.

Psychomotorik: ungenaue Bezeichnung für den Zusammenhang zwischen Psyche und Bewegungsverhalten; Handlungen beruhen meist auf psychischen Vorgängen, beispielsweise Emotionen oder Gedanken.

Pyramidenbahn = direkte kortikospinale Bahn: direkte Verbindung zwischen Hirnrinde und Rückenmark; verläuft über die Pyramide in der Medulla oblongata; besonders wichtig für die Feinmotorik.

R

RCT = randomized clinical trial: klinische Untersuchung, bei der eine Patientenpopulation nach dem Zufallsprinzip in zwei oder mehr Gruppen aufgeteilt wird („randomisiert"); eine Gruppe bekommt die experimentelle Behandlung (z. B. eine neue Methode oder ein Medikament), die andere Gruppe bekommt eine alternative oder keine Therapie (Kontrollgruppe) oder eine Plazebotherapie.

Reafferenz: Gesamtheit der afferenten Sinnesinformation, die direkt oder indirekt durch eigene Bewegungen oder eigenes Handeln hervorgerufen werden.

Rekonsolidierung: Nach Abrufen von Gedächtnisinformation kann die Information geändert und neu gespeichert werden.

Reinforcement: → Verstärkung.

Reinnervation: Wiederherstellung der Innervation nach Verlust von Innervation (z. B. nach periphere Nervenläsionen)

REM-Schlaf (engl. rapid eye movements): Während der Traumphasen des Schlafs treten rasche Augenbewegungen auf.

Reorganisation
- **neurale:** Neuordnung von neuralen Systemen (Hirnarealen und/oder Nervenbahnen).
- **funktionelle oder intersystemische:** Übernahme einer Aufgabe durch ein anderes funktionelles System (Kompensation).
- **intrasystemische:** Neuordnung innerhalb desselben funktionellen Systems (Kompensation).
- **kortikale:** Neuordnung der kortikalen Repräsentationsfelder.

Repräsentation
- **multiple:** bezeichnet das Phänomen, dass Funktionen in unterschiedlichen Regionen im ZNS repräsentiert sind; motorische Repräsentationen finden sich beispielsweise im motorischen Vorderhorn, im Cerebellum, im Corpus striatum und in der motorischen Hirnrinde. Siehe auch → Homunculus.
- **neurale:** bezeichnet das Phänomen, dass die Ordnung des Körpers und des ihn umgebenden Raums irgendwie in unserem Gehirn festgelegt ist (engl. inner map, innere Landkarte); auch sehr unterschiedliche Funktionen wie Gedächtnis und Sprache haben ihr biologisches Substrat und sind im Gehirn repräsentiert.

Rerouting: Umleitung, Bahnung eines neuen Weges im Zentralnervensystem.

Response-cost-Verfahren: bei unerwünschtem Verhalten muss der Patient „zahlen"; beispielsweise selbstverursachte Unordnung aufräumen, sich entschuldigen nach Wutausbruch, aber auch buchstäblich zahlen mit Geld oder → Tokens.

Rezeptionsfeld: das größte periphere Gebiet, aus dem ein Neuron des Hinterhorns oder der Hirnrinde aktiviert werden kann.

RET = rationell emotive Therapie: Therapie wobei man lernt Emotionen zu kontrollieren mittels aktiver Einsatz von rationellen Prozesse (z.B. Relativierung).

retrograde Amnesie: → Amnesie.

Robot-therapie: Gerät zum intensiven Training von Arm oder Hand. Eine paretische Arm initiiert die Bewegung, das Gerät setzt die Bewegung passiv fort. Verschiedene Bewegungsfrequenzen, Amplituden und Trajekte sind einzustellen.

Rood-Methode: von *Margareth Rood* entwickelte Fazilitationstechnik, wobei die Haut kräftig stimuliert wird, z.B. mit Eis oder mit Hilfe einer kleinen (evtl. elektrischen) Bürste. Siehe auch → Icing, Brushing.

RUMBA: engl. R = relevant (zweckmäßig), U = understandable (nachvollziehbar), M = measurable (messbar), B = behavioural (verhaltensorientiert), A = attainable (erreichbar); Kriterien für die Formulierung von Therapiezielen.

S

Schema-Theorie: von *Richard Schmidt* (1976) formulierte Theorie, wonach sich beim Lernen motorischer Fertigkeiten Regeln und Prinzipien („Schemas") bilden; Schmidt unterscheidet zwei „Schemas": mit dem Abruf-Schema (engl. recall) kann das für die Bewegung richtige Impulsmuster abgerufen werden, mit dem Erkennungs-Schema (engl. recognition) kann aus der Vielzahl von möglichen Bewegungen die richtige/zielführende Bewegung erkannt und selektiert werden.

semantisches Gedächtnis: → Gedächtnis

Sensibilisierung/Sensitisierung (engl. sensitisation): Erhöhung der Empfindlichkeit, z. B. von Neuron, Synapse oder Muskelzelle.

sensomotorischer Kreis: Zusammenhang zwischen Sensorik (Sinnesreizen) und Motorik; Sinnesreize führen zu Reaktionen. Reaktionen oder Aktionen rufen wieder Sensorik hervor (→ Reafferenz).

SEP, somatosensorisch evozierte Potentiale: über EEG ableitbare, elektrische Potentialveränderung infolge eines sensiblen Reizes.

serieller Läsioneffekt: Eine einzige große Schädigung führt zu einem größeren Ausfall als mehrere kleine, aufeinander folgende Schädigungen, die insgesamt den gleichen Umfang haben.

Shaping (engl. für gestalten): allmähliches Formgeben, z. B. aufbauendes Erlernen eines angemessenen Sozialverhaltens, beispielsweise zuerst freundlich blicken, dann grüßen und dann zum Schluss ein Schwätzchen.machen.

single subject design (auch N=1 Studie): Longitudinale Einzellfallstudie, bei der bei einem oder mehreren Patienten während einer bestimmten Zeit Daten erhoben werden; Beginn meist mit → Basislinie, anschließend mehrere definierte Phasen, beispielsweise Intervention A, Intervention B, Plazebo oder keine Intervention; die Messergebnisse erlauben Rückschlüsse über den Effekt der Intervention. Der Patient ist also seine eigene Kontrolle.

Skotom (gr. Dunkelheit): umschriebenes blindes Gebiet im Gesichtsfeld.

SMART: engl. S = specific (spezifisch), M = measurable (messbar), A = acceptable (akzeptabel), R = realistic (realistisch), T = timebound (zeitlich definiert); Kriterien zur Formulierung von Therapiezielen.

smart house, engl. für intelligente Wohnung: mit modernster Technik ausgerüstete Wohnung, insbesondere zur Unterstützung von Patienten mit kognitiven Störungen.

SMTA, speech music therapy for aphasia: Aphasietherapie mit Einsatz von Musik. Musik kann die sprachliche Expression fördern.

Spaced-retrieval-Methode, engl. für phasiertes Abrufen: Gedächtnisstrategie, bei der der zu behaltende Gedächtnisinhalt zunächst in kurzen, dann immer längeren Zeitabständen abgerufen werden muss; beispielsweise ein Name, der zunächst alle zwanzig Sekunden, dann erst nach Minuten oder Stunden wiederholt wird.

Spastizität/Spastik: erhöhter Muskeltonus mit Widerstand gegen passive Dehnungsversuche; ab einer bestimmten Dehnung gibt der Muskel plötzlich nach (Taschenmesserphänomen).

Spiegelneuronen (engl. mirror neurons): Neuronen, u. a. im Lobus frontalis (Areae 6 und 44), die sowohl bei der Durchführung als auch bei der Betrachtung derselben Handlung aktiv sind.

Spiegeltherapie (engl. MVF = mirror visual feed-back): Einsatz eines sagittal platzierten Spiegels, um damit, mittels Bewegungen der nicht-gestörten Gliedmaße (Arm oder Bein), Bewegungen einer gestörten Gliedmaße (illusorisch) sichtbar zu machen. Wird u. a. gebraucht bei Phantomschmerz → CRPS und spastische Parese.

spines: → dendritic spines

sprouting: → Aussprossung

Stammzellen, neurale: unreife Zellen des Zentralnervensystems, u. a. im Bereich des Hippocampus, im Bulbus olfactorius und im Randbereich der Seitenventrikel; aus diesen Zellen können sich auch bei Erwachsenen neue Glia- oder Nervenzellen bilden (→ Neurogenese).

Substitution: Ersetzung, Übernahme einer Funktion durch eine andere Hirnregion (wird auch Vikariierung genannt).

Synapse: Kontakt- und Schaltstelle zwischen zwei Neuronen. Mittels eines chemischen Prozesses (Transmitter-Rezeptor Interaktion) wird Information übertragen. Der Übertragungsprozess ist veränderbar (→ Plastizität).

Synaptogenese, reaktive: Gehen innerhalb eines Neuronennetzes Synapsen verloren, beispielsweise infolge einer degenerativen Erkrankung, dann bilden sich reaktiv in dem Netzwerk neue Synapsen, wodurch die Komplexität des Netzes erhalten bleibt (engl. „connectivity").

T

Taubhören (engl. deafhearing): Reaktion auf einen akustischen Reiz trotz Fehlens einer bewussten Wahrnehmung.

Taub-Training (engl. → CIMT = constraint-induced movement therapy = forced-use therapy): von *Edward Taub* entwickelte „forciertes" Training/Übung eines paretischen Arms durch Einschränkung des Gebrauchs des intakten Arms (z. B. Festbinden oder Tragetuch [Mitella]).

TENS, transkutane elektrische Nervenstimulation: elektrische Stimulierung mittels Hautelektroden. Anwendung in der Schmerztherapie, auch bei Neglect und sogar bei Demenz.

therapeutisches Milieu: eine Umgebung die einerseits stimulierend ist für den Patienten (angereichert, „Lernlandschaft"), andererseits angepasst an die Einschränkungen des Patienten.

Tinnitus: subjektiv wahrgenommenes Ohrgeräusch bei Abwesenheit eines äußeren akustischen Reizes.

TMS, transkranielle Magnetstimulation: Stimulation von Nervenzellgruppen im Gehirn mittels eines starken Magnetfelds.

Token: Gutschein, Münze oder anderer Gegenstand zur Belohnung eines erwünschten Verhaltens (positive Verstärkung).

TOOTS, engl. time out on the spot: sofortiger Aufmerksamkeitsentzug; bei unerwünschtem Verhalten wenden alle Personen in der Umgebung des Patienten sich unmittelbar von ihm ab.

Transfer: → Generalisation

type grouping: engl. für Neugruppierung von Muskelfasern. Das normale Mosaikbild von roten, weißen und intermittierenden Muskelfasern wird ersetzt durch eine Ordnung in Gruppen. Histologisches Phänomen infolge von Kollateralinnervation bei Zuständen, die mit Denervierung von Muskelfasern einhergehen.

U–Z

unmasking: → Demaskierung

vanishing cues, engl. für verschwindende Auslöser: Methode zum Gedächtnistraining; Amnesie-Patienten erinnern sich oft relativ gut, wenn man Auslöser (cues) gibt; man vermindert allmählich den Auslöser, z. B. beim Erinnern eines Namens: erst drei Buchstaben, dann zwei, einer.

variability of practice hypothesis (engl. für variiertes Üben): von der → Schema-Theorie abgeleitetes Prinzip, wonach die geformten Schemas „stärker" sind, wenn man Variationen in die Übungen einbaut; Variation der Übungen fördert auch die Generalisierung nach unterschiedlichen Alltagsaktivitäten.

verbale Selbststeuerung: Form der Verhaltenssteuerung, wobei zuerst der Therapeut laut verhaltenssteuerende Wörter ausspricht, danach spricht der Patient die Wörter erst laut, später nur in Gedanken. Verbale Selbststeuerung kann für viele verschiedene Verhaltensweisen eingesetzt werden, z. B. Alltagsaktivitäten, Kontrolle von impulsivem Verhalten usw.

Verstärkung (engl. reinforcement): Verhalten wird erlernt („verstärkt") wenn die Konsequenzen positiv oder erwünscht sind.

Verstärkung
- **extrinsische:** hinzugefügte (meist künstliche) Belohnung, z.B. → Tokens, Geldstück, Süßigkeit, Sticker.
- **intrinsische:** die Belohnung ist Teil der Handlung (beispielsweise der Geschmack von Kaffee, nachdem es gelungen ist, die Tasse zum Mund zu führen).

vestibulo-okulärer Reflex: vestibuläre Reizung (Bewegung des Kopfes) führt zu (kompensatorischen) Augenbewegungen, wodurch die Position des Bildes auf der Netzhaut stabilisiert wird.

Vikariierung: → Substitution.

visuelles Scanning,: durch Blickbewegungen „Abtasten" zur Erkennung eines Gegenstandes oder einer Situation.

vitale Sensibilität: „warnende" Sensibilität. Temperatur-, Schmerz- und grobe Berührungsempfindungen.

WSTC: engl. W = what (was), S = select (auswählen), T = try (versuchen), C =check (bewerten); ein strukturierende Selbstinstruktionsmethode für Patienten mit Störungen des wohlüberlegten Handelns (→ dysexekutives Syndrom). Der Patient lernt die vier Schritte W, S, C und T auswendig und verwendet sie beim Handeln an.

Zeitserie-Untersuchung (engl. time series design): siehe → single subject design.

Literatur

Abraham, W. and Bear, M., 'Metaplasticity: The plasticity of synaptic plasticity'. Trends in Neurosciences 19 (1996), 126–130.

Abraham, W. and Robins, A., 'Memory retention – the synaptic stability versus plasticity dilemma'. Trends in Neurosciences 28 (2005), 73–78.

Affolter, F. and Bischofberger, W., Wenn die Organisation des zentralen Nervensystem zerfällt – und es an gespürter Information mangelt. Neckar Verlag, Villigen – Schwenningen, 1993.

Alderman, N. and Burgess, W., 'Integrating cognition and behaviour: A pragmatic approach to brain injury rehabilitation' (1990). In: Wood and Fussey, siehe dort.

Alderman, N., 'Managing challenging behaviour'. In: Wood and McMillan, 2001. Siehe dort.

Altschuler, E. et al., 'Rehabilitation of hemiparesis after stroke with a mirror'. The Lancet 353 (1999), 2035.

Anderson, V. et al., Do children really recover better? Neurobehavioral plasticity after early brain insult. Brain 2011; 134:2197–2221.

Antonucci, G. et al., 'Effectiveness of neglect rehabilitation in a randomised group study'. Journal of Clinical and Experimental Neuropsychology 17 (1995), 383–389.

Asanuma, C., 'Mapping movements within a moving motor map'. Trends in Neurosciences 14 (1991), 217.

Ashby, F et al., Cortical and basal ganglia contributions to habit learning and automaticity. Trends in Cognitive Sciences 2010;14(3); 208.

Bach y Rita, P. (ed.), Recovery of function: Theoretical considerations for brain injury rehabilitation, Huber, Bern, 1980.

Baddeley, A., 'The central executive; A concept and some misconceptions'. Journal of the International Neuropsychological Society 4 (1998), 523–526.

Baddeley, A., Your memory: a user's guide. Buffalo: Firefly Books, 2004.

Basmajian, J. (ed.), Therapeutic Exercise. 4th ed. Williams & Wilkins, Baltimore, 1984.

Basmajian, J., 'Biofeedback in rehabilitation: A review of principles and practices'. Arch. Phys. Med. Rehab. 62 (1981), 469.

Basso, A., Aphasia and its therapy. Oxford Univ. Pr., Oxford, 2003.

Basso, A. 'Language deficits. The efficacy of the impairment-based treatment'. In: Halligan and Wade 2005, siehe dort.

Beharelle, A. et al., Left hemisphere regions are critical for language in the face of early left focal brain injury. Brain 2010;133:1707–1716.

Belleville, S. et al., Training-related brain plasticity in subjects at risk of developing Alzheimer's disease. Brain 2011;134:1623–1634.

Benedetti, F., Placebo effects. New York: Oxford University Press, 2009.

Bergsma, A., Zorgwijzer geheugen… zwakte. Hersenwerk, 2002.

Bergsma, D. and Wildt, G. van der, 'Is hemianopsie te revalideren? Visuele training bij cerebrale blindheid'. Neuropraxis 2 (2001), 16.

Berni, R. and Fordyce, W., Behavioral modification and the nursing process. Mosby, St.Louis, 1973.

Berridge, K. and Robinson, T., 'Parsing reward'. Trends in Neurosciences 26 (2003), 507–513.

Berthoz, S. et al., 'An fMRI study of intentional and unintentional (embarrassing) violations of social norms'. Brain 125 (2002), 1696–1708.

Bialystok E. et al., Bilingualism: consequences for mind and brain. Trends in Cognitive Sciences 2012;16(4).

Bickerton, W. et al.,'The use of memorised verbal scripts in the rehabilitation of action disorganisation syndrome'. Neuropsychological Rehabilitation 16 (2006), 155–177.

Bienok, A. et al., Spiegeltherapie in der Neurorehabilitation. 2nd ed. Idstein: Schulz-Kirchner 2011.

Blakemore, S. et al., Somatosensory activations during the observation of touch and a case of vision-touch synaesthesia. Brain 2005; 128:1571–1583.

Blesch, A., Tuszynski M. Spinal cord injury: plasticity, regeneration and the challenge of translational druk development. Trends in Neuroscience 2008;32(1):41.

Bobath, B., Abnormal postural reflex activity caused by brain lesions. 2nd ed., Heineman, London, 1971 (ook in Nederlandse vertaling).

Bobath, B., Adult hemiplegia: Evaluation and treatment. 2nd. ed., Heineman, London, 1978 (ook in Nederlandse vertaling).

Boecker, H. et al., 'Functional cooperativity of human cortical motor areas during self-paced simple finger movements. A high resolution MRI study'. Brain 117 (1994). 1231–1239.

Bolognini, N. et al. Visual search improvement in

hemianopic patients after audio-visual stimulation. Brain 2005;128:2830–2842.

Borel, L. et al., 'Deficits and recovery of head and trunk orientation and stabilization after unilateral vestibular loss'. Brain 125 (2002), 880–894.

Boven, W. van and Johnson, K., 'A psychophysical study of the mechanisms of sensory recovery following nerve injury in humans'. Brain 117 (1994), 149-167.

Boyke, J et al., Training-Induced Brain Structure Changes in the Eldery. Journal of Neuroscience 2008;28(28):7031–7035.

Bozeat, S. et al., 'Relearning object use in semantic dementia'. Neuropsychological Rehabilitation 14 (2004), 351–363.

Bradley, W., Disorders of peripheral nerves. Blackwell, Oxford, 1974.

Brandt, J., 'Introduction to Parkin/Baddeley dialogue'. Journal of the International Neuropsychological Society 4 (1998), 517.

Braun, A. et al., 'The neural organization of discourse. An H2 15O-pet study of narrative production in English and American sign language'. Brain 124 (2001), 2028–2044.

Braun, C. et al., 'Dynamic organization of the somatosensory cortex induced by motor activity'. Brain 124 (2001), 2259–2267.

Braun, M. et al., Reorganization of associative memory in humans with long-standing hippocampal damage. Brain 2008;131:2742–2750.

Brenowitz, E., Beecher M., Song learning in birds: diversity and plasticity, opportunities and challenges. Trends in Neuroscience 2005;28(3).

Bridge, H. et al., Changes in connectivity after visual cortical brain damage underlie altered visual function. Brain 2008;131:1433–1444.

Brinker, B. den, EMG-feedback bij revalidatie. De Vrieseborch, Haarlem, 1984 (Academisch proefschrift).

Brodal, A., 'Self-observations and neuro-anatomical considerations after a stroke'. Brain 96 (1973), 675–694.

Brooks, D., Closed head injury: psychological, social and family consequences. Oxford Univ. Pr., Oxford, 1984.

Brooks, V., The neural basis of motor control. Oxford Univ. Pr., Oxford, 1986.

Brookshire, R. Introduction to neurogenic communication disorders. 5th ed. Mosby, St.Louis, 1997.

Brouwer, W. et al. (eds.), Cognitive rehabilitation. A clinical neuropsychological approach. Boom, Amsterdam, 2000.

Bruijn, M. de, Muziektherapie in de revalidatie. Antwerpen: Garant 2012.

Brunila, T. et al., 'Experiences of combined visual training and arm activation in the rehabilitation of unilateral visual neglect: A clinical study'. Neuropsychological Rehabilitation 12 (2002), 27–40.

Brunnstrom, S., Movement therapy in hemiplegia. A Neuropsychological approach. Harper & Row, Hagerstown, 1970 (ook in Nederlandse vertaling).

Buch, E. et al., Parietofrontal integrity determines neural modulation associated with grasping imagery after stroke. Brain 2012;135:596–514.

Büchel, C. et al., 'Different activation patterns in the visual cortex of late and congenitally blind subjects'. Brain 121 (1998), 409–419.

Büchel, C., 'Functional neuroimaging studies of Braille reading: Cross-modal reorganization and its implications'. Brain 121 (1998), 1193–1194.

Buckner, R. and Petersen, S., 'Neuroimaging of functional recovery'. (2000). In: Levin and Grafman, siehe dort.

Bütefisch, C. et al., 'Mental training of the hand improves motor function after stroke'. Neurol. Rehabilitation 7 (2001), 301–322.

Bütefisch, C. et al., 'Remote changes in cortical excitability after stroke'. Brain 126 (2003), 470–481.

Bultitude, J. et al., Prism adaptation reverses the local processing bias in patients with right temporo-parietal junction lesions. Brain 2009;132:1669–1677.

Buzsáki, G. et al., 'Memory consolidation in the "nonaroused" brain: A physiological perspective' (1995). In: Julesz and Kovacs, siehe dort.

Caeyenberghs, K. et al., Graph analysis of functional brain networks for cognitive control of action in traumatic brain injury. Brain 2012;135:1293–1307.

Cantagallo, A. et al., Verbal commands help the execution of endogenous movements in anarchic hand. Neuropsychological Rehabilitation 2010;20(3):406–422.

Carr, J. and Shepherd, R., Motor relearning program for stroke. MD: Aspen, Rockville, 1986.

Carr, J. and Shepherd, R., Neurologic Rehabilitation: Optimizing motor performance. Butterworth & Heinemann, Oxford, 1998.

Carr, L. et al., 'Patterns of central motor reorganization in hemiplegic cerebral palsy'. Brain 116 (1993), 1223–1247.

Castellanos, N. et al., Reorganization of functional connectivity as a correlate of cognitive recovery in acquired brain injury. Brain 2010;133:2365–2381.

Castro-Caldas, A. et al., 'The illiterate brain. Learning to read and write during childhood influences the functional organization of the adult brain'. Brain 121 (1998), 1053–1063.

Chall, J. and Mirsky, A., Education and the brain, Univ. of Chicago Press, Chicago, 1978.

Chen, A. et al., Training of goal-directed attention regulation enhances control over neural processing for individuals with brain injury. Brain 2011;134:1541–1554.

Cicerone, K. et al., 'Evidence-based cognitive rehabilitation: Recommendations for clinical practice'. Archives of Physical Medicine and Rehabilitation 81 (2000), 1596–1615.

Cicerone, K. et al., Evidence-Based Cognitive Rehabilitation: Updated review of the Literature From 1998 Through 2002. Archives of Physical Medicine and Rehabilitation 2005;86:1681–1692.

Cicerone, K. et al., Evidence-Based cognitive Rehabilitation: Updated Review of the Literature From 2003 Through 2008. Archives of Physical Medicine and Rehabilitation 2011;92:519–530.

Cicerone, K., Evidence-Based Practice and the Limits of Rational Rehabilitation. Archives of Physical Medicine and Rehabilitation 2008;86:1073–1074.

Cirstea, M. and Levin, F., 'Compensatory strategies for reaching in stroke'. Brain 123 (2000), 940–953.

Clare, L. and Halligan, P. (eds.), 'Pathologies of awareness: bridging the gap between theory and practice'. Special Issue van Neuropsychological Rehabilitation, volume 16, nr 4 (2006).

Coetzer, R., Holistic neuro-rehabilitation in the community: Is identity a key issue? Neuropsychological Rehabilitation 2008;18(5/6):766–783.

Cohen, G., Memory in the real world. Erlbaum, Hove, 1989.

Cohen, N. and Eichenbaum, H., Memory, amnesia and the hippocampal system. MIT, Cambridge, 1994.

Cohen, M. et al., Errorless learning of functional life skills in an individual with three aetiologies of severe memory and executive function impairment. Neuropsychological Rehabilitation 2010;20(3):355–376.

Cole, J., Pride and a daily marathon. MIT, Cambridge, 1995.

Cooke S., Bliss T., Plasticity in the human central nervous system. Brain 2006;129:1659–1673.

Coras, R. et al., Low proliferation and differentiation capacities of adult hippocampal stem cells correlate with memory dysfunctions in humans. Brain 2010;133:3359–3372.

Cotman, C. (ed.), Neuronal plasticity. Raven, New York, 1978.

Cotman, C. and Berchtold, N., 'Exercise: A behavioral intervention to enhance brain health and plasticity'. Trends in Neurosciences 6 (2002).

Cotman, C. and Lynch, G., 'The neurobiology of learning and memory'. In: Eimas, P. and Galaburda, A. siehe dort.

Cotman, C. et al., Exercise builds brain health: key roles of growth factor cascades and inflammation. Trends in Neurosciences 2007;30(9):465–470.

Couillet, J. et al., Rehabilitation of divided attention after severe traumatic brain injury: A randomized trial. Neuropsychological Rehabilitation 2010;20(3):321–339.

Cramer S., Nudo, R. (eds.), Brain Repair After Stroke. Cambridge: Cambridge University Press, 2010.

Cramer, S. et al., Harnessing neuroplasticity for clinical applications. Brain 2011;134:1591–1609.

Crammond, D., 'Motor imagery: never in your wildest dream'. Trends in Neurosciences 20 (1997), 54–57.

Cramon, D. von and Matthes-von Cramon, G., 'Reflections on the treatment of brain-injured patients suffering from problem-solving disorders'. Neuropsychological Rehabilitation 2 (1992), 207–229.

Cramon, D. Von and Zihl, J. (eds.), Neuropsychologische Rehabilitation. Springer, Berlin, 1988.

Cranenburgh, B. van, Leven na hersenbeschadiging. Haarlem: Stichting ITON, 2e Edition 2014.

Cranenburgh, B. van, Pijn, vanuit een neurowetenschappelijk perspectief. 7th ed. Amsterdam: Elsevier gezondheidszorg 2009.

Cranenburgh, B. van, Neurowetenschappen, een overzicht. 3e dr., Reed Business Education, Amsterdam, 2009.

Cranenburgh, B. van, Neuropsychologie, over de gevolgen van hersenbeschadiging. 3e dr., Reed Business Education, Amsterdam, 2009.

Cranenburgh, B. van, Schmerz - Warum? Ein Leitfaden für Menschen mit Schmerz. Hippocampus, Bad Honnef 2014.Cranenburgh, B. van, Schema's Fysiologie. 4e dr. Elsevier/De Tijdstroom, Maarssen, 1997.

Curt, A. et al., 'Changes of non-affected upper limb cortical representation in paraplegic patients as assessed by fMRI'. Brain 125 (2002), 2567–2578.

Davies, P., Steps to follow. Springer, Berlin, 1985.

Day, B. and Cole, J., 'Vestibular-evoked postural responses in the absence of somatosensory information'. Brain 125 (2002), 2081–2088.

DeBello, W., Micro-rewiring as a substrate for learning. Trends in Neuroscience 2008;31(9).

Decety, J. et al., 'Brain activity during observation of actions. Influence of action content and subject's strategy'. Brain 120 (1997), 1763–1778.

DeCharms, R., Reading and controlling human brain activation using real-time functional magnetic resonance imaging. Trends in Cognitive Sciences 2007;11(11).

DeFelipe, J., 'Sesquicentenary of the birthday of Santiago Ramón y Cajal, the father of modern neuroscience'. Trends in Neurosciences 25 no. 9, (2002), 481.

Dellon, A. L., Evaluation of sensibility and re-education of sensation in the hand. Williams & Wilkins, Baltimore/London, 1981.

Desmedt, J. (ed.), New concepts of the motor unit, neuromuscular disorders, electromyographic kinesiology. Karger, Basel, 1973.

Desmurget, M. et al., Contrasting acute and slow-growing lesions: a new door to brain plasticity. Brain 2007;130:898–914.

Desmurget, M. et al., 'Contrasting acute and slow-growing lesions: a new door to brain plasticity'. Brain 130 (2007), 898–914.

Dettmers, C. et al. (eds.). Funktionelle Bildgebung und Physiotherapie. Hippocampus, Bad Honnef, 1998.

Dettmers, Ch., Weiller, C. (eds.), Update Neurologische Rehabilitation. Bad Honnef: Hippocampus, 2005.

Dieterich, M. et al., 'Evidence for cortical visual substitution of chronic vestibular failure (an fMRI study)'. Brain 130 (2007), 2108–2116.

Diller, L. and Weinberg, J., 'Hemi-inattention in rehabilitation: The evolution of a rational remediation program'. In: E. Weinstein and R. Friedland (eds), Advances in Neurology. Raven Press, New York (1977), pp. 63–82.

Dirnagl, U. et al., Ischemic tolerance and endogenous neuroprotection. Trends in Neuroscience 2003;26(5).

Donkervoort, M. et al., 'Efficacy of strategy training in left hemisphere stroke patients with apraxia: A randomised clinical trial'. Neuropsychological Rehabilitation 11 (2001), 549–566.

Doucet, M. et al., Cross-modal reorganization and speech perception in cochlear implant users. Brain 2006;126:3376–3383.

Douglas Fields, R. and Itoh, K., 'Neural cell adhesion molecules in activity-dependent development and synaptic plasticity'. Trends in Neurosciences 19 (1996), 473–480.

Dubois-Dalcq, M. et al., from fish to man: understanding endogenous remyelination in central nervous system demyelinating diseases. Brain 2008;131:1686–1700.

Duke, R. et al., Effects of early and late rest breaks during training on overnight memory consolidation of a keyboard melody. In: Dalla Bella S et al. (eds.), The Neurosciences and Music III. Vol 1169, Annals of the New York Academy of Sciences, Boston: Blackwell 2009.

Dunaevsky, A. and Mason, C., 'Spine motility: A means towards an end?' Trends in Neurosciences 26 (2003), 155.

EClipSE Collaborative Members. Education, the brain and dementia: neuroprotection or compensation. Brain 2010;133:2210–2216.

Eggermont, J. and Roberts, L., 'The neuroscience of tinnitus'. Trends in Neurosciences 27 (2004), 676–682.

Eidelberg, E. and Stein, D., Functional recovery after lesions of the nervous system. In: Neurosciences Research Program Bulletin 12, MIT, Mass., 1977.

Eimas, P. and Galaburda, A. (eds.), Neurobiology of cognition. MIT press, Cambridge, 1990.

Elbert, T. et al., 'Increased cortical representation of the fingers of the left hand in string players'. Science 270 (1995), 305–307.

Eling, P. and Brouwer, W. (red.), Aandachtsstoornissen. Swets & Zeitlinger, Lisse, 1995.

Ellis, A., Reading, writing, and dyslexia. 2nd ed. Erlbaum, Hove, 1993.

Empelen, R. van, et al., 'Functional consequences of hemispherectomy'. Brain (2004), 2071–2079.

Endo, T. et al., Cortical sensory map rearrangement after spinal cord injury: fMRI responses linked to Nogo signalling. Brain 2007;130:2951–2961.

Engelien, A. et al., 'The functional anatomy of recovery from auditory agnosia. A PET study of sound categorization in a neurological patient and normal controls'. Brain 118 (1995), 1395–1409.

Engelien, A. et al., 'The neural correlates of 'deaf-hearing' in man. Conscious sensory awareness enabled by attentional modulation'. Brain 123 (2000), 532–545.

Eslinger, P. (ed.), Neuropsychological interventions. Guilford, New York, 2002.

Evans, J. et al., 'A comparison of "errorless" and "trial-and-error" learning methods for teaching individuals with acquired memory deficits'. Neuropsychological Rehabilitation 10 (2000), 67–101.

Evans, J., 'Rehabilitation of the dysexecutive syndrome' (2001). In: Wood and MacMillan, siehe dort.

Evans, J. 'Can executive impaiments be effectively treated?' In: Halligan and Wade 2005, siehe dort.

Fasotti, L. et al., 'Time pressure management as a compensatory strategy training after closed head injury'. Neuropsychological Rehabilitation 10 (2000), 47–65.

Fetz, E. and Cheney, P., 'Functional relations between primate motor cortex cells and muscles: Fixed and flexible' (1987). In: Porter, siehe dort.

ffytche, D., Zeki, S., The primary visual cortex, and feedback to it, are not necessary for conscious vision. Brain 2011;134:247–257.

Fillingham, J. et al., 'The application of errorless learning to aphasic disorders: A review of theory and practice'. Neuropsychological Rehabilitation 13 (2003), 337–363.

Fillingham, J. et al., The treatment of anomia using errorless learning. Neuropsychological Rehabilitation 2006;16(2):129–154.

Finger, S. (ed.), Recovery from brain damage. Research and theory. Plenum, New York, 1978.

Finger, S. et al., Brain injury and recovery. Theoretical and controversial issues. Plenum, New York, 1988.

Finger, S. and Stein, D., Brain damage and recovery. Acad. Press, New York, 1982.

Fisher, S. et al., 'Multiple overlapping processes underlying short-term synaptic enhancement'. Trends in Neurosciences 20 (1997), 170–177.

Fleming, J. and Ownsworth, T., 'A review of awareness interventions in brain injury rehabilitation'. Neuropsychological Rehabilitation 16 (2006), 474–500.

Fleming J., Ownsworth, T., A review of awareness interventions in brain injury rehabilitation. Neuropsychological Rehabilitation 2006;16(4):474–500.

Fletcher, P. et al., 'The functional neuroanatomy of episodic memory'. Trends in Neurosciences 20 (1997), 213–218.

Fletcher, P. et al., 'The functional roles of prefrontal cortex in episodic memory. I. Encoding'. Brain 121 (1998), 1239–1248.

Fletcher, P. et al., 'The functional roles of prefrontal cortex in episodic memory. II. Retrieval'. Brain 121 (1998), 1249–1256.

Fletcher, P. and Henson, R., 'Frontal lobes and human memory. Insights from functional neuroimaging'. Brain 124 (2001), 849–881.

Fortin, M. et al., Wayfinding in the blind: larger hippocampal volume and supranormal spatial navigation. Brain 2008;131:2995–3005.

Francis, D. et al., 'Who's that girl? Prosopagnosia, person-based semantic disorder, and the reacquisition of face identification ability'. Neuropsychological Rehabilitation 12 (2002), 1–26.

Franz, S., Nervous and mental re-education. The MacMillan Company, New York, 1923.

Frassinetti, F. et al., 'Long-lasting amelioration of visuospatial neglect by prism adaptation'. Brain 125 (2002), 608–623.

Freivogel, S. 'Evidenzbasierte Konzepte in der motorischen Rehabilitation'. Neurol. Rehabilitation 10 (2004), 233–238.

Freivogel, S. et al., 'Qualitätskriterien und Leitlinien für die motorische Rehabilitation von Patienten mit Hemiparesen'. Neurol. Rehabilitation 9 (2003), 237–241.

Freivogel, S., 'Alte und neue Hypothesen in der Physiotherapie zur motorischen Funktionsrestitution nach zentralen Läsionen'. In: Dettmers, 1998. Siehe dort.

Frencham, K. et al., 'Effects of verbal labeling on memory for hand movements'. Journal of the International Neuropsychological Society 10 (2004), 355–361.

Frey, U. and Morris, R., 'Synaptic tagging: Implications for late maintenance of hippocampal long-term potentiation'. Trends in Neurosciences 21 (1998), 181–188.

Fridman, E. et al., 'Reorganization of the human ipsilesional premotor cortex after stroke'. Brain 127 (2004), 747–758.

Friedman, S. et al., The brain, cognition and education. Acad. Press, Orlando, 1986.

Fries, P. et al., 'When neurons form memories'. Trends in Neurosciences 26 (2003), 123–124.

Fries, W. et al., 'Motor recovery following capsular stroke'. Brain 116 (1993), 369–382.

Fries, W. et al., Teilhaben! Stuttgart: Thieme, 2007.

Frith, C., The pathology of experience. Brain 2004;127:239–242.

Frommelt, P., Lösslein, H., Neurorehabilitation. Berlin: Springer, 2010.

Fu, M., Zuo, Y., Experience-dependent structural plasticity in the cortex. Trends in Neuroscience 2011;34(4).

Fussey, I. and Giles, G. (Fussey, I. and Giles, G. (eds.)), Rehabilitation of the severely brain-injured adult. A practical approach.. Croom Helm, London, 1988.

Fuster, J., 'Network memory'. Trends in Neurosciences 20 (1997), 451–459.

Fuster, J., Memory in the cerebral cortex. MIT, Cambridge, 1995.

Gagné, R., The conditions of learning. 2nd ed. Holt, Rinehart & Winston, London, 1970.

Gallese, V. et al., 'Action recognition in the premotor cortex'. Brain 119 (1996), 593–609.

Galtrey, C. et al., Promoting plasticity in the spinal cord with chondroitinase improves functional recovery after peripheral nerve repair. Brain 2007;130:926–939.

Gartland, D., 'Considerations in the selection and use of technology with people who have cognitive deficits following acquired brain injury'. Neuropsychological Rehabilitation 14 (2004), 61–75.

Gardner, H. Soorten intelligentie. Nieuwezijds, Amsterdam, 1999.

Gauggel, S. and Fischer, S., 'The effect of goal setting on motor performance and motor learning in brain-damaged patients'. Neuropsychological Rehabilitation 11 (2001), 33–44.

Gazzaniga, M. et al., Cognitive neuroscience. 2nd ed. Norton, New York, 2002.

Gerardin, E. et al., partially overlapping neural networks for real and imagined hand movements. Cerebral Cortex 2000;10:1093–1004.

Gerloff, C. et al., 'Functional coupling and regional activation of human cortical motor areas during simple, internally paced and externally paced finger movements'. Brain 121 (1998), 1513–1531.

Gerloff, C. et al., 'Stimulation over the human supplementary motor area interferes with the organization of future elements in complex motor sequences'. Brain 120 (1997), 1587–1602.

Gerloff, C. et al., 'Multimodal imaging of brain reorganization in motor areas of the contralesional hemisphere of well-recovered patients after capsular stroke'. Brain 129 (2006), 791–808.

Gerloff, G., Hallet, M., Big news from small world networks after stroke. Brain 2010;133:952–956.

Geusgens, C. et al., 'Transfer of training effects in stroke patients with apraxia: an exploratory study'. Neuropsychological Rehabilitation 16 (2006), 213–229.

Giaume, C. and McCarthy, K., 'Control of gap-junctional communication in astrocytic networks'. Trends in Neurosciences 19 (1996), 319–325.

Gibson, C. et al., Progesterone for the treatment of experimental brain injury; a systematic review. Brain 2008;131:318–328.

Gibson, C. et al., Progesterone is neuroprotective following cerebral ischemia in reproductively ageing female mice. Brain 2011;134:2125–2133.

Girgis, J. et al., reaching training in rats with spinal cord injury promotes plasticity and task specific recovery. Brain 2007;130:2993–3003.

Glisky, E., 'Can memory impairment be effectively treated?'. In: Halligan and Wade 2005, siehe dort.

Götze, R, Höfer, B., AOT-Alltagorientierte Therapie bei Patienten mit erworbener Hirnschädigung. Stuttgart: Thieme, 1999.

Gold, J., 'Linking reward expectation to behavior in the basal ganglia'. Trends in Neurosciences 26 (2003), 12.

Goldberg, E. The executive brain. Oxford Univ. Pr., Oxford, 2001.

Goldenberg, G. et al., 'Assessment and therapy of complex activities of daily living in apraxia'. Neuropsychological Rehabilitation 11 (2001), 147–169.

Goldenberg, G. et al., Neuropsychologie im Alltag. Thieme, Stuttgart, 2002.

Goldman, H., 'Improvement of double simultaneous stimulation perception in hemiplegic patients'. Arch. Phys. Med. Rehabil. 63 (1966), 681–687.

Goldstein, K., Der Aufbau des Organismus. Martinus Nijhoff, Den Haag, 1934 (Eng. vert. The Organism).

Goldstein, K., Language and language disturbances. Grune & Stratton, New York, 1948.

Gothe, J. et al., 'Changes in visual cortex excitability in blind subjects as demonstrated by transcranial magnetic stimulation'. Brain 125 (2002), 479–490.

Graves, L. et al., 'Sleep and memory: A molecular perspective'. Trends in Neurosciences 24 (2001), 237.

Grefkes, C., Fink, G., Reorganization of cerebral networks after stroke: new insights from neuroimaging with connectivity approaches. Brain 2011;134:1264–1276.

Haaland, K. et al., 'Neural representations of skilled movement'. Brain 123 (2000), 2306–2313.

Habermann, C. and Kolster, F., Ergotherapie im Arbeitsfeld Neurologie. Thieme, Stuttgart, 2002.

Halligan, P. et al. (eds.), Handbook of clinical neuropsychology. Oxford Univ.Pr., Oxford, 2003.

Halligan, P. and Wade, D., Effectiveness of rehabilitation for cognitive deficits. Oxford Univ. Pr., Oxford, 2005.

Halligan, P., Awareness and knowing: implications for rehabilitation. Neuropsychological Rehabilitation 2006;16(4):456–473.

Halsband, U. et al., 'The role of premotor cortex and the supplementary motor area in the temporal control of movement in man'. Brain 116 (1993), 243–266.

Hamdy, S. and Rothwell, J., 'Gut feelings about recovery after stroke: The organization and reorganization of human swallowing motor cortex'. Trends in Neurosciences 21 (1998), 278.

Hamzei, F. et al., 'Changes of cortical activity after daily mental training'. Neurol. Rehabilitation 6 (2000), 251–287.

Hamzei, F., Update Physiotherapie. Evidenzbasierte NeuroReha. Stuttgart: Thieme, 2008.

Harding, P., Riddoch, M., Functional Electrical Stimulation (FES) of the upper limb alleviates unilateral neglect: A case series analysis. Neuropsychological Rehabilitation 2009;19(1):41–63.

Harris, F., 'Facilitation techniques and technological adjuncts in therapeutic exercise'. In: Basmajian, 1984. Siehe dort.

Hauke, J. et al., Efficacy of alertness training in a case of brainstem encephalitis: Clinical and theoretical implications. Neuropsychological Rehabilitation 2011;21(2):164–182.

Hazeltine, E. et al., 'Attention and stimulus characteristics determine the locus of motor-sequence encoding. A pet study'. Brain 120 (1997), 123–140.

Heatherton, T., Wagner D., Cognitive neuroscience of self-regulation failure. Trends in Cognitive Sciences 2011;15(3).

Heijstek, C. and Schuerman, J., 'Een gedragstherapeutische behandeling van een 65-jarige mannelijke CVA-patiënt die excessief jammerde, huilde and jengelde. N=1 studie' (eindscriptie gedragstherapie) (1984).

Hennevin-Dubois, E., 'Lernen im Schlaf'. Spektrum der Wissenshaft, Spezial 'Gedächtnis' (2002), 64.

Henson, R. et al., 'Right prefrontal cortex and episodic memory retrieval: A functional MRI test of the monitoring hypothesis'. Brain 122 (1999), 1367–1381.

Hertz-Pannier, L. et al., 'Late plasticity for language in a child's non-dominant hemisphere. A pre- and post-surgery fMRI study'. Brain 125 (2002), 361–372.

Heugten, C. van (red.), Revalidatie na een beroerte. Nederlandse Hartstichting, Den Haag, 2001.

Hikosaka, O. et al., 'Parallel neural networks for learning sequential procedures'. Trends in Neurosciences 22 no. 10 (1999), 464.

Hikosaka, O., Isoda, M., Switching from automatic to controlled behavior: cortico-basal ganglia mechanisms. Trends in Cognitive Sciences 2010;14(2):154.

Hildebrandt, H. et al., 'Evidenzbasierte neuropsychologische Therapie'. Neurol. Rehabilitation 10 (2004), 57–68.

Hoffman, K. and McNaughton, B., 'Sleep on it: Cortical reorganization after-the-fact'. Trends in Neurosciences 25 (2002).

Holding, D. (ed.), Human skills. 2nd ed. Wiley, Chichester, 1989.

Holloway, M., 'The mutable brain'. Scientific American Sept (2003), 59.

Holloway, V. et al., 'The reorganization of sensorimotor function in children after hemispherectomy. A functional MRI and somatosensory evoked potential study'. Brain 123 (2000), 2432–2444.

Holtzer, R. et al., The sensitivity of dual-task performance to cognitive status in aging. J Int Neuropsychological Society 2004;10:230–238.

Hommel, B. et al., 'The theory of event coding (TEC): A framework for perception and action planning'. Behavioral and Brain Sciences 24 (2001), 849–937.

Honda, M. et al., 'Dynamic cortical involvement in implicit and explicit motor sequence learning. A pet study'. Brain 121 (1998), 2159–2173.

Howard, D. and Hatfield, F. Aphasia therapy. Historical and contemporary issues. Erlbaum, Hove, 1987.

Hummel, F. et al., Effects of non-invasive cortical stimulation on skilled motor function in chronic stroke. Brain 2005;128:490–499.

Huw Williams, W. and Evans, J. (eds.), 'Biopsychosocial approaches in neurorehabilitation: assessment and management of neuropsychiatric, mood and behavioural disorders'. Special Issue Neuropsychological Rehabilitation, vol 13, nr. 1 and 2 (2003).

Iacoboni, M., Het spiegelende brein. Amsterdam: Nieuwezijds, 2008. Orig. Mirroring people: the new science of how we connect with others. New York: Picador, 2008.

Ietswaart, M. et al., Mental practice with motor imagery in stroke recovery: randomized controlled trial of efficacy. Brain 2011;134:1373–1386.

Ince, L. (ed.), Behavioral psychology in rehabilitation medicine: clinical applications. Williams &Wilkins, Baltimore, 1980.

Isacson, O., 'On neuronal health'. Trends in Neurosciences 16 (1993), 306.

Jacquin-Coutrtois, S. et al., Effect of prism adaptation on left dichotic listening deficit in neglect patients: glasses to hear better? Brain 2010;133:895–908.

Jahanshahi, M. et al., 'Self-initiated versus externally triggered movements. I. An investigation using measurement of regional cerebral blood flow with pet and movement-related potentials in normal and Parkinson's disease subjects'. Brain 118 (1995), 913–933.

Jaillard, A. et al., Vicarious function within the human primary motor cortex? Brain 2005;128:1122–1138.

James, W. The principles of psychology. 1890. Heruitgave, Dover, New York, 1950. (Ned. vert. selectie: De Hoofdsom van de psychologie, Swets and Zeitlinger, Lisse, 1992).

Janke, O. et al., 'Bestimmung kognitiver Ressourcen beim Gehen'. Neurol. Rehabilitation 6 (2000), 68–70.

Jean, L. et al., Efficacy of a cognitive training programme for mild cognitive impairment: Results of a randomized controlled study. Neuropsychological Rehabilitation 2010;20(3): 377–405.

Jeannerod, M. et al., 'Grasping objects: The cortical mechanisms of visuomotor transformation'. Trends in Neurosciences 18 (1995), 314–320.

Jeannerod, M., 'The representing brain: neural correlates of motor intention and imagery'. Behavioral and Brain Sciences 17 (1994), 187–245.

Jodzio, K. et al., The contribution of the lef tand right hemispheres to early recovery from aphasia: A SPECT prospective study. Neuropsychological Rehabilitation 2005;15(5):588–604.

Johansen-Berg, H. et al., 'Correlation between motor improvements and altered fMRI activity after rehabilitative therapy'. Brain 125 (2002), 2731–2742.

Johansson, L. et al., Midlife psychological stress and risk of dementia: a 35-year longitudinal population study. Brain 2010;133:2217–2224.

Johnson, M. (ed.), Brain development and cognition. Blackwell, Cambridge, 1993.

Johnstone, B., Stonnington, H., Rehabilitation of neuropsychological disorders. New York: Psychology Press, 2009.

Johnstone, M., Restoration of normal movement after stroke. Churchill Livingstone, Edinburgh, 1995.

Judd, T., 'Rehabilitation of the emotional problems of brain disorders in developing countries'. Neuropsychological rehabilitation 13 (2003), 307–325.

Julesz, B. and Kovács, I., Maturational windows and adult cortical plasticity. Proceedings Vol 23, Santa Fe Institute. Addison-Wesley Publ. Company, Reading, 1995.

Jungblut, M. and Aldridge, D., 'Musik als Brücke zur Sprache – die musiktherapeutische Behandlungsmethode 'SIPARI' bei Langzeitaphasiker'. Neurol. Rehabilitation 10 (2004), 69–78.

Kaas, J. (ed.), The mutable brain. Harwood, Amsterdam, 2001.

Kandel, E. et al., Principles of neural science. 4rd ed. MacGraw-Hill, New York, 2000.

Kangas, M., McDonald, S., Is it time to act? The potential of acceptance and commitment therapy for psychological problems following acquired brain injury. Neuropsychological Rehabilitation 2011;21(2):250–276.

Kangas, M. and Tate, R., 'The significance of clumsy gestures in apraxia following a left hemisphere stroke'. Neuropsychological Rehabilitation 16 (2006), 38–65.

Kaplan, M., 'Environment complexity stimulates visual cortex neurogenesis: Death of a dogma and a research career'. Trends in Neurosciences 24 (2001), 617.

Kapur, N., Injured brains of medical minds. Oxford Univ.Pr., Oxford, 1997.

Karnath, H. et al., 'Decrease of contralateral neglect by neck muscle vibration and spatial orientation of trunk midline'. Brain 116 (1993), 383–396.

Karnath, H., 'Subjective body orientation in neglect and the interactive contribution of neck muscle proprioception and vestibular stimulation'. Brain 117 (1994), 1001–1012.

Karten. Y. et al., Stress in early life inhibits neurogenesis in adulthood. Trends in Neuroscience 2005;28(4).

Kasai, H. et al., 'Structure-stability-function relationships of dendritic spines'. Trends in Neurosciences 26 (2003), 360.

Kaschel, R. et al., Imagery mnemonics for the rehabilitation of memory: A randomized group controlled trial. Neuropsychological Rehabilitation 2002;12(2):127–153.

Kasten, E. et al. (eds.), Effektive neuropsychologische Behandlungsmethoden. Deutscher Psychologen Verlag, Bonn, 1998.

Kasten, E. et al., 'Stability of visual field enlargements following computer-based restitution training – results of a follow-up'. Journal of Clinical and Experimental Neuropsychology 23 (2001), 297–305.

Kazanis, I., The subependymal zone neurogenic niche: a beating heart in the centre of the brain. Brain 2009;132:2909–2921.

Keller, A., 'Use-dependent inhibition of dendritic spines'. Trends in Neurosciences 25 (2002), 541.

Keller, I. and Rottensteiner, B., 'Neurofeedback bei Schädel-Hirn-Trauma'. Neurol. Rehabilitation 6 (2000), 71–76.

Kelso, J., Human motor behaviour. An introduction. Erlbaum, Hillsdale, 1982.

Kempermann, G., 'The neurogenic reserve hypothesis: what is adult hippocampal neurogenesis good for?'. Trends in Neurosciences 31 (2008), 163–169.

Kempermann, G. and Gage, F., 'New nerve cells for the adult brain'. Scientific American May (1999), 38.

Kerkhoff, G. et al., 'Repetitive optokinetische Stimulation (R-OKS) zur Behandlung des multimodalen Neglects'. Neurol. Rehabilitation 7 (2001), 179–184.

King, A. and Moore, D., 'Plasticity of auditory maps in the brain'. Trends in Neurosciences 14 (1991), 31.

Klöppel, S. et al., Functional compensation of motor function in pre-symptomatic Huntington's disease. Brain 2009;132:1624–1632.

Knecht, S., Does language lataralization depend on the hippocampus? Brain 2004;127:1217–1218.

Kobus, M., Teamcommunicatie in de revalidatie. Over het verschil tussen schaatsteams en voetbalteams. Revalidata 2004;119:29–35.

Koganemaru, S. et al., Recovery of upper limb function due to enhanced use-dependent plasticity in chronic stroke patients. Brain 2010;133:3373–3384.

Kokaia, Z. and Lindvall, O., 'Neurogenesis after ischaemic brain insults'. Current Opinion in Neurobiology 13 (2003), 127–132.

Kolb, B., Brain plasticity and behaviour. Erlbaum, Mahwah, 1995.

Koltai, D. et al., 'Influence of anosognosia on treatment outcome among dementia patients'. Neuropsychological Rehabilitation 11 (2001), 455–475.

Korak, K. et al., 'Changes in spinal cord architecture after brachial plexus injury in the newborn'. Brain 127 (2004), 1488–1495.

Korkman, M. and Wendt, L. von, 'Evidence of altered dominance in children with congenital spastic hemiplegia'. Journal of International Neuropsychological Society 1 (1995), 261–270.

Kotter, M. et al., Enhancing remyelination in disease – can we wrap it up? Brain 2011;134:1882–1900.

Kral, A., Sharma A.. Developmental neuroplasticity after cochlear implantation. Trends in Neuroscience 2012;36(2):111.

Kramer, A., Erickson, K., Capitalizing on cortical plasticity: influence of physical activity on cognition and brain function. Trends in Cognitive Sciences 2007;11(8).

Kujala, T. et al., 'Cross-modal reorganization of human cortical functions'. Trends in Neurosciences 23 (2000), 115–120.

Kuks, J. et al., Klinische Neurologie. 15e druk. BSL, Houten, 2003

Kwakkel, G. et al., 'Intensity of leg and arm training after primary middle-cerebral artery stroke: A randomised trial'. The Lancet 354 (1999), 191–196.

Landau, W., Clinical neuromythology. And other arguments and essays, pertinent and impertinent. Futura Publishing Company, New York 1998.

Lane, A. et al., Visual exploration training is no better than attention training for treating hemianopia. Brain 2010;133:1717–1728.

Lazarini, F., Lledo, P., Is adult neurogenesis essential for olfaction? Trends in Neuroscience 2011;34(1).

Lee, H. van der, 'Geforceerd gebruik van de hemiplegische arm bij chronische CVA-patiënten'. Neuropraxis 6, 2002.

Lee, H. et al., Visual speech circuits in profound acquired deafness: a possible role for latent multimodal connectivity. Brain 2007;130:2929–2941.

Lee, J., Reconsolidation: maintaining memory relevance. Trends in Neuroscience 2009;32(7).

Leidner, O. and Peter, C., 'Forced-use-Therapie in der Rehabilitation von Patienten mit Halbseitenlähmung – eine Modifikation für die klinische Praxis'. In: Dettmer et al., 1998. siehe dort.

Leiner, H. et al., Cognitive and language functions of the human cerebellum. Trends in Neuroscience 1993;16:444–454.

Lemoncello, R. et al., A randomized controlled crossover trial evaluating Television Assisted Prompting (TAP) for adults with acquired brain injury. Neurops Rehab 2011;21(6):825–846.

Lenman, J. and Ritchie, A., Clinical electromyography. 2nd. ed., Pitman medical, 1977.

Leonard, C., The neuroscience of human movement. Mosby, St.Louis, 1998.

Leontev, A. and Zaporozhets, A., Rehabilitation of hand function. Pergamon, Oxford, 1960.

Levi-Montalcini, R. et al., 'Nerve growth factor: From neurotrophin to neurokine'. Trends in Neurosciences 19 (1996), 514–520.

Levin, H. and Grafman, J. (eds.), Cerebral reorganization of function after brain damage. Oxford Univ.Pr., Oxford, 2000.

Levine, B. et al., 'Rehabilitation of executive functioning: An experimental-clinical validation of Goal Management Training'. Journal of the International Neuropsychological Society 6 (2000), 299–312.

Lewis, G. et al., 'Stride length regulation in Parkinson's disease: The use of extrinsic, visual cues. Brain 123 (2000), 2077–2090.

Lewis, P., Durrant S., Overlapping memory replay during sleep builds cognitive schemata. Trends in Cognitive Sciences 2011;16(8).

Liégeois, F. et al., Language reorganization in children with early-onset lesions of the left hemisphere: an fMRI study. Brain 2004;127:1229–1236.

Liepert, J. et al., 'Therapie-induzierte kortikale reorganisation bei Schlaganfallpatienten'. Neurol. Rehabilitation 6 (2000), 177–183.

Linde, K. et al., The impact of patient expectations on outcomes in four randomized controlled trails of acupuncture in patients with chronic pain. Pain 2007;128:264–271.

Ling, J. et al., Biomarkers of increased diffusion anisotropy in semi-acute mild traumatic brain injury: a longitudinal perspective. Brain 2012;135:1281–1292.

Liu, Y. et al., Whole brain functional connectivity in the early blind. Brain 2007;130:2085–2096.

Lledo, P., Saghatelyan A., Integrating new neurons into the adult olfactory bulb: joining the network, life-death decisions, and the effects of sensory experience. Trends in Neuroscience 2005;28(5).

Lloyd, J. et al., Errorless learning of novel routes through a virtual town in people with acquired brain injury. Neuropsychological Rehabilitation 2009;19)1:98–109.

Londen, A. van et al., Behandeling van sensorische stoornissen van de arm. Ned T v Ergoth dec. 2007:30–35.

Lorusso, M. et al., Effects of visual hemisphere-specific stimulation versus reading-focussed training in dyslexic children. Neurops Rehab 2006;16(2):194–212.

Lotze, M. et al., 'Motor learning elicited by voluntary drive'. Brain 126 (2003), 866–872.

Lucchelli, F. et al., 'The "Petites Madeleines" phenomenon in two amnesic patients. Sudden recovery of forgotten memories'. Brain 118 (1995), 167–183.

Luria, A., Restoration of function after brain injury. Pergamon Press, Oxford, 1963.

Luria, A., Restoration of higher cortical function following local brain damage. In: Vinken and Bruyn (eds.), Handbook of Neurology, vol. 3. Elsevier, Amsterdam, 1969.

Luria, A., The mind of the mnemonist. Basic Books, New York, 1968.

Luria, A., The man with a shattered world. Penguin, Harmondsworth, 1972.

Luria, A., The role of speech in the regulation of normal and abnormal behaviour. Pergamon, Oxford, 1961.

Luria, A., Travmaticheskaya afazia, Moscow 1947. Engelse vertaling D. Bowden, Traumatic aphasia. Mouton, The Hague 1970.

Ma, Y., Han S., Neural representation of self-concept in sighted and congenitally blind adults. Brain 2011;134:235–246.

MacSweeney, M. et al., 'Neural systems underlying British Sign Language and audio-visual English processing in native users'. Brain 125 (2002), 1583–1593.

MacSweeney, M. et al., The signing brain: the neurobiology of sign language. Trends in Cognitive Science 2008;432–440.

Maddicks, R. et al., 'Rehabilitation of unilateral neglect in the acute recovery stage: The efficacy of limb activation therapy'. Neuropsychological Rehabilitation 13 (2003), 391–408.

Magee, W. 'Music therapy with patients in low awareness states: approaches to assessment and treatment in multidisciplinary care'. Neuropsychological Rehabilitation 15 (2005), 522–536.

Magill, R., Motor learning. Concepts and applications. 3rd ed. Wm.C.Brown Publ., Dubuque, 1989.

Maher, L. and Ochipa, C., 'Management and treatment of limb apraxia'. In: Rothi and Heilman, 1997. siehe dort.

Mai, N., 'Störungen der Handfunktionen'. In: Cramon, D. von, and Zihl, J., 1988. siehe dort.

Manly, T., 'Cognitive rehabilitation for unilateral neglect: Review'. Neuropsychological Rehabilitation 12 (2002), 289–310.

Marcel, A., 'Blindsight and shape perception: deficit of visual consciousness or of visual function?' Brain 121 (1998), 1565–1588.

Maren, S., 'Long-term potentiation in the amygdala: A mechanism for emotional learning and memory'. Trends in Neurosciences 22 (1999), 561.

Markowitsch, H., 'The neuroanatomy of memory'. In: Halligan and Wade 2005, siehe dort.

Markowitsch, H. and Borsutzky, S., 'Gedächtnis und Hippocampus des Menschen'. Neurol. Rehabilitation 9 (2003), 1–14.

Markowitsch, H., 'Neuropsychologie des menschlichen Gedächtnisses'. Spektrum der Wissenshaft, (2001), nr. 2, 52–61.

Marshall, J. 'Can speech and language therapy with aphasic people affect activity and participation levels?' In: Halligan and Wade 2005, siehe dort.

Marshall, L., Born, J., the contribution of sleep to hippocampus-dependent memory consolidation. Trends in Cognitive Science 2007;11(10).

Martin, T. et al., 'Throwing while looking through prisms. I. Focal olivocerebellar lesions impair adaptation'. Brain 119 (1996), 1183–1198.

Martin, T. et al., 'Throwing while looking through prisms. II. Specificity and storage of multiple gaze-throw calibrations'. Brain 119 (1996), 1199–1211.

Martin-Saez, M. et al., A 10-year follow up of a paging service for people with memory and planning problems within a healthcare system: How do recent users differ from the original users? Neuropsychological Rehabilitation 2011;21(6):769–783.

Massey, P., Bashir, Z., Long-term depression: multiple forms and implications for brain function. Trends in Neuroscience 2007;30(4).

Mateer, C., 'Fundamentals of cognitive rehabilitation'. In: Halligan and Wade 2005, siehe dort.

May, A., Experience-dependent structural plasticity in the adult human brain. Trends in Cognitive Science 2011;16(10).

Mazavet, D. et al., 'Changes in propriospinally mediated excitation of upper limb motoneurons in stroke patients'. Brain 126 (2003), 988–1000.

Mbwana, J. et al., Limitations to plasticity of language network reorganization in localization related epilepsy. Brain 2009;132:347–356.

McDonald, A. et al., Google Calendar: A new memory aid to compensate for prospective memory deficits following acquired brain injury. Neuropsychological Rehabilitation 2011;21(6):784–807.

McDonald, S. et al., Patient with hemianopic alexia adopt an inefficient eye movement strategy when reading tekst. Brain 2006;129:158–167.

McEwen, S. et al., Inter-task transfer of meaningfdul, functional skills following a cognitive-based treatment: Results of three multiple baseline design experiments in adults with chronic stroke. Neuropsychological Rehabilitation 2010;20(4):541–561.

Mednick, S. et al., An opportunistic theory of cellular and systems consolidation. Trends in Neuroscience 2011;34(10).

Meichenbaum, D., Cognitive behavior modification. Plenum Press, New York, 1977.

Meier, M. et al. (eds), Neuropsychological Rehabilitation. Churchill Livingstone, Edinburgh, 1987.

Meltzoff, A., Prinz W., The imitative mind. Cambridge: Cambridge University Press, 2002.

Miller, E., Recovery and management of neuropsychological impairments. Wiley, Chichester, 1984.

Miller, N., Dyspraxia and its management. Croom Helm, London, 1986.

Milner, A. and Goodale, M., The visual brain in action. Oxford Univ.Pr., Oxford, 1995.

Miltner, R. et al., 'Bewegungsvorstellung in der Therapie von Patienten mit Hirninfarkt'. In: Dettmers et al., 1998. Siehe dort.

Miniussi, C., Vallar G. (eds), Non-Invasive Brain Stimulation: New prospects in cognitive neurorehabilitation. Neuropsychological Rehabilitaton, Special Issue 2011;21(5).

Molinari, M. et al., 'Cerebellum and procedural learning: evidence from focal cerebellar lesions'. Brain 120 (1997), 1753–1762.

Montgomery, J., Madison D., Discrete synaptic states define a major mechanism of synapse plasticity. Trends in Neuroscience 2004;27(12).

Moore, C. and Schady, W., 'Investigation of the functional correlates of reorganization within the human somatosensory cortex'. Brain 123 (2000), 1883–1895.

Morris, T., Imagery in sport. Human Kinetics, Champaign, 2005.

Mudie, M. and Matyas, T., 'Can simultaneous bilateral movement involve the undamaged hemisphere in reconstruction of neural networks damaged by stroke?' Journal of Disability and Rehabilitation 22 (2000), 23–37.

Mulder, T., De geboren aanpasser. Contact, Amsterdam, 2001.

Mulder, T., The learning of motor control following brain damage: Experimental and clinical studies. Swets &Zeitlinger, Lisse, 1985 (Academisch proefschrift).

Mummentaler, M. and Schliack, H., Läsionen, peripherer Nerven. Diagnostik und Therapie. 3. Auflage Thieme, Stuttgart, 1977.

Murray, A. et al., The balance between cognitive reserve and brain imaging biomarkers of cerebrovascular and Alzheimer's diseases. Brain 2011;134:3687–3696.

Murre, J. et al., 'Semantic dementia: Relevance to connectionist models of long-term memory'. Brain 124 (2001), 647–675.

Musso, M. et al., 'Training-induced brain plasticity in aphasia'. Brain 122 (1999), 1781–1790.

Netz, J. et al., 'Reorganization of motor output in the non-affected hemisphere after stroke'. Brain 120 (1997), 1579–1586.

Neumann, H. et al., Debris clearance by microglia: an essential link between degeneration and regeneration. Brain 2009;132:288–295.

Newton, J. et al., Mon-invasive mapping of corticofugal fibres from multip[le motor areas – relevance to stroke recovery. Brain 2006;129:1844–1858.

Niemeier, J. et al., 'Acute cognitive and neurobehavioral intervention for individuals with acquired brain injury: preliminary outcome data'. Neuropsychological Rehabilitation 15 (2005), 129–146.

Nishimura, Y. et al., A subcortical oscillatory network contributes to recovery of hand dexterity after spinal cord injury. Brain 2009;132:709–721.

Noppeney, U. et al., Reading skills after left anterior temporal lobe resection: an fMRI study. Brain 2005;128:1377–1385.

Nowak, D. et al., How predictive is grip force control in the complete abscence of somatosensory feedback? Brain 2003;127:182–192.

Nudo, R. et al., Role of neuroplasticity in functional recovery after stroke. In: Levin and Grafman 2000: siehe dort.

Oddy, M. and Worthington, A. (eds.), The rehabilitation of executive disorders. A guide to theory and practice. Oxford Univ. Pr., Oxford, 2009.

Oddy, M., Cogan, J., Coping with severe memory impairment. Neurops Rehab 2004;14(5):481–494.

O'Dwyer, N. et al., 'Spasticity and muscle contracture following stroke'. Brain 119 (1996), 1737–1749.

Olausson, H. et al., 'Cortical activation by tactile and painful stimuli in hemispherectomized patients'. Brain 124 (2001), 916–927.

Oosterhuis, H., Klinische neurologie. 13e druk. BSL, Houten, 1997 (15e druk 2003. Zie Kuks et al.)

Otten, M. et al., Motor deficits correlate with resting state motor network connectivity in patients with brain tumors. Brain 2012;135:1017–1026.

Ottenbacher, K., Evaluating clinical change. Williams &Wilkins, Baltimore, 1986.

Palminteri, S. et al., Dopamine-dependent reinforcement of motor skill learning: evidence from Gilles de la Tourette syndrome. Brain 2011;134:2287–2201.

Pantano, P. et al., 'Cortical motor reorganization after a single clinical attack of multiple sclerosis'. Brain 125 (2002), 1607–1615.

Pantano, P. et al., 'Motor recovery after stroke. Morphological and functional brain alterations'. Brain 119 (1996), 1849–1857.

Pantev, C., 'Functional organization and plasticity of the human auditory cortex'. Neurol. Rehabilitation 7 (2001), 76.

Park, N. and Barbuto, E., 'Treating attention

impairments'. In: Halligan and Wade 2005, siehe dort.

Parkin, A., 'The central executive does not exist'. Journal of the International Neuropsychological Society 4 (1998), 518–522.

Pascual-Leone, A. and Torres, F., 'Plasticity of the sensorimotor cortex representation of the reading finger in Braille readers'. Brain 116 (1993), 39-52.

Pascual-Leone, A., The Brain that plays Music and is changed by it. In: Peretz I, Zatorre R (eds.). The cognitive neuroscience of music. Oxford: Oxford University Press, 2003.

Passingham, R., The frontal lobes and voluntary action. Oxford Univ. Pr., Oxford, 1993.

Pavlova, M. et al., 'Perception and production of biological movement in patients with early periventricular brain lesions'. Brain 126 (2003), 692–701.

Payton, O., Research: the validation of clinical practice. 2nd ed. Davis, Philadelphia, 1989.

Peretz, I. and Zatorre, R., The cognitive neuroscience of music. Oxford Univ.Pr., Oxford, 2003.

Perfetti, C., Der hemiplegische Patient. Kognitivtherapeutische Übungen. Pflaum, München, 1997.

Perls, T., Centenarians who avoid dementia. Trends in Neuroscience 2004;27(10).

Peschanski, M. et al., Integrating fetal neural transplants into a therapeutic strategy: the example of Huntington's disease. Brain 2004;127:1219–1228.

Phillips, C. and Porter, R., Corticospinal neurons. Acad. Press, London, 1977.

Pizzamiglio, L. et al., 'Cognitive rehabilitation of the hemineglect disorder in chronic patients with unilateral right brain damage'. J. Clin. Exp.Neuropsychol. 14 (6), (1992), 901–921.

Podubecká, J. et al., Die repetetive transkranielle Magnet-stimulation in der Rehabilitation von Handfunktionsstörungen nach Schlaganfall. Neurologie & Rehabilitation 2011;17(2):59–70.

Polanowska, K. et al., Left-hand somatosensory stimulation combined with visual scanning training in rehabilitation for post-stroke hemineglect: A randomized, double blind study. Neuropsychological Rehabilitation 2008;19(3):364–382.

Polster, M. and Rapcsak, S., 'Representations in learning new faces: Evidence from prosopagnosia'. Journal of the International Neuropsychological Society 2 (1996), 240–248.

Ponds, R. et al. (red.), Neuropsychologische behandeling. Amsterdam: Boom, 2010.

Ponsford, J. Traumatic brain injury. Rehabilitation for everyday adaptive living. Erlbaum Ass., Hove, 1995.

Ponsford, J. (ed.). Cognitive and behavioral rehabilitation: from neurobiology to clinical practice. Guilford Press, New York, 2004.

Poppelreuter, W. Disturbances of lower and higher visual capacities caused by occipital damage. Clarendon Press, Oxford, 1990 (orig.1917).

Porter, R. and Lemon, R., Corticospinal function and voluntary movement. Clarendon Pr., Oxford, 1993.

Porter, R., Ciba foundation symposium 132, Motor areas of the cerebral cortex. Wiley, Chichester, 1987.

Porter, R., Ciba foundation symposium 163, Exploring brain functional anatomy with positron tomography. Wiley, Chichester, 1991.

Posner, M. and Raichle, M., Images of Mind. Freeman, New York, 1994. (Ned. vert. Beelden in ons Brein. Natuur and Techniek, Maastricht, 1995).

Pourrier, S. et al., Three cases of referred sensation in traumatic nerve injury of the hand: implications for understanding central nervous system reorganization. J Rehab Med 2010;42(4):357–361.

Praag, H. van, Exercise and the brain: something to chew on. Trends in Neurosciences 2009;283–290.

Prigatano, G., 'Disturbances of self-awareness of deficit after traumatic brain injury'. In: Awareness of deficit after brain injury: Clinical and theoretical perspectives, G. Prigatano and D. Schacter. Oxford University Press, New York, 1991, pp. 111–126.

Prigatano, G., Principles of neuropsychological rehabilitation. Oxford Univ.Pr., Oxford, 1999.

Ptito, M. et al., Cross-modal plasticity revealed by electrotactile stimulation of the tongue in the congenitally blind. Brain 2005;128:606–614.

Punt, T. et al., Modulating wheelchair navigation in patients with spatial neglect. Neurops Rehab 2011;21(3):367–382.

Ramachandran, V. and Hirstein, W., 'The perception of phantom limbs'. Brain 121 (1998), 1603–1630.

Ramachandran, V., and Blakeslee, S., Phantoms in the brain. Fourth Estate, London, 1998.

Ramachandran, V., Altschuler, E., The use of

visual feedback, in particular mirror visual feedback, in restoring brain function. Brain 2009;132:1693–1710.

Raskin, S. (ed.), Neuroplasticity and Rehabilitation. New York: Guilford Press, 2011.

Rath, J. et al., Group treatment of problem-solving deficits in outpatients with traumatic brain injury: A randomised outcome study. Neurops Rehab 2003;13(4):461–488.

Rauschecker, J., 'Compensatory plasticity and sensory substitution in the cerebral cortex'. Trends in Neurosciences 18 (1995), 36–43.

Raymond, C., LTP forms 1, 2 and 3: different mechanisms for the "long" in long-term potentiation. TINS 2007;30(4).

Raymont, V. et al., Demographic, structural and genetic predictors of late cognitive decline after penetrating head injury. Brain 2008;131:543–558.

Reddy, H. et al., 'Functional brain reorganization for hand movement in patients with multiple sclerosis: Defining distinct effects of injury and disability'. Brain 125 (2002), 2646–2657.

Rees, G., The anatomy of blindsight. Brain 2008;131:1414–1415.

Reinkensmeyer, D., Robotic approaches to stroke recovery. In: Cramer S, Nudo R. Brain Repair after Stroke. Cambridge: Cambridge Univ Pr, 2010.

Reisman, D. et al., Locomotor adaptation on a split-belt treadmill can improve walking symmetry post-stroke. Brain 2007;130:1861–1872.

Reitmeir, R. et al., Post-acute delivery of erythropoietin induces stroke recovery by promoting perilesional tissue remodelling and contralesional pyramidal tract plasticity. Brain 2001;134:84–99.

Renner, M. and Rosenzweig, M., Enriched and impoverished environments. Springer, New York, 1987.

Richter, M. et al., Association between therapy outcome and right-hemispheric activation in chronic aphasia. Brain 2008;131:1391–1401.

Riddoch, M. et al., 'Memories are made of this: The effects of time on stored visual knowledge in a case of visual agnosia'. Brain 122 (1999), 537–559.

Riddoch, M. and Humphreys, G., Cognitive Neuropsychology and cognitive rehabilitation. Erlbaum, Hillsdale, 1994.

Rijntjes, M. and Weiller, C., 'Rehabilitation nach Hemiparese und Aphasie: Einige neue Einsichten zu Grundlagen und Aussichten auf neue Therapien'. Neurol. Rehabilitation 7 (2001), 219–227.

Rizzolatti, G. and Arbib, M., 'Language within our grasp'.Trends in Neurosciences 21 (1998), 188–194.

Rizzolatti, G. et al., Mirrors in the Mind. Scient Am 2006;30

Rizzolatti, G., Sinigaglia, C., Mirrors in the Brain – How Our Minds Share Actions and Emotions. Oxford: Oxford Univ Pr, 2008.

Ro, T., Rafal, R., Visual restoration in cortical blindness: Insights from natural and TMS-induced blindsight. Neurops Rehab 2006;16(4):377–396.

Robertson, I. et al., 'Rehabilitation by limb activation training reduces left-sided motor impairment in unilateral neglect patients: A single-blind randomised control trial'. Neuropsychological Rehabilitation 12 (2002), 439–454.

Robertson, I. et al., 'Rehabilitation of unilateral neglect: Improving function by contralesional limb activation'. Neuropsychological Rehabilitation 8 (1998), 19–29.

Robertson, I. and Halligan, P., Spatial neglect: a clinical handbook for diagnosis and treatment. Psychology Press, Hove, 1999.

Robertson, I. and Marshall, J. (eds.), Unilateral neglect: clinical and experimental studies. Psychology Press, Hove, 1993.

Roche, N. et al., Prospective memory in adults with traumatic brain injury: A analysis of perceived reasons for remembering and forgetting. Neurops Rehab 2007;17(3):314–334.

Rochon, E. et al., 'Mapping therapy for sentence production impairments in nonfluent aphasia'. Neuropsychological Rehabilitation 15 (2005), 1–36.

Rochon, E. et al., Mapping therapy for sentence production impairments in nonfluent aphasia. Neurops Rehab 2005;15(1):1–36.

Rodriguez-Fornells, A. et al., The involvement of audio-motor coupling in the music-supported therapy applied to stroke patients. In: Overy K et al. (eds). The Neurosciences and Music IV. Ann N Y Acad Sc Vol 1252, Boston: Blackwell, 2012.

Roediger, H., Butler, A., The critical role of retrieval practice in long-term retention. Trends in Cognitive Sciences 2011;15(1).

Roland, P., Seitz, R., Positron emission tomography studies of the somatosensory system in man. In: Chadwick D (ed): Exploring brain functional anatomy with positron tomography. New York: Wiley, 1990.

Rosa, E. de la and Pablo, F. de, 'Cell death in early neural development: Beyond the neurotrophic theory'. Trends in Neurosciences 23 (2000), 454–458.

Rose, D., Motor control and learning. A multilevel approach. Allyn and Bacon, Boston, 1997.

Rosenbaum, D., Human motor control. Academic Press, London, 1991.

Rosenzweig, M. and Bennett, E., 'Effects of differential environments on brain weights and enzyme activities in gerbils, rats and mice. Developmental Psychobiology 2 (1969), 87–95.

Rothi, L. and Heilman, K. (eds.), Apraxia. The neuropsychology of action. Psychology Press, Hove, 1997.

Rothi, L., 'Cognitive disorders: Searching for the circumstances of effective treatment: Introduction by the symposium organizer'. Journal of the International Neuropsychological Society 4 (1998), 593–594.

Rothwell, J., Control of human voluntary movement. 2nd ed. Chapman &Hall, London, 1994.

Sabatini, U. et al., 'Cortical motor reorganization in akinetic patients with Parkinson's disease. A functional MRI study'. Brain 123 (2000), 394–403.

Sackett, D.L. et al., Evidence based medicine: what it is and what it isn't. BMJ 1996; 312:71–2.

Saevarsson, S. et al., Strength in numbers: Combining neck vibration and prism adaptation produces additive therapeutic effects in unilateral neglect. Neurops Rehab 2010;20(5):704–724.

Sale, A. et al., Enrich the environment to empower the brain. TRENDS IN NEUROSCIENCE 2008;12(4).

Sadato, N.et al.., 'Neural networks for Braille reading by the blind'. Brain 121 (1998), 1213–1229.

Samuel, C. et al., 'Rehabilitation of very severe unilateral neglect by visuo-spatio-motor cueing: Two single case studies'. Neuropsychological Rehabilitation 10 (2000), 385–399.

Sandmann, P. et al., Visual activation of auditory cortex reflects maladaptive plasticity in cochlear implant users. Brain 2012;135:555–568.

Särkämo, T. et al., 'Music listening enhances cognitive recovery and mood after middle cerebral artery stroke'. Brain 131 (2008), 866–876.

Sarno, S. et al., 'Elektrophysiologische Korrelate eines Behandlungserfolgs bei Homonymer Hemianopsie'. Neurol. Rehabilitation 7 (2001), 33–40.

Saur, D., et al., 'Dynamics of language reorganization after stroke'. Brain 129 (2006), 1371–1384.

Schafe, G. et al., 'Memory consolidation of Pavlovian fear conditioning: A cellular and molecular perspective'. Trends in Neurosciences 24 (2001).

Schallert, T. et al., 'Motor rehabilitation, use related neural events, and reorganization of the brain after injury' (2000). In: Levin and Grafman, siehe dort.

Scheffler, B. et al., 'Marrow-mindedness: A perspective on neuropoiesis'. Trends in Neurosciences 22 (1999), 348–357.

Scheiris, J. et al. Geheugenstoornissen: revalidatie and psychosociale zorg. Acco (2003).

Schepers, I. et al., Functionally specific oscillatory activity correlates between visual and auditory cortex in the blind. Brain 2012;135:922–934.

Schmid, M. et al., Equilibrium during static and dynamic tasks in blind subjects: no evidence of cross-modal plasticity. Brain 2007;130:2097–2007.

Schinder, A and Poo, M., 'The neurotrophin hypothesis for synaptic plasticity'. Trends in Neurosciences 23 (2003), 639–645.

Schmidt, R. Motor control and learning. 2nd ed. Human Kinetic Publ., Champaign, 1988.

Schott, G., Pictures as a neurological tool: lessons from enhanced and emergent artistry in brain disease. Brain 2012;135:1947–1963.

Schuett, S. et al., Rehabilitation of hemianopic dyslexia: are words necessary for re-learning oculomotor control? Brain 2008;131:3156–3168.

Schuett, S. et al., Rehabilitation of reading and visual exploration in visual field disorders: transfer or specificity? Brain 2012;135:912–921.

Schultz, W. et al., ' Changes in behavior-related neuronal activity in the striatum during learning'. Trends in Neurosciences 26 (2003), 321.

Seeley, W. et al., Unravelling Bolero: progressive aphasia, transmodal creativity and the right posterior neocortex. Brain 2008;131:39–49.

Segal, M. et al., 'Dendritic spine formation and pruning: Common cellular mechanisms?' Trends in Neurosciences 23 (2000), 53–57.

Seil, F. et al. (eds.), Neural regeneration. Progress in brain research vol. 71. Elsevier, Amsterdam, 1987.

Shah, N. et al., 'The neural correlates of person familiarity. A functional magnetic resonance imaging study with clinical implications. Brain 124 (2001), 804–815.

Shams, L., Seitz, A., benefits of multisensory learning. Trends in Cognitive Sciences 2008;12(9).

Sharp, D. et al., Default mode network functional and structural connectivity after traumatic brain injury. Brain 2011;134:2233–2247.

Shaw, C. and McEachern, J. (eds.), Toward a theory of neuroplasticity. Psychology Press, Hove, 2000.

Shephard, R. and Carr, C., 'Scientific basis of neurological physiotherapy: bridging the gap between science and practice'. Neurol. Rehabilitation 11 (2005), 1–6.

Shimizu, T. et al., 'Motor cortical disinhibition in the unaffected hemisphere after unilateral cortical stroke'. Brain 125 (2002), 1896–1907.

Shumway-Cook, A. and Woollacott, M., Motor control. Theory and practical applications. 2nd ed. Lippincott Williams &Wilkins, Philadelphia, 2001.

Sirén, A.-L. et al., Global brain atrophy after unilateral parietal lesion and its prevention by erythropoietin. Brain 2006;129:480–489.

Skinner, B., Over gedrag. Boom, Meppel, 1984.

Small, S. et al., 'Cerebellar hemispheric activation ipsilateral to the paretic hand correlates with functional recovery after stroke'. Brain 125 (2002), 1544–1557.

Smith, G., Pell, J., Parachute use to prevent death and major trauma related to gravitational challenge: a systematic review of randomised controlled trials. Brit Med J 2003;327;1459–1461.

Smith, J. et al., Inosine promotes recovery of skilled motor function in a model of focal brain injury. Brain 2007;130:915–925.

Sohlberg, M., 'Can disabilities resulting from attentional impairments be treated effectively?' In: Halligan and Wade 2005, siehe dort.

Sohlberg, M. and Mateer, M., Cognitive rehabilitation. Guilford, New York, 2001.

Sohlberg, M. and Mateer, M., Introduction to cognitive rehabilitation. Guilford, New York, 1989.

Soleman, S. et al., delayed treatment with chondroitinase ABC promotes sensorimotor recovery and plasticity after stroke in aged rats. Brain 2012;135:1210-1223.

Song, S., Consciousness and the consolidation of motor learning. Behav Brain Res 2009;196:180–186.

Sossin, W., 'Mechanisms for the generation of synapse specifity in long-term memory: The implications of a requirement for transcription'. Trends in Neurosciences 19 (1996), 215–218.

Sparing, R. et al., Bidirectional alterations of interhemispheric parietal balance by non-invasive cortical stimulation. Brain 2009;132:3011–3020.

Spier, A., 'Are we what we dream?' Trends in Neurosciences 23 (2000), 511.

Spillane, J., An atlas of clinical neurology. 3rd ed. Oxford Univ.Pr., Oxford, 1982.

Spironelli, C. et al., Cortical reorganization in dyslexic children after phonological training: evidence from early evoked potentials. Brain 2010;133:3385–3395.

Squire, L. et al. Fundamental neuroscience. 2nd ed. Academic Press, Amsterdam, 2003.

Squire, L. and Kandel, E., Geheugen: van moleculen tot geest. Natuur and techniek, Amsterdam, 2001. (orig. From Mind to Molecules. Scientific American Library, New York, 2000).

Staff, R. et al., 'What provides cerebral reserve?'. Brain 127 (2004), 1191–1199.

Stagg, C. et al., Cortical activation changes underlying stimulation-induced behavioral gains in chronic stroke. Brain 2012;135:276–284.

Stahl, B. et al., Rhythm in disguise: why singing may not hold the key to recovery from aphasia. Brain 2011;134:3083–3093.

Stahnisch, F. and Nitsch, R., 'Santiago Ramon y Cajal's concept of neuronal plasticity: the ambiguity lives on'. Trends in Neurosciences (2002), 589.

Staudt, M. et al., 'Two types of ipsilateral reorganization in congenital hemiparesis. A TMS and fMRI study'. Brain 125 (2002), 2222–2237.

Stefan, K. et al., 'Induction of plasticity in the human motor cortex by paired associative stimulation'. Brain 123 (2000), 572–584.

Stein, D. et al., Brain repair. Oxford Univ.Pr., Oxford, 1995.

Stein, D. et al., Plasticity and recovery of function in the central nervous system. Acad. Press, New York, 1974.

Stelmach, G. (ed.), Motor control. Issues and trends. Academic Press, New York, 1976.

Steriade, M., 'Coherent oscillations and short-term plasticity in corticothalamic networks'. Trends in Neurosciences 22 (1999), 337–345.

Steward, O., 'Reorganization of neuronal connections following CNS trauma: Principles and experimental paradigms'. Journal of Neurotrauma 6 (1989), 99.

Stickgold, R. and Walker, M., 'Memory consolidation and reconsolidation: what is de role of sleep?' Trends in Neurosciences 28 (2005), 408–415.

Stinear, C. et al., 'Functional potential in chronic stroke patients depends on corticospinal tract integrity'. Brain 130 (2007), 170–180.

Stinear, C. et al., Priming the motor system enhances the effects of upper limb therapy in chronic stroke. Brain 2008;131:1381–1390.

Stoerig, P. and Cowey, A., 'Blindsight in man and monkey'. Brain 120 (1997), 535–559.

Storrie-Baker, H. et al., 'Improvement of hemispatial neglect with cold-water calorics: An electrophysiological test of the arousal hypothesis of neglect'. Journal of the International Neuropsychological Society 3 (1997), 394–402.

Striemer, C., Danckert, J., Through a prism darkly: re-evaluating prisms and neglect. TICS 2010;14;306–314.

Stuss, D. et al. (eds.), Cognitive neurorehabilitation. Cambridge Univ.Pr., Cambridge, 1999.

Sumner, A. (ed.), The physiology of peripheral nerve disease. Saunders, Philadelphia, 1980.

Sumowski, J. et al., Intellectual enrichment is linked to cerebral efficiency in multiple sclerosis: functional magnetic resonance imaging evidence for cognitive reserve. Brain 2010;133:362–374.

Sunderland, A. and Tuke, A., 'Neuroplasticity, learning and recovery after stroke: a critical evaluation of constraint-induced therapy'. Neuropsychological rehabilitation 15 (2005), 81–96.

Sunderland, A. et al., Action errors and dressing disability afetr stroke: An ecological approach to neuropsychological assessment and intervention. Neurops Rehab 2006;16(6);666–683.

Takahashi, C. et al., Robot-based hand motor therapy after stroke. Brain 2008;131:425–437.

Teasdale, T. et al., 'Apolipoprotein E and subjective symptomatology following brain injury rehabilitation'. Neuropsychological Rehabilitation 10 (2000), 151–166.

Teasdale, G. et al., The association between APOE ε 4, age and outcome after head injury: a prospective cohort study. Brain 2005;128:2556–2561.

Terwel, J., Alles is revalidatie. Delft: Eburon 2011.

Tessari, A. et al., Neuropsychological evidence for a strategic control of multiple routes in imitation. Brain 2007;130:1111–1126.

Thach, W., 'What is the role of the cerebellum in motor learning and cognition?' Trends in Cognitive Neuroscience 2 no. 9 (1998), 331.

Thai-Van, H. et al., 'Enhanced frequency discrimination near the hearing loss cut-off: A consequence of central auditory plasticity induced by cochlear damage?' Brain 126 (2003), 2235–2245.

Thai-Van, H. et al., 'Local improvement in auditory frequency discrimination is associated with hearing-loss slope in subjects with cochlear damage'. Brain 125 (2002), 524–537.

Töpper et al., 'Mechanismen der raschen motorischen Restitution nach Schlaganfall'. Neurol. Rehabilitation 7 (2001), 301.

Tomaino, C., Effective music therapy techniques in the treatment of nonfluent aphasia. In: Overy K. et al. The Neurosciences and Music IV. Ann N Y Acad Sc 2012; Vol 1252:312–317.

Toxopeus, P., Je komt weer helemaal in mijn hoofd zitten. Elsevier, Maarssen, 1999.

Tramontin, A. and Brenowitz, E., 'Seasonal plasticity in the adult brain'. Trends in Neurosciences 23 (2000), 251–258.

Trevarthen, C., Brain circuits and functions of mind. Essays in honor of Roger W. Sperry. Cambridge Univ.Pr., Cambridge, 1990.

Ueno, M. et al., Intraspinal rewiring of the corticospinal tract requires target-derived brain-derived neurotrophic factor and compensates lost function after brain injury. Brain 2012;135:1253–1267.

Uzzel, B. and Gross, Y. (eds.), Clinical neuropsychology of intervention. Martinus Nijhoff, Boston, 1986.

Vakil, E. et al., 'Active versus passive procedural learning in older and younger adults'. Neuropsychological Rehabilitation 8 (1998), 31–41.

Vallar, G. et al., 'Exploring somatosensory hemineglect by vestibular stimulation'. Brain 116 (1993), 71–86.

Vallar, G. et al., 'Modulation of neglect hemianesthesia by transcutaneous electrical stimulation'. Journal of the International Neuropsychological Society 2 (1996), 452–459.

Vargha-Khadem, F. et al., 'Onset of speech after left hemispherectomy in a nine-year-old boy'. Brain 120 (1997), 159–182.

Vega-Bermudez, F. and Johnson, K., 'Spatial acuity after digit amputation'. Brain 125 (2002), 1256–1264.

Vink, M. and Allewijn, M., De Geheugen cursus. Tekstboek and video. Teleac, Utrecht 1991.

Waal, F. de, Chimpansee politiek: macht en seks bij mensapen. Amsterdam: Becht, 1982. Orig: Chimpanzee Politics: Power and Seks among Apes. John Hopkins Univ Pr, 1998.

Waal, F. de, De aap en de sushimeester. Amsterdam: Contact, 2006. Orig: The Ape and the Sushi Master. New York: Basic Books, 2001.

Wade, D. et al., Stroke, a critical approach to diagnosis, treatment and management. Chapman & Hall, Londen, 1985.

Wade, D., 'Applying the WHO ICF framework to the rehabilitation of patients with cognitive deficits. In: Halligan and Wade 2005, siehe dort.

Wagenaar, R. et al., 'The functional recovery of stroke: A comparison between neuro-developmental treatment and the Brunnstrom method'. Scand. J. Rehab. Med. 22 (1990), 1–8.

Walsh, R. and Greenough, T. (eds), Environments as therapy for brain dysfunction. Advances in behavioral biology, vol. 17. Plenum, New York, 1976.

Wang, G. et al., Synaptic plasticity in sleep: learning, homeostasis and disease. Trends in Neurosciences 2011;34(9).

Wang, L. et al., Dynamic functional reorganization of the motor execution network after stroke. Brain 2010;133:1224–1238.

Ward, N. et al., 'Neural correlates of outcome after stroke: A cross-sectional fMRI study'. Brain 126 (2003), 1430–1448.

Ward, N. and Frackowiak, R., 'Age-related changes in the neural correlates of motor performance'. Brain 126 (2003), 873–888.

Ward, N. et al., 'Motor system activation after subcortical stroke depends on corticospinal integrity'. Brain 129 (2006), 809–819.

Warren, J., et al. Sounds do-able: auditory-motor transformations and the posterior temporal plane. Trends in Neurosciences 28 (2005), 636–643.

Wearing, D., Forever today. London: Gorgi Books, 2005.

Weiskrantz, L., Blindsight. Clarendon Pr., Oxford,1986.

Weisz, N. et al., Neuromagnetic indicators of auditory cortical reorganization of tinnitus. Brain 2005;128:2722–2731.

Wenzelburger, R. et al., 'Hand coordination following capsular stroke'. Brain 128 (2005), 64–74.

Werhahn, K. et al., 'Cortical excitability changes induced by deafferentiation of the contralateral hemisphere'. Brain 125 (2002), 1402–1413.

Wertz, R., The role of theory in aphasia therapy: art or science? In: Stuss D et al. (eds). Cognitive Neurorehabilitation. Cambridge: Cambridge University Press, 1999.

Wexler, E. and Palmer, T., 'Where, oh where, have my stem cells gone?' Trends in Neurosciences 25 (2002), 225.

Wielaert, S. and Berns, P. (red.), Status Afasie Therapie. Swets and Zeitlinger, Lisse, 2003.

Wilson, B. et al., Behavioral approaches in neuropsychological rehabilitation. Psychology Press, Hove, 2003.

Wilson, B. and Moffat, N. (eds.), Clinical management of memory problems. Croom Helm, London, 1984.

Wilson, B. Rehabilitation of memory. Guilford, New York, 1987.

Wilson, B., 'Cognitive rehabilitation: How it is and how it might be'. Journal of the International Neuropsychological Society 3 (1997), 487–496.

Wilson, B. 'The effective treatment of memory-related disabilities'. In: Halligan and Wade 2005, siehe dort.

Wilson, B., Memory Rehabilitation: Integrating Theory and practice. New York: Guilford Press, 2009.

Wilson, B., Towards a comprehensive model of cognitive rehabilitation. Neuropsych Rehab 2002;12(2):97–110.

Wise, S. and Murray, E., 'Arbitrary associations between antecedents and actions'. Trends in Neurosciences 23 (2000), 271–276.

Wissel J, Ebersbach G, Gutjahr L and Dahlke F. 'Treating chronic hemiparesis with modified biofeedback'. Arch Phys Med Rehabil. 70(8) (1989), 612–617.

Wolpaw, J., 'The complex structure of a simple memory'. Trends in Neurosciences 20 (1997), 588–594.

Wood, R. and Fussey, I. (eds.), Cognitive rehabilitation in perspective. Taylor &Francis, London, 1990.

Wood, R. and McMillan, T. (eds.), Neurobehavioral disability and social handicap following traumatic brain injury. Psychology Press, Hove, 2001.

Wood, R. and Rutterford, N., 'Relationships between measured cognitive ability and reported psychosocial activity after bilateral frontal lobe injury: an 18-year follow-up'. Neuropsychological Rehabilitation 14 (2004), 329–350.

Worthington, A., 'The natural recovery and treatment of executive disorders'. In: Halligan et al., 2003, siehe dort.

Worthington, A., 'Rehabilitation of executive deficits. Effective treatment of related disabilities'. In: Halligan and Wade 2005, siehe dort.

Würbel, H., 'Ideal homes? Housing effects on rodent brain and behaviour'. Trends in Neurosciences 24 (2001), 207.

Yekutiel, I. M. and Guttmann, E., 'A controlled trial of the retraining of the sensory function of the hand in stroke patients'. J. Neurol., Neurosurg., Psychiatry 56 (1993), 241–244.

Zaunmüller, L. et al., Rehabilitation of arithmetic fact retrieval via extensive practice: a combined fMRI and behavioral case-study. Neuropsychological Rehabilitation 2009;19(3):422–443.

Ziemann, U. et al., 'Modulation of practice-dependent plasticity in human motor cortex'. Brain 124 (2001), 1171–1181.

Zihl, J. and Von Cramon, D., 'Visual field recovery from scotoma in patients with postgeniculate damage'. Brain 108 (1985).

Zihl, J., 'Eye movement patterns in hemianopic dyslexia'. Brain 118 (1995), 891–912.

Zihl, J., Rehabilitation of visual disorders after brain injury. Psychology Press, Hove, 2000.

Autorenverzeichnis

Sachregister

A

B

C

D

E

F

G

H

N

Q, R

S

T

U

Über den Autor

Ben van Cranenburgh studierte Medizin in Amsterdam und arbeitete danach sieben Jahre als wissenschaftlicher Forscher am Niederländischen Zentralinstitut für Hirnforschung (jetzt Institut für Neurowissenschaften). Von Anfang an hatte van Cranenburgh ein spezielles Interesse für Unterricht und Ausbildung. 1973 promovierte er über ein neurophysiologisches Thema: die Art der neuronalen Feuerungsmuster in diversen Hirngebieten. In den darauf folgenden Jahren beschäftigte van Cranenburgh sich vor allem mit der Entwicklung und Erneuerung des Unterrichts an der Hochschule für Physiotherapie. In diesem Rahmen publizierte er in 1980 das visuell-didaktisch aufgebaute Buch „Schemas Physiologie", das in den darauf folgenden Jahren erheblich erweitert wurde. Im Rehabilitationszentrum Amsterdam leitete van Cranenburgh klinische Untersuchungen nach neuropsychologischen Funktionsstörungen bei Schlaganfall-Patienten.

1987 errichte er das Institut für angewandte Neurowissenschaften, die Stiftung ITON in Haarlem. Bis heute arbeitet er dort. Ab 2010 arbeitete die Stiftung ITON zusammen mit der Fakultät Bewegungswissenschaften der Freien Universität von Amsterdam. Das ITON hat zum Ziel, neurowissenschaftliche Erkenntnisse zu sammeln, die eine praktische Anwendung finden könnten in diversen Gebieten: Rehabilitation, Therapie, Sport, Musik und Unterricht. Ein Kernaktivität des ITON ist die jährliche Ausbildung „Neurorehabilitation" (2 × 9 Tage: Teil 1: Problemanalyse; Teil 2: Neuro-Intervention). Diese Ausbildung ist geeignet für jede Disziplin, die sich mit Patienten mit Hirnschädigung (Schlaganfall, Trauma) beschäftigt. In mehr als 80 Instituten in den Niederlanden (Krankenhaus, Reha-Zentrum, Pflegeheim, Institute für geistig Behinderte) wird diese Ausbildung auch intern durchgeführt.

Ein anderes Kernthema ist der chronische Schmerz. Auch diesbezüglich werden Ausbildungen angeboten, für Einzelpersonen oder Schmerz-Teams.

Van Cranenburgh entwickelte viele praktisch brauchbare Denkmodelle, mit denen man systematisch eine Problemanalyse und einen Behandlungsentwurf für die Behandlung nach Hirnschädigung und chronischer Schmerzen steuern kann.

1996 erschien der erste Teil „Neurowissenschaften" der Serie „Angewandte Neurowissenschaften". In den Jahren danach folgten Teil 2 „Neuropsychologie", Teil 3 „Schmerz". Teil 4 „Neurorehabilitation" wurde auch auf Deutsch übersetzt (dieses Buch). Neue aktualisierte Editionen erschienen 2014. Diese Bücher werden intensiv verwendet bei diversen Ausbildungen (Hochschule, Universität) und in der Rehabilitations-Praxis.

Daneben publiziert van Cranenburgh Übersichtsartikel für Tätige im Gesundheitswesen und Informationsmaterial für Patienten zu verschiedenen Themen, u. a. Schmerz (dtsch. Übersetzung „Schmerz – warum", zusammen mit Karin Brügger, Hippocampus 2013), Folgen von Hirnschädigung (dtsch. „Leben nach Hirnschädigung", Hippocampus 2014), Plastizität und Restitution, motorisches Lernen, Musik und Gehirn, Neurorehabilitation in der Grundversorgung.

Ben van Cranenburgh wohnt in der Schweiz (Thun) und gibt dort und in Deutschland Kurse und Vorlesungen, aber arbeitet vor allem in den Niederlanden. Er ist aktiver Sportler (Eislauf, Tennis, Bergsport) und Musiker (Klarinette, Klavier und Bratsche). Die eigenen Erfahrungen in den Bereichen Sport und Musik spielen für ihn eine wichtige Rolle beim Erkennen und Verstehen der Verbindung zwischen Gehirn und Verhalten.